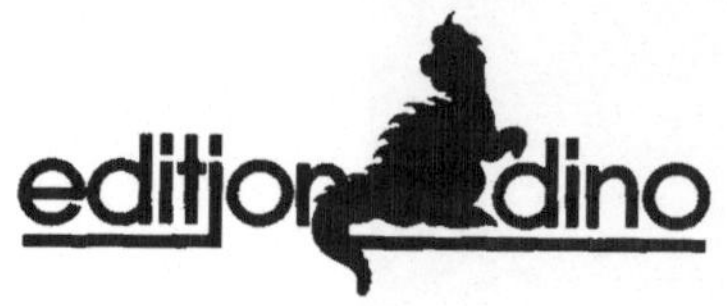

Die edition dino ist eine wissenschaftliche Buchreihe der Merckle GmbH, Blaubeuren, die sich mit aktuellen Ergebnissen aus der Forschung beschäftigt.

Überreicht durch Merckle GmbH
Blaubeuren, 1992

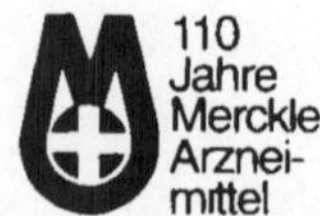

H. Heinle, H. Schulte, H.E. Schaefer (Hrsg.)

Diätetik und Arteriosklerose

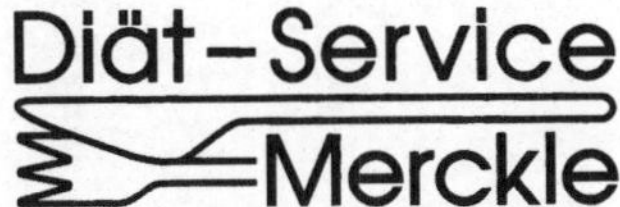

Herausgeber:
H. Heinle, H. Schulte, H.E. Schaefer

Diätetik und Arteriosklerose

6. Tagung der Deutschen Gesellschaft für Arterioskleroseforschung 1992

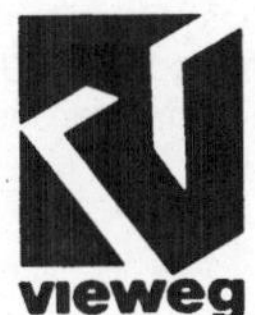

Die Deutsche Bibliothek - CIP-Einheitsaufnahme

Diätetik und Arteriosklerose / Hrsg.: H. Heinle ...
Braunschweig; Wiesbaden: Vieweg, 1993
(...Tagung der Deutschen Gesellschaft für Arterioskleroseforschung;
6.1992) (Edition Dino; 13)
ISBN 978-3-663-01943-5 ISBN 978-3-663-01942-8 (eBook)
DOI 10.1007/978-3-663-01942-8
NE: Heinle, Helmut [Hrsg.]: Deutsche Gesellschaft für Arteriosklerose-Forschung:... Tagung der .... 2. GT

Herausgeber: Prof. Dr. H. Heinle, Tübingen
Dr. H. Schulte, Münster
Prof. Dr. H. E. Schaefer, Freiburg

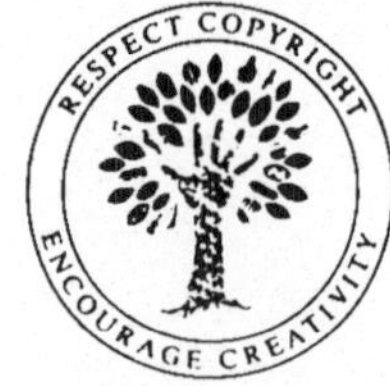

Redaktionelle Beratung: Dr. Wolfram Fuchs
Herstellung: Gütersloher Druckservice GmbH, Gütersloh

ISBN 978-3-663-01943-5

Inhaltsverzeichnis

All articles are preceded by an abstract in English.

Jedem der folgenden Beiträge ist ein englischsprachiges Abstract vorangestellt.

Autorenverzeichnis

ALKEN P.
Institut für Klinische Chemie, Klinikum Mannheim, 6800 Mannheim 1

ASSMANN G
Institut für Klinische Chemie und Laboratoriumsmedizin, Westfälische Wilhelms-Universität Münster, Albert-Schweitzer-Str. 33, 4400 Münster

AUFENAGER J.
Institut für Klinische Chemie, Klinikum Mannheim, Postfach 10 00 23, 6800 Mannheim 1

AXEL, DOROTHEA
Physiologisches Institut I, Universität Tübingen, Gmelinstr. 5, 7400 Tübingen

BAEYER VON H.
Klinikum Rudolf Virchow, Abt Innere Medizin, Spandauer Damm 130, 1000 Berlin 19

BARENBROCK M.
Medizinische Klinik und Poliklinik, Westfälische Wilhelms-Universität Münster, Albert-Schweitzer-Str 33, 4400 Münster

BARTENSTEIN P
Medizinische Klinik und Poliklinik, Innere Medizin C, Westfälische Wilhelms-Universität Münster, Albert-Schweitzer-Str. 33, 4400 Münster

BAUCH H -J.
Institut für Arterioskleroseforschung, Westfälische Wilhelms-Universität Münster, Domagkstr. 3, 4400 Münster

BAUER S.
Medizinische Klinik und Poliklinik, Westfälische Wilhelms-Universität Münster, Albert-Schweitzer-Str. 33, 4400 Münster

BAURIEDEL G.
Medizinische Klinik I, Klinikum Großhadern, Marchioninistr. 15, 8000 München 70

BECKER D
Medizinische Universitäts-Klinik, Innere Medizin III, 6650 Homburg/Saar

BECKER M.
Institut für Chirurg. Forschung, Universität München, Marchioninistr. 15, 8000 München 70

BERGMANN, SYBILLE
Institut für Klinische Chemie , Medizinische Akademie C G. Carus, Fetscherstr. 74, O-8019 Dresden

BETZ E.
Physiologisches Institut, Universität Tübingen, Gmelinstr. 5, 7400 Tübingen

BIESALSKI H.K.
Johannes Gutenberg-Universität Mainz, Obere Zahlbacherstr. 63, 6500 Mainz

BIMMERMAN A
Klinikum Rudolf Virchow, Abt Innere Medizin, Spandauer Damm 130, 1000 Berlin 19

BOCKER W
Gerhard-Domagk-Institut für Pathologie, Domagkstr 17, 4400 Münster

BREITHARDT G.
Medizinische Klinik und Poliklinik, Innere Medizin C, Westfälische Wilhelms-Universität Münster, Albert-Schweitzer-Str. 33, 4400 Münster

BUDDE T.
Medizinische Klinik und Poliklinik, Innere Medizin C, Westfälische Wilhelms-Universität Münster, Albert-Schweitzer-Str. 33, 4400 Münster

BUDDECKE E
Institut für Arterioskleroseforschung, Westfälische Wilhelms-Universität Münster, Domagkstr. 3, 4400 Münster

DARTSCH P.
Physiologisches Institut I, Universität Tübingen, Gmelinstr 5, 7400 Tübingen

DICKHUTH H -H
Medizinische Klinik V, Abteilung Sportmedizin, Hölderlinstr 11, 7400 Tübingen

DITSCHUNEIT H
Medizinische Klinik, Universität Ulm, Robert Koch Str 8, 7900 Ulm

DREHER S
Medizinische Klinik I, Klinikum Großhadern, Marchioninistr 15, 8000 München 70

ECKHARDT H
MSD Sharp & Dohme, Charles de Gaulle Str 4, 8000 München 83

ENBERGS, ANNETTE
Medizinische Klinik und Poliklinik, Innere Medizin C, Westfälische Wilhelms-Universität Münster, Albert-Schweitzer-Str 33, 4400 Münster

ERDEMCI A
Medizinische Klinik I, Klinikum Großhadern, Marchioninistr 15, 8000 München 70

ERNST E
Universitätsklinik für Physikalische Medizin, Alserstr 4, A-1090 Wien

FALKEN U
Institut für Arterioskleroscheforschung, Westfälische Wilhelms-Universität Münster, Domagkstr 3, 4400 Münster

FECHTRUP C
Medizinische Klinik und Poliklinik, Innere Medizin C, Westfälische Wilhelms-Universität Munster, Albert-Schweitzer-Str 33, 4400 Münster

FISCHER, SABINE
Klinik für Innere Medizin, Medizinische Akademie C G Carus, Fetscherstr 74, O-8019 Dresden

FREICK M.
Medizinische Klinik und Poliklinik, Innere Medizin C, Westfälische Wilhelms-Universität Münster, Albert-Schweitzer-Str 33, 4400 Münster

GANESH S
Medizinische Klinik I, Klinikum Großhadern, Marchioninistr 15, 8000 München 70

GERHEUSER F.
Medizinische Klinik I, Klinikum Großhadern, Marchioninistr 15, 8000 München 70

GERIGHAUSEN G
Medizinische Klinik und Poliklinik, Innere Medizin C, Westfälische Wilhelms-Universität Münster, Albert-Schweitzer-Str 33, 4400 Münster

GONSCHIOR G -M
Medizinische Klinik I, Klinikum Großhadern, Marchioninistr 15, 8000 München 70

GONSCHIOR P.
Medizinische Klinik I, Klinikum Großhadern, Marchioninistr 15, 8000 München 70

GROH G
Klinik für Innere Medizin, Medizinische Akademie C G Carus, Fetscherstr 74, O-8019 Dresden

GRUNWALD J
Lichtwer Pharma GmbH, Drewitzer Str 10, 1000 Berlin 28

HAHMANN H
Institut für Präventive Kardiologie, Medizinische Universitäts Klinik, Innere Medizin III, 6650 Homburg/Saar

HANEFELD M
Klinik für Innere Medizin, Medizinische Akademie C G Carus, Fetscherstr 74, O-8019 Dresden

HANISCH M
Zentrallabor der Universitätsklinik, Hugstetter Str 55, 7800 Freiburg

HANKE H
Medizinische Universitätsklinik, Abt III, Otfried-Müller-Str 10, 7400 Tübingen

HARRACH, BARBEL
Institut für Arterioskleroseforschung, Westfälische Wilhelms-Universität Münster, Domagkstr 3, 4400 Munster

HASFELD M
Medizinische Klinik und Poliklinik, Innere Medizin C, Westfalische Wilhelms-Universität Münster, Albert-Schweitzer-Str 33, 4400 Munster

HAUTMANN, MARTINA
Medizinische Universitätsklinik I, Abt Kardiologie, Bergheimer Str. 58, 6900 Heidelberg

HEIDEMANN P.
Medizinische Klinik I, Klinikum Großhadern, Marchioninistr 15, 8000 München 70

HEIMERL J.
Medizinische Klinik I, Klinikum Großhadern, Marchioninistr. 15, 8000 München 70

HEINLE H.
Physiologisches Institut I, Universität Tübingen, Gmelinstr 5, 7400 Tübingen

HEITKAMP H.-CH.
Medizinische Klinik V, Abteilung Sportmedizin, Hölderlinstr 11, 7400 Tübingen

HODENBERG VON E.
Medizinische Universitätsklinik I, Abt Kardiologie, Bergheimer Str 58, 6900 Heidelberg

HOFLING B.
Medizinische Klinik I, Klinikum Großhadern, Marchioninistr 15, 8000 München 70

HOPSTOCK, CORNELIA
Firma Merz & Co, Eckenheimer Landstr 100 - 104, 6000 Frankfurt/M 1

HUBNER C.
Institut für Chirurg Forschung, Universität München, Marchioninistr 15, 8000 München 70

HUSSEINI S
Medizinische Poliklinik, Westfälische Wilhelms-Universität Münster, Albert-Schweitzer-Str 33, 4400 Münster

JAROSS W.
Institut für Klinische Chemie, Medizinische Akademie C G Carus, Fetscherstr 74, O-8019 Dresden

JULIUS U
Forschungsabt f Fettstoffwechselstörungen, Medizinische Akademie C.G Carus, Fetscherstr. 74, O-8019 Dresden

JUNEMANN K.-P
Institut für Klinische Chemie, Klinikum Mannheim, Postfach 10 00 23, 6800 Mannheim 1

JUNG F
Abt f Klinische Hämostasiologie, Medizinische Universitäts-Klinik, Stockwiese 44, 6650 Homburg/Saar

JUNGER M.
Universitäts-Hautklinik, Liebermeisterstr 25, 7400 Tübingen

KAESBERG, BIRGIT
Institut für Arterioskleroseforschung, Westfälische Wilhelms-Universität Münster, Domagkstr 3, 4400 Münster

KAMENZ J
Medizinische Universitätsklinik, Abteilung III, Otfried-Müller-Str 10, 7400 Tübingen

KANDOLF R
Medizinische Klinik I, Klinikum Großhadern, Marchioninistr 15, 8000 München 70

KARBENN U
Medizinische Klinik und Poliklinik, Innere Medizin C, Westfälische Wilhelms-Universität Münster, Albert-Schweitzer-Str 33, 4400 Münster

KARSCH K.-R.
Medizinische Universitätsklinik, Abteilung III, Otfried-Müller-Str 10, 7400 Tübingen

KATTERMANN R
Institut für Klinische Chemie, Klinikum Mannheim, Postfach 10 00 23, 6800 Mannheim1

KELLER H.-E
Institut für Präventive Kardiologie, Medizinische Universitäts-Klinik, Innere Medizin III, 6650 Homburg/Saar

KERBER S
Medizinische Klinik und Poliklinik, Innere Medizin C, Westfälische Wilhelms-Universität Münster, Albert-Schweitzer-Str. 33, 4400 Münster

KIESEWETTER H
Abt f Klinische Hämostasiologie, Medizinische Universitäts-Klinik, Stockwiese 44, 6650 Homburg/Saar

KLEIDEITER J
Medizinische Klinik und Poliklinik, Innere Medizin C, Westfalische Wilhelms-Universität Münster, Albert-Schweitzer-Str 33, 4400 Münster

KOHLMEIER M
Klinikum Rudolf Virchow, Abt Innere Medizin, Spandauer Damm 130, 1000 Berlin 19

KOHRING, SUSANNE
Institut für Präventive Kardiologie, Medizinische Universitäts-Klinik, Innere Medizin III, 6650 Homburg/Saar

KRINGS W
Institut für Klinische Radiologie, Westfälische Wilhelms-Universität Münster, Albert-Schweitzer-Str 33, 4400 Münster

KROCKE I
Anatomisches Institut, Universität Bonn, Nußallee 10, 5300 Bonn

KROMBACH F
Institut fur Chirurg Forschung, Universität München, Marchioninistr 15, 8000 München 70

Lange M.
Medizinische Klinik und Poliklinik, Innere Medizin C, Westfälische Wilhelms-Universität Münster, Albert-Schweitzer-Str 33, 4400 Münster

Lehr H.-A
Institut für Chirurg Forschung, Universität München, Marchioninistr 15, 8000 München 70

Leonhardt W
Forschungsabt f Fettstoffwechselstörungen, Medizinische Akademie C.G Carus, Fetscherstr. 74, O-8019 Dresden

Leunig A
Institut für Chirurg Forschung, Universität München, Marchionniistr 15, 8000 München 70

Lichtwer K
Lichtwer Pharma GmbH, Drewitzer Str 10, 1000 Berlin 28

Lugmayr H.
Institut für Klinische Radiologie, Westfälische Wilhelms-Universität Münster, Albert-Schweitzer-Str. 33, 4400 Münster

Luley C
Zentrallabor der Universitätsklinik, Hugstetter Str 55, 7800 Freiburg

Mack B.
Medizinische Klinik I, Klinikum Großhadern, Marchioninistr 15, 8000 München 70

Manfrass M.
Klinik für Innere Medizin, Medizinische Akademie C G Carus, Fetscherstr 74, O-8019 Dresden

Martin Heike
Institut für Arterioskleroseforschung, Westfälische Wilhelms-Universität Münster, Domagkstr. 3, 4400 Münster

Matheja P
Medizinische Klinik und Poliklinik, Innere Medizin C, Westfälische Wilhelms-Universität Münster, Albert-Schweitzer-Str. 33, 4400 Münster

Matrai A
verstorben

Messmer K
Institut für Chirurg. Forschung, Universität München, Marchioninistr. 15, 8000 München 70

Metz J.
Institut für Anatomie und Zellbiologie, Im Neuenheimer Feld 307, 6900 Heidelberg

Munzing S.
Institut für Chirurg. Forschung, Universität München, Marchioninistr 15, 8000 München 70

Nerlich A.
Pathologisches Institut, Universität München, Thalkirchnerstr. 36, 8000 München 2

Pahn P.
Medizinische Poliklinik, Westfälische Wilhelms-Universität Münster, Albert-Schweitzer-Str. 33, 4400 Münster

Persson-Junemann Ch.
Institut für Klinische Chemie, Klinikum Mannheim, Postfach 10 00 23, 6800 Mannheim

Peters P.E.
Institut für Klinische Radiologie, Westfälische Wilhelms-Universität Münster, Albert-Schweitzer-Str 33, 4400 Münster

Petersen, Gudula
Osterstr 73, 4400 Münster

Pill J
Boehringer Mannheim GmbH, Medizinische Forschung, Stoffwechselabteilung, Sandhofer Str 116, 6800 Mannheim 31

Pindur G
Abt f Klinische Hämostasiologie, Medizinische Universitäts-Klinik, Stockwiese 44, 6650 Homburg/Saar

Quante C.
Medizinische Poliklinik, Westfälische Wilhelms-Universität Münster, Albert-Schweitzer-Str 33, 4400 Münster

Rahn K.-H.
Medizinische Poliklinik, Westfälische Wilhelms-Universität Münster, Albert-Schweitzer-Str 33, 4400 Münster

Raidt H.
Nephrologisches Institut, Westfälische Wilhelms-Universität Münster, Fliednerstr 44, 4400 Münster

Rassner G
Universitäts-Hautklinik, Liebermeisterstr 25, 7400 Tübingen

Raupp W
Nephrologisches Institut, Westfälische Wilhelms-Universität Münster, Fliednerstr 44, 4400 Münster

Rauterberg J.
Institut für Arterioskleroseforschung, Westfälische Wilhelms-Universität Münster, Domagkstr. 3, 4400 Münster

REDECKER, BEATRIX
Institut für Arterioskleroseforschung, Westfälische Wilhelms-Universität Münster, Domagkstr 3, 4400 Münster

RESCH K.-L.
Universitätsklinik für Physikalische Medizin, Alserstr. 4, A-1090 Wien

ROBENECK H.
Institut für Arterioskleroseforschung, Westfälische Wilhelms-Universität Münster, Domagkstr 3, 4400 Münster

ROMMESWINKEL M.
Institut für Arterioskleroseforschung, Westfälische Wilhelms-Universität Münster, Domagkstr. 3, 4400 Münster

ROSSGER G.
Klinik für Innere Medizin, Medizinische Akademie C.G. Carus, Fetscherstr 74, O-8019 Dresden

ROTH D.
Physiologisches Institut I, MNF, Ob dem Himmelreich 7, 7400 Tübingen

RUHLING, KATHARINA
Institut für Pathobiochemie, Medizinische Akademie, Nordhäuser Str 74, O-5010 Erfurt

SANDKAMP M.
Hollandt-Str. 36, 4400 Münster

SCHAEFER H. E
Pathologisches Institut, Universität Freiburg, Albertstr 19, 7800 Freiburg/Br

SCHAEFER J
Zentrum Innere Medizin, Abt. Endokrinologie und Stoffwechsel, Baldingerstr /Lahnberge, 3550 Marburg

SCHAFERS M.
Medizinische Klinik und Poliklinik, Innere Medizin C, Westfälische Wilhelms-Universität Münster, Albert-Schweitzer-Str. 33, 4400 Münster

SCHARTEL M
Klinikum Rudolf Virchow, Abt Innere Medizin, Spandauer Damm 130, 1000 Berlin 19

SCHETTLER G
Heidelberger Akademie der Wissenschaften, Postfach 10 27 69, 6900 Heidelberg

SCHIEFER H
Institut für Präventive Kardiologie, Medizin Univ -Klinik, Innere Medizin III, 6650 Homburg/Saar

SCHLEICHER E
Medizinische Klinik I, Klinikum Großhadern, Marchioninistr 15, 8000 München 70

SCHLUMBERGER W.
Institut für Arterioskleroseforschung, Westfälische Wilhelms-Universität Münster, Domagkstr. 3, 4400 Münster

SCHLUTER H
Medizinische Poliklinik, Westfälische Wilhelms-Universität Münster, Albert-Schweitzer-Str. 33, 4400 Münster

SCHMIDT, ANNETTE
Institut für Arterioskleroseforschung, Westfälische Wilhelms-Universität Münster, Domagkstr. 3, 4400 Münster

SCHOBER O
Klinik und Poliklinik für Nuklearmedizin, Westfälische Wilhelms-Universität Münster, Albert-Schweitzer-Str 33, 4400 Münster

SCHULTE H.
Institut für Arterioskleroseforschung, Westfälische Wilhelms-Universität Münster, Domagkstr 3, 4400 Münster

SCHULZ V.
Lichtwer Pharma GmbH, Drewitzer Str 10, 1000 Berlin 28

SCHULZE J.
Klinik für Innere Medizin, Medizinische Akademie C G Carus, Fetscherstr 74, O-8019 Dresden

SCHWABEDAL P
Anatomisches Institut, Universität Bonn, Nußallee 10, 5300 Bonn

SCHWANEBECK U
Klinik für Innere Medizin, Medizinische Akademie C G Carus, Fetscherstr 74, O-8019 Dresden

SCHWERDTFEGER R
Klinikum Rudolf Virchow, Abt. Innere Medizin, Spandauer Damm 130, 1000 Berlin 19

SILBERMANN A
Forschungsabt. f. Fettstoffwechselstörungen, Medizinische Akademie C G. Carus, Fetscherstr. 74, 0-8019 Dresden

SPIEKER C.
Medizinische Poliklinik, Westfälische Wilhelms-Universität Münster, Albert-Schweitzer-Str. 33, 4400 Münster

STEENWEG H.-H
Institut für Arterioskleroseforschung, Westfälische Wilhelms-Universität Münster, Domagkstr. 3, 4400 Münster

STEINHAGEN-THIESSEN E
Klinikum Rudolf Virchow, Abt Innere Medizin, Spandauer Damm 130, 1000 Berlin 19

STROHSCHNEIDER T.
Universitätsklinikum Ulm-Safranberg, Chirurgie II, Herzchirurgie, Steinhövelstr. 9, 7900 Ulm
TEPEL M.
Medizinische Poliklinik, Westfälische Wilhelms-Universität Münster, Albert-Schweitzer-Str. 33, 4400 Münster
THIE M.
Institut für Arterioskleroseforschung, Westfälische Wilhelms-Universität Münster, Domagkstr. 3, 4400 Münster
TILL U.
Institut für Pathobiochemie, Medizinische Akademie, Nordhäuser Str. 74, O-5010 Erfurt
VIELHAUER C.
Medizinische Klinik, Innere Medizin C, Westfälische Wilhelms-Universität Münster, Albert-Schweitzer-Str. 33, 4400 Münster
VISCHER P.
Institut für Arterioskleroseforschung, Westfälische Wilhelms-Universität Münster, Domagkstr. 3, 4400 Münster
VOHWINKEL M.
Zentrallabor der Universitätsklinik, Hugstetter Str. 55, 7800 Freiburg
VOISARD R.
Universitätsklinik Ulm, Innere Medizin IV, Robert-Koch-Str 8, OE, 7900 Ulm
VÖLKER W.
Institut für Arterioskleroseforschung, Westfälische Wilhelms-Universität Münster, Domagkstr. 3, 4400 Münster
WAHRBURG, URSEL
Institut für Arterioskleroseforschung, Westfälische Wilhelms-Universität Münster, Domagkstr. 3, 4400 Münster
WELSCH U.
Medizinische Klinik I, Klinikum Großhadern, Marchioninistr. 15, 8000 München 70
WIELAND H.
Zentrallabor am Universitätsklinikum, Hugstetter Str. 55, 7800 Freiburg
WIENECKE R.
Medizinische Poliklinik, Westfälische Wilhelms-Universität Münster, Albert-Schweitzer-Str. 33, 4400 Münster
WIEST I.R.M.
Medizinische Klinik I, Klinikum Großhadern, Marchioninistr. 15, 8000 München 70
WINDMANN R.
Institut für Klinische Radiologie, Westfälische Wilhelms-Universität Münster, Albert-Schweitzer-Str. 33, 4400 Münster
WULFROTH, PETRA
Merz & Co., Eckenheimer Landstr. 100 - 104, 6000 Frankfurt/Main
ZIDEK W.
Medizinische Poliklinik, Westfälische Wilhelms-Universität Münster, Albert-Schweitzer-Str. 33, 4400 Münster

Vorwort

H. E. Schaefer
Pathologisches Institut, Universität Freiburg

Dieser Band berichtet über die 6. Arbeitstagung der Deutschen Gesellschaft für Arterioskleroseforschung, die vom 5. bis 7. April 1992 am nun schon gewohnten Tagungsort, im Heinrich Fabri-Institut in Blaubeuren, stattgefunden hat. Dieses Haus bietet die Möglichkeit, am gleichen Ort zu tagen und zu wohnen, und garantiert insofern ideale Rahmenbedingungen für einen intensiven Gedankenaustausch. In einer besonderen Feierstunde dankte die Gesellschaft dem Präsidenten der Universität Tübingen, Herrn Dr. A. Theis, für das bereits mehrjährig genossene Gastrecht, insbesondere aber auch ihrem Sponsor der ersten Stunde, Herrn Ehrensenator Adolf Merckle, Inhaber der Firma Merckle GmbH - Chemisch-Pharmazeutische Fabrik/Blaubeuren, für die großzügige Finanzierung dieser Tagung.
Einen besonderen Akzent erfuhr diese Tagung durch die erstmalige Verleihung des W. H. Hauss-Preises an Herrn Dr. H. A. Lehr vom Institut für Chirurgische Experimentalforschung der Ludwig-Maximilians-Universität München für seine Arbeit „Superoxide-dependent stimulation of leukocyte adhesion by oxidatively modified low density lipoprotein in vivo“. Über Inhalt und Bedeutung dieser Forschungen zur Thematik der Stimulation von Leukozyten durch oxidativ modifizierte LDL kann sich der Leser durch einen weiterführenden Beitrag der Arbeitsgruppe um Herrn Dr. Lehr in diesem Tagungsband informieren. Je ein Preis für den besten Vortrag sowie für das beste Poster der Tagung wurden an die Autoren Dr. M. Thie (Münster) und D. Axel (Tübingen) verliehen. Diese neu eingerichteten Preise sind dankenswerter Weise von der Firma Lichtwer Pharma GmbH/Berlin gestiftet worden.
Neben einer Vielzahl genereller und spezieller Aspekte der Arterioskleroseforschung hat sich die diesjährige Tagung dem Schwerpunkt „Diätetik und Arteriosklerose“ gewidmet. Diese Thematik wurde durch ein Vergangenheit und Gegenwart umfassendes Übersichtsreferat von Herrn Prof. Dr. G. Schettler eingeleitet. Dabei ist Diätetik im weitesten Sinne zu verstehen und umfaßt so heterogene Punkte wie allgemeine Lebensweise, kalorien- und cholesterinarme Ernährung, Zufuhr ungesättigter Fettsäuren und antioxidativ wirksamer lipophiler Substanzen (Vitamien E) bis hin zu Wirkstoffen der Volksmedizin (Knoblauch).
Es muß nicht betont werden, daß der protektive Stellenwert dieser Substanzen und Faktoren Anlaß zu einer äußerst lebhaften Diskussion gegeben hat, ohne daß

die zum Ausdruck gekommenen, oft konträren Standpunkte in diesem Tagungsband ihren direkten Niederschlag finden können. - Die Lektüre eines noch so sorgfältig zusammengesetzten Tagungsberichtes vermag nicht den mit der persönlichen Teilnahme am Kongreß verbundenen Informationsgewinn zu ersetzen!

Aktuelle Fragen zur Genese und Therapie der Atherosklerose

G. Schettler
Heidelberger Akademie der Wissenschaften, Heidelberg

Es hieße Eulen nach Athen tragen, wenn man vor diesem Gremium die ätiologische und pathogenetische Bedeutung von Stoffwechselfaktoren breit darstellte. Heute ist, nicht zuletzt durch die öffentlichen Medien, aber auch durch oft kontroverse Diskussionen über die pathogenetische Bedeutung von Fettstoffen, genügend Interesse an der Atheroskleroseforschung geweckt und unterhalten worden. Daß Stoffwechselveränderungen als Hauptursache für die auch heute noch führende Krankheits- und Todesursache Atherosklerose eine bedeutende Rolle spielen, ist seit Jahrzehnten bekannt und akzeptiert. Epstein [1] hat die historische Entwicklung des Cholesterin-Atherosklerose-Konzeptes kürzlich zusammenfassend dargestellt. Es waren deutsche Forscher, welche die Lipidhypothese im Atherosklerosegeschehen aufgriffen und weiterentwickelten. Am Aschhoffschen Institut in Freiburg wurden grundlegende Untersuchungen zum Cholesterinstoffwechsel durchgeführt, die dann von Anitschkow [2] und seinen Schülern experimentell untermauert wurden. Die erste Phase dieser Cholesterinuntersuchungen besteht hauptsächlich aus Speichereffekten des verfütterten Cholesterins. Es entwickeln sich Atherome, ein wichtiger Bestandteil der Gefäßveränderungen. Man findet sie auch heute noch in allen Formen der Läsionen, doch bestehen beträchtliche Unterschiede zur menschlichen Atherosklerose. Diese beruht nicht nur auf Lipidspeicherung, sondern auf erheblichen zellulären Veränderungen, auf Bindegewebsreaktionen und auf thrombotischen Prozessen. Erst durch bestimmte Eingriffe, z. B. durch Schilddrüsenresektionen, durch Eingriffe an der Gefäßmedia und -adventitia und in letzter Zeit durch Veränderungen der Endothelfunktion ist es gelungen, im Experiment Veränderungen zu erzielen, welche der Atherosklerose des Menschen vergleichbar sind oder entsprechen. Es haben sich also die alten Thesen Virchows und Rokitanskis bestätigt, daß am Atheroskleroseprozeß nicht nur reine Speicherungen beteiligt sind, sondern auch zelluläre und Bindegewebsprozesse wie Thrombosen.

Die anerkannte Hypothese der Pathogenese der Atherosklerose ist die sogenannte „response to injury"-Hypothese. Sie geht davon aus, daß am Beginn der Erkrankung, unter Einwirkung der bekannten „Risikofaktoren", eine Läsion der thromboresistenten Endothelzellen steht. Diese Läsion führt zur Interaktion zirkulierender weißer Blutzellen mit dem Endothel. Monozyten und Lymphozyten adhärieren an das Endothel und überwinden die Endothelzellbarriere, um in die

Intima der Arterienwand zu infiltrieren. Während dieses Migrationsprozesses machen die Zellen drastische morphologische und funktionelle Veränderungen durch. Die Monozyten werden zu Makrophagen transformiert, und die Lymphozyten werden zu immunkompetenten T-Lymphozyten aktiviert. Anschließend wandern glatte Muskelzellen aus der Media in die Intima ein und beginnen zu proliferieren. Am Ende dieses langanhaltenden Krankheitsprozesses steht die „proliferative Intimaläsion", die bereits mit einer Einengung des Lumens des Gefäßes einhergeht, ohne in den allermeisten Fällen zu klinischen Konsequenzen zu führen.

Experimentelle Atherosklerosemodelle bestätigen diese Sequenz von funktionellen und morphologischen Alterationen der Arterienwand, wie es z. B. die rasterelektronenmikroskopische Aufnahme der Aorta abdominalis von Affen zeigt. Bereits drei Monate nach Beginn der Fütterung mit cholesterinreicher Diät, also der experimentellen Herbeiführung eines Risikofaktors der Erkrankung, sind auffällig zahlreiche weiße Blutzellen an das intakte Endothel adhäriert. In diesem Bereich hat sich ein Mikrothrombozytenthrombus ausgebildet. Auch die Migration und Proliferation glatter Muskelzellen kann experimentell nachvollzogen werden.

Bereits sechs Tage nach Entfernung des Endothels durch einen Ballonkatheter akkumulieren zahlreiche proliferierende glatte Muskelzellen in der Intima des Gefäßes, was zu einer Einengung des Lumens führt.

Die morphologischen Daten, die aus Operationspräparaten oder aus dem experimentellen Atherosklerosemodell gewonnen wurden, führten seit den späten siebziger Jahren zur Entwicklung von Kulturbedingungen für die an der Atherosklerose beteiligten Zellen. Eine der wesentlichen Konsequenzen dieser Forschung war die Identifikation zahlreicher biologisch hochaktiver Moleküle. Es handelt sich um Wachstumsfaktoren, wie z. B. den Wachstumsfaktor für glatte Muskelzellen, Platelet Derived Growth Factor (PDGF), um Differenzierungsfaktoren, wie Macrophage Colony Stimulating Factor (M-CSF), um Angiogenesefaktoren, wie Fibroblast Growth Factors (FGF), um sogenannte Progressionsfaktoren, wie Insuline-like Growth Factors (IGF), um Zytokine, wie Interleukin I und Transforming Growth Factor β (TGFβ), aber auch um kleinmolekulare Substanzen, wie Prostaglandine, und u. U. um modifizierte Lipoproteine, die möglicherweise einen toxischen Effekt auf die umgebenden Zellen ausüben.

Im Zentrum steht die glatte Muskelzelle als Zielzelle der von Endothelzellen, Makrophagen und Thrombozyten synthetisierten Mediatoren: Man geht davon aus, daß ohne die Proliferation der glatten Muskelzellen die Entwicklung der arteriosklerotischen Läsion nicht möglich ist. Umgekehrt wissen wir, daß die glatte Muskelzelle während der Entwicklung der arteriosklerotischen Plaques ebenfalls ihren Phänotyp ändert, d. h. ihrerseits beginnt, zahlreiche Substanzen zu synthetisieren, die über hohe biologische Aktivitäten verfügen und auf die umgebenden Zellen oder auch auf die glatte Muskelzelle selbst im Sinne einer autokrinen Wachstumsstimulation einwirken könnten. Es bildet sich also unter

Einwirkung eines oder einer Kombination von Risikofaktoren eine Art circulus vitiosus heraus, der nicht durchbrochen werden kann, solange der Risikofaktor auf die Arterienwand einwirkt.
Die Makrophagen spielen in der Atherogenese eine besondere Rolle. Es kommt insbesondere dann zur Aufnahme von atherogenen Low density Lipoproteinen (LDL), wenn diese modifiziert werden. Chemisch veränderte LDL-Moleküle werden in Makrophagen über einen besonderen Rezeptor, den sogenannten Scavenger-Rezeptor, vermittelt. Es konnte gezeigt werden, daß ein solcher Faktor, das Malonyl-Dialdehyd, ein Sekretionsprodukt aus dem Arachidonsäureabbau von Thrombozyten ist. Durch eine enge Interaktion von Blutplättchen mit Makrophagen kommt es zu Veränderungen der LDL. Die Endothelzellen nehmen hierbei vorinkubiertes LDL in höherem Maße auf als normales LDL. Auch glatte Muskelzellen können LDL in vitro derart verändern, daß es verstärkt von Makrophagen aufgenommen wird. Die durch Endothelzellen oder glatte Muskelzellen vermittelte Modifizierung von LDL ist von der Gegenwart freier Sauerstoffradikale abhängig. Durch die Oxidation von LDL entsteht eine oxidierte Form des Lipoproteins. Hier setzen die therapeutischen Versuche mit Antioxidantien an, da diese, z. B. Vitamin E, eine Modifikation völlig unterbinden können und damit eine Schaumzellenbildung verhindern. Der gegenwärtige Stand dieser hochaktuellen Forschung wurde kürzlich von EBERHARD VON HODENBERG [3] dargestellt, der sich auch mit der Modifikation triglyzeridreicher Lipoproteine befaßt hat. Da Makrophagen mit Hilfe intrazellulärer Enzyme in der Lage sind, aufgenommene Lipide abzubauen, suchte man nach bestimmten Akzeptoren, die die Abbauprodukte, z. B. freies Cholesterin und freie Fettsäuren, aufnehmen können. High density lipoprotein (HDL) ist ein solcher Akzeptor für freies Cholesterin, das nach Abbau intrazellulärer Cholesterinester aus den Schaumzellen freigesetzt wird. Dadurch wird die nützliche Wirkung des HDL im Atheroskleroseprozeß erklärt. HDL fördert den Cholesterinrücktransport aus Gefäßmakrophagen zur Leber; eine Schaumzelle kann sich auf diese Weise wieder zurückbilden. Es ist festzuhalten, daß Sekretionsprodukte aus Makrophagen die Atherogenese fördern. Die Forschungen zu diesem Thema sind noch nicht abgeschlossen, und es sind auch in bezug auf gemeinsame Aktionen in der Onkogenese interessante Ergebnisse zu erwarten. ANDREAS HABENICHT hat sich mit der gesamten Problematik befaßt [4].

Ich spreche hier bewußt von *Atherosklerose*, da ich das Atherom auch in den Mittelpunkt der pathogenetischen Ausführungen stellen möchte. Der Ausdruck *Arteriosklerose* für die Gesamtveränderungen der Arterien einschließlich der reinen Alterungsvorgänge ist als klinische Nomenklatur durchaus gerechtfertigt. Der Skleroseprozeß an sich ist aber grosso modo kaum zu beeinflussen, so daß sich alle unsere Untersuchungen an den Stoffwechsel- und Gerinnungsstörungen in ihren zellulären und bindegewebigen Auswirkungen ausrichten müssen. Auf den großen internationalen Kongressen, einschließlich des im Oktober in Chicago stattgefundenen 10. Atherosklerose-Symposiums, wurden

weitere überzeugende Ergebnisse über die pathogenetische Rolle des Cholesterins und seiner Lipoproteinunterklassen dargelegt. Alle wichtigen Fachgesellschaften haben weltweit die pathogenetische Bedeutung dieser Stoffklassen bestätigt und die Normalisierung krankhaft erhöhter und veränderter Lipoproteine als Maß für alle präventiven und therapeutischen Vorgänge bei atherosklerotischen Verschlußkrankheiten dargestellt. Ich darf in dieser Hinsicht auf die Ergebnisse der beiden großen Consensus-Konferenzen in den USA [5, 6] und Europa [7, 8] verweisen, welche weltweite epidemiologische Untersuchungen, aber auch Fallstudien, zur Grundlage haben. Es steht heute absolut fest, daß eine Hypercholesterinämie als einzelner Risikofaktor der koronaren Herzkrankheit gesichert ist.
Hypercholesterinämie stellt also einen selbständigen Risikofaktor dar, dessen Normalisierung mit einer deutlichen Herabsetzung des koronaren Risikos verbunden ist. In einer großen Patientengruppe mit dem einzigen Risikofaktor Hypercholesterinämie konnte festgestellt werden, daß die Absenkung des Plasmacholesterinspiegels um 1 % die Infarktrate um 2 % absenkt. Das Lipid Research Clinics Coronary Primary Prevention Trial (LRCCPPT)-Konzept [9] ergibt ferner, daß eine drastische Senkung des pathologischen Gesamtcholesterins um 25 % und des LDL um 35 % mit einer 49prozentigen Minderung des koronaren Risikos einhergeht. Dies gilt nicht nur für die koronare Herzkrankheit grosso modo, sondern auch für die koronaren Todesfälle, für die nichttödlichen Myokardinfarkte, für Veränderungen des Belastungs-EKGs, für das Symptom der Angina pectoris und für die Notwendigkeit koronarer Bypass-Operationen. Es gilt also, bei massiver Erhöhung des Plasmacholesterins entsprechende Maßnahmen zu ergreifen, aber es ist zu beachten, daß die Masse der Myokardinfarkte mit niedrigeren Cholesterinkonzentrationen zwischen 220 und 250 mg/dl einhergeht. Dies mag wohl ein Grund dafür sein, daß viele Kardiologen aufgrund ihrer Einzelbeobachtungen von der Risikobedeutung des hohen Cholesterins nicht überzeugt sind und sogar massive Cholesterinerhöhungen als Bagatelle bezeichnen. In der Tat gibt es Fälle mit deutlicher Hypercholesterinämie, die lebenslang frei von Koronarveränderungen bleiben. Bei diesen meist familiär vorkommenden Hypercholesterinämien handelt es sich um Lipoproteinkonstellationen mit Veränderungen im Bereich der Apolipoproteine, die offenbar nicht mit frühzeitigen schweren Gefäßläsionen einhergehen. Es gibt auch Fälle mit schweren Lipoproteinstörungen, insbesondere auf dem Triglyzeridsektor, welche lebenslang frei von schweren Gefäßveränderungen bleiben. Dies sind die Typ-I-Hyperlipoproteinämien, die ohne Behandlung im frühen Lebensalter zur tödlichen Pankreatitis mit lipämischer Peritonitis und Blutungsneigung führen. Diese Fälle sind extrem selten. Ich werde bei der Besprechung der Stoffwechselwirkungen auf die Besonderheiten des Cholesterins und der Lipoproteine noch näher eingehen, da wir in den letzten Jahren hier einen bedeutenden Schritt weitergekommen sind.
Die Bedeutung der Hyperlipämie im Atherosklerosegeschehen wird durch die weltweit bestätigten Ergebnisse epidemiologischer Erhebungen vom Typ

„Framingham" und die in großer Zahl vorliegenden Ergebnisse der unterschiedlichen präventiven Maßnahmen gesichert. Exemplarisch für die epidemiologischen Untersuchungen ist noch immer die Framingham-Studie [10], die schon mehr als 30 Jahre läuft. Die sich ursprünglich im mittleren Lebensalter befindenden Probanden sind inzwischen in höhere Altersklassen gerückt. Nach wie vor zeigt sich, daß das Risiko eines Herzinfarktes mit steigendem Blutcholesterin zunimmt. Parallel dazu verlaufen die Low Density Lipoproteine. Es zeigt sich jedoch zusätzlich, daß niedrige HDL-Werte das Risiko erhöhen. Dies gilt insbesondere für ältere Menschen nach dem 60. Lebensjahr, bei denen die niedrigen HDL-Werte eine prädiktive Wirkung haben. Ein weiterer Parameter ist das sogenannte Lipoprotein (a) (Lp (a)), welches sowohl in der Framingham-Studie, wie auch in anderen ein erhöhtes koronares Risiko bedeutet. Es ist auch bei Frauen aussagekräftig, die bekanntlich bis zur Menopause relativ frei von koronaren Störungen sind. Bei der Auswertung von Koronarinfarkten bei Frauen zeigt sich, daß hohe Triglyzeridwerte und das sogenannte metabolische Syndrom ein gesteigertes Risiko anzeigen. Hierzu gehört die diabetische Stoffwechsellage mit Störungen des Plasmainsulins und der Insulintoleranz. Die Bedeutung hoher Triglyzeridwerte wurde früher eher niedrig eingestuft. Man muß aber davon ausgehen, daß Hypertriglyzeridämien ungewöhnlich häufig mit Störungen der anderen Lipid- und Lipoproteinklassen verbunden sind. Hier spielen die Triglyzeride als kumulativer Risikofaktor eine Rolle [11]. Ihre Reduktion ist somit ebenfalls ein präventives und therapeutisches Ziel.

Die Diskrepanz von Fallstudien und großen epidemiologischen Untersuchungen beruht auch darauf, daß einzelne Risikofaktoren, also singuläre Hypercholesterinämie, recht selten vorkommen. Ich habe schon in den vierziger Jahren von „Risikobündeln" gesprochen, welche den Atheroskleroseprozeß in Gang setzen und unterhalten. Dazu gehören außer dem Serumcholesterin der Blutdruck, das Zigarettenrauchen, massives Übergewicht, Bewegungsmangel, Störungen der Fließeigenschaften des Blutes, Hyperurikämie und die verschiedenen Streßformen. Man ist sich heute darüber einig, daß Streß als Einzelfaktor für das Koronargeschehen unerheblich ist, daß aber Streßbelastungen und Streßereignisse bei bereits bestehenden Risikokonstellationen letztendlich einen koronaren Anfall beschleunigen können. Hier empfiehlt es sich, die Bedingungen des Eu-Streß vom Dys-Streß zu unterscheiden. Es soll noch einmal betont werden, daß normales menschliches Leben ohne Streßbedingungen praktisch nicht existiert. Wir kennen Kranke, die bis zu acht Risikofaktoren aufweisen und entsprechende Ausfälle haben. Es gilt also, diese Risikofaktoren abzubauen, wenn man präventive oder therapeutische Erfolge erzielen will. Es ist, darüber sind sich auch die Rehabilitationsärzte klar, sinnlos, rehabilitative oder gar chirurgische Maßnahmen durchzuführen, wenn der Kranke völlig uneinsichtig ist und an seinem risikoreichen Leben festhält. Auch dies ist heute in zunehmendem Maße von den Ärzten akzeptiert.

Wie verhält es sich nun mit der Beeinflussung koronarer Ereignisse bei Patienten ohne massive oder nennenswerte Erhöhung der Lipoproteinspiegel? Bei diesen nur grenzwertig erhöhten Lipidspiegeln ist eine Indikation zur medikamentösen Therapie bekanntlich nicht zwingend. Untersuchungen an unserer Heidelberger Klinik haben gezeigt, daß durch fettarme Ernährung, durch Korrektur von Übergewicht und regelmäßiges körperliches Training nicht nur der Lipoproteinspiegel beeinflußt werden kann. Bei 56 Patienten mit stabiler Angina pectoris, die bereit waren, über 12 Monate an einem regelmäßigen intensiven körperlichen Training teilzunehmen und sich fettarm zu ernähren, konnten große Erfolge erzielt werden. Zu Beginn der Behandlung waren die mittleren Cholesterinspiegel nur mäßig erhöht (um 6 mmol/l bzw. 230 mg/dl). Im Verlauf der stationären Behandlung auf der Stoffwechselstation wurde bei der Interventionsgruppe eine Reduktion um 23 % erreicht. Im Verlauf der nächsten Monate ging ein Teil dieses guten Resultates verloren, so daß die mittlere Reduktion während des gesamten Jahres 10 % betrug. In der Kontrollgruppe blieben die Werte im wesentlichen unverändert. Nach Beendigung der Behandlung unterschieden sich die beiden Gruppen signifikant. In der Interventionsgruppe fand sich eine Regression der Koronarstenosen bei 30 % der Patienten, ein Stillstand bei 50 % und eine Progression bei 20 %. In der Kontrollgruppe nahmen bei 42 % der Patienten die Koronarstenosen signifikant zu, ein Stillstand fand sich bei 54 % und eine Regression bei 4 % der Patienten. Patienten mit einer Regression atherosklerotischer Läsionen setzten im Rahmen sportlicher Aktivitäten signifikant höhere Energiemengen um als Patienten mit Stillstand oder Progression der koronaren Herzerkrankung.

Diese Untersuchungen von Schuler, Schlierf und Mitarbeitern [12] legen nahe, daß es möglich ist, durch Änderungen des Lebensstils den Koronarprozeß, gemessen an Koronarangiogrammen, günstig zu beeinflussen.

Viel diskutiert wird der optimale Lipidspiegel. Eine Expertenkommission der Weltgesundheitsorganisation hat festgestellt, daß weltweit schwere atherosklerotische Veränderungen bei Gesamtcholesterinwerten von 200 mg/dl und darunter nicht vorkommen. Die Consensus-Konferenzen in den USA und Europa gehen von diesen Feststellungen aus [5-8]. Dieses Limit von 200 mg/dl Gesamtcholesterin zu erreichen, ist schwierig und aufgrund klinischer Erfahrungen auch nicht nötig. Bei Hypercholesterinämie als einzelnem Risikofaktor habe ich Werte zwischen 230 und 250 mg/dl noch toleriert, wenn keinerlei Beschwerden, insbesondere keine koronaren Durchblutungsstörungen bestehen und die Familienanamnese leer ist. Sind weitere Risikofaktoren vorhanden, insbesondere jene erster Ordnung, wie Hypertonie, Diabetes, Zigarettenrauchen, massives Übergewicht, sollte die Grenzlinie von 200 mg/dl angestrebt werden. Dies gilt auch für Fälle mit hohem Lp (a) und niedrigem HDL. Diese Richtzahlen gelten für das gesamte Erwachsenenalter. Man sollte aber, insbesondere bei familiärer Belastung, schon frühzeitig Lipid- und Lipoproteindaten erheben, bei belasteten Familien sollte dies schon im Kindesalter beginnen. Die Untersuchungen sollten in zweijährigem Abstand weitergeführt werden. Es gibt wie bei der Hypertonie ein sogenanntes Trecking, d. h. mit zunehmendem Lebensalter setzen sich die Risikokonstellationen fort und verschlechtern sich.

Daß der Hyper- und Dyslipoproteinämie eine wesentliche Bedeutung zukommt, geht daraus hervor, daß nach schwedischen Daten eine antihypertensive Therapie dann nicht greift, wenn gleichzeitig eine Fettstoffwechselstörung weiter bestehen bleibt. Wir haben in Untersuchungen in der VR China festgestellt, daß selbst bei massiven Zigarettenrauchern keine Infarkte auftreten, weil offenbar die Matrix für den Aufbau von Atheromen und Thromben fehlt. Es bestehen extrem niedrige Werte für Cholesterin, LDL und Fibrinogen bei praktisch unverändertem HDL. Vergleichende Untersuchungen in Japan und in Göttingen/Heidelberg haben insofern Unterschiede erbracht, als das Zigarettenrauchen in China unter den Vergleichskollektiven am häufigsten verbreitet war. Wir haben ferner unter den chinesischen Frauen, welche hohe Dosen von Antikonzeptiva einnehmen, keine kardiovaskulären Komplikationen entdecken können.
Massiv erhöhte Gesamtcholesterinwerte und entsprechende Veränderungen der LDL sind in jedem Falle korrekturbedürftig. Das gilt auch für ältere Menschen. Erinnern wir uns, daß in den letzten Jahrzehnten die Zahl der tödlichen Herzinfarkte und Hirnschläge in allen Altersklassen in den USA um ca. 25 % bis 30 % zurückgegangen sind. Dies ist zweifellos das Ergebnis präventiver Maßnahmen. Neuere Ergebnisse aus Australien, die kürzlich in Heidelberg und in Chicago vorgestellt wurden, haben gezeigt, daß die Zahl der zu erwartenden Herzinfarkte durch Ernährungsumstellung und Verbesserung der Lipidsituation um ca. 50 % gesenkt werden kann.
Gibt es eine Begrenzung der präventiven oder therapeutischen Maßnahmen durch das Alter? Ich bin darauf kürzlich im Deutschen Ärzteblatt eingegangen und habe die Erfahrungen der Framingham- und der MRFIT-Studie ausgewertet [13], welche ebenso wie die Honolulu-Studie ergeben haben, daß eine eigentliche Altersbeschränkung für lipidsenkende Maßnahmen nicht existiert. Wir sollten aber den Gesamtorganismus unserer Patienten berücksichtigen. Dies wird in zunehmendem Maße auch durch die langzeitepidemiologischen Untersuchungen berücksichtigt. In die sogenannte Bronx-Alters-Studie wurden klinische Parameter einbezogen, und es zeigte sich, daß pathologische EKG-Veränderungen, durchgemachte, auch stumme Herzinfarkte, Herzinsuffizienz, maligne Rhythmusstörungen, vor allem aber auch der Koronarstatus in die therapeutischen Überlegungen einbezogen werden müssen. Die Größe des Herzens und eine bestehende Linksherzhypertrophie müssen auch in präventive Überlegungen einbezogen werden. LINZBACH [14] hatte schon früher Herzgewicht, Herzgröße und die Hypertrophie des linken Ventrikels als Grundlagen auch koronarer Durchblutungsstörungen beschrieben. Man sollte sich hüten, den Zustand eines Patienten und seine Prognose allein nach koronarangiographischen Befunden zu beurteilen. Schwere Koronarstenosen bedeuten selbstverständlich ein enormes Risiko und verlangen entsprechende Aktionen. Aber im Vergleich mit pathologisch-anatomischen Ergebnissen kommt es immer wieder vor, daß offenbar sehr geringfügige koronare Veränderungen bei Infarkttoten vorhanden sein können und auf der anderen Seite erhebliche langfristige Koronarveränderungen nicht unbedingt eine schlechte Prognose

haben müssen. Der gesamte Koronarstatus, die Entwicklung von Kollateralen, auch die verschiedenen Behandlungserfolge einschließlich perkutaner transluminaler Koronarangioplastie (PTCA) und Bypass-Operationen hängen also vom Gesamtstatus ab. Die verschiedenen Formen der koronaren Herzkrankheit, aber auch der Verschlußkrankheiten, zum Beispiel im Gehirn und im Bereich der Extremitäten , müssen also bei der Beurteilung präventiver Maßnahmen berücksichtigt werden. Bei bestehender schwerer Herzmuskelinsuffizienz, bei ausgeprägter Dekompensation, bei Zustand nach bereits mehrfach erfolgten Gefäßverschlüssen kann man von präventiven Maßnahmen kaum etwas erwarten. Die Topographie der Gefäßverschlüsse kann hier eine beträchtliche Rolle spielen. Ein kleiner Koronarverschluß im Bereich des Reizleitungssystems kann zum plötzlichen, unerwarteten Herztod führen, während ausgedehnte Koronarstenosen, aber auch partielle Koronarverschlüsse über lange Jahre, sogar über Jahrzehnte, toleriert werden können. Die Atherosklerose ist eine Systemkrankheit. Wir haben kürzlich wieder den gesamten Gefäßstatus von Patienten mit Arterienverschlüssen in bestimmten Regionen untersucht und hierbei gefunden, daß Arterienverschlüsse sowohl in der Peripherie als auch in den Zerebralgefäßen ungewöhnlich häufig mit Koronarstenosen verbunden sind und auf der anderen Seite bei schweren Koronarstenosen auch andere Arterienbezirke eingeengt werden können. Auch bei Aneurysmen sollte der gesamte Gefäßstatus berücksichtigt werden.

Welche Maßnahmen in präventiver und therapeutischer Hinsicht unternommen werden sollten, ist wiederholt berichtet worden. Auch hier muß beachtet werden, daß die Lipidsenkung durch andere Parameter als Diät und Medikamente beeinflußt wird und bestimmte Therapieformen mit einer Verschlechterung des Lipidprofils verbunden sein können. Am Anfang aller Prävention und Therapie muß jedoch die Ernährung stehen.

Neben den epidemiologischen Ergebnissen sind die Therapiestudien mit Medikamenten aussagekräftig, insbesondere wenn sie durch Koronarangiographien erhärtet wurden. Es gibt bisher neun sorgfältige angiographische Studien zur Regression der Atherosklerose, in denen auch die Entstehung neuer Läsionen untersucht wurde. Ich muß noch einmal auf die Lipid Research Clinic-Studie zurückkommen, die eine drastische Reduktion der koronaren Ereignisse unter Cholestyramin erbrachte. Die Erfolge sind dosisabhängig. Aussagekräftig sind ferner die Helsinki-Gemfibrozil-Studie von Frick und Mitarbeitern [15] und die HMG-CoA-Reduktasehemmer-Studien. Andere Studien zeigten, daß zum Beispiel nach Belastungs-EKG auch eine Verbesserung der Herzmuskelleistung und des subjektiven Befindens unter Lipidsenkern zu erreichen ist. Die Gehirnzirkulation und zerebrale Leistungen, wie Erinnerungsfähigkeit, Merkfähigkeit oder andere, werden beispielsweise durch Gemfibrozil verbessert. Hingewiesen werden muß ferner auf die CLAS-Studie von Blankenhorn und Mitarbeitern [16], welche eine Verbesserung der Lebenserwartung und einen Rückgang neuer Koronarläsionen nach Bypass-Operationen unter dem Einfluß von Cholestyramin und Nikotinsäure fanden. Besonders aussagekräftig ist die operative POSCH-Studie von BUCHWALD [17] mit einem drastischen Rückgang koronarer Prozesse und Ereignisse innerhalb von 12 Jahren nach einer Ileum-Bypass-Operation.

Sie alle wissen, daß das klinische Substrat der allgemeinen Atherosklerose im Elastizitätsverlust der Arterien, im Verlust der Windkesselfunktion und in der Einengung der Gefäßlichtung besteht. Wenn sich also bei einem Patienten ohne weitere Ursachen eine große Blutdruckamplitude ergibt, so muß dies auf ein Nachlassen der Gefäßelastizität zurückgeführt werden. Wann die Atherosklerose zur bestimmenden Krankheit wird, ist letztlich durch massive Veränderungen der Durchblutungsgrößen bedingt. Relativ selten sind stenosierende Atheromatosen, welche durch tumorähnliche Fett- und Detritusablagerungen bedingt sind. Viel häufiger sind arterielle Thrombosen, die sich entweder schlagartig einstellen können und dann zum plötzlichen, unerwarteten Herztod führen, häufiger aber schubweise verlaufen. Mit oder ohne klinische Symptome, insbesondere Stenokardien, kann es innerhalb von Tagen, Wochen oder Monaten zu thrombotischen Gefäßverschlüssen kommen. Die katamnestische Untersuchung eines 45jährigen Mannes, der beim Tennisspiel plötzlich tot umfiel, hat z. B. ergeben, daß der Patient in den letzten Monaten immer wieder stenokardische Zustände zeigte, die er nicht beachtete. Auch beim Tennisspiel waren offenbar Stenokardien aufgetreten. Andererseits gibt es ganz massive Veränderungen der Koronarien bei klinischer Beschwerdefreiheit, wie die Autopsie von Unfalltoten zeigt. Es ist durchaus verständlich, daß die jetzt allgemein eingeführte fibrinolytische bzw. thrombolytische Therapie die wichtigste Waffe im Koronargeschehen darstellt. Die Indikation zu diesen Maßnahmen wird, vom Zeitpunkt der Therapie her, immer weiter gestellt. Natürlich sollten diese Maßnahmen so früh wie möglich durchgeführt werden, und ich plädiere dafür, daß sie in Notfällen bereits beim Krankentransport eingeleitet werden sollten. Natürlich bin ich mir darüber im klaren, daß damit Risiken verbunden sind und man ein eingespieltes, erfahrenes Team zur Verfügung haben muß, um solche Maßnahmen einzuleiten. Flankierende Maßnahmen auf dem Stoffwechselsektor sind aber auch in diesen Fällen unbedingt notwendig. Es ist völlig sinnlos, nach abgeschlossener Fibrinolyse und nach Abschluß der Intensivbehandlung auf eine generelle Beeinflussung der Lebensführung zu verzichten.

Welcher Lipidsenker eingesetzt wird, hängt von der jeweiligen Konstellation ab. Die große Gruppe der HMG-CoA-Reduktasehemmer entfaltet ihre Wirkung auf das Gesamtcholesterin und das LDL-Cholesterin, während HDL-Cholesterin und Triglyzeride kaum beeinflußt werden. Es grenzt geradezu an arglistige Täuschung, wenn auflagenstarke illustrierte Zeitungen berichten, nun sei die Wunderpille gegen den Herzinfarkt entdeckt, die das Problem lösen könne. Man brauche täglich nur eine Pille zu nehmen, um gefeit zu sein. Die HMG-CoA-Reduktasehemmer haben eine ganz bestimmte Indikation, die sorgfältig herauszuarbeiten ist. Dann allerdings sind hervorragende Erfolge zu erwarten, nicht nur die Plasmaveränderungen, sondern auch die klinischen Erscheinungen betreffend. Noch einmal sei auf die CLAS-Studie verwiesen, mit ausgezeichneten

Erfolgen nach Bypass-Operationen, mit Verbesserung des Koronarprofils, Regression organischer Koronarveränderungen usw. Die Indikation für die Fibrate sind Hypertriglyzeridämien und die Begleitcholesterinämien. Beeinflußt werden (VLDL)Very low density lipoprotein-Triglyzeride, LDL-Cholesterin und im Sinne einer Optimierung das HDL-Cholesterin. Hinzuweisen ist auch nochmals auf die Gemfibrozil-Studie mit vorwiegender Senkung erhöhter Triglyzeride bei weniger ausgeprägter Abnahme des Gesamtcholesterins, des LDL-Cholesterins und leichtem Anstieg des HDL-Cholesterins. Gegenüber einer Vergleichsgruppe ohne medikamentöse Behandlung nahm die Zahl der nichttödlichen Herzinfarkte um 37 % ab, wobei eine ein- bis zweijährige Latenzzeit besteht. Manche ungünstigen Ergebnisse in klinischen Fallstudien haben von diesen Dingen nicht Kenntnis genommen. Im dritten bis fünften Jahr kam es zu einer deutlichen Verringerung der Infarkte um 50 %.
Die Compliance des Patienten ist gerade bei den Lipidsenkern entscheidend. Bei schwersten Hyperlipämien vom familiären Typ IIa kommt man mit Medikamenten nicht weiter. Hier sind Dialyseverfahren angezeigt. DIETRICH SEIDEL [18] entwickelte mit seinen Mitarbeitern eine Apherese, durch welche die gefährlichen Lipidpartikel aus dem Blut abgefiltert werden. Gleichzeitig werden pathologische Fibrinogenwerte abgebaut. Hand in Hand mit der Verbesserung der Lipidsituation gehen klinische Erscheinungen, Angina pectoris, Herzinsuffizienz usw. zurück.
Gegen die Lipidsenker werden immer wieder gewichtige Einwände vorgebracht, speziell das Krebsrisiko betreffend. Es wird argumentiert, daß die Gesamtsterblichkeit der untersuchten Bevölkerung unter lipidsenkenden Maßnahmen unverändert sei, auch wenn die Koronarsterblichkeit deutlich reduziert ist. BARRY LEWIS [19] hat sich kürzlich mit den bisher vorliegenden Daten auseinandergesetzt und diese Behauptungen widerlegen können. In Bevölkerungsstudien wurde gefunden, daß in Japan, Griechenland und Italien niedrige Cholesterinwerte mit einer längeren Lebenserwartung verbunden sind. Ein ähnlicher Trend gilt für Großbritannien und die USA. In der Framingham- [10] und in der MRFIT-Studie [20] war die Lebenserwartung bei niedrigem Cholesterin am längsten. Bei Individuen mit extrem niedrigem Cholesterin konnte nachgewiesen werden, daß zum Zeitpunkt der Cholesterinbestimmung bereits maligne Krankheiten bestanden. Zusammenhänge zwischen erhöhter Krebssterblichkeit und niedrigem Cholesterin sind absolut unbewiesen. Beziehungen zwischen niedrigem Cholesterin und gesteigerter Gesamtmortalität gibt es nicht. Dies gilt auch für die Krebskrankheiten. Wenn ein extrem niedriges Serumcholesterin nach Meinung der Experten die Folge präexistierender unentdeckter konsumierender Krankheiten ist, so wurde auf der anderen Seite gefunden, daß hohe Serumcholesterinwerte Mammakarzinom und kolorektale Karzinome begünstigen. In unseren eigenen Untersuchungen in der Volksrepublik China konnten wir keinerlei Zusammenhänge zwischen niedrigem Cholesterin und Krebskrankheiten feststellen. Dies wurde sowohl in epidemiologischen Studien als auch in Fallstudien bestätigt. PETO [21] analysierte 36 000 Teilnehmer an Studien zur Cholesterin-

senkung und fand dabei bei deutlicher Reduktion der koronaren Ereignisse keine Zunahme der Krebsmortalität. Die geringfügige Zunahme nichtkardiovaskulärer Sterblichkeit ging auf die bereits kritisierte Clofibrat-Studie zurück. Auch HOLME [22] fand eine deutliche Abnahme der Gesamtmortalität, wenn erhöhtes Cholesterin um 8 % bis 9 % oder mehr gesenkt wurde. Die Behauptung, daß niedrige Cholesterinwerte die Fließeigenschaften des Blutes und die Stabilität der Zellmembranen beeinflussen, ist in keiner Weise bewiesen. Dies wurde zum Beispiel durch Untersuchungen des Cholesterin/Phospholipidverhältnisses in Blutmonozyten überprüft. Auch in Studien mit Fibroblasten, die mit LDL inkubiert wurden, stellten sich Veränderungen der Fluidität nur ein, wenn das Serumcholesterin extrem erniedrigt, d. h. weit unter 20 mg/dl war. Dies kommt praktisch beim Menschen nicht vor.

Natürlich sollten die Nebenwirkungen der Lipidsenker sorgfältig beachtet werden. Vorübergehende Störungen der Leberfunktion unter Cholestyramin, Probucol, Nikotinsäure und Fibraten sollten mit Absetzen der Präparate beantwortet werden. Die gelegentlich zu beobachtenden Myopathien unter Fibraten und HMG-CoA-Reduktasehemmern legen die sorgfältige Einzelbeobachtung nahe. Die Störungen sind nach Absetzen der Präparate reversibel. In meiner eigenen Praxis suche ich Nebenwirkungen dadurch zu reduzieren, daß ich in der Langzeittherapie Präparate mit verschiedenen Wirkungsmechanismen variiere. Dies gilt insbesondere bei Gallensteinträgern. Deswegen empfehle ich auch, den Verzehr von Fetten mit hohem Polyensäuregehalt nicht zu übertreiben. Man sollte deutlich unter 10 % der Kalorienzufuhr bleiben.

Über neuere Ergebnisse präventiver Maßnahmen gibt die Studie von ORNISH und Mitarbeitern Auskunft [23]. Gewicht, körperliches Training, Fettkonsum und Nahrungscholesterin wurden aufgezeichnet. Die Serumlipide und -lipoproteine zu Beginn und ein Jahr nach Einhaltung strikter Diät und körperlichen Trainings wurden mit einer Kontrollgruppe verglichen. Es konnte eine Besserung von Angina-pectoris-Symptomen unter vegetarischer Diät und die Regression schwerer Koronarsklerosen festgestellt werden.

Lipid- und Lipoproteinveränderungen unter dem Einsatz einer kombinierten Therapie mit Colestipol, Nikotinsäure und Lovastatin sowie angiographische Veränderungen traten nach zwei Jahren auf. Das Ergebnis koronarangiographischer Befunde der CLAS-Studie innerhalb von vier Jahren mit dem Einsatz von Colestipol und Nikotinsäure gegenüber Plazebo nach CASHIN-HEMPHILL et al. [24] ist positiv. Deutliche Erfolge des Einsatzes von Lovastatin und Colestipol bzw. Nikotinsäure/Colestipol weisen die Ergebnisse der Studie von BROWN und Mitarbeitern [25] aus. Hier zeigt sich gegenüber Plazebo ein günstiger Einfluß auf den Verlauf der koronarangiographischen Befunde sowie der koronaren Todesfälle.

Viel diskutiert wurde eine finnische Arbeit von STRANDBERG und Mitarbeitern [26] über die „Langzeitsterblichkeit nach fünfjähriger multifaktorieller primärer Prävention kardiovaskulärer Erkrankungen bei Männern mittleren Alters". Hier hat sich zwar unter präventiven Maßnahmen eine deutliche Senkung der

Koronarsterblichkeit ergeben, aber die nichtkoronaren Todesursachen einschließlich Krebs, Suizid und Unfall waren in der Verumgruppe signifikant höher als in der Kontrollgruppe. Epstein [1] und andere haben sich mit der Studie auseinandergesetzt, und man ist der Meinung, daß die gleichzeitig mit lipidsenkenden Maßnahmen angewandte antihypertensive Therapie für die Unterschiede verantwortlich zu machen sei. Hinweise auf Zusammenhänge zwischen Cholesterinsenkung und Gesamtmortalität einschließlich der Krebssterblichkeit sind aus der Arbeit nicht zu entnehmen.

Aufschlußreich sind nun neuere Ergebnisse der epidemiologischen Forschung in Europa. Es hat sich gezeigt, daß koronare Herzkrankheiten ebenso wie Schlaganfälle in den Ländern des Ostblocks in den letzten Jahrzehnten deutlich zugenommen haben. Dies gilt auch für die Krebsmortalität und für die Leberzirrhose. Die mittlere Lebenserwartung bei Männern und Frauen ist in diesen Ländern gegenüber Westeuropa deutlich niedriger. Im Gegensatz zur nach wie vor bestehenden, zunehmenden Gefährdung durch diese Krankheitsgruppen in Polen, der Tschechoslowakei, Bulgarien, Rumänien und Ungarn, aber auch in der früheren DDR, wurde ein deutlicher Rückgang in West- und Südeuropa festgestellt. Exemplarisch sind die Veränderungen in Finnland, das früher „Weltmeister" im Infarktgeschehen war, in den skandinavischen Ländern Schweden und Norwegen, in Belgien, Frankreich, Italien und auch in der Bundesrepublik. Ein Vergleich der Risikokonstellation zwischen der Bundesrepublik und der früheren DDR ist recht aufschlußreich. Es sind allerdings noch weitere Untersuchungen auf diesem Gebiet angezeigt. So ist es verwunderlich, daß die Krebssterblichkeit im Süden der früheren DDR, wo ja offenbar die Umweltbelastungen besonders intensiv waren, niedriger ist als in den weniger umweltgefährdeten nördlichen Regionen Brandenburg und Mecklenburg. Man muß in diese Untersuchungen die gesamte Palette möglicher Schadstoffe einbeziehen. Ganz besonders gilt auch hier der Ausdruck des Risikobündels.

Es ist unverständlich, daß man die pathogenetische Rolle des Cholesterins immer wieder angreift, alle Versuche zur Prävention und Therapie anzweifelt oder sogar diskriminiert. Es lohnt sich darüber nachzudenken, wer solche Aktionen initiiert. Wenn heute auf dem Herz-Kreislaufgebiet genetische Ursachen als krankheitserregender Faktor in den Vordergrund gestellt werden, so spricht dagegen die Tatsache, daß es in den letzten Kriegs- und Nachkriegsjahren in den Mangelzeiten Europas und speziell Deutschlands Herzinfarkte praktisch nicht gab, daß auch thromboembolische Ereignisse ungewöhnlich selten waren. Auch die unterschiedliche Gefährdung genetisch übereinstimmender Bevölkerungsgruppen spricht dafür, daß äußere Faktoren, z. B. die gesamte falsche Lebensführung, für den Herzinfarkt und die degenerativen arteriellen Verschlußkrankheiten in allererster Linie verantwortlich zu machen sind. Natürlich wird unser gesamtes Gesundheitswesen durch immer neue Forderungen, auch auf dem präventiven Sektor, stark belastet. Aber wer die Kostenrechnungen im Gesundheitswesen durchsieht, der wird feststellen, daß durch die Tätigkeit der niedergelassenen Ärzte und Fachärzte, durch Arzneikosten, aber auch durch Ärztehonorare die steigenden Kosten in viel geringerem Maße verursacht werden, als dies immer wieder behauptet wird. Therapeutische und Rehabilitationsmaßnahmen auf dem Herz-Kreislaufgebiet sollten dadurch bestimmt werden, daß man die Zahl der beschwerdefreien und lebenswerten Jahre vermehrt. Wenn ein namhafter Gesundheitspolitiker äußert, man solle bei der Bekämpfung der Epidemie der Koronarkrankheiten doch sehr zurückhaltend sein, da man mit der Verbesserung der Lebenserwartung der Herzkranken auch die Möglichkeit der Zunahme von später entstehenden Krebskrankheiten beachten müsse, so habe ich als Arzt für eine solche Maxime kein Verständnis. Wir sollten bei all unseren Maßnahmen die Idee von Ludolf Krehl beachten, der im Zuge seiner Personalmedizin forderte, „in jedem Kranken etwas ganz Besonderes zu sehen und alle Maßnahmen sehr sorgfältig abzuwägen".

Literaturverzeichnis

1 Epstein FH. Low cholesterol, cancer and other noncardiovascular disorders. Atherosclerosis 1992, 94: 1-12.
2 Anitschkow N, Chalatow S. Über experimentelle Cholesterinsteatose und ihre Bedeutung für die Entstehung einiger pathologischer Prozesse. Centralbl Allg Pathol Pathol Anat 1913; 24 1-9.
3 Hodenberg von E. Die Rolle der Makrophagen bei der Atherogenese. In: Zappold N (Hrsg). Risikofaktoren der koronaren Herzkrankheit Edition Cardiomed· Ludwigshafen 1992; 17-20.
4 Schettler G, Habenicht AJR. Molekulare Mechanismen der Atherogenese. Z Gesamte Inn Med 1991; 46: 553-557.
5 Lowering blood cholesterol to prevent heart disease. Consensus Conference. JAMA 1985, 253: 2080-2086.
6 Report of the Nantional Cholesterol Education Program Expert Panel on Detection, Evaluation and Treatment of High Blood Cholesterol in Adults Arch Intern Med 1988, 148: 36-69.
7 European Atherosclerosis Society (Study Group): Strategies for the prevention of coronary heart disease: A policy statement of the European Atherosclerosis Society. Eur Heart J 1987; 8: 77-88.
8 European Atherosclerosis Society (Study Group). The recognition of hyperlipidaemia in adults: A policy statement of the European Atherosclerosis Society. Eur Hear J 1988; 9: 571-600
9 The Lipid Research Clinics Coronary Primary Prevention Trial Results 1, reduction in incidence of coronary heart disease JAMA 1984, 251 351-364
10 Anderson KM, Castelli WP, Levy D Cholesterol and Mortality, 30 years of follow-up from the Framingham study. JAMA 1987, 257· 2176-2180.
11 Risikofaktor Hypertriglyzeridämie. Ärzte-Zeitung/Forschung und Praxis 1991, 133 3-38
12 Schuler G, Hambrecht R, Schlierf G, Grunze M, Methfessel S, Hauer K, Kubler W. Myocardial perfusion and regression of coronary artery disease in patients on a regimen of intensive physical exercise and low fat diet. J Am Coll Cardiol 1992; 19· 34-42.
13 Schettler G. Prävention der koronaren Herzkrankheiten beim Älteren. D Ärztebl 1991, 88 1327-1329
14 Linzbach AJ. Struktur und Funktion des gesunden und kranken Herzens. In 5. Freiburger Symposium Die Funktionsdiagnostik des Herzens. Springer, Berlin, Göttingen, Heidelberg 1957

15 Frick MH, Elo MO, Haapa K et al. Helsinki Heart Study - primary prevention trial with Gemfibrozil in middle-aged men with dyslipidaemia. N Engl J Med 1987; 317: 1237-1245.

16 Blankenhorn DH, Nessim SA, Johnson RL, Sanmarco ME, Azen SP, Cashin-Hemphill L. Beneficial effects of combined colestipol-niacin therapy on coronary atherosclerosis and coronary venous bypass grafts. JAMA 1987; 257: 3233-3240.

17 Buchwald H, Varco RL, Matts JP et al. Effect of partial bypass surgery on mortality and morbidity from coronary heart disease in patients with hypercholesterolemia - report of the Program on the Surgical Control of the Hyperlipidemias (POSCH). N Engl J Med 1990; 323: 946-55

18 Eisenhauer T, Armstrong VW, Wieland H, Fuchs C, Scheler F, Seidel D. Selective removal of low density lipoproteins (LDL) by precipitation at low pH: first clinical application of the HELP system. Klin Wochenschr 1987; 65: 161-168.

19 Lewis B. Safety aspects of cholesterol lowering. Lip Rev 1991; 5: 41-47.

20 Martin MJ, Hulley SB, Brower WS et al. Serum cholesterol, blood pressure and mortality: Implications from a cohort of 361,662 men. Lancet 1986; 2: 933-936.

21 Peto R, Yusuf S, Collins R. Cholesterol lowering trial results in their epidemiological context (abstract). Circulation 1985, 72(Suppl III): III-451.

22 Holme I An analysis of randomized trials evaluating the effect of cholesterol reduction on total mortality and coronary heart disease incidence. Circulation 1990; 82: 1916-1924.

23 Ornish D, Brown SE, Scherwitz LE et al. Can lifestyle changes reverse coronary heart disease? Lancet 1990; 336. 129-133.

24 Cashin-Hemphill L, Sanmarco ME, Blankenhorn DH. Augmented beneficial effects of colestipol-niacin therapy at four years in the CLAS trial. (Abstract). Circulation 1989, 80(Suppl 4): 381, A1515.

25 Brown G, Albers JJ, Fisher LD, Schaefer SM, Lin J-T, Kaplan C, Zhao X-Q, Bisson BD, Fitzpatrick VF, Dodge HT. Regression of coronary artery disease as a result of intensive lipid-lowering therapy in men with high levels of apolipoprotein B. N Engl J Med 1990; 323: 1289-1298.

26 Strandberg TE, Salomaa VV, Naukkarinen VA, Vanhanen HT, Sarna SJ, Miettinen TA. Long-term mortality after 5-year multifactorial primary prevention of cardiovascular disease in middle-aged men JAMA 1991, 266. 1225-1229.

Betrachtungen zur Entwicklung von Therapie und Prävention der Arteriosklerose

E. Betz
Physiologisches Institut (I), Universität Tübingen

Bei einer Betrachtung der Todesursachenstatistik der vergangenen 100 Jahre in Deutschland fällt auf, daß der Anteil der Erkrankungen des Kreislaufsystems einschließlich des Herzens in den letzten 60 Jahren beträchtlich zugenommen hat (Tab. 1). Die Tabelle zeigt, daß gleichzeitig der prozentuale Anteil der Infektionskrankheiten als Todesursache abgenommen hat. Die Arteriosklerose als Hauptursache der Kreislauferkrankungen ist keine Krankheit, die vorzugsweise Kinder oder Jugendliche befällt. Es ist eine Erkrankung, die mit zunehmendem Lebensalter häufiger auftritt. Das ist bei zum Tod führenden Infektionskrankheiten anders. Wenn man die Lebenserwartung (in Jahren) von neugeborenen Kindern in Deutschland betrachtet (Tab. 2), dann sieht man, daß sie sich in den letzten 100 Jahren nahezu verdoppelt hat [28]. Dies hat konsequenterweise zur Folge, daß es jetzt mehr alte Menschen gibt als früher und daß damit die Zahl der Menschen, deren Tod durch arteriosklerotische Gefäßerkrankungen verursacht ist, größer wird.
Betrachtet man beide Tabellen nebeneinander, ist zu erkennen, daß sich die medizinische Wissenschaft vor der letzten Jahrhundertwende um die Therapie

Tab. 1: Angaben aus der Todesursachenstatistik in Deutschland während der letzten 100 Jahre nach [28].

Jahr	Infektions-krankheiten	alle anderen Krankheiten		
1877	44,2 %	55,8 %	(dabei auch Kreislaufkrankheiten)	
1900	45,0 %	55,0 %		
			hiervon Tumoren	Kreislaufkrankheiten
1930	19,8 %	79,2 %	12,1 %	25,6 %
1980	2,6 %	97,4 %	20,7 %	50,8 %

Tab. 2: Lebenserwartung von Neugeborenen in Deutschland in Jahren nach [28].

Jahr	männlich	weiblich
um 1870	35,6	38,5
um 1900	44,8	48,3
um 1932	59,9	62,8
um 1976	69,0	75,6
um 1980	70,2	76,8

und Prävention der Arteriosklerose nur wenig gekümmert hat. Beide Probleme (Prävention und Therapie der Arteriosklerose) haben aber sowohl für die klinische Medizin als auch für die ärztliche Praxis, die Sozialmedizin, die Versicherungsmedizin und die Pharmakologie sowie für die pharmazeutische Forschung zunehmend an Bedeutung gewonnen. Jeder zweite Bürger unseres Landes stirbt z. Z. an den Folgen der Arteriosklerose. Es sind aber nicht nur alte Menschen, die an Arterienverschlüssen erkranken, sondern auch viele Menschen zwischen dem 30. und dem 50. Lebensjahr. So ist es nicht verwunderlich, daß sich die Pharmaindustrie wegen der Todesursachenstatistik parallel zur medizinischen Forschung für Möglichkeiten der medikamentösen Therapie und Prävention zunehmend interessiert. Ich will auf die Wege eingehen, die die medizinische Wissenschaft eingeschlagen hat, um Grundlagen für die Therapie zu schaffen, und dabei zunächst einige kurze Schlaglichter auf die Pharmakotherapie werfen. In dem vor der Jahrhundertwende sehr verbreiteten Lehrbuch der Pharmakologie von LAUDER BRUNTON [9], das 1892 von ZECHMEISTER ins Deutsche übersetzt wurde, gibt es kein Stichwort „Arteriosklerose". Auch in den ersten Auflagen des Lehrbuches: Experimentelle Pharmakologie von MEYER und GOTTLIEB [42] findet man das Stichwort nicht - jedenfalls nicht bis nach dem 1. Weltkrieg. 1933, in der 8. Auflage, taucht dann das Stichwort auf, wobei auf Fütterungsversuche mit Cholesterin am Kaninchen hingewiesen wird. In der 9. Auflage [43] wird auch schon die Anwendung von Jodid als Medikament kritisch betrachtet. Die Autoren schreiben: Unklar ist die angebliche curative Wirkung des Jodes bei der Atheromatose; die funktionellen, durch Arteriosklerose bedingten Störungen, die auf mangelhafter Durchblutung der Organe beruhen (zerebrale Arteriosklerose, Angina pectoris), werden, wenn sie nicht schon zu stark sind, durch Jodkalium oft erheblich gebessert. Die Mechanismen der Wirkungen werden als unklar bezeichnet. Auch in dem in den 50er und 60er Jahren dieses Jahrhunderts häufig benutzten Taschenbuch der modernen Arzneibehandlung von KUSCHINSKY [33] steht: Eine sichere pharmakologische Beeinflussung der Arteriosklerose selbst ist nicht möglich. Allenfalls können die damit zusammenhängenden Beschwerden beeinflußt werden. Der Wert der gewohnheitsmäßig verschriebenen Jodpräparate ist zweifelhaft. Es wird auf symptomatische Behandlungen arteriosklerotisch bedingter Veränderungen,

z. B. Durchblutungsstörungen, Gefäßspasmen, Hypertonie, Koronarerkrankungen, verwiesen.

In dem zu meiner Studienzeit beliebten Lehrbuch der Pharmakologie von EICHHOLZ [15] findet man Hinweise auf die Beziehung zwischen hohen Cholesterinwerten und Arteriosklerose. Auch wird die Therapie einer durch Fütterung von Cholesterin erzeugten Arteriosklerose mit Jodkalium beschrieben und mitgeteilt, daß mit Kalii jodati eine derartige experimentell erzeugte Arteriosklerose verhindert werden kann. Im Stichwörterverzeichnis wird der Begriff Arteriosklerose mit dem Kapitel über Nikotinsäure in Verbindung gebracht, aber dort wird nur über seine Wirkung zur Lösung von Gefäßspasmen berichtet und nicht über seine Wirkung auf die Serumtriglyzeride.

In den neuen Lehrbüchern der Pharmakologie nimmt dann das Kapitel Therapie der Arteriosklerose einen zunehmend breiten Raum ein.

Wenn man diese Entwicklung der Therapieversuche der Arteriosklerose betrachtet, dann fällt auf, daß erst nach Einführung des Experiments in die Arterioskleroseforschung rationelle therapeutische Ansätze in der Literatur zu finden sind. 1908 hat IGNATOWSKI [30] Kaninchen mit einer Mischung von Eigelb und Fett gefüttert und gesehen, daß bei den Tieren Arterienwandveränderungen auftraten, die bei einer häufig auftretenden Form der menschlichen Arteriosklerose, nämlich der Atherosklerose, ebenfalls zu finden sind. Vier Jahre später haben ANITSCHKOW und CHALATOW [3] festgestellt, daß bei den diätetisch verursachten experimentellen Atherosklerosen das Cholesterin die für die Atheromentwicklung entscheidend wichtige Substanz war. ANITSCHKOW bezeichnete das Cholesterin als „materia peccans" der Atherogenese. Obwohl schon viel früher in der pathologischen Anatomie des Menschen verschiedene Formen der Arteriosklerose beschrieben wurden, war im experimentellen Bereich viele Jahre die Atheroskleroseerzeugung durch Fütterung von cholesterinreicher Nahrung *das* Modell.

Das Wort Arteriosklerose prägte im Jahr 1833 JEAN FRÉDÉRIC LOBSTEIN (1777 - 1835) in Straßburg [39]. Er meinte damit eine Verdickung und Verhärtung der Arterienwände ohne „Verknöcherung". Es handelt sich um einen rein beschreibenden Begriff und konnte deshalb andere Bezeichnungen überleben, die auf theoretischen Vorstellungen beruhten, wie ROKITANSKYS „Auflagerung" [49] oder VIRCHOWS „Endarteriitis chronica" [57]. BELLONI [6, 44] machte darauf aufmerksam, daß bereits Leonardo da Vinci gefältelte und geschlängelte Arterien beschrieb, die Wandverdickungen und Lumenverengungen aufwiesen. Diese Beobachtungen blieben ohne Einfluß auf eine eventuelle Therapie.

Auch die im 19. Jahrhundert oft verwendete Bezeichnung „atheromatöser Prozeß" kennzeichnete nur ein besonderes pathologisch-anatomisches Merkmal der Krankheit [29]. Vor allem im englischsprachigen Schrifttum ist der von MARCHAND 1904 vorgeschlagene Name „Atherosklerose" gebräuchlich geworden [40]. Er enthält die beiden auffälligsten morphologischen Kennzeichen der Krankheit, die Verfettung und die Verhärtung, ist also ebenfalls ein rein beschreibender Begriff aus der pathologischen Anatomie. Die Begriffe *Atherom* und *Steatom* waren nicht klar voneinander abgegrenzt. Sie bezogen sich zunächst auf Veränderungen an der äußeren Haut, die durch Ansammlung krankhaften Materials in membraneingegrenzten Höhlen gekennzeichnet waren. Die makroskopischen Diagnosen dieser Art von Veränderungen nannte man Melliceris, wenn ihr Inhalt an Honig, Atherom, wenn er an Getreidebrei oder Steatom, wenn er an Talg erinnerte. In einer Dissertation von SAUBER [50] wurden die Begriffe einfach auf Arterien"häute" übertragen.

BIZOT [8] betonte, daß die Plaques oder Pseudomembranen nicht, wie man bis dahin für entzündliche Exsudate annahm, zwischen den Schichten der Intima oder zwischen Media und Intima liegen, sondern auf der Intimaoberfläche, wo sie sich als „plastische Lymphe" ausbreiten. Er beschrieb auch, daß in einem ersten Erscheinungsstadium die gelben, leicht vorgewölbten Erhebungen noch von der intakten Intima bedeckt seien. Wenn man auf die stärker vorgewölbten Erhebungen drückt, dann können diese einreißen. Es quillt dort eine gelbliche, bald eiterähnliche, bald mehlige Masse hervor, die manchmal auch aus kleinen und goldglänzenden Körnchen besteht (Cholesterinkristalle). Das letzte Stadium ist das atheromatöse Ulkus. Eine „Verknöcherung" beginnt im Zentrum der gelben Flecken mit Verhärtung, wächst dann in die Breite und erfaßt auch die Media. Mit primitiven Methoden wurden damals in Frankreich die ersten Versuche einer quantitativen Blutchemie vorgenommen [2, 5]. Ohne auf den Streit über die entzündliche Genese der Arteriosklerose einzugehen, die besonders von VIRCHOW [57] vertreten wurde, will ich näher auf die Hypercholesterinämie eingehen, die für die Therapieentwicklung wichtig ist. Zunächst hielt man diese Masse für ein Fett. CHEVREUL [10A] berichtet aber 1815, daß sich dieser Stoff nicht verseifen läßt, also kein Fett ist. Er führte den Namen Cholesterin ein, was als Gallenbestandteil übersetzt werden kann.

Eine genauere Beschreibung über den Atherominhalt gab GULLIVIER [27] in einer Mitteilung, die am 28. Februar 1843 von Thomas Hodgkin vor der Royal Medical and Surgical Society of London vorgelesen wurde. Er beschrieb die Arteriosklerose als fettige Degeneration der Arterien. Die chemische Untersuchung übernahm John Davy, ein Bruder des berühmten Chemikers Humphrey Davy (1778 - 1829). Er stellte fest, daß in diesen Verdickungen Cholesterinkristalle, Cholesterinsäure, Olein, etwas Margarine, Albumin und Knochenerde zu finden waren. Auf diese Angaben stützten sich LEBERT [36] und VOGEL [58], die die Hypercholesterinämiehypothese unabhängig voneinander bereits 1845 und 1861 aussprachen. In der Folgezeit kam es zu zahlreichen Arbeiten über die Folgen der Hypercholesterinämie. Trotz der erstaunlich modernen Hypothesen folgten keine therapeutischen Konsequenzen, was wahrscheinlich z. T. durch die anfangs erwähnte Mortalitätsstatistik verständlich ist. DOERR [12] hat viel später weitere Formen der Arteriosklerose beschrieben. Er nannte dies „Gangarten" und drückte damit aus, daß es unterschiedliche Abläufe der Entwicklung der Krankheit in pathologisch-anatomischer Hinsicht gibt.

Die erwähnten Autoren waren zumeist Pathologen und nicht Pharmakologen, und es ist daher nicht verwunderlich, daß der Schwerpunkt der damaligen Forschung in der Beschreibung von Gefäßwandveränderungen lag und nicht im Experiment, welches als Ziel hatte, die Veränderungen zu beeinflussen.
Dieses Ziel rückte erst mit der Zunahme der Zahl der Erkrankungen verstärkt ins Zentrum der ärztlichen Forschung und ist es bis heute geblieben. Nach der Veröffentlichung der experimentellen Untersuchungen von Ignatowski [30] vergingen mehr als 20 Jahre, bis Leary [35] in Boston einen Teil dieser Experimente wiederholte und daraufhin die Kliniker davon zu überzeugen versuchte, daß die Experimente mit seinen Beobachtungen der Relation von Arteriosklerosehäufigkeit und Nahrungsgewohnheiten übereinstimmten. Li und Freeman [37] fanden einen deutlichen Unterschied in der Sensitivität gegen oral verabreichtes Cholesterin bei Kaninchen und Hühnern im Vergleich mit Fleischfressern, bei denen Cholesterinzusatz zur Nahrung kaum Steigerungen des Serumcholesterins zur Folge hatte. 1957 berichtete Ahrens [1], daß beim Menschen der Zusatz von Cholesterin zur Nahrung nur einen minimalen Effekt auf das Serumcholesterin hatte, daß aber gleichzeitige Gaben von gesättigten Fetten (Kokosnußöl) deutliche Anstiege des Serumcholesterins bewirkten. Die Bedeutung der Zufuhr ungesättigter Fettsäuren für die Hemmung der Atherogenese wurde zuerst von Snapper 1941 [52] erwähnt. Erst 1958 wird über die Bedeutung von hereditären Faktoren [46] und von Streß [23] berichtet.
Weil bei vielen Menschen mit atherosklerotischen Veränderungen Hypercholesterinämien gefunden wurden [38], führte man statistische Methoden ein. Die Terminologie entnahm man der Epidemiologie der Infektionskrankheiten und bezeichnete den Prozentsatz der Erkrankten oder eines Merkmales, das während eines bestimmten Zeitraumes in einem definierten Kollektiv auftritt, als Prävalenz. Der Prozentsatz von Neuerkrankten in einem definierten Kollektiv während eines bestimmten Zeitraumes ist die Inzidenz. Die Wahrscheinlichkeit, daß ein Gesunder als gesund erkannt wird, heißt Spezifität. Die Wahrscheinlichkeit, daß ein Kranker als krank erkannt wird, ist die Sensitivität. Die Wahrscheinlichkeit, daß die Krankheit vorliegt, wenn ein entsprechend definierter Test positiv ausfällt, ist die Relevanz, und die Wahrscheinlichkeit, daß das Testergebnis und die Wirklichkeit übereinstimmen, nennt man Effizienz.
Für die Pharmakologie und die Therapie ist die Vorhersage der Wirkung des oder der geprüften pathogenen Faktoren auf den Krankheitsverlauf wichtig. Diesen Begriff nennt man Prädiktion. Die Abschätzung der Wirksamkeit eines Risikofaktors verglichen mit konkurrierenden Faktoren ist die Gewichtung. Zu den aus der Epidemiologie von Infektionskrankheiten stammenden Begriffen kamen bei der Epidemiologie der Arteriosklerose die Risikofaktoren hinzu.
Epidemiologische Daten, pathologisch-anatomische Befunde und tierexperimentelle Untersuchungen führten dazu, daß auf der Basis der *Lipidhypothese* der Atherogenese auch die Pharmazie ansetzte und im Laufe der Zeit eine große Anzahl antihyperlipidämischer Substanzen entstand, die eine

Verminderung der Cholesterinkonzentration im Serum oder der Triglyzeridkonzentration im Serum oder beider Komponenten bewirkte. Zu dieser Entwicklung der Forschung hat die Firma Merckle einen nicht unbeträchtlichen Teil beigetragen. Herr Merckle hat früh erkannt, daß auf diesem Gebiet Handlungsbedarf besteht.

In den 50er Jahren fanden die epidemiologischen Ergebnisse aus der Framingham-Studie in der Therapie und Prophylaxe arteriosklerotischer Erkrankungen Verwendung. Zunächst wurde darauf geachtet, die Risikofaktoren bei Koronarerkrankungen zu reduzieren [11]. Die medikamentöse Beeinflussung, auf die ich mich aus naheliegendem Grund bei diesem Vortrag zu Ehren von Herrn Merckle beschränken will, zielte neben der Beeinflussung der Hypertonie, der Thrombusentstehung, des Diabetes und des Endokriniums in erster Linie auf die Verminderung der Hypercholesterinämie und der Hypertriglyzeridämie. Für die Entwicklung von Therapeutika waren die Fütterungsexperimente maßgebend.

1925 postulierte VON GIERKE [25], daß Pflanzenfresser zwar Phytosterole in Cholesterin umwandeln können, er konnte aber keine Vermehrung von Lipiden in Arterienwänden entdecken, wie sie nach gleichhohen Dosen von Cholesterin auftraten. 1948 fand SCHETTLER [51] den gleichen Effekt bei Mäusen. Diese Befunde führten in der Folgezeit zu vielen Studien auch an Patienten. Ein Hemmstoff der Gallensäurerückresorption, der später (1966) eingeführt wurde (Cholestyramin), ist mittlerweile zu einer Art von Konkurrenzpräparat für Sitosterin geworden

1962 fanden THORP und WARING [54], daß einige substituierte Oxybuttersäuren bei Ratten das Serumcholesterin reduzierten. Die bevorzugte Substanz für eine ganze Serie von Pharmaka wurde Ethyl-α-p-chlorophenoxyisobuttersäure (CPIB). Unter dem Namen Clofibrat wurde Ethyl-α-p-chlorophenoxybutrat weltbekannt.

In der neuesten Roten Liste sind neun Präparate aufgeführt, die auf diese Basis zurückgeführt werden können, darunter zwei der Firma Merckle. Herr Merckle hat 1969 das erste in Deutschland hergestellte Clofibratpräparat mit dem Namen Skleromexe auf den Arzneimittelmarkt gebracht.

PAYNE und DUFF [47] sowie KELLNER et al. [32] fanden im Cholesterinfütterungsexperiment, daß oberflächenaktive Stoffe die Beladung von Arterienwänden mit Lipiden verminderten. Aus diesen Beobachtungen entwickelte sich die Therapie der Hyperlipidämie mit Phospholipiden. Diese waren bei einer Frakturierung von Sojabohnen gewonnen worden [16, 17]. Ebenfalls in den 50er Jahren wurde im Fütterungsexperiment von Tieren gefunden, daß die Zufuhr von Nikotinsäurederivaten konzentrationsabhängig die Serumtriglyzeridspiegel senkte [45, 53]. Die vasodilatierende Wirkung war schon früher beschrieben worden [22]. Die Aktivierung der Fibrinolyse durch diese Substanzen wurde 1958 von MENEGHINI und PICCINI beschrieben [41]. In ihrer Monographie über Atherosklerose beschreiben SCHETTLER und BOYD [51] bereits 14 Medikamente, die Nikotinsäure enthalten.

Die medikamentöse Therapie der Hyperlipidämie ist mittlerweile ein wichtiger Pfeiler der antiatherogenen Maßnahmen geworden, und in der Roten Liste von 1991 werden 39 lipidsenkende Substanzen aufgeführt.
Vasodilatatoren wurden sowohl als Blutdrucksenker als auch als Therapeutika zur Verbesserung der Durchblutung von Organen verwendet. Wegen der oft beobachteten Steal-Phänomene ist die Indikation in den letzten Jahren schärfer gestellt worden. Zur Hemmung der Atherogenese sind diese Stoffe im Rahmen der Therapie des Risikofaktors Hypertonie von Bedeutung.
Auf die Rolle von Antikoagulanzien will ich kurz eingehen, da sie in der Arterioskleroseforschung ein neues Feld bei der Therapie eröffneten. Man begann mit der Ballondilatation verengte oder verschlossene Arterien wieder zu erweitern [13, 26]. Die Hypothese, daß Endothelschäden stets bei der Atherogenese beteiligt seien und daß sich Blutplättchen an die geschädigten Wandstellen anlagern und Wachstumsfaktoren freisetzen, die ihrerseits zur Migration von Gefäßmuskelzellen in der Intima führen und dort eine Proliferation der Intimazellen bewirken, wurde als Injury-Hypothese der Atherogenese bezeichnet.
Auch hier lohnt ein Blick weiter zurück, denn die besondere Rolle der Intima bei der Genese der Arteriosklerose ist nicht neu, auch wenn es erst jetzt zu therapeutischen Konsequenzen aus bereits alten Beobachtungen kommt.
1844 beschreibt ROKITANSKY [48] im Handbuch der speziellen Pathologie Intimaauflagerungen, die nach seiner Meinung keine typische Entzündung darstellen, weil die Intima und die intimanahen Mediaschichten gefäßlos seien.
Er schreibt, daß die Auflagerung gleichsam als Hypertrophie der inneren Gefäßhaut zu sehen ist. Man findet darin blutführende Kanäle, die aber nicht mit den vasa vasorum zusammenhängen. VIRCHOW [55, 56, 57] hat dann gezeigt, daß Änderungen der Intimapermeabilität bei dem Prozeß der Verdickungsbildung eine Rolle spielen. Bis zur Einführung des Lobsteinschen Begriffs Arteriosklerose wird in den verschiedenen Auflagen des weit verbreiteten Lehrbuchs der pathologischen Anatomie von FOERSTER [21] die von Virchow verwendete Einteilung der Arterienerkrankungen mit Wandverdickung in Peri-, Meso- und Endarteriitis verwendet.
ROKITANSKY [49] hat eine besondere Art von Entzündung für möglich gehalten, denn 1852 sah er in den Auflagerungen Histozyten, Phagozyten und Zellen, die dann LANGHANS [34] genauer beschrieb (Langhans-Zellen). Er schrieb, daß sowohl in der verdickten als auch in der normalen Intima sternförmige Zellen liegen, daß aber in erkrankten verdickten Stellen zwei Arten von Zellen auftreten (runde, z. T. spindelförmige und sternförmige), wobei Übergangsformen zwischen den Zellen existieren. Bei den runden Zellen könnte es sich um wandernde Zellen (Leukozyten) handeln.
Nach Ballonisierungen von Arterien [4] und anderen mechanischen Läsionen [14], nach Laserangioplastien oder Experimenten, bei denen mittels elektrischer Reizung Intimaproliferate erzeugt werden [7], treten diese Zellen in der Intima

auf. Sie sind die für die Sekundärproliferation verantwortlichen Zellen, und die Bemühungen zur Verhinderung der Sekundärproliferate sind z. Z. ein Hauptgegenstand der pharmazeutischen Forschung auf dem Gebiet der Bekämpfung arteriosklerotischer arterieller Verschlußkrankheiten.
Es mußten hierzu Hemmstoffe der Thrombozytenadhäsion und -aggregation und Hemmstoffe der Myozytenproliferation entwickelt werden, um die nicht seltenen Sekundärstenosen zu verhindern. Wir sind bei diesem Teil meines Vortrages schon mitten in der gegenwärtigen Forschung. Hierbei haben sich Heparine als besonders interessante Arzneimittel erwiesen. Sie sind schon lange als Clearing-Faktoren für Blutlipide bekannt. Seit den Untersuchungen von Buddecke et al. [10] wissen wir, daß Heparansulfat und niedermolekulare Heparine bei der Hemmung der Myozytenmigration und -proliferation eine Schlüsselrolle spielen. Hier sind neue Therapieansätze zu erwarten.
Eine Reihe von Kalziumantagonisten, die bei der experimentellen Erzeugung von Arteriosklerosen durch Vitamin D die Kalziumablagerungen hemmen, wenn sie in hohen Konzentrationen zugeführt werden, hemmen auch die Myozytenproliferation [19, 20].
Auch an diesem Punkt ist ein Rückblick auf frühere Ansichten über die Rolle des Kalziums nicht uninteressant. 1906 hat im ärztlichen Verein in Stuttgart Dr. Ludwig Weil [59] einen Vortrag gehalten, in dem er praktischen Ärzten Vorschläge zur kausalen Behandlung der Arteriosklerose unterbreitete. Er schreibt: Der Kalk, der sich in den Gefäßen als Folge einer Koagulationsnekrose absetzt, ist schädlich. Als mögliche Therapien der damaligen Zeit nennt er die „Rumpfsche kalkarme Diät", das Nattersche Antisklerosin u. a. m. Er zitiert einige Autoren, die durch Zufuhr von Milchsäure, Chinasäure oder Oxalsäure die Kalkausscheidung erhöhen. Letztlich kommt er aber doch zu der Schlußfolgerung, daß kalkarme Diät und Behandlung der Arteriosklerose mit Säuren zwecks Erhaltung der Gefäße unnütz seien.
Dagegen hält er das Antisklerosin für das Therapeutikum der Wahl. Es handelt sich dabei um ein Gemisch von Salzen, wie sie im Serum normaler Menschen vorliegen: Die Mischung wird mit 10 Teilen Kochsalz, 1 Teil Natriumsulfur., 0,4 Natriumkarbonat, 0,3 Natriumphosphat, 0,4 Magnesiumphosphor und 0,3 Teilen Kalziumglyzerinphosphat auf 25 Tabletten angegeben. Es werden Daten über Urinausscheidungen vorgelegt, aber keine pathologisch-anatomischen Daten über die Gefäßveränderungen.
Meine Damen und Herren, jetzt muß ich versuchen, einen Übergang zu dem Ereignis zu finden, das uns hier zusammengeführt hat, der Ehrung für Herrn Merckle, der nicht nur ein Geburtshelfer der Deutschen Gesellschaft für Arterioskleroseforschung war, sondern der dem inzwischen recht kräftigen Jüngling ganz uneigennützig geholfen hat, seinen Weg zu gehen. Ich will das mit einem Blick weit zurück in die Arzneimittellehre tun und einen Mann zu Wort kommen lassen, der uns zu dem Geschenk verholfen hat, mit dem unsere Gesellschaft ihren Dank für die Hilfe ausdrücken will, die Herr Merckle der Deutschen Gesellschaft für Arterioskleroseforschung zukommen ließ. Ich zitiere

aus dem mittelalterlichen Buch von Dr. Leonhard Fuchs [24], dem berühmten Tübinger Botaniker, einen Abschnitt, der sich mit Gefäßkrankheiten befaßte:
In seinem „New Kreuterbuch" / in welchem nit allein die gantz histori / das ist / namen / gestalt / statt und zeit der wachsung / natur / krafft und würkung / des meisten teyls der Kreuter so in Teutschen und anderen Landen wachsen / mit dem besten Vleis beschrieben / sonder auch aller derselben wurtzel / stengel / bletter / blumen / samen / frücht / und in summa die ganze gestalt / allso artlich und kunstlich abgebildet und contrafayt ist / das desgleichen vormals nie gesehen / noch an tag kommen, beschreibt der hochgelehrte Leonhart Fuchsen der artzney Doctorn in Tübingen 1543 zwei Kräuter, die bei Erkrankungen der Adern anzuwenden seien.
Es gibt keine Hinweise darauf, daß Dr. Leonhard Fuchs seinen Empfehlungen eine modernen Ansprüchen genügende, genaue Diagnose der Adererkrankungen zugrunde gelegt hat. Das Wort Arteriosklerose war noch nicht geprägt, aber Erkrankungen der Adern waren offensichtlich bekannt.Leonhard Fuchs gibt zwei Pflanzen an, deren Einnahme bei Erkrankungen der Adern helfen sollen.
Zitat: *Das Filtzkraut* seubert / zeucht zusammen und sterkt. Diß Kraut in wein gesotten und getrunken eröffnet die Verstopfung der Leber / der miltz / treibt den Harn und reinigt die adern von den zähen feuchtigkeyten.
Steinbrech mit seinen wurzeln in wein gesotten und getrunken / treibt den harn / zermalt und bricht den von blasen stein. Er ist nützlich zu der harnwind / reyniget / seubert und zerteylt die grobe feuchte in adern. Bringt den fraven ire Zeit und reiniget die brust von den groben zähen flüssen.
Leonhard Fuchs widmet sein berühmtes Buch der allerdurchlauchtigsten christenlichsten hochgeborenen Fürstin und Frawen / Fraw Anna Römischen zu Hungeren und Behem Künigin / Ertzherzogin zu Östereich / Herzogin zu Burgund / Steyr / Crain / gräfin zu Tyrol etc. meiner aller gnedigsten Frawen.
Er schließt mit dem Satz:
Der allmechtig Gott wollte ewer königliche Majestat in langwiriger gesundtheyt und seliger wolfart gnediglich fristen un erhalten / deren ich mich in aller undertänigheit hiermit beuilich.
Diesen Wunsch, den Leonhard Fuchs für seine Fürstin hatte, möchte ich für Sie, sehr verehrter Herr Merckle, an das Ende meines Vortrages setzen, denn einen besseren Wunsch kann ich selbst nicht formulieren.

Literaturverzeichnis

1 Ahrens EH Jr. Nutritional factors and serum lipid levels Am J Med 1957, 23 928
2 Andral G, Gavarret LDJ Recherches sur les medifications de proportion de quelques principes du sang dans les maladies Ann Chem Phys 1840, 75. 225
3 Anitschkow N, Chalatow S Über experimentelle Cholesterinsteatose und ihre Bedeutung für die Entstehung einiger pathologischer Prozesse Zentralbl Allg Pathol Pathol Anat 1913, 24. 1.
4 Baumgartner HR, Studer A Gezielte Überdehnung der Aorta abdominalis am normo- und hypercholesterinämischen Kaninchen Pathol Microbiol 1963; 26· 129

5 BECQUEREL AHB, RODIER JB. Recherches rélatives à la composition du sang dans l'état de santé et dans l'état de maladie Comptes rendues de l'Académie Roy des Sciences Paris 1844.
6 BELLONI L. Introduzione storica alla patologıa dell'aterosclerosi Aterosclerosi umane e sperimentale Casa Editrıce Ambrosiano· Milan 1956; 25
7 BETZ E, SCHLOTE W Responses of vessel walls to chronically applied electrical stimuli. Basic Res Cardiol 1979, 74· 10.
8 BIZOT J. Recherches sur le coeur et le système artériel chez l'homme Mém de la société méd obs., tome Paris 1837; I: 262
9 BRUNTON TL. Handbuch der allgemeinen Pharmakologie und Therapie. Brockhaus Leıpzig 1893
10 BUDDECKE E, KRESSE HV, FIGURA KV, FILIPORIC I Biochemie der Arterienwand und Pathobiochemie der Arteriosklerose. In· EHRINGER H, BETZ E, BOLLINGER A, DEUTSCH E (Hrsg). Gefäßwand-Rezidivprophylaxe - Raynaud-Syndrom. Witzstrock Baden-Baden, Köln, New York 1979, 39.
10A CHEVREUL ME. Recherches chimiques sur les corps gras, et particulièrement sur leurs combinaisons avec les alcalis Sixième Mémoire Examen des graisses d'homme, de mouton, de boef, de jaguar et d'oie Ann Chim Phys 1816, 2· 339-372, bes. 344
11 DAWBER TR, MOORE FE, MANN GV Coronary heart disease in the Framingham study. Am J Publıc Health 1957, 47. 4
12 DOERR W Die Entwicklung der Arteriosklerose in morphologischer Sicht In: EHRINGER H, BETZ E, BOLLINGER A, DEUTSCH E (Hrsg). Gefäßwand-Rezidivprophylaxe - Raynaud-Syndrom. Witzstrock. Baden-Baden, Köln, New York 1979; 27
13 DOTTER CT, JUDKINS MP. Transluminal treatment of arteriosclerotic obstruction Description of a technique and a preliminary report of its application Circulation 1964, 30: 654
14 DUGNID JB, ROBERTSON WD. Mechanical factors in atherosclerosis. Lancet 1957; 1. 1205
15 EICHHOLTZ F. Lehrbuch der Pharmakologie (8 Aufl.) Springer. Berlin, Göttingen, Heidelberg 1955
16 EIKERMANN H. Lecture for the Association of Flemısh Physicians. Periodiek 1956, 11. 11.
17 EIKERMANN H. Sonderstellung und Therapie der Atherosklerose im arterioskierotıschen Krankheitsgeschehen Fortschr Med 1956, 74. 381.
18 ENOS WF, HOLMES RH, BEYER J Coronary disease among United States soldiers killed in action in Korea JAMA 1953; 152. 1090.
19 FLECKENSTEIN A. Calcium antagonism in heart and smooth muscle. Experimental facts and therapeutic prospects. Wiley & Sons New York, Chichester, Brısbane, Toronto, Singapore 1983.
20 FLECKENSTEIN A Calcium antagonısm· History and prospects for a multifacted pharmacodynamic principle. In OPIE LH (ed.). Calcium antagonists and cardiovascular disease. Res Vol 1984; 9: 9.
21 FOERSTER A Lehrbuch der pathologischen Anatomie Manke· Jena 1868; 348
22 FRANCAVIGLIA A, MALAN E, TURCHETTI A Azione de nicotinato di sodio e della benzılımidazolina sulla vascolarizzazione e sulla motilità intestinale nell'uomo. Boll Soc Med Chir Catania 1945; 13. 5.
23 FRIEDMAN M, ROSENMAN RH, CARROLL V. Changes in serum cholesterol and blood clotting time in men subjected to cyclic variation of occupational stress Circulation 1958, 17. 852.
24 FUCHS L. New Kreuterbuch. Michael Isegrim: Basel 1543.
25 GIERKE K VON. Cholesterin, Umbau aus Phytosterin bei Pflanzenfressern Verh Dtsch Ges Pathol 1925; 20: 159.
26 GRUNTZIG A Die perkutane Rekanalisation chronischer arterieller Verschlüsse (Dotter-Prinzıp) mıt einem neuen doppellumigen Dilatations-Katheter. RÖFO 1976; 124: 80.
27 GULLIVER G. On fatty degeneration of the arteries, with a note on some other fatty degeneration, communicated by Th Hodgkin, red Feb. 28th, Medico chir. Transactions publ by the Roy. Med. a. Chir. Soc of London 1843; 26: 86.

28 HAUSS WH. Die Arteriosklerose Steinkoppf: Darmstadt 1990
29 HOFER HU Die Arteriosklerose in der pathologischen Anatomie des 19 Jahrhunderts Züricher Medizingeschichtliche Abhandlungen 1974; 99
30 IGNATOWSKI AC. Influence of animal food on the organism of rabbits. S Peterb Izviest Imp Voyenno-Med Akad 1908; 16 154.
31 KEELE KD. Leonardo da Vinci's views on arteriosclerosis Med Hist 1973, 17: 304
32 KELLNER AS, CORRELL W, LADD AT. Sustained hyperlipemia induced in rabbits by means of intravenously injected surface-active agents J Exp Med 1951; 93· 373.
33 KUSCHINSKY G. Taschenbuch der modernen Arzneibehandlung. Thieme Stuttgart 1959, 17.
34 LANGHANS T. Beiträge zur normalen und pathologischen Anatomie der Arterien Virchows Arch 1866, 36. 187.
35 LEARY T Atherosclerosis, the important form of arteriosclerosis, a metabolism disease JAMA 1935; 105· 475
36 LEBERT H. Krankheiten der Blut- und Lymphgefäße Handb d spez Path und Ther (redigiert von R Virchow) 1861, Bd. 5. 1
37 LI TW, FREEMAN S. Experimental lipemia and hypercholesterinemia produced by protein depletion and by cholesterol-feeding in dogs Am J Physiol 1946; 145 660.
38 LOBER PH. Pathogenesis of coronary sclerosis JAMA Arch Path 1953; 55: 357
39 LOBSTEIN JF. Traité d'anatomie pathologique II. Paris 1833; 550.
40 MARCHAND F. Über Arteriosklerose Verh d Kongresses f Inn Med. 21 Kongress 1904; 23
41 MENEGHINI P, PICCINI F Attivazione fibrinolitica del sangue da acido e da alcool nicotinico Arch Margliano Path Clin 1958; 14· 69
42 MEYER H, GOTTLIEB R Die experimentelle Pharmakologie 3 Aufl Urban & Schwarzenberg Berlin, Wien 1914
43 MEYER H, GOTTLIEB R. Die experimentelle Pharmakologie als Grundlage der Arzneibehandlung. 9. Aufl. Urban & Schwarzenberg. Berlin, Wien 1936
44 MORGAGNI GB. De sedibus et causis morborum per anatomen indigatis Zit. nach Belloni 1956, 1761
45 NAVA A, COMESANA F, LOZANO E, FISHLEDER B, SODI PALLARES D. The effect of nicotinic acid, phenylethyl-acetamide and a combination of both drugs on hypercholesterinemic dogs and human beings Am Heart J 1958, 56 598.
46 OSBORNE RH, ADLERSBURG P Serum lipids in adult twins Science 1958, 127 1294.
47 PAYNE TPB, DUFF GL Effect of Tween 80 on the serum lipids and the tissues of cholesterolfed rabbits. Arch Pathol 1951; 51: 379.
48 ROKITANSKY C. Handbuch der speziellen pathologischen Anatomie. Bd. 2. 1844, 522
49 ROKITANSKY C Über einige der wichtigsten Krankheiten der Arterien Denkschriften der kaiserlichen Akademie der Wissenschaften. Math -Naturwiss Classe Bd. 4 1852, 1
50 SAUBER GP De steatomibus in principio arteria aortae repertis et de cysticis in genere exerescentis. Zit nach Belloni 1956 Diss 1723.
51 SCHETTLER FG, BOYD GS Atherosclerosis Elsevier Publishing Company: Amsterdam, London, New York 1969.
52 SNAPPER I. Chinese lessons to western medicine Inter Sci Pub Inc 1941, 160 30
53 STEINMANN B, SCHAFROTH HJ Zur Nikotinsäurebehandlung cerebrovaskulärer Erkrankungen, insbesondere der Hemiplegie Ther Umsch 1959, 16 147
54 Thorp JM, WARNIG WS Modification of metabolism and distribution of lipids by ethylchlorophenoxyisobutyrate Nature 1962, 194 948
55 VIRCHOW R Über die akute Entzündung der Arterien Virchows Arch 1847, 1 272
56 VIRCHOW R. Die Cellularpathologie in ihrer Begründung auf physiologischer und pathologischer Gewebelehre 20 Vorlesungen Berlin 1858
57 VIRCHOW R Die Lehre von der chronischen Endarteriitis Virchows Arch 1879, 77 330
58 VOGEL J Pathologische Anatomie des menschlichen Körpers Leipzig 1845
59 WEIL L Klinisch-therapeutische Studien zur Arteriosklerose Med Korr Bd Württ 1906; 76. 698

The role of vitamin E in the pathogenesis of arteriosclerosis

H.K. Biesalski
Institut für Physiologische Chemie und Pathobiochemie, Johannes Gutenberg Universität, Mainz

Abstract

Antioxidative vitamins (E, C and Beta-carotene) appear to play an important role in the initiation of the atherogenic process. It is assumed and strengthened by experimental results that oxidation of low density lipoproteins (LDL) is a key step in the cascade of events which lead to atherosclerosis and finally coronary heart disease. The oxidation of the LDL particle is a result of lipid peroxidation of the polyunsaturated fatty acids in the LDL particle. This lipid peroxidation results in an alteration of the binding domain of the LDL receptor. Consequently, the uptake by the cells of peripheral tissues and the liver via the LDL-receptor is decreased and the uptake by macrophages via the scavenger-receptor is increased. By this LDL-accumulation in macrophages, these are transformed to foam cells in the arterial wall as typical early events of the atherogenic process. Even minimal oxidized LDL (M-o-LDL) can initiate the uptake by the macrophages because minimal oxidized LDL induces the secretion of a monocyte chemotactic protein (MCP-1). MCP-1 increases the uptake of monocytes and their conversion to resident macrophages which subsequently accumulate higher oxidized LDL. In epidemiological and experimental studies it is demonstrated that the antioxidative vitamins prevent the LDL particle from lipid peroxidation. Consequently, increasing the amount of intake of these vitamins especially in risk groups for coronary heart disease will have a preventive effect. Recent epidemiological studies have clearly demonstrated that the CHD-risk decreases with increasing concentration of antioxidative vitamins in blood.

Bedeutung des Vitamin E in der Pathogenese der Arteriosklerose

H.K. Biesalski
Institut für Physiologische Chemie und Pathobiochemie, Johannes Gutenberg Universität, Mainz

Zusammenfassung

Antioxidative Vitamine (E, C und Beta-Carotin) scheinen eine bedeutende Rolle im Initiierungsprozeß der Atherosklerose zu spielen. Man nimmt an, und dies wird durch jüngste experimentelle Ergebnisse belegt, daß die Oxidation der low density lipoproteins (LDL) ein bedeutender und primärer Schritt in der Kaskade der Ereignisse ist, die zur Atherosklerose und letztlich zur koronaren Herzkrankheit (KHK) führen. Die oxidative Modifizierung der LDL wird durch die Peroxidation der in den LDL transportierten mehrfach ungesättigten Fettsäuren bewirkt. Diese Modifizierung verändert die Bindungsdomäne des LDL zum LDL-Rezeptor. Die Folge ist eine geringere Aufnahme durch den LDL-Rezeptor der peripheren Gewebe und der Leber und eine vermehrte Aufnahme durch den Scavenger-Rezeptor der Makrophagen, die dadurch zu Schaumzellen transformieren. Selbst gering modifiziertes LDL kann den atherogenen Prozeß auslösen, indem es zur verstärkten Bildung eines Proteins (MCP-1) führt, welches die Chemotaxis der Monozyten und ihre Transformation zu Makrophagen in der Gefäßwand fördert. In epidemiologischen und experimentellen Studien konnte gezeigt werden, daß diese antioxidativen Vitamine die LDL-Partikel vor der oxidativen Modifizierung schützen. Folglich sollte die Steigerung der Aufnahme dieser Vitamine besonders in Risikogruppen für KHK einen präventiven Effekt haben. Epidemiologische Studien der jüngsten Vergangenheit haben eindrucksvoll gezeigt, daß ein Anstieg der antioxidativen Vitamine im Blut mit einer Senkung der KHK-Mortalität korreliert.

Die Wirkungsweisen der antioxidativen Vitamine (Vitamin E, Beta-Carotin und Vitamin C) konnten in den vergangenen Jahren durch die rasante Entwicklung zell- und molekularbiologischer Methoden gezielter erforscht und erklärt werden. Insbesondere ist es gelungen, phänomenologische Beobachtungen der Vergangenheit zu objektivieren und damit auch die vielfältigen spekulativ beurteilten Wirkungsweisen zu hinterfragen. Dies gilt ganz besonders für die sogenannten „Free Radical Diseases", zu denen in letzter Zeit auch die Arteriosklerose gezählt wird. Die Aussage, daß ein hohes Gesamt- bzw. LDL-Cholesterin mit einem gesteigerten Risiko für die koronare Herzkrankheit einhergeht, ist mehr und mehr relativiert worden. Insbesondere muß die These, daß die Senkung der Cholesterinzufuhr mit einer Risikominderung einhergeht, aufgrund verschiedenster Studien in Frage gestellt werden.

Einen völlig neuen Ansatz bieten die Untersuchungen zur Wirkungsweise antioxidativer Vitamine bei der Entwicklung der koronaren Herzkrankheit. Epidemiologische Studien, die bereits seit langem einen Zusammenhang zwischen hoher Zufuhr antioxidativer Vitamine und geringem Herzinfarktrisiko diskutieren (mediterrane Diät), scheinen durch die Ergebnisse der Grundlagenforschung bestätigt zu werden. Diese Zusammenhänge sollen im folgenden kurz dargestellt und durch Informationen zur gezielten Ernährungsempfehlung für den Patienten und insbesondere für die Risikogruppen ergänzt werden.

Pathophysiologie der Schaumzellenbildung

Die Vorgänge der frühen Phasen der Atherosklerose bis zur Schaumzelle sind in Abb. 1 wiedergegeben. Ein bedeutender Faktor, der zur Schaumzellenbildung führt, ist nach derzeitiger Ansicht die Akkumulation von cholesterinbeladenem LDL in den residenten Makrophagen im subendothelialen Raum [7]. Eine solche Kumulation kann nicht durch den LDL-Rezeptor der Makrophagen erklärt werden, da dieser nach Aufnahme des LDL-Komplexes down-reguliert wird. Minimale Läsionen der Endothelzellen begünstigen die Aufnahme von LDL (1) und Monozyten, die dann zu residenten Makrophagen (Mp) transformieren. Die Aufnahme der Monozyten wird durch ein chemotaktisches Protein (MCP-1)

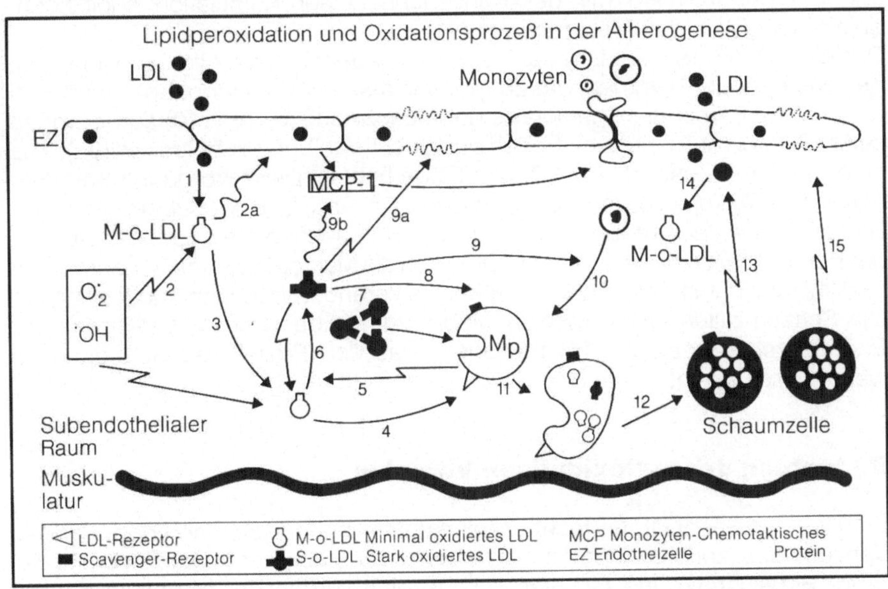

Abb. 1: Pathomechanismen der Atherogenese (Erläuterungen siehe Text).

gefördert, welches durch glatte Muskelzellen und Endothelzellen sezerniert werden kann. Die minimale oxidative Modifizierung des LDL (M-o-LDL) (z. B. durch den Einfluß von Singulettsauerstoff O_2 oder Hydroxylradikalen OH) im subendothelialen Raum (2) bewirkt ebenfalls eine Steigerung der MCP-1-Sekretion (2a). M-o-LDL wird im subendothelialen Raum durch Sauerstoffradikale (O_2) und Lipidperoxidationsprodukte (OH) weiter modifiziert (6), was durch den Zustand der „minimalen Oxidation" begünstigt wird. Die oxidative Modifizierung zum hochoxidierten LDL (H-o-LDL) wird auch durch die Makrophagen selbst bewirkt (5) und hat eine weitere Stimulierung der MCP-Sekretion zur Folge. Dieses hochoxidierte LDL wird nun nicht mehr über den LDL-Rezeptor aufgenommen, da die Bindungsdomäne des Apolipoprotein(Apo)-B-Anteils am LDL, durch Peroxidationsprodukte belegt, nicht mehr durch den LDL-Rezeptor erkannt werden kann. Die Konsequenz ist eine Aufnahme über den nicht down-regulierbaren Scavenger-Rezeptor der Makrophagen (8). Auf der anderen Seite wird eine Phagozytose von Komplexen aus oxidativ modifiziertem LDL beschrieben (7).

Es ist bezüglich der Kumulation von cholesterinbeladenem LDL im Makrophagen also auch vorstellbar, daß eine Aufnahme des M-o-LDL über den LDL-Rezeptor der Makrophagen möglich ist, dieser dann down-reguliert wird und bei hoher LDL-Konzentration im subendothelialen Raum eine Komplexbildung (7) und eine weitere Modifizierung (6) begünstigt wird. Die Folge ist eine ungeregelte Aufnahme über den nicht down-regulierbaren Scavenger-Rezeptor und die Phagozytose mit der Konsequenz einer Kumulation cholesterinbeladener LDL in den Makrophagen (11).

Das oxidativ modifizierte LDL kann einerseits aber auch die Migrationsfähigkeit der Makrophagen hemmen, was zu vermehrt residenten Makrophagen führt, und andererseits direkt die Chemotaxis der Monozyten steigern (10) sowie wegen seiner Zytotoxizität selbst zur Schädigung der Endothelzelle beitragen (9a), was einen weiteren Zustrom von LDL zur Folge hat (1). Diese Vorgänge bewirken somit eine Akkumulierung von Makrophagen und LDL im subendothelialen Raum. Dies wiederum führt durch die vorab beschriebene ungehinderte Aufnahme von cholesterinbeladenen LDL durch die Makrophagen zu Schaumzellen (Sz) (12) und damit letztlich zu den frühesten Veränderungen der Arteriosklerose. Die Schaumzellen selbst können wieder zur Lipidperoxidation (13) und zur Endothelzellschädigung (15) beitragen, was den Prozeß der Atherogenese weiter beschleunigt.

Bedeutung der antioxidativen Vitamine

Die Resistenz der LDL gegenüber der oxidativen Modifizierung hängt von der Konzentration der einzelnen Antioxidanzien im Blut ab. Dies konnte insbesondere für Beta-Carotin und für Vitamin E gezeigt werden [3]. Die antioxidativen Vitamine können demnach in ihrer Funktion als Radikalfänger die oxidative

Modifizierung der LDL verhindern und damit den Prozeß der Atherosklerose auf einer sehr frühen Stufe hemmen.
Vitamin E kann die Kettenreaktion der Lipidperoxidation der besonders oxidationslabilen mehrfach ungesättigten Fettsäuren in der Membran unterbrechen und so zur Hemmung der Oxidation beitragen, während Beta-Carotin mehr im wäßrigen Mileu wirksam wird und Sauerstoffradikale inaktiviert. Beide Vitamine tragen wesentlich zur Verhinderung der oxidativen Modifizierung der LDL-Partikel und der durch diese Modifizierung ausgelösten Vorgänge bei [8].
Vitamin C zählt als wasserlösliches Vitamin ebenfalls zu den antioxidativen Vitaminen. Es scheint zwar nicht direkt als Antioxidanz wirksam zu sein, es ergänzt jedoch die Wirkungsweise besonders des Vitamin E, da es die im Radikalfangprozeß entstehende oxidierte Form wieder zum aktiven Vitamin E reduzieren kann.

Vitamin E

Vitamin E gilt bereits seit langer Zeit als natürliches Antioxidanz, welches im Organismus die Bildung der Lipidperoxidation durch die Wirkung freier Radikale bei unterschiedlichen Stoffwechselvorgängen verhindert. Die Verhinderung der durch Radikale ausgelösten Kettenreaktion geschieht über die Ausbildung eines Vitamin-E-Radikals (Tocopheroxylradikal), welches im Gegensatz zu anderen Radikalen als recht träges Molekül den Prozeß der Kettenreaktion bei der Lipidperoxidation unterbricht. Nach der Reaktion wird das Vitamin wieder reduziert, wobei Vitamin C und Glutathion als Reduktionsmittel dienen, so daß es wieder als verfügbares Vitamin E vorliegt. Diese Reaktion zeigt, daß beide Vitamine in einem ausgewogenen Verhältnis zu den Radikalprozessen verfügbar sein müssen. Dies bedeutet, daß mit steigender Bereitschaft zur Radikalbildung auch der Vitamin-E-Bedarf steigt. Exogene (gesteigerte Zufuhr mehrfach ungesättigter Fettsäuren) oder endogene Faktoren (z. B. oxidativer Streß = unausgeglichenes Verhältnis von Radikalen zu Radikalfängern), die zu einer Steigerung der Radikalbildung führen, müssen also gleichzeitig eine Steigerung der Vitamin-E-Zufuhr oder -Verfügbarkeit nach sich ziehen, wenn Schäden vermieden werden sollen.

Epidemiologische Studien

Zwischen der Koronarmortalität und der Plasmakonzentration der Vitamine A und E besteht eine inverse Beziehung [4]. In zwölf verschiedenen Populationen mit ähnlichen Cholesterin-Plasmaspiegeln im Normalbereich zeigte sich, daß die Vitamin E- und -A-Plasmaspiegel signifikant invers mit der KHK-Mortalität korrelierten, sowohl in Form absoluter Werte als auch lipidkorrigiert. In einem Modell, welches das KHK-Mortalitätsrisiko vorhersagt, zeigt sich für die vier Variablen (Vitamin A, E, diastolischer Blutdruck und Cholesterin) eine Zuverlässigkeit mit hoher Signifikanz ($r^2 = 0{,}87$) [5]; die alleinige Betrachtung des KHK-

Risikos auf der Grundlage des Gesamtcholesterins ergibt lediglich eine sehr schwache Korrelation von $r^2 = 0{,}24$. Ein besonders geringes Risiko haben die Bewohner der Mittelmeerländer. Diese haben allerdings im Gegensatz zu den Mittel- und Nordeuropäern signifikant höhere Vitamin-E-Plasmaspiegel. Korreliert man diesen Plasmaspiegel mit dem KHK-Risiko, so zeigt sich eine deutliche negative Korrelation ($r^2 = 0{,}63$), die weit stärker als die Beziehung Gesamtcholesterin zu KHK-Risiko ist. Mit dem Modell der vier Variablen lassen sich die KHK-Risiken trotz landesspezifischer Unterschiede mit hoher Wahrscheinlichkeit vorhersagen (Abb. 2).

Eine direkt hemmende Wirkung des Vitamin E auf die Entwicklung der Arteriosklerose läßt sich durch die biologische Wirkung des Vitamins und seine Interaktion in der Pathogenese der Erkrankung, wie einleitend beschrieben, gut erklären. Das kann aber kaum bedeuten, daß ein Vitamin-E-Mangel als eigentliche Ursache dieser Erkrankung angesehen werden kann. Vielmehr bedeutet es, daß eine unzureichende Zufuhr, eine unausgewogene Bilanz zwischen Peroxidation und Vitmain E oder eine verminderte periphere Verfügbarkeit, was z. B. eine verringerte Konzentration in den LDL bedeuten würde, die Entwicklung der Erkrankung begünstigt.

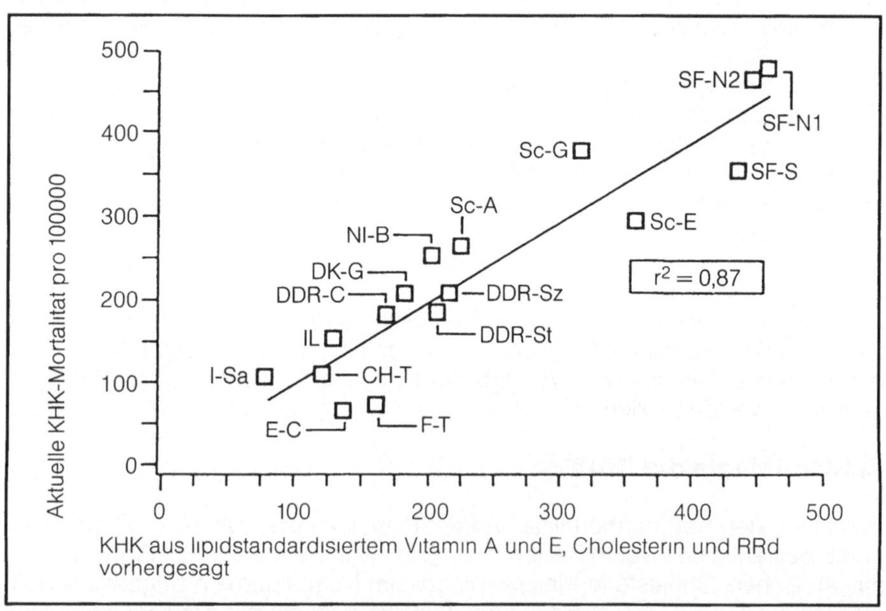

Abb. 2: Korrelation zwischen der aktuellen altersspezifischen KHK-Mortalität bei Männern (mittlere Altersklasse) aus 16 verschiedenen Populationen, vorhergesagt durch multiple Regressionsanalyse (4 Variable: Vitamin E, A, Gesamtcholesterin und diastolischer Blutdruck).

Vorkommen und Bedarf

Für die Versorgung mit Vitamin E beim Menschen sind vor allem pflanzliche Öle und Fette von zentraler Bedeutung, ebenso wie die Keime von Getreidekörnern, Nüssen usw. Es ist jedoch erforderlich, daß hierbei das Verhältnis Vitamin E zu mehrfach ungesättigten Fettsäuren (PUFA) berücksichtigt wird, um eine antioxidative Imbalance zu verhindern.
Tab. 1 stellt die Verhältnisse zusammen und versucht, die bei einer bestimmten zugeführten Menge an PUFA erforderliche Vitamin-E-Menge zu bilanzieren. Hierbei wird ein Tocopherolbedarf von 0,3 mg/Doppelbindung angenommen [1], also 0,6 mg/g Diensäure, 0,9 mg/g Triensäure usw.
Legt man diese Berechnung zugrunde, so läßt sich an einzelnen Nahrungsmitteln die Vitamin-E-Bilanz beispielhaft berechnen [1] (Tab. 1).
Die Bilanz der Vitamin-E-"Lieferanten" ist keinesfalls immer ausgeglichen. Eine ausgeglichene Bilanz findet sich bei vielen Gemüsen sowie magerem Rind- und Schweinefleisch. Die Empfehlung, die Zufuhr mehrfach ungesättigter Fettsäuren zu steigern, muß also eine ausgeglichene Bilanzierung berücksichtigen, wenn daraus nicht ein Defizit resultieren soll.

Bedarf und Bedarfsdeckung

Vitamin E ist für den Schutz der mehrfach ungesättigten Fettsäuren (PUFA) vor Oxidation essentiell. Konsequenterweise wird gefordert, daß mit einer Steigerung der Zufuhr an PUFA auch eine Steigerung an Vitamin E einhergeht. Demzufolge fordert die DGE, daß bei einer geschätzten Zufuhr von 14 - 19 g PUFA/Tag je 0,5 mg Vitamin E zugeführt werden sollten. Mit entsprechendem Sicherheitszuschlag ergibt sich daraus eine wünschenswerte Zufuhr von 12 mg Vitamin E/Tag. Mit dieser Empfehlung dürfte aber die tägliche Zufuhr von PUFA 24 g nicht überschreiten, damit nicht eine Unterschreitung der Empfehlung resuliert. Da Vitamin E kaum gespeichert werden kann, ist es darüber hinaus erforderlich, daß die tägliche Zufuhr keinen starken Schwankungen (nach unten) unterliegt, um einen kontinuierlichen Oxidationsschutz zu sichern. Gerade dies ist aber nicht immer der Fall. Eine entsprechend diesen Empfehlungen resultierende Bedarfsdeckung erreichen nach den Untersuchungen der VERA-Studie 43 % der Untersuchten nicht [6]. Dabei sind in diesen Untersuchungen die bekannten Risikogruppen mit erhöhtem Bedarf nicht berücksichtigt.

Risikogruppen

Bereits vor 30 Jahren hat man festgestellt, daß mit steigender Zufuhr an PUFA der Vitamin-E-Plasmaspiegel sinkt.
Im Gegensatz zu Beta-Carotin unterliegen die Normalwerte der Plasmavitamin-E-Konzentrationen nicht so hohen interindividuellen Schwankungen, so daß dieser Parameter eine Beurteilung des Status erlaubt.

Tab. 1: Vitamin-E-Bilanz in ausgesuchten Nahrungsbestandteilen (nach [1]).

Nahrung	PUFA-Gehalt	T-bedarf (g/100 g)	Summe mg	Gehalt mg Vit. E	Bilanz je
Fisch					
Hering	18 2 0,15	x0,6 = 0,09			
	18 . 3 0,062	x0,9 = 0,056			
	18 4 1,19	x1,2 = 1,43			
	22 : 5 2,78	x1,5 = 4,17			
	22 : 6 0,45	x1,8 = 0,81	6,56	1,5	- 5,06
Makrele	18 4 0,16	x1,2 = 0,192			
	20 : 5 0,69	x1,5 = 1,035			
	22 : 5 0,12	x1,5 = 0,180			
	22 · 6 0,45	x1,8 = 2,340	3,75	1,25	- 2,5
Fette und Öle					
Butter	18 . 2 1,8	x0,6 = 1,08			
	18 . 3 1,2	x0,9 = 1,08	2,16	1,8 - 2,6	±
Baumwoll-samenöl	18 . 2 47,8	x0,6 = 28,7			
	18 · 3 1,0	x0,9 = 0,9	29,6	38,8	+ 9,2
Maiskeimöl	18 . 2 50,0	x0,6 = 30,0			
	18 3 1,0	x0,9 = 0,9	30,8	30,9	±
Saffloröl	18 . 2 74,0	x0,6 = 44,4			
	18 . 3 0,9	x0,9 = 0,81	45,21	34 5	- 10,7
Olivenöl	18 : 2 8,0	x0,6 = 4,8			
	18 3 0,95	x0,9 = 0,85	5,65	12	+ 5,3
Sonnen-blumenöl	18 · 2 60,0	x0,6 = 36,0			
	18 . 3 0,5	x0,9 = 0,45	36,45	55,8	+ 19,35
Weizen-keimöl	18 2 55,8	x0,6 = 33,48			
	18 3 8,9	x0,9 = 8,01	41,49	215	+ 174,5
Nüsse					
Cashew	18 2 6,7	x0,6 = 4,02			
	18 . 3 0,15	x0,9 = 0,14	4,16	0,8	- 3,36
Haselnuß	18 · 2 6,3	x0,6 = 3,7			
	18. 3 0,15	x0,9 = 0,13	3,83	26,1	+ 22,3
Walnuß	18 · 2 34,1	x0,6 = 20,46			
	18 . 3 6,8	x0,9 = 6,12			
	20 : 4 0,59	x1,2 = 0,7	20,46	6,2	- 21,1

Die mittleren Plasmavitamin-E-Spiegel bei verschiedenen Gruppen, wie sie als normal angesehen werden, zeigt Tab. 2.
Da die Plasmavitamin-E-Spiegel mit den Lipiden korrelieren, hat es sich als notwendig erwiesen, die Vitamin-E-Werte auf eben diese Lipide zu beziehen. Demzufolge muß von einem Vitamin-E-Defizit ausgegangen werden, wenn bei Erwachsenen ein Wert von 0,8 mg/g Lipide und bei Kindern von 0,6 mg/g Lipide unterschritten wird. Werden diese Werte unterschritten, so resultiert ein manifester Mangel. Dieser äußert sich beim erwachsenen Menschen in einer verringerten Lebensdauer der Erythrozyten und einer erhöhten Empfindlichkeit gegenüber peroxidativ-induzierter Hämolyse.
Bei verschiedenen Risikogruppen wird die mangelnde Versorgung oder der erhöhte Bedarf an Vitamin E in der verringerten Plasmakonzentration ganz besonders deutlich (Tab. 3).
Mehr allgemein lassen sich die folgenden Risikogruppen definieren, bei denen von einer unzureichenden Versorgung ausgegangen werden kann:

Risikogruppen, bei denen eine marginale Vitamin-E-Versorgung durch *gesteigerten Bedarf* wahrscheinlich scheint; dazu gehören:
Rauchen,
chronischer Alkoholkonsum,
Verbrennungen,
Zustand nach Polytraumen und schweren operativen Eingriffen,
ungünstige LDL/HDL-Quotienten.

Erkrankungen, bei denen pathogenetisch freie Radikale eine Rolle spielen:
chronische Arthritis,
Katarakt,
Makuladegeneration,
lokale Ischämien (venöse Ulzera etc.).

Tab. 2: Mittlere Plasmavitamin-E-Spiegel.

Gruppe	Tocopherol mg/dl
Erwachsene	0,95
Jugendliche	0,86
Kinder	0,76
Neugeborene	0,40
Frühgeborene	0,26
Kinder und Neugeborene mit PCM (Protein Calorie Malnutrition)	0,45

Tab. 3: Plasmaspiegel von Risikogruppen mit unzureichender Versorgung oder gesteigertem Bedarf aufgrund verschiedener Erkrankungen.

Enteropathien	
Cholestase	< 0,1
Abetalipoproteinämie	< 0,1
Zöliakie	0,32
Sprue	0,28
Chronische Pankreatitis	0,40
Ulzerative Colitits	0,24
Gastrektomie	0,42
Zystische Fibrose	0,23
Hämolytische Anämien	
β-Ketten Thalassämie	0,42
Intermediäre Thalassämie	0,21
Sichelzellanämie	0,62
Sonstige	
Vollständig parenterale Ernährung	0,55
Gauchersche Speicher-krankheit	
schwer	0,08
chronisch	0,35

Erkrankungen, bei denen mit verstärkter Bildung von Radikalen zu rechnen ist:
Rauchen,
Diabetes mellitus,
Alterung,
körperliche Schwerarbeit,
Luftverschmutzung,
Wundheilungsvorgänge,
lokale Ischämien (venöse Ulzera etc.),
Lung distress-Syndrom (Erwachsener).

In all diesen Fällen kann mit einer vermehrten bzw. marginalen Bedarfsdeckung gerechnet werden. Da beim erwachsenen Menschen aber kaum spezifische Mangelsymptome beobachtet werden können, sind auch sichere Zeichen eines marginalen Defizites nicht zu erwarten. Die epidemiologischen Studien legen jedoch den Schluß nahe, daß eine marginale Versorgung ein gesteigertes Atheroskleroserisiko nach sich zieht. Da dies ein multifaktorielles Geschehen ist, ist eine monokausale Beziehung zum Vitamin-E-Defizit nicht möglich. Andererseits lassen die bisherigen Ergebnisse der Forschung durchaus den Schluß zu, daß bei der nachgewiesenen geringen Toxizität selbst hoher Vitamin-E-Dosierungen eine präventive Empfehlung, die deutlich über den Empfehlungen der DGE liegt, erlaubt sein sollte.

Empfehlungen

Eine Steigerung der Vitamin-E-Zufuhr durch die Nahrung muß, wie vorab geschildert, die Zusammenhänge zwischen dem Vorkommen von Vitamin E und PUFA berücksichtigen. Keimöle haben hier die günstigste Zusammensetzung. Wie beim Beta-Carotin kann auch der verstärkte Genuß von Gemüse- und Obstsäften empfohlen werden.

Als präventive Dosierung werden 60 mg Vitamin E/Tag empfohlen [2]. Es ist fraglich, ob eine solche Dosierung über die normale Ernährung erreicht werden kann. Bei Risikogruppen sollte berücksichtigt werden, daß die Empfehlung zur Steigerung der Vitamin-E-Zufuhr, möglicherweise auch über eine gezielte Supplementierung, mit weit weniger Risiken behaftet ist als eine lipidsenkende Therapie. Vitamin E ist selbst bei höheren Dosierungen (400 mg und mehr) nicht toxisch, und es muß daher die Frage erlaubt sein, ob bei Risikogruppen nicht eine gezielte Empfehlung erwogen werden sollte, selbst wenn die Wirkung nicht vollständig gesichert ist.

Im Vordergrund sollte in jedem Falle die Empfehlung zur Ernährungsumstellung mit einer Steigerung der Zufuhr von Gemüse, Obst sowie Pflanzenölen bei gleichzeitiger Senkung der Zufuhr von tierischem Eiweiß und Fett stehen. Die damit verbundene Steigerung der Aufnahme von Ballaststoffen bewirkt als antiatherogene Maßnahme an sich bereits eine Senkung des Gesamtcholesterins. Kommt dann noch die protektive Wirkung der antioxidativen Vitamine hinzu, so kann man von einer echten präventiven Ernährung sprechen.

Literaturverzeichnis

1 Bassler KH. On the problematic nature of vitamin E requirements Net vitamin E Z Ernährungswiss 1989, 61: 22-28

2 Esterbauer H et al. The role of vitamin E and carotenoids in preventing oxidation of low density lipoproteins Ann NY Acad Sci 1989, 570. 254-267

3 Esterbauer H et al Antioxidative Vitamine und degenerative Erkrankungen Dtsch Ärztebl 1990; 87: 2620-2624.

4 Gey KF. On the antioxidant hypothesis with regard to arteriosclerosis Bibl Nutr Dieta 1986, 37 53-91

5 Gey KF, Puska P, Jordan P, Moser UK Inverse correlation between plasma vitamin E and mortality from ischemic heart disease in cross cultural epidemiology. Am J Clin Nutr 1989, 3265-3345.

6 Heseker H, Schneider R, Mock KJ, Kohlmeier M, Kubler W. Vitaminversorgung Erwachsener in der Bundesrepublik Deutschland VERA Schriftenreihe, Wiss. Verlag Fleck Niederkleen 1992.

7 Luc G, Fruchart J Oxidation of lipoproteins and atherosclerosis Am J Clin Nutr 1991, 53: 206-209

8 Palozza P, Krinski NI The inhibition of radical induced peroxidation of microsomal lipids by both α-tocopherol and β-carotene Free Radical Biol Med 1991, 11 407-141

Effect of monounsaturated fatty acids on lipid metabolism and its relation to dietary cholesterol content and apolipoprotein E polymorphism

U. Wahrburg, H. Martin, G. Petersen, M. Sandkamp, H. Schulte, G. Assmann
Institut für Arterioskleroseforschung, Westfälische Wilhelms-Universität Münster

Abstract

This controlled dietary study investigated in 53 healthy subjects whether the lipid-lowering effects of monounsaturated fatty acids (MUFA) were related to dietary cholesterol content and to the apolipoprotein (apo) E polymorphism. The study had a parallel design. Initially all subjects consumed a diet with a high content of saturated fatty acids (SAFA). After being assigned to two groups with similar distribution of the different apo E phenotypes, the subjects of group A received a low-cholesterol diet, and in group B the dietary cholesterol content was increased. Total fat content and fatty acid composition remained unchanged. In the subsequent 3-week dietary period SAFA were partly exchanged for MUFA in both groups. The reduction in dietary cholesterol did not lead to any significant changes in the measured lipid parameters, whereas the high-cholesterol diet caused significant increases in serum cholesterol, LDL and HDL cholesterol and in apo B. These changes were not related to the apo E phenotype. The subsequent MUFA-rich diets led to significant reductions in serum total and LDL cholesterol in both groups, which were independent of the dietary cholesterol content. HDL cholesterol and apo A-I remained virtually unchanged. Again, the changes did not show any relation to the apo E phenotype. Thus, a MUFA-rich diet is effective in lowering total and LDL cholesterol independently of the dietary cholesterol content and the apo E polymorphism.

weils zwei venöse Nüchternblutentnahmen in zweitägigem Abstand. Das gewonnene Serum wurde bei - 80°C tiefgefroren und nach Beendigung der Studie in Serie analysiert. Gesamtcholesterin und Serumtriglyzeride wurden enzymatisch mit dem Automatic Analyzer Hitachi 737 bestimmt, High density lipoprotein(HDL)-Cholesterin nach Fällung mit Phosphorwolframsäure/$MgCl_2$ (PWS). Der Gehalt an Low density lipoprotein(LDL)-Cholesterin wurde nach der Friedewald-Formel [4] berechnet. Die Bestimmung der Apolipoproteine A-I und B erfolgte durch immunturbidimetrische Messung [12].
Zur Ergebnisauswertung wurden die üblichen statistischen Meßverfahren herangezogen. Bei den statistischen Signifikanzprüfungen kam der gepaarte t-Test zur Anwendung.

Ergebnisse

Die Verringerung des Cholesteringehaltes von 200 auf 70 mg/Mcal bei sonst unveränderter Kostzusammensetzung führte zu keinen signifikanten Veränderungen von Gesamt-, LDL- und HDL-Cholesterin, während nach der Erhöhung der Zufuhr auf 400 mg/Mcal ein signifikanter Anstieg der genannten Parameter zu verzeichnen war (Abb. 1). Der anschließende Fettsäureaustausch führte sowohl in der Gruppe mit cholesterinreicher als auch in der mit cholesterinarmer Kost zu hochsignifikanten Abnahmeraten von Gesamt- und LDL-Cholesterin, wobei im Ausmaß der Reaktion zwischen den beiden Gruppen kein Unterschied bestand. Die HDL-Werte stiegen bei beiden MUFA-Diäten leicht, jedoch nicht signifikant an.
In beiden Gruppen zeigte sich in beiden Diätperioden keinerlei Abhängigkeit in den Serumlipid- und Lipoproteinreaktionen vom Apo E-Phänotyp, so daß auf eine nach Phänotypen differenzierte Darstellung der Ergebnisse verzichtet wurde. Gleiches gilt bezüglich der Apolipoproteine A-I und B.
Die Konzentration an Apo A-I zeigte nach Veränderungen der Cholesterinzufuhr nur geringfügige Reaktionen, und unter MUFA-reicher Diät kam es lediglich in der Gruppe mit hoher Cholesterinzufuhr zu einem leicht signifikanten Anstieg der Apo A-I-Werte (Abb. 2). Die Erhöhung des Cholesteringehaltes der Kost ließ den Gehalt an Apo B signifikant ansteigen, hingegen brachte die Verringerung der alimentären Zufuhr keine Senkung der Konzentration. Der Fettsäureaustausch führte in beiden Gruppen zu einem signifikanten Rückgang an Apo B, wobei im Ausmaß der Senkung wiederum kein signifikanter Unterschied zwischen den beiden Gruppen festzustellen war.
Aus den Veränderungen der Lipoproteine und Apolipoproteine resultierte unter SAFA-Diät ein signifikanter Abfall des Apo A-I/B-Quotienten nach Cholesterinbelastung, während die MUFA-reiche Kost mit hohem und auch niedrigem Cholesteringehalt sowohl den Apo A-I/B-Quotienten als auch den HDL/LDL-Quotienten signifikant ansteigen ließ (Abb. 3).

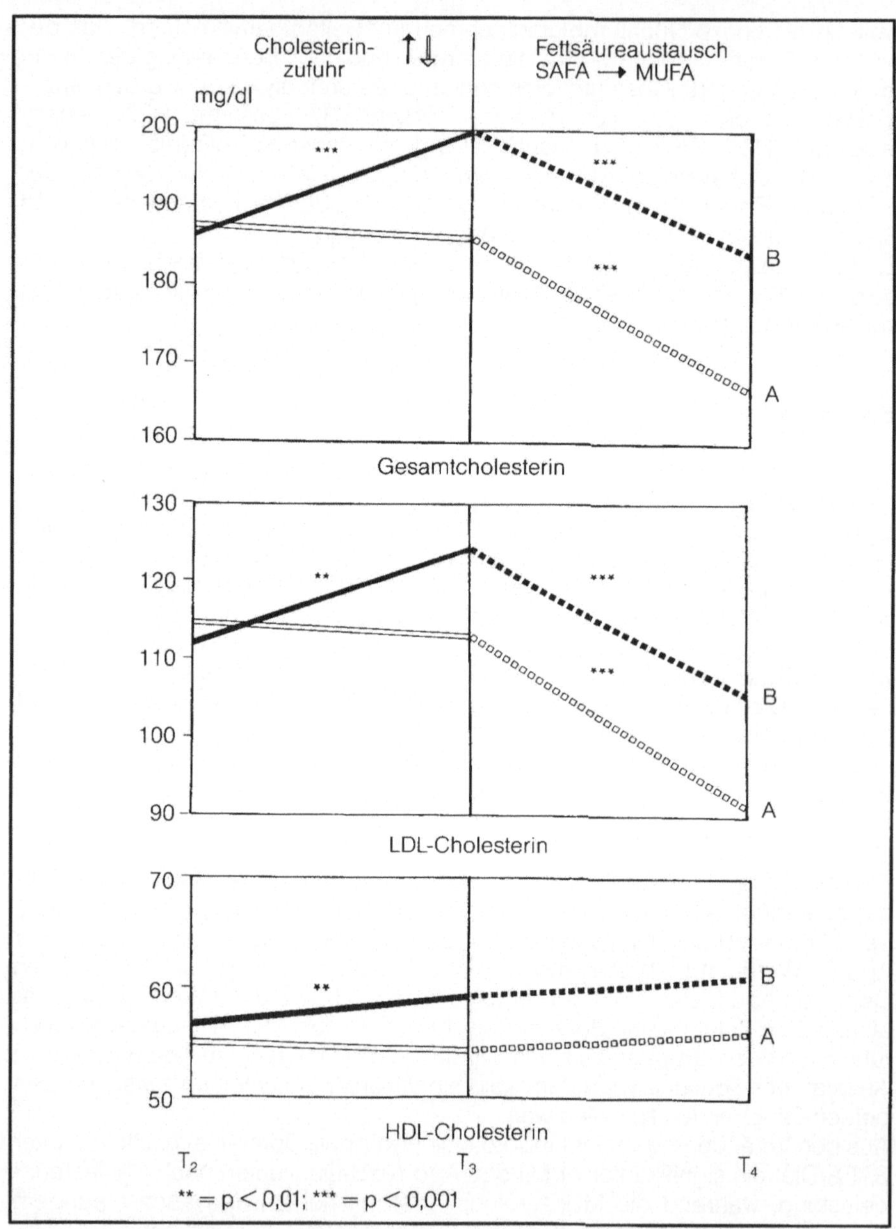

Abb. 1: Mittlere Serumkonzentrationen von Gesamt-, LDL- und HDL-Cholesterin nach Diätveränderungen (Gruppe A: n = 27; Gruppe B: n = 26).

Diskussion

In dieser kontrollierten Ernährungsstudie fanden wir, daß der Austausch von gesättigten gegen einfach ungesättigte Fettsäuren bei gleichbleibendem Gehalt an Gesamtfett und Polyensäuren zu signifikanten Reduktionen von Gesamt- und

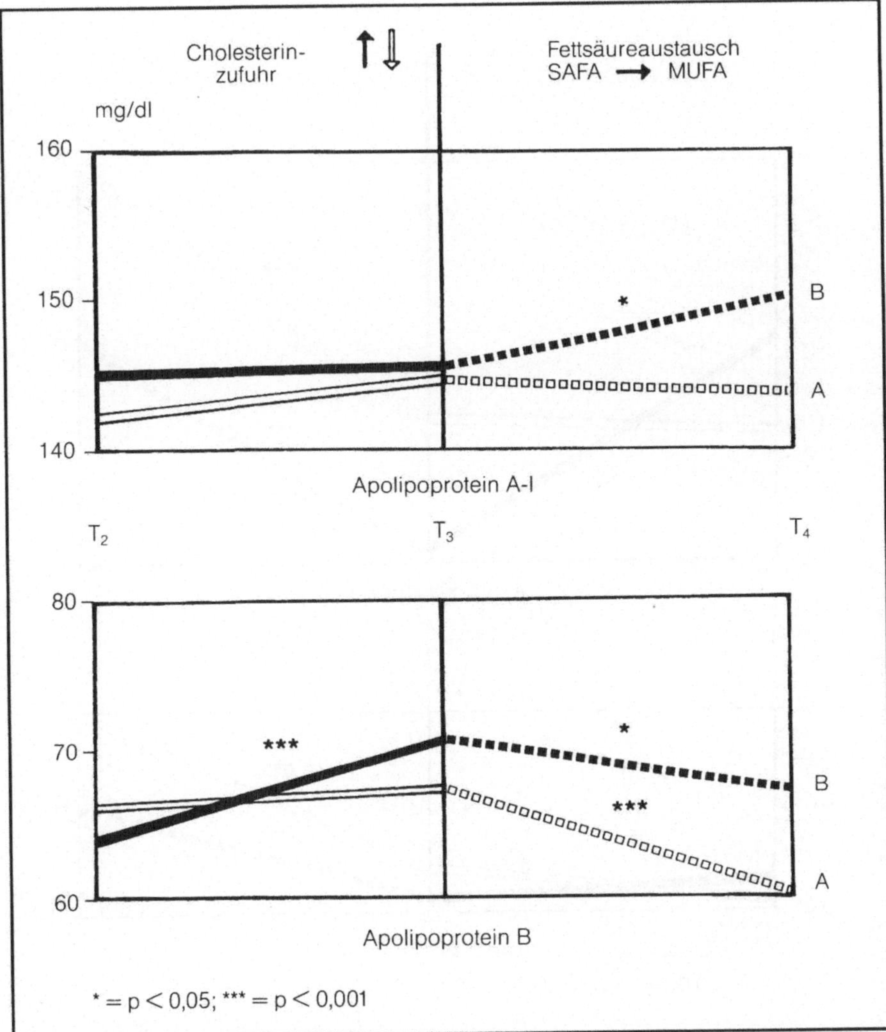

Abb. 2: Mittlere Serumkonzentrationen von Apolipoprotein A-I und B nach Diätveränderungen (Gruppe A: n = 27; Gruppe B: n = 26).

LDL-Cholesterin sowie Apo B führte, während HDL-Cholesterin und Apo A-I mit leichtem Anstieg reagierten. Dementsprechend stiegen die HDL/LDL- und Apo A-I/B-Quotienten signifikant an. Ähnlich positive Wirkungen der Monoensäuren auf die Serumlipidprofile wurden auch in vergleichbaren Studien beschrieben [6, 9, 11, 13].

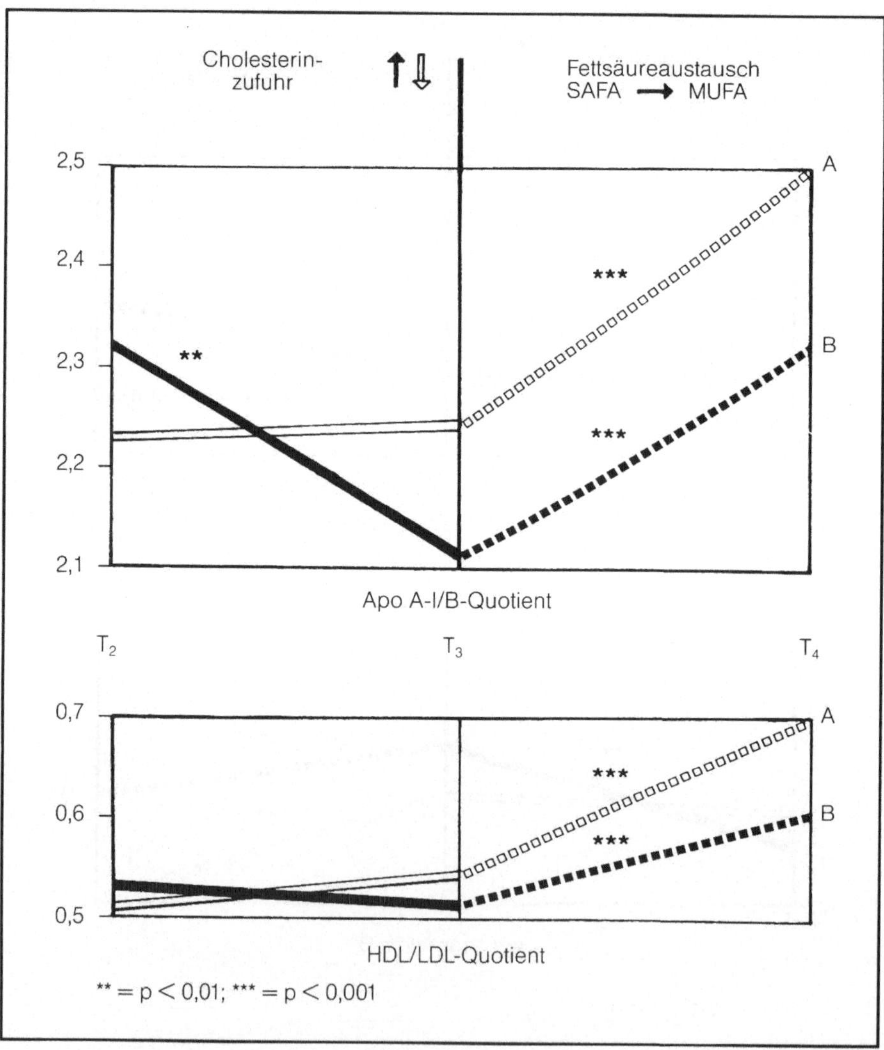

Abb. 3: Veränderungen der Quotienten Apo A-I/B sowie HDL/LDL nach den Studiendiäten (Gruppe A: n = 27; Gruppe B n = 26)

Wie in nahezu allen Ernährungsstudien zeigten sich auch in der hier dargestellten erhebliche interindividuelle Unterschiede im Ausmaß der Serumlipidreaktionen. Die Hypothese, daß das Ausmaß der durch Fettsäureaustausch erzielbaren Lipidsenkung abhängig vom alimentären Cholesteringehalt sei [2, 10], konnte in unserer Studie jedoch nicht bestätigt werden. Sowohl unter extremer Cholesterinbelastung als auch unter weitgehender Einschränkung der Cholesterinzufuhr führten die monoensäurereichen Diäten zu ähnlichen, statistisch nicht signifikant unterschiedlichen Abnahmeraten von Gesamt- und LDL-Cholesterin sowie Apo B. Ähnliche Resultate wurden auch in einer Studie erzielt, in der gesättigte Fettsäuren durch Polyensäuren ersetzt wurden, deren cholesterinsenkende Effekte keine Beziehung zum Cholesteringehalt der Kost zeigten [3].
Des weiteren wird als mögliche Ursache für interindividuell unterschiedliche Ansprechbarkeit auf diätetische Maßnahmen der Apo E-Polymorphismus diskutiert, wobei angenommen wird, daß Träger des E4-Allels alimentäres Cholesterin zu einem höheren Anteil resorbieren als E3/3 homozygote Personen oder Träger des E2-Allels [7, 8]. Diese Beziehung ließ sich in unserer Studie nicht nachweisen, da sowohl die in den verschiedenen Diätperioden beobachteten Cholesterinerhöhungen als auch -senkungen bei den Probanden der unterschiedlichen Apo E-Phänotypen nicht signifikant unterschiedlich waren. Auch in anderen Studien ließ sich eine Relation zwischen Apo E-Phänotypen und Serumlipidreaktionen auf Nahrungscholesterin nicht bestätigen [1, 5]. Dem Apo E-Polymorphismus scheint demzufolge keine entscheidende regulatorische Rolle zuzukommen.

Zusammenfassung

In einer kontrollierten Ernährungsstudie wurde bei 53 gesunden Versuchspersonen untersucht, ob die cholesterinsenkenden Effekte der Monoensäuren durch den Gehalt an Nahrungscholesterin beeinflußt werden und ob diese mögliche Interaktion eine Abhängigkeit vom Apo E-Polymorphismus zeigt. Die Studie wurde im Parallel-Design mit zwei Versuchsgruppen gleicher Verteilung der verschiedenen Apo E-Phänotypen durchgeführt. Nach dreiwöchiger Einstellungsphase für alle Probanden mit einer Kost mit hohem Gehalt an gesättigten Fettsäuren wurde in einer Gruppe (A) der Cholesteringehalt der Kost reduziert, in der zweiten Gruppe (B) erhöht. In der dritten dreiwöchigen Diätperiode wurde in beiden Gruppen bei sonst unveränderter Kostzusammensetzung der Monoensäureanteil erhöht, der Gehalt an gesättigten Fettsäuren entsprechend reduziert. Der Gesamtfett- und Polyensäuregehalt der Kost wurde im gesamten Studienverlauf konstant gehalten. Die Verminderung des Cholesteringehaltes der Kost in Gruppe A führte zu keinen signifikanten Veränderungen der gemessenen Lipidparameter, die Erhöhung der Cholesterinaufnahme in Gruppe B hingegen zu einem signifikanten Anstieg von Gesamt-, LDL- und HDL-Cholesterin sowie Apo B. Eine Abhängigkeit dieser Veränderungen vom Apo E-Phänotyp ließ sich nicht nachweisen. Unabhängig von der Höhe der Cholesterinzufuhr kam es nach der monoensäurereichen Diät in beiden Gruppen zu einem signifikanten Rückgang von Gesamt-, LDL-Cholesterin und Apo B, während HDL-Cholesterin und Apo A-I weitgehend konstant blieben. Auch nach dem Fettsäureaustausch zeigten sich weder bei den Lipoproteinen noch bei den Apolipoproteinen signifikante Differenzen zwischen den verschiedenen Apo E-Phänotypen. Aus den Ergebnissen kann abgeleitet werden, daß mit einer monoensäurereichen Kost unabhängig vom alimentären Cholesteringehalt und genetisch determinierten Apolipoprotein E-Polymorphismus signifikante Senkungen von Gesamt- und LDL-Cholesterin sowie Apo B bei gleichzeitigem Anstieg der HDL/LDL- und Apo A-I/B-Quotienten erzielt werden.

Literaturverzeichnis

1 Beil FU, Engel B, Greten H. Apoprotein E phenotype and response to dietary cholesterol Nutr Metab Cardiovasc Dis 1991; 1. 183-188

2 Beynen AC, Katan MB. Hyporesponders and hyperresponders to changes in diet Aktuell Ernähr 1987; 12: 102-105

3 Fisher EA, Blum CB, Zannis VI, Breslow JB. Independent effects of dietary saturated fat and cholesterol on plasma lipids, lipoproteins, and apolipoprotein E. J Lipid Res 1983; 24. 1039-1048.

4 Friedewald WT, Levy RI, Fredrickson DS. Estimation of the concentration of low density lipoprotein cholesterol in plasma, without use of the preparative ultracentrifuge. Clin Chem 1972, 18: 499-502.

5 Glatz JFC, Demacker PNM, Turner PR, Katan MB. Response of serum cholesterol to dietary cholesterol in relation to apolipoprotein E phenotype Nutr Metabol Cardiovasc Dis 1991, 1. 13-17.

6 Grundy SM, Nix D, Whelan MF, Franklin L. Comparison of three cholesterol-lowering diets in normolipidemic men JAMA 1986, 256: 2351-2355.

7 Kesaniemi YA, Ehnholm C, Miettinen TA. Intestinal cholesterol absorption efficiency in men is related to apoprotein E phenotype. J Clin Invest 1987, 80: 578-581

8 Manttari M, Koskinen P, Ehnholm C, Huttunen JK, Manninen V. Apolipoprotein E polymorphism influences the serum cholesterol response to dietary intervention. Metabolism 1991; 40: 217-221.

9 Mattson FH, Grundy SM. Comparison of effects of dietary saturated, monounsaturated, and polyunsaturated fatty acids on plasma lipid and lipoproteins in man J Lipid Res 1985, 26 194-202

10 McNamara DJ, Kolb R, Parker TS et al Heterogeneity of cholesterol homeostasis in man, response to changes in dietary fat quality and cholesterol quantity. J Clin Invest 1987, 79. 1729-1739.

11 Mensink RP, Katan MB. Effect of diet enriched with monounsaturated or polyunsaturated fatty acids on levels of low density and high density lipoprotein cholesterol in healthy men and women. N Engl J Med 1989, 321. 436-441.

12 Sandkamp M, Tambyrajah B, Schriewer H, Assmann G. Simplified turbidimetric determination of apolipoprotein A-I, A-II and B, using a microtitre method. J Clin Chem Clin Biochem 1988; 26: 685-688.

13 Valsta LM, Jauhiainen M, Aro A, Katan MB, Mutanen M. Effects of a monounsaturated rapeseed oil and a polyunsaturated sunflower oil diet on lipoprotein levels in humans Arterioscler Thromb 1992; 12· 50-57.

Studies of the behaviour of the omega-3-fatty acids in coronary sclerosis

W. Reuter, D. Enders, I. Hunecke, I. Sauer
Abteilung Geriatrie/Stoffwechsel, Klinik für Innere Medizin, Universität Leipzig

Abstract

Total cholesterol (TC), HDL-cholesterol (HDLC), LDL-cholesterol (LDLC), triglycerides (TG) and the spectrum of fatty acids were determined in the sera of 63 male patients examined by coronarangiography. Based on the coronarangiographic findings the patients were divided into three groups: group I: patients without coronary heart disease (CHD); group II: patients with light to medium CHD; group III: patients with severe CHD. In group III HDLC was significantly reduced compared to that in group I. In group II the TG were significantly increased compared to that in group I. The quotients LDLC/HDLC, TC - HDLC/HDLC and TC/HDLC were significantly raised in groups II and III compared to those in group I. The eicosapentaenoic acid was significantly lower in group II compared to that in group I. The linolenoic acid was significantly lower in group III compared to that in group II.
The results presented indicate the importance of the cholesterol quotients as predictors of CHD risk. The omega-3-fatty acids and prostacyclin precursors are reduced in CHD. Their alimentary addition should be taken into consideration.

Untersuchungen zum Verhalten der Omega-3-Fettsäuren bei Koronarsklerose

W. Reuter, D. Enders, I. Hunecke, I. Sauer
Abteilung Geriatrie/Stoffwechsel, Klinik für Innere Medizin, Universität Leipzig

Einleitung

Die kardiovaskuläre Risikorelevanz der Hyper- und Dyslipoproteinämien ist durch zahlreiche experimentelle, klinische und epidemiologische Studien belegt, und über das Verhalten der Serumlipide und -lipoproteine bei koronarer Herzkrankheit (KHK) liegen zahlreiche Mitteilungen in der Literatur vor.
Nicht so eindeutig klar sind die Beziehungen zwischen Dyslipazidämie und KHK. Während man noch vor nicht allzu langer Zeit allen gesättigten und monoungesättigten Fettsäuren (FS) atherogene Eigenschaften zumaß, wurde im Zusammenhang mit dem Erkenntniszuwachs bezüglich des Prostaglandinmetabolismus die unterschiedliche Rolle der Omega-6- und Omega-3-FS in der Atherogenese differenziert. Besonders Linolen-($C_{18\,3}$) und Eikosapentaensäure ($C_{20\,5}$) führen als Prostazyklin PGI_2-Präkursoren in der Folge zu Vasoprotektion und -dilatation sowie Inhibition der Thrombozytenaggregation. Auch über die kardiovaskulär-protektive Rolle der einfach ungesättigten Ölsäure ($C_{18\,1}$) wird zunehmend diskutiert, und bei den gesättigten FS wird sogar spezifiziert: Stearinsäure ($C_{18\,0}$) soll weniger am Atheroskleroseprozeß beteiligt sein als Palmitinsäure ($C_{16\,0}$). In diesem Zusammenhang interessierte uns neben den klassischen Lipiden auch das Verhalten der Serumfettsäuren bei verschiedenen Schweregraden der koronaren Herzkrankheit.

Methodik

Bei 63 Männern im durchschnittlichen Alter von 54,5 Jahren, die wegen pektanginöser Beschwerden koronarangiographiert worden waren, wurden im Serum Gesamt-, LDL-, HDL-Cholesterin (GC, LDLC, HDLC) und Triglyzeride (TGL) bestimmt, und die gaschromatographische Analyse des Spektrums der Gesamtfettsäuren wurde vorgenommen. Entsprechend dem koronarangiographischen Befund wurden die Patienten in drei Gruppen eingeteilt:

- Gruppe I (n = 12): kein nachweisbarer Gefäßbefund,
- Gruppe II (n = 18): isolierte Koronarstenosen = leichte bis mittelschwere KHK,
- Gruppe III (n = 33): diffuse, langstreckige Koronarstenosen = schwere KHK.

Ergebnisse

Die Resultate der Lipidanalysen und Berechnungen der Lipidquotienten sind in Tab. 1 dargestellt. GC und LDLC unterscheiden sich in den einzelnen Gruppen nicht signifikant, HDLC war in Gruppe III gegenüber Gruppe I signifikant vermindert ($p < 0,05$). Die TGL waren in Gruppe II gegenüber Gruppe I signifikant vermehrt ($p < 0,05$). Von besonderer Relevanz war das Verhalten der „Arteriosklerose-Quotienten“: LDLC/HDLC, GC-HDLC/HDLC und GC/HDLC waren in den Gruppen II und III gegenüber Gruppe I hochsignifikant erhöht ($p <$ 0,01 bis 0,001).
Gesättigte (Laurin-, Palmitin- und Stearinsäure), monoungesättigte (Ölsäure) und polyungesättigte Omega-6-Fettsäuren (Linol- und Arachidonsäure) zeigten keine signifikanten Differenzen in den drei Patientengruppen. Anders verhielten sich die mehrfach ungesättigten Omega-3-Fettsäuren (Tab. 2). Linolensäure war in Gruppe III gegenüber Gruppe II, Eikosapentaensäure in Gruppe II gegenüber Gruppe I signifikant verringert ($p < 0,05$).

Diskussion

Obwohl die Bedeutung des LDL-Cholesterins als Marker für die vasoaggressiven LDL in der Einschätzung des koronaren Risikos unumstritten ist,

Tab. 1: Serumlipide und Lipidquotienten bei KHK.

	Gruppe I	Gruppe II	Gruppe III	Signifik. I/II	Signifik. I/III	Signifik. II/III
GC (mmol/l)	6,3 ± 1,4	7,1 ± 1,1	6,9 ± 1,3	n.s.	n.s.	n.s
HDLC (mmol/l)	1,4 ± 0,3	1,2 ± 0,3	1,1 ± 0,3	n s	p < 0,05	n.s.
LDLC (mmol/l)	4,1 ± 1,1	4,9 ± 1,2	4,8 ± 1,3	n.s.	n s	n s
TGL (mmol/l)	1,7 ± 0,5	2,3 ± 0,9	2,2 ± 1,1	p < 0,05	n.s	n s.
LDLC/HDLC	3,0 ± 0,6	4,2 ± 1,3	4,6 ± 1,9	p < 0,01	p < 0,01	n s
GC-HDLC/HDLC	3,5 ± 0,8	5,2 ± 1,5	5,7 ± 2,1	p < 0,01	p < 0,001	n s
GC/HDLC	4,5 ± 0,8	6,2 ± 1,5	6,7 ± 2,1	p < 0,01	p < 0,001	n.s.

Tab. 2: Omega-3-Fettsäuren bei KHK.

	Gruppe I	Gruppe II	Gruppe III	Signifik. I/II	Signifik. I/III	Signifik. II/III
$C_{18\,3}$ (%)	1,4 ± 1,0	1,0 ± 0,2	0,8 ± 0,3	n.s.	n.s.	p < 0,05
$C_{20\,5}$ (%)	1,8 ± 0,8	1,3 ± 0,5	1,7 ± 1,1	p < 0,05	n.s.	p < 0,05

konnten wir bei unseren Patienten vor allem ein erniedrigtes HDL-Cholesterin feststellen. Von besonderer Bedeutung für die Beurteilung der klinischen Relevanz, der Prognose und der Progredienz des koronaren Risikos sind die pathologischen „Arteriosklerose-Indizes" LDLC/HDLC, GC-HDLC/HDLC und GC/HDLC. Sie waren bei unseren Patienten sowohl mit lokalisierter als auch mit diffuser, langstreckiger Koronarsklerose eindeutig erhöht. Damit befinden wir uns in Übereinstimmung mit der Literatur [1, 2, 6].
Während bei peripherer Arteriosklerosis obliterans und bei Zustand nach Myokardinfarkt eine Zunahme gesättigter und monoungesättigter FS sowie eine Abnahme polyungesättigter FS insgesamt beschrieben wurden [3 - 5, 7, 8], konnten wir diese Veränderungen des Serumfettsäurenspektrums bei unseren Patienten mit angiographisch gesicherter Koronarsklerose nicht feststellen. Allein die Omega-3-FS Linol- bzw. Eikosapentaensäure waren bei Koronarsklerose vermindert.

Wir schlußfolgern daher, daß

- die genannten „Arteriosklerose-Quotienten" für die Einschätzung des KHK-Risikos gut geeignet sind;
- die Verminderung der beiden Omega-3-FS Linolen- und Eikosapentaensäure bei Koronarsklerose auf ein gewisses Defizit an Präkursoren des vasoprotektiven, -dilatatorischen und thrombozytenaggregationshemmenden Prostazyklins PGI_3 hinweist;
- der alimentären Zufuhr von Omega-3-FS in Prävention und Therapie der KHK mehr Aufmerksamkeit geschenkt werden sollte, wobei dieselbe zur Vermeidung unliebsamer Lipidperoxidation durch Substitution mit Antioxidantien ergänzt werden sollte.

Zusammenfassung

Bei 63 koronarangiographierten männlichen Patienten im durchschnittlichen Alter von 54,5 Jahren wurden im Serum Gesamtcholesterin (GC), HDL-Cholesterin (HDLC), LDL-Cholesterin (LDLC), Triglyzeride (TGL) und das Spektrum der Fettsäuren (FS) bestimmt. Entsprechend dem koronarangiographischen Befund wurden die Patienten in drei Gruppen eingeteilt: Gruppe I (n = 12): ohne Gefäßbefund; Gruppe II (n = 18): leichte bis mittelschwere KHK; Gruppe III (n = 33): schwere KHK. HDLC war in Gruppe III gegenüber Gruppe I signifikant vermindert, die TGL in Gruppe II gegenüber Gruppe I signifikant vermehrt. Die Quotienten LDLC/HDLC, GC-HDLC/HDLC und GC/HDLC waren in den Gruppen II und III gegenüber Gruppe I signifikant erhöht. Die Eikosapentaensäure ($C_{20\,5}$) war in Gruppe II gegenüber Gruppe I, die Linolensäure ($C_{18\,3}$) in Gruppe III gegenüber Gruppe II signifikant vermindert. Die Ergebnisse sprechen für die Bedeutung der Cholesterin-Quotienten als KHK-Risikoprädiktoren. Bei KHK sind die Omega-3-FS und Prostazyklinpräkursoren $C_{20\,5}$ und $C_{18\,3}$ vermindert. Ihre alimentäre Zufuhr sollte in Erwägung gezogen werden.

Literaturverzeichnis

1 Assmann G. Fettstoffwechselstörungen und koronare Herzkrankheit. MMV-Medizin-Verlag. München 1988.
2 Herrmann W, Hanf S, Schutz C et al. Lipide und Apoproteine in Abhängigkeit vom Grad der Koronarsklerose. Z Gesamte Inn Med 1986; 41: 98-102.
3 Kingsburg KJ, Brett C, Stovold R et al. Abnormal fatty acid composition and human atherosclerosis. Postgrad Med J 1974; 50: 425-440.
4 Kirkeby K, Hjiermann I, Bjierkedal I The fatty acid composition in serum following myocardial infarction. Acta Med Scand 1968; 183. 149-151.
5 Miettinen TA, Naukkarinen J, Huttunen K et al. Fatty acid compositions of serum lipids predict myocardial infarction. Br Med J 1982; 285: 993-995.
6 Reuter W, Herrmann W, Voigt H. Vergleichende Betrachtung verschiedener Arteriosklerose-Indizes. Z Gesamte Inn Med 1982; 13. 331-334.
7 Reuter W, Voigt H, Köhler H. Spezielle metabolische Wirkungen von Polyenfettsäuren bei 45 - 60jährigen Patienten mit peripheren Durchblutungsstörungen. ZFA 1984; 38: 107-111.
8 Reuter W, Voigt H, Herrmann W et al. Langjährige Öltherapie und Fettstoffwechsel bei peripherer arterieller Verschlußkrankheit. Z Gesamte Inn Med 1985; 40· 348-350.

Effects of fish oil on lipid metabolism in hemodialysis patients

H.-J. Bauch, H. Raidt, W. Raupp, H. Schulte, G. Assmann

H.-J. Bauch, H. Schulte, G. Assmann
Institut für Arterioskleroseforschung, Westfälische Wilhelms-Universität Münster

H. Raidt, W. Raupp
Institut für Nephrologie, Westfälische Wilhelms-Universität Münster

Abstract

Atherosclerotic vascular disease is the most important cause of morbidity and mortality in patients on maintenance hemodialysis. This disease is often related to disorders in lipid metabolism. We therefore studied the effect of different amounts of fish oil over a period of 16 weeks on serum lipids in these patients. During the time of study neither low (1 g/day) nor high (6 g/day) doses of fish oil exhibited any significant effect on serum cholesterol, HDL- and LDL-cholesterol, or triglyceride levels. But significant changes were observed in the quantitative composition of serum cholesteryl esters, i. e. a dose dependent continuous increase in serum cholesteryl-palmitate accompanied by a constant decrease in cholesteryl-arachidonate were registered. The clinical relevance of these findings needs further investigations.

Einfluß von Lachsöl auf den Lipidstoffwechsel bei Dialysepatienten

H.-J. Bauch, H. Raidt, W. Raupp, H. Schulte, G. Assmann

H.-J. Bauch, H. Schulte, G. Assmann
Institut für Arterioskleroseforschung, Westfälische Wilhelms-Universität Münster

H. Raidt, W. Raupp
Institut für Nephrologie, Westfälische Wilhelms-Universität Münster

Zusammenfassung

Arteriosklerotische Gefäßerkrankungen sind die häufigsten Begleiterkrankungen und Todesursachen bei Dialysepatienten. Störungen im Lipidstoffwechsel werden häufig als eine mögliche Ursache für die Entstehung und Progredienz dieser Gefäßerkrankungen angesehen. Wir untersuchten daher über einen Zeitraum von 16 Wochen den Einfluß unterschiedlicher Mengen von Lachsöl auf die quantitative Zusammensetzung der Serumlipide bei diesen Patienten. Weder niedrige (1 g/Tag) noch höhere (6 g/Tag) Gaben an Lachsöl zeigten einen signifikanten Effekt auf die Höhe der Serumcholesterin-, High density lipoprotein(HDL)- und Low density lipoprotein(LDL)-Cholesterin- und Serumtriglyzeridspiegel. Jedoch wurden signifikante Veränderungen der quantitativen Zusammensetzung der Serumcholesterinester beobachtet. So wurde beispielsweise ein dosisabhängiger, kontinuierlicher Anstieg des Cholesteryl-Palmitats sowie eine beständige Abnahme des Cholesteryl-Arachidonats im Serum der Dialysepatienten im Verlauf der Studie gemessen. Eine Wertung dieser Befunde erfordert weitere klinische Untersuchungen.

Einleitung

Dialysepatienten (HDP) zeigen eine schnelle Manifestation und Progredienz arteriosklerotischer Gefäßveränderungen [10]. Bestimmte Störungen im Lipidstoffwechsel, wie beispielsweise eine Hypercholesterinämie und/oder eine Hypertriglyzeridämie, werden häufig als eine mögliche Ursache bei der Pathogenese der Arteriosklerose diskutiert [1, 2]. Derartige Veränderungen im Lipidstoffwechsel zeigen etwa 67 % aller HDP [5]. Infolgedessen wurden lipidsenkende Präparate, wie Nikotinsäure und Fibrate, häufig zur Therapie dieser ätiologisch komplexen Dyslipoproteinämien eingesetzt [6]. Untersuchungen an Eskimos führten zu der Annahme, daß Lachsöl, wegen seines

Gehaltes an Omega-3-Fettsäuren, einen günstigen Einfluß auf die Zusammensetzung der Serumlipide ausübt [3] und somit zu einer Senkung des kardiovaskulären Risikos beiträgt [3, 9]. Der Einfluß von Fischöl auf den Lipidstoffwechsel beim Menschen wurde in zahlreichen Studien untersucht, die Ergebnisse werden jedoch kontrovers diskutiert [8]. Dabei sind die Patientenzahlen häufig sehr klein ($n \leq 10$) und die verabreichten Lachsölmengen und Beobachtungszeiträume sehr unterschiedlich. Wir untersuchten daher über einen Zeitraum von 16 Wochen den Einfluß verschiedener Lachsöldosen auf den Lipidstoffwechsel bei 59 Dialysepatienten, die unterschiedliche Störungen dieses Stoffwechselweges aufwiesen.

Patienten und Methoden

59 Dialysepatienten, 31 Männer und 28 Frauen, mit einem durchschnittlichen Alter von 52,5 ± 13,7 Jahren, wurden in die Studie aufgenommen. Vor Studienbeginn wurde bei allen Patienten der Lipidstatus registriert. Danach wurden die Patienten in drei Gruppen, A (n = 20), B (n = 22) und C (n = 17) aufgeteilt. Über einen Zeitraum von 16 Wochen wurden die HDP mit unterschiedlichen Mengen Lachsöl (Kapseln mit jeweils 500 mg Lachsöl; Ameu®) behandelt. Gruppe A erhielt 1 g Lachsöl/Tag, Gruppe B 3 g Lachsöl/Tag und Gruppe C 6 g Lachsöl/Tag. Dabei wurde der Lipidstatus bei allen Patienten nach 4-, 8- und 16wöchiger Behandlung kontrolliert.

Bei der Erhebung des Lipidstatus wurde zunächst der Gehalt an Gesamtcholesterin, HDL- und LDL-Cholesterin und Triglyzeriden im Serum der Patienten bestimmt. Gesamtcholesterin- und Triglyzeridgehalt im Serum wurden mit dem Autoanalyzer Hitachi 737 (Hitachi-Boehringer Mannheim) enzymatisch bestimmt. Das HDL-Cholesterin wurde nach Präzipitation der Apolipoprotein B-haltigen Lipoproteine mit Phosphorwolframsäure/$MgCl_2$ im Überstand enzymatisch quantitativ bestimmt (Fa. Boehringer Mannheim). Der LDL-Cholesteringehalt wurde mit Hilfe der Friedewald-Formel (LDL-Cholesterin(mg/dl) = Gesamtcholesterin(mg/dl) – HDL-Cholesterin(mg/dl) –Triglyzeride (mg/dl)/5 rechnerisch ermittelt.

Zur quantitativen Bestimmung von freiem Cholesterin, Cholesteryl-Arachidonat, Cholesteryl-Linoleat, Cholesteryl-Oleat und Cholesteryl-Palmitat wurden die genannten Verbindungen zunächst mittels Festphasenextraktion (Extrelut 1-Säulen; Fa. Merck) aus den Serumproben isoliert. Anschließend wurde die Fraktion, die die Steroide enthielt, mittels Hochleistungsflüssigkeitschromatographie (HPLC) auf einer C18-Reversed Phasesäule aufgetrennt. Die jeweiligen Steroide, freies Cholesterin und Cholesterinester, wurden mit Hilfe eines UV-Detektors bei 206 nm detektiert. Die quantitative Bestimmung erfolgte über eine externe Kalibrierung. Eine detaillierte Beschreibung dieser Methode ist unter [11] wiedergegeben.

Ein Vergleich des Lipidstatus von nierengesunden Probanden (Serumkreatinin

< 1,1 mg/dl) und Dialysepatienten wurde mit Hilfe des U-Tests nach Mann-Whitney durchgeführt. Die Veränderungen im Lipidstoffwechsel unter dem Einfluß einer Lachsöltherapie wurden mit dem Wilcoxon-Test für Paardifferenzen auf Signifikanz überprüft. Das Signifikanzniveau wurde auf 0,05 festgelegt.

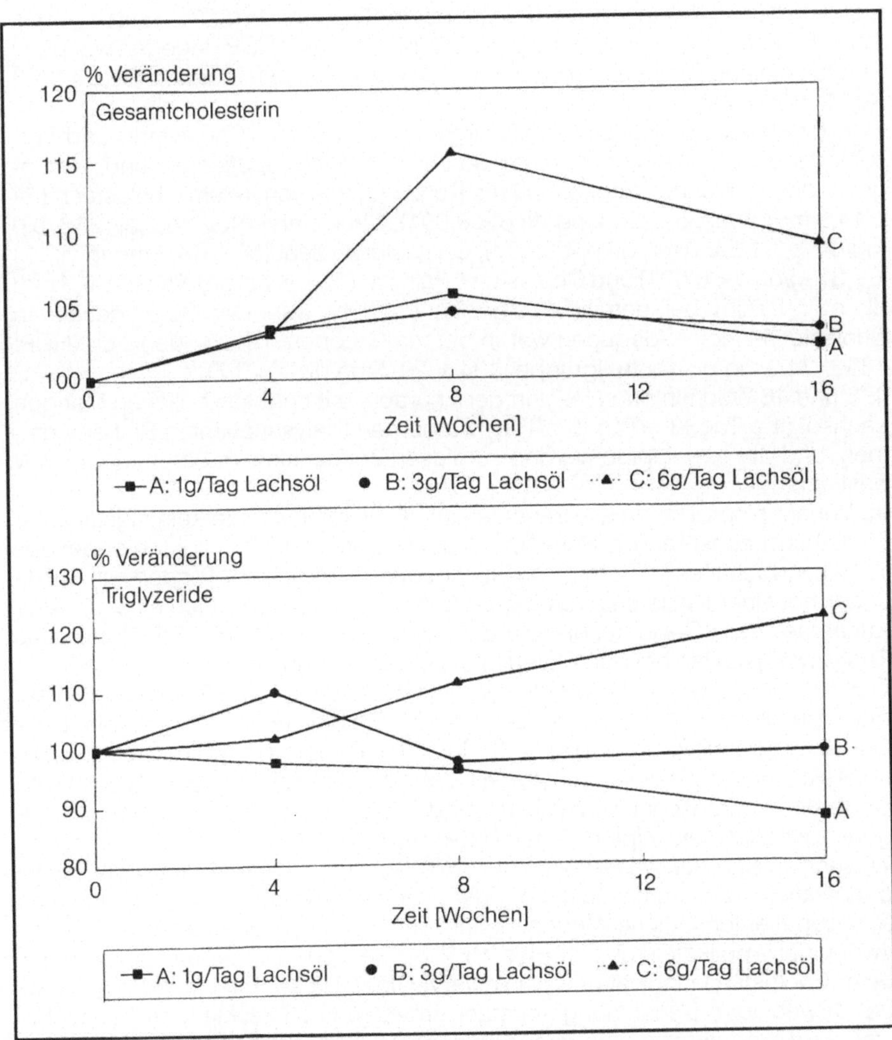

Abb. 1: Einfluß verschiedener Lachsölmengen auf den Gesamtcholesterin- und Triglyzeridgehalt im Serum von Dialysepatienten.

Ergebnisse

Vor Beginn der Studie wurde der Lipidstatus der Dialysepatienten (n = 59) aufgenommen. Im Vergleich mit 147 nierengesunden Probanden zeigten die Dialysepatienten eine signifikante Erhöhung des Gesamtcholesterins (239 ± 63,8 mg/dl vs. 209 ± 40,7 mg/dl; p < 0,001); des LDL-Cholesterins (167 ± 60,5 mg/dl vs. 132 ± 40,2 mg/dl; p < 0,001) und der Triglyzeride (223 ± 15,6 mg/dl vs. 107 ± 57,6 mg/dl; p < 0,001). Das HDL-Cholesterin der HDP dagegen war beim Vergleich beider Gruppen signifikant erniedrigt (37 ± 13,0 mg/dl vs. 56,0 ± 14,3 mg/dl; p < 0,001).
Eine differenzierte quantitative Bestimmung von freiem Cholesterin und verschiedenen Cholesterinestern im Serum von Dialysepatienten und nierengesunden Probanden zeigte, daß die Konzentration von freiem Cholesterin (64 ± 14,9 mg/dl vs. 55 ± 11,4 mg/dl; p < 0,001), Cholesteryl-Arachidonat (26 ± 8,0 mg/dl vs. 21 ± 6,0 mg/dl; p < 0,001), Cholesteryl-Oleat (55 ± 14,3 mg/dl vs. 45 ± 9,3 mg/dl; p < 0,001) und Cholesteryl-Palmitat (32 ± 6,7 mg/dl vs. 28 ± 6,3 mg/dl; p < 0,005) bei den HDP signifikant erhöht war. Der Serumgehalt an Cholesteryl-Linoleat dagegen war in beiden Gruppen nahezu identisch (HDP: 135 ± 34,9 mg/dl; Kontrollgruppe: 134 ± 29,7 mg/dl; p = 0,7).
4, 8 und 16 Wochen nach Beginn der Therapie mit unterschiedlichen Mengen Lachsöl (1 g/Tag; 3 g/Tag, 6 g/Tag) wurde den Dialysepatienten Blut entnommen, und die o. g. Lipide wurden zu diesen Zeitpunkten im Serum quantitativ bestimmt.
Im Verlauf eines Therapiezeitraumes von 16 Wochen konnte kein signifikanter Einfluß von Lachsöl auf die Höhe des Gesamtserumcholesterinspiegels oder des Triglyzeridgehaltes im Serum von HDP beobachtet werden. Tendenziell wurde sogar bei einer Dosierung von 6 g Lachsöl/Tag durchschnittlich eine 10 %ige Zunahme des Gesamtcholesterins sowie eine 20 %ige Erhöhung des Triglyzeridgehaltes bei den Patienten festgestellt (Abb. 1).
Darüber hinaus zeigte die Lachsöltherapie auch keinen signifikanten Effekt auf die Serumkonzentration von LDL- und HDL-Cholesterin. Während der LDL-Cholesteringehalt im Serum von HDP durch die Applikation von Lachsöl nahezu unbeeinflußt blieb, konnte bei höherer Dosierung dieses Öls (6 g/Tag) beim HDL-Cholesterin durchschnittlich eine 15 %ige Zunahme gemessen werden. Niedrigere Lachsöldosen zeigten keinen Effekt (Abb. 2).
Wesentlich eindrucksvoller waren die Auswirkungen der Lachsöltherapie auf die quantitative Zusammensetzung der Cholesterinester im Serum von Dialysepatienten. Kleine Mengen Lachsöl (1 g/Tag) bewirkten bereits nach 4wöchiger Applikation eine 10- bis 15 %ige Senkung der Serumkonzentration beim Cholesteryl-Linoleat und Cholesteryl-Oleat. Dieser Effekt blieb im Verlauf der 16wöchigen Behandlung konstant erhalten. Größere Mengen Lachsöl (3 bzw. 6 g/Tag) verursachten dagegen nach 16wöchiger Applikation eine Erhöhung der Serumkonzentration von Cholesteryl-Linoleat und Cholesteryl-Oleat um durchschnittlich 10 % (Abb. 3 und 4). Der Serumgehalt an Cholesteryl-

Palmitat nahm bei der Gabe von Lachsöl im Verlauf der Behandlung dosisabhängig kontinuierlich zu. Nach einer Behandlungsdauer von 16 Wochen mit 3 bzw. 6 g Lachsöl/Tag konnte bei den HDP eine 25 - 30 %ige Erhöhung der Cholesteryl-Palmitatkonzentration im Serum beobachtet werden. Demgegenüber nahm der Serumgehalt an Cholesteryl-Arachidonat bei der

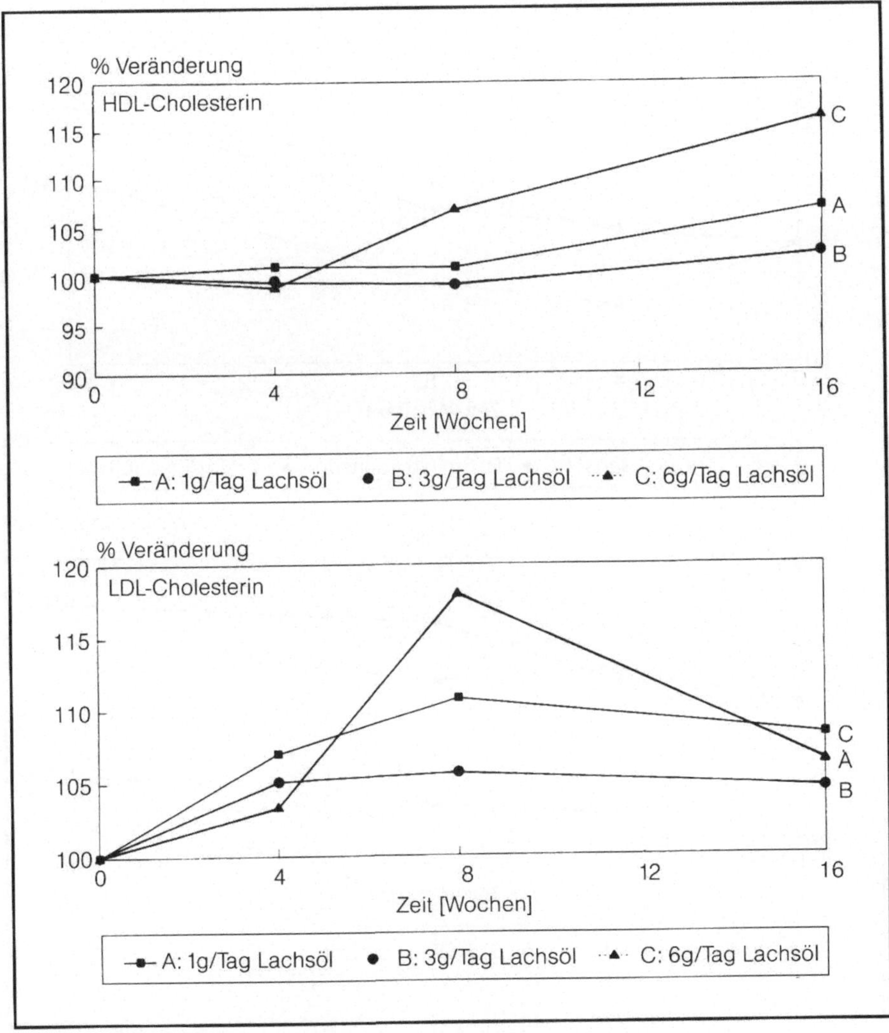

Abb. 2: Einfluß verschiedener Lachsölmengen auf den HDL- und LDL-Cholesteringehalt im Serum von Dialysepatienten.

Applikation von Lachsöl im Verlauf der Behandlung kontinuierlich ab. Nach 16wöchiger Behandlung der HDP mit Lachsöl wurde eine 20 - 35 %ige Abnahme des Serumgehaltes beim Cholesteryl-Arachidonat beobachtet. Dieser Effekt war bei geringeren Lachsöldosen größer als bei höherer Dosierung (1 g/Tag, 3 g/Tag, 6 g/Tag; Abb. 3 und 4).

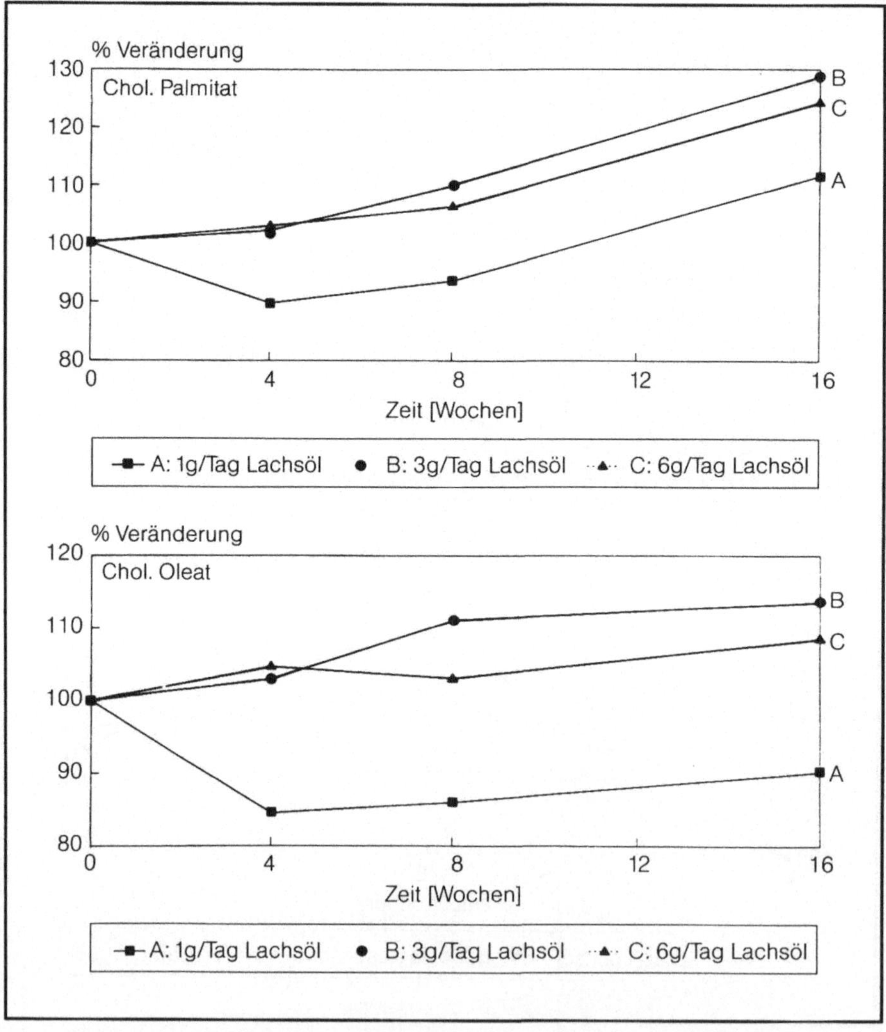

Abb. 3: Einfluß verschiedener Lachsölmengen auf den Cholesteryl-Palmitat- und Cholesteryl-Oleatgehalt im Serum von Dialysepatienten.

Diskussion

Im Rahmen der von uns durchgeführten Studie konnte keine signifikante Beeinflussung der Serumlipide, wie Gesamtcholesterin, LDL- und HDL-Cholesterin und Triglyzeride, durch unterschiedliche Lachsölgaben festgestellt werden. Die

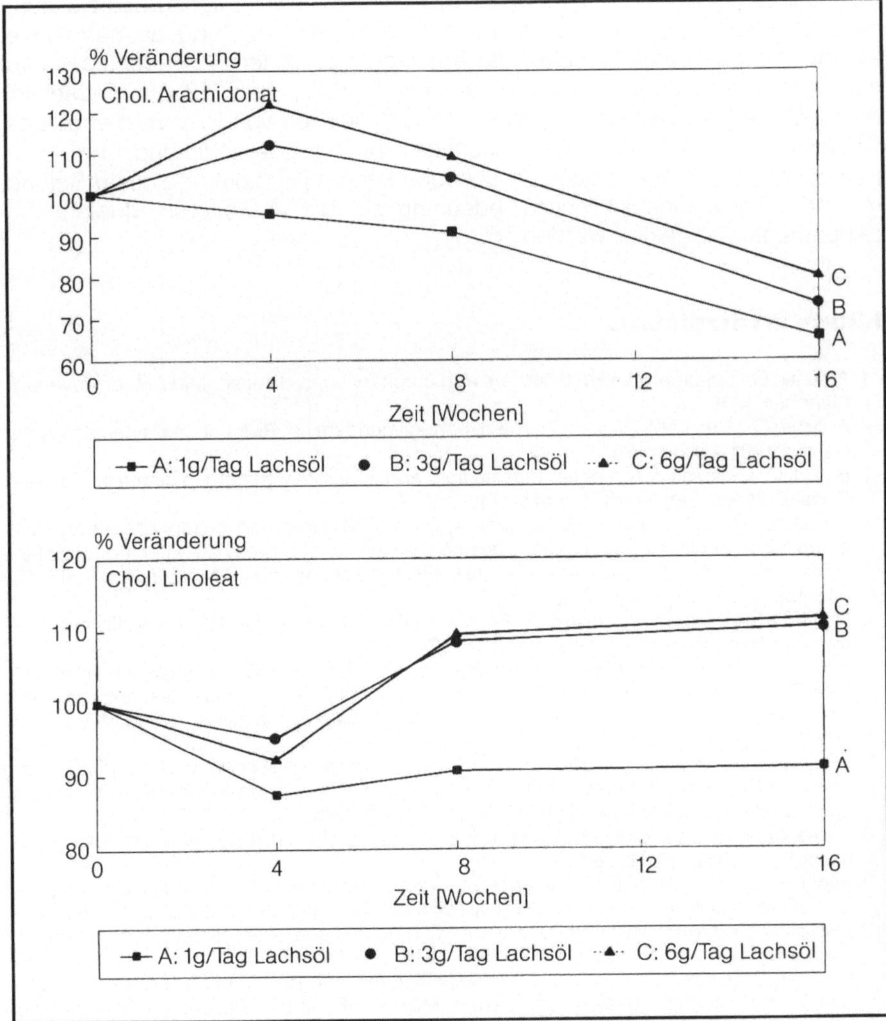

Abb. 4: Einfluß verschiedener Lachsölmengen auf den Cholesteryl-Arachidonat- und Cholesteryl-Linoleatgehalt im Serum von Dialysepatienten.

quantitative Zusammensetzung der Serumcholesterinester dagegen zeigte signifikante, dosisabhängige Veränderungen. Dougherty et al. konnten in epidemiologischen Studien den Kausalzusammenhang zwischen der Fettsäurezusammensetzung in den Cholesterinestern und dem Fettsäuremuster der aufgenommenen Nahrungsfette nachweisen [4]. Somit dürfte der dosisabhängige Anstieg des Cholesteryl-Palmitats auf den verhältnismäßig hohen Palmitinsäuregehalt (15,1 %) in dem von uns verwendeten Lachsöl zurückzuführen sein. Ebenso kann die Abnahme des Cholesteryl-Arachidonats durch eine kompetitive Interaktion zwischen der Arachidonsäure, der Eicosapentaensäure sowie der Docosahexaensäure, deren Gehalt 18,1 % bzw. 12,4 % im Lachsöl ausmacht, erklärt werden. Da nach den Ergebnissen von Habenicht et al. das Cholesteryl-Arachidonat eine wichtige biologische Wirkung bei der Pathogenese der Arteriosklerose ausüben könnte [7], kommt diesem Befund möglicherweise eine klinische Bedeutung zu, die in weiteren Studien und Experimenten abgeklärt werden sollte.

Literaturverzeichnis

1 Assmann G. Lipid metabolism disorders and coronary heart disease. MMV Medizin Verlag. München 1989

2 Assmann G, Gotto AM, Paoletti R. The hypertriglyceridemias Risk and management Am J Cardiol 1991, 68· 1A-42A.

3 Bang HO, Dyerberg J, Nielsen A. Plasma lipid and lipoprotein pattern in Greenlandic West Coast Eskimos. Lancet 1971, 1143-1146

4 Dougherty RM, Galli BAC , Ferro-Luzzi A, Iacono JM Lipid and phospholipid fatty acid composition of plasma, red blood cells, and platelets and how they are affected by dietary lipids: a study of normal subjects from Italy, Finland and the USA. Am J Clin Nutr 1987, 45. 443-455.

5 Dzurik R, Chorvathova V, Stustova V Fettstoffwechselstörungen bei Niereninsuffizienz. Nieren- und Hochdruckkrankheiten 1987; 16· 324-326

6 Goldberg AP, Applebaum-Bowden DM, Bierman EL, Hazzard WR, Haas LB, Sherrard DJ, Brunzell JD, Huttmen JK, Elmholm C, Nikkila EK. Increase in lipoprotein-lipase during clofibrate treatment of hypertriglyceridemia in patients on hemodialysis N Engl J Med 1979, 301· 1073-1076

7 Habenicht AJR, Salbach P, Goerig M, Zeh W, Janssen-Timmen U, Blattner C, King WC, Glomset JA. The LDL receptor pathway delivers arachidonic acid for eicosanoid formation in cells stimulated by platelet-derived growth factor Nature 1990, 345: 634-636.

8 Harris WS Fish oils and plasma lipid and lipoprotein metabolism in humans. a critical review J Lipid Res 1989; 30. 785-807.

9 Kromhout D, Bosschieter EB, Coulander CL. The inverse relation between fish consumption and 20-year mortality from coronary heart disease N Engl J Med 1985, 312: 1205-1209.

10 Lindner A, Charra B, Sherrard DJ, Scribner BH Accelerated atherosclerosis in prolonged maintainance-hemodialysis N Engl J Med 1974, 290. 697-701

11 Petersen G, Bauch HJ, Wahrburg U, Assmann G. Simultane Bestimmung von freiem Cholesterin und Cholesterinestern im Serum mittels HPLC bei Patienten mit erhöhtem atherogenem Risiko, In· Assmann G, Betz E, Heinle H, Schulte H (Hrsg). Koronare Herzkrankheit. Vieweg: Braunschweig 1991, 258-265

Inhibition of cholesterol-biosynthesis in cultured hepatocytes by garlic components

R. Gebhardt
Physiologisch-chemisches Institut, Universität Tübingen

Abstract

Water-soluble extracts of garlic powder inhibit cholesterol-biosynthesis at early and late steps of the pathway. In this study we have tried to identify garlic compounds associated with these different inhibitory actions which are predominant at low and high concentrations, respectively.
Alliin, neither alone nor after incubation with alliinase, was able to inhibit sterol synthesis from ^{14}C-acetate in cultured rat hepatocytes at the early step. Likewise, allicin caused no reduction, while ajoen diminished sterol synthesis by maximally 16 %. Other compounds containing allyl- and/or sulphur-groups (including γ-glutamyl-peptides) did not inhibit, whereas nicotinamide and particularly adenosine caused some inhibition. From all these compounds only allicin and ajoen at high concentrations interacted with the conversion of lanosterol to cholesterol. Both substances led to the accumulation of lanosterol as well as some 7-dehydrocholesterol at the expense of cholesterol. Desmosterol was not accumulating.
These results demonstrate that the effects of water-soluble extracts of garlic powder on cholesterol biosynthesis in rat hepatocytes are due to distinct compounds present in garlic which may contribute to the hypocholesterolemic effect of garlic observed in rats and man.

Hemmung der Cholesterinbiosynthese in kultivierten Hepatozyten durch Knoblauchinhaltsstoffe

R. Gebhardt
Physiologisch-chemisches Institut, Universität Tübingen

Einleitung

Wäßrige Extrakte von Knoblauchpulver (Kwai®/Sapec®) hemmen die Cholesterinbiosynthese in kultivierten Hepatozyten am Anfang des Syntheseweges, hauptsächlich auf der Stufe der Hydroxymethylglutaryl-Coenzym-A(HMG-CoA)-Reduktase [3]. Das Maximum dieser Hemmung wird zwischen 0,2 und 8 mg/ml erreicht und beträgt 25 - 30 %. In höheren Konzentrationen kann zusätzlich eine Hemmung der Umwandlung der Sterinkörper beobachtet werden, die besonders zur Anhäufung von Lanosterin und in geringerem Maße von 7-Dehydrocholesterin führt [5]. In der vorliegenden Studie wurde der Frage nachgegangen, welche Knoblauchinhaltsstoffe für diese unterschiedlichen Wirkungen verantwortlich sind.

Material und Methoden

Knoblauchpulver (entsprechend Sapec®), reines, synthetisches Alliin und angereicherte Fraktionen von γ-Glutamylpeptiden wurden von der Firma Lichtwer Pharma GmbH, Berlin, zur Verfügung gestellt. Gereinigtes Allicin und Ajoen wurden freundlicherweise von Prof. Dr. K.G. Wagner, Braunschweig, überlassen. Allyltrisulfid war ein Geschenk von Dr. Y. Cai, Shanghai. Allylmercaptan und Diallyldisulfid stammten von Aldrich, Steinheim. Alle anderen Chemikalien wurden von Sigma (München) und Merck (Darmstadt) bezogen.

Isolation und Kultivierung von Rattenhepatozyten
Hepatozyten wurden aus männlichen Sprague-Dawley-Ratten (220 - 260 g) durch Perfusion mit Kollagenase nach der Methode von Gebhardt und Jung [6] isoliert. Die Kultivierung erfolgte in serumfreiem Williams-Medium E [3]. 18 Stunden nach Anlegen der Kulturen wurde frisches Medium, das ^{14}C-Azetat enthielt, zugegeben und in An- oder Abwesenheit der Testsubstanzen für zwei Stunden inkubiert [3]. Die Testsubstanzen wurden entweder direkt oder nach vorherigem Lösen in Dimethylsulfoxid (DMSO) in Williams-Medium E aufgenommen und mit diesem verdünnt.

Bestimmung des Einbaus von Azetat in nicht verseifbare neutrale Lipide
Der Einbau von ^{14}C-Azetat in nicht verseifbare neutrale Lipide (Cholesterin > 90 %) wurde nach der Vorschrift von PILL et al. [9], wie in [3] angegeben, durchgeführt. Die Auftrennung der Sterinfraktion wurde mittels Silber-Ionen-Dünnschichtchromatographie nach PILL et al. [10] in der Modifikation von GEBHARDT [5] vorgenommen. Es wurden stets Dreifachbestimmungen an mindestens zwei Kulturen durchgeführt.

Ergebnisse

Beeinflussung der Gesamtsterinsynthese
In Übereinstimmung mit früheren Ergebnissen [3] führte der Zusatz von Alliin in Konzentrationen unter 10^{-5}M nicht zu einer Hemmung der Cholesterin-

Tab. 1: Hemmung der Sterinbiosynthese durch Alliin sowie Folge- und Nebenprodukte der Alliinumwandlung. [a]: Mittelwerte von Dreifachbestimmungen; n. b.: nicht bestimmt; [b]: inkubiert mit Alliinase aus einem verdünnten Knoblauchextrakt [3]; *: $p < 0,01$.

Substanz	Hemmung der Sterinbiosynthese[a] (%) 10^{-4}M	10^{-5}M
Alliin	5	n. b
Alliin(inkubiert[b])	6	n b
Allicin	8	2
Ajoen	16*	11*
Allylmercaptan	2	0
Diallyldisulfid	0	0
Allyltrisulfid	2	0

Tab. 2: Hemmung der Sterinbiosynthese durch verschiedene Knoblauchinhaltsstoffe. [a]: Mittelwerte von Dreifachbestimmungen; [b]: die Konzentrationen sind bezogen auf den ungefähren Gehalt im Knoblauchpulver (KNP)-Extrakt; [c]: unbekannte Struktur, jedoch verschieden von den beiden anderen; *: $p < 0,01$.

Substanz	Hemmung der Sterinbiosynthese[a] %) Konz 1[b] ≈ 2 mg KNP/ml	Konz. 2 ≈ 0,2 mg KNP/ml	Konz. 3 ≈ 0,02 mg KNP/ml
Adenosin	24*	16*	13*
γ-Glutamyl-S-allylcystein	n.b	0	0
γ-Glutamyl-S-1-propenylcystein	n.b	0	0
γ-Glutamyl-peptid III[c]	n.b.	0	0
Nikotinsäure	6*	2	0

biosynthese (Tab. 1). Auch nach Überführung in Allicin durch Vorinkubation mit Alliinase [3] trat keine signifikante Hemmung auf, was mittels gereinigtem Allicin bestätigt wurde. Im Gegensatz hierzu konnte mit Ajoen sowohl bei 10^{-4}M als auch bei 10^{-5}M eine signifikante Hemmung erreicht werden, die jedoch 16 % nicht überstieg (Tab. 1).
Verschiedene Schwefel- bzw. Allylgruppen enthaltende Nebenprodukte, die bei der Umwandlung von Allicin entstehen, zeigten dagegen keine Hemmwirkung (Tab. 1). Ähnliche Ergebnisse wurden an HepG2-Zellen beobachtet, wobei die hemmenden Konzentrationen teilweise etwas tiefer lagen (nicht gezeigt).
Andere wasserlösliche Verbindungen, wie die Glutamylpeptide, verursachten ebenfalls keine Hemmung (Tab. 2). Durch Nikotinsäure und insbesondere durch Adenosin jedoch konnte die Sterinbiosynthese gehemmt werden. Beide Substanzen scheinen ihre Wirkung an der HMG-CoA-Reduktase zu entfalten (nicht gezeigt, vgl. [5]).

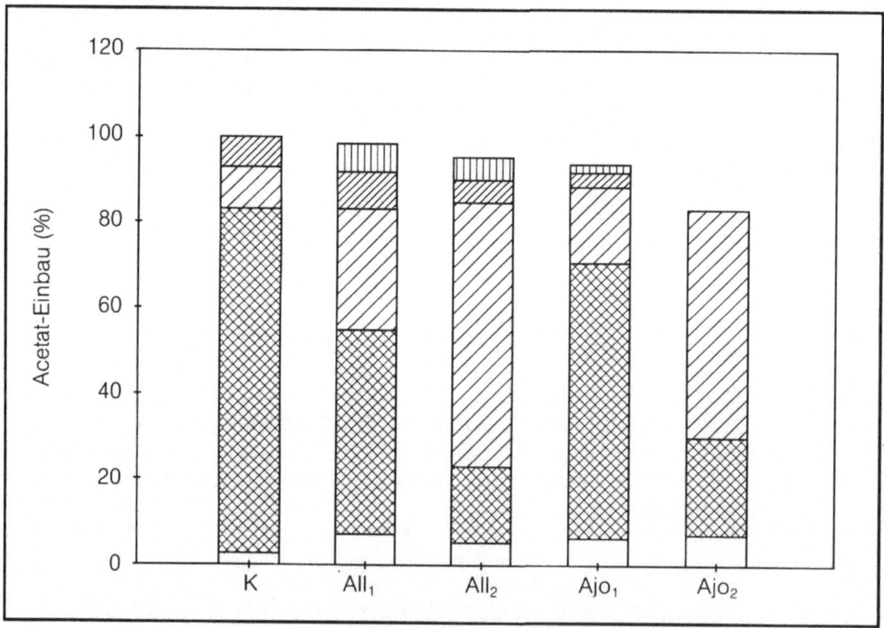

Abb. 1: Relative Anteile verschiedener Sterine nach Markierung mit ^{14}C-Azetat in kultivierten Hepatozyten unter dem Einfluß von Allicin und Ajoen. K: Kontrolle; All_1: 2 x 10^{-5}M Allicin; All_2: 10^{-4}M Allicin; Ajo_1: 2 x 10^{-5}M Ajoen; Ajo_2: 10^{-4}M Ajoen; ▭ : Cholesterin; ▨ : Lanosterin; ▨ : 7-Dehydrocholesterin; ▥ : Dihydrolanosterin; ▭: andere Sterine

Beeinflussung der Umwandlung von Lanosterin in Cholesterin
In höheren Konzentrationen (> 0,5 mg/ml) hemmen wäßrige Extrakte von Knoblauchpulver die Umwandlung von Lanosterin in Cholesterin [5]. Von den oben genannten Knoblauchinhaltsstoffen und ihren Derivaten waren lediglich Allicin und Ajoen in der Spätphase der Cholesterinbiosynthese als Hemmstoffe aktiv. Beide Substanzen führten zu einer Akkumulation von Lanosterin, wobei Allicin eine etwas stärkere Hemmwirkung entfaltete (Abb. 1). Während beim Allicin (6,2 mM) etwa 9 % 7-Dehydrocholesterin auftrat, entstand dieser Cholesterinvorläufer bei niedrigerer Konzentration, bzw. bei Anwesenheit von Ajoen, nur in noch geringeren Anteilen. Allicin führte darüber hinaus zu einer gewissen Anhäufung von Dihydrolanosterin (Abb. 1). Eine Akkumulation von Desmosterin konnte in keinem Fall beobachtet werden.

Diskussion

Nach unseren Befunden sind in Knoblauchpulver wasserlösliche Komponenten enthalten, die an verschiedenen Stellen hemmend in die Cholesterinbiosynthese eingreifen. In einem niedrigen Konzentrationsbereich (0,05 - 1 mg/ml) kommt es überwiegend zu einer Hemmung der Sterinkörperbildung, die im wesentlichen auf der Ebene der HMG-CoA-Reduktase stattfindet. Aufgrund der relativen Anteile im Knoblauchpulver scheint nach unseren Untersuchungen dem Adenosin eine wesentlich größere Hemmwirkung zuzukommen als der Nikotinsäure oder dem Ajoen, das als einziges der Alliinderivate eine geringfügige Hemmung bewirkt. Vermutungen, daß Allicin bzw. generell schwefelhaltige Verbindungen einen direkten Einfluß auf die Sterinbiosynthese allgemein ausüben könnten [2], sind aufgrund unserer Befunde wenig wahrscheinlich. Neben Adenosin sind noch weitere Hemmsubstanzen zu vermuten.
Demgegenüber läßt sich aus den vorliegenden Ergebnissen ableiten, daß Allicin und auch Ajoen (möglicherweise als einzige Knoblauchinhaltsstoffe) in höheren Konzentrationen mit der Umwandlung der Sterinkörper in Cholesterin interferieren. Dies stimmt mit dem Spektrum der Cholesterinvorläufer überein, das mit wäßrigen Extrakten von Knoblauchpulver in hohen Konzentrationen erhalten wird [5] (die irrtümliche Angabe einer Desmosterinanhäufung in einem kürzlich erschienenen Abstract [4] beruht auf der fälschlichen Beschriftung des Lanosterinanteils in Abb. 2). Die Anhäufung von Lanosterin deutet darauf hin, daß die 14α–Demethylierung von diesen Alliinderivaten gehemmt wird, während die Sättigung der Seitenkette weniger beeinflußt zu werden scheint. Dies erklärt u. a. das Ausbleiben einer Anhäufung von Desmosterin. Damit unterscheiden sich diese Inhibitoren von anderen, wie Triparanol [1] und AY-9944 [7], die ebenfalls in der Spätphase der Cholesterinbiosynthese eingreifen, aber zu einer Akkumulation von Desmosterin führen.
Die Ergebnisse zeigen, daß die von wäßrigen Knoblauchpulverextrakten ausgehende hemmende Wirkung auf die Cholesterinbiosynthese einzelnen definierten

Substanzen zuzuordnen ist, von denen manche in relativ geringer Konzentration in der Frühphase, andere in höherer Konzentration auch in der Spätphase des Biosyntheseweges wirksam sind. Die beschriebenen Effekte dürften zu einer Senkung des Blutcholesterinspiegels beitragen, wie sie nach Gabe von Knoblauchpulvertabletten beobachtet wird [8]. Obwohl erst vorläufige Daten für menschliche Hepatozyten vorliegen, erscheinen die Konzentrationsunterschiede zwischen den verschiedenen Wirkungen groß genug, um selbst bei einer Langzeitexposition Nebenwirkungen sehr unwahrscheinlich zu machen.

Literaturverzeichnis

1 Augusti KT, Mathew PT. Lipid lowering effect of allicin (diallyl disulfideoxid) on long term feeding to normal rats Experientia 1974; 30: 468-470

2 Avigan J, Steinberg D, Vroman HE, Thompson MJ, Mosettig E. Studies on cholesterol biosynthesis. I. Identification of desmosterol in serum and tissues of animals and man treated with MER-29. J Biol Chem 1960; 235: 3123-3126.

3 Gebhardt R. Inhibition of cholesterol biosynthesis by a water-soluble garlic extract in primary cultures of rat hepatocytes. Arzneimittelforschung/Drugs 1991; 41· 800-804

4 Gebhardt R. Multiple Wirkungen von Knoblauchextrakten auf die Cholesterin-Biosynthese. Med Welt 1991; 42(Suppl 7a): 12-13.

5 Gebhardt R. Multiple inhibitory effects of water-soluble garlic extracts on cholesterol biosynthesis in hepatocytes. Lipids 1992 (in Druck)

6 Gebhardt R, Jung W. Biliary secretion of sodium fluorescein in primary cultures of adult rat hepatocytes and its stimulation by nicotinamide. J Cell Sci 1982; 56: 233-244.

7 Gibbons GF, Mitropoulos KA. Effect of trans-1,4-bis(2-chlorobenzylaminomethyl) cyclohexane dihydrochloride and carbon monoxide on hepatic cholesterol biosynthesis from 4,4-dimethylsterols in vitro. Biochim Biophys Acta 1975; 380: 270-281.

8 Mader FH. Treatment of hyperlipidemia with garlic powder tablets Results of a multicentric placebo-controlled double-blind study of the German Association of General Practitioners. Arzneimittelforschung/Drugs 1990; 40: 1111-1116.

9 Pill J, Johne G, Stegmeier K, Frey A, Frey B, Schmidt FH. New, rapid method for the separation of labelled sterols synthesized by cell cultures by means of Extrelut. Fresenius Z Anal Chem 1985; 322: 512-513.

10 Pill J, Aufenanger J, Stegmeier K, Schmidt FH, Muller D. Thin-layer chromatography of radioactively labelled cholesterol and precursors from biological material. Fresenius Z Anal Chem 1987; 327: 558-560

Influence of garlic on atherogenesis in rats

E. Betz, H. Heinle, R. Weidler
Physiologisches Institut (I), Universität Tübingen

Abstract

The potential antiatherosclerotic effect of garlic was tested in rats in which atherosclerosis was induced in the carotid artery by endothelial denudation using a balloon catheter. Garlic was administered to the chow (5 %) containing additionally cholesterol (2 %). Similarly treated controls received the cholesterol enriched chow. Four weeks after injury, the animals were sacrificed and the following determinations were performed: plasma cholesterol level, DNA content of excised samples of the carotid arteries, thickness of the neointima formed in the denuded areas, enzyme activities of glutathione peroxidase and reductase in homogenates of liver, heart, and aorta.

The results show that the rise in plasma cholesterol in the garlic group was significantly lower than in the control group. The formation of the neointima was found to be slightly decreased. However, due to large interindividual variations, no significance was found. The determinations of the enzyme activities showed that the capacity mainly of the rate limiting enzyme glutathione reductase is increased under garlic.

Although the antiproliferative effect of garlic could not be established in this model, the lipid lowering effect as well as the effect on the peroxidation protecting enzymes might be beneficial in other models of atherosclerosis in which LDL oxidation is of greater importance.

Wirkung von Knoblauchverfütterung auf die Atherogenese bei Ratten

E. Betz, H. Heinle, R. Weidler
Physiologisches Institut (I), Universität Tübingen

Einleitung

Die vorliegende Studie wurde durchgeführt, um die antiatherosklerotische Wirkung von Knoblauch, die häufig aufgrund seiner cholesterinsenkenden Wirkung postuliert wird [5], an einem experimentellen Modell zu überprüfen.

Dazu verwendeten wir die Methode der Endotheldenudation in der Arteria carotis communis von Ratten, wobei den Tieren Futter verabreicht wurde, das entweder mit Knoblauch und Cholesterin bzw. nur Cholesterin angereichert war. Die vorläufigen Ergebnisse der histologischen, histochemischen und biochemischen Analysen zeigen, daß in diesem Modell die „response to injury" durch Knoblauch nur wenig beeinflußt wird, daß aber protektive Wirkungen durch Lipidsenkung bzw. Verbesserung des Peroxidationsschutzes zu erwarten sind.

Material und Methoden

Verwendet wurden männliche Sprague-Dawley-Ratten (250 - 350 g Körpergewicht (KG)), denen Futter mit 2 % Cholesterin (Altromin, Lage) (entsprechend Gruppe I) bzw. mit zusätzlich 5 % Knoblauch-Trockenpulver (Lichtwer, Berlin) (entsprechend Gruppe II) verabreicht wurde. Für einige Untersuchungen standen zum Vergleich auch Tiere mit Normalfütterung (Gruppe III) zur Verfügung.
Nach einer Vorfütterungszeit von sieben Tagen (Gruppe I und II) wurde die Ballondenudation der linken Arteria carotis communis mit einem 2F-Fogarty-Embolektomiekatheter durchgeführt [1, 2]. Die kontralaterale Karotis blieb unbehandelt und diente als intraindividuelle Kontrolle.
Nach einer Versuchszeit von vier Wochen wurde Blut entnommen und die Aa. carotis, die Leber, das Herz und die Aorta exzidiert. Im Plasma wurde der Cholesterinspiegel bestimmt (Boehringer Test-Kit). Von den Segmenten der Arteria carotis wurde jeweils ein 5 mm langes Stück zur Desoxyribonukleinsäure(DNA)-Bestimmung verwendet [2], weitere Abschnitte wurden fixiert und für lichtmikroskopische Untersuchungen aufgearbeitet. Zur Ermittlung der

mittleren Dicke der Neointima wurde in mikroskopischen Bildern von Gefäßquerschnitten ein acht (unter jeweils 45° stehenden) Strahlen umfassendes Koordinatensystem eingebracht, so daß entlang der Strahlen an acht Stellen eines Querschnittes die Intimadicke gemessen werden konnte. Diese als relative Werte erfaßten Daten wurden für jeden Querschnitt gemittelt. Die Enzymaktivitäten von Glutathionperoxidase und Glutathionreduktase wurden wie beschrieben in den Homogenaten von Leber, Herz und Aorta bestimmt [4]. Alle Ergebnisse wurden als Mittelwerte ± Standardabweichung (S.D.) ausgewertet. Signifikanzen wurden mit Hilfe des t-Testes berechnet.

Ergebnisse

Einfluß auf Plasmacholesterinspiegel

Die Plasmacholesterinspiegel, die in beiden Versuchsgruppen gefunden wurden, sind in Abb. 1 dargestellt. Im Vergleich zu einer normal gefütterten Vergleichsgruppe zeigte sich, daß Cholesterinfütterung über vier Wochen bei Ratten nur zu einer leichten Erhöhung des Plasmacholesterins führt. Bei zu-

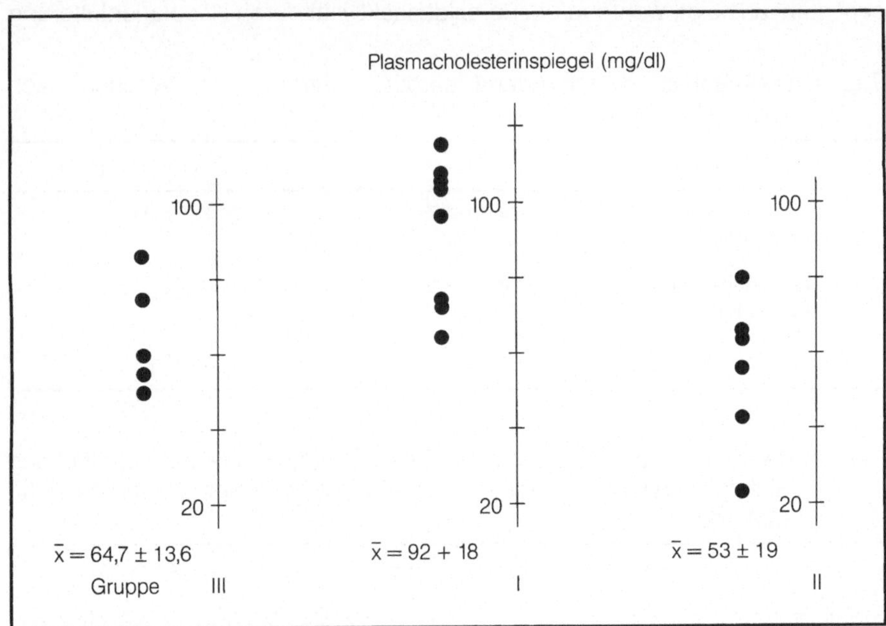

Abb. 1: Plasmacholesterinspiegel in Ratten, die Standard- (III), mit Cholesterin (I) bzw. mit Cholesterin und Knoblauch (II) angereichertes Futter erhielten.

sätzlicher Knoblauchfütterung wird die Steigerung signifikant reduziert, und die Plasmawerte entsprechen dann wieder denen der Kontrollgruppe G III.

Einfluß auf Neointimabildung nach Endotheldenudation
Die Entwicklung der Neointima nach Ballondenudation wurde sowohl durch Bestimmung der mittleren Intimadicke als auch durch DNA-Analyse charakterisiert. Dabei zeigte sich bei beiden Verfahren, daß innerhalb der Versuchsgruppen starke Schwankungen auftraten. Für die mittlere Intimadicke ergaben sich relative Mittelwerte von 1,80 ± 0,60 bzw. 1,27 ± 0,53 (Mittelwert ± S.D.) für Gruppe I bzw. Gruppe II, die nicht signifikant unterschiedlich waren. Auch der DNA-Gehalt der behandelten Arterienabschnitte zeigte kaum einen Unterschied zwischen den beiden Gruppen (Tab. 1).

Einfluß auf Enzymaktivitäten in Leber, Herz und Aorta
Die Enzymbestimmungen in den Homogenaten dieser Organe zeigen, daß die spezifische Aktivität der Glutathionreduktase nur ca. ein Zehntel der der Glutathionperoxidase beträgt, so daß die Glutathiondisulfidreduktion den limitierenden Schritt der Peroxiddetoxifikation darstellt. Der Vergleich der Ergebnisse zeigt, daß gerade in Gruppe II die Aktivität der Reduktase in allen drei Organen sehr stark ansteigt, während die Peroxidaseaktivität durch Knoblauchfütterung

Tab. 1: DNA-Gehalt in der Arteria carotis communis vier Wochen nach Endotheldenudation.

Gruppe	I	II
Kontrollarterie (μg/5 mm)	4,0 ± 1,7	3,7 ± 0,8
denudierte Arterie (μg/5 mm)	4,7 ± 1,2	4,3 ± 1,5
n	9	9

Tab. 2: Relative Veränderungen von Glutathionperoxidase (GSH-POD) und Glutathiondisulfidreduktase (GSSG-Red) (Werte der Kontrollen, G III, entsprechen 100).

	Leber		Herz		Aorta	
Gruppe	I	II	I	II	I	II
GSH-POD	126 ± 38	290 ± 65	89 ± 22	190 ± 37	74 ± 25	69 ± 12
GSSG-Red	124 ± 22	282 ± 55	69 ± 30	357 ± 90	85 ± 32	182 ± 40

nicht einheitlich beeinflußt wird (Tab. 2). Insgesamt kann aus diesem Ergebnis dennoch geschlossen werden, daß unter Knoblauch die Kapazität für die enzymatische Peroxiddetoxifikation verbessert wird.

Diskussion

In der vorgelegten Studie konnte gezeigt werden, daß eine fütterungsinduzierte Hypercholesterinämie bei Ratten durch Knoblauchgaben reduziert werden konnte. Ob als Erklärung für diesen Effekt eine Hemmung der Cholesterinbiosynthese in Frage kommt [3] oder z. B. eine beschleunigte Darmpassage [5], kann derzeit nicht entschieden werden.
In bezug auf die hauptsächlich durch Zellproliferation verursachte Bildung einer Neointima nach Endotheldenudation scheint Knoblauch keine deutliche Wirkung zu entfalten. Allerdings deuten vorläufige Ergebnisse darauf hin, daß es in den Intimaläsionen der Gruppe II zu Veränderungen der Zusammensetzung der Matrixbestandteile kommt.
Über welchen Mechanismus Knoblauch die Enzymaktivitäten des Peroxidationsschutzsystems beeinflußt, ist noch unklar. Da aber bei der menschlichen Atherogenese der Low density lipoprotein(LDL)-Oxidation eine besondere Bedeutung zugemessen wird [6], sollte die antiatherogene Wirkung von Knoblauch auch an vergleichbaren Modellen überprüft werden.

Literaturverzeichnis

1 Clowes AW, Reidy MA, Clowes MM. Mechanism of stenosis after arterial injury. Lab Invest 1983, 49· 208-215
2 Fotev Z The inhibition of neointima formation in ballooned rat carotid arteries. Dissertation Universität Tübingen, Fakultät für Biologie 1991.
3 Gebhardt R. Hemmung der Cholesterinbiosynthese in kultivierten Hepatozyten durch Knoblauchinhaltsstoffe. Dieser Band S. 78-82.
4 Heinle H. The specific activities of glutathione peroxidase and glutathione reductase in homogenates of aortic segments of the rat. Hoppe-Seyler's Z Physiol Chem 1979; 360· 1157.
5 Lau BHS, Adetumbi MA, Sanchez A. Allium sativum (garlic) and atherosclerosis· a review. Nutr Rev 1983; 3: 119-128.
6 Steinberg D, Parthasarathy S, Carew TE, Khoo JC, Witzum JL. Beyond cholesterol. Modifications of low density lipoprotein that increase its atherogenicity. N Engl J Med 1989; 320: 915-924.

Garlic - an anti-arteriosclerotic natural remedy?

J. Grünwald, V. Schulz, K. Lichtwer
Lichtwer Pharma GmbH, Berlin

Abstract

Garlic has been traditionally used during the last 4,000 years for a variety of purposes. In the middle-ages garlic was used as a natural antibiotic because of its clearly documented antibacterial, antiviral and antifungal effects. With the increase in life expectancy and parallel development of cardiovascular diseases, garlic has changed its application towards being a natural anti-atherosclerotic substance. In the 20ies the first blood pressure lowering effect of garlic was published, and in the 30ies the first lipid-lowering effects were shown experimentally. Early human studies in the 70ies using high doses of garlic showed a cholesterol-lowering effect. This was confirmed by an epidemiological comparison of groups of the Indian population. Those Indians having a high garlic consumption had lower cholesterol values as compared to groups with no garlic consumption. In Germany and several other European countries garlic is an accepted and registered drug with the indication „to support dietary measures in cases of elevated blood lipid levels and in the prevention of age-related vascular changes". Earlier clinical trials were partially inconclusive. They used low doses of garlic or non-standardized garlic preparations. Since the amount of the principal component alliin in fresh garlic can vary by a factor of 13, non-standardized products might not contain enough active sulphur components. During the last 4 years, 10 clinical trials (4 randomized double-blind studies and 3 studies with control groups) were performed showing significant lipid lowering effects with garlic dosages of 600 - 900 mg standardized garlic powder (equivalent to approx. 8 - 12 mg alliin) daily. The largest placebo-controlled double-blind study so far was performed by the German Association of General Practitioners, and included 261 patients with hyperlipidaemia type IIb. The results revealed a mean reduction of total cholesterol by 12 % and of triglycerides by 17 %. Additional effects of garlic are a mild lowering of blood pressure, a reduction of plasma viscosity and platelet aggregation, as well as an increase in blood flow and fibrinolytic activity. Even though not all questions regarding garlic effects are resolved, it may be considered as a virtually side-effect free, mild acting, prophylactic as well as therapeutic drug in arteriosclerosis.

Knoblauch - eine antiarteriosklerotische Naturarznei?

J. Grünwald, V. Schulz, K. Lichtwer
Lichtwer Pharma GmbH, Berlin

Knoblauch (Allium sativum L.) wird bereits seit der Jungsteinzeit als Nahrungsmittel, Gewürz und vielseitiges Allheilmittel verwendet. Im Mittelalter wurde es als Antibiotikum eingesetzt, da es klar dokumentierte antibakterielle, antimykotische und antivirale Wirkungen besitzt.
Mit der Entwicklung der modernen Antibiotika verlor Knoblauch seine Bedeutung auf diesem Sektor. Durch die Zunahme der allgemeinen Lebenserwartung und damit auch der Herz-Kreislauf-Erkrankungen vollzog sich für Knoblauch in den vergangenen Jahrzehnten ein Indikationswechsel zur antiarteriosklerotischen Naturarznei.
Bereits in den 20er Jahren wurde die blutdrucksenkende Wirkung, in den 30er Jahren die lipidsenkende Wirkung von Knoblauch experimentell nachgewiesen. In den 70er Jahren erschienen mehrere Publikationen zur lipidsenkenden Wirksamkeit von Knoblauch bei Menschen, allerdings mit sehr hohen Dosierungen (bis zu 60 g Frischknoblauch täglich). Auch epidemiologische Vergleichsuntersuchungen unterschiedlicher Ernährungsgewohnheiten bestätigten den Zusammenhang zwischen der Menge des Knoblauchverzehrs und der Höhe des Cholesterinspiegels. So besaßen indische Bevölkerungsgruppen mit einem hohen Knoblauchkonsum signifikant niedrigere Cholesterinwerte als Bevölkerungsgruppen, die keinen Knoblauch zu sich nahmen.
Aufgrund der vorliegenden Untersuchungen wurde im Jahre 1978 die Knoblauch-Monographie des Bundesgesundheitsamtes veröffentlicht. Bei einer mittleren Tagesdosis von 4 g Frischknoblauch oder entsprechenden Dosierungen in anderen Zubereitungen wird eine Wirksamkeit für die Anwendungsgebiete „zur Unterstützung diätetischer Maßnahmen bei Erhöhung der Blutfettwerte und zur Vorbeugung altersbedingter Gefäßveränderungen" anerkannt [13].
Da bis zu diesem Zeitpunkt nur wenige aussagekräftige plazebokontrollierte Doppelblindstudien vorlagen und Knoblauchpräparate nicht aufgrund ihres Inhaltsstoffgehaltes (Alliin bzw. Allicin) standardisiert waren, wird eine regelmäßige Diskussion in der Fachliteratur darüber geführt, ob die wissenschaftlichen Publikationen den Schluß zulassen, daß Knoblauch einen erhöhten Cholesterinspiegel wirksam senken kann. Während die kritischen Stimmen [7, 14] hauptsächlich die älteren Arbeiten mit hohen Dosierungen und zum Teil unzureichenden Studien-Designs zitieren, kommen andere Autoren [2, 12] zu dem Ergebnis, daß aussagekräftige plazebokontrollierte Doppelblindstudien

vorliegen, die eine Wirksamkeit belegen, allerdings seien weitere Untersuchungen wünschenswert.

Cholesterinsenkung in plazebokontrollierten Doppelblindstudien bewiesen

Bis zum Jahre 1988 waren die Knoblauchpräparate nicht auf ihren Wirkstoffgehalt standardisiert. Da in mehreren Untersuchungen gezeigt werden konnte, daß sich Frischknoblauchproben in ihrem Alliingehalt bis zu dem Faktor 13 unterscheiden können und Knoblauchpulver verschiedener Herkunft bis zu 30mal mehr Allicin bilden können als Vergleichsproben anderer Herkunft, sind Studien ohne Standardisierung schwer zu interpretieren. Aus dieser Zeit stammen zwei Publikationen, die keinen cholesterinsenkenden Effekt von Knoblauch nachweisen konnten. In einer Studie [10] war die Dosis so gering (300 mg Pulver

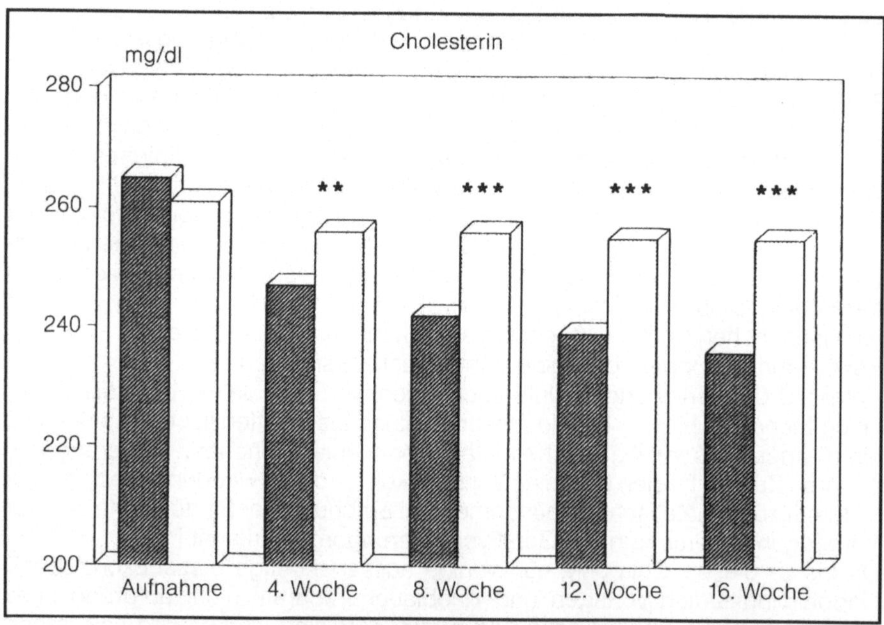

Abb. 1: Gesamtcholesterinwerte während der viermonatigen Behandlung mit Knoblauchpulver-Dragees im Vergleich zu Plazebo. Dunkle Säulen: Mittelwerte des Verumpräparates (n = 111); helle Säulen: Mittelwerte des Plazebopräparates (n = 110). Sterne über den Säulen zeigen statistisch signifikante Unterschiede zwischen Verum und Plazebo an. **: $p < 0{,}01$; ***: $p < 0{,}001$.

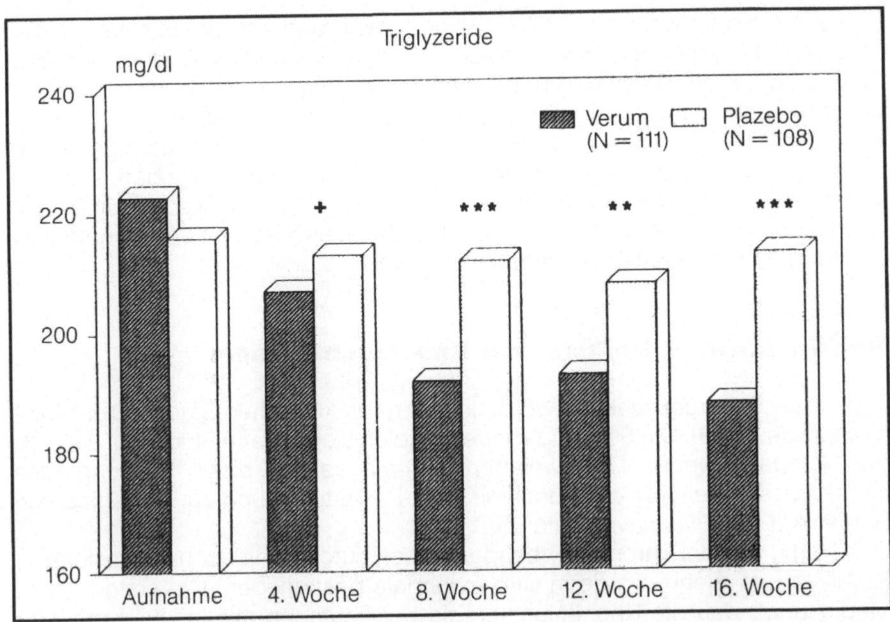

Abb. 2: Triglyzeridwerte während der viermonatigen Behandlung mit Knoblauchpulver-Dragees im Vergleich zu Plazebo. +: $p < 0,1$; sonstige Signifikanzangaben wie Abb. 1.

täglich, entspricht 1 g Frischknoblauch pro Tag), daß keine Effekte erwartet werden konnten. In einem anderen Fall [9] war der Alliingehalt nicht analysiert worden, so daß auch hier eine zu geringe Wirkstoffmenge vermutet wurde. Mit standardisierten Knoblauchpulverpräparaten liegen inzwischen allerdings 10 klinische Studien (vier randomisierte Doppelblindstudien und drei Studien im Vergleich zu einer Kontrollgruppe) vor, die eine Cholesterinsenkung bei Dosierungen von 600 - 900 mg Knoblauchpulver (entsprechend ca. 8 - 12 mg Alliin) täglich belegen.

Exemplarisch soll hier auf die weltweit größte plazebokontrollierte Studie mit einem Knoblauchpulverpräparat eingegangen werden, die vom Fachverband Deutscher Allgemeinärzte organisiert wurde. Die multizentrische Studie wurde mit 261 Patienten begonnen, von denen 221 Protokolle die Schlußkriterien für die statistische Auswertung erfüllten. Im Laufe der 16wöchigen Therapie war im Vergleich mit der doppelblind durchgeführten Plazebobehandlung die Cholesterinsenkung in der Verumgruppe signifikant überlegen. Die deutlichsten Effekte waren bei Patienten mit initialen Cholesterinspiegeln zwischen 250 und 300 mg/dl nachzuweisen. Die wichtigsten Ergebnisse der Studie waren die Cholesterinsenkung um durchschnittlich 12 % (Abb. 1) und die Triglyzeridsenkung um durchschnittlich 17 % (Abb. 2). Während sich der Effekt der initial erfolgten Diätberatung lediglich zwischen dem Aufnahmezeitpunkt und der 4. Woche in der Plazebogruppe bemerkbar machte, kam es unter der Verumtherapie zu einer signifikant überlegenen Senkung über den Gesamtverlauf von 16 Wochen. Andere Studien haben darüber hinaus signifikante Senkungen des Low density lipoprotein(LDL)-Cholesterins ergeben. Die vorliegenden Ergebnisse zur Veränderung des High density lipoprotein(HDL)-Cholesterins sind noch unzureichend, da bisher keine Studien bei Patienten mit erniedrigten HDL-Werten durchgeführt wurden.

Weitere positive Einflüsse der Knoblauchtherapie

Eine milde Blutdrucksenkung wurde in mehreren klinischen Studien signifikant nachgewiesen [9]. Die Senkungswerte belaufen sich je nach Studie auf 2 - 17 % der Ausgangswerte. Des weiteren kommt es zu einer Senkung des Fibrinogenspiegels [4], zur Zunahme der t-PA-Aktivität und zur Abnahme von Hämatokrit und Plasmaviskosität [5].
Eine Hemmung der Thrombozytenaggregation durch Knoblauchinhaltsstoffe, z. B. Allicin und Ajoen, wurde in vitro mehrmals beschrieben. Die erste in-vivo-Studie zeigt, daß die Knoblauchtherapie bei Personen mit konstant erhöhter spontaner Neigung zur Thrombozytenaggregation positive Effekte hat. Unter der vierwöchigen Therapie kam es zu einer signifikanten Verringerung der zirkulierenden Thrombozytenaggregate (Methode nach Grotemeyer) und einer signifikanten Abnahme der spontanen Plättchenaggregabilität (Methode nach Breddin) [6]. Eine direkte Verbesserung der Erythrozytenfließgeschwindigkeit konnte in Nagelfalzkapillaren signifikant in vivo nachgewiesen werden.
Die Untersuchungen zu den Wirkungsmechanismen der Knoblaucheffekte stehen noch am Anfang. Es konnte gezeigt werden, daß die Cholesterinbiosynthese von kultivierten Hepatozyten dosisabhängig gehemmt wird [3]. Die milde Blutdrucksenkung ist möglicherweise auf eine periphere Vasodilatation und Gefäßrelaxation zurückzuführen [15, 16]. Des weiteren wurden für Knoblauch antioxidative Effekte und eine Reduktion der LDL-Oxidation nachgewiesen [8].
Knoblauch erhebt nicht den Anspruch, mit stark wirkenden, synthetischen Präparaten verglichen zu werden. Knoblauch zählt aber dennoch zu den wissenschaftlich bestdokumentierten Phytopharmaka. Der Einsatz liegt durch die milde, nebenwirkungsarme Beeinflussung wichtiger Risikofaktoren der Arteriosklerose vorrangig in der Prävention. Darüber hinaus steht dem Arzt ein Medikament für leichtere Fettstoffwechselstörungen zur Verfügung, das in Kombination mit Diät von vielen Patienten den synthetischen Präparaten vorgezogen wird und mit dem Lipidsenkungen von ca. 10 - 15 % erzielt werden können. Die Knoblauchforschung kann viele Fragen noch nicht endgültig beantworten. Das Thema ist inzwischen aber so aktuell, daß zahlreiche renommierte Arbeits-

gruppen weltweit über Knoblauch forschen und weitere interessante Ergebnisse erwarten lassen.

Literaturverzeichnis

1 AUER W et al. Hypertension and hyperlipidaemia: garlic helps in mild cases Br J Clin Pract 1990; 44, 8(Suppl 69). 3-7

2 BROSCHE T, PLATT D Garlic. Br Med J 1991, 303: 785.

3 GEBHARDT R. Inhibition of cholesterol biosynthesis by a water-soluble garlic extract in primary cultures of rat hepatocytes Arzneimittelforschung/Drugs 1991, 41 800-804

4 HARENBERG J et al Effect of dried garlic on blood coagulation, fibrinolysis, platelet aggregation and serum cholesterol levels in patients with hyperlipoproteinemia. Atherosclerosis 1988, 74: 247-249

5 KIESEWETTER H et al. Effects of garlic on blood fluidity and fibrinolytic activity. a randomised, placebo-controlled, double-blind study. Br J Clin Pract 1990; 44, 8(Suppl 69): 24-29.

6 KIESEWETTER H et al Effect of garlic on thrombocyte aggregation, microcirculation, and other risk factors Clin Pharmacol Ther Toxicol 1991; 29 151-155

7 KLEIJNEN J, KNIPSCHILD P, TER RIET G. Garlic, onions and cardiovascular risk factors A review of the evidence from human experiments with emphasis on commercially available preparations Br J Clin Pharmacol 1989; 28· 535-544.

8 KOUROUNAKIS PN. Effect on active oxygen species of alliin and allium sativum (garlic) powder Res Commun Chem Pathol Pharmacol 1991, 74 249-252.

9 LULEY C et al. Lack of efficacy of dried garlic in patients with hyperlipoproteinemia Arzneimittelforschung/Drugs 1986, 36. 766-768.

10 LUTOMSKI J Klinische Untersuchungen zur therapeutischen Wirksamkeit von Ilja Rogoff® Knoblauchpillen mit Rutin Z Phytotherapie 1984; 5· 938-942

11 MADER FH Hyperlipidämie-Behandlung mit Knoblauchpulver-Dragees Arzneimittelforschung/Drugs 1990, 40 1111-1116

12 MANSELL P, RECKLESS JPD Garlic Effects on serum lipids, blood pressure, coagulation, platelet aggregation, and vasodilation Br Med J 1991, 303· 379-380.

13 Monographie Allii sativi bulbus (Knoblauchzwiebel). Bundesanzeiger 1988; 122

14 SCHWANDT P. Cholesterin-senkende Wirkung von Knoblauch? Dtsch Med Wochenschr 1992; 117· 397-398

15 SIEGEL G Potassium channel activation, hyperpolarization, and vascular relaxation Z Kardiol 1991, 80. 9-24.

16 WOLF S et al Vaskuläre Wirkung von Knoblauch Signifikante Vasodilatation in konjunktivalen Arteriolen und Venolen. Med Welt 1991; (Suppl 7a): 24-25.

Modification of fat intake in type II-diabetics: What can be achieved?

U. Julius, M. Hanefeld, S. Fischer, G. Groh, M. Manfraß, G. Rößger, J. Schulze, U. Schwanebeck, DIS-Gruppe
Abteilung für Stoffwechselkrankheiten und Endokrinopathien (Leiter: Prof. M. Hanefeld) der Klinik für Innere Medizin (Direktor: Prof. K.-U. Schentke) der Medizinischen Akademie Dresden

Abstract

Within the framework of a multi-center study [4] in newly-manifested type II-diabetics, who were initially treatable with diet alone, special attention has been paid to the modification of fat intake. The patients have been repeatedly informed with respect to the necessary reduction in the intake of animal fats and the increase in the intake of vegetable oil. - During 5 years, the adherence to the dietary recommendations has been checked by food records (3 days annually, including one weekend day). We compared the patients having documented an increase in the P/S ratio > 0.4 (Group B; mean P/S ratio > 0.5) with those patients who failed to change their fat intake (Group A; mean P/S ratio 0.28). Biochemical parameters, blood pressure, physical activity, alcohol consumption, smoking habits, and the current drug therapy have been taken into consideration. - An increase in the intake of vegetable oils (Group B) was associated with a decreased consumption of saturated fats, of cholesterol, and of carbohydrates; the total energy ingested was lower in these patients. The diabetics of this Group B had lower fasting blood glucose levels, lower cholesterol concentrations (significant difference in men only) and diastolic blood pressure readings. The triglyceride levels were not different. Physical activity in Group B was clearly higher. No important differences for antidiabetic, lipid-lowering (clofibric acid) or anti-hypertensive drug therapy were found. - These results point to the practical difficulties with implementing a diet modification and evaluating its effect. But it could be shown that those diabetics adhering to recommendations given in the intensified health education program (including physical activity) show better metabolic parameters and blood pressure.

Modifikation des Fettverzehrs bei Typ II-Diabetikern: Was kann erreicht werden?

U. Julius, M. Hanefeld, S. Fischer, G. Groh, M. Manfraß, G. Rößger, J. Schulze, U. Schwanebeck, DIS-Gruppe
Abteilung für Stoffwechselkrankheiten und Endokrinopathien (Leiter: Prof. M. Hanefeld) der Klinik für Innere Medizin (Direktor: Prof. K.-U. Schentke) der Medizinischen Akademie Dresden

Einleitung

Moderne Diätempfehlungen für Typ II-Diabetiker beinhalten eine Fettmodifikation mit der Reduzierung des Konsums tierischer Fette und der Anhebung der Aufnahme pflanzlicher Öle [2, 5]. Angaben in der Literatur zu Diäteffekten beziehen sich oft auf experimentelle Kostformen mit extremen Nährstoffrelationen und sind meist zeitlich sehr begrenzt. Gemäßigte und praktikable Diätänderungen lassen weniger ausgeprägte Effekte erwarten [7, 8]. Deshalb ist es von besonderem Interesse, im Rahmen einer prospektiven Interventionsstudie die Durchführbarkeit der Fettmodifikation in der Diät und ihre Effekte zu untersuchen.

In die multizentrische Diabetes-Interventions-Studie [4] wurden neu manifestierte, initial diätetisch führbare (gemäß einheitlicher Kriterien) Typ II-Diabetiker aufgenommen. Die Interventionspatienten wurden einem Programm mit intensivierter Gesundheitserziehung unterzogen, das sich schwerpunktmäßig mit Fragen der Diät, der physischen Konditionierung, der Anti-Raucherpropaganda und der gesunden Lebensweise überhaupt beschäftigte. Dazu waren schriftliche Materialien erarbeitet worden, die beteiligten Ärzte wurden systematisch angeleitet. In einigen Zentren erfolgten auch Diätverkostungen. Bei einer ersten Auswertung war aufgefallen, daß eine ganze Reihe von Patienten ihren Verzehr an pflanzlichen Ölen nach den anfänglichen Schulungen deutlich erhöht hatte, während sich bei anderen die Qualität der konsumierten Fette kaum änderte. Die vorliegende Arbeit analysiert die Unterschiede im Hinblick auf metabolische Parameter und den Blutdruck zwischen diesen Gruppen.

Material und Methoden

Alle neuentdeckten Diabetiker im Alter zwischen 30 und 55 Jahren, die in den durch die 16 kooperierenden Zentren versorgten Gebieten wohnten, wurden in einer 3-Jahresperiode, beginnend 1977, geprüft. Der Studienplan ist publiziert [4]. Insgesamt wurden 1 139 Patienten aufgenommen (einschließlich Kontrollen). Die physische Aktivität der Patienten wurde mittels eines einfachen Score-Systems registriert.

Diät

Die im Rahmen der intensivierten Gesundheitserziehung gegebenen Diätempfehlungen decken sich mit modernen internationalen Vorstellungen. Die Adhärenz der Interventionspatienten wurde mittels vom Patienten selbst auszufüllender Diätprotokolle (food records) überprüft. Jährlich waren an drei Tagen (einschließlich eines Wochenendtages) die verzehrten Nahrungsmittel einzutragen, meist wurden Küchenmaße verwendet. Die Errechnung der Nahrungszusammensetzung erfolgte per Computer zentral in Dresden. Die hierbei erhaltenen Daten (z. B. Quantität und Qualität der verzehrten Fette; Verhältnis der gesättigten zu den mehrfach ungesättigten Fettsäuren = P/S-Quotient) wurden den Behandlern mitgeteilt.

Für die ersten fünf Jahre sind Daten zur Diät von 364 Männern und 293 Frauen verfügbar. Da sich die Ernährung zwischen Männern und Frauen deutlich unterscheidet, erfolgte eine geschlechtsgetrennte Auswertung.

Die Patienten wurden anhand der mittleren P/S-Quotienten vom 2. Jahr an (also nach der anfänglichen Schulungsphase) eingeteilt in:

Gruppe A: mittlerer P/S-Quotient < 0,4
Gruppe B: mittlerer P/S-Quotient > 0,4

Labormethoden

Für die Laborparameter (Blutglukose, Cholesterin, Triglyzeride) wurden damals verfügbare Standardmethoden verwendet. Die Qualitätsüberwachung erfolgte

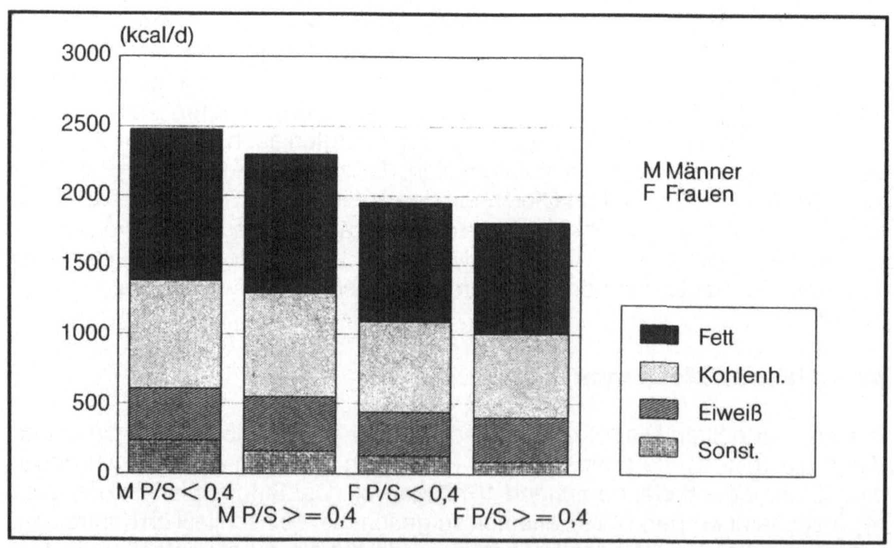

Abb. 1: Energieaufnahme und Nahrungszusammenstellung nach fünf Jahren.

mit einem Kontrollsystem [4]. In einer Untergruppe wurde mittels Gaschromatographie* das Fettsäuremuster in den Serumtriglyzeriden bestimmt.

Statistik
Der jährliche Mittelwertvergleich zwischen den Gruppen A und B erfolgte mit ungepaartem t-Test. Lineare Kontraste (eine Form der Varianzanalyse) wurden benutzt, um Differenzen zwischen den Gruppen im Verlaufe eines Parameters über Jahre zu erfassen. Die Häufigkeit der medikamentösen Therapie und die Raucheranteile wurden mit Chi-Quadrat-Tests verglichen.

Ergebnisse

Der gewählte Grenzwert für den P/S-Quotienten (0,4) ist dem Medianwert aller beobachteten P/S-Quotienten etwa gleich. Die A-Gruppen hatten nach dem 1. Jahr durchschnittlich einen Quotienten von 0,28, die B-Gruppen von durchschnittlich > 0,5.
Die Aufnahme an mehrfach ungesättigten Fettsäuren betrug (g/Tag):

	Männer	Frauen
Gruppe A	etwa 8	etwa 7
Gruppe B	12 - 14	10 - 12

Es gelang nicht, vom 2. Jahr an weitere wesentliche Änderungen in der Nahrungszusammensetzung zu realisieren. Deshalb wird zur Illustration die Ernährungssituation nach fünf Jahren dargestellt.
Die B-Gruppen hatten aufgrund geringeren Verzehrs von Kohlenhydraten und Fetten eine geringere Gesamtenergieaufnahme. Damit wurde hier der Mehrkonsum pflanzlicher Öle durch eine Reduzierung der tierischen Fette kompensiert. In allen Gruppen lag der prozentuale Anteil der Fette bei der Energieaufnahme über 40 % und für Kohlenhydrate unter 35 %. Bezüglich des Eiweißanteils waren keine Differenzen festzustellen. Der Hauptanteil der unter „Sonstiges“ aufgeführten Energieaufnahme ist auf Alkohol zu beziehen. Die Cholesterinaufnahme war in den B-Gruppen deutlich niedriger als in den A-Gruppen.
Für die Alkoholaufnahme konnten statistisch keine Unterschiede gesichert werden. Unter den Männern der Gruppe B befanden sich mehr Raucher, ein solcher Unterschied zwischen A und B war bei den Frauen nicht vorhanden.
Sowohl bei den Männern als auch bei den Frauen war die berichtete körperliche Aktivität in den B-Gruppen deutlich höher. Unterschiede in der medikamentösen Therapie zur Blutglukose- und Blutdrucksenkung bestanden zwischen den A- und B-Gruppen nicht (geschlechtsgetrennte Betrachtung).

* Diese Bestimmung erfolgte dankenswerterweise durch Frau Dr. E. Schimke (Zentralstelle für Diabetes, Berlin).

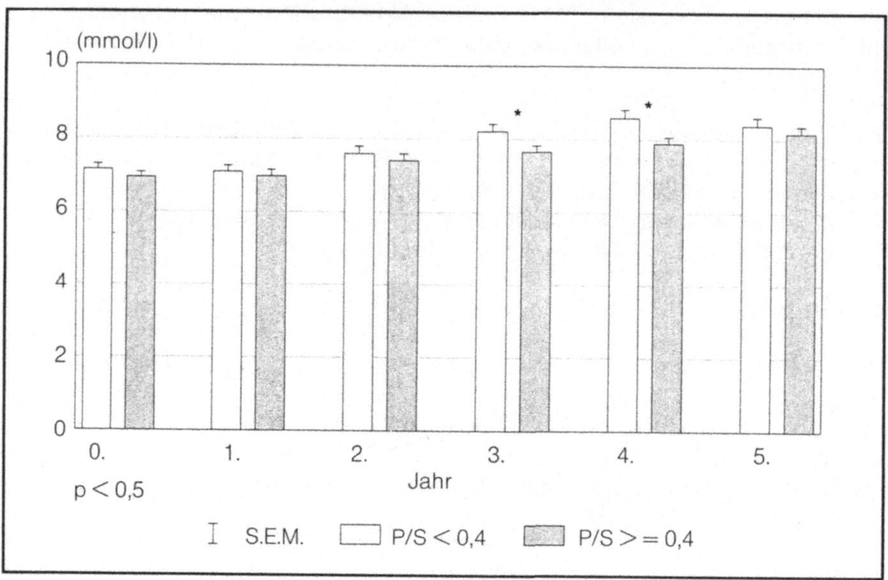

Abb. 2: Nüchternblutglukose bei diabetischen Männern über fünf Jahre.

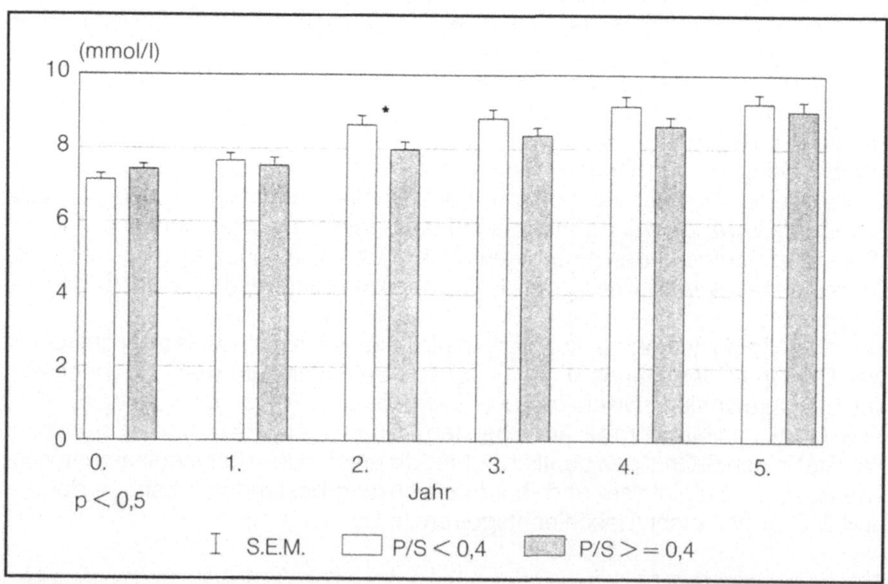

Abb. 3: Nüchternblutglukose bei diabetischen Frauen über fünf Jahre.

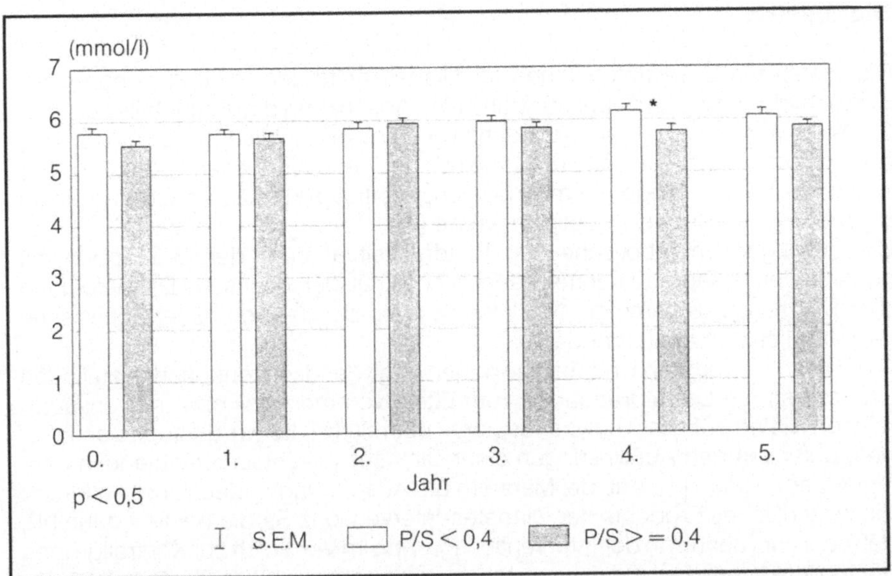

Abb. 4: Gesamtcholesterin bei diabetischen Männern über fünf Jahre.

Die Anzahl der Frauen der Gruppe A, die über den ganzen Zeitraum Clofibrinsäure einnahm, war geringer als in der Gruppe B. In der Gesamtstudie konnte der triglyzeridsenkende Effekt der Clofibrinsäure bei den untersuchten Diabetikern bestätigt werden [5].

Über den Zeitraum von fünf Jahren betrachtet, hatten die Männer und Frauen der B-Gruppen eine signifikant bessere Glykämielage (Männer: linearer Kontrast $p < 0,01$; Frauen: linearer Kontrast $p < 0,05$).

Die Männer der Gruppe B hatten meist niedrigere Gesamtcholesterinkonzentrationen (linearer Kontrast: $p < 0,01$). Bei den Frauen war dieser Parameter nicht different (nicht aufgeführt).

Es konnte kein Einfluß der unterschiedlichen Diät der A- und B-Gruppen auf den Body Mass Index oder den Triglyzeridspiegel nachgewiesen werden. In einer Untergruppe war der Linolsäuregehalt in den Serumtriglyzeriden bei den Männern der Gruppe B höher als in der Gruppe A. Der Harnsäurespiegel der männlichen B-Patienten war signifikant niedriger (linearer Kontrast: $p < 0,01$), bei den Frauen bestand für die Harnsäure kein Unterschied.

Für den systolischen Blutdruck ließen sich im gesamten Verlauf keine Unterschiede beweisen, lediglich bei den Männern der B-Gruppe war zum Zeitpunkt nach fünf Jahren dieser Parameter signifikant niedriger. Dagegen war der diastolische Blutdruck bei den B-Gruppen günstiger (beide Geschlechter: linearer Kontrast: $p < 0,01$).

Diskussion

Die modernen Diätempfehlungen für Diabetiker fordern eine Anhebung des Kohlenhydratanteils auf über 50 % und eine Absenkung des Fettanteils auf unter 35 %. Unsere prospektive Beobachtung zeigt die schwierige Durchsetzung dieser Forderungen in der Praxis, selbst bei Kenntnis dieser Forderung. Die aufgenommenen Mengen an mehrfach ungesättigten Fettsäuren liegen in einem Bereich, der für die USA publiziert wurde [3].

Die günstigere metabolische und Blutdrucksituation in den B-Gruppen mit höherer Polyensäureaufnahme hängt sicher mit der besseren Diätbefolgung dieser Patienten zusammen. Natürlich ist auch die deutlich höhere physische Aktivität dieser Patienten bedeutsam.

Die Tatsache, daß kein Unterschied in den Triglyzeridkonzentrationen zu finden war, stimmt mit Literaturangaben zum Effekt von monoen- bzw. polyensäurereichen Diäten auf den Triglyzeridspiegel überein [6]. Es wurde auch beschrieben, daß es in den Auswirkungen einer Diät Geschlechtsunterschiede in dem Sinne geben kann [1], daß bei Männern die Auswirkungen deutlicher auftreten.

Ein wesentliches Ergebnis der Diabetes-Interventions-Studie besteht darin [4], daß nach fünf Jahren in der Interventionsgruppe im Vergleich zur Kontrollgruppe (für letztere liegen keine systematischen Diäterhebungen vor, deshalb ist diese Gruppe in der vorliegenden Arbeit nicht berücksichtigt) mit weniger Medikamenten eine günstigere metabolische und Blutdrucksituation erreicht werden konnte.

Die vorliegende Auswertung beweist die Effektivität einer besseren Compliance der Patienten im Hinblick auf die nichtmedikamentöse Therapie innerhalb der Interventionsgruppe.

Literaturverzeichnis

1 Bush TL, Fried LP, Barrett-Connor E Cholesterol, lipoproteins, and coronary heart disease in women. Clin Chem 1988, 34. B60-B70

2 European NIDDM Policy Group Management of non-insulin-dependent diabetes mellitus in Europe a consensus view Diabet Med 1988, 5 275-281

3 Fischer DR, Morgan KJ, Zabik ME Cholesterol, saturated fatty acids, polyunsaturated fatty acids, sodium, and potassium intakes of the United States population J Am Coll Nutr 1985, 4· 207-224

4 Hanefeld M, Fischer S, Schmechel H, Rothe G, Schulze J, Dude H, Schwanebeck U, Julius U The Diabetes Intervention Study: Multiintervention trial in newly diagnosed NIDDM Diabetes Care 1991, 14· 308-317

5 Hollenbeck CB, Coulston AM Effect of variation in diet on lipoprotein metabolism in patients with diabetes mellitus. Diabetes Metab Rev 1987, 3 669-689

6 Mattson FH, Grundy SM. Comparison of effects of dietary saturated, monounsaturated, and polyunsaturated fatty acids on plasma lipids and lipoproteins in man J Lipid Res 1985, 26. 194-202

7 Rhoads GG. Reliability of diet measures as chronic disease risk factors Am J Clin Nutr 1987; 45 1073-1079

8 Schonfeld G Dietary treatment of hyperlipidemia Clin Chem 1988, 34 B111-B114

Determination of synthesis and absorption of cholesterol: Influence of apo E polymorphism, dietary cholesterol, and dietary fatty acids

G. Petersen, H.-J. Bauch, U. Wahrburg, H. Martin, H. Schulte, G. Assmann
Institut für Arterioskleroseforschung, Westfälische Wilhelms-Universität Münster

Abstract

The main emphasis of this project was to determine parameters of cholesterol metabolism, in particular those pertaining to the synthesis and absorption of cholesterol, and how these parameters are affected by dietary cholesterol and different fatty acids. Whether the individual response is influenced by apo E polymorphism was also investigated. During a screening program detecting apo E polymorphisms, 53 healthy students with the phenotypes E3/2 [n = 6], E4/2 [n = 5], E3/3 [n = 22], and E4/3 [n = 20] were selected. The influence of dietary cholesterol and various fatty acids on serum lipids and other laboratory parameters for estimating cholesterol synthesis and absorption was determined in a nine week controlled dietary trial. Serum levels of the cholesterol precursors lathosterol and desmosterol were determined, serving as indicators of endogenous cholesterol synthesis. The quantitative examination of these two compounds showed that serum lathosterol levels changed markedly during the study whereas the concentration of serum desmosterol did not vary significantly. The high cholesterol diet led to a highly significant increase in the level of serum lathosterol. Adherence to a diet, enriched in monounsaturated fatty acids, resulted in a significant decrease in serum lathosterol. Therefore, the observed influence of dietary cholesterol and monounsaturated fatty acids on serum cholesterol may be explained, at least in part, by changes in endogenous cholesterol synthesis. Serum concentrations of the phytosterols campesterol and b-sitosterol were taken as indicators for the efficiency of cholesterol absorption. These parameters showed only slight changes that were not obviously related to the intake of dietary cholesterol or of different fatty acids. Although individual responses due to various fatty acids and cholesterol in the diet could be observed, no clear correlation with apo E polymorphism could be established for this phenomenon. In addition, no differences between the apo E phenotypes were found regarding the parameters of cholesterol synthesis and absorption examined in this trial.

Untersuchungen zur Cholesterinsynthese und -absorption: Abhängigkeit der Parameter vom Apo E-Polymorphismus sowie der alimentären Cholesterin- und Fettsäureaufnahme

G. Petersen, H.-J. Bauch, U. Wahrburg, H. Martin, H. Schulte, G. Assmann
Institut für Arterioskleroseforschung, Westfälische Wilhelms-Universität Münster

Einleitung

Untersuchungen zum Cholesterinstoffwechsel werden in der Regel unter Einsatz von Isotopen [7] oder mit Hilfe aufwendiger Bilanzmethoden durchgeführt [11]. Neuere Erkenntnisse weisen auf die Bedeutung des Gehaltes an Cholesterinvorstufen im Serum als Maß für die Cholesterinbiosynthese hin [2]. Der Phytosteringehalt im Serum kann dagegen als Maß für die Effizienz der Cholesterinabsorption gewertet werden [17]. Daher wurde ein Verfahren zur präzisen simultanen Bestimmung dieser Steroide in Serumproben entwickelt. Unter Verabreichung bilanzierter Kostformen sollte mit Hilfe dieser analytischen Methode der Einfluß von Nahrungscholesterin und -fettsäuren auf die Absorption und Biosynthese von Cholesterin beim Menschen bestimmt werden.
Obwohl in zahlreichen Studien ein Einfluß von Nahrungscholesterin und -fettsäuren auf die Serumlipide nachgewiesen werden konnte [6], bestehen große individuelle Unterschiede bezüglich der Reaktion auf die oben genannten alimentären Faktoren [1]. Während eine hohe Cholesterinzufuhr bzw. eine hohe Aufnahme gesättigter Fettsäuren bei einigen Menschen eine deutliche Erhöhung der Serumlipide bewirkt, reagieren andere Individuen nur in unbedeutendem Ausmaß. Die Wirkungsmechanismen, die zu diesen Hypo- bzw. Hyperreaktionen führen, sind bislang noch weitestgehend unbekannt. Ergebnisse aus jüngster Zeit lassen einen Zusammenhang zwischen der individuellen Ansprechbarkeit auf Nahrungscholesterin sowie der Quantität und Qualität der Nahrungsfette und dem Apolipoprotein(Apo)-E-Polymorphismus erkennen [12, 16]. Ebenso gibt es Hinweise in der Literatur, daß deutliche Unterschiede zwischen den einzelnen Apo E-Phänotypen bezüglich der Synthese- und Absorptionsrate von Cholesterin bestehen [9]. Durch quantitative Bestimmung von Desmosterol und Lathosterol sowie Campesterol und β-Sitosterol in Serumproben sollte daher ermittelt werden, ob aufgrund des Apo E-Phänotyps eine Einteilung in sogenannte „Responder“ und „Nonresponder“ erfolgen kann. Möglicherweise könnten somit interindividuelle Unterschiede bezüglich der Reaktion auf Nahrungscholesterin und -fettsäuren durch unterschiedliche Auswirkungen auf Synthese und Absorption von Cholesterin erklärt werden.

Probanden und Methoden

Studien-Design und Zusammensetzung der Versuchsdiäten sowie deren Einfluß auf Serumlipide, -lipoproteine und -apolipoproteine werden von WAHRBURG et al. [18] detailliert dargestellt. Im Rahmen eines Screening-Programms, das der Ermittlung des Apo E-Phänotyps diente, wurden 53 gesunde Probanden ausgewählt. Die Versuchsgruppe setzte sich aus 11 Trägern des Apo E2-Allels, 22 Probanden des Apo E3/3- und 20 Teilnehmern des Apo E4/3-Phänotyps zusammen. Die Versuchsteilnehmer beteiligten sich an einer neunwöchigen streng kontrollierten Ernährungsstudie. Nach einer dreiwöchigen Einstellungsphase (Phase I) wurden die Probanden in zwei Gruppen eingeteilt. Gruppe A (Chol(-)) erhielt eine cholesterinarme und Gruppe B (Chol(+)) eine cholesterinreiche Kost (Phase II). In Phase III wurde der bislang hohe Anteil an gesättigten Nahrungsfettsäuren gegen eine hohe Zufuhr an einfach ungesättigten Fettsäuren ausgetauscht. Vor Versuchsbeginn bzw. nach jeder Diätphase wurden je zwei Blutentnahmen durchgeführt. Nach Beendigung der Ernährungsstudie wurde mittels Gaschromatographie (GC) der Gehalt der Cholesterinvorstufen Desmosterol und Lathosterol sowie der Gehalt der Phytosterine Campesterol und β-Sitosterol in diesen Serumproben quantitativ bestimmt. Zur Probenaufarbeitung wurden jeweils 0,5 ml Serum mit 5 μg Epikoprostanol als internem Standard versetzt. Nach alkalischer Hydrolyse der Steroidester mit 5 ml 1 n KOH (80 % Äthanol) wurden die Serumlipide mit 2 x 5 ml n-Hexan extrahiert und die Lipidextrakte unter Stickstoffbegasung eingeengt. Anschließend wurden die Steroide als Trimethylsilyläther gaschromatographisch aufgetrennt (Dani 8521-a). Zur Probenaufgabe wurde ein automatischer Probengeber verwendet (Dani 39.80). Die Probeinjektion erfolgte über ein Kaltaufgabesystem (PTV-Injektor), wobei eine Solvent-Split-Injektionsmethode gewählt wurde. Die Auftrennung der Steroide erfolgte auf einer 25 m HT 5-Kapillarsäule (SGE) mit einem Innendurchmesser von 0,22 mm und einer Filmdicke von 0,1μm. Die zu analysierenden Substanzen wurden mit Hilfe eines Flammenionisationsdetektors (320°C) detektiert und mittels eines Integrators (SP 4100, Spectra Physics) über die Peak-Höhe quantitativ bestimmt. Die Temperatur der GC-Säule betrug 250°C. Als Trägergas wurde Stickstoff mit einem Fluß von 0,42 ml/min verwendet (0,7 bar). Für die quantitative Bestimmung von Desmosterol, Lathosterol, Campesterol und β-Sitosterol in den Serumproben wurde das Verhältnis der Peak-Höhe des jeweiligen Steroids zur Peak-Höhe des internen Standards zugrunde gelegt. Dieses Verhältnis wurde auf ein Standard-Pool-Serum bezogen, von dem die einzelnen Steroidkonzentrationen bekannt waren und welches in jeder Meßreihe erneut analysiert wurde.

Ergebnisse

Die vorgestellte GC-Methode ermöglichte eine simultane Bestimmung von Cholesterin, Desmosterol, Lathosterol, Campesterol und β-Sitosterol in Serum-

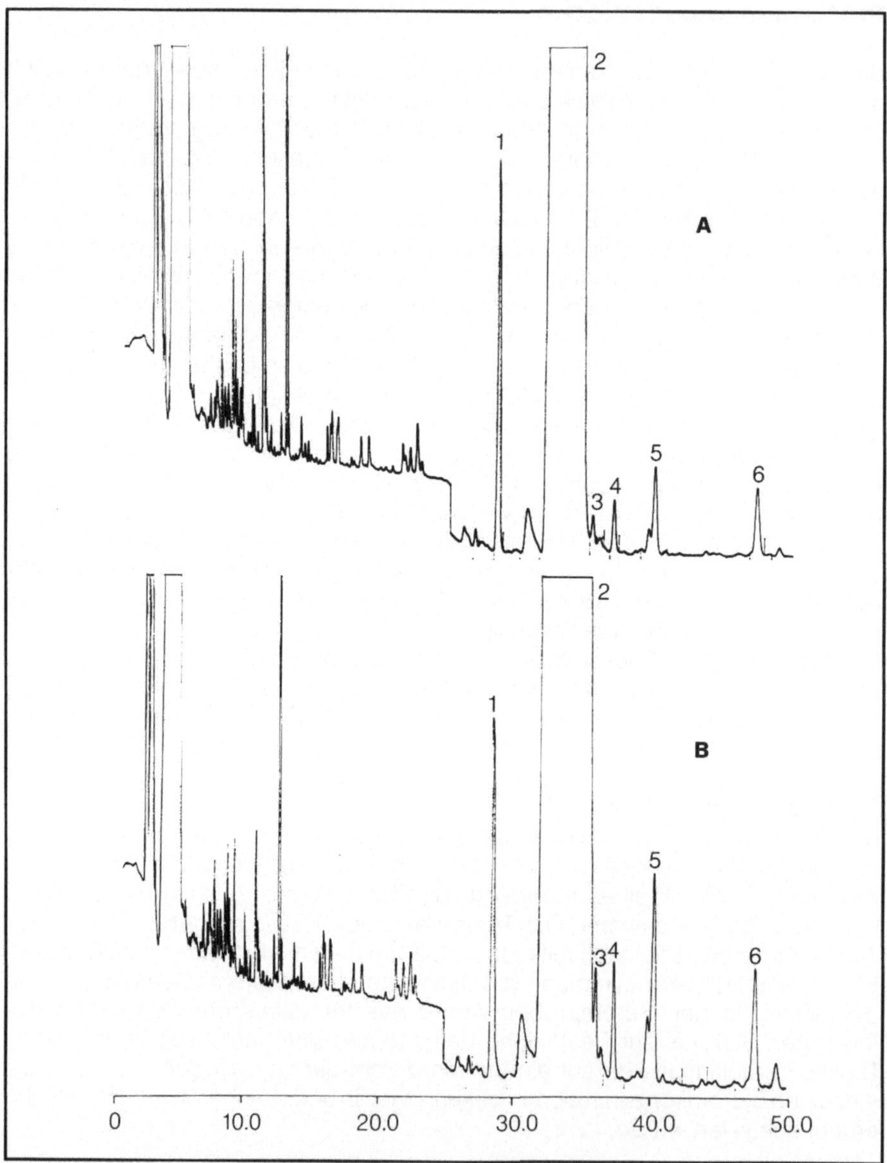

Abb. 1: Gaschromatogramme von zwei aufgearbeiteten Serumproben mit niedrigem (A) bzw. hohem Cholesteringehalt (B) sowie mit den zu analysierenden Steroiden Epikoprostanol (1), Cholesterin (2), Desmosterol (3), Lathosterol (4), Campesterol (5) und β-Sitosterol (6).

proben. Für das angewandte Verfahren konnte eine hohe Präzision, gemessen als Intraassay-Varianz, nachgewiesen werden. Der Variationskoeffizient war für alle oben genannten Steroide durchweg kleiner als 2,5 %. Abb. 1 gibt die Chromatogramme von zwei Serumproben mit niedrigem (A: 162 mg/dl) und hohem Cholesteringehalt (B: 265 mg/dl) sowie den Cholesterinvorstufen Desmosterol (3) und Lathosterol (4) und den Phytosterinen Campesterol (5) und β-Sitosterol (6) wieder. Die Abbildung verdeutlicht, daß das Cholesterin im Vergleich zu den Cholesterinvorstufen und Phytosterinen in einem mehr als 1000fachen Überschuß im Serum vorliegt. Aufgrund der ähnlichen chemischen Struktur dieser Steroide war mittels Festphasenextraktion jedoch keine selektive Abtrennung von Cholesterin aus Serumproben bei der Probenvorbereitung möglich.

Abb. 2 zeigt die Beziehung zwischen der Konzentration der beiden Cholesterinvorstufen im Serum (A) sowie die Korrelation für den Gehalt an beiden Phytosterinen in den untersuchten Serumproben (B). Die Serumgehalte von Desmosterol und Lathosterol bei den einzelnen Probanden lagen in einem Konzentrationsbereich von 0,101 - 0,753 mg/dl (Desmosterol) und 0,178 - 1,589 mg/dl (Lathosterol). Für den Gehalt an den beiden Cholesterinvorstufen konnte in den einzelnen Serumproben zwar eine signifikante, jedoch nur sehr geringe Beziehung festgestellt werden ($r = 0{,}420$; $p < 0{,}001$). Dagegen wiesen die gemessenen Phytosterinmengen für Campesterol (Min-Max: 0,152 - 1,690 mg/dl) und β-Sitosterol (Min-Max: 0,124 - 1,447 mg/dl) eine sehr enge signifikante Korrelation zueinander auf ($r = 0{,}938$; $p < 0{,}001$).

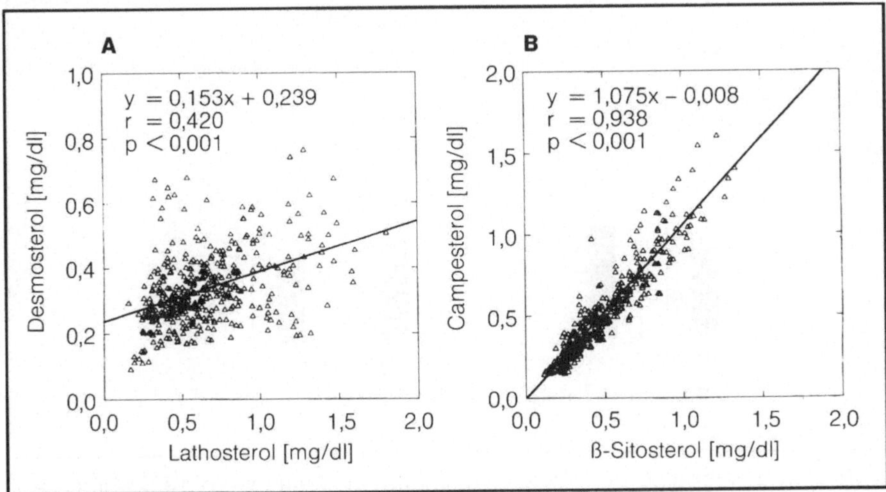

Abb. 2: Beziehung zwischen der Konzentration von Desmosterol und Lathosterol (A) sowie Campesterol und β-Sitosterol (B) in den analysierten Serumproben [n = 424].

Abb. 3 verdeutlicht die Veränderungen der Konzentrationen der Cholesterinvorstufen (A) und Phytosterine (B) im Serum nach den verschiedenen Diätphasen bei den Probanden der Versuchsgruppen A und B. Bei Aufnahme der verschiedenen Versuchsdiäten konnten für das Lathosterol ausgeprägte Konzentrationsänderungen im Serum nachgewiesen werden. Eine Verminderung der alimentären Cholesterinzufuhr (Gruppe A) bewirkte einen geringen, aber signifikanten Anstieg der Konzentration von Lathosterol im Serum. Hohe

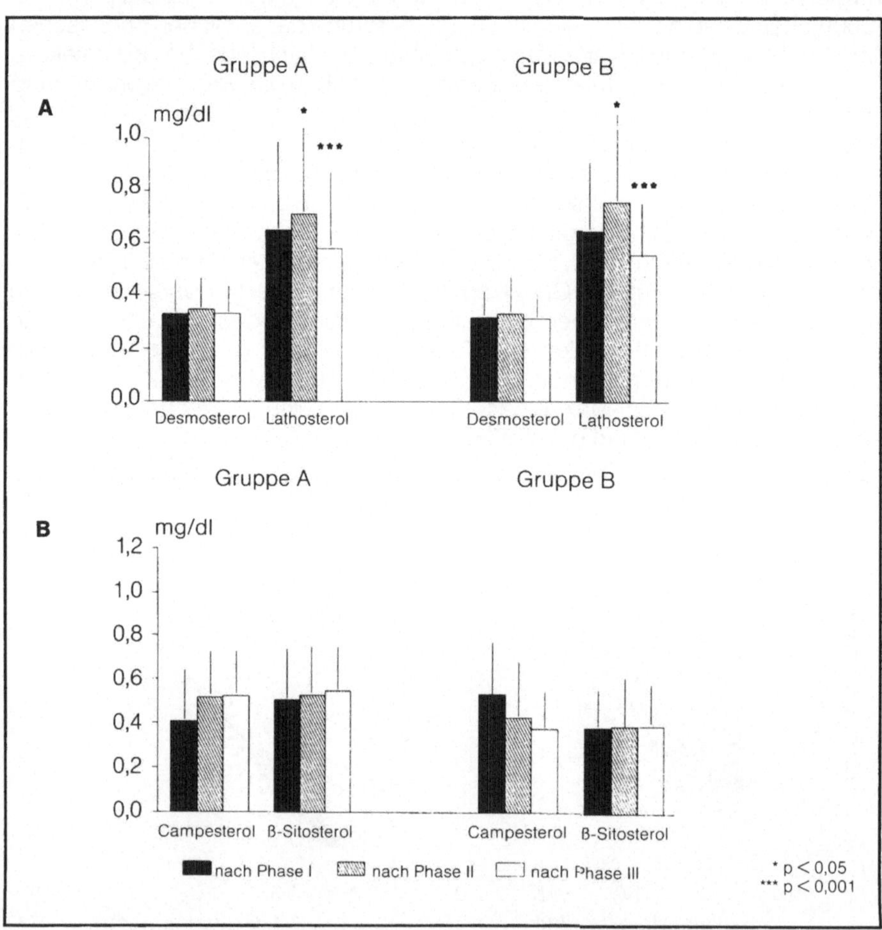

Abb. 3: Konzentration der Cholesterinvorstufen Desmosterol und Lathosterol (A) sowie der Phytosterine Campesterol und β-Sitosterol (B) im Serum ($\overline{x} \pm S$; mg/dl) nach den verschiedenen Diätphasen bei den Probanden in Gruppe A (Chol(-)) und B (Chol(+)).

Cholesterinmengen (Gruppe B) führten zu einer ausgeprägteren Erhöhung des Lathosterolgehaltes im Serum nach der Versuchsphase II. Durch den Austausch gesättigter gegen einfach ungesättigte Nahrungsfettsäuren (Phase III) konnte demgegenüber - unabhängig von der alimentären Cholesterinaufnahme sowohl in Gruppe A als auch in Gruppe B - ein starker Rückgang der Lathosterolkonzentration im Serum beobachtet werden (Abb. 3 A). Die Konzentrationsänderungen von Lathosterol im Serum zeigen somit eine Beziehung zum Anstieg des Gesamt- und Low density lipoprotein(LDL)-Cholesteringehaltes im Serum nach Verabreichung hoher Cholesterinmengen sowie zur Erniedrigung dieser Serumkomponenten nach monoensäurereicher Ernährung. Für die Cholesterinvorstufe Desmosterol konnten im Rahmen dieser Studie keine ausgeprägten Veränderungen beobachtet werden (Abb. 3 A). Während der β-Sitosterolgehalt im Serum bei allen Studienteilnehmern bzw. unabhängig von der Nahrungszufuhr in allen Phasen nahezu konstant blieb, konnte für das Campesterol in der Gruppe A (Chol(-)) nach Phase II ein Anstieg beobachtet werden, der auch während der Phase III erhalten blieb. Für die Gruppe B (Chol(+)) wurde dagegen eine Abnahme der Campesterolkonzentration im Serum nach Phase II sowie ein weiterer Rückgang nach Phase III bestimmt. Die Konzentrationsänderungen der pflanzlichen Sterine im Serum ließen jedoch keine eindeutige Beziehung zur Cholesterin- bzw. Fettsäurezufuhr mit der Nahrung erkennen (Abb. 3 B).
Eine Zuordnung der Meßwerte zu den einzelnen experimentell ermittelten Apo E-Phänotypen ergab keine Unterschiede bezüglich des Verhaltens von Cholesterinvorstufen und Phytosterinen im Serum zwischen den Trägern des Apo E2-Alles, den Probanden des Apo E3/3- und denen des Apo E4/3-Phänotyps. Somit konnte keine Beziehung zwischen dem Verhalten dieser Substanzen bei den von uns gewählten Ernährungsumstellungen und dem Apo E-Phänotyp festgestellt werden. Da die Versuchsteilnehmer in der Einstellungsphase eine Kost mit nahezu gleicher Nährstoffzusammensetzung erhielten, konnten nach dieser Phase die Serumlipidkonzentrationen aller Probanden miteinander verglichen werden. Wie Tab. 1 zeigt, konnte keine Beziehung zwischen dem Apo E-Polymorphismus und der Konzentration von Phytosterinen und Cholesterinvorstufen im Serum beobachtet werden.

Diskussion

Die Bestimmung der Cholesterinvorstufen Desmosterol und Lathosterol und der Phytosterine Campesterol und β-Sitosterol im Serum stellt ein indirektes Verfahren zur Bestimmung von Veränderungen im Cholesterinstoffwechsel dar, das jedoch keine Angabe über die absoluten Synthese- bzw. Absorptionsraten gestattet. Unter Anwendung dieser Methode können daher nur Aussagen über relative Veränderungen der Synthese und Absorption von Cholesterin getroffen werden. Im Vergleich zu anderen Meßverfahren [7, 11] ist die Bestimmung der

Tab. 1: Konzentration von Cholesterin, Desmosterol, Lathosterol, Campesterol und β-Sitosterol im Serum ($\bar{x} \pm S$, mg/dl) bei den Trägern des Apo E2-Allels (E3/2 + E4/2), den Apo E3/3- sowie den Apo E4/3-Phänotypen nach Phase I.

Apo E-Phänotyp	E3/2 + 4/2 [n = 11]	E3/3 [n = 22]	E4/3 [n = 20]	Signifikanz[1]
Cholesterin	196 ± 25	213 ± 40	209 ± 41	n s
Desmosterol	0,365 ± 0,09	0,325 ± 0,06	0,297 ± 0,12	n s
Lathosterol	0,783 ± 0,36	0,624 ± 0,20	0,598 ± 0,28	n s
Campesterol	0,473 ± 0,27	0,526 ± 0,24	0,410 ± 0,23	n s
β-Sitosterol	0,454 ± 0,24	0,475 ± 0,20	0,405 ± 0,23	n s

[1] Signifikanz: Vergleich zwischen den Apo E-Phänotypen mit Hilfe des Kruskal-Wallis-Tests

oben genannten Substanzen im Serum jedoch wenig zeitaufwendig und kann ohne den Einsatz von Isotopen durchgeführt werden.

Lathosterol im Serum zeigte im Vergleich zu Desmosterol bei unseren Untersuchungen wesentlich ausgeprägtere Konzentrationsänderungen. Desmosterol und Lathosterol sind direkte Vorstufen von Cholesterin, die auf unterschiedlichen Synthesewegen gebildet werden. Möglicherweise unterliegt daher die Cholesterinsynthese über den Präkursor Lathosterol einer stärkeren Regulation durch Veränderungen in der Ernährungsweise als der Biosyntheseweg über Desmosterol. Dies wäre auch eine mögliche Erklärung für die Beobachtung, daß zwischen der Konzentration von Desmosterol und Lathosterol in den analysierten Serumproben eine geringere Beziehung bestand als beispielsweise zwischen den Phytosterinen Campesterol und β-Sitosterol. Bjorkhem et al. [2] untersuchten die Beziehung zwischen der Serumkonzentration verschiedener Cholesterinvorstufen und der Aktivität der Hydroxymethylglutaryl-Coenzym A(HMG-CoA)-Reduktase, dem Schlüsselenzym der Cholesterinbiosynthese. Diese Autoren konnten nachweisen, daß die Lathosterolkonzentration im Vergleich zur Desmosterolkonzentration eine engere Korrelation zur Aktivität dieses Enzyms aufwies. Somit kann angenommen werden, daß der Lathosterolgehalt im Serum, in Übereinstimmung mit Aussagen von Miettinen et al. [13] und Kempen et al. [8], einen geeigneten Parameter zur Bestimmung von Veränderungen der Cholesterinbiosynthese darstellt. Die in den eigenen Untersuchungen beobachteten diätetisch bedingten Veränderungen des Gesamt- und LDL-Cholesteringehaltes im Serum [18] könnten daher zumindest teilweise auf eine Beeinflussung der Cholesterinbiosynthese zurückgeführt werden. Hohe Nahrungscholesterinmengen führten nicht zu der erwarteten Inhibierung der Cholesterinsynthese, wie von Maranhao und Quintao [10] und Mistry et al. [14] beschrieben, sondern möglicherweise zu einem Anstieg der Produktionsrate

von Cholesterin. Die hohe Monoensäurezufuhr bewirkte demgegenüber einen Rückgang des Lathosterolgehaltes im Serum. Dies könnte als Hinweis auf eine Suppression der Cholesterinsynthese gewertet werden. GRUNDY [5] erörtert mögliche Wirkungsmechanismen der einfach ungesättigten Nahrungsfettsäuren auf den Cholesterinstoffwechsel. Er postuliert, daß die Monoensäuren die Aktivität der LDL-Rezeptoren günstig beeinflussen. Da ein Anstieg der rezeptorvermittelten LDL-Aufnahme in die Zelle gleichzeitig zu einer Suppression der Cholesterinbiosynthese führt [3], könnte damit der Rückgang der Konzentration der Cholesterinvorstufe Lathosterol im Serum nach Aufnahme der monoensäurereichen Versuchsdiät erklärt werden.
Die Phytosteringehalte im Serum zeigten zunächst keine ausgeprägten Veränderungen. Ihre Wertigkeit als Meßgrößen für Veränderungen der Cholesterinabsorption erscheint somit fraglich. Es gibt Hinweise in der Literatur, daß die Absorptionsrate von Cholesterin durch Nahrungscholesterin bzw. -fettsäuren nicht beeinflußt wird [4, 15]. QUINTAO et al. [15] zeigten eine konstante Effizienz der Absorption von Cholesterin selbst bei einer alimentären Zufuhr von 3 000 mg Cholesterin pro Tag. Die eigenen Ergebnisse könnten daher ein unverändertes Ausmaß der Cholesterinabsorption, unabhängig von der Zusammensetzung der Versuchsdiäten, anzeigen. Die mögliche Beziehung zwischen dem Serumphytosteringehalt und der Cholesterinabsorption bedarf einer weiteren experimentellen Überprüfung.
Obwohl die individuellen Reaktionen der einzelnen Studienteilnehmer auf Veränderungen in der Ernährungsweise eine ausgeprägte Varianz zeigten, konnte kein Zusammenhang zum Apo E-Polymorphismus nachgewiesen werden. Ebenso wurden keine Unterschiede zwischen den einzelnen Apo E-Phänotypen bezüglich der Parameter von Synthese und Absorption, wie von KESÄNIEMI et al. [9] beschrieben, beobachtet. Aufgrund der eigenen Ergebnisse konnte daher keine Einteilung der Apo E-Phänotypen in sogenannte Responder und Nonresponder erfolgen.

Literaturverzeichnis

1 BEYNEN AC, KATAN MB, VAN ZUTPHEN LFM Hypo- and hyperresponders individual differences in the response of serum cholesterol concentration to changes in diet Adv Lipid Res 1987, 22 115-171.

2 BJORKHEM I, MIETTINEN TA, REIHNÉR E, EWERTH S, ANGELIN B, EINARSSON K Correlation between serum levels of some cholesterol precursors and activity of HMG-CoA reductase in human liver. J Lipid Res 1987; 28 1137-1143

3 BROWN MS, DANA SE, GOLDSTEIN JL Regulation of 3-hydroxy-3-methylglutaryl coenzyme A reductase activity in cultured human fibroblasts: comparison of cells from a normal subject and from a patient with homozygous familial hypercholesterolemia J Biol Chem 1974; 249· 789-796

4 GRUNDY SM, AHRENS EH The effects of unsaturated dietary fats on absorption, excretion, synthesis, and distribution of cholesterol in man J Clin Invest 1970; 49 1135-1152

5 GRUNDY SM Monounsaturated fatty acids, plasma cholesterol, and coronary heart disease Am J Clin Nutr 1987, 45: 1168-1175
6 GRUNDY SM, DENKE MA Dietary influences on serum lipids and lipoproteins J Lipid Res 1990, 31· 1149-1172.
7 JONES PJH, SCANU AM, SCHOELLER DA. Plasma cholesterol synthesis using deuterated water in humans. effect of short-term food restriction J Lab Clin Med 1988; 111. 627- 633.
8 KEMPEN HJM, GLATZ FC, GEVERS LEUVEN JA, VAN DER VOORT HA, KATAN MB Serum lathosterol concentration is an indicator of whole-body cholesterol synthesis in human. J Lipid Res 1988; 29 1149-1155
9 KESANIEMI YA, EHNHOLM C, MIETTINEN TA Intestinal cholesterol absorption efficiency in man is related to apoprotein E phenotype J Clin Invest 1987; 80. 578-581
10 MARANHAO RC, QUINTAO ECR. Long term steroid metabolism balance studies in subjects on cholesterol-free and cholesterol-rich diets comparison between normal and hypercholesterolemic individuals. J Lipid Res 1983; 24 167-173.
11 MIETTINEN TA, AHRENS EH JR, GRUNDY SM Quantitative isolation and gas-liquid chromatographic analysis of total dietary and fecal neutral steroids. J Lipid Res 1965; 6 411-424
12 MIETTINEN TA, GYLLING H, VANHANEN H Serum cholesterol response to dietary cholesterol and apoprotein E phenotype Lancet 1988; II 1261.
13 MIETTINEN TA, TILVIS RS, KESANIEMI YA Serum plant sterols and cholesterol precursors reflect cholesterol absorption and synthesis in volunteers of a randomly selected male population Am J Epidemiol 1990, 131. 20-31.
14 MISTRY P, MILLER NE, LAKER M, HAZZARD WR, LEWIS B. Individual variation in the effects of dietary cholesterol on plasma lipoproteins and cellular cholesterol homeostasis in man J Clin Invest 1981, 67. 493-502
15 QUINTAO E, GRUNDY SM, AHRENS EH JR Effects of dietary cholesterol on the regulation of total body cholesterol in man J Lipid Res 1971, 12 233-247
16 TIKKANEN MJ, HUTTUNEN JK, EHNHOLM C, PIETINEN P. Apolipoprotein E4 homozygosity predisposes to serum cholesterol elevation during high fat diet Arteriosclerosis 1990, 10· 285-288.
17 TILVIS RS, MIETTINEN TA. Serum plant sterols and their relation to cholesterol absorption. Am J Clin Nutr 1986, 43· 92-97
18 WAHRBURG U, MARTIN H, PETERSEN G, SANDKAMP M, SCHULTE H, ASSMANN G Beeinflußbarkeit der Auswirkungen von Monoensäuren auf den Lipidstoffwechsel durch Nahrungscholesterin und Apolipoprotein E-Polymorphismus In diesem Band, S. 54- 62

Postprandial redistribution of apo E isoforms in triglyceride-rich lipoproteins

G. Richter, S. Schwarz, T. Manthey, K. Ehlenz, H. Kaffarnik, A. Steinmetz
Zentrum Innere Medizin, Klinikum der Philipps-Universität Marburg

Abstract

Apolipoprotein (apo) E exists in three major isoforms (apo E2, 3 and 4) in the population and plays a key role in chylomicron metabolism as a ligand for their uptake via the apo B/E- and apo E receptors into the liver. Apo E is primarily not synthesized with chylomicrons but is postprandially transfered to chylomicrons during lipolysis in plasma from high density lipoproteins (HDL). Recent data suggest a faster postprandial fat clearance in carriers of the apo E4 isoform. We investigated possible reasons for the different postprandial fat clearance of various isoform carriers. Specifically we looked at postprandial mobility of apo E2, E3 and E4 from HDL to triglyceride-rich lipoproteins. To this end subjects with defined apo E phenotypes were either given an intravenous or an oral fat load. Lipoproteins from fasting and postprandial states were separated by gel filtration (FPLC) and the lipoprotein distribution of apo E as well as plasma levels were determined by ELISA, or isoforms were identified by immunoblotting.

In homozygous individuals apo E2 showed an almost identical distribution between triglyceride-rich lipoproteins and HDL and did not change significantly during infusion or postprandially. About 30 % of apo E3 and 45 % of apo E4 were in triglyceride-rich lipoproteins in the fasting state and increased to about 50 and 65 %, respectively, during infusion or after the oral fat load. In heterozygous individuals we noticed differential mobilities of apo E isoforms in one individual and in addition in apo E2/3 subjects a faster decay of apo E3 over E2. The postprandial abundance of apo E4 in triglyceride-rich lipoproteins as a ligand for their uptake into the liver is one of the mechanisms responsible for the faster postprandial metabolism of triglyceride-rich lipoproteins in apo E4 carriers.

Postprandiale Umverteilungsphänomene der Apolipoprotein E-Isoformen in den triglyzeridreichen Lipoproteinen

G. Richter, S. Schwarz, T. Manthey, K. Ehlenz, H. Kaffarnik, A. Steinmetz
Zentrum Innere Medizin, Klinikum der Philipps-Universität Marburg

Zusammenfassung

Apolipoprotein E (Apo E) zeigt drei Hauptisoformen (Apo E2, 3, 4) in der Bevölkerung und spielt im Stoffwechsel der Chylomikronen als Ligand für deren Aufnahme in die Leber über den Apo B/E- und Apo E-Rezeptor eine zentrale Rolle. Apo E wird primär nicht mit den Chylomikronen synthetisiert, sondern im Plasma während der Hydrolyse postpranidal aus den High density lipoproteins (HDL) auf Chylomikronen transferiert. In neueren Arbeiten wurde über eine schnellere postprandiale Fettklärung bei Trägern der Apo E4-Isoform gegenüber Apo E2 und E3 berichtet. Wir untersuchten mögliche Gründe für die unterschiedliche Klärung der postprandialen Lipämie. Uns interessierten dabei mögliche Unterschiede in der postprandialen Mobilität von Apo E2, E3 und E4 aus HDL in triglyzeridreiche Lipoproteine. Dazu erhielten stoffwechselgesunde Probanden mit verschiedenen Apo E-Phänotypen sowohl intravenöse als auch orale Fettbelastungen. Lipoproteine wurden im Nüchternzustand und unter Belastung mittels Gelfiltration (FPLC) getrennt. Die Verteilung von Apo E innerhalb der Lipoproteine sowie die Spiegel in den Plasmen wurden durch den enzymgekoppelten Immunabsorptionstest (ELISA) gemessen oder die Isoformen durch Immunblott dargestellt. Bei homozygoten Probanden zeigte Apo E2 eine fast gleiche prozentuale Verteilung zwischen triglyzeridreichen Lipoproteinen und HDL und änderte diese unter Infusion oder postprandial nur unwesentlich. Apo E3 befand sich zu etwa 30 %, Apo E4 zu etwa 45 % im Nüchternzustand in der triglyzeridreichen Lipoproteinfraktion, unter Infusion oder postprandial zu etwa 50 bzw. 65 %. Bei heterozygoten Individuen wurden unterschiedliche Mobilitäten der jeweiligen Isoformen beobachtet, beim Apo E2/3-Phänotyp sogar eine raschere Abnahme der Apo E3- gegenüber der Apo E2-Isoform. Das postpranidale Überwiegen von Apo E4 in der triglyzeridreichen Lipoproteinfraktion als Ligand für deren Aufnahme in die Leber ist einer der Mechanismen für die schnellere Metabolisierung triglyzeridreicher Lipoproteine bei Apo E4-Trägern.

Einleitung

Apolipoprotein (Apo) E als Bestandteil mehrerer Lipoproteinfraktionen spielt wegen seiner Fähigkeit, an den Low density lipoprotein(LDL)-Rezeptor und wahrscheinlich auch den Apo E-Rezeptor zu binden, eine Rolle im Cholesterin- und Triglyzeridstoffwechsel [12]. Für Apo E existiert in der Bevölkerung ein Polymorphismus mit hauptsächlich drei Isoformen, die sich in ihrer Ladung unterscheiden. Sie werden als Apo E2, 3 und 4 bezeichnet und treten in unterschiedlichsten Populationen mit sehr ähnlicher Frequenz auf [5]. Die drei Allele, die für die Hauptproteine kodieren, geben Anlaß zu sechs Phänotypen: drei homozygote (Apo E2/2, E3/3 und E4/4) sowie drei heterozygote (Apo E2/3, E2/4, E3/4) [18, 23]. Der Ladungsunterschied zwischen den drei Proteinen resultiert aus Aminosäuresubstitutionen von Arginin für Zystein in den Positionen 112 bzw. 158 der Aminosäuresequenz [13, 21]. Apo E4 besitzt Arginin in beiden Positionen, Apo E2 nur Zystein und Apo E3 zeigt Zystein in Position 112 und Arginin in Position 158. Der Plasmacholesterin-, LDL-Cholesterin- und Apo B-Spiegel wird durch den Apo E-Polymorphismus erheblich beeinflußt. Im Vergleich zu Apo E3 senkt Apo E2 diese Parameter, während Apo E4 sie anhebt. Etwa 14 % der genetischen Variabilität des Plasmacholesterinspiegels in der Bevölkerung wird durch den Apo E-Polymorphismus bedingt [3, 5, 9].

Oral aufgenommene und aus dem Darm resorbierte Lipide werden zum größten Teil in der Darmmukosa wieder aufgebaut und in Chylomikronen verpackt. Diese initial triglyzeridreichen Chylomikronen, die als Hauptapolipoproteine B48, AI und AIV enthalten, nehmen während der Hydrolyse durch die Lipoproteinlipase sehr schnell an Größe ab, werden relativ cholesterinreicher und nehmen als neues Apolipoprotein Apo E auf. Dieses Apo E wird wahrscheinlich vorwiegend aus dem Pool der High density lipoproteins (HDL) transferiert. Es dient als Erkennungsfaktor für die irreversible Aufnahme dieser Chylomikronen-Remnants (Überbleibsel) über den LDL-Rezeptorweg und wahrscheinlich über einen Apo E-Rezeptor in die Leber [14, 22].

Neuere Daten sprechen dafür, daß Träger der Apo E4-Isoform postprandial Lipide schneller klären als Träger der beiden anderen Isoformen [19]. Als Ursache könnten unterschiedliche Verteilungsphänomene der Apolipoprotein E-Isoformen zwischen Lipoproteinen eine Rolle spielen [16, 20], zumal Apo E postpranidal aus HDL in triglyzeridreiche Lipoproteine wechselt [2]. So kommt es postprandial zu einem Schift von Apo E aus HDL in weniger dichte triglyzeridreiche Lipoproteine [2].

In der vorliegenden Arbeit wurde die Mobilität der Apo E-Isoformen aus HDL in Lipoproteine geringerer Dichte während der Infusion von Triglyzerid/Phospholipidgemischen und postpranidal nach oraler Fettbelastung bei definierten stoffwechselgesunden Probanden untersucht. Die Triglyzerid/Phospholipidinfusionen wurden gewählt, da auch hier Apolipoproteinbewegungen zwischen Lipoproteinen beschrieben worden sind [4].

Material und Methoden

Probanden

Stoffwechselgesunde normolipämische Probanden mit definiertem Apo E-Phänotyp, die nach Aufklärung über die Untersuchung der Durchführung zustimmten, wurden nach 12stündigem Fasten intravenös oder oral fettbelastet. Es erfolgte zunächst eine Nüchternblutentnahme. Danach erhielten die Probanden 0,17 g Fett/kg Körpergewicht/Stunde intravenös als Triglyzerid/Phospholipidemulsion über vier Stunden oder bei oraler Fettbelastung 1 g Fett/kg Körpergewicht in einer Formula-Diät. Blutentnahmen erfolgten nach drei und vier Stunden, eine weitere zwei Stunden nach Beendigung der Infusion (oder sechs Stunden nach Beginn der Studie).

Die Blutentnahme erfolgte in mit Ehtylendiamintetraessigsäure (EDTA) benetzten Röhrchen zur Antikoagulation, denen zusätzlich Aprotinin (50 Kallikrein Inhibitor Einheiten(ml), Natriumazid (0,02 % Endkonzentration), 10 nM des Proteaseinhibitors D-Phenylalanyl-L-Prolyl-L-Arginin Chlormethylketon (Calbiochem, La Jolla, USA) und Phenylmethyl-Sulfonyl-Fluorid (0,05 M) zugesetzt wurden. Das entnommene Blut wurde sofort auf Eis gekühlt und zur Plasmagewinnung bei 4° C und 4 000 g für 20 Minuten zentrifugiert.

Methoden

Quantifizierung von Lipiden, Lipoproteinen und Apolipoproteinen

Cholesterin und Triglyzeride wurden enzymatisch mit handelsüblichen Kits (Boehringer, Mannheim) bestimmt. Apo A-I und B wurden nephelometrisch bestimmt (Beckmann Array Protein System). Die Messung von Apo E erfolgte mittels ELISA, wobei die Mikrotiterplatten mit einem monoklonalen Antikörper beschichtet und mit einem peroxidasemarkierten polyklonalen Antikörper gegen Apo E entwickelt wurden [11]. Die Darstellung der Apo E-Isoformen mittels Immunblott erfolgte wie zuvor beschrieben [16].

Lipoproteintrennung

Die Auftrennung der Lipoproteinfraktionen in den einzelnen Plasmen erfolgte durch Gelfiltration auf einem Superose 6 (Prep Grade)-Gel (Pharmacia, Freiburg) an einer FPLC-Apparatur (Pharmacia, Freiburg) in Anlehnung an die Methode von Ha und Barter [10]. Speziell wurde die 1,6 x 80 cm große Säule mit 2 ml Plasma beschickt und mit einer Flußgeschwindigkeit von 0,75 ml/min eluiert (Puffersystem 0,2 M NaCl, 0,01 M Tris pH 7,4, 0,001 M EDTA, 0,02 % NaN_3). Die Identifizierung der Lipoproteine erfolgte in den 4 ml enthaltenden eluierten Fraktionen durch Cholesterinbestimmung. Die Verschiebung des Apo E wurde durch Apo E-Bestimmung mittels ELISA in den Fraktionen ermittelt und bei heterozygoten Probanden mittels Immunoblott dargestellt.

Bestimmung des Apo E-Phänotyps
Die Bestimmung des Apo E-Phänotyps erfolgte mittels Immunblott nach isoelektrischer Fokusierung von Plasma [15].

Infusionslösungen
Es wurde MCT/LCT-Lösung Lipofundin MCT 20 % der Firma B. Braun (Melsungen) verwandt.

Statistische Auswertung
Die Änderung der Lipid- und Lipoproteinwerte wurde mit dem parameterfreien Test von Mann und Whitney verglichen.

Ergebnisse und Diskussion

Verhalten der Lipid- und Apolipoproteinparameter
Sowohl Gesamtcholesterin als auch Apolipoprotein AI- und B-Spiegel, ändern

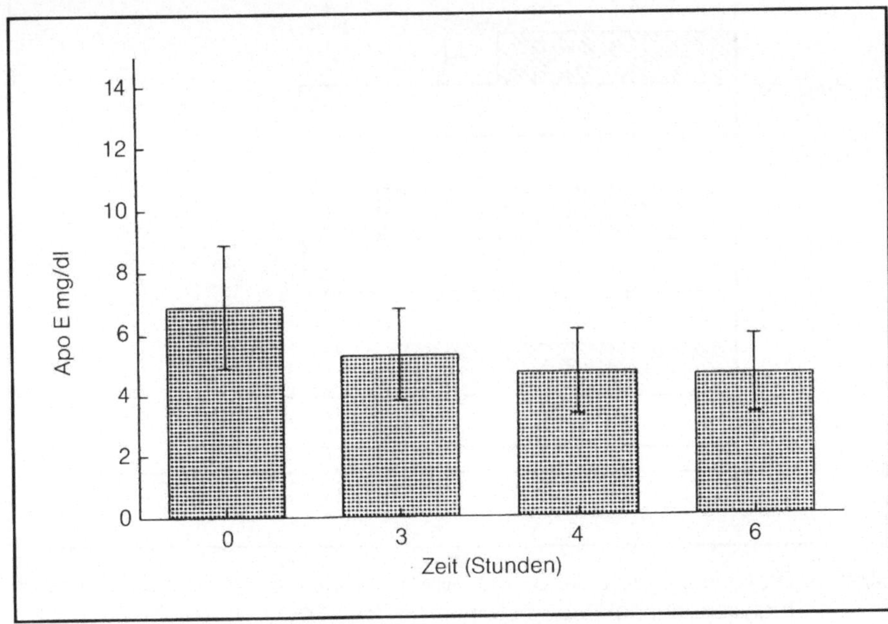

Abb. 1: Plasma-Apo E-Spiegel unter intravenöser Fettbelastung mit 20 %iger MCT/LCT-Lösung. Die Infusion erfolgte konstant mit 0,17 g Fett/kg Körpergewicht über vier Stunden, danach wurde die Infusion gestoppt. Die Probanden blieben weiterhin nüchtern. Es kam zu einem signifikanten Abfall der Plasma-Apo E-Spiegel.

sich weder unter Lipidinfusion noch nach oraler Belastung signifikant, wobei unter Infusion etwas höhere Triglyzeridspiegel gesehen wurden als nach oraler Fettbelastung. Apolipoprotein E zeigte einen signifikanten Abfall der Plasmakonzentration nach vier Stunden. Die Ergebnisse sind in Abb. 1 dargestellt.

Mobilität des Apolipoproteins E

Im Nüchternzustand befindet sich nach Lipoproteintrennung durch Gelfiltration der Großteil des Apo E im Bereich von LDL-HDL. Diese Apo E-Verteilung entspricht zuvor berichteten Ergebnissen, wonach normolipämische Probanden den Großteil ihres Apo E im Bereich zwischen LDL und HDL (assoziiert mit großen HDL-Partikeln) zeigen [1, 2, 19]. Über die Mobilität des Apo E3 unter Triglyzerid/Phospholipidinfusion haben wir kürzlich berichtet [17]. Die relativen Verteilungen der Apo E-Isoformen zwischen triglyzeridreichen Lipoproteinen und HDL bei homozygoten Probanden im Nüchternzustand sind in den gestreiften Balken in Abb. 2 dargestellt. Es zeigt sich, daß Apo E2/2-Probanden im Nüchternzustand

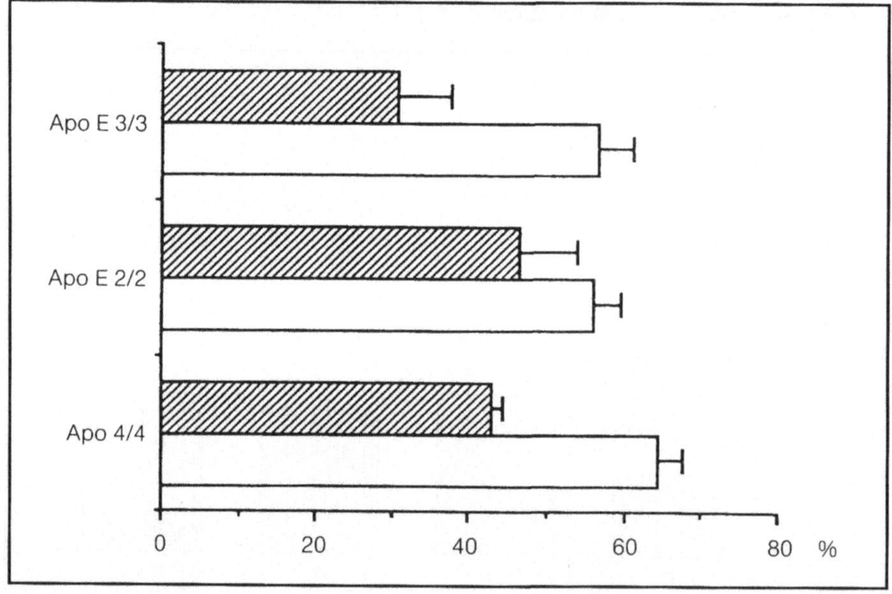

Abb. 2: Prozentuale Verteilung von Apolipoprotein E im Plasma zwischen triglyzeridreichen Lipoproteinen und HDL bei den drei homozygoten Apo E-Phänotypen. Die Balken repräsentieren jeweils den relativen Anteil des Apo E in der Fraktion der triglyzeridreichen Lipoproteine (gestreifte Balken: Nüchternzustand; weiße Balken: nach vier Stunden unter Infusion). Apo E4 zeigt den relativ höchsten Anteil von Apo E nach der Infusion in den triglyzeridreichen Lipoproteinen.

etwa gleich viel Apo E in den HDL und in den triglyzeridreichen Lipoproteinen besitzen. Apo E4/4-Probanden zeigen einen ähnlichen Prozentsatz, während Apo E3/3-Träger nüchtern lediglich etwa 30 % ihres Apo E in triglyzeridreichen Lipoproteinen aufweisen. Gleichzeitig sind in Abb. 2 die quantitativen Verschiebungen des Apo E von HDL in die triglyzeridreichen Lipoproteine vier Stunden nach intravenöser Lipidinfusion dargestellt (offene Balken). Während Apo E2 kaum Bewegung zeigt, wird unter Infusion deutlich mehr Apo E3 und Apo E4 in triglyzeridreiche Lipoproteine transferiert. Apo E4 besitzt im Vergleich am Ende der Infusion den höchsten relativen Anteil des Gesamtplasma-Pools in den triglyzeridreichen Lipoproteinen (etwa 65 %).
Die Lipoproteinauftrennungen zeigen zu den verschiedenen Zeitpunkten, daß es zu einer deutlichen Umverteilung von Apo E in Lipoproteine geringerer Dichte kommt. Wir nehmen an, daß Apo E dann als Erkennungsfaktor für die Aufnahme der infundierten artifiziellen Lipidpartikel in die Leber dient. Eventuell wird hierbei Apo E mit aufgenommen und aus der Zirkulation entfernt. Hierfür spricht die Reduktion der Apo E-Spiegel unter Lipidinfusion. Allerdings konnte Blum [2] nach oraler Belastung postprandial keine signifikante Reduktion der Plasma-Apo E-Spiegel registrieren, obwohl ähnliche Lipoproteinverschiebungen dieses Apoproteins auftraten. Erst nach Induktion der Lipolyse durch Heparingabe kam es zu einem 17 %igen signifikanten Abfall des Apo E im Plasma [2]. Unsere oralen Belastungen zeigten ähnliche, durch die enterale Resorptionszeit etwas zeitlich versetzte Apo E-Verschiebungen wie unter Infusion. Bei heterozygoten Probanden fanden sich die beschriebenen differentiellen Verteilungen der verschiedenen Apo E-Isoformen eines Individuums [16, 20]. Während der oralen Belastung wurden jedoch auch Hinweise für eine unterschiedlich schnelle Metabolisierung einzelner Isoformen in einem Individuum gewonnen. In Abb. 3 sind die Apo E-Isoformverteilungen eines Apo E2/3-heterozygoten Probanden dargestellt. Nach Auftrennung der Lipoproteine erfolgte eine Identifizierung der Isoformen mittels Immunblott nach isoelektrischer Fokusierung. Der obere Teil der Abbildung gibt die Verhältnisse im Nüchternzustand wieder. Die gleichmäßige Verteilung von Apo E2 in VLDL (triglyzeridreiche Lipoproteine) und HDL ist offensichtlich. Vier Stunden postprandial (unteres Bild) kommt es zu einer deutlichen Abschwächung von Apo E3 insgesamt, was einer präferentiellen Entfernung dieser Isoform aus der Zirkulation gleichkommt. Diese Daten sprechen dafür, daß in einem Individuum Isoformen des Apo E unterschiedlich schnell metabolisiert werden können, wahrscheinlich zu ähnlichen Raten, wie für die drei Hauptisoformen beschrieben [6 - 8]. Dies würde gleichzeitig bedeuten, daß die Apo E-Isoformen auch unterschiedlich auf einzelnen Lipoproteinpartikeln verteilt sind.
In diese Arbeit wurde keine genaue physikochemische Charakterisierung der nach Infusion entstehenden artifiziellen Lipoproteine vorgenommen. Offensichtlich besitzen die artifiziellen Lipoproteine unterschiedliche Akzeptanz für Apolipoproteine, die aus HDL in VLDL/Chylomikronen transferiert werden. Inwieweit die so entstandenen chylomikronenähnlichen Partikel dem Apolipoprotein

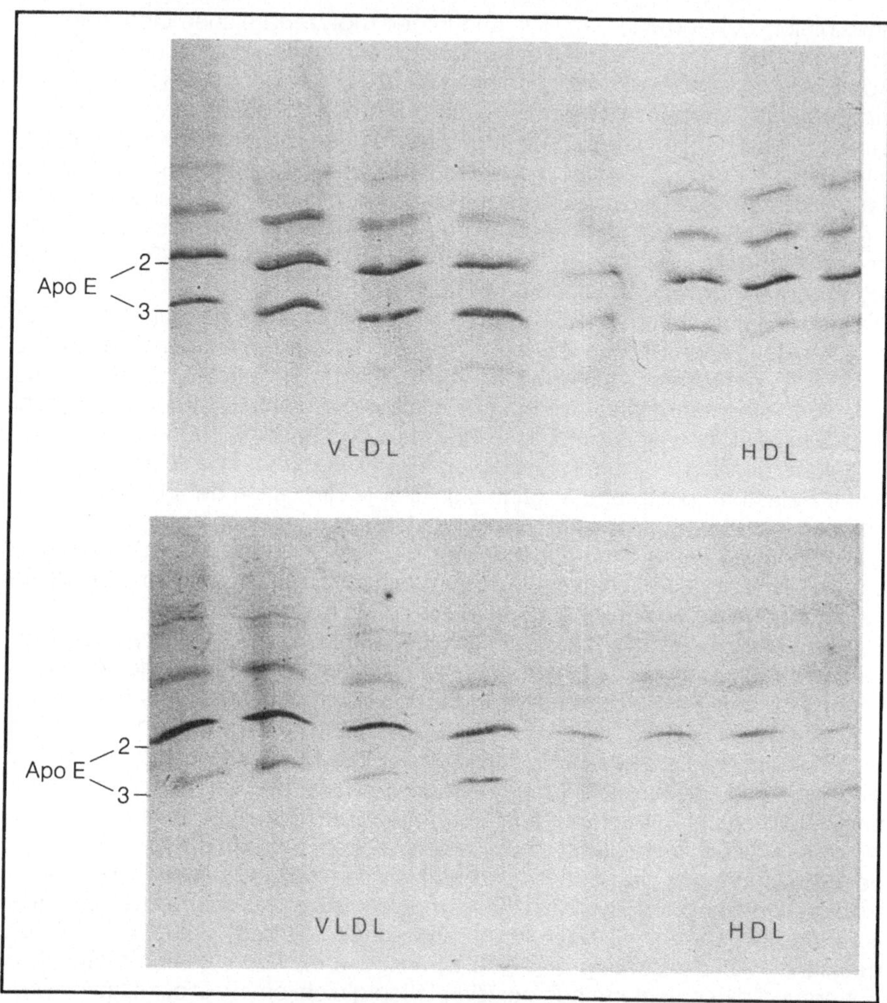

Abb. 3: Umverteilung des Apolipoprotein E unter oraler Fettbelastung bei einem Apo E2/3-heterozygoten Probanden. Im Nüchternzustand (oben) zeigt sich bereits eine unterschiedliche Verteilung der beiden Apo E-Isoformen zwischen HDL und triglyzeridreichen Lipoproteinen (VLDL), dargestellt durch isoelektrische Fokusierung und Immunblott nach Lipoproteintrennung durch Gelfiltration. Vier Stunden postprandial (unten) zeigt sich eine geringe Bewegung des Apo E2, eine deutlichere des Apo E3 hin zur VLDL, jedoch auch eine deutliche Reduktion des gesamten Apo E3 gegenüber Apo E2. Dies ist mit einem schnelleren Metabolismus des Apo E3 gegenüber Apo E2 vereinbar.

E eine günstige Konformation verleihen, mit Leberrezeptoren für die Aufnahme zu interagieren, muß Gegenstand weiterer Untersuchungen bleiben. Der Abfall von Apo E im Plasma unter MCT/LCT-Infusionen spricht dafür, daß Apo E während dieser Infusion „konsumiert" wird, wahrscheinlich via Aufnahme mit den artifiziellen Lipoproteinen in die Leber.

Danksagung

Die Arbeit wurde mit Unterstützung von G.R. durch die Fa. Braun Melsungen AG (Melsungen) und A.S. durch die Deutsche Forschungsgemeinschaft möglich.

Literaturverzeichnis

1 Blum CB, Aron L, Sciacca R. Radioimmunoassay studies of human apolipoprotein E J Clin Invest 1980; 66: 1240-12 50
2 Blum CB. Dynamics of apolipoprotein E metabolism in humans J Lipid Res 1982, 23 1308-1316
3 Boerwinkle E, Utermann G Simultaneous effects of apolipoprotein E polymorphism on apolipoprotein E, apolipoprotein B, and cholesterol metabolism Am J Hum Genet 1988, 42 104-112.
4 Bury J, Rosseneu MY, Bihain BE, Deckelbaum RJ, Richelle M, Lindholm M, Carpentier YA Influence of an intravenous fat emulsion on the concentration and distribution of plasma apoproteins in man. Am J Clin Nutr 1986; 5: 116a.
5 Davignon JR, Gregg RE, Sing CF Apolipoprotein E polymorphism and atherosclerosis Arteriosclerosis 1988; 8: 1-21
6 Gregg RE, Zech LA, Schaefer EJ, Brewer HB Jr. Apolipoprotein E metabolism in normolipoproteinemic human subjects. J Lipid Res 1984; 25: 1167-1176
7 Gregg RE, Zech LA, Schaefer EJ, Brewer HB Jr Type III hyperlipoproteinemia defective metabolism of an abnormal apolipoprotein Science 1981; 211: 584-586.
8 Gregg RE, Zech LA, Schaefer EJ, Stark D, Wilson D, Brewer HB Jr. Abnormal in vivo metabolism of apolipoprotein E4 in humans. J Clin Invest 1986, 78: 815-821.
9 Havel RJ, Kotite L, Vigne JL, Kane JP, Tun P, Phillips N, Chen GC. Radioimmunoassay of human arginine-rich apolipoprotein, apoprotein E. Concentrations in blood plasma and lipoproteins as affected by apoprotein E3 deficiency. J Clin Invest 1980, 66: 1351-1362
10 Ha YC, Barter PJ Rapid separation of plasma lipoproteins by gel permeation chromatography on agarose gel Superose 6 B J Chromatogr 1985, 341 154-159
11 Leroy A, Vu-Dac N, Koffigan M, Clavey V, Fruchart JC. Characterization of a monoclonal antibody that binds to apolipoprotein E and to lipoprotein of human plasma containing apo E. Applications to ELISA quantification of plasma apo E. J Immunoassay 1988; 9· 309-334.
12 Mahley RW. Apolipoprotein E· cholesterol transport protein with expanding role in cell biology. Science 1988; 240: 622-630.
13 Rall SC Jr, Weisgraber KH, Mahley RW. Human apolipoprotein E The complete amino acid sequence. J Biol Chem 1982; 257: 4171-4178.
14 Steinmetz A. Intestinaler Apolipoproteinstoffwechsel. Klin Wochenschr 1990; 68· 12-18
15 Steinmetz A. Phenotyping of human apolipoprotein E from whole blood plasma by immunoblotting J Lipid Res 1987; 28: 1364-1370.
16 Steinmetz A, Jakobs C, Motzny S, Kaffarnik H. Differential distribution of apolipoprotein E isoforms in human plasma lipoproteins. Arteriosclerosis 1989; 9: 405-409.

17 STEINMETZ A, SCHWARZ S, RICHTER G Apolipoprotein E-Mobilität zwischen Plasmalipoproteinen während intravenöser Fettapplikation Infusionstherapie 1992, 19 32-36

18 UTERMANN G, HEES M, STEINMETZ A Polymorphism of apolipoprotein E and occurence of dysbetalipoproteinemia in man Nature 1977, 269 604-607

19 WEINTRAUB MS, EISENBERG S, BRESLOW JL Dietary fat clearence in normal subjects is regulated by genetic variation of apolipoprotein E J Clin Invest 1987, 80 1571-1577.

20 WEISGRABER KH. Apolipoprotein E distribution among human plasma lipoproteins· role of the cysteine-arginine interchange at residue 112 J Lipid Res 1990, 31: 1503-1511

21 WEISGRABER KH, RALL SC JR, MAHLEY RW Human E apoprotein heterogeneity Cysteine-arginine interchanges in the amino acid sequence of the apo-E isoforms. J Biol Chem 1981, 56: 9077-9083

22 WINDLER EET, GREEVE J, DAERR WH, GRETEN H Binding of rat chylomicrons and their remnants to the hepatic low-density lipoprotein receptor and its role in remnant removal J Biochem 1988, 252 553-561.

23 ZANNIS VI, JUST PW, BRESLOW JL Human apolipoprotein E isoprotein subclasses are genetically determined Am J Hum Genet 1981; 33 11-24

The role of the liver in postprandial hypertriglyceridaemia

C. Luley, M. Hanisch, M. Vohwinkel, M. Orth, S. Wahl, W. Köster, H. Wieland
Abteilung für Klinische Chemie, Klinikum der Albert-Ludwigs-Universität
Freiburg

Abstract

Not only the chylomicrons, but also the VLDL triglycerides increase following oral fat intake. Size fractionation of the plasma lipoproteins, allowing a separation of the chylomicrons, chylomicron remnants and VLDL, together with determination of retinyl palmitate in these fractions, shows that a large part of the VLDL does not contain retinyl palmitate of oral origin. This VLDL must therefore derive from the liver. One possibility to explain a postprandial increase in the synthesis of VLDL could be an increased input of free fatty acids. The postprandial heparin-induced release of large quantities of free fatty acids showed a very heterogeneous time course in 8 test persons. However, there was a close correlation between the amplitude and duration of free fatty acids on the one hand, and the steady reincrease of the VLDL-triglycerides on the other. Since the hepatic lipoproteins which are rich in triglycerides persist considerably longer than the chylomicrons, this finding is significant in regard to the potential atherogenicity of postprandial lipoproteins. Elevated levels of these lipoproteins induce a lipid transfer which leads to a reduction of the HDL-cholesterol and at the same time to an increase in the cholesterol content of the VLDL. Both circumstances are considered to be atherogenic.

Die Rolle der Leber bei der postprandialen Hypertriglyzeridämie

C. Luley, M. Hanisch, M. Vohwinkel, M. Orth, S. Wahl, W. Köster, H. Wieland
Abteilung für Klinische Chemie, Klinikum der Albert-Ludwigs-Universität Freiburg

Zusammenfassung

Nach oralem Fettverzehr steigen nicht nur die Chylomikronen-, sondern auch die Very low density lipoprotein(VLDL)-Triglyzeride an. Eine Größenauftrennung der Plasmalipoproteine, welche die Trennung von Chylomikronen, Chylomikronen-Remnants und VLDL erlaubt, zeigte in Kombination mit der Retinylpalmitatmessung in den Fraktionen, daß ein Großteil der VLDL kein oral zugeführtes Retinylpalmitat enthält und somit aus der Leber stammen muß. Als eine Möglichkeit der postprandialen Synthesesteigerung von VLDL kommt ein verstärkter Zufluß freier Fettsäuren in Frage. Die postprandiale heparininduzierte Freisetzung großer Mengen freier Fettsäuren zeigte bei acht Versuchspersonen sehr heterogene Verläufe, aber eine enge Korrelation von Höhe und Dauer der Spiegel der freien Fettsäuren einerseits und anhaltendem Wiederanstieg der VLDL-Triglyzeride andererseits. Da hepatische triglyzeridreiche Lipoproteine wesentlich länger persistieren als Chylomikronen, ist dieser Befund für die potentielle Atherogenität postprandialer Lipoproteine bedeutsam. Hohe Spiegel dieser Lipoproteine induzieren einen Lipidtransfer, der zu einer Verminderung des High density lipoprotein(HDL)-Cholesterins und gleichzeitig zu einer Anreicherung der VLDL mit Cholesterin führt. Beide Umstände gelten als atherogen.

Einleitung

Die Assoziation eines reichlichen Fettverzehrs mit dem gehäuften Auftreten arteriosklerotischer Erkrankungen ist bekannt und akzeptiert. Als ursächliches Bindeglied dieses Zusammenhanges wird das Low density lipoprotein(LDL)-Cholesterin angesehen, dessen Atherogenität vielfach nachgewiesen wurde. LDL-Cholesterin wird jedoch durch Fettverzehr nicht akut verändert; erst mittelbar und längerfristig könnte die Atherogenese auf diesem Wege induziert und unterhalten werden. Es wurde daher wiederholt vermutet, daß auch während der akuten postprandialen Hyperlipidämie atherogene Lipoproteinspezies vorhanden sein könnten, deren Existenz mit der gegenwärtig üblichen Diagnostik der Nüchternlipide nicht erfaßt werden kann. Ziel unserer Untersuchungen war es daher, während der Postprandialphase nach Stoffwechselvorgängen zu fahnden, die als potentiell atherogen gelten könnten. Zu unserer Überraschung fanden wir, daß die postprandiale Triglyzeriderhöhung zu einem nicht unbeträchtlichen Anteil von hepatischen und relativ langlebigen, triglyzeridreichen Lipoproteinen unterhalten wird. Wir präsentieren evident, daß dieser Vorgang unter anderem von freien Fettsäuren induziert wird und diskutieren die mögliche Atherogenität dieses Vorganges.

Material und Methoden

21 stoffwechselgesunde Probanden und 10 Patienten mit primärer, nichtfamiliärer Hypertriglyzeridämie unterzogen sich oralen Fettbelastungstests. Es wurden 3 g Fett pro kg Körpergewicht in Form von Sahne verabreicht, die 60 000 I.E. Vitamin A (Retinylpalmitat) pro m^2 Körperoberfläche enthielt. Blutentnahmen erfolgten vor und fünf- bis siebenmal nach der Testmahlzeit in zweistündigen Abständen.

Ethylendiamintetraessigsäure(EDTA)-Plasmen wurden mit der konventionellen Ultrazentrifugation in Chylomikronen, VLDL, LDL und HDL aufgetrennt. Um eine weitere, methodisch unterschiedliche Trennung der Lipoproteine zu erreichen, wurden die Plasmalipoproteine durch Gelfiltration mit einer Kombination von Sepharose 2B und Sepharose 6B separiert; hierbei werden Chylomikronen, Chylomikronen-Remnants und VLDL gemäß Partikelgröße getrennt. In den Dichte- bzw. Größenfraktionen wurden Cholesterin, Triglyzeride (ohne Mitbestimmung des freien Glyzerins) und freie Fettsäuren mit enzymatischen Standardmethoden gemessen. Der Retinylpalmitatgehalt der Gelfiltrationsfraktionen wurde durch Hochleistungsflüssigkeitschromatographie (HPLC) bestimmt.

Um die Bedeutung der freien Fettsäuren für die hepatische Produktion triglyzeridreicher Lipoproteine zu untersuchen, wurde mit acht überwiegend normolipidämischen Versuchspersonen ein gesondertes Experiment durchgeführt. Diesen Personen wurde vier Stunden nach Gabe des Sahnetrunkes, dem Zeitpunkt des maximalen Triglyzeridanstieges im Blut, eine intravenöse Injektion von 100 I.E. Heparin verabreicht. Die dadurch bewirkte massive Aktivierung der Lipoproteinlipasen führt zu einem drastischen Anstieg der freien Fettsäuren. In halbstündlichen, stündlichen und danach zweistündlichen Abständen wurde während weiterer 10 Stunden Blut für die gleichen Analysen entnommen.

Resultate

Der postprandiale Verlauf der Triglyzeride in Chylomikronen und VLDL ist in Abb.1 in der oberen respektive mittleren Reihe links dargestellt. Rechts daneben ist die relative Veränderung abgebildet, ausgedrückt in Prozent vom Nüchternwert. Als Maßzahlen wurden die Mediane gewählt mit den 10. und 90.

Perzentilen als Streumaß. In jeder Grafik sind die Verläufe von Probanden (Vierecke) und Patienten (Dreiecke) getrennt dargestellt. Statistisch signifikante Unterschiede gegenüber dem Nüchternwert sind durch Sternchen gekennzeichnet.

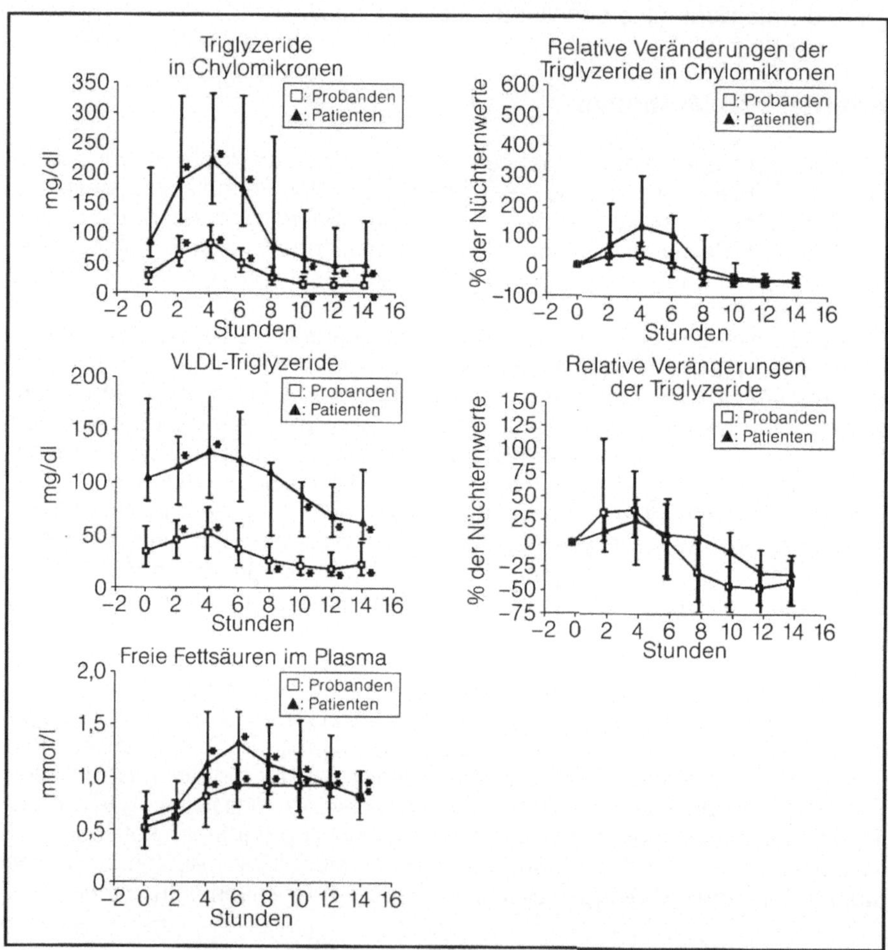

Abb. 1: Postprandiale Verläufe der Triglyzeride in Chylomikronen (oben) und VLDL (Mitte). Links sind die Absolutwerte dargestellt und rechts die relativen Veränderungen, ausgedrückt in Prozent vom Ausgangswert. Unten sind die Verläufe der freien Fettsäuren im Plasma abgebildet. Jede Grafik zeigt stoffwechselgesunde Probanden und hypertriglyzeridämische Patienten in getrennten Kurven.

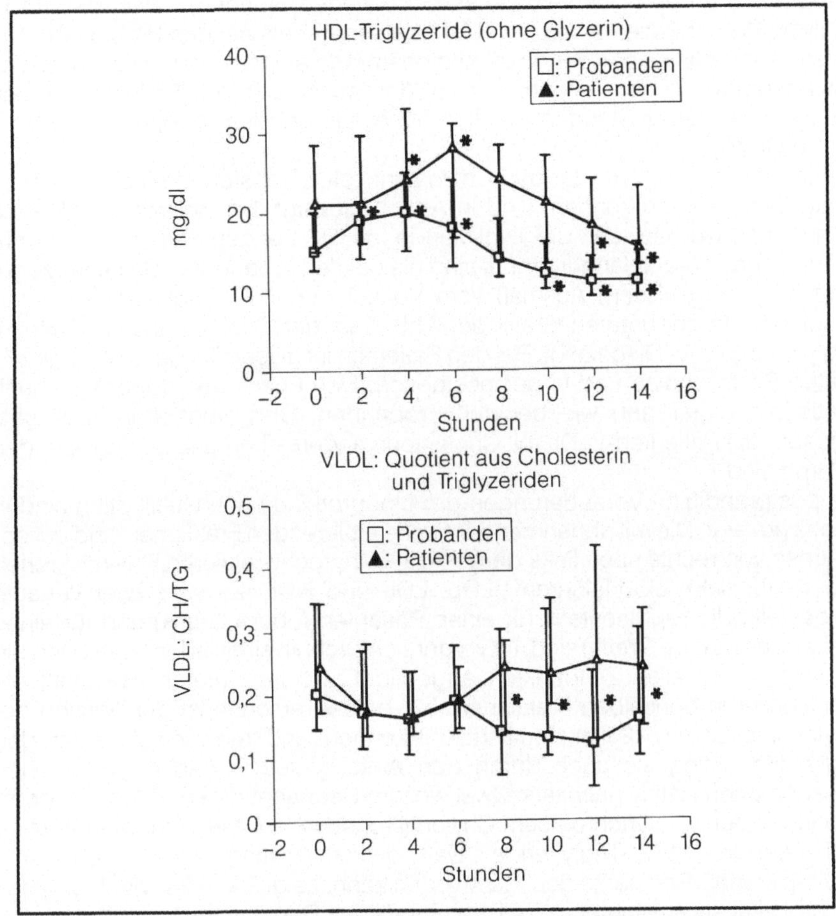

Abb. 2: Darstellung von Parametern, die die postprandialen Auswirkungen des durch das CETP bewirkten Lipidtransfers zeigen: HDL-Triglyzeride (oben) und Cholesterin/Triglyzeridquotient in VLDL (unten).

In beiden Kollektiven steigen die Triglyzeride nicht nur in Chylomikronen, sondern auch in den VLDL an. Einen wesentlichen Unterschied zwischen Patienten und Probanden stellen nicht nur die unterschiedlichen Ausgangs- und Maximalwerte in beiden Fraktionen dar, sondern vor allem das ungleiche Zeitverhalten bei den VLDL. Dies wird vor allem in der Darstellung der relativen Veränderungen deutlich (Abb. 1; Grafiken oben rechts und Mitte rechts). Während die Chylomikronentriglyzeride der Patienten mit fast der gleichen

Geschwindigkeit abgebaut werden wie bei den Probanden (praktisch gleichzeitiges Erreichen des Nüchternwertes nach sieben Stunden), fallen die VLDL-Triglyzeride der Patienten ca. zwei Stunden später als bei den Probanden. Die freien Fettsäuren sind in der gesamten postprandialen und der anschließenden postabsorptiven Phase erhöht; dieser Anstieg ist bei den Patienten jedoch während ca. sechs Stunden deutlich höher als bei den Probanden (Abb. 1, untere Grafik).

Effekte, die auf die Aktivität des Cholesterinester-Transferproteins (CETP) zurückgeführt werden können, sind in Abb. 2 gezeigt. Der oberen Grafik kann entnommen werden, daß die Triglyzeride in HDL bei den Patienten nicht nur höher, sondern auch länger erhöht sind als bei den Probanden. Diese Verzögerung wird in gewissem Ausmaß vom Verlauf der VLDL-Triglyzeride wiedergespiegelt. In der unteren Grafik der Abb. 2 ist der Quotient aus Cholesterin/ Triglyzeriden in VLDL gezeigt. Bei den Patienten ist dieser Quotient während der späten Postprandial- und in der postabsorptiven Phase fast doppelt so hoch (statistisch signifikant) wie bei den Probanden. Dies zeigt, daß in diesem Zeitraum die Patienten-VLDL mit Cholesterin angereichert und an Triglyzeriden verarmt sind.

Die postprandialen Veränderungen der Lipoproteine nach Gelfiltration sind in Abb. 3 gezeigt. Die mit abnehmender Größe eluierenden Fraktionen sind auf der X-Achse von rechts nach links dargestellt; d. h. rechts eluieren Chylomikronen und weiter links die kleineren VLDL, LDL und HDL. Es sind zwei Verläufe dargestellt, die repräsentativ für einen Patienten (obere Grafik) und für einen Probanden (untere Grafik) sind. Im vorderen Abschnitt einer jeden Grafik sind die Triglyzeride zu allen Zeitpunkten abgebildet und im hinteren Abschnitt die Retinylester in denselben Fraktionen. Für beide Personen ist der Anstieg der Chylomikronen um 12 Uhr deutlich zu erkennen, und zwar sowohl durch den Triglyzeridanstieg als auch durch den Anstieg des in den Chylomikronen transportierten Retinylpalmitats. Zwei weitere Beobachtungen sollen hervorgehoben werden: 1. Synchron zum Chylomikronenverlauf sieht man den Anstieg und Fall der VLDL-Triglyzeride. Daß dieser Anstieg nur begrenzt von Chylomikronen-Remnants gebildet werden kann, zeigt 2. die Beobachtung des Retinylpalmitats im hinteren Teil der Grafiken. Die Retinylpalmitatgipfel der Chylomikronen-Remnants stammen aus erkennbar größeren Partikeln, als es VLDL sind; sie überlappen nur zum kleineren Teil mit dem Triglyzeridanstieg der VLDL.

Abb. 4 zeigt die Verläufe der freien Fettsäuren und der VLDL-Triglyzeride bei dem Experiment mit der heparininduzierten Lipolyse. Hier sind Einzelverläufe der Versuchspersonen für die freien Fettsäuren (obere Grafik) und für die VLDL-Triglyzeride (untere Grafik) gezeigt. Es ist deutlich, daß nach Heparininjektion die Triglyzeride massiv abgebaut werden. Gleichzeitig kommt es zum ausgeprägten Anstieg der freien Fettsäuren, wobei aber Höhe und Dauer dieses Anstieges zwischen den Versuchspersonen sehr variieren. Das gleiche gilt für den Wiederanstieg der Triglyzeride, der eine auffällige Parallelität zu den freien Fettsäuren

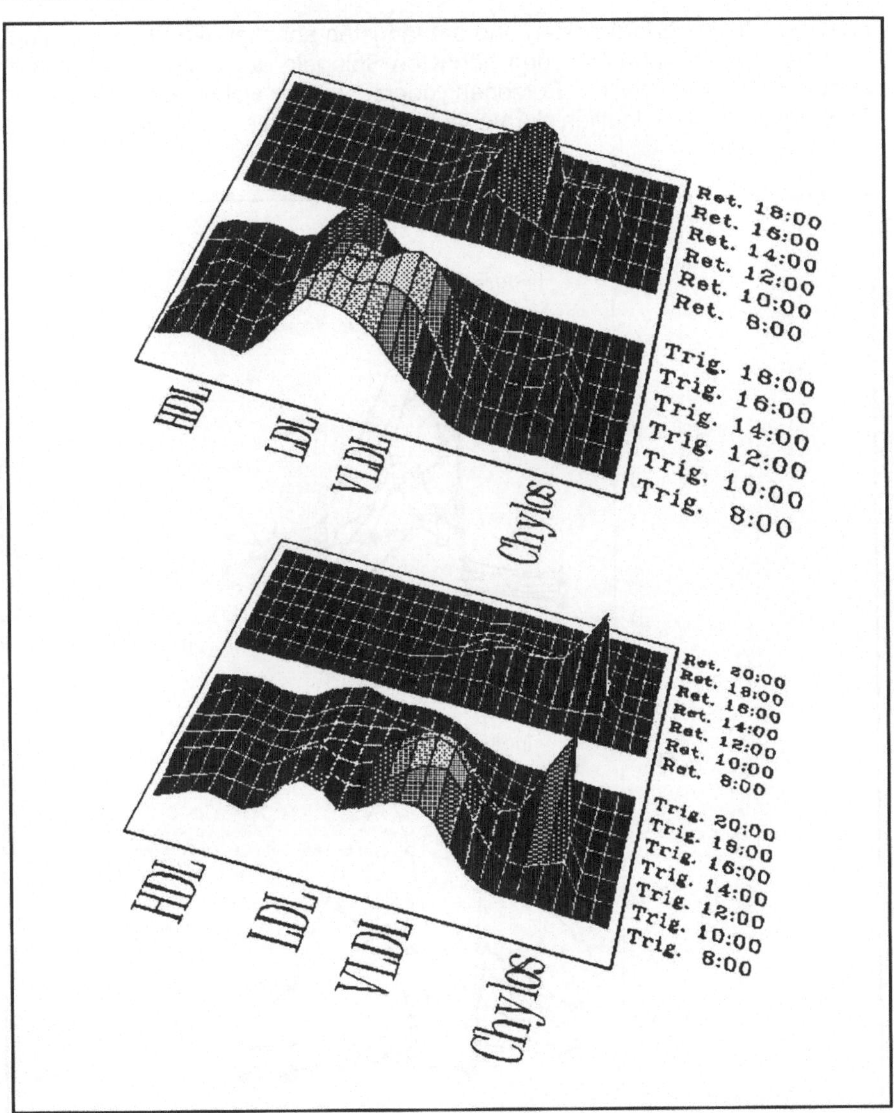

Abb. 3: Dreidimensionale Darstellungen der postprandialen Triglyzeride bzw. des Retinylpalmitats in Lipoproteinen, die durch Gelfiltration getrennt wurden. Die obere Grafik zeigt einen Patienten und die untere einen Probanden. Im Vordergrund der Grafiken sind die Triglyzeride gezeigt und im Hintergrund das Retinylpalmitat, das nur in Chylomikronen bzw. Chylomikronen-Remnants vorkommt.

aufweist: Die ausgeprägtesten und am längsten anhaltenden Wiederanstiege sind bei den Personen mit den höchsten Spiegeln der freien Fettsäuren zu beobachten. Bei diesen Personen überschreiten Höhe und Dauer des Triglyzeridanstiegs deutlich die Verläufe, die ohne Heparinintervention beobachtet wurden.

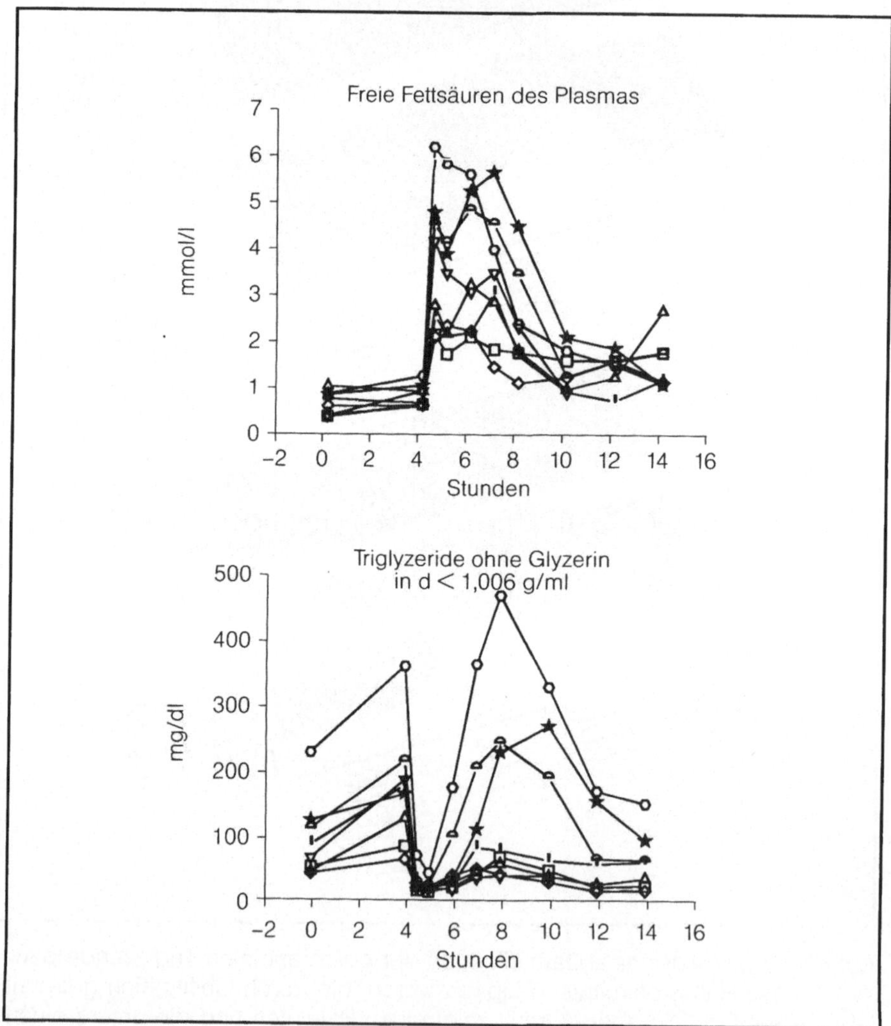

Abb. 4: Verläufe der freien Fettsäuren und der VLDL-Triglyzeride nach heparininduzierter, intravasaler Lipolyse. Der reaktive Triglyzeridanstieg korreliert mit der Höhe der freien Fettsäuren.

Diskussion

Daß nicht nur Chylomikronen, sondern auch triglyzeridreiche Lipoproteine hepatischer Herkunft zum postprandialen Triglyzeridanstieg beitragen, kann bei der Betrachtung der VLDL-Triglyzeride vermutet werden. Um zu überprüfen, ob dieser Anstieg der VLDL-Triglyzeride durch Chylomikronen-Remnants verursacht wird, die in den VLDL-Dichtebereich „abgesunken" sind, wurden die postprandialen Lipoproteine durch Gelfiltration aufgetrennt, wobei die Chylomikronen-Remnants an ihrem Gehalt des exogen zugeführten Retinylpalmitats erkannt und von Lipoproteinen hepatischer Genese unterschieden werden können. Diese Methode zeigt den Anstieg triglyzeridreicher Lipoproteine, welche die Größe von VLDL haben und nicht identisch mit Chylomikronen-Remnants sein können, da sie nur begrenzt mit dem Retinylpalmitat der Chylomikronen-Remnants überlappen. Der Befund, daß die Leber zum postprandialen Triglyzeridanstieg beiträgt, wurde bislang nicht belegt, ist aber bereits früher von COHN et al. vermutet worden, als diese Autoren postprandial einen ausgeprägten Anstieg des nur in der Leber produzierten Apo B100 fanden [2].

Wir gingen weiterhin der Frage nach, wodurch dieser postprandiale Anstieg hepatischer triglyzeridreicher Lipoproteine ausgelöst wird. Folgende Mechanismen sind möglich:

1. Die einströmenden Chylomikronen kompetitieren mit den vorhandenen VLDL um die lipolytische Kapazität mit der Folge, daß die VLDL nun verlangsamt abgebaut werden und daher ihr Plasmaspiegel ansteigt.
2. Die Leber reutilisiert rasch die selektiv und schnell eliminierten Chylomikronen-Remnants für eine gesteigerte VLDL-Produktion.
3. Denkbar ist aber auch, daß der postprandiale Anstieg der freien Fettsäuren zusätzlich die hepatische Triglyzeridsynthese induziert. Dies wäre in Übereinstimmung mit den erhöhten Spiegeln der freien Fettsäuren bei den hypertriglyzeridämischen Patienten. Die forcierte in-vivo-Freisetzung freier Fettsäuren durch Heparininjektion stützt diese Hypothese. Es korrelieren nicht nur freie Fettsäuren und Wiederanstieg der VLDL-Triglyzeride, sondern es fällt zusätzlich auf, daß der reaktive Wiederanstieg langanhaltend ist und somit charakteristisch für die relativ lange Halbwertszeit hepatischer triglyzeridreicher Lipoproteine. Dieser Zusammenhang wird überdies auch ex iuvantibus nahegelegt, wenn die freien Fettsäuren therapeutisch gesenkt werden. Postprandiale Triglyzeride werden sowohl durch körperliche Aktivität (Verbrennung der freien Fettsäuren in der Muskulatur) als auch durch Therapie mit einem Nikotinsäureanalogon (Verminderung der Fettgewebslipolyse) erniedrigt [6].

Es erhebt sich die Frage, ob postprandiale Lipoproteine, die aus der Leber stammen und relativ lange persistieren, zur Atherogenese beitragen. Wenn die postprandiale Hypertriglyzeridämie allein von Chylomikronen verursacht würde, wäre dies vermutlich wenig atherogen, da Chylomikronen eine kurze Halbwertszeit haben [5] und zu groß sind, um in die Arterienwand zu diffundieren. Beides gilt jedoch nicht für hepatische VLDL. Diese haben eine ca. vierfach längere Halbwertszeit, worauf der Lipolyseversuch (Abb. 4) und die Kinetik der VLDL-Triglyzeride bei den Hypertriglyzeridämikern hinweisen (Abb. 1). Die Atherogenität der VLDL steigt jedoch mit ihrer Persistenz im Plasma [3, 4]. Je länger triglyzeridreiche Lipoproteine im Plasma verweilen, desto anhaltender stehen sie als Substrat für das Cholesterinester-Transferprotein (CETP) [1] zur Verfügung. Dessen Effekt läßt sich an den HDL-Triglyzeriden ablesen, die bei den Patienten länger und höher mit Triglyzeriden beladen werden als bei den Probanden (Abb. 2, obere Grafik). Als Folge werden Cholesterinester auf VLDL transferiert, die gleichzeitig an Triglyzeriden verarmen. Dies zeigt der Cholesterin/Triglyzeridquotient in VLDL, der bei den Patienten gerade in *dem* Zeitraum doppelt so hoch ist wie bei den Probanden, in dem der Unterschied bezüglich der VLDL-Triglyzeride zwischen beiden Kollektiven besonders ausgeprägt ist (Abb. 1). Letztendlich führt die CETP-Einwirkung zur Erniedrigung des HDL-Cholesterins, was die Hauptursache des bekannten inversen Verhältnisses zwischen Plasmatriglyzeriden und HDL-Cholesterin ist. Die Assoziation erniedrigter HDL-Cholesterinwerte mit vorzeitiger Arteriosklerose ist bekannt. Wir folgern, daß in der Postprandialphase nicht nur Chylomikronen und ihre Remnants ansteigen, sondern auch triglyzeridreiche Lipoproteine, die vermehrt von der Leber synthetisiert werden. Dieser Vorgang wird zumindest teilweise durch freie Fettsäuren des Plasmas unterhalten. Da hepatische triglyzeridreiche Lipoproteine eine längere Halbwertszeit haben als intestinale, ist dieser Befund zumindest aus theoretischen Erwägungen bedeutsam für die Atherogenese.

Literaturverzeichnis

1 Barter PJ, Hopkins GJ, Calvert GD. Transfer and exchange of esterified cholesterol between plasma lipoproteins Biochem J 1982, 208· 1-7

2 Cohn JS, McNamara JR, Cohn SD, Ordovas JM, Schaefer EJ. Plasma apolipoprotein changes in the triglyceride-rich lipoprotein fraction of human subjects fed a fat-rich meal J Lipid Res 1988; 29. 925-936

3 Gianturco SH, Gotto AM, Jackson RL, Patsch JR, Sybers HD, Taunton OD, Yeshurun DL, Smith LC. Control of 3-hydroxy 3-methylglutaryl-CoA reductase activity in cultured human fibroblasts by very low density lipoproteins of subjects with hypertriglyceridemia. J Clin Invest 1978; 61. 320-328.

4 Gianturco SH, Eskin SG, Navarro LT, Lahart CJ, Smith LC, Gotto AM. Abnormal effects of hypertriglyceridemic very low density lipoproteins on 3-hydroxy 3-methylglutaryl-CoA reductase activity and viability of cultured bovine aortic endothelial cells Biochim Biophys Acta 1980, 618· 143-152

5 Grundy SM, Mok HY Chylomicron clearance in normal and hyperlipidemic man. Metabolism 1976; 25. 1225-1239

6 Schlierf G, Dinsenbacher A, Voggenreiter U, Drews B, Kather H Plasma-triglycerides and exercise A delicate balance Klin Wochenschr 1988; 66· 129-133

Lipoprotein levels following oral fat intake in patients with coronary heart disease

H.H. Ditschuneit, M. Flechtner-Mors, D. Knispel, R. Voisard, H. Ditschuneit

H.H. Ditschuneit, M. Flechtner-Mors, D. Knispel, H. Ditschuneit
Abteilung Gastroenterologie und Ernährungswissenschaften, Medizinische Klinik, Universität Ulm

R. Voisard
Abteilung Kardiologie, Medizinische Klinik, Universität Ulm

Abstract

Triglyceride-rich lipoproteins are thought to be associated with an accelerated development of arteriosclerosis. The influence of an oral fat load of 100 g fat on blood lipids and lipoproteins has been investigated. 12 hours after the last food intake the triglycerides in the serum and in the lipoproteins VLDL, LDL and HDL were higher than in control persons. Cholesterol was higher in the VLDL but lower in the HDL. Following fat loading these differences to the control group were even more marked. In patients with coronary heart disease a greater increase and a more delayed decrease in the serum triglycerides were obvserved. 6 hours after the fat intake there was an increased concentration of triglycerides in the VLDL and in the LDL. The cholesterol concentration in the VLDL was equally elevated, though in the HDL it had declined. The results suggest that in patients with coronary heart disease there are also disturbances in postprandial lipid metabolism which acquire pathogenic significance in regard to the development of arteriosclerosis.

Lipoproteine nach oraler Fettbelastung bei Patienten mit koronarer Herzerkrankung

H.H. Ditschuneit, M. Flechtner-Mors, D. Knispel, R. Voisard, H. Ditschuneit

H.H. Ditschuneit, M. Flechtner-Mors, D. Knispel, H. Ditschuneit
Abteilung Gastroenterologie und Ernährungswissenschaften, Medizinische Klinik, Universität Ulm

R. Voisard
Abteilung Kardiologie, Medizinische Klinik, Universität Ulm

Zusammenfassung

Triglyzeridreiche Lipoproteine sind in Zusammenhang mit beschleunigter Arterioskleroseentwicklung gebracht worden. Bei Patienten mit koronarer Herzkrankheit (KHK) wurde der Einfluß einer oralen Fettbelastung mit 100 g Fett auf die Lipide und die Lipoproteine im Blut untersucht. 12 Stunden nach der letzten Nahrungsaufnahme waren die Triglyzeride im Serum und in den Lipoproteinen Very low density lipoproteins (VLDL), Low density lipoproteins (LDL) und High density lipoproteins (HDL) höher als bei den Kontrollpersonen, das Cholesterin war in den VLDL höher, in den HDL aber niedriger. Nach Fettbelastung wurden die Unterschiede zu den Kontrollpersonen deutlicher. Bei den Patienten mit KHK wurde ein verstärkter Anstieg und ein verzögerter Abfall der Serumtriglyzeride beobachtet. Sechs Stunden nach der Fetteinnahme war die Triglyzeridkonzentration in den VLDL und in den LDL angestiegen, die Cholesterinkonzentration in den VLDL war ebenfalls angestiegen, in den HDL jedoch abgefallen. Die Ergebnisse weisen darauf hin, daß bei Patienten mit KHK Störungen im postprandialen Lipoproteinstoffwechsel bestehen, denen bei der Arterioskleroseentwicklung eine pathogenetische Bedeutung zukommt.

Einleitung

In prospektiven epidemiologischen Untersuchungen wurde ein Zusammenhang zwischen Hypertriglyzeridämie und koronarer Herzkrankheit (KHK) nachgewiesen [1, 3, 4, 5, 11, 16]. Die Erfassung der tatsächlichen Rolle der Triglyzeride als Risikofaktor für die Koronarsklerose hat sich jedoch als schwierig erwiesen. Triglyzeride können mit einer ganzen Reihe von Variablen in Zusammenhang gebracht werden, die ihrerseits in Zusammenhang mit der KHK gebracht werden können.
Die Triglyzeride stehen zu den VLDL, den Intermediate density lipoproteins (IDL) und den LDL in positivem und zu den HDL in negativem Zusammenhang, so daß

sich der Zusammenhang mit der KHK möglicherweise auf bestimmte triglyzeridreiche Lipoproteine zurückführen läßt [2].
Postprandial steigen die triglyzeridreichen Lipoproteine im Blut an. Dies könnte von klinischer Bedeutung sein, da bei Patienten mit KHK ein stärkerer Anstieg und eine längere Verweildauer triglyzeridreicher Lipoproteine nachgewiesen werden konnte [8, 18]. Die stärker ausgeprägte postprandiale Hyperlipidämie, die sowohl bei hypercholesterinämischen als auch bei normocholesterinämischen Patienten beobachtet wurde, könnte auf eine für gefährdete Patienten spezifische Störung hinweisen, oder direkt eine beschleunigte Arterioskleroseentwicklung verursachen.
In der folgenden Studie haben wir bei Patienten mit KHK die Lipoproteine vor und sechs Stunden nach oraler Fettbelastung mit der Fragestellung untersucht, ob bestimmte Lipoproteine charakteristische Veränderungen erkennen lassen.

Methodik

Patienten mit KHK wurden aus der kardiologischen Abteilung zugewiesen. Bei allen war wegen des Verdachtes auf Vorliegen einer stenosierenden KHK eine Koronarangiographie vorgesehen. Ausgesucht wurden männliche und weibliche postmenopausale Patienten nach folgenden Kriterien: 1. Alter zwischen 40 und 65 Jahren, BMI (Body Mass Index) < 30,0 (kg/m^2); 2. Cholesterin im Serum < 6,7 mmol/l, Triglyzeride im Serum < 3,0 mmol/l; 3. keine Medikation mit Hormonen, Antihypertensiva, Diuretika, beta-adrenerg wirksamen Substanzen, Kalziumantagonisten oder lipidsenkenden Medikamenten; 4. Nichtraucher; 5. keine Auffälligkeiten bei laborchemischen Routineparametern. Kontrollpersonen wurden aus dem Krankenhauspersonal unter Beachtung der gleichen Kriterien ausgesucht. Patienten und Kontrollpersonen wurden über das Protokoll und das Ziel der Studie informiert und gaben ihre Einwilligung.
12 Stunden nach der letzten Nahrungsaufnahme wurde morgens um 8.00 Uhr eine Fettbelastung (2 Scheiben Knäckebrot, 20 g Butter und 80 g Fett in Form von Sahne) durchgeführt. Vorher und sechs Stunden danach wurde Blut entnommen. Triglyzeride (TG) und Cholesterin (C) wurden im Serum und in den Lipoproteinen enzymatisch (Triglyzeride: Boehringer Mannheim Kit; Cholesterin: Merck Darmstadt Kit) gemessen. Die Lipoproteine VLDL, LDL und HDL wurden aus 1,5 ml Serum mit Hilfe der Ultrazentrifuge (Beckman TL 100) isoliert. Die Apolipoproteine wurden mit Hilfe der Radialdiffusion (Agarose Fertigplatten, Immuno, Wien) bestimmt

Ergebnisse

Bei den Patienten mit KHK waren die Triglyzeride im Serum und das Apolipoprotein B höher, das HDL-Cholesterin und die Apolipoproteine (Apo) AI und AII waren aber niedriger als bei der Kontrollgruppe (Tab. 1).

Tab. 1: Alter, BMI, Triglyzeride, Cholesterin, HDL-Cholesterin und Apolipoproteine AI, AII und B bei Kontrollpersonen und Patienten mit KHK (Mittelwerte ± 1SD).

	Kontrollpersonen (n = 9) (6 männl., 3 weibl.)		Patienten mit KHK (n = 15) (10 männl., 5 weibl.)
Alter (J)	48,20 ± 9,2		48,80 ± 9,3
BMI (kg/m²)	23,50 ± 2,5		26,20 ± 6,1
TG (mmol/l)	0,91 ± 0,4	p<0,01	2,02 ± 0,8
Cholesterin (mmol/l)	4,77 ± 0,8		5,41 ± 0,9
HDL-C (mmol/l)	1,44 ± 0,2	p<0,05	0,97 ± 0,2
Apo AI (mg/dl)	179,0 ± 16,0	p<0,01	137,0 ± 13,0
Apo AII (mg/dl)	57,0 ± 5,0	p<0,05	49,0 ± 6,0
Apo B (mg/dl)	71,0 ± 20,0	p<0,05	100,0 ± 20,0

Tab. 2: Triglyzeride und Cholesterin in den Lipoproteinen bei Patienten mit KHK und bei Kontrollpersonen (Mittelwerte ± 1SD).

	Kontrollpersonen (n = 9) (6 männl., 3 weibl.)		Patienten mit KHK (n = 15) (10 männl., 5 weibl.)
Triglyzeride (mmol/l)			
VLDL	0,51 ± 0,39	p<0,05	1,06 ± 0,52
LDL	0,26 ± 0,13	p<0,05	0,42 ± 0,18
HDL	0,20 ± 0,12		0,31 ± 0,16
Cholesterin (mmol/l)			
VLDL	0,26 ± 0,19	p<0,01	0,66 ± 0,36
LDL	2,77 ± 1,30		3,00 ± 0,43
HDL	1,45 ± 0,18	p<0,05	0,99 ± 0,15

Bei den Patienten mit KHK waren die TG in allen Lipoproteinen höher als bei den Kontrollpersonen. Der Unterschied zu den Kontrollpersonen war in den VLDL und LDL signifikant ($p < 0,05$). Bei diesen Patienten war auch das Cholesterin in den VLDL ($p < 0,01$) höher, in den HDL jedoch niedriger ($p < 0,05$) (Tab. 2). Nach oraler Fettbelastung stiegen die Triglyzeride im Serum bei allen untersuchten Personen. Sechs Stunden nach der Fetteinnahme waren aber nur noch bei den Patienten mit KHK die Triglyzeride signifikant höher als bei den Kontrollgruppen ($p < 0,05$). Das Cholesterin im Serum stieg ebenfalls an, jedoch wesentlich geringer. Der Anstieg war ebenfalls nur vorübergehend zu beobachten. Sechs Stunden nach der Fettaufnahme war weder bei Kontrollpersonen noch bei Patienten mit KHK der Cholesterinspiegel höher als der Ausgangswert (Tab. 3).

Tab. 3: Triglyzeride und Cholesterin im Serum bei Kontrollpersonen und bei Patienten mit KHK 12 Stunden nach der letzten Nahrungsaufnahme und 6 Stunden nach oraler Einnahme von 100 g Fett (Mittelwerte ± 1SD).

	12 Stunden nach Nahrungsaufnahme		6 Stunden nach Fettbelastung
Kontrollpersonen (n=9)			
Triglyzeride (mmol/l)	0,91 ± 0,40		1,28 ± 0,76
Cholesterin (mmol/l)	4,77 ± 0,75		4,88 ± 0,82
Patienten mit KHK (n=15)			
Triglyzeride (mmol/l)	2,02 ± 0,80	p < 0,05	4,53 ± 2,65
Cholesterin (mmol/l)	5,41 ± 0,90		5,52 ± 0,95

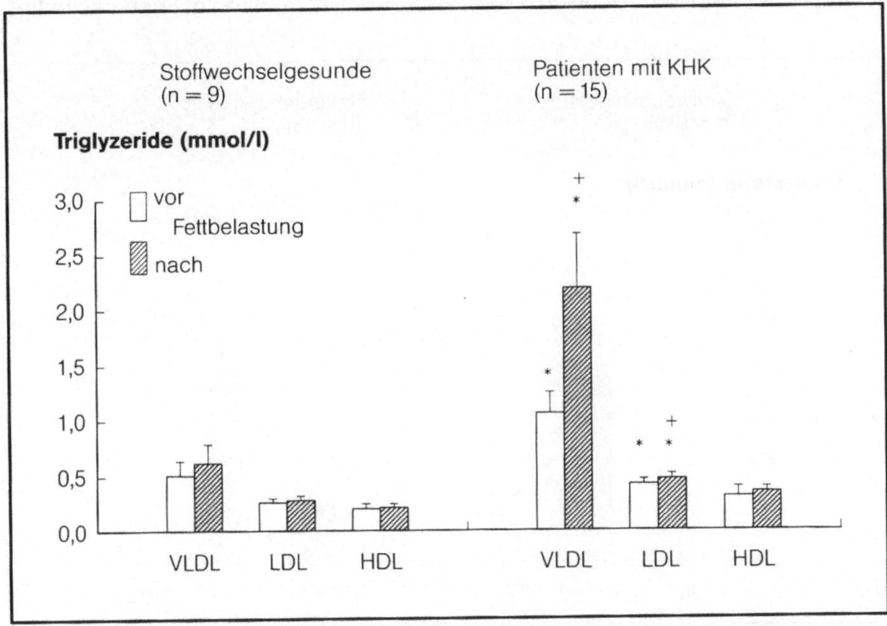

Abb. 1: Triglyzeride (mmol/l) in den Lipoproteinen sehr niedriger Dichte (VLDL), niederer Dichte (LDL) und hoher Dichte (HDL) bei stoffwechselgesunden Kontrollpersonen und bei Patienten mit KHK vor und sechs Stunden nach oraler Einnahme eines fettreichen Frühstücks (100 g Fett in Form von Butter und Sahne).
Mittelwerte ± 1 SD; * p < 0,05 Patienten mit KHK gegenüber Stoffwechselgesunden, + p < 0,05 nach Fetteinnahme gegenüber dem Ausgangswert.

Der Triglyzeridanstieg im Serum war im wesentlichen auf den Anstieg der triglyzeridreichen Lipoproteine der Chylomikronen und der VLDL zurückzuführen. Bei den Patienten mit KHK waren die Triglyzeride in den VLDL sechs Stunden nach Fettaufnahme höher als der Ausgangswert ($p < 0{,}05$). Bei den Kontrollpersonen war sechs Stunden nach Fettbelastung kein Unterschied zum Nüchternzustand zu erkennen (Abb. 1). Das Cholesterin im Serum stieg nach Fettbelastung nur geringfügig und nur vorübergehend an. Es fanden sich aber bei den Patienten mit KHK Veränderungen der Cholesterinkonzentration in den Lipoproteinen. So war sechs Stunden nach Fettbelastung das Cholesterin in den VLDL höher als vorher ($p < 0{,}05$) und das Cholesterin in den HDL niedriger ($p < 0{,}05$) (Abb. 2).

Diskussion

Nach univariater Auswertung ist der Zusammenhang zwischen erhöhten Triglyzeriden und KHK deutlich. Wenn andere Risikofaktoren mit berücksichtigt

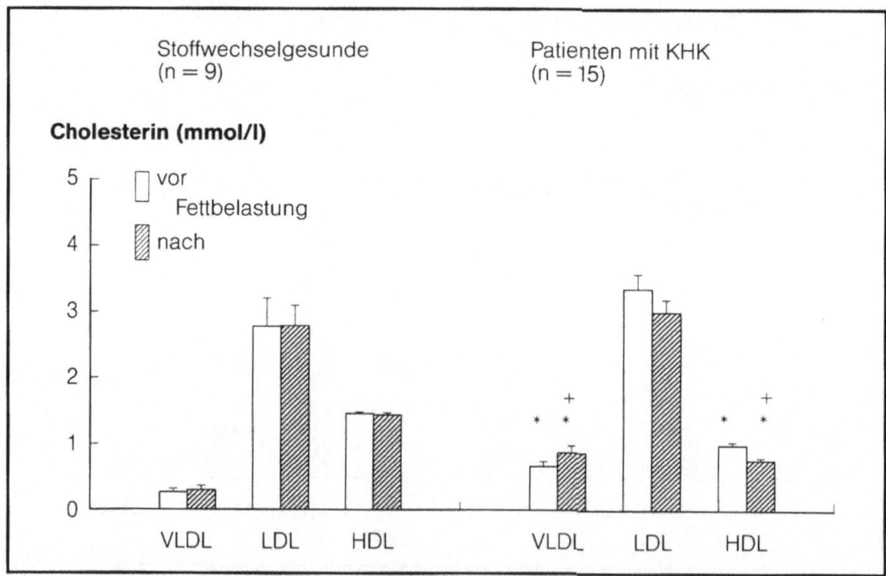

Abb. 2: Cholesterin (mmol/l) in den Lipoproteinen sehr niedriger Dichte (VLDL), niederer Dichte (LDL) und hoher Dichte (HDL) bei stoffwechselgesunden Kontrollpersonen und bei Patienten mit KHK vor und sechs Stunden nach oraler Einnahme eines fettreichen Frühstücks (100 g Fett in Form von Butter und Sahne).

Mittelwerte ± 1 SD, * $p < 0{,}05$ Patienten mit KHK gegenüber Stoffwechselgesunden, + $p < 0{,}05$ nach Fetteinnahme gegenuber dem Ausgangswert

werden, dann wird die Bedeutung der Triglyzeride für das KHK-Risiko stark geschmälert. Berücksichtigt man alle bekannten Risikofaktoren, kommt den Triglyzeriden keine eigenständige Rolle als unabhängiger Risikofaktor für KHK zu [10]. Dennoch stehen erhöhte Triglyzeride in enger Beziehung zur Arterioskleroseentwicklung. Möglicherweise ist die Hypertriglyzeridämie Ausdruck eines gestörten, sich atherogen auswirkenden Lipidstoffwechsels, oder die Hypertriglyzeridämie verursacht Lipidstoffwechselstörungen, die ein erhöhtes Atheroskleroserisiko bewirken. Hohe Serumtriglyzeride kommen meist zusammen mit niedrigem HDL-Cholesterin vor, und dieses wiederum korreliert negativ mit dem KHK-Risiko [7]. Der Stoffwechsel der Triglyzeride und deren hauptsächliche Trägerlipoproteine Chylomikronen und VLDL sind eng mit dem Stoffwechsel der HDL verknüpft. Es konnte gezeigt werden, daß der Anstieg der Triglyzeride im Blut nach einer fettreichen Mahlzeit die Cholesterinkonzentration in den HDL und deren Untergruppen bestimmt [14, 15]. Weiterhin konnte gezeigt werden, daß bei Patienten mit KHK gegenüber Kontrollpersonen eine orale Fettaufnahme zu einem verstärkten und länger anhaltenden Triglyzeridanstieg führt [8]. Bei Patienten mit KHK wurde ein gegenüber Kontrollpersonen höherer Triglyzeridspiegel beobachtet [9, 12]. Auch bei den von uns untersuchten Patienten mit KHK fand sich gegenüber Vergleichspersonen ein im Mittelwert um 119 % höherer Triglyzeridspiegel. Dies könnte auf eine verlängerte Halbwertszeit von postprandial auftretenden triglyzeridreichen Lipoproteinen zurückzuführen sein. Gegenüber Stoffwechselgesunden konnten bei koronarkranken Patienten verminderte Aktivitäten von Lipoproteinlipase und hepatischer Triglyzeridlipase gemessen werden [8]. Für Chylomikronen und Chylomikronenreste konnte bei Patienten mit KHK ein verzögerter Abbau nachgewiesen werden [17].

Die von der Leber sezernierten VLDL wiesen bei unseren Patienten mit KHK höhere Konzentrationen an Triglyzeriden und Cholesterin auf als bei Stoffwechselgesunden. Da Chylomikronen und VLDL von den gleichen Enzymen abgebaut werden, ist anzunehmen, daß bei koronarkranken Patienten neben dem Katabolismus der Chylomikronen auch der Katabolismus der VLDL vermindert ist. Es werden aber nach vermehrter Fettaufnahme auch vermehrt VLDL gebildet [6]. Sowohl die vermehrte VLDL-Synthese als auch der verminderte Katabolismus sind möglicherweise die Erklärung für den bei koronarkranken Patienten verstärkten Anstieg und verzögerten Abfall der Triglyzeride nach Fettbelastung, wobei die verlängerte Halbwertszeit der triglyzeridreichen Lipoproteine spezifisch ist. Die Folge ist ein 12 Stunden nach der letzten Nahrungsaufnahme immer noch erhöhter Triglyzeridspiegel gegenüber der Norm. Die Cholesterinkonzentration der HDL ist bei Koronarkranken vermindert [9, 11, 12]. Bei den von uns untersuchten Patienten war die mittlere HDL-Cholesterinkonzentration deutlich niedriger als bei den Kontrollen. Diese niedrigere HDL-Cholesterinkonzentration ist Ausdruck eines gestörten Stoffwechsels der triglyzeridreichen Lipoproteine [13].

Nach oraler Fettbelastung werden die für koronarkranke Patienten charakteristischen Befunde noch verstärkt. Insbesondere steigen die Triglyzerid- und

Cholesterinkonzentrationen in den VLDL, die Cholesterinkonzentrationen in den HDL fallen ab.
Wir schließen aus diesen Befunden, daß bei Patienten mit KHK typische Lipoproteinveränderungen bestehen, die nach oraler Fettaufnahme noch deutlicher zum Ausdruck kommen. Den postprandialen triglyzeridreichen Lipoproteinen und deren Abbauprodukten könnte große Bedeutung bei der frühzeitigen Arterioskleroseentwicklung zukommen. Die postprandialen Lipoproteinveränderungen sind möglicherweise das pathogenetische Bindeglied zwischen vermehrtem Fettverzehr und frühzeitiger Arteriosklerose.

Literaturverzeichnis

1 Albrink MJ, Man EB. Serum triglycerides in coronary artery disease. Arch Intern Med 1959; 103: 4-8.

2 Austin MA. Plasma triglyceride and coronary heart disease. Arterioscler Thromb 1991; 11· 2-14

3 Cambien F, Jacqueson A, Richard JL, Warnet JM, Ducimetiere P, Claude JR. Is the level of serum triglyceride a significant predictor of coronary death in „normocholesterolemic“ subjects?: the Paris Prospective Study. Am J Epidemiol 1986, 124· 624-632.

4 Carlson LA, Böttiger LE, Ahfeldt PE. Risk factors for myocardial infarction in the Stockholm prospective study· a 14-year follow-up focussing on the role of plasma triglycerides and cholesterol. Acta Med Scand 1979; 206: 351-360.

5 Castelli WP, Doyle JT, Gordon T, Hames CG, Hjortland MC, Hulley SB, Kagan A The triglyceride issue: a view from Framingham Am Heart J 1986, 112 432-437.

6 Cohn JS, McNamara JR, Krasinski SD, Russell RM, Schaefer EJ. Role of triglyceride-rich lipoproteins from liver and intestine in the etiology of postprandial peaks in plasma triglyceride concentration. Metabolism 1989; 38: 484-490.

7 Gordon DJ, Probstfield JL, Garrison RJ, Neaton JD, Castelli WP, Knoke JD, Jacobs DR Jr, Bangdiwala S, Tyroler HA. High density lipoprotein cholesterol and cardiovascular disease Circulation 1989, 79: 8-15.

8 Groot PHE, van Stiphout WAHJ, Kraus XH, Jansen H, van Tol A, van Ramshorst E, Choin-On S, Hofman A, Cresswell SR, Havekes L Postprandial lipoprotein metabolism in normolipidemic men with and without coronary artery disease. Arterioscler Thromb 1991, 11. 653-662.

9 Hamsten A, Walldius G, Dahlen G, Johannsson B, de Faire U. Serum lipoproteins and apolipoproteins in young male survivors of myocardial infarction. Atherosclerosis 1986; 59. 223-235

10 Hulley SB, Rosenman RH, Bawol RD, Brand RJ. Epidemiology as a guide to clinical decisions. the association between triglyceride and coronary heart disease N Engl J Med 1989, 302. 1383-1389

11 Kaukola SA, Manninen V, Halonen PI. Serum lipids with special reference to HDL cholesterol and triglycerides in young male survivors of acute myocardial infarction. Acta Med Scand 1980; 208: 41-43.

12 Leitersdorf E, Gottehrer N, Fainaru M, Friedlander Y, Friedman G, Tzivoni D, Stein Y. Analysis of risk factors in 532 survivors of first myocardial infarction hospitalized in Jerusalem. Atherosclerosis 1986; 59: 75-93.

13 Miesenböck G, Patsch JR. Relationship of triglyceride and high density lipoprotein metabolism. In: Leaf A, Weber PC (eds) Atherosclerosis Reviews. Raven: New York 1990.

14 Patsch JR, Prasad S, Gotto AM, Bengstsson-Olivecrona G. Postprandial lipemia. A key for the conversion of HDL_2 into HDL_3 by hepatic lipase. J Clin Invest 1984; 74· 2017

15 Patsch JR, Prasad S, Gotto AM, Patsch W. High density lipoprotein 2· Relationship of the

plasma levels of this lipoprotein species to its composition to the magnitude of postprandial lipemia and to the activities of lipoprotein lipase and hepatic lipase. J Clin Invest 1987, 80· 341.

16 SCHAEFER EJ, MCNAMARA JR, GENEST BSJ JR, ORDOVAS JM. Clinical significance of hypertriglyceridemia. Semin Thromb Hemost 1988; 14: 143-148.

17 SIMONS LA, DWYER T, SIMONS J, BERNSTEIN L, MOCK P, POONIA NS, BALASUBRAMANIAM S, BARON D, BRANSON J, MORGAN J, ROY P Chylomicrons and chylomicron remnants in coronary artery disease: a case-control study. Atherosclerosis 1987; 65 181-189

18 SIMPSON HS, WILLIAMSON CM, OLIVECRONA T, PRINGLE S, MACLEAN J, LORIMER AR, BONNEFOUS F, BOGAIEVSKY Y, PACKARD CJ, SHEPHERD J Postprandial lipemia, fenofibrate and coronary artery disease. Atherosclerosis 1990, 85. 193-202

CAD risk profile of the working people in the Dresden area one year after the political changes (DRECAN study)

W. Jaroß, H. Schulte, S. Bergmann, G. Assmann und DRECAN-Team

W. Jaroß, S. Bergmann, T. Freidt, B. Schottmann, G. Siegert, H. Thulin
Institut für Klinische Chemie und Laboratoriumsdiagnostik, Medizinische Akademie Dresden

H. Schulte, G. Assmann, P. H. Epping, J. Heinrich, H. Martin, S. Petersen, M. Sandkamp, U. Wahrburg
Institut für Arterioskleroseforschung, Westfälische Wilhelms-Universität Münster

G. Assmann
Institut für Klinische Chemie und Laboratoriumsmedizin, Westfälische Wilhelms-Universität Münster

DRECAN-Team: *G. Assmann, S. Bergmann, P. H. Epping, T. Freidt, J. Heinrich, W. Jaroß, H. Martin, S. Petersen, M. Sandkamp, B. Schottmann, H. Schulte, G. Siegert, H. Thulin, U. Wahrburg*

Abstract

One year after the „de facto unification" of Germany, 3 076 working people aged 15 to 65 and living in the Dresden area were examined for their CAD risk profile using the complete PROCAM methodology including detailed nutritional analysis (DRECAN - DREsden CArdiovascular risk and Nutrition study). The results were compared with an adjusted subgroup of the PROCAM cohorte. The differences in the lipoprotein profiles were small only: TC means in men < 45 years 3 - 5 % higher, and equivalently slightly increased prevalence of hypercholesterolaemia in DRECAN, HDL-C means generally higher and prevalence of decreased concentrations lower, prevalence of increased LDL-C concentrations very similar. Only TG was higher in most age groups in DRECAN. The prevalence of hypertension was slightly higher but the means were very similar. Cigarette smoking was less on average in the Dresden area.
The first preliminary evaluation of the nutritional questionnaires shows the following changes in the average daily nutrition of the DRECAN cohorte: no change of absolute fat intake but replacement of two-thirds of butter by margarine (rich in PUFA); increase of fruits (40 %), vegetable and fish consumption. These changes might be responsible for the levelling of the differences in the risk profile.

KHK-Risikoprofil der arbeitenden Bevölkerung im Raum Dresden ein Jahr nach der „Wende" (DRECAN-Studie)

W. Jaroß, H. Schulte, S. Bergmann, G. Assmann und DRECAN-Team

W. Jaroß, S. Bergmann, T. Freidt, B. Schottmann, G. Siegert, H. Thulin
Institut für Klinische Chemie und Laboratoriumsdiagnostik, Medizinische Akademie Dresden

H. Schulte, G. Assmann, P. H. Epping, J. Heinrich, H. Martin, S. Petersen, M. Sandkamp, U. Wahrburg
Institut für Arterioskleroseforschung, Westfälische Wilhelms-Universität Münster

G. Assmann
Institut für Klinische Chemie und Laboratoriumsmedizin, Westfälische Wilhelms-Universität Münster

DRECAN-Team: *G. Assmann, S. Bergmann, P. H. Epping, T. Freidt, J. Heinrich, W. Jaroß, H. Martin, S. Petersen, M. Sandkamp, B. Schottmann, H. Schulte, G. Siegert, H. Thulin, U. Wahrburg*

Zusammenfassung

Ein Jahr nach der „de facto Vereinigung" Deutschlands wurden 3 076 im Arbeitsprozeß stehende Männer und Frauen (15 - 65 Jahre) aus 15 Betrieben und Institutionen im Dresdener Raum bezüglich ihres KHK-Risikoprofils unter Einsatz der kompletten PROCAM-Methodik einschließlich einer umfassenden Ernährungsanalyse untersucht (DRECAN - DREsden CArdiovascular risk and Nutrition study). Die Ergebnisse wurden mit einer adjustierten Subgruppe der PROCAM-Kohorte verglichen.
Die Unterschiede im Lipoproteinprofil waren nur gering: Die Mittelwerte des Serumgesamtcholesterins bei Männern über 45 Jahre waren um 3 - 5 % höher und entsprechend gering erhöhte Hypercholesterinämieprävalenz in der DRECAN-Studie, die HDL-C-Mittelwerte waren generell höher und die Prävalenz erniedrigter Konzentrationen geringer, die Prävalenz erhöhter LDL-C-Serumkonzentrationen war sehr ähnlich. Nur die mittlere Triglyzeridkonzentration war in den meisten Altersgruppen in der DRECAN-Studie höher. Die Prävalenz der Hypertonie war bei sehr ähnlichen Mittelwerten geringfügig höher. Zigarettenrauchen war im Dresdener Raum im Durchschnitt geringer ausgeprägt.
Aus der ersten vorläufigen Auswertung der Ernährungserhebung ergeben sich als wesentliche Veränderungen: 2/3 der Butter wurde durch PUFA-reiche Mar-

garine ohne Veränderung der Streichfettmenge ersetzt, der Früchte- (40 %), der Gemüse- und der Fischverzehr erhöhten sich. Diese Ernährungsveränderungen könnten eine Ursache für die Nivellierung der Unterschiede im Risikoprofil sein.

Einleitung

Amtliche Statistiken besagen, daß die mittlere Lebenserwartung der Ostdeutschen deutlich geringer war als die der Westdeutschen [4, 11].
Als Hauptursache sind die Unterschiede der altersstandardisierten Mortalität an Herz-Kreislauf-Erkrankungen zu betrachten. Obwohl in beiden deutschen Staaten zum Konzept der Arterioskleroserisikofaktoren zahlreiche epidemiologische Studien durchgeführt wurden, sind nur wenige Erhebungen wirklich vergleichbar. Am ehesten lassen die MONICA-Daten, die in Ost- und Westdeutschland erhoben wurden, einen direkten Vergleich zu, da hier die größte methodische Abstimmung, einschließlich der erforderlichen Qualitätsüberwachung, erfolgte und das Studien-Design einheitlich konzipiert war [6, 9]. Der Vergleich der im Augsburger Raum und in verschiedenen Gebieten Ostdeutschlands erhobenen Daten zeigt im wesentlichen die erwarteten Unterschiede in der Prävalenz der Risikofaktoren (in Ostdeutschland höhere Prävalenz des Zigarettenrauchens bei Männern und jungen Frauen, der Hypertonie generell bei beiden Geschlechtern und der Hypercholesterinämie bei Männern und Frauen bis zum 45. Lebensjahr).
Nach der Öffnung der Grenze zwischen beiden deutschen Staaten und der raschen Wiedervereinigung bestand die Notwendigkeit, mit einer adjustierten methodischen Palette das Risikoprofil für koronare Herzkrankheiten (KHK) in Ostdeutschland neu zu definieren, um einerseits Vergleiche zwischen „Ost“ und „West“ zu ermöglichen, und andererseits die Veränderungen des Risikoprofils als mögliches Ergebnis der rasch erfolgenden gesellschaftlichen Umgestaltung und der Veränderungen im Ernährungsverhalten zu erfassen.

Material und Methoden

Unter Einsatz der gesamten Methodik der PROCAM-Studie [2, 3] wurden 3 076 Berufstätige zwischen 16 und 65 Jahren in Fabriken und Institutionen im Raum Dresden von September 1990 bis Februar 1991 untersucht. Hierbei handelte es sich um einen Zeitraum, in dem Betriebszusammenbrüche und Arbeitslosigkeit noch keine dominanten Faktoren waren.
Bei den Teilnehmern wurden die individuelle und die Familienanamnese erhoben. Die physische Aktivität wurde erfragt. Die Ernährungsgewohnheiten vor der „Wende“ und zum Untersuchungszeitpunkt wurden mit der Diet-history-Methode und dem 24-Stunden-recall unter direkter Anleitung und Kontrolle des Teams der PROCAM-Ernährungswissenschaftler erfaßt. Die physische Untersuchung schloß Gewicht, Körpergröße, waist to hip ratio und Blutdruckmessung ein. Alle Zielmeßgrößen der klinischen Chemie (Lipide, Apolipoproteine (Apo),

Tab. 1: Vergleich der Risikofaktoren (Mittelwerte) in DRECAN und PROCAM (adjustierte Kohorte).

Alter	DRECAN $\bar{x}$	SD	PROCAM $\bar{x}$	SD	DRECAN $\bar{x}$	SD	PROCAM $\bar{x}$	SD	DRECAN $\bar{x}$	SD	PROCAM $\bar{x}$	SD
	Gesamtchol (mg/dl)				HDL-C (mg/dl)				LDL-C (mg/dl)			
Männer												
1	179	34	170	35	48	10	45	10	105	42	102	29
2	208	64	198	40	48	13	45	12	126	38	126	34
3	228	51	221	41	47	13	45	12	146	45	145	38
4	232	44	229	41	47	14	47	12	153	40	151	38
5	230	39	228	38	47	11	46	12	152	35	152	35
Frauen												
1	184	31	187	32	59	13	60	15	106	28	109	28
2	195	35	194	34	60	14	61	16	116	34	114	31
3	203	36	209	37	61	14	59	15	123	33	130	34
4	226	42	230	39	60	14	59	14	143	38	148	38
5	248	38	249	39	57	13	60	15	166	37	165	37
	Triglyz. (mg/dl)				Apo B (mg/dl)				Apo A-I (mg/d)			
Männer												
1	98	64	110	87	72	24	64	16	146	21	131	18
2	148	137	142	115	82	21	79	19	152	19	137	22
3	190	196	161	132	94	27	90	21	153	20	140	20
4	170	138	157	131	97	24	93	20	155	22	143	21
5	161	126	154	93	94	21	92	19	152	24	143	21
Frauen												
1	93	42	91	37	67	14	67	15	168	24	162	28
2	96	48	90	42	72	20	70	18	174	25	161	26
3	105	91	101	72	77	19	81	20	171	26	160	28
4	117	91	110	53	84	19	87	16	173	23	156	24
5	134	71	115	49	92	20	90	21	166	27	166	22
	Blutdruck sys.				dias (mmHg)				Zig /d (Raucher)			
Männer												
1	124	15	123	12	75	9	76	8	12	7	16	6
2	125	13	125	13	78	9	78	9	14	7	19	9
3	128	13	127	16	83	10	82	10	16	9	21	9
4	134	17	131	18	85	11	84	11	13	7	20	9
5	138	18	137	19	85	10	86	12	12	7	17	9
Frauen												
1	116	14	119	13	73	9	74	8	7	4	15	7
2	117	12	120	12	75	9	75	8	8	5	17	8
3	121	14	123	17	78	10	79	13	9	5	17	10
4	129	18	129	17	82	11	82	10	8	6	15	8
5	136	20	136	20	84	10	84	11	8	5	12	6
	BMI (kg/m ^{2})				Glukose (mg/dl)				Harnsäure (mg/dl)			
Männer												
1	22	5	24	4	90	14	96	12	5,6	0,9	5,7	1,0
2	24	4	25	3	89	13	96	15	5,9	1,0	5,8	1,6
3	25	5	26	3	96	24	98	14	6,9	1,3	5,9	1,2
4	26	4	26	3	98	25	101	19	5,9	1,1	5,9	1,2
5	26	3	27	3	98	23	106	28	5,9	1,2	5,7	1,0
Frauen												
1	21	4	21	2	86	22	89	8	4,2	0,9	4,1	0,9
2	22	3	22	3	86	12	91	9	4,1	0,8	4,1	0,9
3	23	4	24	4	90	16	97	19	4,2	0,9	4,2	1,1
4	25	4	26	4	95	27	99	22	4,4	0,9	4,4	1,0
5	26	4	26	5	96	29	101	18	4,7	1,1	4,7	1,1

Altersgruppen 1. 16 - 25 2 26 - 35 3· 36 - 45 4. 46 - 55 5 56 - 65 Jahre

Gerinnungsuntersuchungen) wurden mit den gleichen Methoden und Test-Kits, möglichst gleichen Geräten und einer strengen Qualitätskontrolle einschließlich Probentausch zwischen beiden Einrichtungen analysiert.

Die biochemische Analyse erfaßte Meßgrößen zur Charakterisierung
- des allgemeinen Gesundheitszustandes (ALAT, ASAT, gGT, LDH, alkalische Phosphatase, Kreatinin, Harnstoff, Harnsäure, Glukose, Bilirubin, Gesamteiweiß, anorganisches Phosphat, Na, K, Ca, TSH),
- des Lipoproteinprofils (Lp), (Cholesterin (C), Triglyzeride (TG), High density lipoproteins(HDL)-C, Low density lipoproteins(LDL)-C (Friedewald-F), Apo B, Apo A-I, Lp (a), HDL_2-C, HDL_3-C),
- der Hämostase (Fibrinogen, Plasminogenaktivatorinhibitor (PAI), Antithrombin (AT) III, Viskosität).

Weiterhin wurden genetische Untersuchungen vorbereitet.

Für den Vergleich wurde eine Subgruppe der PROCAM-Kohorte (n = 3 753) aus vergleichbaren Firmen, die in etwa dem gleichen Zeitraum untersucht wurde, herangezogen [7, 8].

Ergebnisse

Überraschenderweise unterscheidet sich der mittlere Serumspiegel des Gesamtcholesterins zwischen beiden Kohorten nicht. In den einzelnen Altersgruppen gibt es einige Unterschiede: Sowohl die TG-Mittelwerte als auch die Hypercholesterinämieprävalenzen in den jüngeren männlichen Altersgruppen (bis 45 Jahre) sind in der DRECAN-Studie durchschnittlich um 2 bis 5 % höher als in der PROCAM-Studie, während bei den Frauen keine klare Tendenz erkennbar ist. Die durchschnittlichen HDL-C-Serumkonzentrationen waren bei Männern in der DRECAN-Studie höher, und die Prävalenz erniedrigter Werte lag sowohl bei Männern als auch Frauen im Durchschnitt unter der der PROCAM-Studie. Die Prävalenz erhöhter LDL-C-Spiegel unterschied sich bei beiden Geschlechtern nicht.

Mit Ausnahme der jüngsten Männergruppe lagen die mittleren Triglyzeridspiegel der Dresdener über denen der Münsteraner. Entsprechend waren die Hypertriglyzeridprävalenzen in der DRECAN-Studie höher. Die Gegenüberstellung aller Hyperlipidämietypen der beiden Kohorten nach den EAS-Kriterien (europäischer Konsensus) ergibt jedoch, daß die Gesamtheit der Lipoproteinstoffwechselabweichungen für die verschiedenen Altersgruppen sehr ähnlich war.

Die Mittelwerte des systolischen und des diastolischen Blutdruckes waren in allen Altersgruppen beider Kohorten fast deckungsgleich, während die Prävalenzen der behandelten plus unbehandelten Hypertonien in allen Altersgruppen beider Geschlechter in der DRECAN-Studie höher waren. Die Prävalenz des Zigarettenrauchens hingegen war überraschend bei Männern und Frauen in der DRECAN-Studie niedriger als in der PROCAM-Studie.

Die erste Analyse der Ernährungsbefragung macht wesentliche Auswirkungen

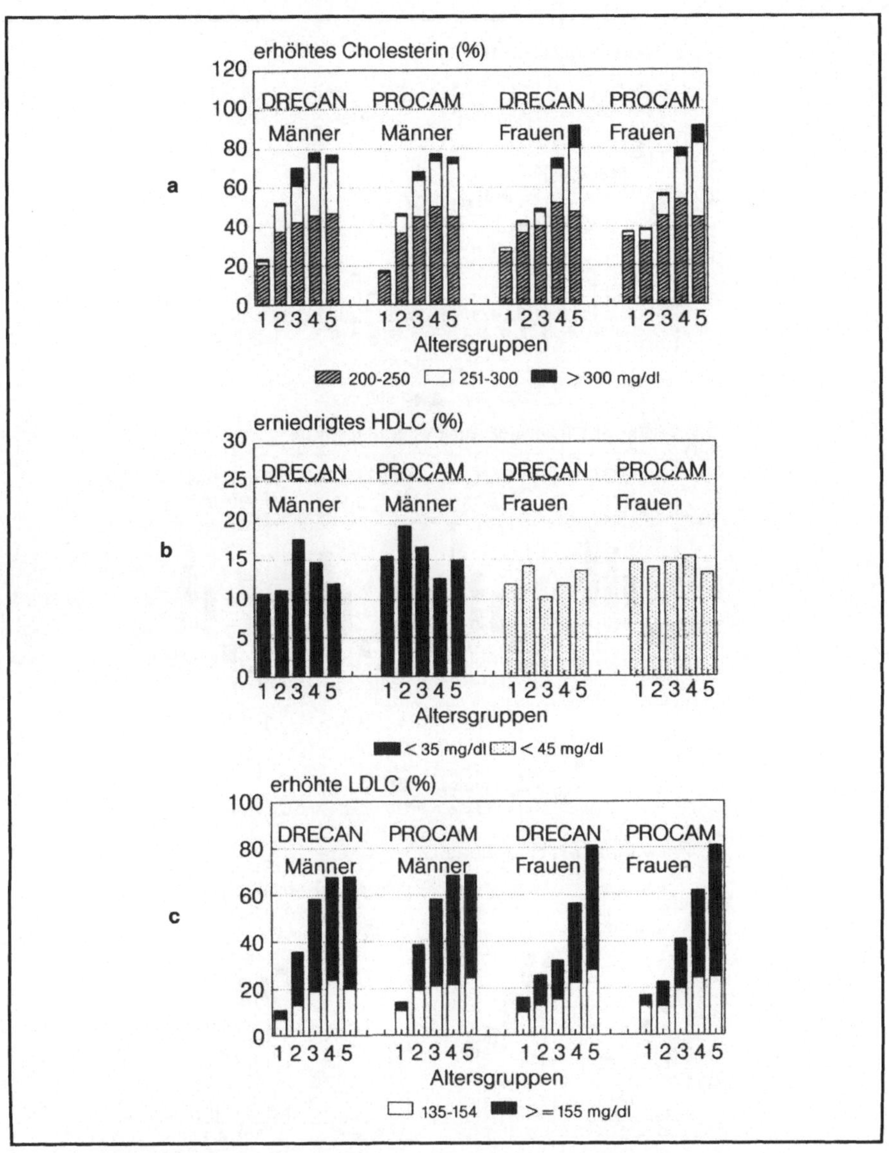

Abb. 1: Prävalenzen der DRECAN- und PROCAM-Studie der Hypercholesterinämie (a), der verminderten HDL-Serumkonzentrationen (b), der LDL-C-Erhöhung (c).
Altersgruppen:
1: 16-25, 2: 26-35, 3: 36-45, 4: 46-55, 5: 56-65 Jahre.

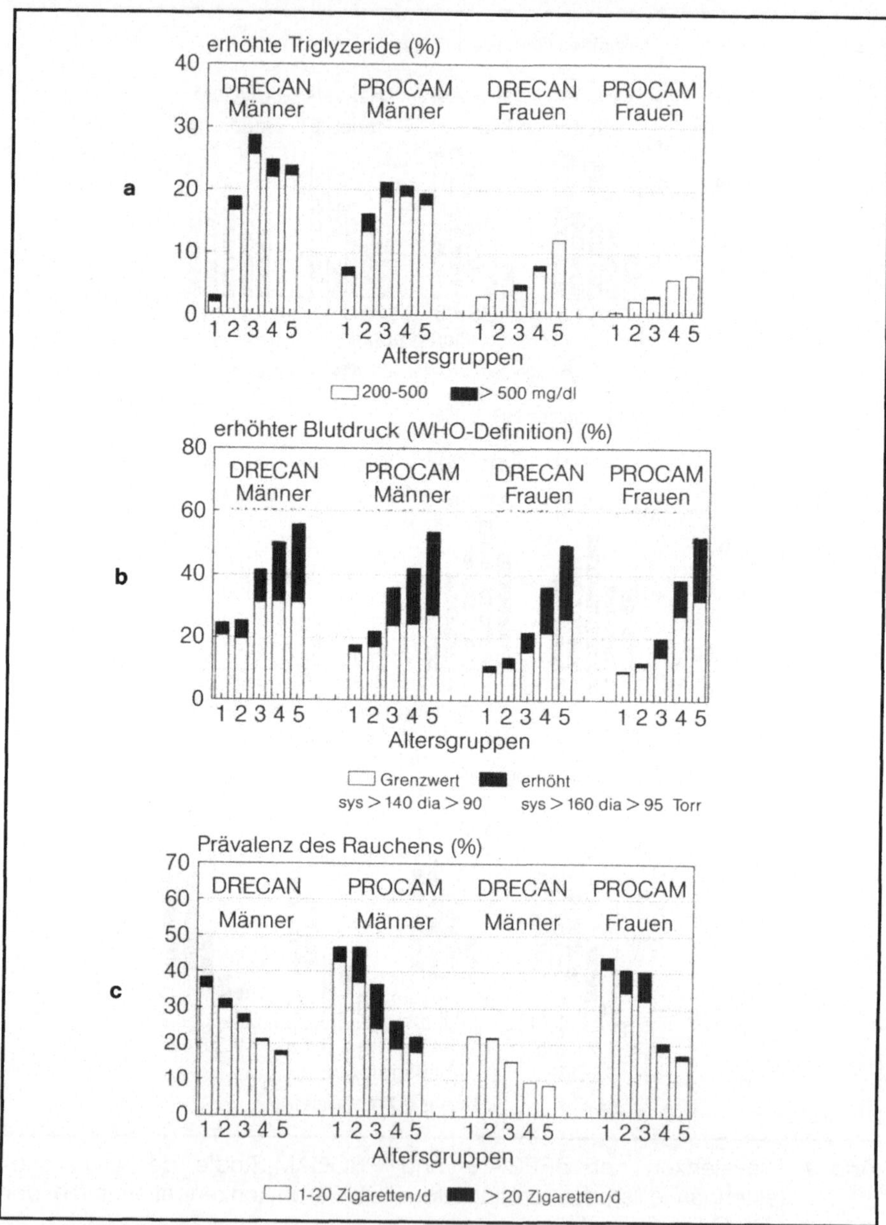

Abb. 2: Prävalenzen der DRECAN- und PROCAM-Studie der Hypertriglyzeridämie (a), der Hypertonie (b), des Zigarettenrauchens (c).

Tab. 2: Verzehr ausgewählter Nahrungsmittelgruppen vor und nach der Wende (g pro Tag).

	vor	nach
Eier	18	17
Butter	36	12
Margarine	16	57
Gemüse	116	123
Obst	175	298
Fisch, frisch	6	11
Fisch, Konserve	5	6

des veränderten Marktes in Ostdeutschland deutlich. Die Gesamtfettmenge in der Nahrung war unverändert geblieben, jedoch ist ein Großteil der Butter durch Margarine ersetzt worden. Der Obstkonsum ist um ca. 40 % gestiegen, auch der Gemüsekonsum hat sich erhöht. Die verzehrte Fischmenge ist gleichfalls um ca. 30 % angestiegen. Im Alkoholkonsum gibt es dahingehend Verschiebungen, daß Wein zum geringen Teil das Bier ersetzte, während die durchschnittliche täglich aufgenommene Alkoholmenge unverändert geblieben ist.

Diskussion

In der DRECAN-Studie wurden Ergebnisse über das KHK-Risikofaktorenprofil mit einer exakt standardisierten Methodenpalette in einer Bevölkerungsstichprobe in Ostdeutschland erarbeitet, die unmittelbar mit den Ergebnissen einer adjustierten Stichprobe einer großen westdeutschen Studie [2, 3] vergleichbar sind. Diese Untersuchung wurde ca. ein Jahr nach der Öffnung der innerdeutschen Grenzen durchgeführt. Zusammenfassend ist festzustellen, daß zu diesem Zeitpunkt zwischen beiden Stichproben nur geringfügige Unterschiede im Lipoproteinprofil und in der Prävalenz der Hauptrisikofaktoren nachzuweisen waren. Eine gering höhere Prävalenz von Hypercholesterinämien im Dresdener Raum wurde durch eine verminderte Prävalenz von erniedrigten HDL-C-Serumkonzentrationen kompensiert, so daß die Prävalenzen erhöhter Werte sowie die Mittelwerte beim LDL-C kaum unterschiedlich waren. Die Ergebnisse der Bestimmung der Apolipoproteine A-I und B bestätigen dieses Ergebnis [4, 5]. Die Prävalenz der Hypertriglyzeridämien war in Dresden höher als in Münster. Hingegen war die Prävalenz des Zigarettenrauchens geringer, ein Befund, der nicht mit den MONICA-Daten in Übereinstimmung steht [6]. Am ehesten ist er durch lokale Besonderheiten des Dresdener Besiedlungsraumes zu erklären. Im früheren Bezirk Dresden war die KHK-Mortalität die niedrigste im Vergleich mit allen anderen Bezirken [5].
Der Vergleich ergibt, daß die Unterschiede zwischen Ost- und Westdeutschland im KHK-Risikoprofil zum Untersuchungszeitpunkt relativ gering waren und die Unterschiede der KHK-Mortalität nicht befriedigend erklären. In zwei anderen

Städtevergleichsstudien, durchgeführt in Leipzig und Nürnberg [10] sowie Zwickau und Bielefeld [1], erhielt man bei anderem Untersuchungs-Design zum mittleren Cholesterinserumspiegel insbesondere bei Männern Ergebnisse, die zu den vorgestellten nicht im Widerspruch stehen. Es erhebt sich die Frage, ob die Unterschiede im Lipoproteinprofil primär so gering waren, oder ob sie sich durch die veränderte Ernährungssituation als Ergebnis der Grenzöffnung und des angeglichenen Angebotes in dieser Weise entwickelt haben. Die erste Auswertung der Ernährungsanalyse zeigt, daß zwar die Menge des Streichfettes nicht verringert, daß jedoch Butter zum großen Teil durch PUFA-reiche Margarine ersetzt wurde, daß Obst- und Gemüsekonsum sehr stark zugenommen haben und daß sich der Fischanteil in der Nahrung erhöht hat. Damit sind einige auf den Lipoproteinstoffwechsel günstig wirkende Faktoren effizient geworden. Eine detaillierte Auswertung der Erhebungen steht jedoch noch aus. Eine weitere Schlußfolgerung ist, daß die Ergebnisse der großen westdeutschen Studien nach der Wiedervereinigung auch weitgehend auf den ostdeutschen Raum übertragbar sind.

Literaturverzeichnis

1 Allhoff P, Laaser U, Bothig S Bekanntheits- und Behandlungsgrad der Hypercholesterinämie 1990 in Zwickau/Sachsen und Bielefeld/Ost-Westfalen Z Präventivmed Gesundheitsförd 1991, 3 8-13

2 Assmann G, Schulte H Relation of high density lipoprotein cholesterol and triglycerides to incidence of atherosclerotic coronary artery disease The PROCAM experience Am J Cardiol 1992, 70· 733-737

3 Assmann G, Schulte H The Prospective Cardiovascular-Münster Study Prevalence and prognostic significance of hyperlipidemia in men with systemic hypertension Am J Cardiol 1987, 59 9G-17G

4 Bergmann E, Casper W, Menzel R, Wiesner G Daten zur Entwicklung der Mortalität in Deutschland von 1955 bis 1989 Bundesgesundheitsbl 1992; 35. 29-34

5 Eisenblatter D, Kant H, Heine H Territoriale Unterschiede der Mortalität an Herz-Kreislauf-Krankheiten in der DDR Z Klin Med 1989, 44 725-728

6 Heinemann L, Heine H, Assmann G, Schadlich H, Barth W, Thiel C, Martin J, Eisenblatter D, Braun H, Johnsen D, Casper W Risk factors in the population of the GDR-MONICA Study Acta Med Scand 1988, 728 (Suppl) 144-149

7 Jaross W, Schulte H, Bergmann S, Assmann G, DRECAN-Team Differences in risk profile between people from „East" and „West" Germany (DRECAN-PROCAM comparison) Advances in Lipoprotein and Atherosclerosis Research, Diagnostics and Treatment Proceedings of the 7th International Dresden Lipidsymposium 1991 Fischer Jena 1991, 171-178

8 Jaross W, Assmann G, Bergmann S, Schulte H, DRECAN-Team Comparison of the CAD risk in Dresden and Münster A comparison of the DRECAN (**DRE**sden **CA**rdiovascular risk and **N**utrition study) and PROCAM study. (in press)

9 Keil U, Stieber J, Doring A, Chambless L, Hartle U, Hense HW, Tietze M, Gostomzyk JG The cardiovascular risk factor profile in the study area Augsburg Results from the first MONICA survey 1984/85 Acta Med Scand 1988, 728 (Suppl) 119-128

10 Schwandt P, Richter V, Rassoul F et al Vorstellung Cholesterinscreening Städtevergleich Leipzig Nürnberg Pressekonferenz München 18 4 1991

11 Uemura K, Pisa Z Trends in the cardiovascular disease mortality in industrialized countries since 1950 World Health Stat Q 1988, 41. 155-178

Increase in plasma HDL cholesterol in vitro - influence of cells and plasmatic factors

K. Rühling, U. Till
Institut für Pathologische Biochemie, Medizinische Akademie Erfurt

Abstract

An increase in plasma HDL cholesterol (C) after incubation of whole blood or plasma at 37°C has been previously described. To differentiate between the influence of cells and of plasmatic factors on HDL-C, we compared changes in HDL-C during 4 h at 37°C in whole blood and plasma samples from 31 healthy subjects. HDL were separated by phosphotungstate/$MgCl_2$ precipitation. Total, free, and esterified plasma and lipoprotein cholesterol were enzymatically determined in triplicate. Results: i) Increase in HDL-C was not different in whole blood and plasma, despite significant cholesterol transport out of the cells. ii) In 55 % of the blood samples increase in HDL-C was more pronounced than increase in total cholesterol. Therefore, HDL had taken up VLDL/LDL cholesterol, also in the presence of blood cells. iii) Differences were found mainly in the distribution of newly formed cholesteryl esters. In subgroups two extreme patterns were observed: all newly formed cholesteryl esters were either found in the HDL fraction or in the VLDL/LDL fraction. Moreover, net transfer of VLDL/LDL cholesteryl esters to the HDL was demonstrable in a further subgroup. It is suggested that plasmatic factors, such as cholesteryl ester transfer, may be of greater importance in the regulation of HDL-C than cholesterol transport out of the cells.

Anstieg des Plasma-HDL-Cholesterins in vitro - Einfluß von Blutzellen und plasmatischen Faktoren

K. Rühling, U. Till
Institut für Pathologische Biochemie, Medizinische Akademie Erfurt

Zusammenfassung

In vorausgegangenen Untersuchungen wurde nach Inkubation von Vollblut bei 37°C ein Anstieg von High density lipoproteins(HDL)-Cholesterin (C) im Plasma beobachtet. Um zwischen dem Einfluß von Blutzellen und von Plasmafaktoren auf den HDL-C-Spiegel zu unterscheiden, wurden Vollblut- und Plasmaproben von 31 gesunden Spendern parallel über 4 Stunden bei 37°C inkubiert und die Änderungen im Plasma- und Lipoproteincholesterin verglichen. Cholesterin (gesamt, frei und verestert) wurde enzymatisch in Dreifachbestimmungen gemessen, in der HDL-Fraktion nach Fällung mit Phosphorwolframat/$MgCl_2$. Ergebnisse:

1. Bei ca. 50 % der Blutproben war der Anstieg im HDL-C größer als der im Gesamtcholesterin. Folglich hatten die HDL auch in Gegenwart von Blutzellen Cholesterin von den Very low density lipoproteins (VLDL)/Low density lipoproteins (LDL) aufgenommen.
2. Der Anstieg im HDL-C unterschied sich zwischen Vollblut- und Plasmaproben nicht, obgleich ein signifikanter Cholesterintransport aus den Blutzellen nachzuweisen war.
3. Subgruppen der Probanden zeigten erhebliche Differenzen in der Verteilung der Cholesterinester zwischen den Plasmalipoproteinen: Neugebildete Cholesterinester waren entweder nur in den HDL oder nur in den VLDL/LDL wiederzufinden. In einer weiteren Subgruppe war ein Nettotransfer von Cholesterinestern von den VLDL/LDL zu den HDL zu beobachten. Die Befunde sprechen dafür, daß plasmatische Faktoren, wie der Cholesterinestertransfer, den HDL-C-Spiegel möglicherweise stärker beeinflussen als der Cholesterintransport aus Zellen.

Einleitung

Die HDL sollen durch Förderung des reversen Cholesterintransports aus peripheren Zellen und Geweben antiatherogen wirken [4]. Nach Glomset [4] begünstigt die Veresterung des freien HDL-Cholesterins durch die Lecithin-Cholesterin-Acyltransferase (LCAT) den Prozeß. In Übereinstimmung mit dieser

Hypothese fanden wir in vorausgegangenen Untersuchungen nach Inkubation von Vollblutproben bei 37°C einen LCAT-abhängigen Anstieg des Plasmacholesterins, verbunden mit einer Erhöhung des HDL-Cholesterins [7]. Freies Cholesterin und Cholesterinester können aber auch zwischen den Plasmalipoproteinen transferiert werden [8, 11]. Zur Klärung der Frage, ob das zusätzliche HDL-Cholesterin vorrangig aus den Blutzellen oder von den VLDL/LDL stammt, wurden in der vorliegenden Studie Vollblut- und Plasmaproben parallel inkubiert und die Änderungen im Gesamtcholesterin sowie im freien und veresterten Cholesterin im Plasma und in den Lipoproteinen verglichen.

Material und Methoden

Untersucht wurden Proben von 31 gesunden Spendern (18 Männer, 13 Frauen, Alter 32 ± 11 Jahre) nach 12 Stunden Nahrungskarenz. Venenblut wurde in eisgekühlte Gefäße mit Heparin (Weddel, London, 5 000 Einheiten pro ml, Endkonzentration 7 Einheiten pro ml Blut) entnommen und weiter bei 4°C hantiert. Die Plasmagewinnung erfolgte durch Zentrifugation bei 4°C und 3 000 U/min für 10 Minuten. Vor und nach der Inkubation der Vollblut- und Plasmaproben für 4 Stunden bei 37°C wurden das Gesamtcholesterin und das freie Cholesterin im Plasma und in der HDL-Fraktion (nach Fällung mit Phosphorwolframat/$MgCl_2$) enzymatisch in Dreifachbestimmungen mit der Katalasemethode [5] ermittelt. Das VLDL/LDL-Cholesterin und das veresterte Cholesterin wurden errechnet. Die Triglyzeride wurden enzymatisch nach alkalischer Hydrolyse bestimmt [2]. Signifikanzprüfungen erfolgten mit dem t-Test für gepaarte und ungepaarte Daten bei zweiseitiger Fragestellung.

Ergebnisse

In etwa der Hälfte der Blutproben war überraschenderweise die Zunahme im HDL-Cholesterin größer als die im Gesamtcholesterin des Plasmas. Folglich hatten die HDL auch in Gegenwart von Blutzellen Cholesterin von den VLDL/LDL aufgenommen. Nach diesem Kriterium wurden Subgruppen gebildet:
Anstieg im HDL-Cholesterin größer/kleiner als der Anstieg im Gesamtcholesterin:

größer:	kleiner:
Gruppe 1: Frauen, n = 7	Gruppe 3: Frauen, n = 6
Gruppe 2: Männer, n = 10	Gruppe 4: Männer, n = 8

Die initialen Lipidkonzentrationen lagen im Normbereich. Zwischen den vier Subgruppen bestanden mit einer Ausnahme keine signifikanten Differenzen in den Lipidwerten: Gruppe 3 zeigte höhere HDL-Cholesterin- und höhere HDL-

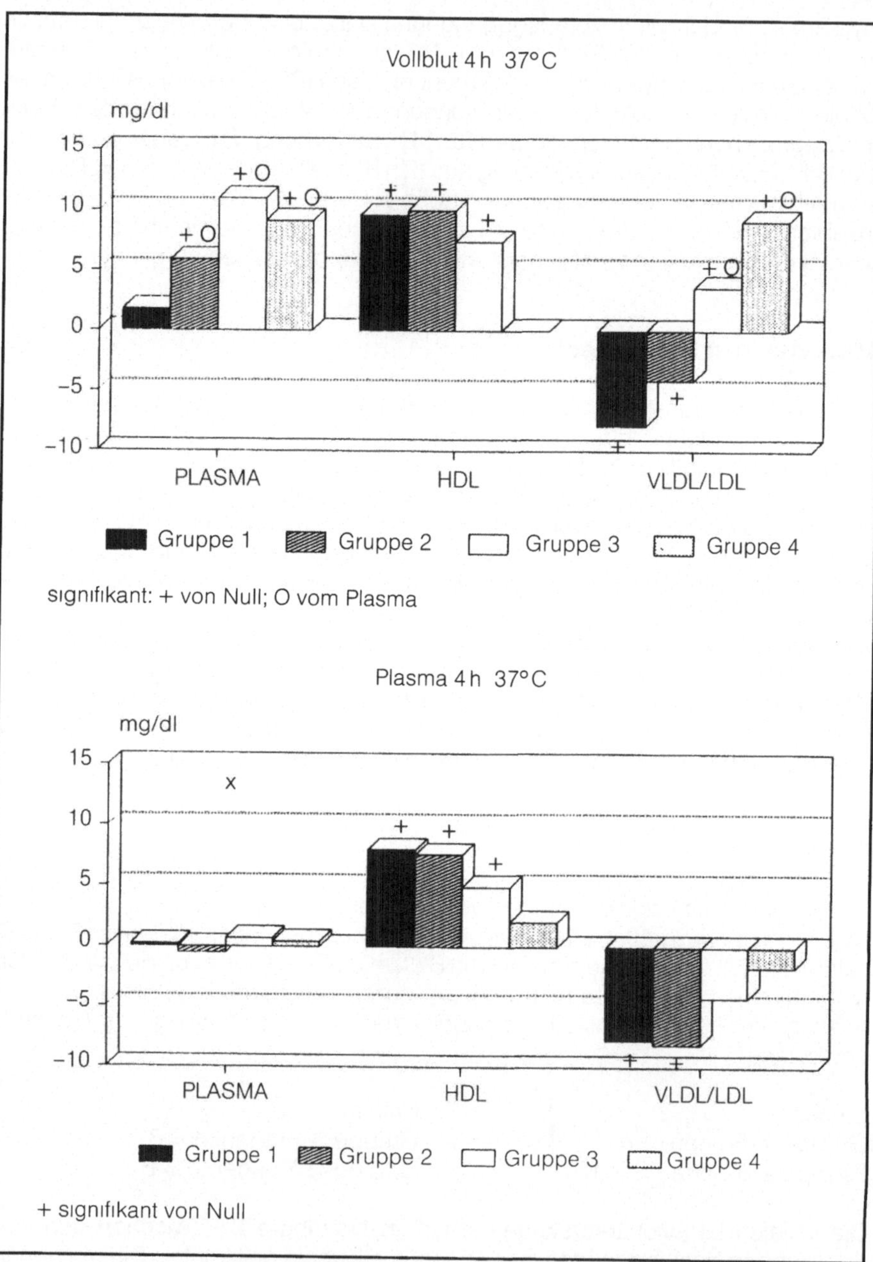

Abb. 1: Änderungen des Gesamtcholesterins im Plasma bzw. in Lipoproteinen.

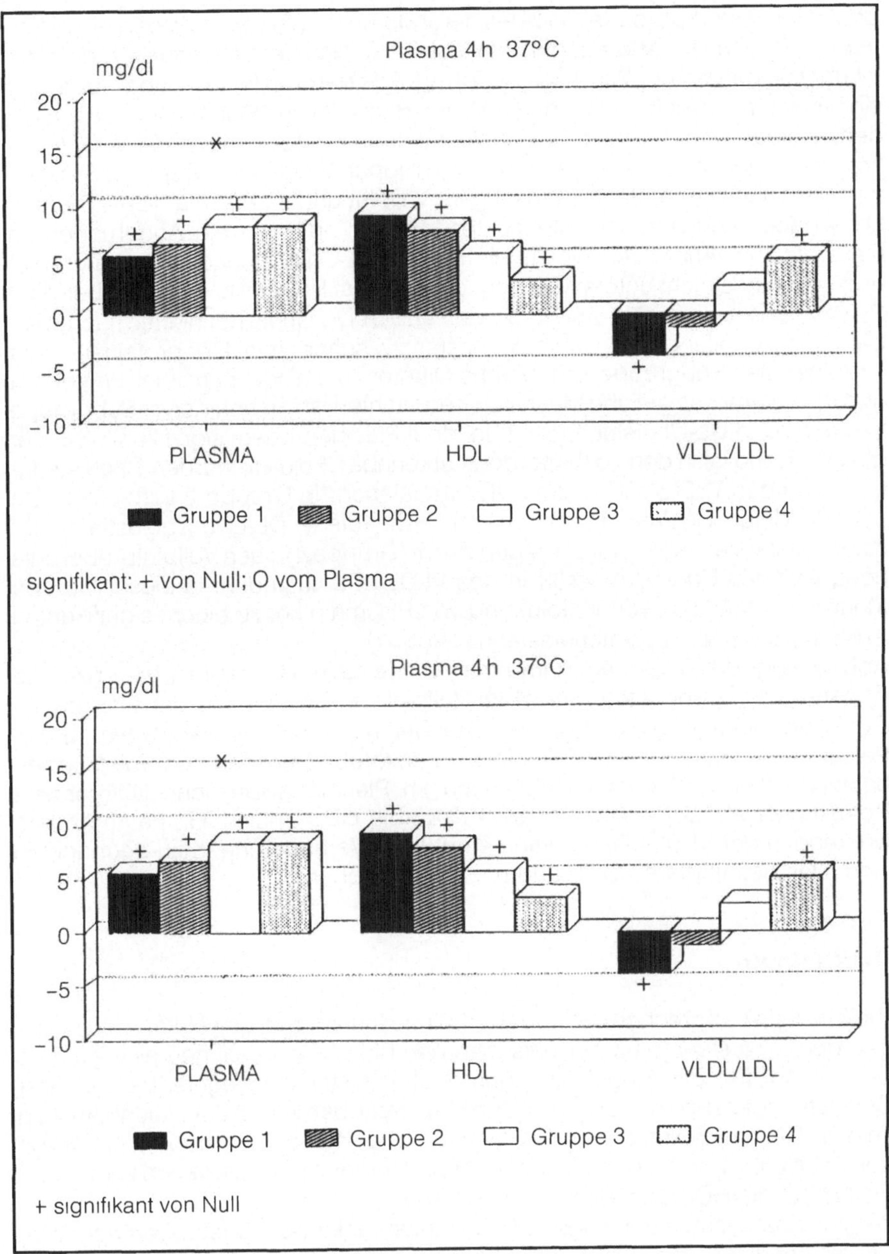

Abb. 2: Änderungen der Cholesterinester im Plasma bzw. in Lipoproteinen.

Cholesterinesterkonzentrationen als die anderen drei Gruppen. In den Abbildungen 1 - 3 sind die Änderungen der Cholesterinkonzentrationen während der Inkubation dargestellt. Wie Abb. 1 zeigt, erfolgte bei drei der vier Subgruppen ein signifikanter Cholesterintransport von den Blutzellen ins Plasma. Verglichen mit den Plasmaproben führte dieser Cholesterintransport aber nur in der VLDL/LDL-Fraktion zu einer Cholesterinerhöhung (Gruppen 3 und 4). In der HDL-Fraktion war dagegen der Cholesterinanstieg im Vollblut und im Plasma nicht different. Die Änderungen der Cholesterinester (Abb. 2) spiegeln die Änderungen im Gesamtcholesterin wider: Die Zunahme der HDL-Cholesterinester ist im Vollblut und im Plasma nicht unterschiedlich, dagegen ist in Gruppe 4 gegenüber dem Plasma eine signifikante Zunahme der VLDL/LDL-Cholesterinester nachweisbar. Die Verteilung der Cholesterinester zwischen den Lipoproteinen zeigt zwischen den Subgruppen erhebliche Differenzen, wobei prinzipiell im Vollblut und im Plasma das gleiche Muster zu beobachten ist. So nehmen in Subgruppe 1 die VLDL/LDL-Cholesterinester in den Plasmaproben signifikant ab, der gleiche Trend ist in den Vollblutproben erkennbar. Folglich wurden Cholesterinester von den VLDL/LDL zu den HDL transferiert. In Gruppe 2 verbleiben alle neugebildeten Cholesterinester in den HDL, die VLDL/LDL-Cholesterinester zeigen keine Veränderung. Dagegen sind in Gruppe 4 in den Vollblutproben alle neugebildeten Cholesterinester in den VLDL/LDL zu finden. In dieser Gruppe führte die Inkubation von Vollblut und von Plasma nicht zu einem signifikanten Anstieg des HDL-Gesamtcholesterins (Abb. 1).
Abb. 3 zeigt die Änderungen im freien Cholesterin. Generell ist die erwartete Abnahme zu beobachten. Sie ist im Vollblut - mit Ausnahme der Gruppe 1 - signifikant geringer als im Plasma. Der Befund ist mit der Nachlieferung von freiem Cholesterin aus den Blutzellen zu erklären. Zwischen den Subgruppen bestehen hier weder im Vollblut noch im Plasma wesentliche Differenzen. Bemerkenswert ist jedoch, daß sich das freie HDL-Cholesterin kaum ändert, während in der VLDL/LDL-Fraktion erhebliche Veränderungen zu beobachten sind. Das betrifft die Vollblut- und die Plasmaproben.

Diskussion

Die Ergebnisse sprechen dafür, daß zumindest unter den gewählten Bedingungen der Cholesterintransport zwischen den Plasmalipoproteinen eine größere Bedeutung für die Regulation des HDL-Cholesterinspiegels hat als der Cholesterintransport aus Zellen: In den Plasmaproben wurde der gleiche Anstieg im HDL-Gesamtcholesterin und in den HDL-Cholesterinestern beobachtet wie in den Vollblutproben. Der Cholesterintransport aus den Blutzellen blieb somit ohne Einfluß auf die HDL-Cholesterinkonzentration.
Vergleichbare Untersuchungen sind uns nicht bekannt. Änderungen der HDL-Cholesterinester, der HDL-Subfraktionen und der HDL-Partikelgröße wurden nach Inkubation von Plasma beschrieben, aber unseres Wissens nach noch kein

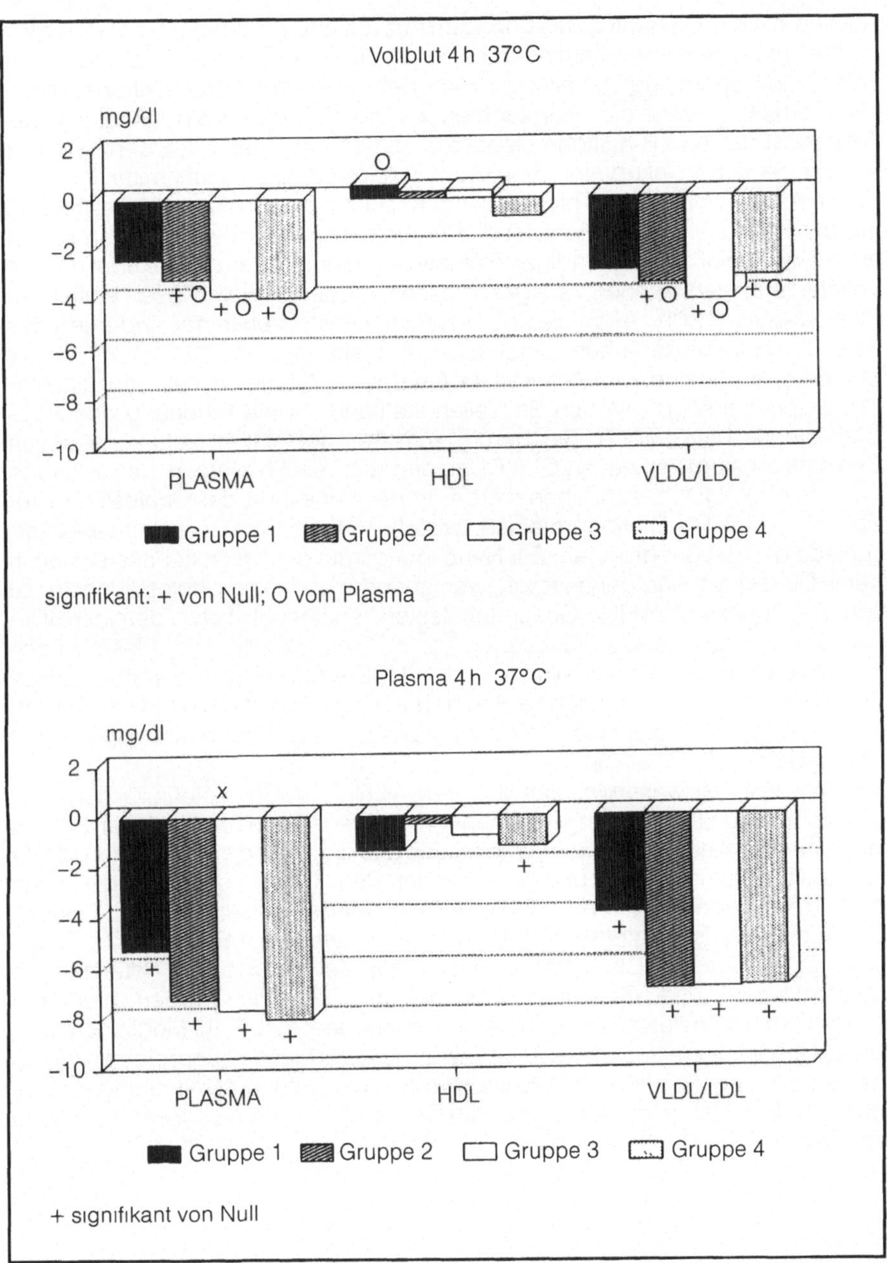

Abb. 3: Änderungen des freien Cholesterins im Plasma bzw. in Lipoproteinen.

Anstieg im HDL-Gesamtcholesterin. Zum Ausschluß eines Artefaktes testeten wir vergleichsweise Ethylendiamintetraessigsäure(EDTA)-Plasma und Serum, auch wurde die Heparin/$MgCl_2$-Fällung verwendet. Es wurden vergleichbare Ergebnisse erhalten. Weiterhin untersuchten wir, ob sich durch die Inkubation die Fällbarkeit der Apo B-haltigen Lipoproteine verändert. Im HDL-Überstand war jedoch nach der Inkubation kein Apo B nachweisbar, auch hatte sich die Konzentration von Apo A-I nicht verändert. Da bei der Cholesterinbestimmung mit der Katalasemethode individuelle Probenleerwerte verwendet werden, ist auch der Einfluß geringgradiger Hämolysen, wie sie bei der Inkubation von Vollblut auftreten können, ausgeschlossen. Zudem spielt dieser Einfluß im Plasma keine Rolle. Auch die individuellen Differenzen in der Änderung des HDL-Cholesterins sprechen gegen einen Artefakt.

Bemerkenswert sind die Befunde in Gruppe 1: Obgleich kein signifikanter Cholesterintransport aus den Blutzellen stattfand, ist die Erhöhung des HDL-Cholesterins beträchtlich. Sie beruht zum Teil auf einem Nettotransfer von Cholesterinestern von den VLDL/LDL zu den HDL, ein Phänomen, das auch von Van Tol et al. [10] beschrieben wurde. In der Verteilung der Cholesterinester zwischen den Plasmalipoproteinen bestehen auch sonst erhebliche Unterschiede bei den Subgruppen: Zur Neubildungsrate der Cholesterinester sind in den HDL relativ mehr, genausoviel, weniger oder gar keine Cholesterinester zu finden. Der Anstieg im HDL-Gesamtcholesterin entspricht in etwa dem der HDL-Cholesterinester. Da die Neubildung von Cholesterinestern im Plasma nach Francone et al. [3] ausschließlich in den HDL erfolgen soll, sprechen diese Befunde für eine entscheidende Bedeutung des Cholesterinestertransfers [8] bei der Regulation des HDL-Cholesterinspiegels, auch bei normolipämischen Probanden.

Von Interesse ist weiterhin, daß das freie VLDL/LDL-Cholesterin in den Vollblutproben signifikant geringer abnahm als in den Plasmaproben. Der Befund läßt darauf schließen, daß freies Cholesterin aus den Zellen auch von den VLDL/LDL aufgenommen wurde und nicht nur von den HDL. Es stellt sich die Frage nach der Bedeutung des Cholesterintransports zwischen den Plasmalipoproteinen. Bisher gibt es unseres Wissens nach kaum Befunde, die Unterschiede im reversen Cholesterintransport aus Zellen zwischen Patienten mit Atherosklerose und Gesunden nachweisen. Dagegen wurden mehrfach Differenzen im Cholesterinestertransfer beschrieben [1, 6, 7, 9]. Möglicherweise ist die Umverteilung des Cholesterins zwischen den Plasmalipoproteinen für die Beziehung zwischen HDL und Atherosklerose von größerer Bedeutung als das Ausmaß des Cholesterintransports aus Zellen. Die Klärung dieses Problems erfordert weitere Untersuchungen.

Literaturverzeichnis

1 DULLAART RPF, GROENER JEM, DIKKESCHEI LD, ERKELENS DW, DOORENBOS H Increased cholesteryl ester transfer activity in complicated type I (insulin-dependent) diabetes mellitus - its relationship with serum lipid Diabetologia 1989; 32 14-19.

2 EGGSTEIN M, KREUTZ FH. Eine Bestimmung der Neutralfette im Blutserum und Gewebe. Klin Wochenschr 1966, 44 262-267

3 FRANCONE OL, GURAKAR A, FIELDING CJ Distribution and functions of lecithin· cholesterol acyltransferase and cholesteryl ester transfer protein in plasma lipoproteins J Biol Chem 1989; 264· 7066-7072

4 GLOMSET JA The plasma lecithin· cholesterol acyltransferase reaction J Lipid Res 1968; 9 155-167

5 ROSCHLAU P, BERNT E, GRUBER W Enzymatische Bestimmung des Gesamt-Cholesterins im Serum. J Clin Chem Clin Biochem 1974, 12· 403-407

6 RUHLING K, ZABEL-LANGHENNIG R, TILL U, THIELMANN K. Enhanced net mass transfer of HDL cholesteryl esters to apo B-containing lipoproteins in patients with peripheral vascular disease Clin Chim Acta 1989, 184: 289-296

7 RUHLING K, LANG A, HOLTZ H, WINKLER L, SCHLAG B, TILL U. Increase in plasma total and lipoprotein cholesterol during incubation of whole blood samples at 37°C - influence of LCAT inhibitors Clin Chim Acta 1992; 205. 205-212.

8 TALL AR Plasma lipid transfer proteins J Lipid Res 1986; 27· 361-367.

9 VAN TOL A, SCHEEK LM, GROENER JEM Cholesterol esterification and net mass transfer of cholesteryl esters and triglycerides in plasma from healthy subjects and hyperlipidemic coronary artery disease patients Adv Exp Med Biol 1988; 243: 231-238

10 VAN TOL A, SCHEEK LM, GROENER JEM. Net mass transfer of cholesteryl esters from low density lipoproteins to high density lipoproteins in plasma from normolipidemic subjects. Arterioscler Thromb 1991, 11. 55-65

11 VELAZQUEZ E, MONTES A, RUIZ-ALBUSAC JM Free cholesterol transfer from human lower-density lipoproteins (d<1063) to lipoprotein-deficient serum and high density lipoproteins Metabolism 1990, 39. 1263-1266

Results of coronary angiography following long term treatment with LDL apheresis and lipid-lowering therapies in patients with familial hypercholesterolemia and myocardial infarct

H. von Baeyer, M. Schartl, A. Bimmermann, R. Schwerdtfeger
Klinikum Rudolf Virchow, Abteilung für Medizinische Poliklinik und Abteilung für Kardiologie, Freie Universität Berlin

Abstract

4 Patients with primary hypercholesterolemia (2 heterozygotes, 1 homozygote familial hypercholesterolemia, FH and 1 familial combined hyperlipidemia, FCHL) and previous myocardial infarction have been treated with LDL-apheresis (membrane differential filtration), cholesterol lowering drugs and diet between 3 and 6 1/2 years. The outcome is documented by coronary angiography. 2 patients (hom FH, het FH) in whom for reasons of bad compliance (hom FH) or simultaneous cyclosporin A therapy (het FH) an adequate control of plasma LDL-cholesterol (< 180 mg/dl) was not achieved, died from another myocardial infarction and had shown angiographically signs of progress in coronary heart disease. 2 patients (het FH, FCHL), in whom good control of plasma LDL-cholesterol was accomplished, are still under treatment (6 1/2 years, 144 treatments, 5 1/2 years, 99 treatments). In these patients, the coronary angiograms show a stop in the coronary heart disease. No new myocardial infarction has as yet occured.

Koronarangiographische Befunde bei Langzeitbehandlung mit LDL-Apherese und lipidsenkender Therapie: Patienten mit familiärer Hypercholesterinämie und Myokardinfarkt

H. von Baeyer, M. Schartl, A. Bimmermann, R. Schwerdtfeger
Klinikum Rudolf Virchow, Abteilung für Medizinische Poliklinik und Abteilung für Kardiologie, Freie Universität Berlin

Zusammenfassung

Vier Patienten mit primärer Hypercholesterinämie (eine homozygote, zwei heterozygote familiäre Hypercholesterinämien (FH), eine gemischt familiäre Hyperlipidämie (GFH)) und vorangegangenem Myokardinfarkt wurden mit LDL-Apherese (Membran Differential Filtration), cholesterinsenkender Pharmakotherapie und Diät für 3 - 6 1/2 Jahre behandelt. Das Ergebnis wurde koronarangiographisch dokumentiert.
Zwei Patienten (hom FH, het FH), bei denen wegen schlechter Compliance (hom FH) oder gleichzeitiger Therapie mit Cyclosporin A (het FH) eine ausreichende Senkung des Plasma-LDL-Cholesterins in den Bereich niedrigen Risikos (< 180 mg/dl) nicht zu erreichen war, verstarben an einem erneuten Myokardinfarkt.
Zwei Patienten (het FH, GFH), bei denen eine gute Absenkung des Plasma-LDL-Cholesterins erreicht wurde, werden noch weiter behandelt (6 1/2 Jahre 144 Behandlungen, 5 1/2 Jahre 99 Behandlungen). Bei diesen Patienten zeigt die Koronarangiographie einen Stop der koronaren Herzerkrankung. Ein erneuter Herzinfarkt trat bis jetzt nicht auf.

Einleitung

G. Assmann hat Patienten mit genetisch bedingter, schwerer Hypercholesterinämie als Kronzeugen des Zusammenhanges zwischen Plasmacholesterin und koronarer Herzerkrankung (KHK) bezeichnet. Trifft dies zu, dann wäre dieser Personenkreis auch Zeuge für eine Regression der KHK, sobald eine wirksame, cholesterinsenkende Therapie stattgefunden hat. Neben der Verordnung von Hydroxymethylglutaryl-Coenzym A(HMG-CoA)-Reduktaseinhibitoren vom Lovastatintyp ist die LDL-Apherese in jeder Form die derzeit wirksamste Maßnahme zur Senkung des LDL-Cholesterins im Plasma. Die Kombination beider stellt gegenwärtig die Maximaltherapie dar.
Im vorliegenden Bericht werden Verlauf und koronarangiographische Befunde von vier Patienten besprochen, die wegen einer familiären Hyperlipoproteinämie (fHLP) und Myokardinfarkt in der Anamnese mit LDL-Apherese und cholesterinsenkender Pharmakotherapie sowie mit cholesterinarmer Diät behandelt wur-

den. Die LDL-Apherese wurde in Form der Membran-Differentialfiltration (MDF) ausgeführt. Technische Einzelheiten und Daten zur Effizienz wurden bereits mitgeteilt [6].

Patienten und Methodik (Abb. 1 - 4)

Vier Patienten wurden vom Zeitpunkt der Indikationsstellung an repetitiv mit LDL-Apherese behandelt. Zwei Patienten verstarben. Bei zwei Patienten konnte der LDL-Rezeptorstatus an elutriierten Blutmonozyten bestimmt werden (Priv.-Doz. Dr. G. Schmitz, Klinikum Münster).

CHR geb. 12-1953 (Griechenland); gest. 3-1986

Diagnose: Familiäre Hypercholesterinämie, vermutlich homozygot.

FA: Mutter schwere HLP, ein Bruder an Myokardinfarkt verstorben, keine Kinder.

EA: Als Jugendliche Angina pectoris-Beschwerden, Vorderwandinfarkt vor 3-1983; 1982 zunehmende Angina pectoris, Nikotinmißbrauch.

Befund 1983: 47,5 kg, 160 cm, RR 110/70; Aortenstenose, tendinöse und kutane Xanthome an Händen und Achillessehnen, Arcus lipoides.

Verlauf: LDL-Apherese von 3-1983 bis 2-1986, Diät, Cholestyramin; Nikotinmißbrauch beibehalten, mangelnde Compliance, Intervalle bis sechs Wochen; zunehmende Verschlechterung der körperlichen Belastbarkeit: 10-1985 25 Watt für 2 Minuten; 2-1986 instabile Angina pectoris, tachykarde Rhythmusstörung, Herzinsuffizienz III-IV NYHA.

Koronarangiographie: 3-Gefäßerkrankung; Aortographie und Ventrikulographie: kombiniertes Aortenvitium mit supravalvulärer Stenose, Auflagerung im Bereich

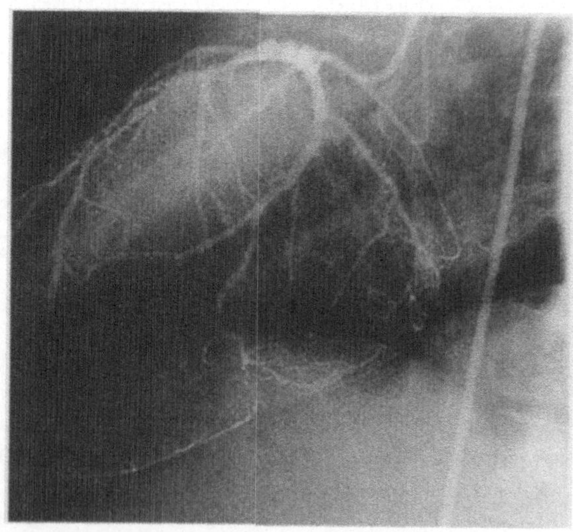

Abb. 1: CHR
3-1986: LCA in 45° RAO
RIVA: Proximale langstreckige diffuse Stenose bis zu 90 %
RCX: Wandunregelmäßigkeiten, Katheterisierung der A.coronaria dextra gelingt nicht, offensichtlich höhergradig stenosiert. Darstellung der distalen Äste mit mäßiggradiger Wandveränderung über Kollateralen der A.coronaria sinistra.

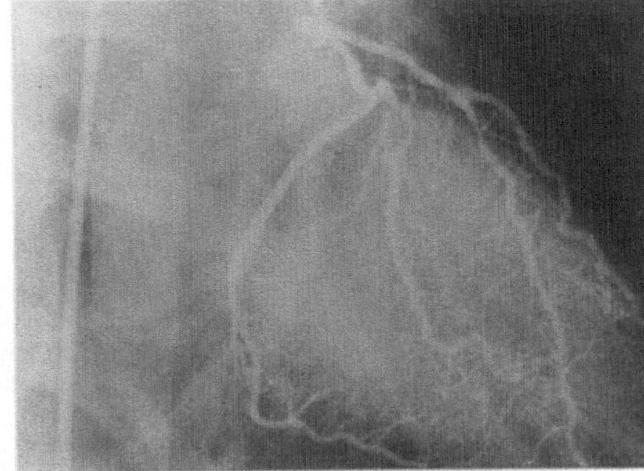

Abb. 2: OSC

2a 4-1982: RCA (nicht dargestellt; keine Stenose)
LCA in 30° RAO
RIVA: 40 % langstreckige Stenose vor Abgang des Rm diagonalis; 70 % Stenose nach Abgang des Rm diagonalis;
RCX: 40 % Stenose des Rm marginalis sin.

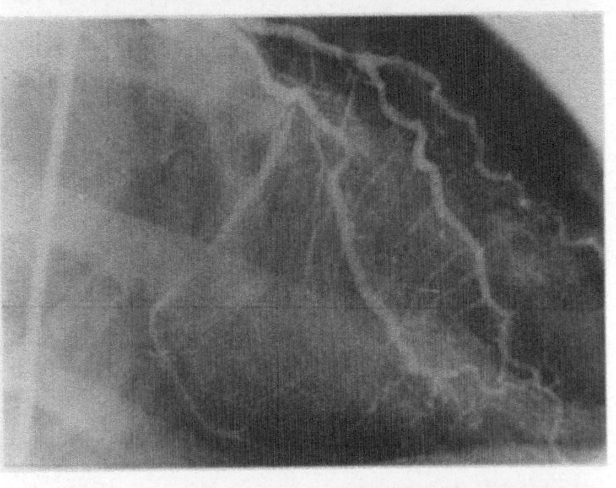

2b 4-1988: LCA in 30° RAO
RIVA: Progredienz der proximalen RIVA-Stenose auf 75 %; weiterhin 70 % Stenose nach Abgang Rm diagonalis;
RCX: Progredienz der RCX-Stenose auf 90 %; weiterhin 40 % Stenose des Rm marginalis sin. (RCA keine Stenose).

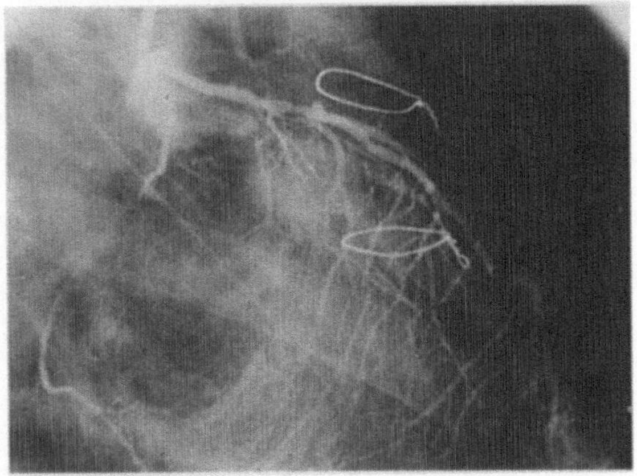

2c 11-1990: LCA in 30° RAO
RIVA: weiterhin 75 % RIVA-Stenose vor Abgang des jetzt subtotal verschlossenen Rm diagonalis;
RCX: langstreckiger Verschluß des RCX nach Abgang des jetzt ebenfalls verschlossenen Rm marginalis sin., welcher über einen Bypass versorgt wird (Bypass nicht dargestellt) (RCA jetzt verschlossen).

des Abgangs der rechten Koronararterie, Aneurysma der gesamten anterolateralen Wand mit Herzspitze; Linksherzdilatation, diskrete Mitralinsuffizienz. Dopplersonographie Halsarterien: Subklaviastenose links, Stenose A.carotis communis links, Verdacht auf Abgangsstenose rechte A.vertebralis; 3-1986 frischer, anteriorer Myokardinfarkt; Exitus letalis.
88 LDL-Apheresen in zwei Jahren 11 Monaten
Medikation: Cholestyramin

OSC geb. 1-1940; gest. 11-1990; LDL-Rezeptor: 26 %
Diagnose: familiäre Hypercholesterinämie (heterozygot).
FA: Mutter mit 68 J an Myokardinfarkt gestorben; Vater mit 38 J an Lungenkarzinom gestorben; ein Bruder mit 40 J an Hirnarterienaneurysma gestorben; ein Bruder normale Lipide, keine Kinder.

Abb. 3: MOH
3a 10-1986 LCA in 90° LAO
RIVA: diffuse langstreckige Stenosierung bis zu 95 %;
RCX: unauffällig;
RCA: periphere Abschnitte kommen retrograd zur Darstellung;
RCA in 40° LAO proximaler RCA-Verschluß.

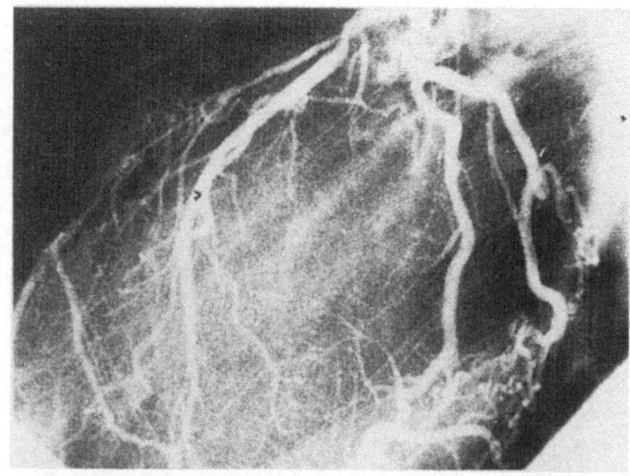

3b 3-1992 LCA in 90° LAO
RIVA: weiterhin diffuse, langstreckige Stenosierung bis zu 95 %;
proximale 50 % Stenose des Rm diagonalis;
RCX: weiterhin unauffällig;
RCA: retrograde Darstellung der peripheren Abschnitte;
RCA in 40° LAO proximaler RCA-Verschluß.

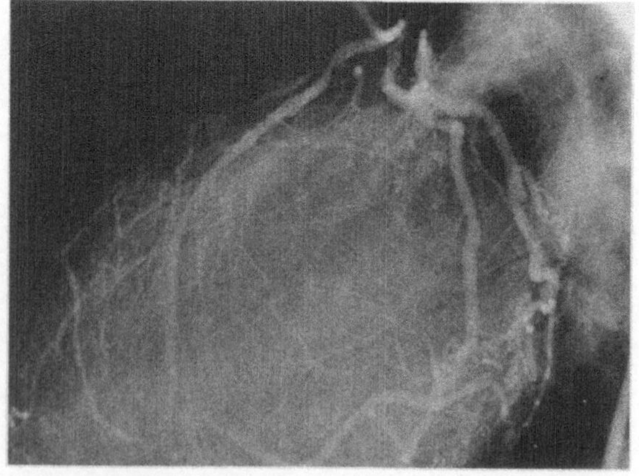

EA: Mit 24 J Erkennung einer HLP; ab 41 J Angina pectoris.
Koronarangiographie: 2-Gefäßerkrankung; mit 42 J Stenose A.carotis interna links, Operation (TEA); mit 46 J instabile Angina pectoris 3fach ACVB auf RIVA, Rm diagonalis und RCX; perioperativ.
Myokardinfarkt (Hinterwand); anschließend seropostive, rheumatoide Arthritis (ARA-Kriterien 7/11); chronische Obstipation; kein Nikotingenuß.
Befund 1987: 63,7 kg, 163 cm, RR 125/80, Xanthelasmen (operiert), Arcus lipoides Achillessehnenxanthom re.
Verlauf LDL-Apherese von 12-1987 bis 11-1990: Diät, Probucol, Cholestyramintherapie wegen Obstipation und einer Ileusepisode nicht möglich; 4-1989 bis 5-1990 Cyclosporin A-Therapie; Besserung der Gelenkbeschwerden; ab 7-1990 kurzfristig noch Simvastatin; 11-1990 Myokardinfarkt (enzymatisch), Herzversagen, Exitus letalis.
88 LDL-Apheresen in zwei Jahren 11 Monaten
Medikation: Probucol, kurzfristig Simvastatin (vier Monate)

SCH geb. 12-1943; LDL-Rezeptor: 35 %; Lp(a) unter Meßbereich
Diagnose: familiäre Hypercholesterinämie (heterozygot).
FA: Mutter an zerebralem Insult mit 64 J verstorben; ein Bruder mit 35 J an Myokardinfarkt gestorben; keine Kinder; kein Nikotin.
EA: mit 38 J Beginn Angina pectoris; Vorderwandinfarkt.
Koronarangiographie: 3-Gefäßerkrankung.
Befund: 77 kg, 171 cm, RR 140/90; Arcus lipoides, tendinöse Xanthome li. Handrücken, beide Achillessehnen.
Verlauf: LDL-Apherese ab 11-1985, Diät, Cholestyramin, Fibrate, Probucol; ab 4-1988 Lovastatin, später Simvastatin; kein Nikotin: 11-1987 instabile Angina pectoris, 2fach ACVB auf RIVA und Rm diagonalis, wesentliche Besserung; keine Angina pectoris mehr.
3-1992 Koronarangiographie: Regression der koronaren Herzerkrankung.
Bis 6-1992 144 LDL-Apheresen in sechs Jahren acht Monaten
Medikation: Cholestyramin, Probucol, Simvastatin

MOH geb. 2-1932; LDL-Rezeptor: 71 %; Lp(a): 34,5 mg/dl
Diagnose: familiäre, gemischte Hyperlipoproteinämie.
FA: Mutter mit 51 J an Karzinom verstorben; Vater Angina pectoris, mit 57 J an Herzversagen gestorben; ein Bruder Diabetes mel. II, eine Schwester HLP IIa, eine Tochter HLP IIa.
EA: kein Nikotingenuß; mit 44 J HLP erkannt; mit 47 J Diabetes mellitus Typ IIa, mit 50 J Claudicatio intermittens; periphere arterielle Verschlußkrankheit (pAVK) IIa Oberschenkeltyp; mit 52 J Angina pectoris; mit 54 J Myokardinfarkt (Hinterwand); 1. Koronarangiographie: 3-Gefäßerkrankung; Karotisangiographie: Stenose der A.carotis interna links 90 %.

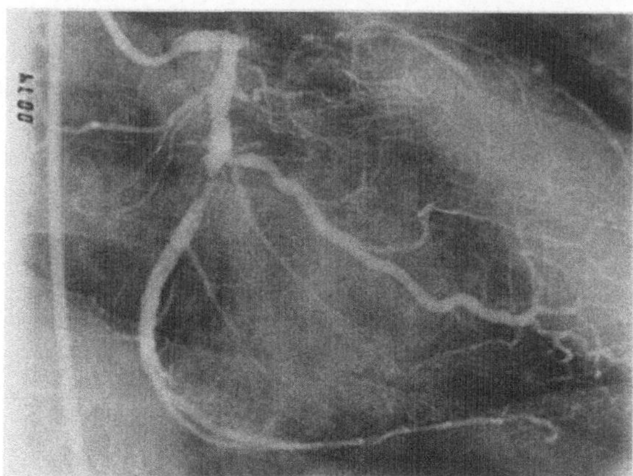

Abb. 4: SCH
4a 8-1987 LCA in 45° RAO
RIVA: proximaler Verschluß mit geringer retrograder Darstellung der peripheren Abschnitte über Brückengefäße;
RCX: 75 % Stenose nach Abgang des Rm marginalis sin.
(RCA nicht dargestellt: Verschluß).

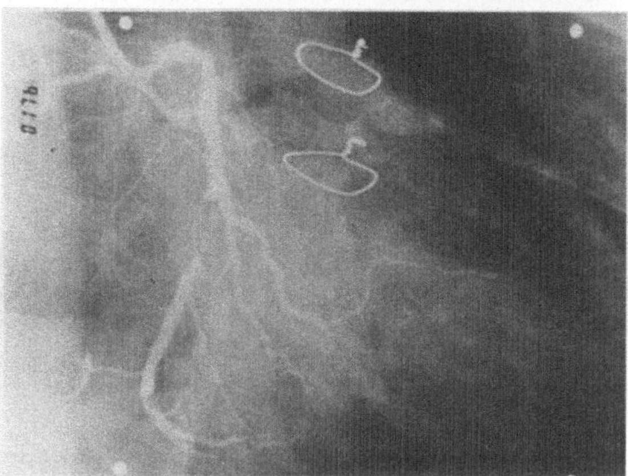

4b 2-1992 LCA in 45° RAO
RIVA: proximaler Verschluß, periphere Abschnitte werden über ACVB versorgt;
RCX: Progredienz der Stenose auf 95 % nach Abgang des jetzt im unteren Drittel verschlossenen Rm marginalis sin., dessen peripherer Abschnitt jetzt vom ACVB versorgt wird.

Befund 1986: 59,5 kg, 170 cm, RR 100/70, tendinöse Xanthome re. Handrücken, beide Achillessehnen.
Verlauf: LDL-Apherese ab 12-1986, Diät, Cholestyramin, Glibenclamid; ab 4-1988 Lovastatin, später Simvastatin.
3-1992 Koronarangiographie: keine wesentliche Progression der koronaren Herzerkrankung.
Bis 6-1992 99 LDL-Apheresen in fünf Jahren sieben Monaten
Medikation: Cholestyramin, Probucol, Simvastatin, Glibenclamid

Ergebnisse

Pro Sitzung der LDL-Apherese (MDF) wurde das einfache des mittels Nomogramm (Lit) geschätzten Plasmavolumens prozessiert

Tab. 1: Labordaten.

Parameter / mg/dl, g/l		Patienten CHR	OSC	MOH	SCH
T-Chol	vor	747 (72)	448 (17,1)	525 (43)	527 (40)
	MDF	551 (38)	351 (34)	233 (14)	200 (43)
TG	vor	61	137 (29)	201 (65)	163 (23,9)
	MDF	81 (28)	141 (18)	174 (43)	134 (18,6)
LDL-Chol	vor	693 (52)	383 (23,3)	449 (35)	453 (37)
	MDF	504 (38)	269 (10)	178 (31)	165 (20,9)
HDL-Chol	vor	25 (6)	37,2 (3,1)	25 (2)	41 (2,6)
	MDF	27 (2)	27,4 (1,9)	16,4 (1,6)	47,0 (4,6)
Fibrino-	vor	2,9	3,3	2,6 (0,1)	3,0 (0,2)
gen	MDF	2,3 (0,5)	2,7 (0,2)	2,0 (0,2)	2,4 (0,3)

Mittelwert (Standardabweichung)
vor = Werte vor Beginn der Therapie,
MDF = zuletzt unter LDL-Apherese gemessene Werte

1. Klinisch-chemische Daten:
Alle Labordaten wurden im chemischen Zentrallabor der Klinik (Leitung: Prof. Dr. Köttgen) bestimmt. Vor Beginn der LDL-Apherese wurde eine vierwöchige Periode ohne lipidsenkende Medikation und ohne spezielle Diätberatung eingehalten, dabei wurden in der letzten Woche dreimal die Blutlipide morgens nach 12stündigem Fasten bestimmt. 1992 wurden die gleichen Parameter vor sechs LDL-Apheresebehandlungen bestimmt. Diese Daten sind in Tab. 1 dargestellt.

2. Koronarangiographie:
Für die Überlassung von Angiographiefilmen bedanken wir uns bei Herrn Prof. Fleck, Deutsches Herzzentrum Berlin, Herrn Dr. Grosse, Städtisches Krankenhaus Berlin-Moabit, und Herrn Dr. Arntz, Universitätsklinikum Berlin-Steglitz.

Diskussion

1. Zur Therapie
Die Labordaten zeigen eine sehr gute Effizienz der Kombinationstherapie unter Einschluß der HMG-CoA-Reduktaseinibitoren bei den beiden lebenden Patienten mit heterozygoter FH (SCH) und GFH (MOH). Die verstorbenen Patienten, die beide nicht mit den Enzyminhibitoren behandelt werden konnten, zeigen dagegen eine sehr schlechte Therapieeffizienz, obwohl das mittlere LDL-

Tab. 2: Prozentuale Veränderung unter Kombinationstherapie mit LDL-Apherese. Die Werte errechnen sich aus Daten der Tab. 1.

Patient	LDL-Chol	Fibrinogen	HDL	Intervall
CHR	72,5 %	79,3 %	117 %	12,5 Tage
OSC	70,2 %	81,8 %	73,6 %	12,0 Tage
SCH	36,4 %	80,0 %	115 %	19,0 Tage
MOH	39,6 %	76,9 %	65,6 %	22,4 Tage

Apphereseintervall relativ kurz war. Aus Gründen der Compliance konnten aber keine noch kürzeren Intervalle durchgesetzt werden. Der Lp(a)-Wert war zu Beginn der Behandlung nicht verfügbar. Es ist aber aufgrund der gleichen Absenkung durch die MDF mit einem ähnlichen Verhalten wie bei LDL-Cholesterin zu rechnen [6]. Erstaunlich ist die gleichförmige Absenkung des Fibrinogens um ca. 20 %. Vermutlich ist dafür die lange Halbwertszeit von fünf Tagen verantwortlich, die Unterschiede in den Intervallen nivelliert.
HDL-Cholesterin zeigt unterschiedliches Verhalten: bei zwei Patienten einen leichten Anstieg, bei zwei Patienten einen deutlichen Abfall. Es ist zu vermuten, daß hier nicht LDL-Apherese-spezifische Faktoren ursächlich sind.
Für die behandelten Patienten ergeben sich folgende prozentuale Absenkungen der atherogenen Parameter und des HDL-Cholesterins (Tab. 2).
Die Frage, ob die LDL-Apherese im Rahmen der Kombinationstherapie noch effizient ist, läßt sich anhand der pro Sitzung entfernten Cholesterin- und Fibrinogenmengen beantworten. Bei der Bewertung der Ergebnisse muß berücksichtigt werden, daß die Effizienz proportional zur Größe des intravasalen Cholesterin-Pools ist. Frühere Mitteilungen bezogen sich auf Untersuchungen vor Beginn der „Lovastatin-Ära" und ergaben allein deswegen höhere Eliminationsraten [6] (Tab. 3).

Tab. 3: Durch LDL-Apherese (MDF) entfernte Mengen an Plasmalipiden und Fibrinogen unter Kombinationstherapie mit cholesterinsenkender Medikation und Diät.

Patient	LDL-Chol mg	HDL-Chol mg	Fibrinogen g
MOH	2222 (1177)	131 (95 4)	2 3 (0.4)
SCH	2265 (201)	432 (39)	2.8 (0.6)
Menge pro LDL-Apherese-Auswertung mit Daten von Tab. 1, n=6, Mittelwert (Standardabweichung)			

Die Daten zeigen den bedeutsamen Beitrag der LDL-Apherese zur Gesamtbilanz des LDL-Cholesterins. Bei Zugrundelegung von 300 mg exogenem Cholesterin pro Tag werden pro LDL-Apherese etwa sieben Tageszufuhren eliminiert. Zusammen mit cholesterinsenkender Pharmakotherapie und diätetischer Beschränkung wird die Plasmacholesterinkonzentration auch durch die repetitive LDL-Apherese eingestellt. Der HDL-Verlust ist gering und in Anbetracht der kurzen Halbwertszeit tolerabel. Die Fibrinogenelimination von ca. 2,5 g/Sitzung ist ein wünschenswerter Nebeneffekt.

2. Zum Verlauf

Alle vier Patienten hatten eine Myokardinfarkt-Anamnese, so daß die Therapie als Sekundärprophylaxe definiert ist.

CHR: Diese Patientin litt an einer homozygoten familiären FH mit erheblichen und typischen kardialen Manifestationen. Der Mangel an Compliance, gekennzeichnet durch Beibehaltung des Nikotinmißbrauchs und regellose LDL-Apherese-Intervalle, hat zu dem letalen Ausgang beigetragen. Todesursache: Myokardinfarkt.

OSC: Diese Patientin zeigt einen besonders tragischen Verlauf, der durch die Gleichzeitigkeit von heterozygoter FH und rheumatoider Arthritis (RA) gekennzeichnet ist. Wegen der schweren koronaren Herzerkrankung wäre eine intensive Kombinationstherapie mit Enzymblockade und LDL-Apherese indiziert gewesen. Da sich aber nach mehreren Versuchen nur Cyclosporin A gegen die schweren Gelenkschmerzen als wirksam erwies, bestand die Patientin auf diesem Medikament trotz intensiver Aufklärung über die Unverträglichkeit von Cyclosporin A und HMG-CoA-Reduktaseinhibitoren. Die Daten belegen die Ineffizienz der dadurch beeinträchtigten Therapie in bezug auf die LDL-Chol-Absenkung. Todesursache: Myokardinfarkt.

SCH: Der Patient befand sich in bezug auf Alter, Stoffwechselstörung und kardiale Manifestation in einer fast identischen Konstellation wie die Patientin OSC. Die hocheffiziente Absenkung der LDL-Cholesterin-Plasmakonzentration um mehr als 60 % in einen Bereich mit niedrigem Risiko von < 180 mg/dl (Tab. 1) korreliert mit dem erfreulichen klinischen und angiographischen Verlauf. Die Progression der koronaren Plaques stromauf der Bypass-Insertion ist bypass-typisch und hat nichts mit einer generellen Progression zu tun. Die zusammenfassende Bewertung ergibt hier einen Stop der KHK nach 6 1/2-jähriger Kombinationstherapie.

MOH: Die Stoffwechselkonstellation vor Therapiebeginn zeigt eine gemischt familiäre Hyperlipoproteinämie mit Diabetes mellitus Typ IIa. Die Hypertriglyzeridämie des Patienten war zu Beginn der LDL-Apherese allerdings nur diskret (250 - 300 mg/dl) und verschwand dann völlig. Der Verlauf ist erfreulich: Nach fünfjähriger Kombinationstherapie war keine Progression der KHK bei guter Einstellung der LDL-Cholesterin-Plasmakonzentration feststellbar.

3. Zur Literatur

Bisher sind nur wenige Verlaufsbeobachtungen mit koronarangiographischer Dokumentation bei LDL-Apherese, länger als fünf Jahre, veröffentlicht worden.

Autor	Patienten	Ergebnis
TATAMI [8]	2 het, 2 hom FH	Regression
KOGA [3]	1 het FH	Regression, aber plötzlicher Herztod
ÖTTE [5]	2 hom FH	Regression

Koronarangiographisch kontrollierte Verläufe über kürzere Zeiträume sind von 62 Patienten veröffentlicht worden:

1. HOMBACH berichtet über 10 Patienten, bei denen eine Regression isolierter Stenosen bei 45,5 % und bei generalisierter Koronargefäßsklerose bei 27 % beobachtet wurde (Zeitraum 5 - 54 Monate) [2].
2. THOMPSON berichtet über die Stabilisation der aortokoronaren Läsion bei zwei homozygoten FH-Patienten nach 2 - 3jähriger Plasmapherese sowie über einen gleichgebliebenen und einen verbesserten angiographischen Befund bei zwei heterozygoten FH-Patienten nach 1 - 2jähriger Plasmapheresebehandlung [9].
3. GRUSS berichtet über sieben Patienten, die zwei Jahre behandelt wurden: 1 x Regression, 3 x Stillstand und 3 x Progression [1].
4. Eine japanische Gruppe berichtet über 37 Patienten (7 homozygote und 25 heterozygote FH und 5 andere HLP), die bis zu neun Jahre behandelt wurden: homozygote: 57,1 % Regression, heterozygote und andere 33,3 % Regression [8].
5. MABUCHI berichtet über 11 Patienten (het und hom FH), die 1 - 3 Jahre behandelt wurden; neun zeigen koronarangiographisch keine Veränderung, zwei Patienten eine Verschlechterung [4].

Zusammenfassung: 62 Patienten (hom und het FH): 14,5 % Progression, 51,6 % Stillstand, 33,9 % Regression.

Eine durchgeführte koronarangiographische Studie mit dem HELP(heparininduziertes extrakorporales LDL)-System ist bis Redaktionsschluß noch nicht veröffentlicht worden.

Zur Mortalität unter LDL-Apherese finden sich folgende Angaben:

1. KOGA berichtet über einen Patienten, der nach 7jähriger Therapie mit LDL-Apherese mittels Dextransulfatadsorption an einem plötzlichen Herztod verstarb. Die Koronarangiographie hatte einen Stillstand der KHK ergeben. Die Obduktion zeigte eine zwar geringe atheromatöse, aber erheblich sklerotische koronare Herzerkrankung [3].
2. SEIDEL berichtet über zwei Patienten, die an Infarkt bzw. plötzlichem Herztod während der ersten 12 Monate der Behandlung verstarben [7].

Zusammenfassung

Zusammenfassend können folgende Feststellungen getroffen werden:

1. Die LDL-Apherese mit MDF in Verbindung mit einer cholesterinsenkenden medikamentösen Maximaltherapie (Cholestyramin, Probucol und HMG-CoA-Reduktaseinhibitoren) ist eine hochwirksame und gleichzeitig schonende (venöse Einarmtechnik) Behandlungsmethode.
2. Lassen sich durch Kombinationstherapie die LDL-Cholesterinwerte im Plasma in den Niedrigrisikobereich von 160 - 180 mg/dl dauerhaft absenken, so kann ein Stop der koronaren Herzerkrankung erwartet werden (Patienten SCH und MOH). Gelingt dies nicht, so ist bei FH-Patienten mit Myokardinfarkt in der Anamnese mit weiteren Infarkten zu rechnen (Patienten CHR und OSC).
3. Für die schwere, heterozygote FH mit Infarktanamnese, die sich mit HMG-CoA- Reduktaseinhibitoren und Diät allein nicht in den Bereich niedrigen Risikos (LDL-Cholesterin 160 - 180 mg/dl) absenken läßt, ist die Kombinationstherapie mit LDL-Apherese als Sekundärprophylaxe des Myokardinfarktes, begründet durch die vorgelegten Ergebnisse, eindeutig indiziert.
4. Für koronarangiographische Verlaufsbeobachtungen erscheinen Zeiträume von mindestens fünf Jahren zur Beurteilung des Erfolges notwendig.
5. Fallmitteilungen und Studien sollten Angaben über vorangegangene Myokardinfarkte, koronarchirurgische Maßnahmen während der Behandlung, medikamentöse Therapie und kardiale Todesfälle enthalten.
6. In Anbetracht der geringen Fallzahlen der meisten LDL-Apheresezentren ist ein nationales LDL-Aphereseregister zur Beurteilung des Therapieerfolges der LDL-Apherese unabdingbar.

Abkürzungen

LDL-Chol	Low density lipoprotein-Cholesterin
HDL-Chol	High density lipoprotein-Cholesterin
TG	Triglyzeride
T-Chol	Gesamtcholesterin
FH	familiäre Hypercholesterinämie
HLP	Hyperlipoproteinämie
GFH	gemischte familiäre Hyperlipoproteinämie
KHK	koronare Herzerkrankung
MDF	Membran-Differentialfiltration
HMG-CoA	Hydroxymethylglutaryl-Coenzym A
Lp(a)	Lipoprotein a
LCA	linke Koronararterie
RCA	rechte Koronararterie
RIVA	Rm interventricularis anterior
RCX	Rm circumflexus

ACVB	aortokoronarer Venenbypass
IA	Immunadsorption
DSA	Dextransulfatadsorption
HELP	Heparin-extrakorporale-Lipoproteinpräzipitation
J	Jahr
M	Monat

Literaturverzeichnis

1 GRUSS M, KELLER CH, SPENGEL AF, WOLFRAM G. Coronarangiographisch und duplexsonographisch dokumentierter Verlauf atherosklerotischer Veränderungen bei 7 Patienten mit familiärer Hypercholesterinämie (FHC) unter Therapie mit extracorporaler LDL-Elimination. Klin Wochenschr 1990, (Suppl XIX): 82.

2 HOMBACH V, BORBERG H, GADZKOWSKI A, OETTE K, STOFFEL W Regression der Koronarsklerose bei familiärer Hypercholesterinämie IIA durch spezifische LDL-Apherese. Dtsch Med Wochenschr 1986; 111· 1709-1715.

3 KOGA N, IWATA Y. Pathological and angiographic regression of coronary atherosclerosis by LDL-apheresis in a patient with familial hypercholesterolemia. Atherosclerosis 1991. 90. 9-21.

4 MABUCHI H, KOIZUMI J, MICHISHITA I, TAKEDA M, KAJINAMI K, FUJITA H, INAZU A, UNO Y, SHIMIZU A, TAKEDA R, MIYAMOTO S, WATANABE A, YOSHIMURA A, UEDA K, TAKEGOSHI T, WAKASUGI T, OOTA M, MONJI S, KUSUNOKI N. Effects on coronary atherosclerosis of long-term treatment of familial hypercholesterolemia by LDL-apheresis. Contrib Infus Ther 1988, 23· 87-96

5 ÖTTE K, BORBERG H, GODEHARDT E, KADAR J, HOMBACH V Extracorporeal immunospecific LDL elimination in severe hypercholesterolemia: effects on plasma lipoproteins and atherosclerosis. In: GOTO AM JR, MANCINI M, RICHTER WO, SCHWANDT P (eds). Treatment of severe hypercholesterolemia in the prevention of coronary heart disease - 2. Karger Basel 1990; 175-182

6 SCHWANER I, VON BAEYER H, BIMMERMANN A, SCHWERDTFEGER R, MIELENZ W. Comparison of various LDL apheresis techniques in terms of protein and lipoprotein handling. degree of specificity and safety, and cost/efficiency relationship In: GOTTO AM JR, MANCINI M, RICHTER WO, SCHWANDT P (eds.). Treatment of severe hypercholesterolemia in the prevention of coronary heart disease - 2. Karger. Basel 1990; 243-253

7 SEIDEL D, THIERY J Die extracorporale Plasmatherapie bei Fettstoffwechselstörungen: Erfahrungsbericht mit dem H.E.L.P.-System. Internist 1992; 33: 54-61.

8 TATAMI R, INOUE N, ITOH H, KISHINO B, KOGA N, NAKASHIMA T, NISHIDE T, OKAMURA K, SAITO Y, TERAMOTO T, YASUGI T, YAMAOTO A, GOTO Y Regression of coronary atherosclerosis by combined LDL-apheresis and lipid-lowering drug therapy in patients with familial hypercholesterolemia a multicenter study Atherosclerosis 1992; 95 1-13

9 THOMPSON GR, MYANT NB, KILPATRICK D, CELIA M, OAKLEY M, RAPHAEL MJ, STEINER RE Assessment of long-term plasma exchange for familial hypercholesterolemia. Br Heart J 1980, 43 680-688

Hypertriglyceridaemia (HTG) as independent risk factor for myocardial infarction in type 2 diabetes: The Diabetes Intervention Study

M. Hanefeld, S. Fischer, J. Schulze, U. Julius, U. Schwanebeck, H. Schmechel, die DIS-Gruppe
Abteilung für Stoffwechselkrankheiten und Endokrinopathien/ Fettstoffwechselforschung, Medizinische Akademie „Carl Gustav Carus", Dresden

Abstract

The Diabetes Intervention Study is a prospective controlled three-part-study with 1 139 newly detected NIDDM. The present report analyses the significance of hypertriglyceridaemia (HTG) as an independent risk factor for myocardial infarction in NIDDM. Furthermore we tested whether „good" TG-control according to the target levels of the NIDDM-Policy Group reduces the incidence of infarction. In multivariate analysis TG was shown to be an independent risk factor ranking second after blood pressure. The incidence of myocardial infarction in the subgroup with TG < 1.7 mM was 32 % and with TG > 2.3 mM 106 % ($p > 0.01$) - our data confirm HTG as an independent risk factor in NIDDM. Strict control of TG-level was associated with lower incidence of infarction.

Hypertriglyzeridämie als unabhängiger Risikofaktor für Herzinfarkt bei Typ-II-Diabetes: Die Diabetesinterventionsstudie

M. Hanefeld, S. Fischer, J. Schulze, U. Julius, U. Schwanebeck, H. Schmechel, die DIS-Gruppe
Abteilung für Stoffwechselkrankheiten und Endokrinopathien/ Fettstoffwechselforschung, Medizinische Akademie „Carl Gustav Carus", Dresden

Zusammenfassung

Die Diabetesinterventionsstudie (DIS) ist eine prospektive dreiarmige kontrollierte Studie mit 1139 repräsentativen neu diagnostizierten Typ-II-Diabetikern. In der vorliegenden Arbeit wurde analysiert, welchen Stellenwert die Hypertriglyzeridämie (HTG) als Risikofaktor für den Infarkt bei dieser Krankheitsgruppe hat und inwieweit durch optimale TG-Einstellung entsprechend den sogenannten 'Euronormen' die Infarktinzidenz gesenkt werden kann. Bei multivariater Auswertung waren die TG nach der Hypertonie der wichtigste unabhängige Risikofaktor. Bei TG-Werten < 1,7 mmol/l betrug die Infarktinzidenz 32 %, bei TG-Konzentrationen > 2,3 mmol/l 106 % (p < 0,01). Die Ergebnisse zeigen, daß die HTG bei NIDDM (nichtinsulinabhängigen Diabetikern) ein unabhängiger Risikofaktor ist. Konsequente Korrektur der HTG reduziert das Infarktrisiko.

Einleitung

Auf die Bedeutung der Hypertriglyzeridämie (HTG) als schwerwiegendem Risikofaktor haben 1972 bereits Santen et al. [8] hingewiesen, die beobachteten, daß Diabetiker - um frei von Arteriosklerose zu bleiben - wesentlich niedrigere Triglyzeridwerte benötigen als vergleichbare Nichtdiabetiker. Auch in der multinationalen WHO-Studie [9] über vaskuläre Komplikationen bei Diabetes war die Makroangiopathie eng mit der HTG verknüpft.
Diese Prävalenzdaten wurden mit modernen epidemiologischen Methoden in zwei prospektiven Studien bestätigt. Sowohl in der Paris Prospektive Study [1] als auch in der Schwabinger Studie [6] war bei multivariater Auswertung die HTG ein unabhängiger Risikofaktor für den Herzinfarkt. In beiden Studien wurde keine klare Abgrenzung der Typ-II-Diabetiker vorgenommen.
In der Diabetesinterventionsstudie (DIS), einer dreiarmigen Multiinterventionsstudie bei neu manifestierten nichtinsulinabhängigen Diabetikern (NIDDM), analysierten wir deshalb:

1. Die Signifikanz der Hypertriglyzeridämie als unabhängigen Risikofaktor für den Infarkt und

2. den Einfluß der Qualität der Stoffwechselkontrolle auf die Inzidenz des Herzinfarktes.

Material und Methoden

In der DIS wurden in einer Screening-Phase in der Zeit vom 15.2.1977 bis 31.3.1980 ausnahmslos alle Patienten im Alter zwischen 30 und 55 Jahren erfaßt und untersucht, die wegen eines Nüchternblutzuckers > 7,2 mmol/l in die lokale Diabetesambulanz überwiesen wurden. In der ehemaligen DDR existierte ein zentralisiertes Diabetesbetreuungssystem, das die lückenlose Erfassung und kontinuierliche Betreuung der Diabetiker beinhaltete. An der Studie beteiligten sich 16 Diabetesberatungsstellen. Gescreened wurden 1 846 Personen, von denen 1139 die Aufnahmekriterien erfüllten. In die Studie wurden nur Patienten aufgenommen, deren Diabetes am Ende der Screening-Phase mit Diät geführt werden konnte und die frei von klinischen koronaren Herzkrankheiten und anderen arteriosklerotischen Erkrankungen waren. Einzelheiten zu Design und Methodik wurden an anderer Stelle mitgeteilt [2 - 4]. In die vorliegende Analyse wurden allein die Patienten einbezogen, die bei Aufnahme in die Studie keine Normabweichungen im EKG aufwiesen, welche im Sinne der 'Minnesota-Klassifikation' als Hinweis auf eine ischämische Herzkrankheit gelten. Für die Katergorie Herzinfarkt wurden als Ausschlußkriterium nur die präexistierenden Codes 1.1 und 1.2 verwendet, da der Infarkt als eigenes definiertes Ereignis gewertet wurde. Nach Aufnahme in die Studie wurden die Patienten randomisiert einer Kontrollgruppe mit „üblicher Therapie", einer Interventionsgruppe mit Basistherapie plus Plazebo und einer Interventionsgruppe mit Basistherapie plus Clofibrat zugeteilt.

Endpunktbestimmungen
Ischämiebedingte EKG-Veränderungen (I-EKG, Katergorie B), im 5. Jahr neu registrierte Minnesota Codes 1.3, 4.1 - 4.3, 5.1 - 5.3 oder 7.1; Infarkt (Kategorie C): klinischer oder autoptisch gesicherter Infarkt, neu aufgetretene Codes 1.1 oder 1.2.

Interventionsmaßnahmen
Lipidsenkende Diät, Gesundheitserziehung, physische Konditionierung, standardisierte antihypertensive Therapie und Clofibrat im Doppelblindversuch bei den Teilnehmern der Intervention. Einzelheiten sind den diesbezüglichen Publikationen zu entnehmen [2, 3].

Statistik
Die Mittelwertvergleiche wurden mit dem zweiseitigen t-Test durchgeführt, die Inzidenzraten mit dem Chi-Quadrat-Test verglichen. Die Varianzanalyse erfolgte mit dem BMDP-Statistikprogramm. Wegen ihrer lognormalen Verteilung wurde für die TG-Berechnungen der natürliche Logarithmus dieser Werte verwendet.

Ergebnisse

Bei univariater Auswertung waren bei Männern, die eine koronare Herzkrankheit entwickelten, Alter, Blutdruck und Blutlipide bei Eintritt in die Studie signifikant höher. Bei Frauen war bei den Blutlipiden prinzipiell das gleiche Verhalten zu beobachten, jedoch erreichten die Differenzen wegen der kleinen Fallzahlen nicht Signifikanzniveau (Tab. 1). Bei multivariater Analyse (Tab. 2) waren die Triglyzeride (TG) nach dem Blutdruck der wichtigste unabhängige Risikofaktor unter den neun Variablen aus Tab. 1. Die Anwendung von Clofibrat hatte keinen signifikanten Einfluß auf die Infarktinzidenz. Von besonderem Interesse ist zweifellos der Effekt der Qualität der Stoffwechselkontrolle auf die Infarktinzidenz in der Interventionsgruppe und das Auftreten neuer ischämischer EKG-Verän-

Tab. 1: Basisdaten der DIS-Patienten in Relation zur IHK.
M = Männer, F = Frauen, $\bar{x} \pm$ SD
a) $\bar{x} \pm$ SD als log berechnet und retransferiert
b) Chi-Quadrat-Test
c)Varianzanalyse

Variable		keine IHK (A)	I-EKG (B)	Infarkt (C)	p
n	M	433	33	32	< 0,01[b]
	F	275	57	13	
Alter (J.)	M	45,6 ± 5,5	48,5 ± 6,5	46,4 ± 6,5	< 0,05[c]
	F	46,8 ± 5,7	49,2 ± 4,6	47,5 ± 6,1	< 0,05
BMI	M	27,9 ± 3,7	29,0 ± 3,9	27,5 ± 3,2	n s [c]
(kg/m²)	F	30,0 ± 5,3	30,5 ± 5,3	30,5 ± 6,6	n s
Raucher	M	190/243	14/19	19/13	n s [b]
(ja/nein)	F	61/214	7/49	1/12	n s
RR (mmHg)	M	144,5 ± 16,9	154,7 ± 18,6	152,6 ± 20,7	< 0,01[c]
syst.	F	149,7 ± 19,3	162,5 ± 22,0	158,6 ± 18,2	< 0,01
diast	M	89,1 ± 9,6	94,7 ± 10,8	92,8 ± 13,5	< 0,01[c]
	F	89,4 ± 9,1	92,9 ± 11,0	93,1 ± 10,5	< 0,05
Nü.BZ	M	7,15 ± 2,03	7,60 ± 2,30	7,41 ± 1,90	n.s [c]
(mmol/l)	F	7,46 ± 2,00	7,08 ± 2,06	7,31 ± 1,86	n s
Choleste-	M	5,69 ± 1,24	5,31 ± 0,99	6,23 ± 1,42	< 0,05[c]
rin (mmol/l)	F	5,68 ± 1,12	5,63 ± 1,40	6,30 ± 1,09	n s
TG [a]	M	1,63 ± 1,31	1,74 ± 1,16	2,22 ± 2,25	< 0,05[c]
(mmol/l)	F	1,50 ± 1,07	1,80 ± 1,28	1,58 ± 1,16	n.s.

Tab. 2: Multivariate Analyse der Risikofaktoren[1] für Herzinfarkt (n = 45): Werte bei Eintritt in die Studie, DIS-Fünfjahresverlauf.

	F	P
RR syst.	8,21	< 0,001
TG	6,04	< 0,001
Cholesterin	3,03	< 0,05
Rauchen	2,82	< 0,05

[1] die neun Variablen von Tab. 1

derungen. Als Bezugssystem verwendeten wir hierzu die sogenannten 'Euronormen' der NIDDM Policy Group und ergänzten diese durch die WHO-Kategorien für Blutdruck. Als indikativ für die Response auf die Interventionsmaßnahmen wurden die Werte zwei Jahre nach Beginn der Intervention angesehen. Wie aus Tab. 3 ersichtlich, erwies sich die Qualität der Triglyzerid- und

Tab. 3: Inzidenz von I-EKG und Herzinfarkt in Relation zur Qualität der Stoffwechselkontrolle nach Euronorm-Werten: zwei Jahre nach Beginn der Intervention.

			gut	akzeptabel	schlecht	p
NBZ		(mmol/l)	4,4 - 6,7	< 7,8	> 7,8	
n (%)			228 (42)	92 (17)	222 (41)	
Inzidenz	I-EKG		96	109	113	n.s
%	MI		66	33	77	n.s
Cholesterin		(mmol/l)	< 5,2	< 6,5	> 6,5	
n (%)			166 (31)	219 (41)	150 (28)	
Inzidenz	I-EKG		120	87	120	n s
%	MI		48	68	73	n s
TG		(mmol/l)	< 1,7	< 2,3	> 2,3	
n (%)			280 (53)	102 (20)	142 (27)	
Inzidenz	I-EKG		93	131	120	n s
%	MI		32	93	106	< 0,01
BMI	(kg/m²)	M	< 25	< 27	> 27	
		F	< 24	< 26	> 26	
n (%)			98 (18)	91 (17)	351 (65)	
Inzidenz	I-EKG		61	55	131	< 0,05
%	MI		71	66	63	n s
RR	(mmHg)[a]		< 140/90	140-159/90-94	> 160/95	
n (%)	I-EKG		112 (21)	227 (42)	196 (37)	
Inzidenz			80	88	143	n.s
%	MI		18	57	92	< 0,05

Blutdruckkontrolle als signifikante Determinante für die Infarktinzidenz. Interessanterweise war das Neuauftreten ischämischer EKG-Veränderungen nicht zu Blutlipiden und Blutdruckeinstellung korreliert.

Diskussion

Unsere Ergebnisse bestätigen die eingangs zitierten Daten von Vergleichs- und prospektiven Studien bei Diabetikern, wonach die HTG bei dieser Krankheitsgruppe anders als in der nichtdiabetischen Bevölkerung einen schwerwiegenden Risikofaktor darstellt. Durch die Untersuchungen von REAVEN [7] und anderen ist bekannt, daß die HTG bei NIDDM als Indikator für die Insulinresistenz angesehen werden kann. Wie an anderer Stelle publiziert [5], fand sich bei den DIS-Patienten eine enge Korrelation zwischen Nüchternseruminsulinspiegel und TG. Auch sind die Very low density lipoproteins als Transportfraktion der endogenen TG-Synthese bei NIDDM in ihrer Zusammensetzung verändert (cholesterinreicher) und werden in größerem Maße über den Makrophagenweg eliminiert. Die HTG ist darüber hinaus mit Störungen in der Fibrinolyse verbunden. Dies liefert eine plausible Erklärung dafür, daß erhöhte TG bei NIDDM als schwerwiegender Risikofaktor erscheinen. Die durch die HTG angezeigten Anomalien in Synthese und Abbau von TG-reichen Lipoproteinen und die damit verbundene Erhöhung von Remnants charakterisieren eine atherogene Situation, die im Rahmen des hormonell-metabolischen Syndroms bei NIDDM im Sinne eines circulus vitiosus eskaliert.

Die Tatsache, daß bei den Teilnehmern der Intervention, deren TG-Spiegel optimal eingestellt waren, 70 % weniger Infarkte als in der schlecht kontrollierten Vergleichsgruppe auftraten, zeigt, daß die konsequente Korrektur der HTG eine effektive und vordringliche Maßnahme zur Prävention des Infarktes bei NIDDM ist.

Literaturverzeichnis

1 FONTBONNE A, ESCHWEGE E, CAMBIEN F et al Hypertriglyceridemia as a risk factor for coronary heart disease mortality in subjects with impaired glucose tolerance or diabetes Results from 11-year follow-up of the Paris Prospective Study Diabetologia 1989, 32 300-304

2 HANEFELD M, HALLER H, SCHULZE J, JULIUS U, FISCHER S, ROTHE G Die Diabetesinterventionsstudie (DIS), eine multizentrische Multiinterventionsstudie bei Typ-2-Diabetikern Dtsch Gesundh Wes 1984, 30· 1889-1894.

3 HANEFELD M, FISCHER S, SCHMECHEL H et al. Diabetes intervention study Multiintervention trial in newly diagnosed NIDDM Diabetes Care 1991; 14· 308-317

4 HANEFELD M, SCHMECHEL H, JULIUS U et al Five year incidence of coronary heart disease related to major risk factors and metabolic control in newly diagnosed non insulin dependent diabetes The Diabetes Intervention Study (DIS) Nutr Metab Cardiovasc Dis 1991, 1 135-140.

5 HANEFELD M Relationship between insulin and coronary heart disease In: Standl E (ed) Perspectives of the hyperinsulinemia / insulin resistance syndrome in NIDDM MMV Medizin Verlag: München 1991; 70-73.
6 JANKA H, STANDL E Hyperinsulinemia as possible risk factor of macrovascular disease in diabetes mellitus - an overview. Diabete Metab 1978; 13 279-283
7 REAVEN GM, GREENFELD MS Diabetes hypertriglyceridemia Evidence for three clinical syndroms Diabetes 1981; 30 (Suppl 2). 66-75
8 SANTEN RJ, WILLIS P, FAJANS S. Atherosclerosis in diabetes mellitus. Correlations with serum lipid levels, adiposity and serum insulin level. Arch Intern Med 1972; 130: 833-43.
9 WEST K, AHUJA M, BENNET P. The Role of circulating glucose and triglyceride concentrations and their interaction with other risk factors as determinants of arterial disease in nine diabetic population samples from the WHO Multinational Study. Diabetes Care 1963; 6: 361-369

The LDL Apheresis Register of the German Society of Atherosclerosis Research - First Results -

H. Hahmann, D. Becker, H. v. Baeyer

H. Hahmann, D. Becker
Institut für Präventive Kardiologie, Universitätskliniken, Homburg/Saar

H. v. Baeyer
Universitätsklinikum Rudolf Virchow, Medizinische Klinik und Poliklinik Charlottenburg, Freie Universität Berlin

Abstract

At the request of the German Society of Atherosclerosis Research the authors last year began to establish a register recording the application of extracorporal LDL removal (LDL Apheresis) in Germany. The aim of the register is to make the information about the number of patients, methods and diagnosis accessible. A first stock-taking will be presented here:
Forty treatment centres have been contacted. We received a response from 12 centres. Data of 63 patients (44 male, 19 female, mean age 47 ± 11 years) are now available. Heterozygous familial hypercholesterolemia (61 cases) was by far the most common indication. The method used most frequently was with 68 % the HELP procedure (16 % ultra filtration, 8 % cascade filtration, 8 % dextransulfat adsorption). The blood intake was in 16 % 1-venous technique, in 49 % 2-venous technique and in 27 % an arterial-venous shunt. The therapy was performed 37 times/year on the average. The most frequently used lipid-lowering drugs were with 92 % HMG-reductase inhibitors, with 56 % bile acid sequestrants; in 63 % combination therapy was given. In comparison between the values without apheresis and the average before and after the last apheresis procedure there was an LDL cholesterol reduction by 46 %. Coronary artery disease was reported in 95 % of the patients; only two patients were considered as free of atherosclerosis. Three of the patients died. Where vascular disease has been followed up regressions were reported in 30 %, no changes in 48 % and progressions only in 8 % of the cases. The continuation of the register appears useful with regard to the data collected up to now, supported by the participation of a few centres only. We have to discuss measures which can improve the response of treatment centres.

Das LDL-Aphereseregister der Deutschen Gesellschaft für Arterioskleroseforschung - eine erste Bestandsaufnahme

H. Hahmann, D. Becker, H. v. Baeyer

H. Hahmann, D. Becker
Institut für Präventive Kardiologie, Universitätskliniken, Homburg/Saar

H. v. Baeyer
Universitätsklinikum Rudolf Virchow, Medizinische Klinik und Poliklinik Charlottenburg, Freie Universität Berlin

Zusammenfassung

Die Autoren haben im Auftrag der Deutschen Gesellschaft für Arterioskleroseforschung im vergangenen Jahr damit begonnen, ein Register über die Anwendung extrakorporaler Hämotherapieverfahren zur LDL(Low density lipoproteins)-Elimination (LDL-Apherese) in Deutschland zu erstellen. Damit sollen u. a. Erkenntnisse über die Zahl der behandelten Patienten, über die zum Einsatz kommenden Verfahren sowie die Indikationsstellung gewonnen und allgemein zugänglich gemacht werden. Eine erste Bestandsaufnahme wird hiermit vorgelegt.

40 Zentren wurden angeschrieben, von 12 Zentren gingen Rückmeldungen ein. Von insgesamt 63 Patienten (44 Männer, 19 Frauen, Alter: 20 bis 71, $\bar{x} = 47 \pm 11$ Jahre) liegen Dokumentationsbögen vor. Die mit 61 Fällen weit überwiegende Diagnose war eine heterozygote familiäre Hypercholesterinämie (FH). Häufigste eingesetzte Methode war mit 68 % das heparininduzierte extrakorporale LDL-Präzipitations(HELP)-Verfahren (16 % Ultrafiltration, 8 % Kaskadenfiltration, 8 % Dextransulfatadsorption). Der Blutzugang war in 16 % 1-Venentechnik, in 49 % 2-Venentechnik und in 27 % ein arteriovenöser Shunt. Die Therapie wurde im Mittel 37 mal pro Jahr durchgeführt. Häufigste medikamentöse Lipidsenkertherapie war mit 92 % ein HMG-Reduktasehemmer, mit 56 % ein Anionenaustauscher, 63 % der Patienten erhielten eine Kombinationstherapie. Im Vergleich zu den Werten vor Behandlungsbeginn kam es im Mittel zu einer 46 %igen Reduktion des LDL-Cholesterins. 95 % der Patienten hatten eine koronare Herzkrankheit (KHK), lediglich bei zwei behandelten Patienten bestand noch kein Gefäßleiden. Drei Patienten aus dem Kollektiv sind verstorben. Bei der Frage nach dem bisherigen Verlauf des Gefäßleidens wird zu 30 % eine Rückbildung, zu 48 % ein Stillstand und zu 8 % eine Progression angegeben. Die bisher registrierten Daten, die sich auf eine Teilnahme nur relativ weniger Zentren stützen können, lassen die Fortführung der Registrierung sinnvoll erscheinen,

wobei geeignete Maßnahmen zur Verbesserung des Rücklaufes zu diskutieren sind.

Einleitung

Die verschiedenen Verfahren zur spezifischen extrakorporalen LDL-Elimination (LDL-Apherese), die heute in der Therapie schwerer familiärer Formen der Hypercholesterinämie etabliert sind [2, 5], gelten als die wirksamste Methode der Senkung des LDL- bzw. Cholesterinspiegels. Die Indikationen, über die weitgehend Übereinstimmung herrscht, wurden von ASSMANN 1989 klar umrissen [1]. Eine Regression koronarsklerotischer Veränderungen konnte bereits durch angiographische Untersuchungen belegt werden [3]. Die Deutsche Gesellschaft für Arterioskleroseforschung (DGAF) hat damit begonnen, ein Register über die Anwendung dieser Methode in Deutschland zu erstellen. Damit sollen allen interessierten Ärzten Informationen über die Indikationsstellung, die eingesetzten Verfahren, Begleitmedikation, Erfolge und ggf. Komplikationen zugänglich gemacht werden. Solche Daten liegen bisher nur in begrenztem Umfang vor, da die Zahl der behandelten Patienten in den einzelnen Zentren in der Regel relativ klein ist. Die ersten Daten sollen hiermit vorgelegt werden.

Vorgehen

Anfang des Jahres 1991 wurden erstmals Patientenbögen an alle verfügbaren Anschriften von Zentren verschickt, von denen den Verfassern bekannt war, daß das extrakorporale Hämotherapieverfahren zur LDL-Elimination zur Ausführung kommt. Es wurde gebeten, beim Zustandekommen des geplanten Registers mitzuwirken und für jeden Dauerpatienten, bei dem im jeweiligen Zentrum eine LDL-Apherese durchgeführt wird, einen Patientenbogen auszufüllen. Die Anzahl der in den beteiligten Zentren behandelten Patienten sowie die Angaben über Indikation, Verfahren, Methodik, Lipidwerte, Begleitmedikation, schwere Komplikationen und Verlauf einer bereits manifesten Arterioskleroseerkrankung wurden anhand der zurückerhaltenen Patientenbögen erfaßt.

Ergebnisse

Die Ergebnisse der Auswertung der zurückerhaltenen Fragebögen sind in den Abbildungen 1 - 4 dargestellt, wobei zur erneuten Vorstellung der Bögen die entsprechenden Fragmente des Formblattes zur Darstellung verwendet wurden. Bis 30.01.92 war von 12 der angeschriebenen Zentren ein Rücklauf zu verzeichnen. Dokumentationsbögen liegen von insgesamt 63 Patienten (44 Männer, 19 Frauen, Alter: 20 bis 71, $\bar{x} = 47 \pm 11$ Jahre) vor (Abb. 1). Häufigste eingesetzte

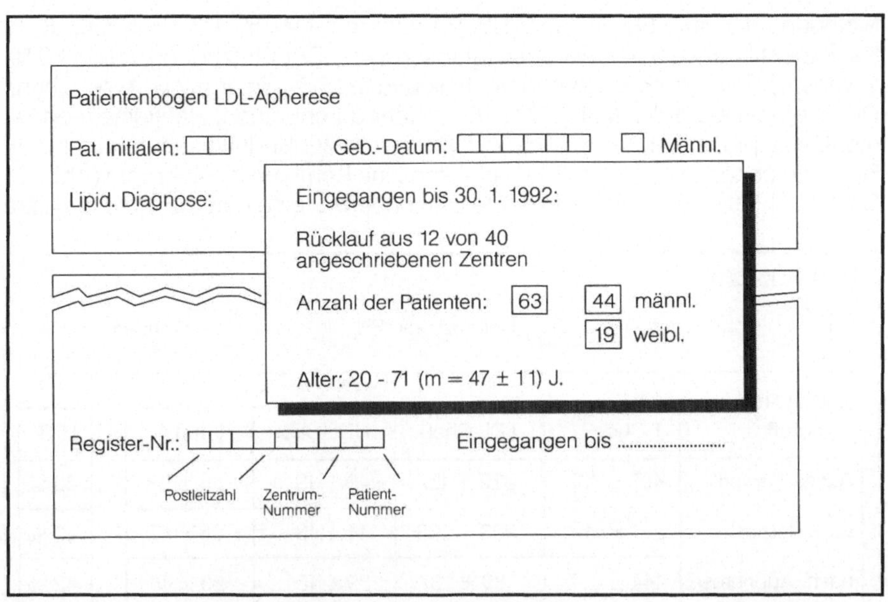

Patientenbogen LDL-Apherese

Pat. Initialen: ☐☐ Geb.-Datum: ☐☐☐☐☐☐ ☐ Männl.

Lipid. Diagnose:

Eingegangen bis 30. 1. 1992:

Rücklauf aus 12 von 40 angeschriebenen Zentren

Anzahl der Patienten: 63 | 44 männl. | 19 weibl.

Alter: 20 - 71 (m = 47 ± 11) J.

Register-Nr.: ☐☐☐☐☐☐☐☐☐ Eingegangen bis ....

Postleitzahl / Zentrum-Nummer / Patient-Nummer

Abb. 1: Anzahl, Alter und Geschlecht der bislang registrierten Patienten.

(zuletzt angewandte) Methode:

68 %	HELP	8 %	Kaskadenfiltration
-	Immunadsorption	8 %	Dextransulfatadsorpt.
-	Plasmaaustausch	16 %	Sel. Ultrafiltration

Blutzugang: 16 % 1-Venentechnik | 49 % 2-Venentechnik | 27 % Shunt

Jährliche Anzahl der LDL-Apheresen: 37 ± 15

Begleitmedikation (Lipidsenker) zur Zeit:

92 %	HMG-Redukt.-Hemmer	6 %	Nikotinsäure
56 %	Anionenaustauscher	8 %	Probucol
14 %	Fibrate	63 %	Kombinationen

Bisherige Komplikationen bei LDL-Apheresebehandlung: ....

.... ☐ Keine

Abb. 2: Methode, Behandlungsfrequenz, Begleitmedikation der bislang registrierten Patienten.

Methode war mit 68 % das HELP-Verfahren (16 % Ultrafiltration, 8 % Kaskadenfiltration, 8 % Dextransulfatadsorption). Der Blutzugang war in 16 % 1-Venentechnik, in 49 % 2-Venentechnik und in 27 % ein arteriovenöser Shunt. Die Therapie wurde im Mittel 37 ± 15mal/Jahr durchgeführt. Häufigste medikamentöse Lipidsenkertherapie war mit 92 % ein HMG-Reduktasehemmer, mit 56 % ein Anionenaustauscher, 63 % erhielten eine Kombinationstherapie (Abb. 2). Die mit 61 Fällen weit überwiegende Diagnose war eine heterozygote familiäre

Lipid. Diagnose:

1	Homozygote FH	61	Heterozygote FH	1	Andere

LIPIDWERTE: [mg/dl]	T-Chol	LDL-Chol	HDL-Chol	Lp(a)**	HKT
Ausgangswert	407 ± 137	322 ± 137	40 ± 13	53 ± 33	42 %
vor letzter	281 ± 67	203 ± 68	44 ± 13	55 ± 47	42 %
nach Anpherese	144 ± 37	89 ± 37	39 ± 13	23 ± 15	42 %
%-Änderung*	- 44 ± 18	- 46 ± 22	+ 8 ± 26	- 43 ± 19	

*zwischen Ausgangswert und Mittelwert vor/nach Apherese; ** nur 6 Falle!

Abb. 3: Indikation und Lipid- bzw. Lipoproteinverlauf bei den bisher registrierten Patienten.

Gefäßleiden:	95 %	KHK	2 %	noch keine
	19 %	Karotisst.		andere
	19 %	p-AVK	1	Pat. verstorben

Dokumentiert durch: Erstangio: 47 Pat. Zweitangio: 40 Pat.

Kardial:	Myokardinfarkte 48 %	Bypass-Op 43 %	PTCA/PTA 5 %
Verlauf:	Rückbildung 30 %	Stillstand 48 %	Progression 8 %

Zu erschließen aus:		
	25 %	Angio-Verlauf
	30 %	Ergometrie
	67 %	Spontansymptomen

Abb. 4: Bestehende kardiovaskuläre Erkrankungen sowie deren Verlauf, soweit sie bisher erfaßt wurden.

Hypercholesterinämie (FH), ein Patient mit homozygoter FH verstarb im Alter von 33 Jahren bereits 1986 nach 3jähriger LDL-Apheresetherapie. Beim Vergleich der angegebenen Werte vor Anwendung der Therapieform mit dem arithmetischen Mittel vor und nach der letzten Apheresetherapie kam es im Mittel zu einer 44 %igen Cholesterinsenkung, zu einer 46 %igen Reduktion des LDL-Cholesterins, einem immerhin 8 %igen Anstieg des HDL-Cholesterins sowie zu einer Senkung des Lipoprotein (a) um 43 % (Abb 3). Über letzteres liegen vollständige Angaben jedoch nur in sechs Fällen vor. Von einem Methodenvergleich wurde abgesehen. 95 % der Patienten hatten eine koronare Herzkrankheit, lediglich bei zwei behandelten Patienten bestand noch kein Gefäßleiden. Drei Patienten aus dem Kollektiv sind verstorben. Bei der Frage nach dem bisherigen Verlauf des Gefäßleidens wird zu 30 % eine Rückbildung, zu 48 % ein Stillstand und zu 8 % eine Progression angegeben. 25 % dieser Angaben stützen sich auf eine angiographische Verlaufsuntersuchung, 30 % auf eine Ergometrie, 67 % auf Spontansymptome (Abb. 4).

Diskussion

Durch das LDL-Aphereseregister der Deutschen Gesellschaft für Arterioskleroseforschung sollen längerfristige Morbiditäts- und Mortalitätsstatistiken ermöglicht werden, die es gestatten, über Indikationsstellung, Stellenwert der Therapie und mögliche Komplikationen weitere Klarheit zu gewinnen. Die vorgesehene Registrierung soll jedoch nicht den Charakter einer Studie haben. Eine Einrichtung des Registers soll auch dazu beitragen, Erfahrungen mit der extrakorporalen LDL-Elimination transparent und allen jenen Kollegen zugänglich zu machen, die im Sinne der NUB-Richtlinien [4] künftig als „begutachtende Ärzte“ zur Indikationsstellung und Wahl der Behandlungsmethode beitragen sollen.

Die kommerzielle Verfügbarkeit der Verfahren und die zunehmende Zahl dezentraler Einrichtungen, die zum Einsatz extrakorporaler Eliminationsverfahren in der Lage sind, dürfen nicht dazu führen, daß gegen geltende Grundsätze Indikationen auf lediglich schwer medikamentös behandelbare Hypercholesterinämiker ausgedehnt werden. Dies bedeutete einerseits eine Überforderung der Solidargemeinschaft durch die hohen Behandlungskosten, andererseits auch eine Überforderung der Patienten durch die Invasivität und Aufwendigkeit der Behandlung, ohne daß dies durch abgesicherte Erkenntnisse zu rechtfertigen wäre. Noch ausstehende Fragen bedürfen der gezielten Klärung durch kontrollierte klinische Studien.

Die bisher registrierten Daten, die sich auf die Teilnahme noch relativ weniger Zentren stützen können, lassen die Fortführung der Registrierung sinnvoll erscheinen, wobei geeignete Maßnahmen zur Verbesserung des Rücklaufes zu diskutieren sind.

Literaturverzeichnis

1 Assmann G Indikation zur LDL-Apherese. Dtsch Ärztebl 1991, 86 (37): A2550.

2 Keller C Treatment of severe familial hypercholesterolemia: comparison of different forms of plasmapheresis In· Gotto AM Jr, Mancini M, Richter WO, Schwandt P (eds.). Treatment of severe hypercholesterolemia in the prevention of coronary heart disease - 2 Proc 2nd Int Symp, Munich 1989. Karger Basel 1990, 223-226.

3 Oette K, Borberg H, Godehardt E, Kadar J, Hombach V Extracorporal immunospecific LDL elimination in severe hypercholesterolemia· Effects on plasma lipoproteins and atherosclerosis. In Gotto AM Jr, Mancini M, Richter WO, Schwandt P (eds). Treatment of severe hypercholesterolemia in the prevention of coronary heart disease - 2. Proc 2nd Int Symp, Munich 1989. Karger· Basel 1990; 175-182

4 Richtlinien über die Einführung neuer Untersuchungs- und Behandlungsmethoden (NUB-Richtlinien) Zitiert nach Bundesarbeitsblatt 2/1991 vom 31 1 1991, S 33. Dtsch Ärztebl 1991; 88 (14). A1192-1194

5 Thomson GR. History and evolution of extracorporal LDL elimination in severe hypercholesterolemia In· Gotto AM Jr, Mancini M, Richter WO, Schwandt P (eds) Treatment of severe hypercholesterolemia in the prevention of coronary heart disease - 2. Proc 2nd Int Symp, Munich 1989. Karger· Basel 1990; 164-169.

Risk factor prevalence for coronary heart disease obtained during an informational campaign in Münster, Westfalen, Germany

C. Vielhauer, T. Budde, H. Schulte, G. Breithardt

C. Vielhauer, T. Budde, G. Breithardt
Medizinische Klinik und Poliklinik (Kardiologie/Angiologie), Westfälische Wilhelms-Universität Münster

C. Vielhauer, T. Budde, H. Schulte, G. Breithardt
Institut für Arterioskleroseforschung, Westfälische Wilhelms-Universität Münster

Abstract

During the course of the „Herzwoche '91" an information campaign was carried out in Münster/Westfalen, Germany, in order to inform and educate the public about the symptoms of a myocardial infarction. Additionally free measurements of blood pressure and cholesterol level were offered.
During the two day - Friday and Saturday - campaign about 4 500 visitors came to the tent which was located downtown.
A total of 598 volunteers (12 % of attendees, 242 men and 356 women) came to the booths for blood pressure and cholesterol level measurements. They all answered a short questionaire. Most visitors with a cholesterol level above 250 mg/dl had their HDL-cholesterol measured as well. The results are shown in the table below.

	women	men
age (years)	60 8 ± 13 0	57.5 ± 15 2
systolic blood pressure (mmHg)	142 4 ± 24 6	145.5 ± 22.0
diastolic blood pressure (mmHg)	85 3 ± 13.8	87.5 ± 13.6
cholesterol (mg/dl)	248.1 ± 49 4	229 7 ± 47 6
smokers (%)	6 5	10.5
diabetics (type 1 and 2)	5 4	5.6
body-mass-index (kg/m²)	23.7 ± 3 3	25 3 ± 3.1
history of myocardial infarction	6.2	17.6
HDL (mg/dl)	60 4 ± 18.9 (n=115)	45 9 ± 15.7 (n=65)

mean ± standard deviation

Cigarette smoking, diabetes mellitus, cholesterol levels above 250 mg/dl, HDL-cholesterol levels below 35 mg/dl, a body-mass-index above 30 kg/m^2 and blood pressure above 160/95 mmHg were defined as cardiac risk factors. Overall

27.9 % of the visitors had no risk factor, 45.3 % had one risk factor and 26.7 % had two or more risk factors.
Although these visitors certainly did not represent the population, the prevalences of risk factors comply with the prevalences that were found in the „Deutsche Herz-Kreislauf-Präventionsstudie".

Bei einer Aufklärungsaktion in Münster/Westfalen ermittelte Prävalenzen von Risikofaktoren der koronaren Herzkrankheit

C. Vielhauer, T. Budde, H. Schulte, G. Breithardt

C. Vielhauer, T. Budde, G. Breithardt
Medizinische Klinik und Poliklinik (Kardiologie/Angiologie) Westfälische Wilhelms-Universität Münster

C. Vielhauer, T. Budde, H. Schulte, G. Breithardt
Institut für Arterioskleroseforschung, Westfälische Wilhelms-Universität Münster

Zusammenfassung

Im Rahmen der „Herzwoche '91" wurde in Münster eine Informationsveranstaltung für die Bevölkerung durchgeführt. Die Ziele waren insbesondere die Aufklärung über die Symptome des Herzinfarktes und die damit erforderlichen Verhaltensweisen bzw. die Prävention. Zusätzlich wurden kostenlose Messungen des Blutdruckes und des Cholesterinspiegels angeboten.
An den zwei Öffnungstagen (Freitag und Samstag) kamen ca. 4 500 Besucher (2 % der Bevölkerung Münsters) in das auf dem Rathausplatz aufgestellte Zelt. An vier Meßplätzen wurden bei 598 Besuchern (12 %, 242 Männer, 356 Frauen) Blutdruck und Cholesterinspiegel gemessen. Darüber hinaus wurde jeweils ein kurzer Fragebogen beantwortet. Bei den meisten Probanden mit einem Cholesterinspiegel über 250 mg/dl wurde zusätzlich der High density lipoprotein(HDL)-Spiegel bestimmt.

	Frauen	Männer
Alter (Jahre)	60,8 ± 13,0	57,5 ± 15,2
RR systol. (mmHg)	142,4 ± 24,6	145,5 ± 22,0
RR diastol. (mmHg)	85,3 ± 13,8	87,5 ± 13,6
Cholesterin (mg/dl)	248,1 ± 49,4	229,7 ± 47,6
Raucher (%)	6,5	10,5
Diabetiker (Typ I+II) (%)	5,4	5,6
Body mass index (kg/m²)	23,7 ± 3,3	25,3 ± 3,1
Z.n. Infarkt (%)	6,2	17,6
HDL (mg/dl)	60,4 ± 18,9 (n=115)	45,9 ± 15,7 (n=65)

Mittelwert ± Standardabweichung

Wurden Zigarettenrauchen, Diabetes mellitus, Cholesterinwerte > 250 mg/dl, HDL-Cholesterinwerte < 35 mg/dl, ein Body Mass Index ≥ 30 kg/m² und

Blutdruckwerte ≥ 160/95 mmHg als Risikofaktoren definiert, so wiesen 27,9 % der Passanten keinen Risikofaktor auf, 45,3 % hatten einen und 26,7 % zwei und mehr Risikofaktoren. Obwohl die Besucher sicherlich keinen repräsentativen Querschnitt der Bevölkerung darstellen, entsprechen die ermittelten Prävalenzen den Werten, die in der Bevölkerungsstichprobe der Deutschen Herz-Kreislauf-Präventionsstudie erhoben wurden.

Einleitung

In Deutschland erleiden etwa 200 000 Menschen jährlich einen Herzinfarkt, an dem ca. ein Drittel verstirbt [2]. Die meisten der Patienten erreichen so spät eine Klinik, daß eine kausale Behandlung in Form einer systemischen Thrombolysetherapie nicht mehr möglich ist - meist, weil zu spät ein Arzt aufgesucht wird. Deshalb wurde von der Deutschen Herzstiftung e.V. die „Woche des Herzens“ als bundesweite Aufklärungsaktion für die Bevölkerung ins Leben gerufen. Im November 1991 fand die zweite Veranstaltungswoche dieser Art statt.

In Münster wurde eine zweitägige Aufklärungsaktion für die Öffentlichkeit in einem Zeltgebäude vor dem Rathaus der Stadt durchgeführt. Im Mittelpunkt stand die Beratung über Risikofaktoren der koronaren Herzkrankheit (KHK) und des Myokardinfarktes sowie deren Symptome und Frühtherapien.

Es wurden umfassende Informationen mit Schautafeln, an denen jeweils mindestens ein Arzt als Ansprechpartner zur Verfügung stand, angeboten. In einem abgetrennten Bereich wurden kostenlose Messungen des Blutdruckes und des Cholesterinspiegels durchgeführt.

Im folgenden wird über die Prävalenz von Risikofaktoren der Zeltbesucher, die anhand von Messungen und der Beantwortung eines standardisierten Fragebogens ermittelt wurden, berichtet.

Material und Methoden

Die Messungen und die Befragung der Probanden wurden an drei Meßplätzen durchgeführt. Der Cholesterinspiegel wurde mit dem REFLOTRON (Boehringer Mannheim) bestimmt, der arterielle Blutdruck nach Riva Rocci mit einem automatischen Blutdruckmeßgerät (BOSO-OSCILLOMAT der Firma Boso). Zuerst wurde zur Bestimmung des Cholesterinspiegels aus dem Finger Blut entnommen. Während auf das Ergebnis gewartet wurde (ca. drei Minuten), wurden die Probanden nach einem standardisierten Fragebogen befragt und der Blutdruck gemessen. Abschließend wurde das Ergebnis auf einem Vordruck ausgehändigt.

An einem vierten Meßplatz wurde bei den meisten Probanden mit einem Gesamtcholesterinspiegel über 250 mg/dl der HDL-Cholesterinspiegel mit dem REFLOTRON bestimmt.

Ergebnisse

Wie durch eine Zählung am Zelteingang ermittelt werden konnte, suchten an den zwei Öffnungstagen etwa 4 500 Besucher das Zelt auf. Davon waren ca. 180 Kinder unter 15 Jahren, 2 300 Männer und 2 100 Frauen (Tab. 1).
Bei 598 der Besucher (242 Männern und 356 Frauen) wurden der Blutdruck und der Cholesterinspiegel gemessen sowie eine kurze Anamnese erhoben. Bei 180 dieser Passanten wurde aufgrund eines erhöhten Gesamtcholesterinspiegels der HDL-Cholesterinspiegel bestimmt (Tab. 1).
Die bei den Probanden festgestellten Prävalenzen der Risikofaktoren sind in Tab. 2 dargestellt.
Wurden Rauchen, Cholesterinspiegel über 250 mg/dl, Blutdruckwerte über 160/95 mmHg, Diabetes mellitus, ein HDL-Cholesterinspiegel unter 35 mg/dl und ein Body Mass Index über 30 kg/m² als Risikofaktoren definiert, ergab sich, daß die Mehrzahl aller Probanden einen Risikofaktor aufwies. Die Häufigkeit zweier vorhandener Risikofaktoren nahm von unter 10 % auf bis zu über 30 % mit steigendem Alter zu, wohingegen drei (oder mehr) Risikofaktoren relativ konstant in allen Altersgruppen bei deutlich unter 10 % zu finden waren (Abb. 1).
Um zu testen, inwieweit die Probanden einen repräsentativen Querschnitt der Bevölkerung darstellten, wurden die in Münster gefundenen Prävalenzen der Risikofaktoren mit denen in der Deutschen Herz-Kreislauf-Präventionsstudie (DHP-Studie) ermittelten Prävalenzen verglichen [2]. Überwiegend entsprechen die in Münster erhobenen Werte den entsprechenden Werten der DHP-Studie (Tab. 3). In Münster fanden sich 5 % Raucher (Männer von 50 bis 59 Jahren 14 %). Die entsprechenden Werte der DHP-Studie lagen bei 14 % bis 37 %.

Tab. 1: Anzahl der Zeltbesucher und der untersuchten Probanden.

Zeltbesucher insgesamt ca 4 500			
Alter (Jahre)	Männer	Frauen	Kinder
< 15			180
15 - 30	510	390	
31 - 60	960	920	
> 60	810	810	
untersuchte Probanden insgesamt 598			
< 55	77	86	
55 - 65	91	126	
> 65	74	144	
HDL-Cholesterinbestimmung insgesamt· 180			
	65	115	

Tab. 2: Prävalenz der Risikofaktoren.

Alter (Jahre)	Männer < 55 n = 74	Männer 55 - 65 n = 91	Männer > 65 n = 74	Frauen < 55 n = 86	Frauen 55 - 65 n = 126	Frauen > 65 n = 144
Zigarettenraucher	17,6	7,7	6,8	12,8	5,6	3,5
Z n. Infarkt	4,1	20,9	27,0	2,3	2,4	11,8
Infarkt i. d. Familie	14,9	13,2	8,1	20,9	19,0	19,4
Diabetes mellitus	1,4	5,5	9,5	1,2	2,4	7,0
Hypercholesterinämie						
200 - 249 mg/dl	40,3	41,8	55,4	30,2	36,5	37,5
250 - 300 mg/dl	15,6	23,1	24,3	23,3	40,5	41,0
> 300 mg/dl	6,5	11,0	5,4	5,8	13,5	11,8
niedriges HDL-Cholesterin						
35 - 45 mg/dl	30,8	27,3	15,8	21,4	17,3	14,3
< 35 mg/dl	38,5	33,3	31,6	7,1	5,8	10,2
Hypertonus						
140 - 160/90 - 95 mmHg (RRS/RRD)	20,3	38,9	21,9	12,9	28,5	29,9
> 160/> 95 mmHg (RRS/RRD)	24,3	40,0	46,6	18,8	31,7	48,6
Adipositas						
BMI 24 - 27 kg/m²	44,6	40,7	48,6	23,3	30,2	27,3
BMI 27 - 30 kg/m²	12,2	30,8	14,9	5,8	11,9	14,7
BMI > 30 kg/m²	2,7	4,4	4,1	2,3	5,6	3,5

Abkürzungen.
RRS - systolischer Blutdruck
RRD - diastolischer Butdruck
BMI - Body Mass Index

alle Angaben in Prozent

Probanden mit einem BMI von 30 kg/m² oder mehr waren in Münster in maximal 7 % zu beobachten, in der DHP-Studie in 19 % bis 25 %. Die in Münster gemessenen Blutdruckwerte waren tendenziell höher.

Diskussion

In zwei Tagen kamen ca. 4 500 Besucher in das in der Innenstadt aufgestellte Zelt, entsprechend ungefähr 2,5 % der Bevölkerung Münsters. Die Altersverteilung der Besucher entspricht in etwa der Altersverteilung der Bevölkerung. Dies zeigt, daß an einer derartigen Informationsveranstaltung in allen Altersschichten ein großes Interesse besteht und daß ein - bezogen auf das Alter - repräsentativer Querschnitt der Bevölkerung erschienen ist.

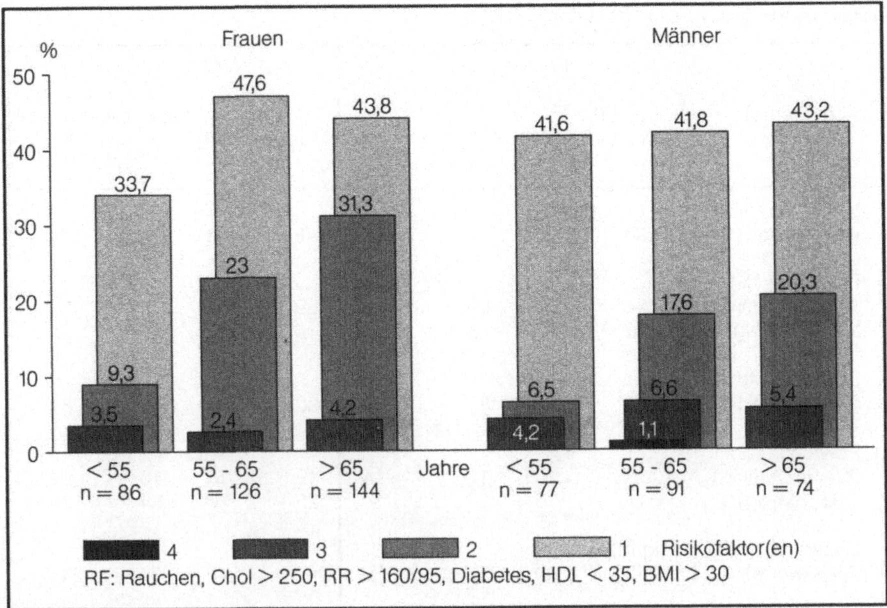

Abb. 1: Anzahl der Risikofaktoren.

Untersucht wurden 598 dieser Passanten, wobei das Interesse an einer Untersuchung höher war. Viele interessierte Passanten konnten jedoch wegen eingeschränkter Untersuchungskapazität nicht untersucht werden. Es fällt auf, daß sich die Alters- und Geschlechtsverteilung der Besucher und derjenigen Besucher, die sich untersuchen ließen, unterscheiden: Im Zelt waren mehr Männer als Frauen, untersucht wurden aber deutlich mehr Frauen. Auch waren die untersuchten Passanten durchschnittlich älter als das Gesamtkollektiv der Zeltbesucher.

Der Anteil der Raucher unter den Probanden betrug bei Frauen höchstens - je nach Altersgruppe - 13 % und bei Männern maximal 18 %. Dieser Anteil ist für einen zufällig ausgewählten Bevölkerungsquerschnitt als sehr niedrig anzusehen. Mögliche Erklärungen wären entweder nicht wahrheitsentsprechende Angaben oder ein ausgesuchtes, eventuell schon vorgeschultes und informiertes Publikum. Diese Annahme wird durch den hohen Anteil an Probanden unterstützt, die einen Infarkt erlitten hatten: Fast 12 % der Frauen und bis zu 27 % der Männer waren betroffen.

Beim Blutdruck ergaben sich relativ hohe Werte. Gemäß der Definition der WHO hatte ein Viertel der unter 55jährigen bis fast die Hälfte der über 65jährigen Männer sowie ein Fünftel der unter 65jährigen Frauen einen Bluthochdruck (über 160/95 mmHg). Diese Werte müssen sicherlich relativiert werden: Die Situation

Tab. 3: Vergleich mit der DHP-Studie.

	Frauen				Männer			
Alter (Jahre)	50 - 59 Münster (n = 77)	DHP	60 - 69 Münster (n = 134)	DHP	50 - 59 Münster (n = 52)	DHP	60 - 69 Münster (n = 87)	DHP
Systol Blutdruck (mmHg) (Mittelwerte)	136	136	147	143	146	141	148	144
Prävalenz (%)								
140 - 159 (mmHg)	24	27	29	32	39	37	38	36
≥ 160 (mmHg)	16	13	25	22	14	16	26	22
Diastol. Blutdruck (mmHg) (Mittelwerte)	85	84	87	83	90	87	91	84
Prävalenz (%).								
90 - 94 (mmHg)	13	10	12	14	19	18	16	14
≥ 95 (mmHg)	17	16	22	14	29	26	24	18
Gesamtcholesterin (mg/dl) (Mittelwerte)	255	260	257	266	242	242	234	245
Prävalenz (%)·								
200 - 249 (mmHg)	40	36	35	27	42	44	43	39
250 - 299 (mg/dl)	38	37	39	46	21	31	26	30
≥ 300 (mmHg)	12	20	15	20	12	9	9	12
Anteil Zigarettenraucher (%)	5	18	5	14	17	37	5	31
Body Mass Index (kg/m^2) (Mittelwerte)	24	27	24	28	26	28	25	27
Prävalenz (%)								
24 - 30 (kg/m^2)	39	48	46	53	75	63	63	70
≥ 30 (kg/m^2)	4	25	7	28	2	24	5	19

DHP- Deutsche Herz-Kreislauf-Präventionsstudie

war für die Probanden ungewohnt, sie hatten keine adäquate Ruhephase einhalten können, und ihnen war kurz vor der Blutdruckmessung Blut aus der Fingerbeere entnommen worden.

Für das HDL-Cholesterin ergab sich bei den Männern, verglichen mit den übrigen Risikofaktoren, ein umgekehrtes Bild: Die Prävalenz niedriger HDL-Cholesterinspiegel nahm mit zunehmendem Alter ab.

Ein Drittel bis die Hälfte der Probanden (je nach Altersgruppe) hatte einen Risikofaktor. Diese Anzahl war, wie auch der Anteil derjenigen mit drei Risiko-

faktoren, relativ konstant. Der Anteil derjenigen mit zwei Risikofaktoren nahm mit steigendem Alter deutlich zu: Bei Frauen von 9,3 % der unter 55jährigen auf 31,3 % bei den über 65jährigen, bei Männern in den entsprechenden Altersgruppen von 6,5 % auf 20,3 %.
Das von uns untersuchte Kollektiv kann daher aller Wahrscheinlichkeit nach nicht als ein repräsentativer Querschnitt der Bevölkerung angesehen werden. Diese Annahme wird durch den Vergleich mit den Zahlen der Deutschen Herz-Kreislauf-Präventionsstudie unterstützt: Insbesondere war im untersuchten Kollektiv der Anteil der Raucher deutlich geringer, und auch Übergewichtige waren unterrepräsentiert. Eine mögliche Erklärung könnte sein, daß eine teilweise über Risikofaktoren vorinformierte Gruppe selektioniert wurde. Die ungünstigen Bedingungen für die Blutdruckmessung haben sich im Ergebnis niedergeschlagen: Die in Münster gemessenen Werte waren im Vergleich zu den DHP-Werten geringfügig höher.
Wir leiten aus unseren Untersuchungen die folgenden Schlußfolgerungen ab:

1. Die erreichte Zielgruppe entsprach bezüglich ihres Alters der Normalbevölkerung.
2. Weitere Programme sollten sich noch intensiver bemühen, nicht „vorgeschulte" Bevölkerungsgruppen anzusprechen. Dies könnte z. B. durch vergleichbare Aktionen in Schulen, Fabriken oder dergleichen erreicht werden.

Literaturverzeichnis

1 Deutsche Herz-Kreislauf-Präventionsstudie Nationaler Untersuchungssurvey und regionale Untersuchungssurveys der DHP. DHP-Forum, Berichte/Mitteilungen, Band 2, 1988
2 Statistisches Jahrbuch 1991 Statistisches Bundesamt, Wiesbaden 1991

High waist-to-hip ratios in a population of the former G.D.R.: The Freiberg Study

W. Leonhardt, A. Silbermann

W. Leonhardt
Abteilung für Stoffwechselkrankheiten und Endokrinopathien, Medizinische Akademie Dresden

A. Silbermann
Kreiskrankenhaus Freiberg

Abstract

2 000 consecutive patients of a stomatologic ambulance were examined between February 1989 and February 1990, i.e. at the end of the former G.D.R. Every age decade of both sexes was filled up exactly with 200 patients. The response rate was fairly good: only 3 patients did not participate and were replaced by the following patients. The waist-to-hip ratios were determined according to the WHO procedure. The results were relatively high, which also caused high percentages of android fat distribution pattern in the population sample (for men: WHR > 1 : 25.8 %, for women: WHR > 8.5: 40.6 %). For comparison, our data were fitted to the selection criteria of results published in the literature. By this it was confirmed that the WHRs in the Freiberg population were relatively high. This may contribute to answer the question which specific risk factors have caused the high CV mortality in the former G.D.R.

Hohe Waist-to-Hip Ratios in einer Population der ehemaligen DDR: Die Freiberger Studie

W. Leonhardt, A. Silbermann

W. Leonhardt
Abteilung für Stoffwechselkrankheiten und Endokrinopathien, Medizinische Akademie Dresden

A. Silbermann
Kreiskrankenhaus Freiberg

Einleitung

Zur Erklärung der erhöhten Mortalität an koronarer Gefäßerkrankung (KHK) in der ehemaligen DDR [2, 16] wurde in erster Linie die im Durchschnitt hyperkalorische Ernährung herangezogen. Verschiedene Ost-West-Vergleiche, wie PROCAM-DRECAN [7] oder MONICA [3], erbrachten jedoch keine Unterschiede in der Adipositasprävalenz bzw. im mittleren Body Mass Index (BMI). Dies bestätigte sich auch in der Freiberger Studie, die noch unter DDR-Bedingungen durchgeführt wurde. Wir haben uns deshalb auf die Frage konzentriert, ob die mittlere Waist-to-Hip Ratio (WHR) in der Freiberger Population Besonderheiten im Vergleich zur Literatur aufweist.

Tab. 1: Häufigkeitsverteilung von Waist-to-Hip Ratio(WHR)-Klassen in Abhängigkeit von Geschlecht und Alter.

	Alter	20-29	30-39	40-49	50-59	60-69
Männer	n	200	200	200	200	200
WHR-Klasse						
≤ = 0,85	88	25,5 %	7,5 %	6,5 %	3,5 %	1,0 %
>0,85 ≤ 1,0	654	66,5 %	73,5 %	71,0 %	58,0 %	58,0 %
>1,0	258	8,0 %	19,0 %	22,5 %	38,5 %	41,0 %
Frauen	n	200	200	200	200	200
WHR-Klasse						
≤ = 0,85	594	86,0 %	73,0 %	63,0 %	42,0 %	33,0 %
> 0,85.. ≤ 1,0	356	13,0 %	27,0 %	33,0 %	49,5 %	55,5 %
> 1,0	50	1,0 %	0,0 %	4,0 %	8,5 %	11,5 %

Methoden und Ergebnisse

2 000 konsekutive Patienten einer stomatologischen Ambulanz wurden zwischen Februar 1989 und Februar 1990 untersucht, und zwar je Geschlecht und Altersdekade genau 200 Patienten. Die Responserate war ziemlich gut: lediglich drei Patienten erschienen nicht und wurden durch die nächstfolgenden ersetzt [9]. Die Waist-to-Hip Ratio wurde entsprechend der Richtlinien der Weltgesundheitsorganisation (WHO) [5] bestimmt. Die Ergebnisse fielen relativ hoch aus, was auch hohe Anteile androider Fettverteilung (bei Männern: WHR > 1: 25,8 %, bei Frauen: WHR > 0,85 = 40,6 %) in der Population bedingte (Tab. 1).

Tab. 2: Literaturvergleiche zur WHR (in Klammern: Freiberger Studie; Mw = Mittelwert).

Frauen	Männer
nach [1] Alter = 20 bis 65, WHR-Bereich =	
0,59 bis 0,93 (0,63 bis 1,18)	0,75 bis 1,02 (0,73 bis 1,27)
nach [15] Alter = 41 bis 75, WHR-Mw = 0,77 ± 0,05 (0,87 ± 0,08)	nach [11] Alter = 38; 6 Städte, WHR-Mw = 0,89 bis 0,96 (0,95 ± 0,07)
nach [14] Alter = 40 bis 73, WHR-Mw= 0,77 ± 0,06 (0,87 ± 0,09)	nach [12] Alter = 59 bis 70, WHR-Mw = 0,97 ± 0,06 (0,99 ± 0,07)
nach [8] Alter = 55 bis 69 WHR Perzentilen 10 und 90 = 0,74 und 0,95 (0,80 und 1,00)	nach [6] Alter = 45 bis 75, BMI = 20 bis 31 WHR-Bereich = 0,80 bis 1,02 (0,79 bis 1,22)
nach [17] Alter = 42 bis 50, WHR-Bereich = 0,45 bis 0,99 (0,71 bis 1,12)	nach [10] Alter = 20 bis 60, WHR-Bereich = 0,70 bis 1,30 (0,73 bis 1,27)
nach [13] Alter = 17 bis 78, WHR-Mw =	
0,83 ± 0,09 (0,84 ± 0,09)	0,95 ± 0,09 (0,95 ± 0,08)

nach [4]		
Alter	WHR > 0,8	WHR > 1,0
35	40 (57) %	8 (19) %
45	43 (66) %	10 (23) %
55	48 (88) %	18 (53) %
65	56 (96) %	20 (43) %

Diskussion

Im Vergleich zu Literaturdaten erscheinen die WHR der Freiberger Population relativ hoch. Um diesen Vergleich zu ermöglichen, haben wir die Freiberger Werte (in Klammern) hinsichtlich Auswahlkriterien und Ergebnisdarstellung an die Literaturdaten angepaßt (Tab. 2). Bei Frauen zeigen sich gegenüber WHR-Mittelwerten in den Niederlanden [14, 15] und den WHR-Perzentilen [8] bzw. WHR-Bereichen in den USA [1, 17] deutliche Differenzen. Bei Männern sind Unterschiede zu Befunden aus den USA [1, 6] zu konstatieren. Besonders groß sind für beide Geschlechter die Unterschiede zu Überschreitungshäufigkeiten aus Dänemark [4], doch sollte man berücksichtigen, daß diese Meßgröße auf geringste Populationsunterschiede besonders empfindlich reagiert. Andererseits bewegen sich die Freiberger Ergebnisse im Rahmen dessen, was in München [10, 13] bzw. in einer anderen USA-Studie [12] gefunden wurde. Bei 38jährigen Männern entspricht der WHR-Mittelwert in Freiberg dem Niveau von Warschau und Verona [11]. Es verdient festgehalten zu werden, daß hinsichtlich des Adipositasgrades, gemessen als Body Mass Index, die Freiberger Population keine auffälligen Unterschiede zu den Mittelwerten anderer Studien [3, 7] aufweist. Somit spricht vieles dafür, daß gerade die Waist-to-Hip Ratio als ein wesentlicher Risikofaktor der KHK in der DDR-Bevölkerung erhöht war.

Literaturverzeichnis

1 Anderson AJ, Sobocinski KA, Freedman DS, Barboriak JJ, Rimm AA, Gruchow HW Body fat distribution, plasma lipids, and lipoproteins Arteriosclerosis 1988, 8 88-94.

2 Bergmann E, Casper W, Menzel R, Wiesner G. Daten zur Entwicklung der Mortalität in Deutschland von 1955 bis 1989 Bundesgesundheitsblatt 1992; 35 29-34

3 Heinemann L, Martin I Monica risk factor data in Europe In· Hanefeld M, Jaross W, Dude H (eds). Advances in lipoprotein and atherosclerosis research, diagnostics and treatment Proceedings of the 7th International Dresden Lipid Symposium Fischer Jena 1991, 162-167.

4 Heitman BL. Body fat in the adult Danish population aged 35 - 65 years an epidemiological study. Int J Obes 1991; 15 535-545.

5 Helsing E Measuring obesity-classification and description of anthropometric data WHO Report EUR/ICP/NUT 1988, 125· 0612.

6 Houmard JA, Wheeler WS, McCammon MR, Wells JM, Truitt N, Hamad SF, Holbert D, Israel RG, Barakatt HA An evaluation of waist to hip ratio measurement methods in relation to lipid and carbohydrate metabolism in men Int J Obes 1991, 15. 181-185

7 Jaross W, Schulte H, Bergmann S, Assmann G, Drecan-Team. Differences in risk profile between people from „East" and „West" Germany (Drecan-Procam Comparison). In: Hanefeld M, Jaross W, Dude H (eds) Advances in lipoprotein and atherosclerosis research, diagnostics and treatment Proceedings of the 7th International Dresden Lipid Symposium Fischer Jena 1991; 171-178

8 Kaye SA, Folsom AR, Prineas RJ, Potter JD, Gapstur SM. The association of body fat distribution with lifestyle and reproductive factors in a population study of postmenopausal women. Int J Obes 1990, 14· 583-591

9 Leonhardt W, Silbermann A, Silbermann H. Body mass index and waist-to hip ratio in patients of a stomatologic ambulance. Diabetes Res Clin Pract 1990, 10 (Suppl 1). 129-132.

10 Richter WO, Möhrle W, Sonnichsen A, Schwandt P Fettverteilung und kardiovaskuläre Risikofaktoren in der männlichen bayerischen Bevölkerung In: Assmann G, Betz E, Heinle H, Schulte H (Hrsg.). Koronare Herzkrankheit. Molekulargenetische Aspekte und zelluläre Mechanismen, Risikoprofile vor und nach invasiven Therapieverfahren Vieweg· Braunschweig 1991; 15-20.

11 Seidell JC, Cigolini M, Deslypere JP, Charzewska J, Ellsinger BM, Cruz A. Body fat distribution in relation to serum lipids and blood pressure in 38-year-old European men. the European fat distribution study. Atherosclerosis 1991; 86· 251-260.

12 Selby JV, Newman B, Quesenberry CP, Fabsitz RR, Carmelli D, Meaney FJ, Slemenda C Genetic and behavioral influences on body fat distribution. Int J Obes 1990, 14· 593-602

13 Sonnichsen AC, Richter WO, Schwandt P Body fat distribution and serum lipoproteins in relation to age and body weight. Clin Chim Acta 1991, 202. 133-140.

14 Tonkelaar ID, Seidell JC, Noord PAHV, Halewijn EABV, Ouwehand IJ. Fat distribution in relation to age, degree of obesity, smoking habits, parity and estrogen use a cross-sectional study in 11825 Dutch women participating in the Dom project Int J Obes 1990, 14: 753-761

15 Tonkelaar ID, Seidell JC, Noord PAHV, Halewijn EABV, Jacobus JH, Brunuing PF. Factors influencing waist/hip ratio in randomly selected pre- and postmenopausal women in the Dom-project (preliminary results) Int J Obes 1989, 13: 817-824

16 Uemura K, Pisa Z Trends in cardiovascular disease mortality in industrialized countries since 1950. World Health Stat Q 1988; 41· 155-178.

17 Wing RR, Matthews KA, Kuller LH, Meilahn EN, Plantinga P Waist to hip ratio in middle-aged women. Associations with behavioral and psychosocial factors and with changes in cardiovascular risk factors. Arterioscler Thromb 1991, 11 1250-1257

Lp(a) distribution in the Dresden population. The DRECAN-study

S. Bergmann, M. Sandkamp, G. Assmann, W. Jaroß, DRECAN-Team

DRECAN-Team:
S. Bergmann, T. Freidt, W. Jaroß, B. Schottmann, G. Siegert, H. Thulin
Institut für Klinische Chemie und Laboratoriumsdiagnostik, Medizinische Akademie Dresden

G. Assmann, J. Heinrich, M. Sandkamp
Institut für Klinische Chemie und Laboratoriumsmedizin, Westfälische Wilhelms-Universität Münster

G. Assmann, P.H. Epping, H. Martin, G. Petersen, H. Schulte, U. Wahrburg
Institut für Arterioskleroseforschung, Westfälische Wilhelms-Universität Münster

Abstract

The programm of the DRECAN-Study includes the measurement of Lp(a) serum concentration by rocket electrophoresis. 2 953 results between 0 and 2 816 mg/l were obtained. Of these 82.4 % remained below 250 mg/l. The median, minimum and maximum in the female subgroup did not differ from those of men or of the whole population. In females over 40 years of age the Lp(a) serum concentration correlated with age.
Isolated mild hypertriglyceridemia is associated with low levels of Lp(a), whereas in pronounced hypercholesterolemia the percentage of elevated Lp(a) concentrations is high.

Lp(a)-Verteilung in der Dresdener Bevölkerung - DRECAN-Studie

S. Bergmann, M. Sandkamp, G. Assmann, W. Jaroß, DRECAN-Team

DRECAN-Team:
S. Bergmann, T. Freidt, W. Jaroß, B. Schottmann, G. Siegert, H. Thulin.
Institut für Klinische Chemie und Laboratoriumsdiagnostik, Medizinische Akademie Dresden

G. Assmann, J. Heinrich, M. Sandkamp
Institut für Klinische Chemie und Laboratoriumsmedizin, Westfälische Wilhelms-Universität Münster

G. Assmann, P.H. Epping, H. Martin, G. Petersen, H. Schulte, U. Wahrburg
Institut für Arterioskleroseforschung, Westfälische Wilhelms-Universität Münster

Zusammenfassung

Lipoprotein(a) (Lp(a)) wurde bei 2 953 Teilnehmern der DRECAN-Studie mittels Rocket-Elektrophorese bestimmt. Die Meßwerte variieren zwischen 0 und 2 816 mg/l, der Median liegt bei 31 mg/l. 82,4 % der Meßwerte sind kleiner als 250 mg/l. Median, Minimum und Maximum der Frauen unterscheiden sich weder von denen der Männer noch von denen der Gesamtstichprobe. Bei Frauen korreliert die Lp(a)-Konzentration jenseits des 40. Lebensjahres mit dem Lebensalter. Reine, milde Hypertriglyzeridämien sind mit niedrigen Lp(a)-Spiegeln assoziiert, während ausgeprägte Hypercholesterinämien mit einem hohen Anteil erhöhter Lp(a)-Werte einhergehen.

Einleitung

Lp(a) gilt heute als weitgehend unabhängiger koronarer und zerebrovaskulärer Risikofaktor [1, 7, 9, 12]. Im Gegensatz zu den übrigen Herz-Kreislauf-Risikofaktoren ist er weder durch Diät, Gewichtsreduktion, erhöhte körperliche Aktivität [4, 6] noch durch die meisten Lipidsenker spürbar und langfristig zu senken. Offensichtlich ist die individuelle Lp(a)-Konzentration weitestgehend genetisch festgelegt [18]. Serumspiegel über 250 - 300 mg/l erhöhen das relative Risiko für die Atheroskleroseentstehung etwa um das Doppelte [9, 14]. Die Verteilungskurven der Serumkonzentrationen der meisten europäischen Populationen sind stark linksschief [2, 3, 12, 13]. In Westdeutschland haben zwischen 16 % (Münster) und 24 % (Hamburg) der Erwachsenen Lp(a)-Werte über 200 mg/l. Ziel der vorliegenden Arbeit war es, im Rahmen der DRECAN-Studie die bisher fehlenden epidemiologischen Daten für Sachsen zu erarbeiten.

Material und Methoden

Im Herbst/Winter 1990/91 wurde in Betrieben und öffentlichen Einrichtungen der Stadt Dresden und ihrer Umgebung die DRECAN-Studie (DREsden CArdiovascular Risk and Nutrition study) analog zur Münsteraner PROCAM-Studie [8] durchgeführt.
Bei 1 204 Männern und 1 590 Frauen im Alter zwischen 18 und 65 Jahren wurde

Tab. 1: Mittlere Serumkonzentrationen der Lipide und Apolipoproteine in Abhängigkeit vom Lebensalter (DRECAN Studie) ($\overline{x}$ ± SD).

	Triglyzeride mg/dl	Totalcholesterin mg/dl	LDL-C mg/dl
Männer			
16 - 25 Jahre	98 ± 64	179 ± 34	105 ± 42
26 - 35	148 ± 137	208 ± 64	126 ± 38
36 - 45	190 ± 196	228 ± 51	146 ± 45
46 - 55	170 ± 138	232 ± 44	153 ± 40
56 - 65	161 ± 126	230 ± 39	152 ± 35
Frauen			
16 - 25 Jahre	93 ± 42	184 ± 31	106 ± 28
26 - 35	96 ± 48	195 ± 35	116 ± 34
36 - 45	105 ± 91	203 ± 36	123 ± 33
46 - 55	117 ± 91	226 ± 41	143 ± 38
56 - 65	134 ± 71	248 ± 38	166 ± 37
	HDL-C mg/dl	**Apo B mg/dl**	**Apo A-I mg/dl**
Männer			
16 - 25 Jahre	48 ± 10	72 ± 24	146 ± 21
26 - 35	48 ± 13	82 ± 21	152 ± 19
36 - 45	47 ± 13	94 ± 27	153 ± 20
46 - 55	47 ± 14	97 ± 24	155 ± 22
56 - 65	47 ± 11	94 ± 21	152 + 24
Frauen			
16 - 25 Jahre	59 ± 13	67 ± 14	168 ± 24
26 - 35	60 ± 14	72 ± 20	174 ± 25
36 - 45	61 ± 14	77 ± 19	171 ± 26
46 - 55	60 ± 14	84 ± 19	173 ± 23
56 - 65	57 ± 13	92 ± 20	166 ± 27

die Serumkonzentration des Lp(a) in der Rocket-Elektrophorese mit einem Kaninchen-Anti-human-Lp(a)-Serum und dem firmeneigenen Standard (Immuno) gemessen. Die Probandenseren waren vor der Lp(a)-Analytik zwischen zwei und vier Monaten bei - 20°C tiefgefroren.
Die biochemische Analytik erfolgte am HITACHI 717 mit den HiCo-Reagenzien von Boehringer Mannheim. Die Apolipoproteine wurden mit Turbiquant-Antiseren am TURBITIMER (Behring Werke) gemessen. Tab. 1 zeigt die in der DRECAN-Studie für diese Population erhobenen mittleren Serumkonzentrationen der Lipide und Apolipoproteine.

Ergebnisse

In der DRECAN-Gesamtpopulation ist die Lp(a)-Serumkonzentration stark linksschief verteilt (Abb. 1). 83,1 % aller Meßwerte liegen unterhalb 250 mg/l. Maximal werden 2 800 mg/l gemessen, der Median liegt bei 31 mg/l. Frauen und Männer unterscheiden sich weder im Median noch in der Amplitude. Betrachtet man nur die Normolipämiker (Gesamtcholesterin (TC) ≤ = 5,20 mmol/l, Triglyzeride (TG) < 1,71 mmol/l), haben 83,9 % der Frauen und 82 % der Männer Lp(a)-Werte unter 250 mg/l. Beide Medianwerte betragen 26 mg/l.
In der Gesamtpopulation bestehen zu TC (r = .1181, p < 0,001) und Apo B (r = .0751, p < 0,001) hochsignifikante positive Korrelationen. Die Beziehungen zum HDL-Cholesterin (r = .0492, p < 0,01) und Apo A-I (r = .0330, p < 0,05) sowie zum Lebensalter (r = .0393, p < 0,05) sind schwächer. In der Subpopulation „Gesunder" bleiben nur die Korrelationen zum Cholesterin und Apo B erhalten.

Altersabhängigkeit

Bei den Frauen verdoppelt sich der Medianwert zwischen den Altersgruppen 4 (46 - 55) und 5 (56 - 65 Jahre) (Tab. 2). Die Perzentilwerte 75 und 90 steigen ebenfalls an, während die Perzentile 95 und die Maximalwerte offensichtlich keiner Systematik unterliegen. Normolipämische Frauen der Altersstufen 3 (36 - 45 Jahre) und 4 (46 - 55 Jahre) haben noch signifikant niedrigere Lp(a)-Spiegel als die über 55jährigen. Jenseits des 40. Lebensjahres korreliert der Lp(a)-Spiegel mit dem Lebensalter. Bei Männern ist dieser Konzentrationssprung im Alter nicht nachweisbar. Mit steigendem Lebensalter erhöht sich der Median langsam von 26 auf 31 mg/l, das Maximum bewegt sich analog, während die Perzentile 95 relativ konstant bleibt (Tab. 2).
EAS(European Atherosclerosis Society)-Therapiegruppe - (Europäischer Consensus [17])
In den einzelnen EAS-Therapiegruppen ist für beide Geschlechter kein altersabhängiges Verhalten der Serum-Lp(a)-spiegel feststellbar. Die Medianwerte der Männer befinden sich immer unterhalb 50 mg/l.

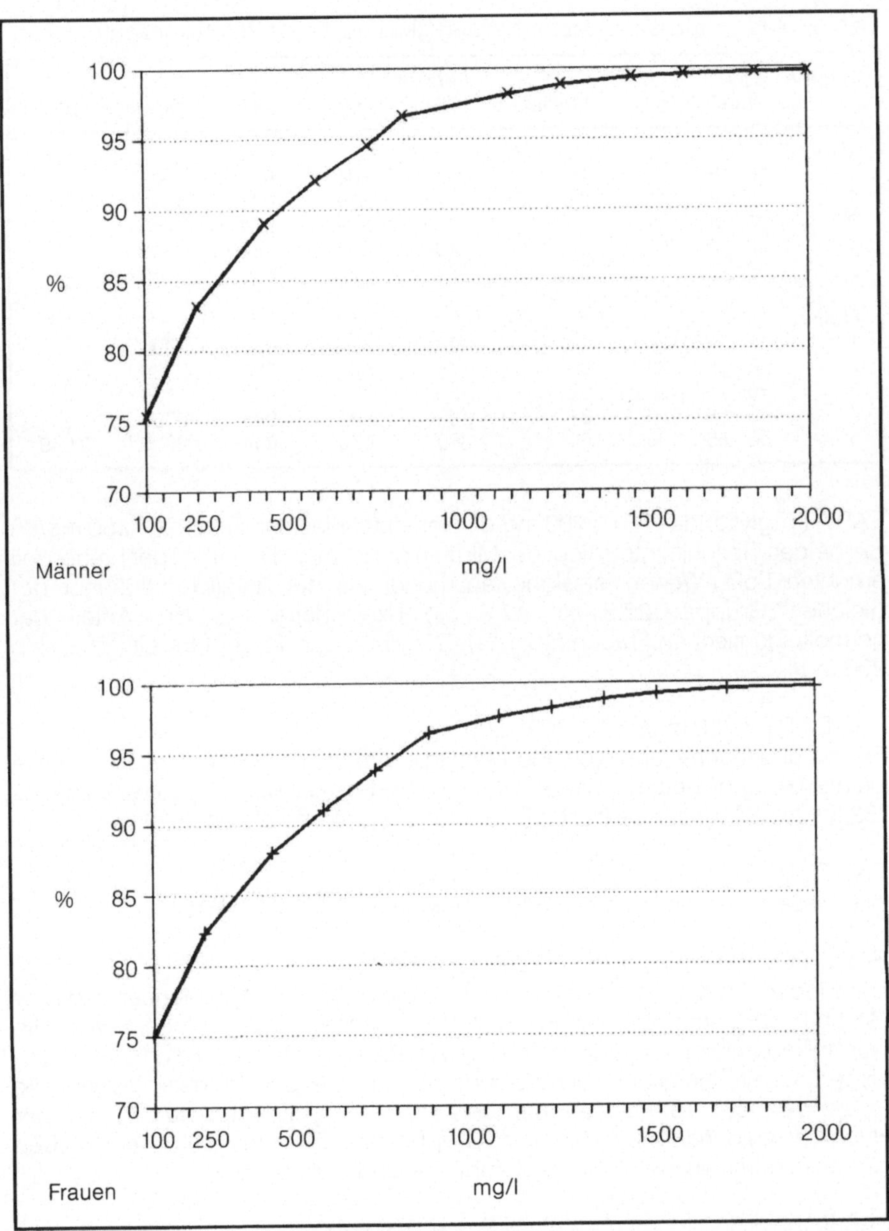

Abb. 1: Kumulative Häufigkeit der Lp(a)-Konzentration in der Dresdener Bevölkerung.

Tab. 2: Alters- und Geschlechtsabhängigkeit der Lp(a)-Serumkonzentrationen.

Gruppe	Alter Jahre	n	Median	Perzentile 75	90	95	Maximun	p
Männer								
1	16 - 25	95	26	204	604	875	1260	
2	26 - 35	212	26	117	379	601	1512	
3	36 - 45	241	26	141	559	974	2432	
4	46 - 55	467	31	146	513	781	2800	
5	56 - 65	180	31	144	527	878	2816	
Frauen								
1	16 - 25	137	26	128	516	882	1496	n s.
2	26 - 35	339	26	144	524	808	2736	n s.
3	36 - 45	438	31	136	480	922	1735	n.s
4	46 - 55	556	31	199	697	938	2768	n s
5	56 - 65	106	62	380	676	844	2816	0,049

EAS A (Triglyzeride (TG) < 200 mg/dl, Gesamtcholesterin (TC) 200 - 250 mg/dl)
Bei beiden Geschlechtern liegt der Median bei 31 mg/l. Der Anteil der Frauen mit erhöhten Lp(a)-Werten ist signifikant höher als der Anteil der Männer der gleichen Gruppe (22,8 vs. 17,3 %) bzw. höher als der Anteil der normolipidämischen Frauen (16,1 %). Die Perzentile 75 liegt bereits oberhalb 200 mg/l.

EAS B (TG < 200 mg/dl, TC 250 - 300 mg/dl)
Frauen und Männer unterscheiden sich in ihrem Medianwert (73 vs. 31 mg/l). In beiden Gruppen treten signifikant häufiger Werte oberhalb des Schwellenwertes (32,5 bzw. 27 %) auf als in den EAS-Therapiegruppen A, C oder D.

EAS C (TG 200 - 500 mg/dl, TC < 200 mg/dl)
Alle Meßergebnisse liegen unterhalb des Risikoschwellenwertes.

EAS D (TG 200 - 500 mg/dl, TC 200 - 300 mg/dl)
Der Median beider Geschlechter liegt ebenfalls bei 31 mg/l. Männer in dieser Gruppe tendieren zu durchschnittlich höheren Lp(a)-Spiegeln als die Normolipidämiker, unterscheiden sich aber nicht wesentlich von den Hypercholesterinämikern der Gruppe B. Im Gegensatz dazu liegen die Perzentilen 50, 75 und 90 bei den Frauen signifikant unter denen der Hypercholesterinämikerinnen der Gruppe B. Die Unterschiede zu den Normolipidämikerinnen bzw. zur Gruppe A sind nur gering.

EAS E (TG > 500 mg/dl und/oder TC > 300 mg/dl)
Die geringe Anzahl Patienten in der Gruppe E läßt keinen eindeutigen Rückschluß auf die Lp(a)-Häufigkeitsverteilung zu. Ein Geschlechtsunterschied

scheint aber zu existieren. Der Median der Frauen liegt weit oberhalb des Schwellenwertes.

TC-Perzentilen
Eine Gruppierung der Teilnehmer nach den alters- und geschlechtsstandardisierten Cholesterinperzentilen (der DRECAN-Studie) zeigt, daß in der untersten (Perzentile 5) 96 % der Frauen, aber nur 83 % der Männer normale Lp(a)-Spiegel aufweisen. In der obersten (Perzentile 95) sind es dagegen 81 % der Frauen und nur 75 % der Männer.

Beziehungen zu anderen Risikoparametern
Die Gruppierung erfolgt auf der Basis der aktuellen Meßwerte des jeweiligen Risikoindikators und den eigenanamnestischen Angaben der Teilnehmer. Bei Normo- wie auch bei Hypertonikern liegen 82 - 84 % der Meßwerte unter 300 mg/l.

80,3 % der Probanden mit einem normalen Body Mass Index (Frauen unter 25 und Männer unter 27 kg/m²) haben Lp(a)-Werte unter 250 mg/l, der Median beträgt sowohl bei normal- als auch bei übergewichtigen Männern und Frauen

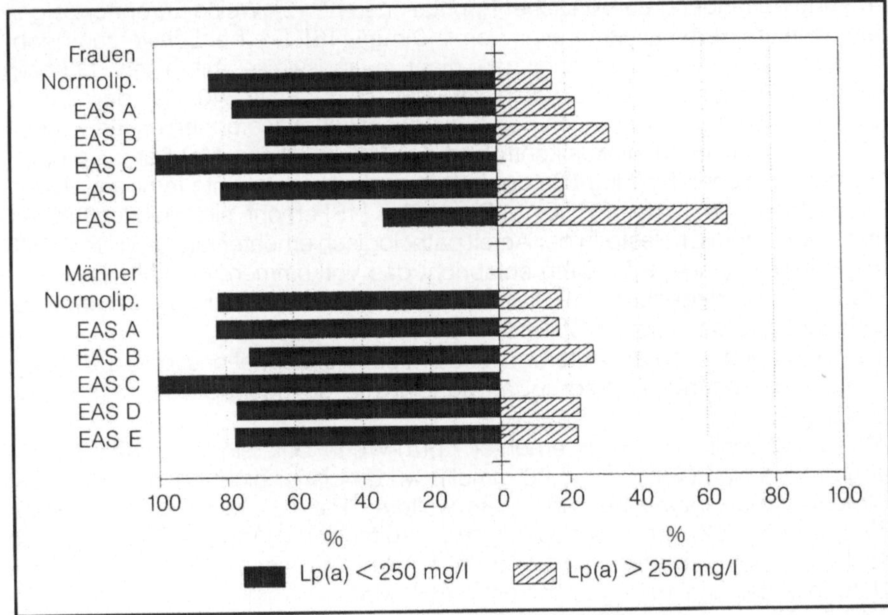

Abb. 2: Häufigkeit normaler und pathologischer Lp(a)-Spiegel in Abhängigkeit vom EAS-Therapietyp.

31 mg/l, die Perzentile 75 variiert zwischen 140 und 180 mg/l. Die Perzentile 90 der übergewichtigen Frauen beträgt 675 mg/l und befindet sich damit sowohl über der der normalgewichtigen Frauen (550 mg/l) als auch über der der Männer (520 bzw. 487 mg/l).
Erstaunlich niedrig ist der Anteil der Diabetiker mit erhöhtem Lp(a) (15,68 %) sowohl absolut gesehen als auch gegenüber der nichtdiabetischen Gruppe (20 %). Demgegenüber treten bei über 22 % der Hyperurikämiker Lp(a)-Werte oberhalb von 250 mg/l auf.
25,5 % der Teilnehmer, die rheumatische Beschwerden mit und ohne medikamentöse Behandlung in der Befragung angaben, haben einen erhöhten Lp(a)-Wert, während es bei denen ohne rheumatische Beschwerden nur 20 % sind. Raucher, Nichtraucher und Gelegenheitsraucher unterscheiden sich in ihrem Lp(a)-Verteilmuster nicht. Auch die Höhe des Zigarettenkonsums korreliert nicht mit d er des Lp(a)-Spiegels.

Diskussion

Häufigkeitsverteilung und Median der Lp(a)-Serumspiegel in der DRECAN-Population entsprechen im wesentlichen den Angaben der PROCAM-Studie [14, 15] und der anderer europäischer Populationen [2, 13]. Weiße Europäer zeigen eine mittlere Serumkonzentration von 140 mg/l [16]. Die bei Schwarzen beobachteten höheren Werte scheinen nicht zwangsweise mit einem höheren atherosklerotischen Risiko assoziiert zu sein. Etwa 40 % der Lp(a)-Konzentrationsvarianz können durch die genetischen Isoformen erklärt werden [5], d. h. ein Hauptgenlokus kontrolliert den individuellen Lp(a)-Serumspiegel.
Zu den restlichen Einflußgrößen gehört u. a. die heterozygote familiäre Hypercholesterinämie. In der PROCAM-Population [15] erhöht sich bei den Frauen mit steigendem Cholesterin der Anteil pathologisch erhöhter Lp(a)-Werte (> 300 mg/l) von 3 % auf 19 %. Dem entspricht das Vorkommen von nur 4 % in der Perzentile 5 gegenüber 19 % in der Perzentile 95 der alters- und geschlechtsstandardisierten Cholesterinperzentilen.
Der auch von anderen Autoren beobachtete Konzentrationssprung bei den Frauen der oberen Altersgruppen scheint mit der Menopause zusammenzuhängen.
Das ausdrückliche Fehlen erhöhter Lp(a)-Werte bei reinen, milden Hypertriglyzeridämien (TG 2,30 - 5,60 mmol/l) wurde bisher nicht beschrieben. Der Befund wurde inzwischen an einem weiteren Patientenkollektiv dieser EAS-Gruppe (n = 42) von uns bestätigt (unveröffentlichte Angaben). Der einzige bisher aufgetretene erhöhte Lp(a)-Wert gehört zu einem Patienten, der seit Jahren in der Rheumaambulanz behandelt wird.
Die Beziehungen zum LDL-Metabolismus sowie die Häufigkeitsverteilung bei Hyperurikämie und rheumatischen Erkrankungen entsprechen im wesentlichen den Literaturangaben. Die Literaturaussage zum Diabetes mellitus, daß ein

schlecht eingestellter Diabetes mit erhöhten Lp(a)-Werten einhergeht [10], bezieht sich vorwiegend auf den IDDM (Insulinabhängiger Diabetes mellitus). In der DRECAN-Studie hat der überwiegende Teil der Teilnehmer mit erhöhtem Serumglukosespiegel oder Diabetes mellitus in der Eigenanamnese einen NIDDM (nicht insulinabhängiger Diabetes mellitus). Für diese konnte, wie auch von anderen Autoren, Lp(a) nicht als zusätzlicher Risikofaktor nachgewiesen werden [11].

Literaturverzeichnis

1 Armstrong VW, Cremer P, Eberle E et al The association between serum Lp(a) concentration and angiographically assessed coronary atherosclerosis - dependence on serum LDL-levels. Atherosclerosis 1986; 62· 249-257.

2 Armstrong VW. Lipoprotein (a) Charakteristik eines besonderen Lipoproteins und dessen mögliche klinische Bedeutung. Ther Umsch 1990; 47: 475-481.

3 Beisiegel U. Lp(a): A new risk factor? J Lipid Res 1989; 3: 73-76

4 Berg-Schmidt E, Klausen IC, Kristensen SD et al. The effect of n-3 polyunsaturated fatty acids on Lp(a). Clin Chim Acta 1991, 198: 271-278.

5 Boerwinkle E, Menzel J, Kraft HG et al Genetics of the quantitative Lp(a) lipoprotein trait. III. Contribution of Lp(a) glycoprotein phenotypes to normal lipid values. Hum Genet 1989, 82. 73-78.

6 Corsetti JP, Sterry JA, Sparks JD et al Effect of weight loss on serum lipoprotein (a) concentrations in an obese population. Clin Chem 1991; 37: 1191-1195.

7 Dahlen GH, Guyton JR, Attar M et al. Association of levels of lipoprotein Lp(a), plasma lipids and other lipoproteins with coronary artery disease documented by angiographie. Circulation 1986, 758-765.

8 Jaross W, Assmann G, Bergmann S et al. Comparison of the CAD risk in Dresden and Münster - A comparison of the DRECAN (DREsden CArdiovascular risk and Nutrition study) and PROCAM study Cardiovasc Risk Fac 1992 (in Vorb)

9 Kostner GM, Avogaro P, Cazzolato G et al. Lipoprotein Lp(a) and the risk for myocardial infarction. Atherosclerosis 1981; 38. 51-61.

10 Levitsky LL, Scanu AM, Gould H. Lipoprotein (a) Levels in black and white children and adolescents with IDDM. Diabetes Care 1991; 14. 283-289

11 Merz DP, Burvenich K. Unterschiedliche Werte von Lipoprotein Lp(a) bei erwachsenen Diabetikern in Abhängigkeit von der Therapieform. Klin Wochenschr 1985, 63: 648-650

12 Rhoads GG, Dahlen G, Berg K et al. Lp(a) lipoprotein as a risk factor for myocardial infarction. JAMA 1986; 256: 2540-2544.

13 Sandholzer C, Hallmann DM, Saha N et al. Effects of the apolipoprotein (a) size polymorphism on the lipoprotein (a) concentration in 7 ethnic groups. Hum Genet 1991, 86: 607-614

14 Sandkamp M, Funke H, Schulte H et al. Lipoprotein (a) is an independent risk factor for myocardial infarction in young age. Clin Chem 1990, 36: 20-23

15 Schriewer H, Assmann G, Sandkamp M The relationship of apolipoprotein (a) Lp(a)) to risk factors of coronary heart disease Clin Chem Clin Biochem 1984, 22 591-596

16 Steinmetz A, Utermann G. Lipoprotein (a) als Risikofaktor für Arteriosklerose. Internist 1992; 33: 24-31

17 Study Group, European Atherosclerosis Society The recognition and management of hyperlipidemia in adults· A policy statement of the European Atherosclerosis Society Eur Heart J 1988; 9: 571-600.

18 Utermann G. Lipoprotein (a): a genetic risk factor for premature coronary heart disease Curr Opin Lipidol 1990, 1: 404-410

The frequency of the apo E type 4/3 in patients with angiographically determined coronary artery disease

S. Kohring, H. Hahmann, D. Becker, H. Schieffer, H.-E. Keller

S. Kohring, H. Hahmann, D. Becker, H. Schieffer
Institut für Präventive Kardiologie, Universitätsklinik des Saarlandes, Homburg/Saar

H.-E. Keller
Klinisch-Chemisches Zentrallaboratorium der Universitätskliniken, Homburg/ Saar

Abstract

The apolipoprotein E (apo E), part of several lipoprotein particles, shows a genetic polymorphism, which has an important regulative function in lipid metabolism. The influence of the different apo E isoforms on the development of coronary artery disease (CAD) is already confirmed. As part of a larger epidemiological study with angiographically documented CAD patients we included 102 cardiological outpatients (22 women, 80 men, mean age 52 ± 13 years). Besides the standard risk factors, interest was focussed on the determination of apo E phenotypes as a genetic marker. The apo E phenotypes were determined by isoelectric focusing followed by immunoblotting.

The patients were divided into a group defined angiographically as CAD+ and another group without or only beginning CAD-. The apo E phenotypes of 323 newborns were taken as a comparison group and this distribution was equivalent to a normal population. A significant difference between the CAD+ group and the comparison group (C) was found for apo E4/3 (32 % in CAD+, 20 % in C). Apo E3/2 was detected in a smaller number of CAD+ patients than in CAD- patients (5 % vs. 23 %). We also found a greater frequency of apo E4/3 in patients with familial hypercholesterolemia (FH) than in those without.

The frequency of apo E4/3 in men with CAD younger than 50 years was noticeable. The lipoprotein(a) (Lp(a)) phenotypes were determined from these patients, whereby the majority had the isoform S2 with the higher risk for CAD. In further studies we want to clarify the question, how often the atherogenic constellation of apo E4/3 and Lp(a) S2 appears in a larger group of young CAD patients.

Die Häufung des Apo E-Typs 4/3 bei angiographisch nachgewiesener koronarer Herzkrankheit

S. Kohring, H. Hahmann, D. Becker, H. Schieffer, H.-E. Keller

S. Kohring, H. Hahmann, D. Becker, H. Schieffer
Institut für Präventive Kardiologie, Universitätsklinik des Saarlandes, Homburg/Saar

H.-E. Keller
Klinisch-Chemisches Zentrallaboratorium der Universitätskliniken, Homburg/Saar

Zusammenfassung

Das Apolipoprotein E (Apo E), Bestandteil mehrerer Lipoproteinfraktionen, weist einen Polymorphismus auf, dem eine bedeutsame Regelfunktion im Lipidstoffwechsel zukommt. Eine Beziehung bestimmter Isoformen zur koronaren Herzkrankheit (KHK) wurde bereits früher nachgewiesen.

In Vorbereitung einer größeren Querschnittsuntersuchung an angiographisch untersuchten Koronarkranken, in der neben Standardrisikofaktoren die Bestimmung des Apo E-Phänotyps als genetischer Marker einbezogen werden soll, erfaßten wir 102 Patienten (22 Frauen, 80 Männer, Alter: 52 ± 13 Jahre) einer kardiologischen Ambulanz. Die Apo E-Phänotypen wurden mit Hilfe einer isoelektrischen Fokussierung und anschließendem Western blotting bestimmt. Die Patienten wurden in eine Gruppe mit angiographisch gesicherter koronarer Herzkrankheit (KHK+) und eine Gruppe ohne oder lediglich beginnende koronare Herzkrankheit (KHK-) eingeteilt. Als Vergleichskollektiv wurden die Apo E-Phänotypen von 323 Neugeborenen herangezogen, deren Verteilung der einer Normalbevölkerung entspricht. Ein signifikanter Unterschied ($p < 0{,}05$) zeigte sich zwischen der Gruppe KHK+ und dem Vergleichskollektiv (V) hinsichtlich des Phänotyps E4/3 (32 % bei KHK+, 20 % bei V). Der Typ E3/2 fand sich bei KHK+ deutlich seltener als bei KHK- (5 % vs. 23 %). Ebenso stellten wir bei Patienten mit familiärer Hypercholesterinämie (FH) eine Häufung des Apo E-Typs 4/3 gegenüber nicht FH-Patienten fest.

Eine Häufung des Apo E-Typs 4/3 war bei koronarkranken Männern unter 50 Jahren auffällig. Bei diesen Patienten wurden zusätzlich die Lipoprotein(a) (Lp(a))-Isoformen bestimmt, wobei sich bei der Mehrzahl die ungünstige Isoform S2 fand. Als Fragestellung unserer zukünftigen Untersuchungen ergibt sich daraus festzustellen, wie häufig die atherogene Konstellation von Apo E4/3 und Lp(a) S2 in größeren Kollektiven jüngerer Koronarpatienten zu finden ist.

Patienten und Methoden

Das Patientenkollektiv bestand aus 102 Patienten einer kardiologischen Ambulanz. Es waren 80 Männer und 22 Frauen mit einem mittleren Alter von 53 ± 13 Jahren (20 - 73 Jahre). Die Patienten wurden in eine Gruppe mit angiographisch gesicherter koronarer Herzkrankheit (KHK+) und in eine Gruppe ohne oder lediglich beginnende KHK (KHK-) eingeteilt. Als Vergleichskollektiv dienten die Apolipoprotein(Apo) E-Phänotypen von 323 Neugeborenen, deren Verteilung der einer Normalbevölkerung entspricht.

Für die Apo E-Phänotypisierungen wurden jeweils 10 µl Serum delipidiert und denaturiert. Die isoelektrische Fokussierung wurde mit Harnstoffacrylamidgelen und einem pH-Gradienten von 4 - 7 für 17 Stunden durchgeführt. Nach einem anschließenden Western blotting wurde mit einem monoklonalen Antikörper gegen Apo E und einem peroxidasemarkierten Antikörper die Farbreaktion durchgeführt [6].

Die Lp(a)-Phänotypisierungen (Immuno, Heidelberg) wurden mit jeweils 10 µl Serum durchgeführt. Nach der Denaturierung wurde eine Gradientengel-Elektrophorese (4 - 13 % Acrylamid) im Phastsystem (Pharmacia, Schweden) vorgenommen. Angeschlossen wurde ein Thermoblott bei 70°C und eine Immunofarbreaktion mit einem polyklonalen Antikörper gegen Apo (a) und einem phosphatasemarkierten Antikörper. Statistische Vergleiche der Apo E-Häufigkeit zwischen den KHK+- und den KHK- -Patienten wurden mit dem Chi^2-Test durchgeführt. Als signifikant wurde der Wert $p < 0,05$ angesehen.

Ergebnisse

Die Apo E-Phänotypverteilung bei Koronarkranken im Vergleich zu Koronargesunden und der Kontrollgruppe ist in Tab. 1 dargestellt. Die Reihenfolge der Apo E-Phänotypen entspricht dem bisher bekannten Risikoprofil für Atherosklerose [4].

Der Apo E-Phänotyp 3/3 war mit 55 % bei Koronarkranken und mit 48 % bei Koronargesunden deutlich niedriger anzutreffen als bei der Kontrollgruppe. Ein signifikanter Unterschied zeigte sich zwischen den Koronarkranken und der Kontrollgruppe hinsichtlich des Apo E-Phänotyps 4/3 (32 % vs. 20 %). Der erhöhte Anteil des Apo E 4/3 bei Koronarkranken führte zu einem Rückgang des Apo E 3/2. Bei den Koronarkranken betrug die Häufigkeit des Apo E-Typs 3/2 nur noch 5 % gegenüber 23 % bei den Koronargesunden und 14 % bei der Kontrollgruppe.

Betrachtet man die Apo E-Phänotypverteilung bei Männern mit und ohne KHK unter Berücksichtigung des Alters, so zeigte sich eine starke Häufung des Apo E 4/3 (Tab. 2). 35 % der koronarkranken Männer unter 50 Jahren wiesen Apo E 4/3 auf, nur 20 % der Kontrollgruppe.

Von den koronarkranken Männern unter 50 Jahren mit Apo E 4/3 wurden zusätzlich die Lp(a)-Phänotypen bestimmt (Tab. 3). Die Häufigkeit der Isoformen S2, B und F, welche ein hohes Risikoprofil für die KHK darstellen, lag deutlich über den Erwartungen für ein mitteleuropäisches Kollektiv [5]. Diese Isoformen

Tab. 1: Die Apo E-Phänotypverteilung bei Koronarkranken (KHK+) im Vergleich zu den Koronargesunden (KHK-) und der Kontrollgruppe.

	Häufigkeit (%)			
Apo E-Phänotyp	Kontrolle n = 323		KHK+ n = 62	KHK- n = 40
E 2/2	0,6		3,2	0,0
E 3/2	13,6		4,8	22,5
E 3/3	60,4		54,8	47,5
E 4/2	5,0		3,2	7,5
E 4/4	0,0		1,6	0,0
E 4/3	20,4	*	32,3	22,5

* $p < 0,05$

Tab. 2: Apo E-Phänotypverteilung bei koronarkranken und koronargesunden Männern unter Berücksichtigung des Alters.

	Häufigkeit (%)				
		KHK+		KHK-	
Apo E-Phänotyp	Kontrolle n = 323	< 50 J n = 29	> 50 J n = 25	< 50 J n = 14	> 50 J n = 12
E 2/2	0,6	0,0	8,0	0,0	0,0
E 3/2	13,6	3,4	8,0	14,3	25,0
E 3/3	60,4	51,7	56,0	50,0	50,0
E 4/2	5,0	6,9	0,0	14,3	8,3
E 4/4	0,0	3,4	0,0	0,0	0,0
E 4/3	20,4	34,5	28,0	21,4	16,7

Tab. 3: Bestimmung der Lp(a)-Isoformen bei jungen, koronarkranken Männern mit Apo E 4/3.

Männer < 50 Jahre mit KHK und Apo E 4/3			
Lp(a)	Isoform	Lp(a) max (mg/dl)	FH
1)	F / S3	101	-
2)	B / S2	109	+
3)	S2A	81	-
4)	S2	38	+
5)	S2	17	-
6)	S3A/S3	50	+
7)	S3	23	-
8)	S4A	9	-
9)	S4	<10	-

Tab. 4: Apo E-Phänotypverteilung bei Patienten mit und ohne familiäre Hypercholesterinämie (FH).

Apo E-Phänotyp	Häufigkeit (%) Kontrolle n = 323		FH+ n = 19	FH- n = 83
E 2/2	0,6		0,0	2,4
E 3/2	13,6		5,3	13,3
E 3/3	60,4		57,9	50,6
E 4/2	5,0		0,0	6,0
E 4/4	0,0		0,0	1,2
E 4/3	20,4	*	36,8	26,5

* $p < 0{,}01$

gingen mit hohen Lp(a)-Spiegeln einher, die teilweise noch durch eine familiäre Hypercholesterinämie (FH) verstärkt wurden.
Von den 102 Patienten hatten 19 eine FH, die einen deutlich erhöhten Anteil des Apo E 4/3 gegenüber den Patienten ohne FH (37 % vs. 27 %) aufwiesen. Vergleicht man die Patienten mit FH mit der Kontrollgruppe, so ergibt sich ein signifikanter Unterschied in bezug auf Apo E 4/3 (Tab. 4). Auch bei den FH-Patienten ist der Apo 3/2 nur mit 5 % gegenüber den Patienten ohne FH mit 13 % und der Kontrollgruppe mit 14 % vertreten. Nur bei der Hälfte der FH-Patienten besteht bereits ein Atheroskleroseleiden. Dieser Befund ist durch die Altersverteilung des Kollektivs zu erklären (20 - 67 Jahre, mittleres Alter: 46,5 ± 13,2 Jahre).

Diskussion

Die Apo E-Phänotypen haben einen großen Einfluß auf den gesamten Lipidstoffwechsel. Utermann und Mitarbeiter [8] fanden als erste, daß Individuen mit dem Allel 2 niedrigere Cholesterin- und LDL-Level haben als Individuen mit dem Allel 3. Bouthillier und Mitarbeiter [2] konnten zeigen, daß Personen mit dem Allel 4 höhere Cholesterin- und LDL-Werte aufweisen als Personen, die homozygot für E3 waren. So konnte mittlerweile ein Risikoprofil der Apo E-Phänotypen für die Entstehung der KHK aufgestellt werden. Die Reihenfolge in den Tabellen entspricht diesem Risikoprofil. Apo E 2/2 weist das geringste Risiko auf, sofern keine Typ III-Dyslipoproteinämie vorliegt, und Apo E 4/3 das höchste Risiko.
Unser Patientenkollektiv ist durch einen hohen Selektionsgrad gekennzeichnet, in der Regel durch das Zusammenkommen einer koronaren Herzkrankheit mit offensichtlich therapiebedürftigem lipidologischen Risikoprofil, wie z. B. einer FH. Dies erklärt die in den Tabellen 3 und 4 erkennbare Häufung mehrerer als ungünstig anzusehender genetischer Marker wie LDL-Rezeptordefekt, Apo E 4/3 und Lp(a)-Erhöhung.

Die Verteilung der Apo E-Phänotypen bei unseren Koronarkranken unterschied sich stark von der der Koronargesunden und der Kontrollgruppe. Die Zunahme des Apo E 4/3 ging mit einem Rückgang von E 3/3 und E 3/2 einher. Die Tendenz des stärkeren Auftretens von Apo E 4/3 steigerte sich, wenn man die Koronarkranken nach Alter unterschied. Die Koronarkranken unter 50 Jahren wiesen mit 34,5 % den höchsten Anteil an Apo E 4/3 auf. Die Signifikanz des Unterschiedes zur Kontrollgruppe wurde hier durch die noch zu kleine Patientenzahl verfehlt. Vergleiche mit anderen Kontrollgruppen zeigen, daß die Apo E-Verteilung unserer Vergleichsgruppe der von anderen entspricht [1, 3]. Die Häufung von Apo E 4/3 bei Koronarkranken wird von anderen Untersuchungen bestätigt [1, 3]. Untersuchungen von Stuyt und Mitarbeitern [7] weichen von unseren Ergebnissen und denen von Assmann [1] insofern ab, als daß die Häufigkeit von Apo E 4/3 bereits in der Kontrollgruppe sehr stark erhöht ist. Die Apo E-Häufigkeit von E 4/3 bei Koronarkranken wurde bei Stuyt [7] mit 29 % angegeben, was sich unseren Zahlen nähert.
Diese Ergebnisse an einem noch kleinen Kollektiv lassen erwarten, daß sich durch die Erweiterung genetischer Marker und Determinanten des Fettstoffwechsels, wie in erster Linie des Apo E-Polymorphismus oder auch der Lp(a)-Phänotypen, die Gruppe der KHK-Patienten, deren kardiovaskuläres Risikoprofil bislang nicht definiert war, weiter eingrenzen läßt. Dies bedeutet auch, daß unter Einbeziehung dieser Bestimmungsmethoden eine höhere Prädiktionskraft hinsichtlich einer zu erwartenden Atheroskleroseerkrankung zu erzielen ist und damit die Identifikation von potentiellen Risikopatienten erleichtert wird.

Literaturverzeichnis

1 Assmann G, Lenzen HJ Apolipoprotein E-Polymorphismus, Hyperlipidämie und Herzinfarktrisiko. Internist 1985, 26 692-700

2 Bouthillier D, Sing CF, Davignon J. Apolipoprotein E phenotyping with a single method application to the study of informative matings J Lipid Res 1983, 24· 1060-1069.

3 Cumming AM, Robertson F. Polymorphism at the apo E locus in relation to risk of coronary disease Clin Genet 1984, 25 310-313

4 Davignon J, Gregg RE, Sing CF. Apolipoprotein E polymorphism and atherosclerosis Arteriosclerosis 1988, 8. 1-21

5 Seed M, Hoppichler F, Reaveley D, McCarthy S, Thompson GR, Boerwinkle E, Utermann G. Relation of serum lipoprotein (a) concentration and apolipoprotein (a) phenotype to coronary heart disease in patients with familial hypercholesterolemia N Engl J Med 1990; 322· 1495-1499

6 Steinmetz A. Phenotyping of human apolipoprotein E from whole blood plasma by immunoblotting. J Lipid Res 1987; 28: 1364-1370.

7 Stuyt PMJ, Brininkmeijer BJ, Demacker JCM, Hendriks JCM, van Elteren P, Stalenhoef AFH, van't Laar A. Apolipoprotein E phenotypes, serum lipoproteins and apolipoproteins in angiographically assessed coronary heart disease Scan J Clin Lab Invest 1991; 51· 425-435.

8 Utermann G, Pruin N, Steinmetz A. Polymorphism of apolipoprotein E III. Effect of a single polymorphic gene locus on plasma lipid levels in man. Clin Genet 1979; 15: 63-72.

Impaired in vivo metabolism of HDL in familial hypercholesterolemia

J.R. Schaefer, D.J. Rader, T. Fairwell, L.A. Zech, H. Kaffarnik, H.B. Brewer Jr.

D.J. Rader, T. Fairwell, L.A. Zech, H.B. Brewer Jr.
Molecular Disease Branch, National Heart, Lung and Blood Institute, National Institutes of Health, Bethesda, USA

J.R. Schaefer, H. Kaffarnik
Zentrum Innere Medizin, Abteilung Endokrinologie und Stoffwechsel, Philipps-Universität Marburg

Abstract

Familial hypercholesterolemia (FH) is associated, in both the heterozygous and homozygous states, with significantly lower than normal levels of plasma HDL and apo A-I, which may contribute to the increased risk of atherosclerosis in this disease. We investigated in vivo kinetics of apo A-I in a homozygous FH patient and in two normal subjects using a recently developed stable isotope method utilizing a primed constant infusion of $^{13}C_6$ phenylalanine. The fractional catabolic rate of apo A-I in the FH subject is substantially increased (0.38/day) compared with that in the normal subjects (mean 0.26/day). In addition, the production rate of apo A-I in the FH subject is decreased (6.5 mg/kg-day) compared with that in the normal subjects (mean 11.1 mg/kg-day). We conclude that the low levels of HDL and apo A-I in FH are due to a dual metabolic defect of an increased fractional catabolic rate as well as a decreased production rate of apo A-I.

Gestörte HDL-in-vivo-Kinetik bei familiärer Hypercholesterinämie

J.R. Schaefer, D.J. Rader, T. Fairwell, L.A. Zech, H. Kaffarnik, H.B. Brewer Jr.

D.J. Rader, T. Fairwell, L.A. Zech, H.B. Brewer Jr.
Molecular Disease Branch, National Heart, Lung and Blood Institute, National Institutes of Health, Bethesda, USA

J.R. Schaefer, H. Kaffarnik
Zentrum Innere Medizin, Abteilung Endokrinologie und Stoffwechsel, Philipps-Universität Marburg

Zusammenfassung

Patienten mit familiärer Hypercholesterinämie (FH) haben sowohl in der heterozygoten als auch homozygoten Form deutlich erniedrigte High densitiy lipoprotein(HDL)- und Apo A-I-Spiegel. Diese Tatsache vermag möglicherweise die Atheroskleroseentwicklung in der FH zu beschleunigen. Wir untersuchten die Apo A-I-in-vivo-Kinetik bei einem Patienten, der homozygot an FH erkrankt ist, sowie bei zwei gesunden Kontrollpersonen. Dazu wurde eine kinetische Studie mittels stabiler Isotope durchgeführt, wobei als Tracer $^{13}C_6$-Phenylalanin zur Anwendung kam. Die fraktionelle Katabolismusrate (FCR) von Apo A-I in FH findet sich (0,38/Tag) im Vergleich zur Kontrollgruppe (Mittel: 0,26/Tag) deutlich beschleunigt. Darüber hinaus ist die Produktionsrate von Apo A-I in FH geringer (6,5 mg/kg/Tag) als in der Kontrolle (Mittel: 11,1 mg/kg/Tag). Die niedrigen HDL- und Apo A-I-Werte in der FH werden somit durch einen dualen metabolischen Defekt verursacht, bei dem Apo A-I beschleunigt abgebaut sowie verzögert synthetisiert wird.

Einleitung

Familiäre Hypercholesterinämie (FH) wird durch einen genetischen Defekt des Low density lipoprotein(LDL)-Rezeptors verursacht [1]. Der LDL-Rezeptor spielt eine überragende Rolle im Apolipoprotein(Apo)B-100- und LDL-Cholesterinstoffwechsel. Patienten mit heterozygoter FH finden sich in einer Häufigkeit von 1 : 500, in der homozygoten Form von 1 : 1 000 000. Plasma-Apo B- [1], -Apo E- [3] und -Lp(a)-Spiegel [16] sind in FH erhöht. Dagegen finden sich HDL- und Apo A-I-Spiegel in FH erniedrigt [6, 13, 14, 15]. Die kinetische Ursache, die zu dieser HDL-Erniedrigung führt, ist bislang noch nicht geklärt. Um Einblicke in den Metabolismus von HDL in FH zu gewinnen, wurde die folgende stabile Isotopenstudie durchgeführt.

Methodik

Studienteilnehmer waren ein 26jähriger homozygoter FH-Patient mit einem LDL-Rezeptordefekt der Klasse I [5] sowie zwei gesunde, normolipämische Kontrollpersonen. Die Cholesterinwerte des FH-Patienten waren mit 478 mg/dl erhöht, das HDL-Cholesterin mit 13 mg/dl erniedrigt und die Triglyzeride mit 101 mg/dl ebenso wie der Apo E-Phänotyp (E 3/3) unauffällig. Die Anamnese des Patienten war wie folgt: mit sieben Jahren Herzinfarkt, mit neun Jahren Ileum-Bypass-Operation und mit 25 Jahren Karotis-Endarterioektomie. Die LDL-Pherese sowie jede lipidsenkende Medikation wurde fünf Wochen vor Studienbeginn beendet. Die entsprechende Ethikkommission des National Institutes of Health hatte das Studienprotokoll genehmigt, und sämtliche Versuchsteilnehmer waren mit der Teilnahme an dieser Studie einverstanden (informed consent).
Als Tracer-Material wurde sechsfach mit schwerem Kohlenstoff ($^{13}C_6$) markiertes Phenylalanin in 0,9 %iger NaCl benutzt (CIL, Woburn, MA, USA).
Das $^{13}C_6$-Phenylalanin wurde zuerst als „priming Bolus“ in einer Dosis von 550 µg/kg injiziert. Unmittelbar darauf folgte eine 12stündige Infusion von 12 µg/kg/min („primed bolus - constant infusion approach“). Vor der Tracer-Injektion und zu mehreren Zeitpunkten während der Infusion wurden Blutproben entnommen. Die freien Plasmaaminosäuren wurden mittels Kationenaustauscher-chromatographie aus 0,5 ml Plasma isoliert und für die Analyse auf dem Gaschromatographen-Massenspektrometer (GC-MS), einem Finnigan MAT 4500, zum N-Heptafluorobutyril-Isobutylester derivatisiert [7].
Die Lipoproteine wurden aus 5 ml Plasma mittels präparativer Ultrazentrifugation in VLDL-, IDL-, LDL- und HDL-Unterfraktionen aufgetrennt. Für die hier vorliegende Arbeit wurden die Apolipoproteine der VLDL- und HDL-Fraktionen weiter separiert. Apo B-100 aus VLDL wurde nach Delipidierung auf einem Natriumdodecylsulfat (SDS)-Polyacrylamidgel (5/15 %) isoliert, gefärbt, ausgeschnitten und in 6N HCl über 24 Stunden bei 110°C hydrolisiert. Die so gewonnenen Aminosäuren aus VLDL-Apo B-100 wurden gereinigt und für die weitere Analyse auf dem GC-MS derivatisiert. Apo A-I_0 aus HDL wurde mittels isoelektrischer Fokussierung isoliert. Die weiteren Arbeitsschritte waren ähnlich der Isolierung des VLDL-Apo B-100.
Die derivatisierten Aminosäuren der unterschiedlichen Zeitpunkte wurden mittels GC-MS im chemischen Ionisierungsverfahren (Isobutan) durch Messung im Selected Ion Monitoring Modus (SIM) auf das Erscheinen der markierten Aminosäuren hin analysiert und die Isotopenanreicherung (Isotopic Enrichment = IE) bestimmt. Dabei wurde zur optimalen Sensitivitätssteigerung des GC-MS lediglich die Masse/Ladung von unmarkiertem Phenylalanin (418 m/e) gegenüber sechsfach markiertem $^{13}C_6$-Phenylalanin (424 m/e) gemessen. Da Tyrosin mittels hepatischer Phenylalaninhydroxylase zumindest teilweise aus Phenylalanin entstehen kann, nutzten wir diesen einzigartigen Tracer, um gleichzeitig auch unmarkiertes (630 m/e) gegen sechsfach markiertes (636 m/e)

Tyrosin zu vermessen. Durch diesen einfachen Trick sind wir in der Lage, jederzeit Aussagen zum intrazellulären, intrahepatischen Phenylalaninstoffwechsel zu machen, und so auch indirekt intrazelluläre Steady state-Bedingungen nachzuweisen.

Apo A-I und Apo B wurden mittels enzymgekoppeltem Immunabsorptionstest (ELISA) und Cholesterin sowie Trigylzeride mittels enzymatischer Nachweismethoden quantifiziert.

HDL-Cholesterin wurde nach Dextransulfatpräzipitation bestimmt. Die fraktionelle Syntheserate (FSR) ist im Steady state identisch mit der fraktionellen Katabolismusrate (FCR). Die FSR eines Proteins ist durch die Steigung der Kurve des Tracer-Einbaues über die Zeit bestimmt, korrigiert gegen den unmittelbaren intrazellulären Aminosäure-Precursor [2, 12]. Einen Anhalt für die Anreicherung des intrazellulären Aminosäure-Precursor-Pools erhält man durch die Plateauanreicherung schnell verstoffwechselter Proteine, wie z. B. dem VLDL-Apo B-100. Die Residenzzeit entspricht 1/FCR. Die Produktionsrate (PR) wird aus FSR x Plasmakonzentration x Plasmavolumen geteilt durch das Körpergewicht bestimmt.

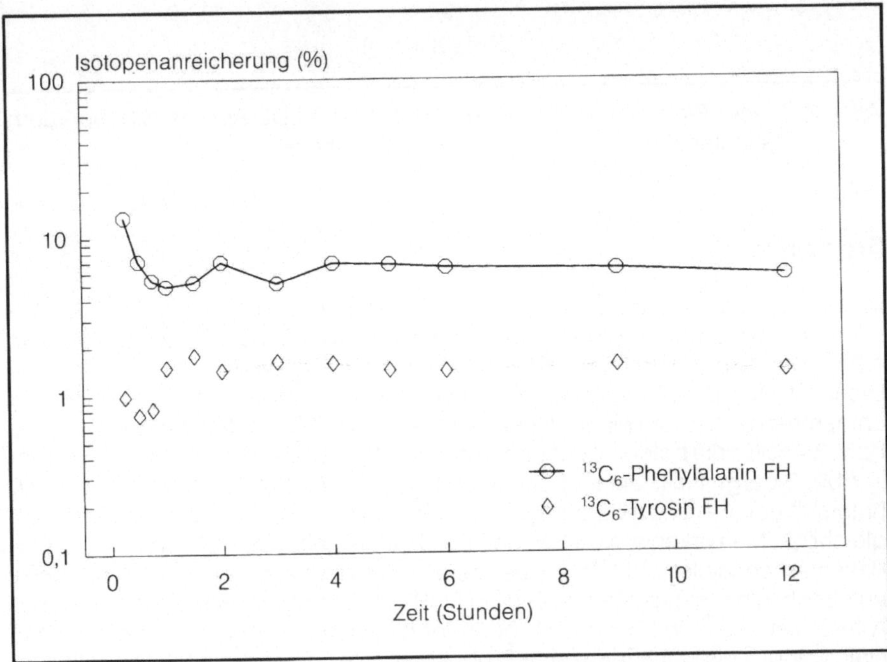

Abb. 1: $^{13}C_6$-Phenylalanin- und $^{13}C_6$-Tyrosin-Aminosäurekinetik bei dem Patienten mit familiärer Hypercholesterinämie.

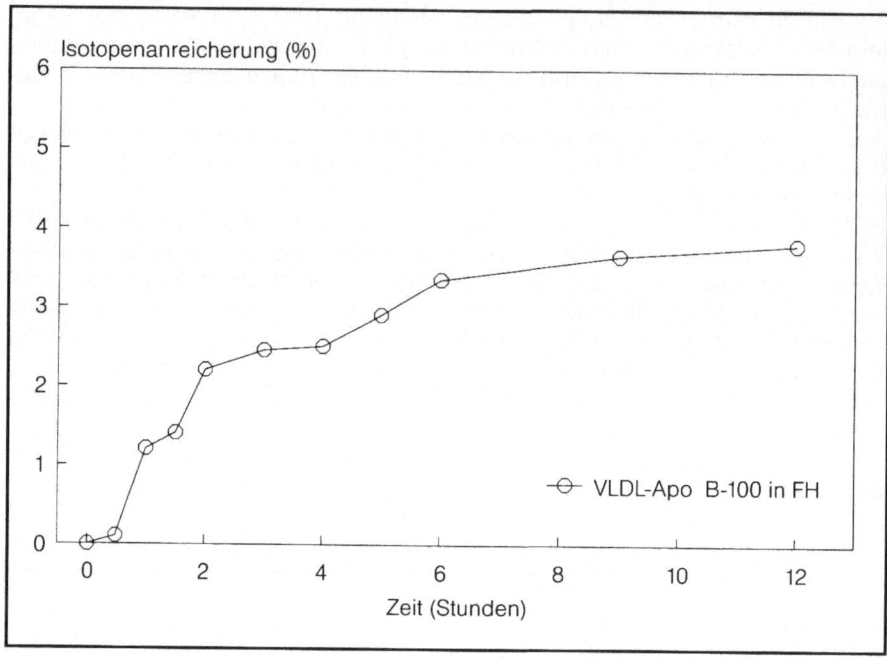

Abb. 2: Tracer-Einbau von $^{13}C_6$-Phenylalanin in VLDL-Apo B-100 bei dem Patienten mit familiärer Hypercholesterinämie.

Ergebnisse

Innerhalb von 30 Minuten wurde ein Steady state der freien Aminosäurenanreicherung für das $^{13}C_6$-Phenylalanin (5,6 % bei FH bzw. 5,7 % und 4,9 % bei den Kontrollpersonen) aber auch für $^{13}C_6$-Tyrosin erreicht (Abb. 1). Die VLDL-Apo B-100 Tracer-Einbaukurve für $^{13}C_6$- Phenylalanin ist der Abb. 2 zu entnehmen und zeigte einen Plateauwert für den FH-Patienten von 3,6 % (3,8 % bzw. 3,4 % für die beiden Kontrollpersonen). Der HDL-Apo A-I-Tracer-Einbau ist in Abb. 3 dargestellt. Die Einbaukurven für Apo A-I berücksichtigen bereits die unterschiedlichen Anreicherungen der Precursor und sind somit direkt vergleichbar. Man erkennt deutlich, daß der Tracer-Einbau in HDL-Apo A-I bei FH-Patienten schneller abläuft als bei beiden Kontrollpersonen. Diese Tatsache entspricht einer schnelleren FSR (und FCR). Da wir jedoch wissen, daß die Apo A-I-Konzentration in FH deutlich geringer ist als in den Kontrollpersonen, muß hier zwangsweise eine reduzierte Produktionsrate vorhanden sein. Die kalkulierten in-vivo-Kinetikwerte bestätigen dies und sind in Tab. 1 zusammengefaßt.

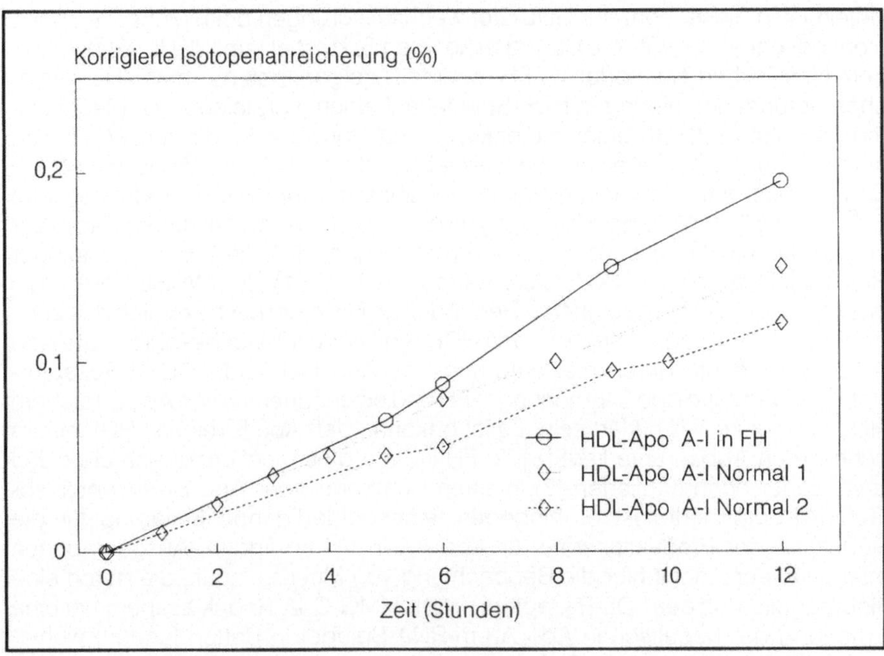

Abb. 3: $^{13}C_6$-Phenylalanin-Tracer-Einbau in HDL-Apo A-I des Patienten mit familiärer Hypercholesterinämie im Vergleich zu den zwei Normalprobanden.

Tab. 1:

	FSR (pro Tag)	Apo A-I (mg/dl)	PR (mg/kg/Tag)
FH	0,376	44	6,2
Kontrolle I	0,230	109	9,7
Kontrolle II	0,286	111	10,7

Diskussion

Niedrige HDL-Cholesterin- und Apo A-I-Spiegel sind eigenständige Risikofaktoren für die Entwicklung einer koronaren Herzerkrankung [4]. Diese Tatsache scheint auch für familiäre Hypercholesterinämiepatienten zuzutreffen [15]. Mit der hier vorgestellten Studie konnte zum ersten Mal gezeigt werden, daß die niedrigen HDL- und Apo A-I-Spiegel in FH durch einen dualen metabolischen Defekt ausgelöst werden, nämlich einen zu schnellen Abbau und eine zu geringe Produktion von Apo A-I im Vergleich zu gesunden Normalpersonen. Dieser duale

Defekt ist in dieser Form für HDL-Stoffwechselstörungen beim Menschen noch nicht beschrieben worden. Dagegen konnten Saku et al. am WHHL-Kaninchen, dem klassischen Tiermodell für FH, ebenfalls zeigen, daß die im WHHL-Kaninchen gefundenen niedrigen HDL-Spiegel auf einem vergleichbaren Mechanismus beruhen [10]. In einer radioaktiven HDL-turnover-Studie am WHHL-Kaninchen fanden Saku et al. ebenfalls eine beschleunigte FCR (WHHL: 0,874/Tag gegenüber Kontrollkaninchen: 0,502/Tag) sowie eine reduzierte Produktionsrate (PR in WHHL 8,67 mg/kg/Tag gegenüber Kontrolle: 18,14 mg/kg/Tag). Vor kurzem konnte die gleiche Arbeitsgruppe zeigen, daß die WHHL messenger Ribonukleinsäure (m-RNA) für Apo A-I reduziert ist [11]. Das WHHL-Kaninchen ist somit in der Tat ein geeignetes Tiermodell für FH, nicht nur bezüglich des LDL-Stoffwechsels, sondern auch für den HDL-Stoffwechsel. Der beschleunigte Apo A-I-Abbau könnte durch die, aufgrund des Apo B-/E (oder LDL-)-Rezeptordefektes bedingte Apo E-Erhöhung in FH und einer Zunahme von Apo E-reichem HDL in FH zum Teil erklärt sein. Es ist bekannt, daß Apo E-reiches HDL einem schnelleren Abbau unterliegt [8]. In FH könnte dies möglicherweise über den (evtl. sogar hochregulierten !?) intakten Remnant (oder Apo E)-Rezeptor ablaufen. Komplizierter ist es hingegen, eine befriedigende Erklärung für die Reduktion der Produktionsrate für Apo A-I in FH zu finden. Ausgesprochen interessant erscheint hier die Beobachtung von Mitchell et al., die durch eine Hochregulierung des LDL-Rezeptors mittels HMG-CoA-Reduktasehemmer eine Erhöhung der hepatischen Apo A-I-m-RNA-Spiegel in Ratten fanden, wohingegen die Apo B-m-RNA-Spiegel gesenkt waren [9]. Offenbar besteht ein komplexes Rückkoppelungssystem, in dem der LDL-Rezeptor in unmittelbarem Zusammenhang mit der Regulation der Apo A-I- und Apo B-Produktion steht. Zusammenfassend zeigt diese Studie erstmals einen dualen Defekt im HDL-Apo A-I-Stoffwechsel von FH-Patienten und veranschaulicht die Möglichkeiten der in-vivo-Kinetikstudien am Menschen mittels stabiler Isotopentechnik.

Literaturverzeichnis

1 Brown MS, Goldstein JL Familial hypercholesterolemia defective binding of lipoproteins to cultured fibroblasts associated with impaired regulation of 3-hydroxy-3-methylglutaryl coenzyme A reductase activity Proc Natl Acad Sci USA 1974, 71 788-792

2 Cohn JS, Wagner DA, Cohn SD, Millar JS, Schaefer EJ Measurement of very low density and low density lipoprotein apolipoprotein (Apo) B-100 and high density lipoprotein apo A-I production in human subjects using deuterated leucine Effect of fasting and feeding J Clin Invest 1990, 85 804-811.

3 Gibson JC, Goldberg RB, Rubinstein A, Ginsberg HN, Brown WV, Baker S, Joffe BI, Seftel HC Plasma lipoprotein distribution of apolipoprotein E in familial hypercholesterolemia Arteriosclerosis 1987, 7 401-407

4 Gordon T, Castelli WP, Hjortland MC, Kannel WB, Dawber TR High density lipoprotein as a protective factor against coronary heart disease Framingham study Am J Med 1977, 62 707.

5 Hobbs HH, Brown MS, Russel DW, Davignon J, Goldstein JL Deletion in LDL receptor gene

occurs in majority of French Canadians with familial hypercholesterolemia N Engl J Med 1987; 317· 734-737

6 Kwiterovich PO, Fredrickson DS, Levy RI Familial hypercholesterolemia (one form of familial type II hyperlipoproteinemia). A study of its biochemical, genetic, and clinical presentation in childhood. J Clin Invest 1974; 53· 1237.

7 MacKenzie SL, Tenaschuk D. Gas-liquid chromatography of N-heptafluorobutyryl isobutyl esters of amino acids. J Chromatogr 1974, 97. 19-24

8 Mahley RW, Innerarity TL, Weisgraber KB, Oh SY Altered metabolism (in vivo and in vitro) of plasma lipoproteins after selective chemical modification of lysine residues of the apoproteins. J Clin Invest 1979; 64. 743-750

9 Mitchell A, Fidge N, Griffiths P. The effects of simvastatin and cholestyramine on the hepatic expression of a putative HDL receptor and on apolipoprotein mRNA levels, (abstract), 9th International Symposium on Atherosclerosis, 1991; Rosemont, Ill, Abstraktbuch, Seite 179

10 Saku K, yamamoto K, Sakai T, Yanagida T, Hidaka K, Sasaki J, Arakawa K Kinetics of HDL-apo A-I in the WHHL rabbit, an animal model of familial hypercholesterolemia Atherosclerosis 1989, 79· 225-230

11 Saku K, Yamamoto K, Harada R, Fukushima N, Hiata K, Okura Y, Arakawa K In vivo kinetics of HDL apo A-I and its mRNA levels in dietary induced hypercholesterolemic rabbits and WHHL rabbits (abstract) 9th International Symposium on Atherosclerosis, 1991, Rosemont, Ill, Abstraktbuch, Seite 23

12 Schaefer JR, Rader DJ, Gregg RE, Fairwell T, Zech LA, Kindt MR, Benson MD, Brewer HB Jr In vivo protein metabolism utilizing stable isotopes and mass spectrometry: a new approach to the study of mutant proteins in humans Trans Assoc Am Phy 1990; 103 187-194

13 Seftel HC, Baker SG, Sandler MP, Forman MB, Joffe BI, Mendelsohn D, Jenkins T, Mieny CJ A host of hypercholesterolaemic homozygotes in South Africa Br Med J 1980; 281 633-636

14 Sprecher DL, Schaefer EJ, Kent KM, Gregg RE, Zech LA, Hoeg JM, McManus B, Roberts WC, Brewer HB Jr Cardiovascular features of homozygous familial hypercholesterolemia: analysis of 16 patients. Am J Cardiol 1984; 54· 20-30

15 Streja D, Steiner G, Kwiterovich PO Plasma high density lipoproteins and ischemic heart disease· studies in a large kindred with familial hypercholesterolemia Ann Intern Med 1978; 89· 871-880

16 Utermann G, Hoppichler F, Dieplinger H, Seed M, Thompson G, Boerwinkle E Defects in the low density lipoprotein receptor gene affect lipoprotein (a) levels: multiplicative interaction of two gene loci associated with premature atherosclerosis Proc Natl Acad Sci USA 1989, 86 4171-4174

Clinical characterization and long term treatment of patients with hyperlipoproteinemia type III

A. Bimmermann, J. Schaper, E. Steinhagen-Thiessen, M. Kohlmeier, E. Köttgen

A. Bimmermann, J. Schaper, E. Steinhagen-Thiessen
Fettstoffwechselambulanz, Klinikum Rudolf Virchow, Freie Universität Berlin

M. Kohlmeier, E. Köttgen
Institut für Klinische Chemie und Biochemie, Klinikum Rudolf Virchow, Freie Universität Berlin

Abstract

In 835 patients with elevated lipid levels apolipoprotein E polymorphism was identified by using isoelectric focusing (method: M. KOHLMEIER et al.). The E 2 isoform was detected in 136 patients (male: 75, female: 61). This resulted in a frequency of 16.3 % in patients with elevated lipid levels. The apolipoprotein E 2/2 homozygosity was found in 28 patients (23 m, 5 f). Therefore, the apolipoprotein E2/2 phenotype is more present in men than in women. This may be due to a different expression of the hepatic B, E receptor in men and women. The 136 patients with hyperlipoproteinemia can be clinically characterized as follows:

age: min. 10, max. 85 years (44 ± 22 y)

HLP-signs: n = 22:
arcus corneae n = 11
xanthelasma n = 4
tendon xanthomata n = 8
palmar striae n = 8

other diseases: CHD n = 28
stenosis of the ae. carotes n = 15
peripheral artery disease n = 14
diabetes mellitus n = 25

Management of type III hyperlipoproteinemia involves remedying any obvious precipitating factors, such as obesity, diabetes mellitus or iatrogenic influences. In addition most patients will require therapy with a fibric acid derivate such as Fenofibrate Retard or Gemfibrozil. HMG-CoA-reductase inhibitors like Lovastatin or Simvastatin are sometimes useful, anion exchange resins aggravate the hypertriglyceridemia and should be avoided. Providing body weight can be controlled by diet, administration of one of these drugs, either alone or in combination, usually results in virtual normalization of elevated lipid levels, regression of the cutaneus xanthomata and amelioration of the ischaemic symptoms.

Klinischer Langzeitverlauf von Patienten mit Hyperlipoproteinämie Typ III

A. Bimmermann, J. Schaper, E. Steinhagen-Thiessen, M. Kohlmeier, E. Köttgen

A. Bimmermann, J. Schaper, E. Steinhagen-Thiessen
Fettstoffwechselambulanz, Klinikum Rudolf Virchow, Freie Universität Berlin

M. Kohlmeier, E. Köttgen
Institut für Klinische Chemie und Biochemie, Klinikum Rudolf Virchow, Freie Universität Berlin

Zusammenfassung

Bei 835 Patienten mit Hyperlipoproteinämie wurde der Apolipoprotein E-Polymorphismus mittels isoelektrischer Fokussierung bestimmt. Das E 2-Allel fand sich bei 136 Probanden, und zwar bei 75 Männern und 61 Frauen. Dies entspricht einer Häufigkeit von 16,3 % bei Patienten mit Fettstoffwechselstörungen. Eine E 2/2-Homozygotie war in 28 Fällen (23 Männer und 5 Frauen) nachweisbar. Somit sind Männer häufiger betroffen als Frauen. Als Ursache werden hormonelle Einflüsse, aber auch eine unterschiedliche Anzahl hepatischer B, E-Rezeptoren bei Männern und Frauen diskutiert. Die 136 Patienten mit HLP Typ III können klinisch wie folgt charakterisiert werden.

Alter: min. 10, max. 85 Jahre (44 ± 22 Jahre)

HLP-Zeichen n = 22:
arcus lipoides n = 11
Xanthelasmen n = 4
tendinöse Xanthome n = 8
Handlinienxanthome n = 8

KHK n = 28
Karotisplaque/Stenose n = 15
p-AVK n = 14
Diabetes mellitus n = 25

Der HLP Typ III ist durch Gewichtsreduktion, Diät und Lipidsenker, wie Fenofibrat retard bzw. Gemfibrozil und/oder Lovastatin bzw. Simvastatin, gut therapierbar, Anionenaustauscher erhöhen die Triglyzeride und sind deshalb zur Therapie nicht geeignet. Unter einer erfolgreichen Behandlung kommt es zu einer raschen Normalisierung der erhöhten Lipidparameter, zu einer weitgehend vollständigen Rückbildung der Xanthome und zu einer Regression der ischämischen Beschwerden (p-AVK, koronare Herzkrankheit).

Einleitung

Die Hyperlipoproteinämie (HLP) Typ III wurde erstmalig 1967 von Fredrickson beschrieben [8]. In der Lipoproteinelektrophorese stellen sich VLDL-Lipoproteine (Very low density lipoprotein) dar, die nicht wie üblich prä-β-Mobilität sondern β-Mobilität aufweisen. Diese abnormen VLDL werden als β-VLDL oder floating β-Lipoproteine bezeichnet. In der Elektrophorese verursachen sie eine breite β-Bande (broad β-disease) [8]. Havel und Kane [11] fanden 1973 in diesen β-VLDL eine hohe Apolipoprotein E-Konzentration. Zannis und Breslow [5] führten 1981 das noch heute gültige 3 Allel-Modell für Apolipoprotein E ein: E 2, E 3, E 4. Somit existieren sechs verschiedene Geno- bzw. Phänotypen: E 2/2, E 2/3, E 2/4, E 3/3, E 3/4, E 4/4.

1981 beschrieb Weisgraber [22] den biochemischen Defekt. Im Apolipoprotein E-Molekül, das 299 Aminosäuren (AS) aufweist, sind an den Positionen 112 und 158 die AS Arginin gegen die AS Cystein ausgetauscht, wobei E 2 zwei Cysteine, E 3 ein Cystein und 1 Arginin und E 4 zwei Arginine zeigen. Gregg und Brewer [16] charakterisierten die β-VLDL als Stoffwechselprodukte der Chylomikronen bzw. normaler VLDL. Infolge E 2 können die Chylomikronen- und VLDL-Remnants nicht regulär vom hepatischen Apo B, E-Rezeptor erkannt werden und akkumulieren als β-VLDL im Blut. Diese werden dann von den Makrophagen aufgenommen. Somit erklärt sich die hohe Gefäßwandaggressivität der HLP-Typ III [13] (Abb. 1).

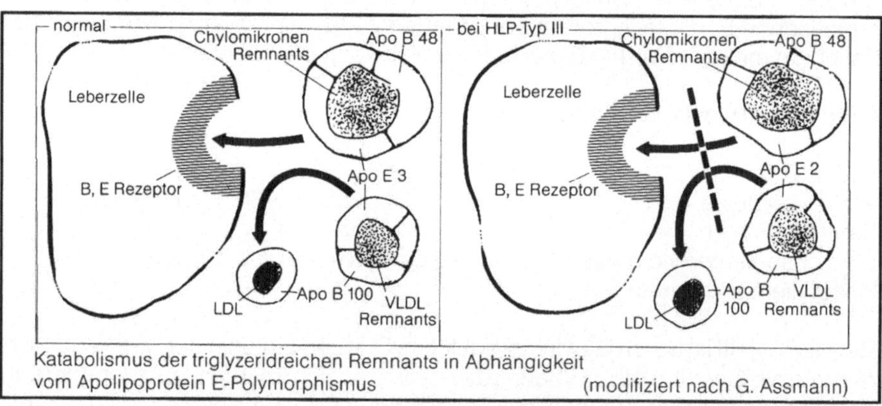

Abb. 1: Verminderte Bindung von Apolipoprotein E 2 an den hepatischen B, E-Rezeptor und Conversionsstörung von VLDL zu LDL: LDL-Cholesterinwerte sind daher bei HLP Typ III-Patienten normal oder niedrig [13].

Eigene Ergebnisse

Bei 835 Patienten mit Hyperlipoproteinämie wurde in einem Zeitraum von drei

Jahren (3,89 - 3,92) der Apolipoprotein E-Polymorphismus mittels isoelektrischer Fokussierung [12] bestimmt. Das E 2-Allel fand sich bei 136 Probanden, und zwar bei 75 Männern und 61 Frauen. Dies entspricht einer Häufigkeit von 16,3 % bei Patienten mit Fettstoffwechselstörungen. Eine E 2/2-Homozygotie war in 28 Fällen (23 Männer, 5 Frauen) nachweisbar (Tab. 1).
Somit sind Männer häufiger betroffen als Frauen. Als Ursachen der häufigeren Manifestation der Hyperlipoproteinämie Typ III bei Männern werden hormonelle Einflüsse und eine unterschiedliche Anzahl hepatischer B, E-Rezeptoren bei Männern und Frauen diskutiert [6, 13]. Die klinischen Daten der 136 Patienten mit HLP Typ III zeigt Tab. 2. Das mittlere Lebensalter der 136 Patienten betrug 44 ± 22 Jahre, das mittlere Körpergewicht 88 ± 15 kg und die mittlere Körpergröße 172 ± 11 cm. Äußere Lipidablagerungen fanden sich bei 22 Probanden. So fand sich ein arcus lipoides in 11 Fällen, Xanthelasmen in 4 Fällen, tendinöse Xanthome und Handlinienxanthome bei je 8 Patienten. Das Vorhandensein von Handlinienxanthomen ist pathognomonisch für die HLP Typ III [13].

Tab. 1: Apo E-Typisierung bei 835 Patienten mit Hyperlipoproteinämie.

n = 835 Patienten mit HLP typisiert		
E 2-Allel.		n = 136
	Männer	n = 75
	Frauen	n = 61
E 2/2 Homozygotie		n = 28
	Männer	n = 23
	Frauen	n = 5

Tab. 2: Klinische Daten der 136 Patienten mit Hyperlipoproteinämie Typ III (heterozygote: E 2/3, E 2/4 und homozygote: E 2/2).

Alter·	44 ± 22 Jahre (10 - 85 Jahre)
Gewicht·	88 ± 15 kg
Körpergröße.	172 ± 11 cm
Äußere HLP-Zeichen: n = 22:	arcus lipoides n = 11 Xanthelasmen n = 4 tendinose Xanthome n = 8 Handlinienxanthome n = 8 (Mehrfachnennung möglich)
Begleiterkrankungen.	koronare Herzkrankheit n = 28 Karotis (Interna/Externa)-stenose n = 15 periphere AVK n = 14 Diabetes mellitus n = 25

An Begleiterkrankungen fanden sich koronare Herzkrankheit (n = 28), Stenosierungen der extrakraniellen Hirngefäße (n = 15), periphere arterielle Verschlußkrankheit (p-AVK) (n = 14) und Diabetes mellitus (n = 25).

Fallbeispiele

Die folgenden sechs Fallbeispiele zeigen den klinischen Verlauf von Patienten mit HLP Typ III (homozygote und heterozygote). Sie zeigen, daß die Hyperlipoproteinämie Typ III erfolgreich behandelt werden kann durch:
1. Gewichtsreduktion,
2. Diät
3. Lipidsenker.

Fallbeispiel Nr. 1:
64jährige Patientin, Gewicht: 59 kg bei einer Körpergröße von 159 cm. Hyperlipoproteinämie Typ III bei Homozygotie: E 2/2. Handlinienxanthome und tuberöse Xanthome an den Ellenbogen. Periphere arterielle Verschlußkrankheit Stad. IIA nach Fontaine. Zuletzt Behandlung mit Diät und Gemfibrozil 1 350 mg/ Tag. Vollständige Rückbildung aller Xanthome innerhalb von zwei Jahren. Besserung der Claudicatio intermittens, nun Stad. I.

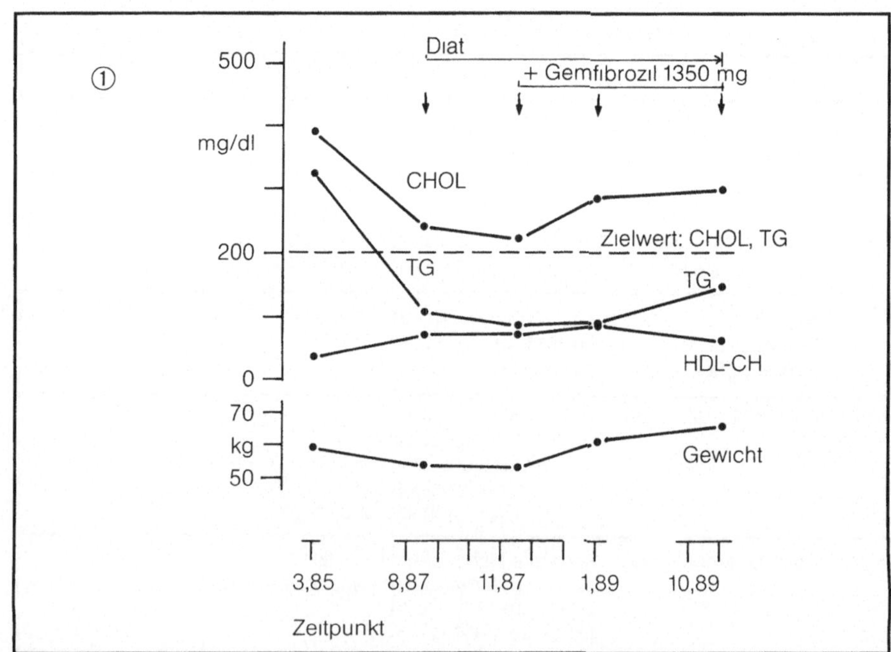

Fallbeispiel Nr. 2:
54jähriger Patient, Gewicht 87 kg bei einer Körpergröße von 171 cm. Hyperlipoproteinämie Typ III bei Heterozygotie: E 2/3. Zustand nach Myokardinfarkt. Keine äußeren HLP-Zeichen. Zuletzt Kombinationsbehandlung bestehend aus Fenofibrat retard 250 mg/Tag und Lovastatin 20 mg am Abend. Keine Nebenwirkungen unter dieser Therapie.

Fallbeispiel Nr. 3:
66jähriger Patient, Gewicht 108 kg bei einer Körpergröße von 182 cm. Hyperlipoproteinämie Typ III bei Heterozygotie: E 2/3. Zustand nach Myokardinfarkt. Keine äußeren HLP-Zeichen. Nach Absetzen von Colestyramin und Durchführung einer Diät weitgehende Normalisierung der Lipidparameter.

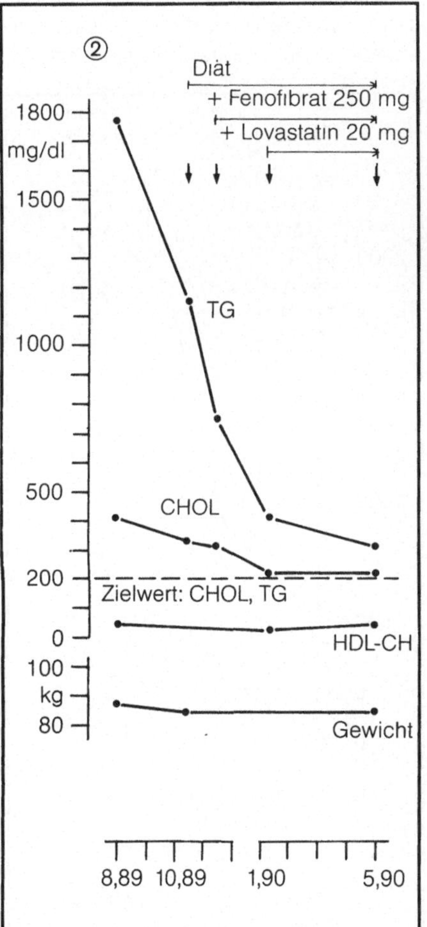

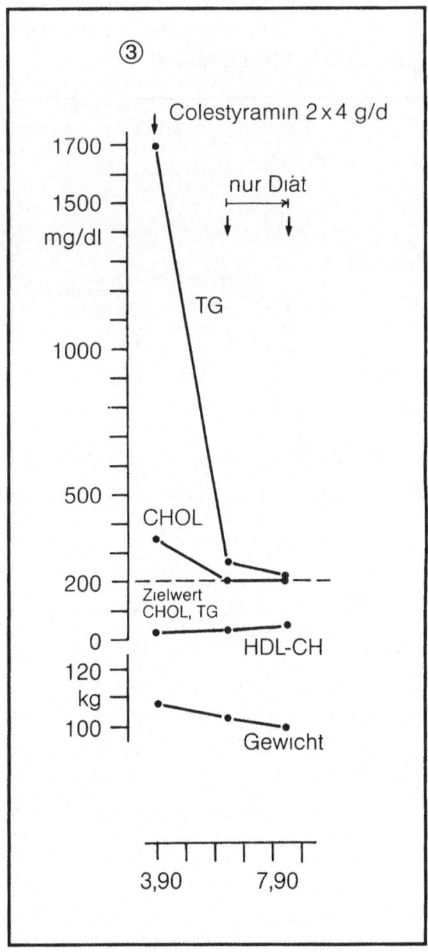

Fallbeispiel Nr. 4:
50jährige Patientin, Gewicht 88 kg bei einer Körpergröße von 165 cm. Hyperlipoproteinämie Typ III bei Heterozygotie: E 2/3. Keine äußeren HLP-Zeichen. Gute Reduktion von Cholesterin und Triglyzeriden unter Gewichtsreduktion und Diät. Wegen des noch erhöhten Cholesterins wurde Fenofibrat verordnet, das die Patientin jedoch wegen Kopfschmerzen absetzte. Durch die Gabe von Simvastatin (10 mg am Abend) sehr gute Cholesterinsenkung.

Fallbeispiel Nr. 5:
56jähriger Patient, Gewicht 85 kg bei einer Körpergröße von 174 cm. Hyperlipoproteinämie Typ III bei Heterozygotie: E 2/3. Keine äußeren HLP-Zeichen. Zuletzt Kombinationsbehandlung bestehend aus Fenofibrat retard 250 mg am Abend und Nikotinsäure (Xanthinol) 1 500 mg/Tag. Dem Patienten gelang keine Gewichtsreduktion. Der übermäßige Alkoholkonsum konnte nicht eingestellt werden. Letztlich Nichtansprechen auf lipidsenkende Therapie.

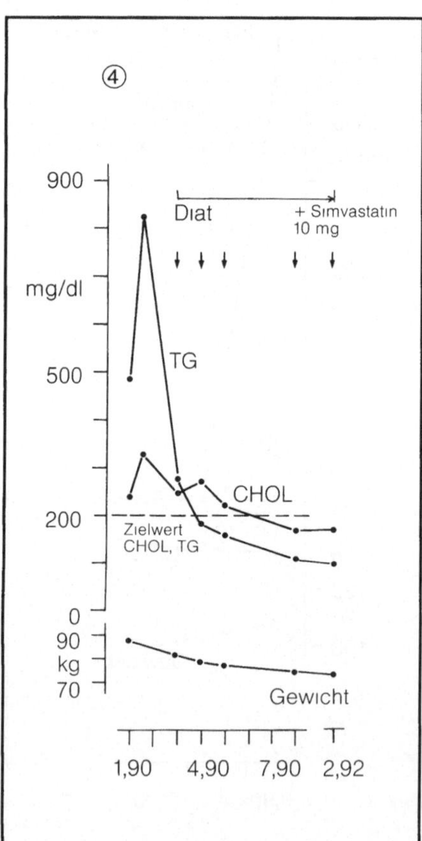

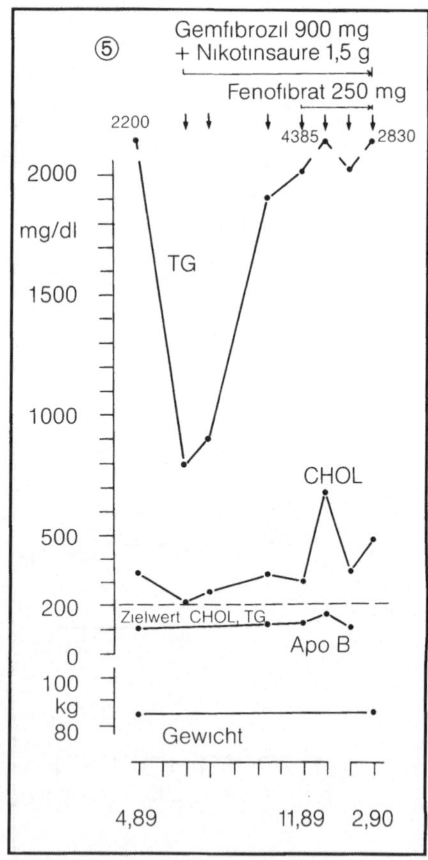

Fallbeispiel Nr. 6:
33jährige Patientin, Gewicht 55 kg bei einer Körpergröße von 157 cm.
HLP Typ III bei Homozygotie E 2/2.
Handlinienxanthome, keine Begleiterkrankungen. Nach Ernährungsumstellung und Therapie mit Gemfibrozil 900 mg/Tag Normalisierung der Cholesterinwerte, deutlicher Anstieg des HDL-Cholesterins und Rückgang der Triglyzeride.

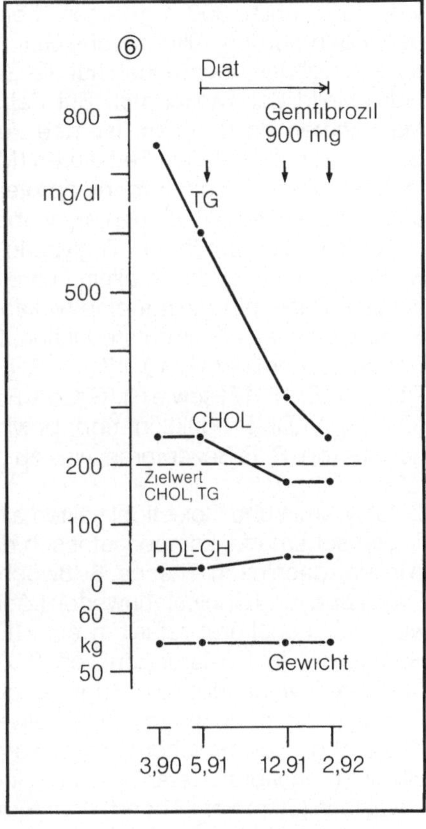

Diskussion

Wie die Fallbeispiele zeigen, ist die HLP Typ III durch Gewichtsreduktion, Diät und Lipidsenker gut beeinflußbar.
Die Korrektur bzw. Verringerung des Übergewichtes stellt eine wirksame Maßnahme zur Senkung erhöhter Triglyzeridwerte und in einem geringeren Ausmaß auch des erhöhten Cholesterinspiegels dar [6, 13, 14]. Die Gewichtsreduktion verbessert auch das Ansprechen erhöhter Serumlipide auf andere Therapieformen wie Diät und lipidsenkende Medikamente. Bei einer erneuten Gewichtszunahme können die Triglyzeride allerdings sehr schnell wieder ansteigen.
Eine kontinuierliche Diättherapie ist sicherzustellen, und alle Bemühungen sollten der dauerhaften Compliance des Patienten gelten. Die Kost sollte fettarm und fettmodifiziert sein. Der Fettgehalt der Nahrung sollte 30 % der täglichen Nährstoffzusammensetzung nicht überschreiten. Einfach und mehrfach ungesättigte Fettsäuren sollten bevorzugt werden. Die tägliche Cholesterinzu-

fuhr sollte unter 300 mg liegen. Leicht resorbierbare Kohlenhydrate sollten gemieden werden. Alkoholische Getränke sollten strikt gemieden werden. Allerdings zeigt das Ansprechen auf die Gewichtsreduktion und die Diät erhebliche individuelle Schwankungen. Bei Patienten, die ungenügend auf die obigen Maßnahmen ansprechen, ist eine zusätzliche Triglyzeridsenkung durch die Gabe von mittelkettigen Fettsäuren (MCT-Fett) als Streichfett zu erreichen.

Insgesamt spricht die Hyperlipoproteinämie Typ III gut auf Gewichtsreduktion und diätetische Maßnahmen an, wobei allerdings nur bei einer Minderheit der Patienten die erhöhten Triglyzerid- und Cholesterinspiegel durch Gewichtsreduktion und Diät allein ausreichend gesenkt werden können. Bei den meisten Patienten gelingt eine wirksame Behandlung vielmehr mit Hilfe einer Kombination aus Gewichtsreduktion, Diät, Fibratanaloga und/oder HMG-CoA-Reduktasehemmer [7, 10, 17, 18, 21].

Fibrate [15, 17, 18] sowie HMG-CoA-Reduktasehemmer [3, 4, 7, 10, 21] reduzieren die VLDL-Produktion und bewirken somit eine Erhöhung der Anzahl hepatischer B, E-Rezeptoren, was zu einer gesteigerten Lipoprotein-Clearance führt.

Colestyramin und Colestipol sollten allerdings nicht verordnet werden, weil die Austauscherharze kompensatorisch die VLDL-Produktion steigern [14].

Wir verordnen nach einer ca. 6 - 8wöchigen Diätphase bei immer noch erhöhten Triglyzerid- und Cholesterinwerten (Zielwert unter 200 mg/dl) zunächst ein Fibrat, wie z. B. Fenofibrat retard in einer Dosierung von 250 mg am Abend oder Gemfibrozil in Dosierungen von 2 x 450 bis 3 x 450 mg/Tag. Liegen die Cholesterinwerte und die Triglyzeridkonzentrationen im Serum unter dieser Therapie immer noch über den Zielwerten von 200 mg/dl für Cholesterin bzw. Triglyzeride, verabreichen wir eine Kombinationstherapie, bestehend aus einem Fibrat (Fenofibrat retard) und einem HMG-CoA-Reduktasehemmer wie Lovastatin (20 mg am Abend) oder Simvastatin (10 mg am Abend). Unter dieser Kombinationsbehandlung werden in der Literatur gehäuft Muskelschmerzen und Creatinphosphokinase(CPK)-Anstiege beschrieben [19], die wir bei unseren Patienten jedoch nicht beobachten konnten.

Unter einer erfolgreichen Behandlung kommt es zu einer raschen Normalisierung der erhöhten Lipidparameter, zu einer weitgehend vollständigen Rückbildung der Xanthome und zu einer Regression der ischämischen Beschwerden (p-AVK, koronare Herzkrankheit).

Literaturverzeichnis

1 Alberts AW, Chen J, Kuron G Mevinolin: A highly-potent competitive inhibitor of hydroxymethyl-glutaryl-coenzyme A reductase and a cholesterol-lowering agent Proc Natl Acad Sci USA 1980; 77: 3957-3961.

2 Baeyer von H, Bimmermann A, Hopfenmuller W, Schwerdtfeger R Die Cholesterintheorie des Myokardinfarktes In· Heinle H, Schulte H, Schaefer HE (Hrsg.) Arteriosklerotische Gefäßerkrankungen. Vieweg· Braunschweig 1992; 16-28

3 Baeyer von H, Schwaner I, Bimmermann A, Schwerdtfeger R, Gorenflo R, Witte B. Non-Steady State Kinetic der Lipoproteine· Mathematisches Modell und seine Anwendung. In: Assmann G, Betz E, Heinle H, Schulte H (Hrsg.). Koronare Herzkrankheit. Vieweg: Braunschweig 1991; 293-301.

4 Bilheimer DM, Grundy SM, Brown MS, Goldstein JL. Mevinolin and colestipol stimulate receptor mediated clearance of low density lipoprotein from plasma in familial hypercholesterolemia heterocygotes. Proc Natl Acad Sci USA 1983, 80. 4124-4128.

5 Breslow JL, Zannis VI, Sangiacomo TR. Studies of familial type III hyperlipoproteinemia using as a genetic marker of the apolipoprotein E phenotype E 2/E 2 J Lipid Res 1982, 23· 1224-1235.

6 Brown MS, Goldstein JL, Fredrickson DS Familial type 3 hyperlipoproteinemia (dysbetalipoproteinemia). In. Stanbury JB, Weingaarden JB, Fredrickson DS, Goldstein JL, Brown MS (eds.) The metabolic basis of inherited disease. Mc Grw Hill. New York 1983; 655-671.

7 East CA, Grundy SM, Bilheimer DW Preliminary report: treatment of type 3 hyperlipoproteinemia with mevinolin. Metabolism 1986, 35. 97-98.

8 Fredrickson DS, Levy RI, Lees RS. Fat transport in lipoproteins. An integrated approach to mechanism and disorders. N Engl J Med 1967, 276· 34ff

9 Grundy SM, Vega GL Influence of Mevinolin metabolism of low density lipoproteins in primary moderate hypercholesterolemia. J Lipid Res 1985, 26 1464-1475.

10 Grundy SM. HMG-CoA-reductase inhibitors for treatment of hypercholesterolemia N Engl J Med 1988, 319 24-33.

11 Havel RJ, Kane JP Primary dysbetalipoproteinemia Predominance of a specific apoprotein species in triglyceride rich lipoproteins. Proc Natl Acad Sci USA 1973, 70. 2015

12 Kohlmeier M, Drossel HJ, Kottgen E. Rapid simple method for the identification of apolipoprotein E isomorphic phenotype from whole serum Electrophoresis 1992, 13. 258-261

13 Lenken HJ, Assmann G, Buchwalsky R, Schulte H Association of apolipoprotein E polymorphism, low density lipoprotein cholesterol and coronary heart disease. Clin Chem 1986; 32· 778-781

14 Morganroth J, Levy RI, Fredrickson DS The biochemical, clinical and genetic features of type III hyperlipoproteinemia. Ann Intern Med 1975; 82· 158-174

15 Pascal M, Cao Danh H, Legendre C. Mechanism action of fenofibrate. New Data In Paoletti R (ed) Drugs affecting lipid metabolism Springer: Berlin 1987; 317-323

16 Schaefer EJ, Gregg RE, Ghiselli G, Brewer JR. Familial apolipoprotein E deficiency J Clin Invest 1986; 78 1206-1219.

17 Schwartzkopff W, Bimmermann A, Luley C, Klor HU Mechanism of action of gemfibrozil on the metabolism of triglyceride rich lipoproteins. In. Lenzi S, Descovich GC (eds) Atherosclerosis and cardiovascular diseases Editrice Compositori. Bologna 1987; Part B, Vol 3· 841-846

18 Schwartzkopff W, Bimmermann, A, Luley C, Klör HU. Mecanismo de accao de gemfibrozil sobre o metabolismo das lipoproteinas ricas em triglyceridos Atheroma 1987; 11 15-17

19 Tobert JA. Efficacy and long-term adverse effect pattern of lovastatin Am J Cardiol 1988; 62 28J-34J.

20 Utermann G, Kindermann I, Kaffarnik H, Steinmetz A Apolipoprotein E phenotypes and hyperlipidemia. Hum Genet 1984; 65: 232-236.

21 Vega GL, East CA, Grundy SM. Lovastatin therapy in familial dysbetalipoproteinemia effects of kinetics of apolipoprotein B Atherosclerosis 1988, 70 131-143.

22 Weisgraber KH, Rall SC, Mahley RW. Human E apoprotein heterogeneity J Biol Chem 1981, 256: 9077.

Clinical and animal experimental aspects of lipid metabolism disorders in erectile dysfunction

J. Aufenanger, R. Kattermann, K.-P. Jünemann, Ch. Persson-Jünemann, P. Alken, J. Pill

J. Aufenanger, R. Kattermann
Institut für Klinische Chemie, Klinische Fakultät Mannheim der Universität Heidelberg, Mannheim

K.-P. Jünemann, Ch. Persson-Jünemann, P. Alken
Urologische Klinik, Klinische Fakultät Mannheim der Universität Heidelberg, Mannheim

J. Pill
Boehringer Mannheim

Abstract

Toxic and hypoxic-ischemic disturbances are currently under discussion as possible reasons for the pathogenesis of non-psychogenically caused erectile dysfunction. We were interested in the role of an impaired lipid metabolism in patients with erectile dysfunction.
Lipid parameters and ultrastructural changes of the smooth muscles in the corpus cavernosum were investigated in patients with erectile dysfunction and, additionally, in hypercholesterolemic rabbits.
105 patients with erectile dysfunctions who underwent a complete impotence work-up were divided into three groups: psychogenic, vascular (arterio-cavernous and caverno-venous (non-responder in pharmacon testing)), and neurogenic erectile dysfunctions. The results from the lipoprotein analysis showed clear discriminations dependent on the pathogenesis of the erectile dysfunction. A marked increase of LDL and/or a decrease of HDL concentration was found in patients with vascular impotence (67 %) as compared to those with psychogenic and neurogenic erectile failure. On further classification, 45 % of the arteriogenic group and 84 % of the patients with caverno-venous insufficiencies exhibited disorders in lipoprotein metabolism.
Electronmicroscopic studies showed that hypercholesterolemia in rabbits could cause the same degenerative changes of the cavernous smooth muscle cells as could be found in men with vascularic impotence. The loss of cell contacts and of contractile myofilaments were also notable as was the appearence of nuclearpycnosis and the increase of connective tissue and collagen. An important finding was the loss of endothelial cells in the sinusoidal cavititis of the corpora cavernosa. The presence of these endothelial cells seems to be

important for the relaxation ability of the smooth muscle cells. Application of an antagonist of the thromboxan receptor, Daltroban, showed a remarkable decrease of the ultrastructural changes and a significant reduction of cholesterol in the corporal tissue.
The findings in animal experiments as well as the clinical results strongly support the hypothesis that disorders of lipid metabolism play a major role in the pathogenesis of vascular erectile dysfunction.

Klinische und tierexperimentelle Aspekte von Lipidstoffwechselstörungen bei der erektilen Dysfunktion

J. Aufenanger, R. Kattermann, K.-P. Jünemann, Ch. Persson-Jünemann, P. Alken, J. Pill

J. Aufenanger, R. Kattermann
Institut für Klinische Chemie, Klinische Fakultät Mannheim der Universität Heidelberg, Mannheim

K.-P. Jünemann, Ch. Persson-Jünemann, P. Alken
Urologische Klinik, Klinische Fakultät Mannheim der Universität Heidelberg, Mannheim

J. Pill
Boehringer Mannheim

Zusammenfassung

Toxische und hypoxisch-ischämische Situationen werden als mögliche Ursachen für die Pathogenese der organisch bedingten erektilen Dysfunktion diskutiert. Unser besonderes Interesse fokussierte sich auf die pathogenetische Rolle von Lipidstoffwechselstörungen bei Patienten mit erektiler Dysfunktion.
Parameter des Lipidstoffwechsels und ultrastrukturelle Veränderungen der kavernösen glatten Muskelzellen wurden sowohl bei Patienten mit erektiler Dysfunktion als auch bei hypercholesterinämischen Kaninchen untersucht. 105 Patienten wurden in einer zweijährigen Studie einer vollständigen Impotenzdiagnostik unterzogen und in drei Gruppen eingeteilt: psychogene, vaskuläre (arteriogene oder kavernös-insuffiziente mit Venenleckagen (Nonresponder im Pharmakontest)) und neurogene erektile Störungen. Die Lipoproteinanalytik ergab deutliche Unterschiede, von der diagnostizierten Pathogenese der erektilen Funktion abhängig. Bei der vaskulären Gruppe konnte gegenüber der psychogenen und neurogenen Gruppe eine deutlich erhöhte Low density lipoprotein(LDL)- und/oder eine verminderte High density lipoprotein(HDL)-Konzentration beobachtet werden (67 %). Bei weiterer Klassifizierung zeigten 45 % der arteriogenen Gruppe und 84 % der kavernös-insuffizienten Patienten eine Störung im Lipoproteinmetabolismus.
Mittels elektronenmikroskopischer Untersuchungen konnte gezeigt werden, daß die Hypercholesterinämie im Kaninchenmodell die gleichen Degenerationen der kavernösen glatten Muskelzellen hervorruft, wie sie bei vaskulär impotenten Männer gefunden wurden. Besonders auffällig waren der Verlust von Zellkontaktstrukturen und kontraktilen Myofilamenten, das Vorkommen von

Zellkernpyknosen und eine Zunahme von Bindegewebe und Kollagen. Ein weiterer bedeutender Befund war der Verlust der endothelialen Auskleidung der sinusoidalen Hohlräume der Corpora cavernosa, welcher in direktem Zusammenhang mit der Relaxation der glatten Muskulatur der Corpora cavernosa zu stehen scheint. Untersuchungen mit dem Thromboxan-A_2-Rezeptorantagonisten Daltroban zeigten eine deutliche Rückbildung der ultrastrukturellen Veränderungen und eine signifikante Reduktion von Cholesterin im korporalen Gewebe. Die klinischen Ergebnisse implizieren zumindest eine Korrelation zwischen Lipidstoffwechselstörung und vaskulärer erektiver Dysfunktion. In Übereinstimmung der klinischen Ergebnisse und der Tierexperimente läßt sich jedoch mit hoher Wahrscheinlichkeit ableiten, daß Lipidstoffwechselstörungen eine größere Rolle in der Pathogenese der vaskulären Impotenz spielen.

Einleitung

Der Umgang mit dem impotenten Patienten bzw. seinem Problem erfordert, neben der üblichen Sachkompetenz, ein umfangreiches Wissen über die Pathophysiologie und die pathogenetischen Faktoren, die zur Erektionsstörung führen können. Dabei hat sich die prinzipielle Unterteilung in die beiden Hauptformen, die „organischen" und „nichtorganischen" bzw. psychogenen Erektionsstörungen bewährt. Ca. 70 % bis 80 % der Patienten weisen organisch bedingte Störungen auf. Diese werden weiter in „vaskuläre" (entspr. der neurogenen) und „nichtvaskuläre" Erektionsstörungen eingeteilt. Letztere machen den größten Anteil der organisch bedingten Erektionsstörungen aus (80 bis 90 %) und lassen sich weiter in arteriogene, venöse und kavernöse Impotenzen unterteilen. Neben der ätiologischen Klassifikation spielen Risikofaktoren, die zur Manifestation einer Erektionsstörung beitragen können, eine für die Klinik bedeutende Rolle. Im Vordergrund stehen bekanntermaßen Diabetes mellitus, Hypertonie, Niereninsuffizienz, Alkoholismus und Nikotinabusus. Aber auch die Hypercholesterinämie und andere metabolische Veränderungen des Lipidstoffwechsels gelten seit Bouilly und Virag [4] als ernst zu nehmende prädisponierende Faktoren. Hebrang et al. [6] berichten bei 43 % der diagnostizierten impotenten Männer über Lipidstoffwechselstörungen. Hinsichtlich des Auftretens und der Pathogenese von Lipidstoffwechselstörungen und Erektionsstörungen ist wenig bekannt. Der Effekt auf die Schwellkörpermuskulatur ist unbekannt. Deshalb wurde der Einfluß einer diätetisch induzierten Hyperlipidämie auf das erektile Gewebe am Modell des cholesterinreich gefütterten Kaninchens untersucht. Klassische Lipidsenker haben als unerwünschten Nebeneffekt häufig eine erektile Dysfunktion zur Folge, so daß in dieser Untersuchungsreihe die Wirkung eines möglichen Antiatherosklerotikums, des Thromboxan-A_2-Rezeptorantagonisten Daltroban, mituntersucht wurde [9]. Folgende Fragen galt es zu beantworten:

1. Gibt es einen Zusammenhang zwischen Impotenz und Lipidstoffwechselstörung?
2. Führt die Hyperlipidämie zu pathologischen Veränderungen in der Schwellkörperstruktur?
3. Inwieweit sind die möglicherweise auftretenden Alterationen durch den Einsatz eines Thromboxan-A_2-Rezeptorantagonisten zu verhindern?

Material und Methode

105 Patienten wurden in einer zweijährigen Studie einer vollständigen Impotenzdiagnostik (penile Pharmako-Duplexsonographie, SKAT (Schwellkörperautoinjektionstherapie), Röntgen des Schwellkörpers, Kavernosometrie und -graphie) unterzogen und in drei Gruppen eingeteilt: psychogene, vaskuläre (arteriogene oder kavernös-insuffiziente mit Venenleckagen (Nonresponder im Papaverin/Phentolamintest)) und neurogene erektile Störungen. Bei allen Patienten wurde neben den allgemeinen laborchemischen Parametern ein kompletter endokrinologischer Status und ein Lipidstatus erhoben.
12 männliche White New Zealand(WNZ)-Kaninchen wurden 96 Tage mit einer 0,5 % cholesterinangereicherten Diät ad libidum ernährt. Gruppe I (n = 6) erhielt keine weiteren Zusätze, Gruppe II (n = 6) bekam zusätzlich über die gesamte Zeit Daltroban (25 mg/kg KG). Eine dritte Gruppe (n = 6) diente als Kontrolle bei normaler cholesterinarmer Diät. Anschließend wurden die Tiere getötet und der gesamte Penis mit seinen beiden Crurae herauspräpariert. Zur weiteren Aufarbeitung und Bestimmung des Lipidgehaltes sowie der anschließenden Elektronenmikroskopie (EM) wurden sowohl von der Penisbasis als auch von der Penisspitze größere Schwellkörper (12.06.92 Biopsate) entnommen. Zur Bestimmung des Lipidgehaltes wurden 100 mg (Naßgewicht) des Schwellkörpergewebes nach Bligh und Dyer extrahiert und anschließend mit enzymatischen Methoden der Cholesterin-, Triglyzerid- und Lezithingehalt bestimmt.

Ergebnisse

Klinische Untersuchungen:
Die Lipoproteinanalytik ergab bei den Patienten deutliche, von der diagnostizierten Ätiologie der erektilen Dysfunktion abhängige Unterschiede (Abb. 1). Die psychogene Gruppe wies in allen Lipidfraktionen normale Werte auf. Bei der vaskulären (arteriell, kavernös) Gruppe konnte eine deutlich erhöhte LDL- und /oder eine verminderte HDL-Konzentration beobachtet werden (67 %). Am ausgeprägtesten waren die Unterschiede in der Gruppe der kavernös Impotenten, deren LDL-Cholesterin mit 178 mg/dl und Gesamtcholesterin mit 254 mg/dl gegenüber der psychogenen Gruppe signifikant ($p < 0{,}001$) erhöht war. Eine weitergehende Analyse der Einzelbefunde zeigte, daß in der Gruppe der kavernös-insuffizienten Impotenten 84 % der Patienten eine Hyper-

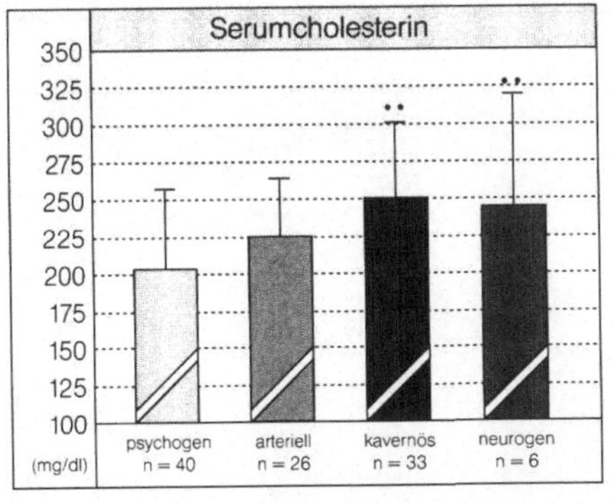

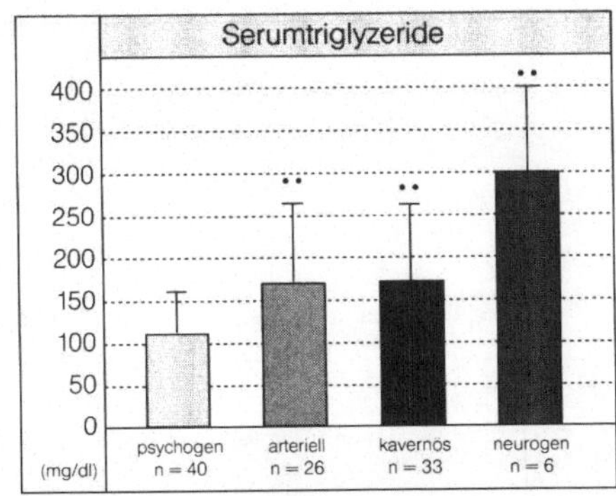

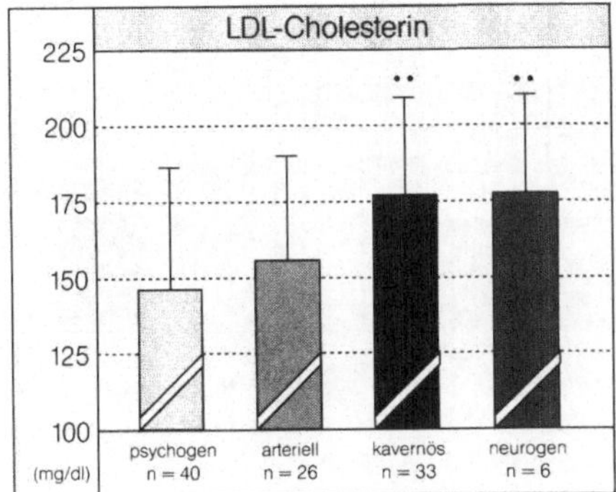

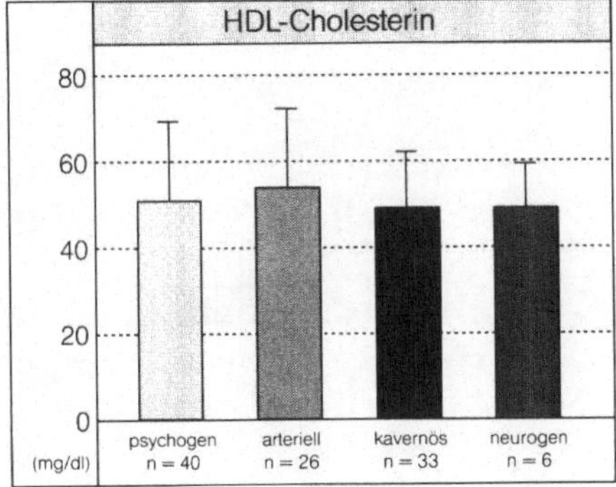

Abb. 1: Serumlipidfraktionen bei Patienten mit unterschiedlichen Typen der erektilen Dysfunktion; ** $p < 0{,}01$ bezogen auf die psychogene Gruppe.

lipoproteinämie aufwiesen, in der arteriogenen Gruppe zeigten 45 % eine pathologische Befundkonstellation.

Biochemische Untersuchungen am Schwellkörpergewebe:
Die Schwellkörperextraktionen der drei Untersuchungsgruppen zeigten markante, teils signifikante Unterschiede in den verschiedenen Lipidfraktionen (Abb. 2). In der cholesterinreich ernährten Gruppe (Gruppe I) ohne weitere Zusätze lagen die Gewebecholesterinwerte im Mittel bei 1,94 µg/mg Naßgewicht. Im Gegensatz dazu zeigten die mit gleicher Diät ernährten Kaninchen bei zusätzlicher Behandlung mit Daltroban (Gruppe II) eine um 36 % geringere Cholesterinkonzentration in dem glattmuskulären Gewebe der Corpora cavernosa; sie lag jedoch deutlich höher als in der Kontrollgruppe (Gruppe III), die mit normaler Diät ernährt wurde. Bei den Triglyzeridkonzentrationen fanden sich in den einzelnen Gruppen ähnliche Verhältnisse (Abb. 2). Der Lezithingehalt des Schwellkörpergewebes war in den einzelnen Gruppen nicht mehr signifikant unterschiedlich.

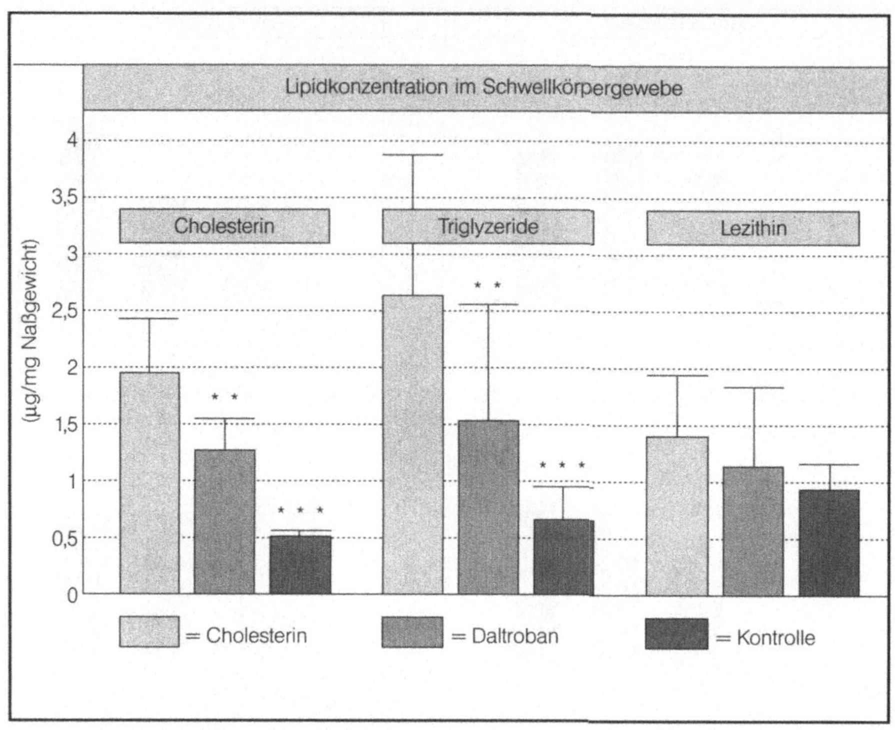

Abb. 2: Lipidgewebekonzentration [µg/mg Naßgewicht] im Corpus cavernosum bei drei unterschiedlichen Kaninchengruppen. Das Verhältnis von Cholesterin und Lezithin ist in den einzelnen Gruppen deutlich verändert; * $p < 0,05$; ** $p < 0,01$; *** $p < 0,001$.
Gruppe I: cholesterinreiche Diät
Gruppe II: cholesterinreiche Diät plus Daltroban
Gruppe III: Kontrollgruppe

Licht- und elektronenmikroskopische Untersuchungen:
Bereits die lichtmikroskopische Beurteilung der Semidünnschnittpräparate der penilen Biopsate zeigte deutliche Unterschiede zwischen den einzelnen Ernährungsgruppen. Die Gruppe I mit cholesterinreicher Diät zeigte im Vergleich zu den beiden anderen Ernährungsgruppen eine merkliche Rarefizierung der glatten Muskelzellverbände in den Schwellkörpern. In der Penisspitze waren kaum noch glattmuskuläre Zellverbände nachweisbar. Zusätzlich fanden sich in allen Penisschwellkörperabschnitten starke Fettablagerungen an bzw. zwischen den glatten Muskelzellverbänden sowie eine deutliche Schaumzellenzunahme von der Penisspitze zur Peniswurzel hin (Abb. 3a).
Bei der mit Daltroban behandelten Gruppe (Gruppe II) waren deutlich weniger

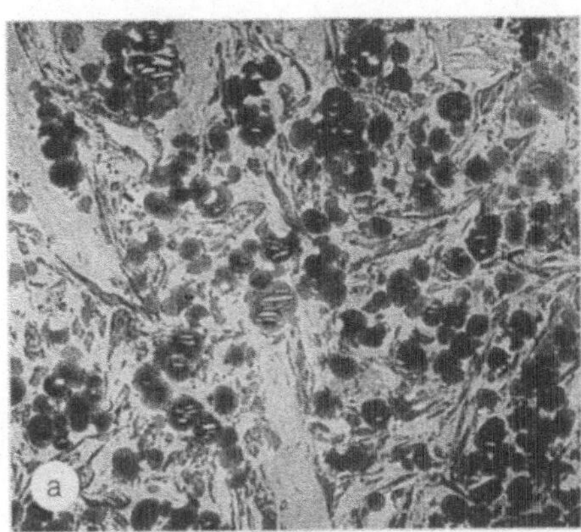

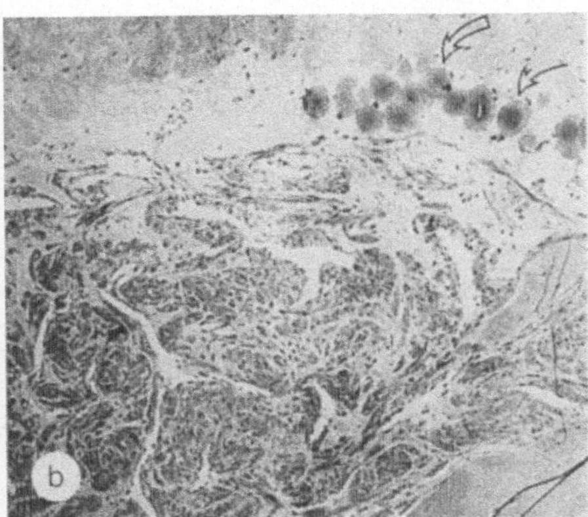

Abb. 3a: Cholesterinreiche Diät plus Trinkwasser (Gruppe I): Rarefizierung der glatten Muskelzellverbände im proximalen Schwellkörperanteil. Ausgedehnte Fetteinlagerungen in allen Schwellkörperabschnitten.
Abb. 3b: Cholesterinreiche Diät plus Daltroban (Gruppe II): Kompaktere glatte Muskelzellverbände; in vielen Abschnitten regelrecht erscheinende Schwellkörperarchitektur; deutlich geringere Fetteinlagerungen.

Fettablagerungen nachzuweisen (Abb. 3 b). In allen Abschnitten des Penis waren noch glatte Muskelzellverbände nachweisbar, so auch in der Penisspitze; die glatte Muskelzellarchitektur erschien im Vergleich zu der Gruppe I deutlich kompakter. Es fanden sich auch hier zahlreiche Schaumzellen in allen Abschnitten.

In der Kontrollgruppe (Gruppe III) fand sich eine normal aufgebaute Gewebekonfiguration mit dichten Zellverbänden aus glatten Muskelzellen, die von der Peniswurzel zur Penisspitze hin langsam abnahmen. Zeichen von Fettablagerungen waren nicht vorhanden.

Die elektronenmikroskopischen Untersuchungen führten zu einer detaillierten Analyse der ultrastrukturellen Unterschiede bzw. Veränderungen zwischen den Kontrollkaninchen und denen, die mit cholesterinreicher Diät ernährt worden waren. In der Kontrollgruppe fand sich ein regelrecht aufgebautes, dreidimensionales Netzwerk des kavernösen Gewebes in allen untersuchten Biopsaten. Bündel zusammengehöriger glatter Muskelzellen mit dichtgepackten Myofilamenten waren eingebettet in bindegewebige Gewebestränge (Abb. 4a). Diese glatten Muskelzellen wiesen einen zentral gelegenen, ovalen Zellkern mit homogen verteiltem Chomatin auf. Die einzelnen Muskelzellen wurden von einer vollständig intakten Zellmembran begrenzt, und benachbarte Muskelzellen standen über Membranverbindungen (gap junctions) in direktem Kontakt zueinander. Das trabekuläre Grundgerüst wurde allseits von zusammenfließenden sinusoidalen Hohlräumen mit kompletter endothelialer

Abb. 4a: Kaninchen, Kontrollgruppe (Gruppe III): Regelrecht aufgebautes, dreidimensionales Netzwerk, bestehend aus glatten Muskelzellen (GMZ), eingebettet in bindegewebige Gewebestränge (BW). Einzelne Endothelzellen (EZ) sitzen einer kompletten Basalmembran auf (Pfeile). SH = sinusoidaler Hohlraum.

Abb. 4b: Kaninchen, cholesterinreiche Diät (Gruppe I): Ähnliche Befunde wie bei der humanen vaskulären Impotenz (Abb. 4 f): Degenerative Rarefizierung glatter Muskelzellen (GMZ) und bindegewebiger Ersatz durch Kollagen (K); Zellseparation mit Verlust der Zellmembrankontakte; N = Nukleus.

Abb. 4c: Kaninchen, cholesterinreiche Diät (Gruppe I): Ausgefranste Zellkerne (N) als Resultat der Zelldestruktionen. Fetteinschlüsse (F), hier den Nukleus (N) imprimierend.

Abb. 4d: Kaninchen, cholesterinreiche Diät (Gruppe I): Ausgedehnte glattmuskuläre Zelldestruktionen mit vollständigem Untergang der glatten Muskelzellen (GMZ); Fetteinschlüsse (F) in der untergegangenen GMZ.

Abb. 4e: Patient mit einer nichtvaskulären Impotenz: Bündel von glatten Muskelzellen (GMZ) mit reichlich Zellkontakten, einem regelrechten Nukleus.

Abb. 4f: Patient mit einer hochgradigen vaskulären Impotenz: Reduktion bis kompletter Verlust der glatten Muskelzellen; deutliche Zunahme von Bindegewebe zwischen den Muskelzellen; Zellkerne polymorph mit verdichtetem Chromatin (vgl. auch Abb. 4b).

Auskleidung begrenzt. Die langgestreckten Endothelzellen lagen auf einer intakten Basalmembran (Abb. 4a).

Die elektronenmikroskopischen Untersuchungen der beiden cholesterinreich ernährten Tiergruppen zeigten ähnliche Befunde: Es fand eine vollständige Umverteilung der ultramorphologischen Elemente mit Abnahme der glatten Muskelzellen und deren Ersatz durch Bindegewebe und reichlich Kollagen statt (Abb. 4b). Der bindegewebige Ersatz führte einerseits zu einer Zellseparation, andererseits zeigten die glatten Muskelzellen eine irreguläre Zellkontur mit Fragmentation bis hin zum vollständigen Verlust der Zellmembran. Beide Veränderungen führten zu einer Abnahme der Zellmembrankontakte. Die intrazellulären Veränderungen umfaßten den zytoplastischen Verlust der kontraktilen Myofilamente, der Zellkern nahm eine ausgefranste Gestalt mit uneinheitlich verteiltem Chromatin an. Die Zelldestruktionen waren teilweise so ausgeprägt, daß es zu einem nahezu vollständigen Verlust der Muskelzelle gekommen war (Abb. 4d). Einzelne Fetteinschlüsse waren innerhalb glatter Muskelzellen in unmittelbarer Nähe des Zellkerns zu finden, die diesen imprimierten (Abb. 4c). Die mit Daltroban behandelte Tiergruppe zeigte als einzigen Unterschied, wenn auch nur noch vereinzelt nachzuweisen, „gap junctions" zwischen den einzelnen Muskelzellverbänden.

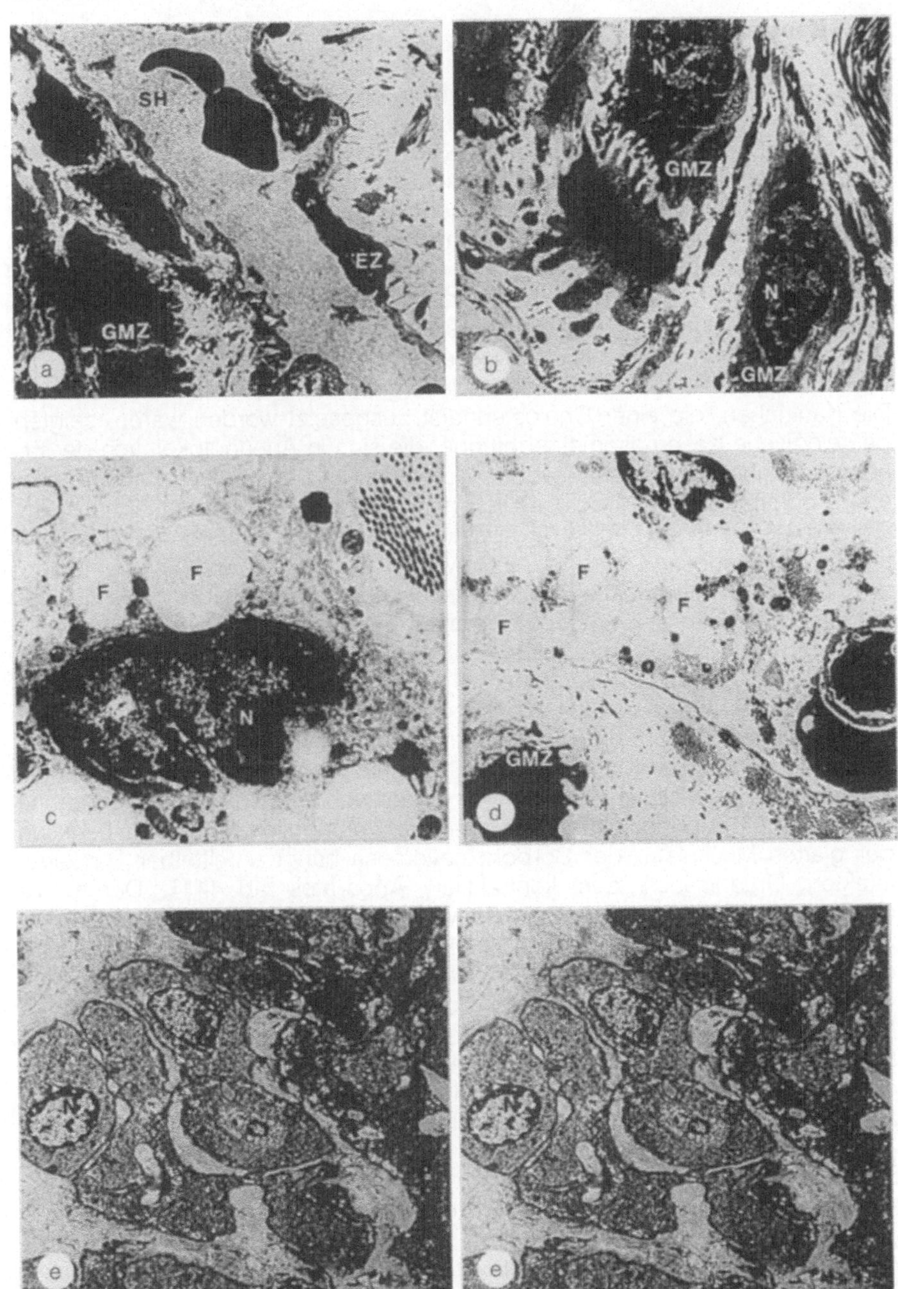
SH
EZ
GMZ
a
N
K
GMZ
N
b
GMZ
F
F
N
c
F
F
F
GMZ
d
N
e
N
e

Diskussion

Der Einfluß einer Hypercholesterinämie bzw. einer Hyperlipidämie auf die glatte Muskulatur der Schwellkörper war bisher noch nicht untersucht worden. Die einzig verfügbaren Daten sind klinischer Art, die je nach Untersucher eine mehr oder minder enge Korrelation zwischen Hyperlipidämien und erektiler Dysfunktion herstellen [6, 12]. Um eine genauere Einsicht in die Pathogenese der cholesterininduzierten Impotenz zu erhalten, wurde auf ein anerkanntes Tiermodell, das Kaninchen, zurückgegriffen, von dem bekannt war, daß eine diätetisch induzierte Hypercholesterinämie die gleichen intraarteriellen Plaqueformationen hervorruft, wie man sie beim Arteriosklerotiker findet. Azadzoi et al. [2] hatten über den Einfluß einer cholesterinreichen Diät auf die Kavernosographie- und Kavernosometrieergebnisse am Kaninchen berichtet. Die Kaninchen, die einer Cholesterindiät ausgesetzt worden waren, zeigten pathologische Kavernosometriebefunde, die sich in Abhängigkeit von der Ernährungsdauer kontinuierlich verschlechterten. Im Endstadium, nach 16 Wochen, diagnostizierten sie zusätzlich noch pathologische Venenabflüsse im Sinne eines „venösen Lecks". Die pathophysiologische Erklärung für das Auftreten einer „venösen Leckage" mußte weiter hypothetisch und unklar bleiben, da es sich um rein funktionelle Untersuchungen gehandelt hatte und jeder pathomorphologische Bezugspunkt fehlte.

Die Erklärung für das Auftreten einer „venösen Leckage" unter cholesterinreicher Ernährung wird durch die vorgestellten Untersuchungen gegeben. Die glatten Muskelzellverbände der Kaninchenschwellkörper bei den cholesterinreich ernährten Gruppen waren vorrangig durch Bindegewebe ersetzt worden, die umgebende Zellmembran teilweise bis hin zum vollständigen Verlust fragmentiert. Interzelluläre Zellkontakte gingen verloren, so daß eine geregelte interzelluläre Erregungsleitung erschwert bzw. unmöglich wurde. Die Funktion der glatten Muskulatur der Corpora cavernosa hängt unmittelbar von einer intakten Organisation des kontraktilen Apparates ab [11]. Durch die ultrastrukturelle Umwandlung der Schwellkörperarchitektur mit einem derart ausgeprägten Verlust glatter Muskelzellen wird diese Organisation durchbrochen, eine koordinierte Relaxation des Schwellkörpergewebes geht verloren. Vergleichbare ultramorphologische Veränderungen der glatten Muskelzelle sind am Irismuskel bei Diabetikern beschrieben worden [5].

Die intrazellulären Veränderungen mit Zellkerndeformierungen und Chromatinverdichtungen deuten auf eine schwerwiegende Erkrankung der Muskelzelle hin und belegen den strukturschädigenden Effekt des Cholesterins auf die Zelle.

Ein weiterer bedeutungsvoller Befund ist der Verlust der endothelialen Auskleidung der sinusoidalen Hohlräume der Corpora cavernosa. Wie erste Ergebnisse von Saenz de Tejada et al. [10] gezeigt haben, wird die azetylcholininduzierte glattmuskuläre Relaxation der Schwellkörper über einen vom Endothel freigegebenen Transmitterstoff, den „Endothelial-Derived Relaxing-

Factor" (EDRF) übertragen [1]. Die Fragmentation oder der Verlust des Endothels könnte so zum Relaxationsverlust beitragen. In Analogie zu dieser These konnten AZADZOI und SAENZ DE TEJADA [3] den cholesterintoxischen Effekt auf die EDRF-abhängige glattmuskuläre Relaxation der Corpora cavernosa am Kaninchen nachweisen. Eine Gegenüberstellung dieser Arbeit mit den beschriebenen ultramorphologischen Befunden führt zu dem Schluß, daß der fehlende EDRF-Effekt auf einem cholesterininduzierten Endotheluntergang der kavernösen Ultrastruktur beruht.

Überraschenderweise zeigten die elektronenmikroskopischen Untersuchungen der beiden cholesterinreich ernährten Kaninchengruppen ähnliche ultramorphologische Veränderungen des erektilen Gewebes, wie es zuvor von PERSSON et al. [8] bei impotenten Männern beschrieben worden war (Abb. 4e, f). Sie berichteten über die ultrastrukturellen Veränderungen menschlichen Schwellkörpergewebes von klinisch als arteriogen eingestuften impotenten Patienten im Vergleich zu einem psychogenen bzw. neurogenen Kontrollkollektiv. Die bei allen Patienten entnommenen und elektronenmikroskopisch untersuchten Schwellkörperbiopsien zeigten, daß sich mit dem Grad der arteriogenen Erektionsstörung zunehmend intra- und extrazelluläre Veränderungen im erektilen Gewebe fanden. Die Schwellkörperarchitektur der Patienten mit nichtvaskulärer Erektionsstörung (Kontrollgruppe) zeigte ein einheitliches, dreidimensionales Netzwerk, bestehend aus Bindegewebe mit Bündeln glatter Muskelfasern und reichlich interzellulären Membranverbindungen. Das Patientenkollektiv mit mäßiggradig ausgebildeter arterieller Impotenz, die SKAT-Responder, zeigten ausschließlich intrazelluläre Veränderungen von Myofilamenten. Bei schwerwiegender bzw. hochgradiger arteriogener Impotenz wurde eine komplette Veränderung der Ultramorphologie mit Reduktion glatter Muskelzellen und Bindegewebsersatz nachgewiesen. Ausgeprägte Endothelalterationen sowie der Verlust der interzellulären Kontakte durch bindegewebigen Umbau der glatten Schwellkörpermuskulatur waren die markantesten Zeichen der sogenannten „arteriogenen Impotenz".

Fetteinschlüsse in die glatte Schwellkörpermuskulatur wurden kürzlich auch beim Menschen beschrieben [7], was auf eine hohe Lipidkonzentration im Gewebe hindeutet. Um so verwunderlicher waren die Ergebnisse der Semidünnschnitte, die bei gleichartigen ultramorphologischen Veränderungen der Schwellkörpermuskulatur in den beiden Kaninchengruppen mit Hypercholesterinämie (Gruppe I und II) markante Unterschiede in der Fetteinlagerungstendenz offenbarten. Die Kaninchen, die zusätzlich mit Daltroban behandelt worden waren, wiesen deutlich geringere Fetttröpfcheninkorporationen auf als die nicht behandelten Tiere. Vergleichbare Ergebnisse über den protektiven Effekt dieses Thomboxan-A_2-Rezeptorantagonisten wurden von PILL et al. [9] an der Aorta von Kaninchen beschrieben, die zu einer Reduktion der Plaqueausdehnung und Protrusion der Arterienwand führten.

Durch die Übereinstimmung der klinischen Ergebnisse und der Tierexperimente läßt sich mit hoher Wahrscheinlichkeit ableiten, daß Lipidstoffwechselstörungen eine größere Rolle in der Pathogenese der vaskulären Impotenz spielen. Die Hypercholesterinämie führt zur glattmuskulären Schwellkörperdegeneration mit Endothelverlust. Die erstmals vorliegenden pathomorphologischen Befunde, die durch ihre Vergleichbarkeit mit den EM-Untersuchungen am Menschen darauf hindeuten, daß hier ein chronisches Modell existiert, mit dem Langzeiteinflüsse zur erektilen Dysfunktion sinnvoll überprüft werden können, haben gezeigt, daß das glattmuskuläre Schwellkörpergewebe sehr empfindlich auf eine Cholesterinerhöhung reagiert. Bei der geringen Signifikanz der Unterschiede der Lipide im Gewebe war der EM-Befund aussagekräftiger. Der Einsatz eines Thomboxan-A_2-Rezeptorantagonisten zeigte einen protektiven Einfluß auf die pathologischen Fetteinlagerungen. Es handelt sich möglicherweise um einen zumindest teilweise reversiblen Mechanismus, bei dem der Einsatz von Thromboxan-A_2-Rezeptorantagonisten für künftige Behandlungsstrategien von Bedeutung sein könnte.

Literaturverzeichnis

1 Andersson KE, Holmquist F Mechanisms for contraction and relaxation of human penile smooth muscle Int J Impotence Res 1990, 2 209-225

2 Azadzoi K, Saenz De Tejda I, Goldstein I, Krane RJ Atherosclerosis and high cholesterol diet induce corporal veno-occlusive dysfunction. In Proceedings: Sixth biennial international symposium for corpus cavernosum revascularization Third biennial World Meeting on Impotence. Boston 1988, Abstract 17.

3 Azadzoi K, Saenz de Tejada I. Inhibition of endothelium-dependent relaxation by hypercholesterolemia in rabbit corpus cavernosum smooth muscle. J Urol 1991; 145· 230A.

4 Bouilly P, Virag R Results of a comparative study of impotence incidence on the occasion of a medical examination and the incidence of arterial risk factors in a series of impotent subjects In Virag R, Virag H (eds) Proceedings of the first World-Meeting of Impotence Editions du CERI, Paris 1984, 23-28

5 Ishikawa S, Thouria B, Shegekazu U, Mukuno K Electron-microscopic study of iris nerves and muscles in diabetes Ophthalmologica 1985, 191 172-183

6 Hebrang A, Vrhovski D, Vidakovic A, Subic N The correlation of angiographic findings and atherosclerotic risk factors in vascular impotence Pre-congress teaching session, 16 06 1986 Second World Meeting of Impotence Prag 1986, Abstract 10 10

7 Mersdorf A, Diederichs W, Lue TF, Jonas D Die ultrastrukturelle Pathologie des impotenten Corpus cavernosum Ein Report über 65 Patienten Urologe A 1990, 29 100

8 Persson-Junemann C, Diedrichs W, Lue TF et al Correlation of altered penile ultrastructure with clinical arterial evaluation J Urol 1989, 142 1462-1468

9 Pill J, Wolf O, Schmelz A, Stegmeier K, Metz J Investigations of the antiatherosclerotic effect of the thromboxane A_2-receptor antagonist Daltroban Z Kardiol 1990, 79 155-160

10 Saenz de Tejada I, Goldstein I, Azadzoi K, Krane RJ, Cohen RA Impaired neurogenic and endothelium-mediated relaxation of penile smooth muscle from diabetic men with impotence N Engl J Med 1989, 320 1025-1030

11 Shoenberg CF, Needham DM. A study of the mechanism of contraction in vertebrate smooth muscle Biol Rev 1976, 51· 53

12 Virag R, Bouilly P, Frydman D Is impotence an arterial disorder? A study of arterial risk factors in 440 impotent men. Lancet 1985, I· 181-184

The influence of duration and pressure on the acute results of percutaneous transluminal coronary angioplasty in patients with stenosing coronary arteriosclerosis

M. Hasfeld, G. Gerighausen, S. Kerber, C. Fechtrup, U. Karbenn, G. Breithardt

Medizinische Klinik und Poliklinik C (Kardiologie und Angiologie) und Institut für Arterioskleroseforschung, Westfälische Wilhelms-Universität Münster

Abstract

Only retrospective analyses on the effects of different inflation times and pressures in PTCA exist. Thus, a prospective study was designed to assess the effect of different durations and pressures of balloon inflation on the acute results of PTCA. 120 patients (99 men, 21 women, mean age 57.7 ± 9.7 years) undergoing PTCA of their native coronaries were randomised to 6 groups with different inflation times and pressures (4, 6, 8 atm, each 60 or 90 sec.). End point was the acute result after two inflations by applying a dilatation catheter (Simpson Ultra flow Profile 2, ACS) adapted to the diameter of the vessel.
Quantitative analysis was performed by using a computerised system (Cardio 500, Contron). The angiograms were performed after applying intracoronary nitroglycerine. Obstruction diameter and area, atheroma length and their relation to a reference area were measured. In 108 patients, the coronary angiograms could be analysed. Before PTCA, stenosis diameter and area, and atheroma length were not significantly different in the 6 groups. After two inflations, stenosis diameter differed significantly between the groups with 8 atm versus 4 atm ($p < 0.05$).The mean stenosis diameters were reduced from 69.8 % to 29.8 % in the group with 8 atm and from 69.8 % to 39.4 % in the group with 4 atm. Comparing the other groups, there were no significant differences. Applying this dilatation catheter system, higher inflation pressures may be more effective than longer inflation times in PTCA of native coronaries.

Einfluß verschiedener Entfaltungszeiten und -drücke auf das Akutergebnis der perkutanen transluminalen Koronarangioplastie bei Patienten mit stenosierender Koronararteriensklerose

M. Hasfeld, G. Gerighausen, S. Kerber, C. Fechtrup, U. Karbenn, G. Breithardt
Medizinische Klinik und Poliklinik C (Kardiologie und Angiologie) und Institut für Arterioskleroseforschung, Westfälische Wilhelms-Universität Münster

Einführung

Die perkutane transluminale Koronarangioplastie (PTCA) wird weltweit in zunehmendem Maße bei der Behandlung stenosierender arteriosklerotischer Koronargefäßerkrankungen eingesetzt [4]. Auch bei sogenannten Mehrgefäßerkrankungen mit Stenosen in verschiedenen Abschnitten des Koronarsystems kommt die PTCA als Therapie der ersten Wahl in erfahrenen Zentren in Frage und kann so aortokoronare Bypass-Operationen in diesen Fällen überflüssig machen oder deren Zeitpunkt erheblich hinauszögern [3].
Bei der PTCA hat der behandelnde Arzt neben der Auswahl des Ballonkathetertyps und dessen Größe die Möglichkeit, die Dauer der Dilatation sowie den dabei verwandten Druck frei zu wählen. Diese Entscheidungen werden häufig durch eigene Empirie sowie aufgrund bislang vorliegender retrospektiver Analysen getroffen [7, 9, 10, 12]. Es ist leicht verständlich, daß gerade diese Faktoren durch retrospektive Studien nur unzureichend untersucht werden können, da nicht auszuschließen ist, daß der Untersucher bei von ihm primär schwierig eingestuften Stenosen von vorneherein aggressiver behandelt. Ziel unserer Studie war es daher, prospektiv die Wirkung der beiden Parameter Inflationsdruck- und dauer auf das Akutergebnis bei PTCA von Stenosen der originären Koronararterien zu untersuchen.

Patientenkollektiv

Es wurden 120 Patienten (21 Frauen, 99 Männer) im Alter von 57,7 ± 9,7 Jahren in die Studie eingeschlossen. Alle unterzogen sich einer PTCA der originären Herzkranzgefäße. Eine PTCA einer Bypass-Stenose war ein Ausschlußkriterium. Bei 69 Patienten bestand eine 1-Gefäßerkrankung, bei 38 Patienten eine 2-Gefäßerkrankung, bei 13 Patienten waren drei Gefäße betroffen. 64mal wurde der R. interventricularis anterior (RIVA), 24mal der R. circumflexus (RCX), 32mal die rechte Koronararterie (RCA) dilatiert. Bei 25 Patienten bestand zum Zeitpunkt der PTCA eine instabile Angina pectoris-Symptomatik. 78 Patienten wiesen eine

Hypercholsterinämie mit Mittelwerten von 239,6 ± 46,3 mg/dl auf. Bei 71 Patienten bestand ein Nikotinabusus.

Methodik

Vor einer PTCA wurde vom Untersucher ein dem Patienten randomisiert zugeteilter Umschlag geöffnet, in dem die Dauer sowie der anzuwendende Dilatationsdruck für die ersten beiden Ballonentfaltungen festgelegt waren. Wurden nach diesen beiden Dilatationen weitere Maßnahmen notwendig, wurden diese protokolliert und konnten vom Untersucher nach einer Abschlußdarstellung der Koronararterien ohne weitere Vorschriften durchgeführt werden. Durch die Zuteilung wurden sechs primäre Gruppen mit jeweils 20 Patienten gebildet. Gruppe 1 beinhaltete die Patienten, die mit 4 atü Dilatationsdruck und 60 Sekunden Dauer, Gruppe 2 diejenigen, die mit 4 atü und 90 Sekunden behandelt wurden. Entsprechend umfaßten die Gruppen 3 und 4 diejenigen mit 6 atü und 60 bzw. 90 Sekunden und die Gruppen 5 und 6 diejenigen mit 8 atü und 60 bzw. 90 Sekunden Behandlungsdauer.
12 Patienten mußten im Verlauf der Studie hiervon ausgeschlossen werden. Bei fünf Patienten war wegen Gefäßüberlagerungen eine quantitative Auswertung der Koronarangiogramme nicht möglich, bei sieben Patienten konnten wegen klinischer Probleme die Studienbedingungen während der PTCA nicht eingehalten werden. Dreimal zwang Angina pectoris bzw. das Auftreten von Rhythmusstörungen, einmal ein passagerer AV-Block III. Grades zum vorzeitigen Abbruch. Bei zwei Patienten bestand zum Zeitpunkt der notwendigen zweiten Darstellung ein passagerer Gefäßverschluß, so daß keine Auswertung möglich war. Alle Patienten konnten im weiteren PTCA-Verlauf erfolgreich behandelt werden. Eine notfallmäßige Bypass-Operation war in keinem Falle notwendig. Eine hämodynamisch relevante Dissektion war ebenfalls in keinem Fall nachweisbar.
Bei den verbliebenen Patienten ergaben sich nach Zusammenfassung der Gruppen im Hinblick auf den Dilatationsdruck die folgenden Gruppierungen. Gruppe I (35 Pat.) umfaßte diejenigen, die mit 4 atü Dilatationsdruck behandelt wurden, Gruppe II (37 Pat.) alle, die mit 6 atü und Gruppe III (36 Pat.) alle, die mit 8 atü zweimalig dilatiert wurden. Bei der Auswertung nach Dilatationsdauer wurden zwei Gruppen gebildet: Gruppe A (54 Pat.) mit 60 Sekunden, Gruppe B (54 Pat.) mit 90 Sekunden Dauer.
Bei der PTCA wurde ausschließlich ein handelsüblicher Ballonkatheter vom Typ Simpson Ultra Low Profile der Fa. ACS verwendet. Der Ballon besteht aus Polyethylen. Die Größe konnte vom Untersucher entsprechend der Koronargefäßdiameter frei gewählt werden. Vor sowie nach Abschluß der beiden vorgeschriebenen Dilatationen wurde eine Gefäßdarstellung in mindestens zwei Ebenen durchgeführt. Die Auswahl der Ebenen war dem Untersucher entsprechend der vorliegenden anatomischen Verhältnisse freigestellt. Vor den Darstel-

lungen wurde jeweils Nitroglyzerin intrakoronar appliziert. Die Auswertung der Koronarangiogramme erfolgte quantitativ nach Digitalisierung des Videobildes auf einem Auswertungssystem der Fa. Kontron (Cardio 500). Hierbei wurden insbesondere der minimale Stenosedurchmesser sowie dessen prozentuale Reduktion in bezug auf einen angrenzenden normalen Gefäßabschnitt ausgewertet. Des weiteren gab das System die prozentuale Flächenreduktion, die minimale Stenosefläche, die Fläche und den Durchmesser der Normalregionen sowie die Länge und die Fläche des Atheroms an [6, 11, 13, 14, 15].

Ergebnisse

Die Auswertung der Gruppen im Hinblick auf Stenoselokalisation sowie Häufigkeit von Ein- oder Mehrgefäßerkrankungen ergab keine signifikanten Unterschiede. Auch die Verteilung der Risikofaktoren, das Geschlecht und das Vorhandensein einer instabilen Angina pectoris-Symptomatik waren in allen Gruppen nicht unterschiedlich.

Die Tab. 1 zeigt, daß auch die Ausgangsbedingungen im Hinblick auf die quantitativen Meßgrößen vor PTCA keinen statistisch signifikanten Unterschied aufwiesen. Bei Untersuchung des Verhältnisses von entfaltetem Ballondurchmesser zu dem der angrenzenden Normalregion ergab sich im Mittel ein Verhältnis von 1,08 ± 0,02 (nicht signifikant).

Nach Dilatation fand sich ein statistisch signifikanter Unterschied ($p < 0,05$) zwischen den Gruppen I und III (4 atü versus 8 atü) im Hinblick auf die

Tab. 1: Quantitative Stenoseparameter der verschiedenen Gruppen (± Standardabweichungen).

vor PTCA	Gruppe I	Gruppe II	Gruppe III	Gruppe A	Gruppe B
min Diameter (mm)	00,84 ± 0,04	0,88 ± 0,06	0,78 ± 0,04	0,83 ± 0,26	0,84 ± 0,33
proz Diameterredukt (%)	68,8 ± 8,1	67,8 ± 9,0	69,8 ± 9,10	68,8 ± 8,70	68,70 ± 9,50
min Fläche (mm²)	00,58 ± 0,05	0,64 ± 0,07	0,53 ± 0,06	0,59 ± 0,37	0,59 ± 0,39
proz Flachenredukt (%)	89,6 ± 5,2	88,6 ± 6,6	90,0 ± 5,8	89,6 ± 5,5	89,3 ± 6,3
Atheromlange (mm)	08,0 ± 0,53	7,4 ± 3,8	6,4 ± 3,6	7,2 ± 0,5	7,3 ± 3,6
Atheromflache (mm²)	06,8 ± 3,4	6,1 ± 4,5	4,9 ± 3,5	5,8 ± 4,0	6,0 ± 3,9
Atheromvolumen (mm³)	21,2 ± 13,6	19,8 ± 17,2	16,2 ± 14,7	19,0 ± 15,7	19,1 ± 15,0
nach PTCA					
min Diameter (mm)	1,58 ± 0,4	1,74 ± 0,38	1,81 ± 0,46	1,74 ± 0,4	1,69 ± 0,45
proz Diameterredukt (%)	39,4 ± 12,8	33,0 ± 12,4	29,8 ± 12,8	34,0 ± 13,7	34,0 ± 12,9
min. Fläche (mm²)	2,08 ± 1,09	2,47 ± 1,1	2,73 ± 1,36	2,48 ± 1,16	2,38 ± 1,37
proz Flächenredukt (%)	61,7 ± 15,2	53,6 ± 16,2	49,1 ± 16,7	54,7 ± 17,1	54,8 ± 16,4
Atheromlänge (mm)	7,5 ± 2,9	6,5 ± 3,3	5,4 ± 2,7	6,36 ± 2,82	6,49 ± 2,95
Atheromfläche (mm²)	3,7 ± 2,3	3,5 ± 3,6	2,2 ± 2,6	3,1 ± 2,8	3,1 ± 3,1
Atheromvolumen (mm³)	13,2 ± 8,9	12,7 ± 14,3	8,1 ± 14,3	11,1 ± 10,3	12,0 ± 12,5
weitere Dilatationen (%)	62,9	35,1	33,3	44,4	42,6

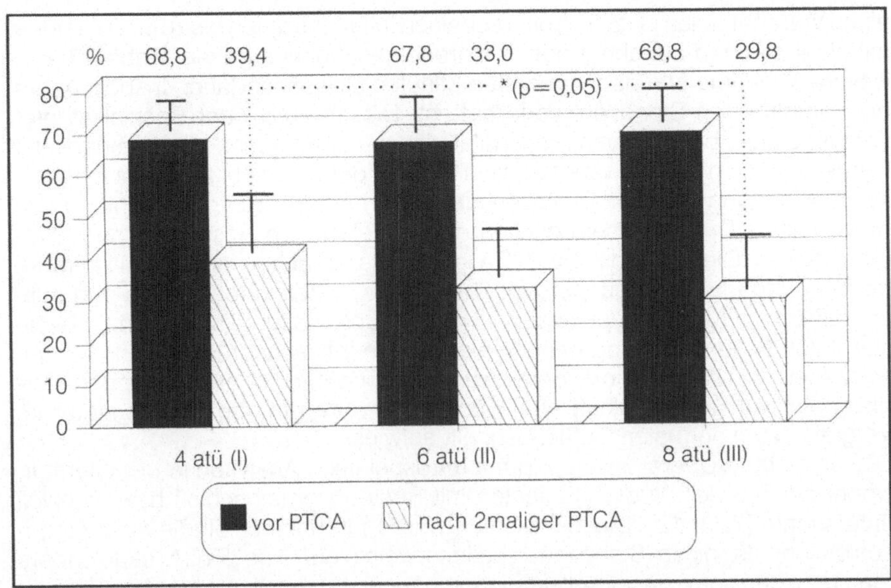

Abb. 1: Prozentuale Durchmesserreduktion, Gruppen I-III.

prozentuale Durchmesserreduktion des Koronargefäßes im Stenosebereich (Abb. 1), während ein Vergleich der Gruppen verschiedener Dilatationsdauer (Gruppe A versus Gruppe B) keine Signifikanz ergab. Entsprechend waren in der Gruppe I fast doppelt so häufig weitere Dilatationen notwendig wie in der Gruppe III, während die Gruppen A und B in dieser Hinsicht keine wesentlichen Unterschiede aufwiesen. Die Auswertung der übrigen Parameter erbrachte keine signifikanten Unterschiede im Vergleich der verschiedenen Gruppen.

Diskussion

Die Ergebnisse unserer prospektiven Untersuchung zeigen keinen Nutzen einer Verlängerung der Dilatationsdauer von 60 auf 90 Sekunden. Sie erbrachte nicht einmal einen tendenziellen Unterschied. Die vorliegenden Studien, die sich mit diesem Parameter beschäftigen, sind alle retrospektiv angelegt. So untersuchten KALTENBACH et al. 600 PTCA, wobei sich ein Unterschied bei der Anwendung der Dilatationszeiten von 5 - 10 Sekunden, wie sie in den Anfängen der Behandlungsmethode üblich waren, gegenüber 60 Sekunden fand [9, 10]. Andere Untersuchungen verwandten spezielle Perfusionskatheter, die auch während der PTCA eine Perfusion der distalen Gefäßabschnitte möglich machen, und konnten bei deutlich längeren Dilatationszeiten im Minutenbereich

einen Vorteil erzielen [1, 2, 5]. Somit scheinen Inflationszeiten bis zu 60 Sekunden mit einer stetigen Zunahme des Primärerfolges einherzugehen, während eine weitere Zunahme erst nach mehreren Minuten Dilatationsdauer, insbesondere bei komplizierten Stenosen, vorteilhaft ist. Dieses setzt aber Spezialkatheter voraus, wie sie bei elektiven Primärdilatationen nur im Ausnahmefall eingesetzt werden. Der von uns verwandte Ballonkatheter gehörte nicht zu dieser Gruppe. Die Anwendung höherer Dilatationsdrücke erbrachte unter Betrachtung der prozentualen Durchmesserreduktion eine zunehmende Besserung des Akutergebnisses. Die Methodik der PTCA kommt als Ursache hierfür nicht in Frage, da die Ausgangsbedingungen vor Behandlung vergleichbar waren und ausschließlich ein Kathetertyp verwandt wurde. Auch die Möglichkeit einer unvollständigen Ballonentfaltung bei den niedrigeren Inflationsdrücken kann ausgeschlossen werden, da die gemessene Ballongröße in allen Gruppen vergleichbar war und regelhaft eine wünschenswerte geringe Überkorrektur im Vergleich zum normalen Gefäßabschnitt aufwies.
Dieses steht in Übereinstimmung mit retrospektiven Analysen in der Literatur, wobei ein Teil der Studien Patienten mit Restenosen einschloß bzw. speziell untersuchte [7, 8, 12]. Diese Patienten wurden in unserer Studie nicht eingeschlossen, da diese Stenosen möglicherweise auf eine PTCA akut anders reagieren und somit unser Kollektiv inhomogener ausgefallen wäre. Auch bei der PTCA von Bypass-Gefäßen mögen andere Voraussetzungen vorliegen, da dort andere Wandstrukturverhältnisse bestehen, die die Anwendung niedrigerer Dilatationsdrücke angeraten erscheinen lassen.
Zusammenfassend folgern wir aus unseren Ergebnissen, daß die Anwendung höherer Dilatationsdrücke bei PTCA von Primärstenosen im Bereich der originären Herzkranzgefäße effektiver als die Dilatationsverlängerung ist, wenn ein konventionelles Kathetersystem ohne Autoperfusion verwandt wird.

Literaturverzeichnis

1 Angelini P, Heibig J, Leachman DR. Distal hemoperfusion during percutaneous transluminal coronary angioplasty. Am J Cardiol 1986, 58 252-255

2 Arie S, Checci H, Coelho WM, Bellotti G, Pileggi F. Coronary angioplasty-unstable lesions and prolonged balloon inflation time. Cathet Cardiovasc Diagn 1990, 19 77-83

3 Bedotto JB, Rutherford BD, Mc Conahay DR, Johnson WL, Giorgi LV, Shimshak TM, O'Keefe JH, Ligon RW, Hartzler GO. Results of multivessel percutaneous transluminal angioplasty in persons aged 65 years and older Am J Cardiol 1991, 67· 1051-1055

4 Bredlau CE, Roubin GS, Leimgruber PP, Douglas JS, King SB, Gruntzig AR Inhospital morbidity and mortality in patients undergoing elective coronary angioplasty Circulation 1985; 72: 1044-1052.

5 Campell CA, Rezkalla S, Kloner RA, Turi ZG The autoperfusion balloon angioplasty catheter limits myocardial ischemia and necrosis during prolonged balloon inflation J Am Coll Cardiol 1989; 14· 1045-1050

6 Goldberg RK, Kleimann NS, Minor ST, Abukhalil J, Raizner AE Comparison of quantitative coronary angiography to visual estimates of lesion severity pre and post PTCA. Am Heart J 1990; 63· 178-184

7 JAIN A, DEMER LL, RAIZNER AE, ROBERTS R Effect of inflation pressures on coronary angioplasty balloons Am J Cardiol 1987, 60· 792-795.

8 KAHN JK, RUTHERFORD BD, MCCONAHAY DR, HARTZLER GO. Inflation pressure requirements during coronary angioplasty. Cathet Cardiovasc Diagn 1990, 21: 144-147

9 KALTENBACH M, BEYER J, WALTER S, KLEPZIG H, SCHMIDTS L. Prolonged application of pressure in transluminal coronary angioplasty. Cathet Cardiovasc Diagn 1984, 10: 213-219

10 KALTENBACH M, KOBERG G Can prolonged application of pressure improve the results of coronary angioplasty (PTCA). Circulation 1982; 66. 123.

11 MANCINI J, SIMON SB, MCGILLEM MJ, LEFREE MT, FRIEDMAN HZ, VOGEL RA. Automated quantitative coronary arteriography: morphologic and physiologic validation in vivo of a rapid digital angiographic method. Circulation 1987; 75. 452-460.

12 MEIER B, GRUNTZIG AR, KING SB, DOUGLAS JS, HOLLMANN J, ISCHINGER T, GALAN K. Higher balloon dilatation pressure in coronary angioplasty Am Heart J 1984, 107: 619-622

13 REIBER JHC Morphologic and densitometric quantitation techniques. In. REIBER JHC, SERRUYS PW (eds.) New developments in quantitative coronary arteriography· Kluwer Academic Publishers 1988; 34-38.

14 REIBER JHC, SERRUYS PW, KOOIJMAN CJ, WIJNS W, SLAGER CJ, GERBRANDS JJ, SCHUURBIERS JCH, DEN BOER AD, HUGENHOLTZ PG. Assessment of short-, medium-, and long-term variation in arterial dimensions from computerassisted quantitation of coronary cineangiograms. Circulation 1985, 71· 280-288.

15 ZIJLSTRA F, VAN OMMEREN J, REIBER JHC, SERRUYS PW Does the quantitative assessment of coronary artery dimensions predict the physiologic significance of a coronary stenosis? Circulation 1987, 75· 1154-1161

Does lipoprotein (a) influence the rate of restenosis following balloon dilatation?

A. Kleemann, C. Vielhauer, T. Budde, M. Freick, U. Karbenn, G. Breithardt
Medizinische Klinik und Poliklinik (Kardiologie und Angiologie) und Institut für Arterioskleroseforschung, Westfälische Wilhelms-Universität, Münster

Abstract

The influence of elevated levels of lipoprotein (a) (LP(a)) on the restenosis rate after percutaneous transluminal coronary angioplasty (PTCA) was studied in 40 patients. The patients were classified by Lp(a)-level as group I with Lp(a) < 20 mg/dl (n = 22) or as group II with Lp(a) > 20 mg/dl (n = 18). Excluded were patients with unstable angina, severe concomittant disease, hypertension, insulin dependent diabetes mellitus and acute myocardial infarction 6 weeks prior to PTCA. The angiographies pre-, immediately post- and 3 - 6 months post PTCA were analysed with quantitative coronary angiography using the KONTRON (CARDIO 500) system. We quantitavely measured the minimal stenosis diameter, the mean normal segment diameter, the degree of stenosis and the differences of corresponding measurements in identical views and end-diastolic cine frames. Restenosis was defined as loss of more than 0.36 mm of minimal stenosis diamter at 3 - 6 months follow-up post PTCA.

A reduction of the minimal stenosis diameter and the normal segment diameter in both groups was observed. Higher Lp(a)-levels were associated with a significant reduction of the minimal stenosis diameter and the normal segment diameter at follow up angiography. The differences of the corresponding measurements as marker of individual changes were higher (not significant) in the group with elevated Lp(a)-levels. The restenosis rate was not associated with elevated Lp(a)-levels, possibly due to our definition of restenosis. In consideration of the small study population further studies are needed to evaluate the association of restenosis rate and Lp(a).

Beeinflußt das Lipoprotein (a) die Restenoserate nach Ballondilatation?

A. Kleemann, C. Vielhauer, T. Budde, M. Freick, U. Karbenn, G. Breithardt
Medizinische Klinik und Poliklinik (Kardiologie und Angiologie) und Institut für Arterioskleroseforschung, Westfälische Wilhelms-Universität, Münster

Einleitung

Die perkutane transluminale Koronarangioplastie (PTCA) stellt seit der Einführung durch GRÜNTZIG 1977 [7, 8] ein weltweit zunehmend eingesetztes, etabliertes therapeutisches Verfahren bei der Behandlung höhergradiger Koronarstenosen dar. In den letzten Jahren ist dank verbesserter Kathetermaterialien und zunehmender Erfahrung der Untersucher eine Erweiterung der Indikation und weltweit ein deutlicher Anstieg der Dilatationszahlen zu beobachten. Doch trotz des immensen technischen Fortschrittes ist unverändert von einer den Langzeiterfolg limitierenden konstanten Restenoserate von 25 - 30 % auszugehen, die eine erneute PTCA oder operative Revaskularisierung notwendig macht [6, 12, 14]. Die Beziehungen erhöhter Serumcholesterinwerte, Lipoproteine und Lipoprotein (a) (Lp(a)-Werte zu der Entwicklung einer koronaren Herzerkrankung dürfen als gesichert gelten [5, 11, 13]. Eine Korrelation zwischen Lipoproteinen und Restenose zeigte sich nicht [1 - 3, 18]. Das Lp(a) ist ein dem Low density lipoprotein (LDL) ähnliches Lipoprotein, bestehend aus dem Apolipoprotein B 100 (Apo B) und dem über eine Disulfidbrücke gebundenen Apolipoprotein(a) (Apo(a)) [16, 20]. Aufgrund der Homologie des Apo(a) zu Plasminogen hemmt das Lp(a) möglicherweise die Fibrinolyse durch kompetitive Hemmung des Plasminogens und des gewebeständigen Plasminogenaktivators [15, 19]. Histochemisch gelang der Nachweis von Apo(a) in humanen Koronararterien und in arteriosklerotisch veränderten Venen-Bypass-Gefäßen [4, 17]. Das Ziel dieser Studie war, die Abhängigkeit der Restenoserate von erhöhten Lp(a)-Werten zu untersuchen.

Methodik

In die Studie wurden 40 Patienten mit Cholesterinwerten unter 300 mg/dl eingeschlossen, bei denen eine PTCA geplant war. Ausgeschlossen wurden Patienten mit instabiler Angina pectoris-Symptomatik, schweren Begleiterkrankungen, insulinpflichtigem Diabetes mellitus, therapierefraktärer, ausgeprägter arterieller Hypertonie und akutem Myokardinfarkt innerhalb von sechs Wochen vor PTCA. Das Patientenkollektiv wurde in Abhängigkeit der Lp(a)-

Spiegel in zwei Gruppen eingeteilt. Gruppe I enthielt 22 Patienten mit normalen Lp(a)-Werten, definiert als Lp(a) < 20 mg/dl, und Gruppe II 18 Patienten mit Lp(a)-Werten über 20 mg/dl.
Die Nüchternblutentnahme erfolgte unter standardisierten Bedingungen nach einer 12stündigen Nahrungskarenz am Morgen des Dilatationstages. Die Routine-Laborparameter, Serumgesamtcholesterin und Serumtriglyzeride wurden enzymatisch mit dem AUTOMATIC ANALYZER HITACHI 737 bestimmt, das High density lipoprotein(HDL)-Cholesterin nach Fällung mit Phosphorwolframsäure. LDL-Cholesterin wurde nach der Friedewald-Formel berechnet.
Die Koronarangiographiefilme zum PTCA-Zeitpunkt und bei der Kontrollkoronarangiographie sechs Monate später wurden unter standardisierten Bedingungen aufgezeichnet. Vor der Darstellung der Stenosen erfolgte die intrakoronare Applikation von Nitroglyzerin zur maximalen Gefäßdilatation. Quantitativ computergestützt ausgewertet (CARDIO 500, KONTRON) wurden 40 überlagerungsfreie, enddiastolische, gut kontrastmittelgefüllte Stenosebilder in identischer Projektion vor Dilatation, unmittelbar nach Dilatation und bei der Nachuntersuchung. Vollautomatisch erfolgte die Berechnung der Gefäß- bzw. Stenosekontur mittels eines Konturdetektionsalgorhythmus, basierend auf einem gewichteten Verhältnis der ersten und zweiten Ableitung der Pixeldichte senkrecht zu der vom Untersucher definierten Mittellinie. Berechnet wurden minimaler Stenosediameter, mittlerer Normalsegmentdiameter, der relative Stenosegrad und Differenzen korrespondierender Messungen. Als Restenose wurde die Abnahme des minimalen Stenosedurchmessers um mehr als 0,36 mm definiert.
Angegeben wurden die Mittelwerte mit Standardabweichungen. Die Ergebnisse wurden mit einem gepaarten Student's t-Test verglichen, als Signifikanzniveau wurde $p < 0{,}05$ definiert. Die statistische Analyse erfolgte mit SPSS (Statistical package for the social science)/PC ± Version 3.0.

Ergebnisse

Die klinischen Basisdaten der Patienten waren in beiden Gruppen vergleichbar (Tab. 1). Der Anteil an Zigarettenrauchern (n = 2) und an ehemaligen Rauchern (Gruppe I: n = 13; Gruppe II: n = 7; n.s.) war in beiden Gruppen nicht signifikant unterschiedlich. Ebenfalls vergleichbar war die Verteilung der Patienten mit anamnestisch bekannter arterieller Hypertonie (n = 4; n = 2, n.s.) und Hyperlipidämie (n = 10; n = 14, n.s.).
Auffallend waren ein signifikant höheres Gesamtcholesterin (C: 216,2 ± 31,4 mg/dl; 242,8 ± 21,8 mg/dl; p = 0,024) und grenzwertig höheres LDL-Cholesterin (LDL-C: 153,2 ± 32,9 mg/dl; 176,4 ± 21,2 mg/dl; p = 0,051) in der Gruppe II. Das HDL-Cholesterin, die Triglyzeride und der Nüchternblutzucker zeigten keine signifikanten Differenzen zwischen den Gruppen (Tab. 2).

Tab. 1: Klinische Basisdaten.

	Gruppe I (n = 22) MW	SD	Gruppe II (n = 18) MW	SD
Alter	53,4 ±	8,87	49,5 ±	7,50
Größe (cm)	172,7 ±	8,64	178,4 ±	8,28
Gewicht (kg)	79,8 ±	8,18	85,1 ±	12,67
Blutdruck (mmHg)				
- systolisch	142,1 ±	26,67	148,6 ±	19,08
- diastolisch	91,6 ±	16,28	94,1 ±	7,95

Tab. 2: Laborparameter.

	Gruppe I (n = 22) MW	SD	Gruppe II (n = 18) MW	SD
Cholesterin (mg/dl)	216,23 ±	31,4	242,8 ±	21,8 *
LDL-C	153,23 ±	32,9	176,4 ±	21,2 **
HDL-C	35,0 ±	9,2	39,0 ±	7,3
VLDL-C	27,8 ±	11,7	30,2 ±	9,9
Triglyzeride	155,5 ±	72,5	151,1 ±	48,7
Lp(a)	7,4 ±	5,4	60,6 ±	49,3
Glukose	97,2 ±	13,4	100,6 ±	18,1

* p = 0,024
** p = 0,051

Tab. 3: Ergebnisse der quantitativen Koronarangiographie.

	Prä-PTCA MW	SD	Post-PTCA MW	SD	4-Mo. n PTCA MW	SD
Stenosediameter (mm)						
Gruppe I (n = 22)	1,36 ±	0,48	1,80 ±	0,48	1,53 ±	0,62
Grupe II (n = 18)	1,22 ±	0,51	1,83 ±	0,44	1,45 ±	0,36 *
Stenosegrad (%)						
Gruppe I (n = 22)	51,64 ±	7,55	38,35 ±	11,19	41,25 ±	11,43
Gruppe II (n = 18)	48,67 ±	19,29	33,93 ±	7,98	36,21 ±	11,42
Normalsegment (mm)						
Gruppe I (n = 22)	2,80 ±	0,84	2,96 ±	0,77	2,65 ±	0,91
Gruppe II (n = 18)	2,41 ±	0,57	2,78 ±	0,61	2,26 ±	0,34·

* p = 0,015
+ p = 0,021

Angiographieergebnis

Die Ergebnisse der quantitativen Auswertung von 16 Stenosen der rechten Herzkranzarterie (RCA), 16 Ramus interventricularis anterior- (RIVA) und 8 Ramus circumflexus-Stenosen sind in Tab. 3 zusammengefaßt. In der Gruppe I kam es durch Dilatation zu einem Anstieg des minimalen Stenosediameters von 1,36 ± 0,48 mm auf 1,80 ± 0,48 mm. Bei der Nachuntersuchung zeigte sich eine Reduktion des minimalen Stenosedurchmessers auf 1,53 ± 0,62 mm (n.s.). Der relative Stenosegrad erniedrigte sich von 51,64 ± 7,55 % auf 38,85 ± 11,19 % durch Dilatation und stieg auf 41,25 ± 11,43 % an (n.s.). Der Normalsegmentdurchmesser vergrößerte sich durch Dilatation von 2,80 ± 0,84 mm auf 2,96 ± 0,77 mm und war bei der Kontrolluntersuchung auf 2,65 ± 0,91 mm reduziert (n.s.).
In der Gruppe II stieg der minimale Stenosediameter nach Dilatation von 1,22 ± 0,51 mm auf 1,83 ± 0,44 mm und war bei der Nachuntersuchung auf 1,45 ± 0,36 mm (p = 0,015) reduziert. Der relative Stenosegrad erniedrigte sich von 48,67 ± 19,29 % auf 33,93 ± 7,98 % durch Dilatation und stieg auf 36,21 ± 11,42 an (n.s.). Durch Dilatation stieg der Normalsegmentdurchmesser von 2,41 ± 0,57 mm auf 2,78 ± 0,61 mm und war bei der Kontrolluntersuchung auf 2,26 ± 0,34 mm (p = 0,021) reduziert.
Die Berechnung der Mittelwerte korrespondierender Differenzen (unmittelbar nach PTCA und Nachuntersuchung) zeigte in der Gruppe I eine Reduktion des minimalen Stenosediameters um 0,29 ± 0,63 mm und des Normalsegmentes um 0,41 ± 0,83 mm sowie einen Anstieg des relativen Stenosegrades um 1,54 ± 11,64 %. In der Gruppe II waren die Reduktion des minimalen Stenosediameters um 0,38 ± 0,40 mm und des Normalsegmentes um 0,52 ± 0,59 mm sowie der Anstieg des relativen Stenosegrades um 2,28 ± 11,29 % ausgeprägter, erreichten aber keine statistische Signifikanz (Abb. 1). Beobachtet wurde ein Gefäßverschluß des Ramus circumflexus nach PTCA in der Gruppe I und in jeder Gruppe eine Dissektion (Ramus interventricularis anterior und rechte Koronararterie). Die angiographischen Ergebnisse des minimalen Stenosedurchmessers, des relativen Stenosedurchmessers und des Normalsegmentes unmittelbar vor und unmittelbar nach PTCA sowie bei der Kontrolluntersuchung zeigten keine signifikanten Unterschiede zwischen beiden Gruppen.

Diskussion

Die in beiden Gruppen beobachtete Reduktion des minimalen Stenosedurchmessers und des Normalsegmentdurchmessers bei der Nachuntersuchung ist einerseits als Folge elastischer Rückstellkräfte nach Dilatation, andererseits als Zeichen einer vermehrten Gewebeproliferation an der Dilatationsstelle bzw. Progression des Normalsegmentes zu werten. Auffallend

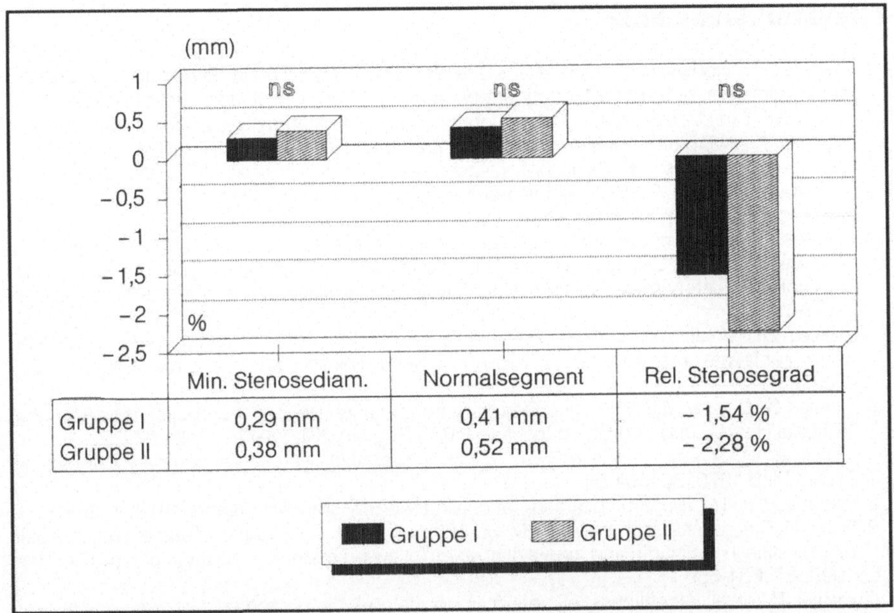

Abb. 1: Angiographische Änderung nach PTCA. Mittelwerte korrespondierender Differenzen.

war, daß erhöhte Lp(a)-Werte mit einer signifikanten Abnahme des mittleren Stenosediameters und Normalsegmentes sowie einem höheren Mittelwert der Differenz korrespondierender minimaler Stenosedurchmesser und Normalsegmente bei der Nachuntersuchung einhergingen. Dies ist möglicherweise Ausdruck des Lp(a)-Einflusses auf die Fibrinolyse durch Inhibition des Plasminogens oder gewebeständigen Plasminogenaktivators und damit verbundener vermehrter Freisetzung von Wachstumsfaktoren [15, 19]. HEARN et al. konnten zeigen, daß erhöhte Lp(a)-Spiegel ein potenter Restenoseprediktor bei Patienten nach PTCA sind [10]. In der vorliegenden Untersuchung waren die Differenzen korrespondierender Messungen als Maß individueller Änderungen bei erhöhtem Lp(a)-Spiegel tendenziell größer, erreichten aber kein Signifikanzniveau. Die daraus abgeleitete Restenoserate, definiert als die Abnahme des minimalen Stenosedurchmessers um mehr als 0,36 mm, war in beiden Gruppen vergleichbar. Ein Zusammenhang zwischen erhöhtem Lp(a)-Spiegel und Restenoserate, möglicherweise bedingt durch die gewählte Definition der Restenose, wurde nicht gesehen. In Anbetracht der niedrigen Patientenzahlen bei HEARN et al. [10] und in der vorliegenden Untersuchung bedarf es weiterer klinischer Studien, um die Abhängigkeit der Restenoserate von erhöhten Lp(a)-Werten zu untersuchen.

Literaturverzeichnis

1 Austin GE, Hollmann J, Lynn M, Meier B. Serum lipoprotein levels fail to predict postangioplasty recurrent coronary artery stenosis. Cleve Clin J Med 1989; 56: 509-514.

2 Austin GE, Lynn M, Hollmann J Laboratory results as predictors of recurrent coronary artery stenosis following angioplasty Arch Pathol Lab Med 1987; 111: 1158-1162.

3 Bergelson BA, Jacobs AK, Small DM, Tercyak AM, Cupples LA, Barber GR, Erario M, Ruocco NA, Ryan TJ, Faxon DP Lipoproteins predict restenosis after PTCA (abstr.) Circulation 1989; 80 (Suppl II) II-65.

4 Cushing GL, Gaubatz JW, Nava ML, Burdick BJ, Bocan TMA, Guyton JR, Weilbaecher D, DeBakey ME, Lawrie GM, Morisett JD. Quantitation and localization of apolipoprotein A and B in coronary artery bypass vein grafts resected at re-operation Arteriosclerosis 1989; 9: 593-603.

5 Dahlen GH et al Association of levels of lipoprotein Lp(a), plasma lipids and other lipoproteins with coronary artery disease documented by angiography Circulation 1986; 74: 758-765.

6 Dorros G, Cowley MJ, Simpson J. Coronary angioplasty Report of complications from the National Heart, Lung and Blood Institute PTCA Registry. Circulation 1983; 67 723

7 Gruntzig AR, Senning A, Siegenthaler WE. Non-operative dilatation of coronary stenosis N Engl J Med 1970, 301: 61-68

8 Gruntzig AR. Transluminal dilatation of coronary artery stenosis. Lancet 1978; 1 263.

9 Hanke H, Strohschneider T, Oberhoff M, Betz E, Karsch KR Time course of smooth muscle cell proliferation in the intima and media of arteries following experimental angioplasty. Circ Res 1990; 67· 651-659.

10 Hearn JA et al. Usefulness of serum lipoprotein(a) as a predictor of restenosis after percutaneous transluminal coronary angioplasty. Am J Cardiol 1992; 69: 736-739.

11 Hoff HF et al. Serum Lp(a) level as predictor of vein graft stenosis after coronary artery bypass surgery in patients. Circulation 1988; 77· 1238-1244

12 Kent KM. Restenosis after percutaneous transluminal coronary angioplasty Am J Cardiol 1988; 61. 67G.

13 Kostner GM et al Lipoprotein Lp(a) and the risk for myocardial infarction. Atherosclerosis 1981; 38· 51-61.

14 Leimgruber PP, Roubin GS, Hollmann J, Cotsonis GA, Meier B, Douglas JS, King III SB, Gruentzig AR. Restenosis after successful coronary angioplasty in patients with single-vessel disease Circulation 73: 710-717

15 Loscalzo J, Weinfeld M, Fless GM, Scanu AM. Lipoprotein(a), fibrin binding and plasminogen activation. Arteriosclerosis 1990, 10: 240-245

16 Loscalzo J. Lipoprotein(a) A unique risk factor for atherothrombotic disease. Arteriosclerosis 1990; 10. 672-679

17 Rath M et al Detection and quantification of lipoprotein(a) in the arterial wall of 107 coronary bypass patients. Arteriosclerosis 1989, 9: 579-592

18 Reis G, Silverman DI, Boucher TM, Pasternak RC Do serum lipid values predict restenosis after coronary angioplasty (PTCA)? Circulation 1990, 82 (Suppl III) III-427.

19 Simon DI, Fless GM, Scanu AM, Loscalzo J. Tissue-type plasminogen activator binds and is inhibited by lipoprotein(a) Circulation 1990; 82 (Suppl III): III-599

20 Uterman G The mysteries of lipoprotein(a). Science 1980; 246· 904-910.

Detection of macrophages following experimental balloon angioplasty

H. Hanke, M. Oberhoff, A. Ulmer, J. Kamenz, S. Hassenstein, E. Betz, A.M. Gown, K.R. Karsch

H. Hanke, M. Oberhoff, A. Ulmer, J. Kamenz, S. Hassenstein, K.R. Karsch
Medizinische Klinik, Abteilung III , Universität Tübingen

A.M. Gown
Department of Pathology, University of Seattle/Washington , USA

E. Betz
Physiologisches Institut I, Universität Tübingen

Abstract

To determine the extent and time course of the accumulation of macrophages after experimental balloon angioplasty, an intimal atheroma was produced with repeated weak electrical stimulations to the right carotid artery of 45 male New Zealand White rabbits. Transluminal balloon angioplasty was subsequently performed. The vessels were excised and analyzed at 3, 7, 14, 21, 28 and 42 days after balloon treatment for the presence of macrophages using immunocytochemical techniques. The percentage of macrophages in the intimal layer displayed a significant increase ($p < 0.01$) in the number of macrophages at 7 days after angioplasty (7.9 ± 2,1 % vs. 2.4 ± 2.6 % in the control group). This increase persisted to 21 days after intervention (6.9 ± 3.1 %). Twenty-eight days after balloon dilatation the amount of macrophages in the intima had decreased (1.9 ± 2.0 %), and was comparable to the preinterventional control group. In conclusion, the data suggest that in the early phase of SMC activation after intervention, macrophages located in the arterial wall are probably not involved.

Nachweis von Makrophagen im zeitlichen Verlauf nach experimenteller Ballonangioplastie

H. Hanke, M. Oberhoff, A. Ulmer, J. Kamenz, S. Hassenstein, E. Betz, A.M. Gown, K.R. Karsch

H. Hanke, M. Oberhoff, A. Ulmer, J. Kamenz, S. Hassenstein, K.R. Karsch
Medizinische Klinik, Abteilung III , Universität Tübingen

A.M. Gown
Abteilung für Pathologie , Universität Seattle/Washington, USA

E. Betz
Physiologisches Institut I , Universität Tübingen

Zusammenfassung

Ziel der vorliegenden Studie war es, die intimalen Makrophagen im zeitlichen Verlauf nach experimenteller Ballonangioplastie quantitativ zu erfassen. Nach Erzeugung einer Plaque in der Arteria carotis durch Elektrostimulation wurde bei 32 Kaninchen eine Ballonangioplastie durchgeführt. Die Gefäße wurden 3, 7, 14, 21, 28 bzw. 42 Tage nach Intervention histologisch aufgearbeitet. Unter Verwendung eines monoklonalen Antikörpers (RAM 11) erfolgte die prozentuale Bestimmung der Makrophagen in der Neointima. Ausgehend von 2,4 ± 2,6 % in der Kontrollgruppe fand sich ein signifikanter Anstieg der Makrophagen vom 7. (7,9 ± 2,1 %) bis zum 21. (6,9 ± 3,1 %) Tag nach Intervention. Am 28. und 42. Tag nach Dilatation war die Anzahl der intimalen Makrophagen wieder mit der Kontrollgruppe vergleichbar.

Zusammenfassend fand sich eine signifikante Zunahme der intimalen Makrophagen erst sieben Tage nach Dilatation. Somit scheint die Proliferation glatter Muskelzellen, welche bereits drei Tage nach Angioplastie maximal erhöht ist, primär nicht von gewebeständigen Makrophagen abhängig zu sein.

Einleitung

Bekanntlich wird die perkutane transluminale Koronarangioplastie (PTCA) im Langzeitverlauf im wesentlichen durch das Auftreten von Restenosen limitiert. Im allgemeinen kann man von Rezidivquoten von 30 bis 40 % ausgehen [5, 11]. Im Restenosierungsprozeß nach primär erfolgreicher Ballondilatation spielt die intimale Proliferation glatter Muskelzellen eine wesentliche Rolle, wie eine Reihe experimenteller und postportaler Untersuchungen zeigen konnte [1, 3, 8, 12]. Neben der initialen Anlagerung von Thrombozyten und Ausbildung einer wand-

ständigen Thrombusformation sowie der Freisetzung einer Vielzahl mitogener Substanzen und direkter mechanischer Komponenten durch die Überdehnung des dilatierten Gefäßsegmentes sind auf zellulärer Ebene wahrscheinlich auch Makrophagen in den komplexen Prozeß der Aktivierung glatter Muskelzellen nach Ballonangioplastie involviert [8, 10].
Ziel der vorliegenden Untersuchung war es daher, den zeitlichen Verlauf der Akkumulation gewebeständiger Makrophagen in der Intima nach experimenteller Ballonangioplastie zu untersuchen.

Material und Methoden

Zur Entwicklung einer intimalen, atheromatösen Plaque wurde bei den Versuchstieren vor Ballondilatation die von Betz und Schlote [2, 3] entwickelte Elektrostimulation der Arteria carotis am Kaninchen durchgeführt. Durch täglich wiederholte elektrische Reizung über einen Zeitraum von 28 Tagen und unter Zufütterung einer 0,5 %igen Cholesterindiät wurde bei insgesamt 45 männlichen Neuseeland-Kaninchen eine atheromatöse Plaque erzeugt. Eine Ballondilatation wurde unter standardisierten Bedingungen [3, 4] bei insgesamt 32 Kaninchen durchgeführt, acht Tiere dienten als Kontrollgruppe ohne Intervention und wurden direkt nach Abschluß der 28tägigen Elektrostimulationsperiode getötet. Um den zeitlichen Verlauf der Akkumulation von Makrophagen in der Intima nach Ballondilatation untersuchen zu können, erfolgte die histologische Aufarbeitung der Gefäße nach 3, 7, 14, 21, 28 bzw. 42 Tagen nach Intervention.
Nach dem Abtöten der Tiere und der Perfusionsfixierung mit einer 2 %igen Paraformaldehydlösung erfolgte die übliche histologische Aufarbeitung der in Paraffin eingebetteten Präparate. Unter Verwendung eines monoklonalen Antikörpers gegen Makrophagen (RAM 11, Professor Gown, Departement of Immunohistochemistry, Pathology, Seattle) wurden am Semidünnschnitt die Makrophagen immunhistologisch (Avidin-Biotin-Methode) nachgewiesen. Die quantitative Auswertung der intimalen Makrophagen erfolgte durch Auszählen der RAM-11-positiven Zellen im Verhältnis zu den übrigen nicht markierten Zellen der Intima an jeweils zwei aufeinanderfolgenden Gefäßquerschnitten.
Während der postinterventionellen Phase nach Dilatation wurde den Tieren eine cholesterinfreie Normaldiät verabreicht. Um einen möglichen Einfluß des dadurch absinkenden Serumcholesterinspiegels auf die intimalen Makrophagen nach Intervention zu untersuchen, wurde bei fünf weiteren Tieren lediglich eine 28tägige Elektrostimulation mit 0,5 %iger Cholesterindiät zur Plaqueerzeugung durchgeführt und danach ohne die Durchführung einer Ballonangioplastie für weitere 21 Tage eine Normaldiät verabreicht. Das Abtöten dieser Tiere (Sham-Gruppe) sowie die prozentuale Bestimmung der intimalen Makrophagen erfolgte wie oben beschrieben.
Zusätzlich wurde bei allen Tieren unmittelbar vor Perfusionsfixierung Blut entnommen und der Serumcholesterinspiegel bestimmt (Monotest, Cholesterin, Boehringer Mannheim).

Ergebnisse

Die prozentuale Bestimmung der intimalen Makrophagen ergab in der Kontrollgruppe 2,4 ± 2,6 % gewebeständige Makrophagen (Abb. 1). Am dritten Tag nach Ballondilatation zeigte sich mit 2,3 ± 2,3 % intimaler Makrophagen im Vergleich zur Kontrollgruppe noch kein Unterschied. Vom 7., 14. bis einschließlich 21. Tag nach Intervention waren die Makrophagen mit 7,9 ± 2,1 %, 8,0 ± 3,4 % bzw. 6,9 ± 3,1 % signifikant ($p < 0,01$) erhöht (Abb. 2). Am 28. Tag und am 42. Tag nach Ballondilatation war das Ausmaß der intimalen Makrophagen mit 1,9 ± 2,0 % bzw. 1,7 ± 1,4 % mit der Kontrollgruppe vor Intervention wieder vergleichbar (Abb. 3).

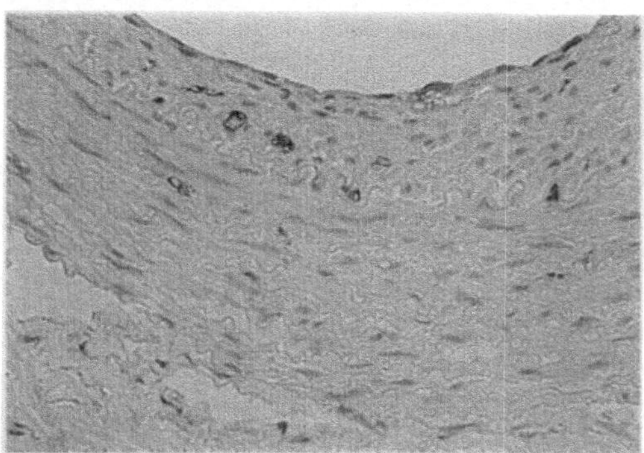

Abb. 1: Histologischer Querschnitt einer Arteria carotis nach 28tägiger Elektrostimulation ohne Ballonangioplastie (Kontrollgruppe). Man erkennt im Bereich der Neointima nur wenige Makrophagen.

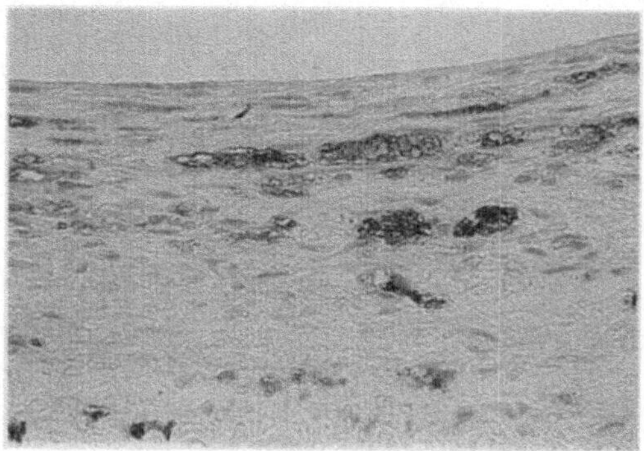

Abb. 2: Ausschnittsvergrößerung einer Arteria carotis sieben Tage nach Ballonangioplastie. Man erkennt eine Vielzahl von Makrophagen im Bereich der Intima.

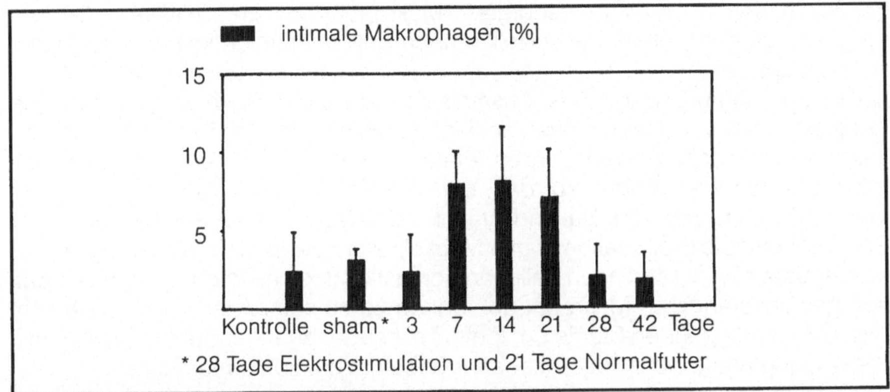

Abb. 3: Quantifizierung der intimalen Makrophagen nach Ballonangioplastie. Die prozentuale Bestimmung ergab eine signifikante Zunahme der intimalen Makrophagen vom 7. bis 21. Tag nach Ballondilatation.

In der Sham-Gruppe (siehe vor) waren die intimalen Makrophagen mit 3,1 ± 0,8 % mit der Kontrollgruppe vergleichbar.
Unter der 28tägigen 0,5 %igen Cholesterindiät fand sich eine Zunahme des Serumcholesterinspiegels von 36 ± 20 mg/dl auf 1 339 ± 195 mg/dl. Im weiteren Verlauf kam es zu einer kontinuierlichen Abnahme des Serumcholesterinspiegels auf 118 ± 72 mg/dl am 42. Tag nach Ballondilatation. Die Cholesterinwerte in der Sham-Gruppe (327 ± 101 mg/dl) waren mit denen der korrespondierenden Gruppe nach Intervention am 21. Tag (317 ± 73 mg/dl) vergleichbar.

Diskussion

Im Prozeß der Restenosierung nach Ballondilatation, der eine exzessive intimale Proliferation glatter Muskelzellen zugrunde liegt, handelt es sich um ein komplexes Geschehen [8, 10]. Neben der Aktivierung glatter Muskelzellen unmittelbar durch die Verletzung der Dilatation, über die Freisetzung von Wachstumsfaktoren und anderen mitogenen Substanzen [6, 7, 9] und die direkte mechanische Schädigung der arteriellen Gefäßwand wird von einigen Autoren auch den Makrophagen eine wesentliche Rolle in diesem Prozeß zugeordnet [8, 10].
Die vorliegende Untersuchung konnte jedoch zeigen, daß es erst am 7. Tag nach Dilatation zu einer signifikanten Zunahme der intimalen Makrophagen kommt. Dies ist um so mehr von Bedeutung, da am identischen Tiermodell von uns gezeigt werden konnte [3, 4], daß bereits am 3. Tag nach Ballondilatation eine maximale Erhöhung der Zellteilungsrate glatter Muskelzellen nachgewiesen werden kann. Somit scheinen die von uns im Rahmen der vorliegenden Studie

nachgewiesenen gewebeständigen Makrophagen im initialen Aktivierungsprozeß der glatten Muskelzellen nach Ballondilatation keine wesentliche Rolle zu spielen.
Da in der Sham-Gruppe das Ausmaß der intimalen Makrophagen mit der Kontrollgruppe vergleichbar war, scheint der Rückgang der Serumcholesterinwerte in der postinterventionellen Phase keinen Einfluß auf die intimalen Makrophagen zu haben, so daß der Anstieg der Makrophagen in den Interventionsgruppen der Ballondilatation selbst zugeordnet werden kann.
Somit scheint die Proliferation glatter Muskelzellen, die in dem hier verwendeten Modell bereits drei Tage nach Ballonangioplastie maximal erhöht ist, primär nicht von gewebeständigen Makrophagen abhängig zu sein. Allerdings wurde von uns in der vorliegenden Studie der Einfluß passager anhaftender Monozyten mit Freisetzung entsprechender mitogener Substanzen nicht untersucht.

Literaturverzeichnis

1 Austin GE, Ratliff NB, Hollmann J, Tabei S, Phillips DF Intimal proliferation of smooth muscle cells as an explanation for recurrent coronary artery stenosis after percutaneous transluminal coronary angioplasty J Am Coll Cardiol 1985; 6: 369-375

2 Betz E, Schlote W Responses of vessel walls to chronically applied electrical stimuli Basic Res Cardiol 1979, 74 10-20

3 Hanke H, Strohschneider T, Oberhoff M, Betz E, Karsch KR Time course of smooth muscle cell proliferation in the intima and media of arteries following experimental angioplasty Circ Res 1990, 67 651-659

4 Hanke H, Oberhoff M, Hanke S, Hassenstein S, Kamenz J, Schmid KM, Betz E, Karsch KR. Inhibition of cellular proliferation following experimental balloon angioplasty by low molecular weight heparin. Circulation 1992; 85 1548-1556

5 Holmes DR, Vliestra RE, Smith HC, Vetrovec GW, Kent KM, Cowley MJ, Faxon DP, Gruntzig AR, Kelsey SF, Detre KM, van Raden MJ, Mock MB Restenosis after percutaneous transluminal coronary angioplasty (PTCA)· A report from the PTCA Registry of the National Heart, Lung and Blood Institute Am J Cardiol 1984, 53. 77C

6 Libby P, Warer SJC, Salomon RN, Birinyi LK Production of platelet-derived growth factor-like mitogen by smooth muscle cells from human atheroma. N Engl J Med 1988, 318. 1493-1498

7 Lindner V, Reidy MA Proliferation of smooth muscle cells after vascular injury is inhibited by an antibody against basic fibroblast growth factor Proc Natl Acad Sci USA 1991; 88 3739-3743

8 Liu WM, Roubin GS, King III SB Restenosis after coronary angioplasty, potential biologic determinants and role of intimal hyperplasia Circulation 1989, 79 1374-1387.

9 Majesky MW, Lindner V, Twardzik DR, Schwartz SM, Reidy MA. Production of transforming growth factor ß1 during repair of arterial injury J Clin Invest 1991, 88 904-910

10 McBride W, Lange RA, Hillis LD. Restenosis after successful coronary angioplasty N Engl J Med 1988; 318· 1734-1737

11 Serruys PW, Luijten HE, Beat KJ, Geuskens R, de Feyter PJ, van den Brand M, Reiber JHC, Ten Katen HJ, van Es GA, Hugenholtz PG. Incidence of restenosis after successful coronary angioplasty a time-related phenomenom A quantitative angiographic study in 342 consecutive patients at 1, 2, 3 and 4 months Circulation 1988; 77· 361-372

12 Steele PM, Chesebro JH, Stanson AW, Holmes jr DR, Dewanjee MK, Badimon L, Fuster V Balloon angioplasty. Natural history of the pathophysiological response to injury in a pig model. Circ Res 1985; 57: 105-112

Cellular alteration after experimental directional peripheral atherectomy *

P. Gonschior, F. Gerheuser, A. Erdemci, G.-M. Gonschior, B. Mack, A. Nerlich, U. Welsch, B. Höfling

P. Gonschior, F. Gerheuser, A. Erdemci, G.-M. Gonschior, B. Mack, B. Höfling
Med. Dept. I, Klinikum Großhadern, München

A. Nerlich
Pathologisches Institut, Ludwig-Maximilians-Universität München

U. Welsch
Anatomisches Institut, Ludwig-Maximilians-Universität München

Abstract

Cellular alterations play a pivotal role in restenosis after angioplasty. In order to investigate the early ultrastructural changes, directional atherectomy was performed in 20 pigs (body weight 25 - 34 kg) without arterial disease. We used the technique developed by Simpson, varying the depth of lesion (intimal lesion, group 1 and medial lesion, group 2) by inflation pressure (0 - 3 atm) and number of passes. After 4 to 24 hours the treated arteries were removed. A total of 60 arteries (group A: art. carotis, n = 30 and group B: art. femoralis, n = 30) were processed for transmission electron microscopy.
We encountered a transient infiltration of polymorphonuclear leucocytes (PMN) starting in the first few hours (maximum at 10 hours: 186/100 μm^2, group 2B vs. 84/100 μm^2 group 1 A; $p < 0.001$) followed by ultrastructural alterations of the smooth muscle cells located in the media (fc) with hypodense nuclei and an increasing quotient of cytoplasmic organelles/myofilaments indicating a secretory phenotype (up to 81 % of all fibroblastoid cells after 24 hours). These alterations were more pronounced in muscular arteries than in elastic vessels and cases where the catheter had partially removed the internal elastic lamina. Cellular alteration starts with thrombus formation followed by a transient PMN-infiltration followed by phenotypic changes of fibroblastoid cells. Secretory type of smooth muscle cells are a characteristic of the examined lesions. These findings are consistent with the findings in human restenotic tissue. Changes are more pronounced if internal elastic lamina is altered; therefore, careful ablation and medical prophylaxis immediately after intervention should be used to prevent restenosis.

* Supported by Sanderstiftung, grant No. 90 026 1 and Deutsche Herzstiftung, grant Dr Gonschior

Zelluläre Veränderungen nach experimenteller gerichteter peripherer Atherektomie *

P. Gonschior, F. Gerheuser, A. Erdemci, G.-M. Gonschior, B. Mack, A. Nerlich, U. Welsch, B. Höfling

P. Gonschior, F. Gerheuser, A. Erdemci, G.-M. Gonschior, B. Mack, B. Höfling
Med. Dept. I, Klinikum Großhadern, München

A. Nerlich
Pathologisches Institut, Ludwig-Maximilians-Universität München

U. Welsch
Anatomisches Institut, Ludwig-Maximilians-Universität München

Zusammenfassung

Zelluläre Veränderungen spielen möglicherweise eine entscheidende Rolle bei der Restenoseentstehung nach Angioplastie. Zur Untersuchung der frühen ultrastrukturellen Veränderungen wurden gerichtete Atherektomien an 20 Schweinen (Gewicht: 25 - 34 kg) ohne vorbestehende Gefäßerkrankungen durchgeführt. Die Technik nach Simpson wurde verwendet und die Läsionstiefe durch Wahl von Kathetergröße, Inflationsdruck und Anzahl der Ablationsvorgänge variiert (Gruppe 1: Intima; Gruppe 2: Media). Die Versuche wurden nach Latenzzeiten zwischen 4 und 48 Stunden beendet und insgesamt 60 Arterien (Art. carotis n = 30, Gruppe A und Art. femoralis n = 30, Gruppe B) entnommen, fixiert und durch Transmissionselektronenmikroskopie untersucht. Es fand sich eine transiente Infiltration polymorphkerniger Leukozyten, die nach vier Stunden begann (Maximum bei 10 Stunden: 186/100 μm^2, Gruppe 2B vs. 84/100 μm^2 Gruppe 1A; $p < 0{,}001$), gefolgt von ultrastrukturellen Veränderungen der glatten Muskelzellen in der Media. Hypodense Zellkerne und eine Zunahme des Quotienten Organellen/Myofilamente bei bis zu 81 % aller glatten Muskelzellen waren nach 24 Stunden zu finden. Diese Alterationen waren bei Arterien vom muskulären Typ deutlich stärker ausgeprägt als bei solchen vom elastischen Typ; ebenso wenn die Lamina elastica interna mit dem Katheter verletzt wurde (Gruppe 2B). Bereits nach kurzer Latenzzeit resultierten Gefäßwandverdickungen.

Die Untersuchung spricht dafür, daß polymorphkernige Leukozyten bei der Induktion zellulärer Veränderungen beteiligt sind, insbesondere nach Verletzung der Lamina elastica interna. Modulierte glatte Muskelzellen mit ausgeprägten sekretorischen Eigenschaften sind ein wesentlicher Bestandteil der unter-

*Gefördert durch Sonderstiftung Sachhilfeantrag Nr 90 026 1 und Deutsche Herzstiftung

suchten Gefäßsegmente. Dieser Befund konnte auch in humanem Restenosegewebe erhoben werden. Eine selektive Ablation arteriosklerotischen Gewebes und eine unmittelbar einsetzende medikamentöse Prophylaxe sollten demnach zur Restenoseprophylaxe eingesetzt werden.

Einleitung

Seit der Einführung der perkutanen transluminalen Koronarangiographie (PTCA) zur Behandlung koronarer Stenosen hat sich die differentialtherapeutische Strategie und damit auch die Anzahl der perkutanen Revaskularisationsverfahren entscheidend verändert. So betrug die Zahl der therapeutischen interventionellen Eingriffe weltweit im Jahr 1991 über 300 000 [9]. Allerdings limitiert zur Zeit vorwiegend die *Restenosierung des Gefäßes* den sehr guten akuten Behandlungserfolg.
Die Wahrscheinlichkeit der *Restenosierung des Gefäßes* liegt bei 20 - 40 % [1, 6 - 8], d.h. allein in der BRD sind jährlich 5 000 - 10 000 Re-Ballondilatationen erforderlich. Soweit bisher absehbar, hat weder die Einführung spezialisierter Kathetertechniken noch die zur Zeit durchgeführte medikamentöse Restenoseprophylaxe die Restenosierungsraten entscheidend herabsetzen können. Angesichts der dargestellten Bedeutung der Herz-Kreislauf-Erkrankungen ist *die weitere Verminderung der Restenosierungsrate* das zentrale Problem in der interventionellen Kardiologie. Die Folgen einer Restenose (Gefäßverschluß, Infarkt) sind zur Zeit nur zum Teil durch eine erneute Katheterbehandlung zu beheben, der zugrunde liegende Mechanismus ist weitgehend ungeklärt und Gegenstand lebhafter internationaler Diskussionen [2 - 4, 10 - 14, 16, 17, 20]. Es ist das Ziel unseres Forschungsvorhabens, die zelluläre und pathophysiologische Grundlage der Restenose zu untersuchen, um daraus selektive Therapieprinzipien zu ihrer Antagonisierung zu entwickeln.

Methode

In der vorliegenden Untersuchung wurden gerichtete Atherektomien an 20 Schweinen (Gewicht: 25 - 34 kg) ohne vorbestehende Gefäßerkrankungen durchgeführt. Die Technik nach Simpson wurde verwendet und die Läsionstiefe durch Wahl von Kathetergröße, Inflationsdruck und Anzahl der Ablationsvorgänge variiert (Gruppe 1: Intima; Gruppe 2: Media). Diese Untersuchungen wurden in Intubationsnarkose durchgeführt. Nach Punktion bzw. Freipräparation von Art. carotis bzw. Art. femoralis wurden diese mit dem Simpson-Atherektomiekatheter entsprechend behandelt. Die Versuche wurden nach Latenzzeiten zwischen 4 und 48 Stunden beendet. Insgesamt wurden 60 Arterien (Art. carotis n = 30, Gruppe A; Art. femoralis n = 30, Gruppe B) entnommen, fixiert und durch Transmissionselektronenmikroskopie untersucht. Die Gefäße wurden sofort in Glutaraldehyd (2,5 % in Phosphatpuffer bei pH 7,4) fixiert und nach zwei Stunden in 1 % Glutaraldehyd überführt. Nach Auswaschen mit Phosphatpuffer, wie oben, erfolgte die Dehydrierung mittels aufsteigender Alkoholreihe, darauf die Einbettung in Araldit-Kunstharz. Nach 48 Stunden Polymerisierung bei 60°C konnten die Präparate geschnitten werden, wobei zunächst mit dem Glasmesser Semidünnschnitte (1 µm) zur Übersicht angefertigt und mit Toluidinblau gefärbt wurden. Nach Festlegung der endgültig interessanten Region wurden die Präparate nochmals getrimmt und danach die eigentlichen Dünnschnitte (Dicke ca. 60 µm) mittels Diamantmesser geschnitten. Diese wurden auf Kupfernetze aufgezogen und mit Uranylazetat und Bleizitrat abschließend kontrastiert.

Ergebnisse

Die Atherektomie abladiert Gewebe und setzt Gefäßwandstrukturen, insbesondere kollagenes Gewebe, frei. In den ersten zwei Stunden zeigte sich eine Anlagerung von Thrombozyten, Lymphozyten und monozytären Zellen. Im Zeitraum bis vier Stunden nach Verletzung der Media war eine Infiltration in die Gefäßwand mit vorwiegend neutrophilen Granulozyten zu finden (Maximum bei 10 Stunden: 186/100 μm^2, Gruppe 2B vs. 84/100 μm^2 Gruppe 1A; $p < 0{,}001$). Mit zunehmender Läsionstiefe und Latenzzeit war die Infiltration der Gefäßwand ausgeprägter.

Die Leukozyten infiltrierten die Media und befanden sich meist in unmittelbarer Nähe der glatten Muskelzelle in der Media. Diese Zellen zeigten die Merkmale glatter Muskelzellen mit ausgeprägten kontraktilen Strukturen, einem hyperdensen Zellkern, wie er typischerweise bei inaktiven Zellen gefunden wird, und einem kleinen organellenhaltigen Saum perinukleär.

Die Untersuchung zeigte, daß neutrophile Granulozyten und glatte Muskelzellen regelhaft eine enge Verbindung eingehen, wobei sich partiell Zellgrenzen ausbilden und teilweise Zellgrenzen nicht gefunden werden können. Die quantitative Auswertung zeigt einen deutlichen Unterschied der Anzahl infiltrierender Zellen in Abhängigkeit von der Läsionstiefe. Zu dem Zeitpunkt der maximalen Infiltration neutrophiler Granulozyten nach 10 Stunden zeigte sich eine beginnende phänotypische Modulation von filamentreichen glatten Muskelzellen zu sekretorischen Subtypen mit einem organellenreichen Saum um den Zellkern. Es zeigte sich ein hypodenser Zellkern, der von einem Bereich mit nicht organisierten Ribosomen umgeben war. Der Anteil kontraktiler Strukturen wurde zugunsten synthetisierender Strukturen reduziert. Bei ausgeprägten Formen waren die Ribosomen durch Membransysteme organisiert und nur vereinzelt kontraktile Filamente vorhanden. Diese Transformation nahm an Intensität bis zu Latenzzeiten von 24 Stunden deutlich zu, so daß eine Veränderung des Quotienten Organellen/Myofilamente bei bis zu 81 % aller glatten Muskelzellen zu finden war. Diese Alterationen waren bei Arterien vom muskulären Typ deutlich stärker ausgeprägt als bei solchen vom elastischen Typ; desgleichen wenn die Lamina elastica interna mit dem Katheter verletzt wurde (Gruppe 2B). Bereits nach kurzer Latenzzeit resultierten deutliche Gefäßwandverdickungen.

Diskussion

Ende 1986 wurde das von Simpson 1984 in den USA entwickelte Verfahren der Atherektomie [18, 19] in der Bundesrepublik von unserer Arbeitsgruppe erstmals klinisch zur Behandlung der arteriellen Verschlußkrankheit eingeführt.
Soweit bisher absehbar, hat die Einführung spezialisierter Kathetertechniken und die durchgeführte medikamentöse Restenoseprophylaxe die Restenosierungsraten nicht entscheidend herabsetzen können. Angesichts der dargestellten Bedeutung der Herz-Kreislauf-Erkrankungen ist *die weitere Verminderung der Restenosierungsrate* das zentrale Problem in der interventionellen Kardiologie. Die Folgen einer Restenose (Gefäßverschluß, Infarkt) sind zur Zeit nur zum Teil durch eine erneute Katheterbehandlung zu beheben. Der zugrunde liegende Mechanismus ist weitgehend ungeklärt und Gegenstand lebhafter internationaler Diskussionen [2 - 4, 10 - 14, 16, 17, 20]. Da die vorliegenden Untersuchungen an nicht arteriosklerotisch veränderten Gefäßen durchgeführt wurden, stellt sich die Frage, ob die Ergebnisse auf die Veränderungen in humanen Gefäßen nach Angioplastie übertragen werden können. Die licht- und elektronenmikroskopische Aufarbeitung humaner Gewebeproben, die mit einer Simpson-Atherektomie gewonnen wurden, zeigen, wie die vorliegenden experimentellen Daten, einen hohen Anteil zellreicher Areale als wesentliches morphologisches Korrelat der Restenose [1]. Die immunhistochemische Analyse zeigte in den zellreichen Intimabereichen ebenfalls myofibroblastäre Zellen, d. h. modulierte glatte Muskelzellen mit einem vermehrten Anteil saurer Mukopolysaccharide als Zeichen einer gesteigerten funktionellen und metabolischen Aktivierung. Durch Markierung mit dem Antikörper Ki-67 konnte eine erhöhte Proliferation nachgewiesen werden [5]. Die elektronenoptische Analyse der Plaqueanteile zeigte ebenfalls vergleichbare metabolisch aktivierte glatte Muskelzellen mit organellenhaltigem Saum um den Zellkern, hoher sekretorischer Aktivität und Zeichen der Aktivierung im Bereich des hypodensen Zellkerns [15].
Zusammenfassend konnte mittels ultrastruktureller Untersuchungen gezeigt werden, daß bei der Restenosierung nach Katheterintervention an Gefäßen zellulär-proliferative Prozesse mit Modulation der glatten Muskelzellen vom kontraktilen zum sekretorischen Typ eine wesentliche Rolle spielen. Die vorliegende Untersuchung zeigt, daß polymorphkernige Leukozyten bei der Induktion zellulärer Veränderungen beteiligt sind, insbesondere nach Verletzung der Lamina elastica interna. Die histologischen und elektronenmikroskopischen Arbeiten zeigen, daß die Restenoserate deutlich erhöht ist, wenn sich in der ursprünglichen Biopsie Anteile der Lamina elastica interna befanden, d. h. die Schädigung die Intima überschritten hatte, daß also durch die lokale Verletzung und ihre Folgemechanismen die Restenoseentstehung determiniert wird. Eine

selektive Ablation arteriosklerotischen Gewebes und eine unmittelbar einsetzende medikamentöse Prophylaxe sollten demnach zur Restenoseprophylaxe eingesetzt werden.

Literaturverzeichnis

1 Backa D, Remberger K, Höfling B. Histological findings from atherectomy specimen. In: Höfling B (ed.). Interventional cardiology and angiology. Steinkopff. Darmstadt; Springer. New York 1989; 109-114

2 Bauriedel B, Dartsch PC, Betz E, Simpson JB, Hofling B Gewinnung von Plaquematerial für Zellkulturen durch perkutane Atherektomie In: Hoffmeister HE (Hrsg.) Die Bedeutung von Zellkulturen für die Erforschung der Arteriosklerose. Attempto: Tübingen 1989, 58-69.

3 Benditt EP, Benditt JM. Evidence for a monoclonal origin of human atherosclerotic plaques. Proc Natl Acad Sci USA 1973; 70. 1753.

4 Clowes AW, Schwartz StM Significance of quiescent smooth muscle migration in the injured rat carotid artery Circ Res 1985; 56: 139-145.

5 Gerdes J, Lemke H, Baisch H, Wacker HH, Schwab U, Stein H. Cell cycle analysis of a cell proliferation associated human nuclear antigen defined by the monoclonal antibody Ki-67 J Immunol 1984, 133. 1710.

6 Holmes DR, Vlietstra RE, Smith HC, Vetrovec GW, Kent KM, Cowley MJ, Faxon DP, Gruentzig AR, Kelsey SF, Detre KM, VanRaden MJ, Mock MB. Restenosis after PTCA. A report from the PTCA-Registry of the National Heart, Lung and Blood Institute Am J Cardiol 1984; 53. 77C

7 Kaltenbach M, Kober G, Scherer D, Vallbracht C. Recurrence rate after successful coronary angioplasty Eur Heart J 1985, 6: 276.

8 Leimgruber et al Restenosis after successful coronary angioplasty in patients with single vessel disease Circulation 1986, 73· 710

9 Parisi AF, Folland ED, Hartigan P A comparison of angioplasty with medical therapy in the treatment of single vessel disease N Engl J Med 1992, 326· 10

10 Pearson TA, Dillman JM, Solez K, Heptinstall RH. Clonal characteristics in layers of human atherosclerotic plaques. Am J Pathol 1978; 93· 93-102.

11 Reidy MA, Schwartz SM. Developments in the study of endothelial cells by scanning electron microscopy Artery 1980, 8· 236.

12 Ross R, Glomset J. Atherosclerosis and the arterial smooth muscle cell Science 1973, 180. 1332.

13 Ross R. Atherosclerosis: a problem of the biology of arterial wall cells and their interactions with blood components Arteriosclerosis 1981, 1 293

14 Ross R, Harker L Hyperlipidemia and atherosclerosis Science 1976, 193· 1094.

15 Schinko I et al Electronmicroscope evaluation of primary and restenotic lesions after percutaneous atherectomy J Am Coll Cardiol 1990, 15 (2): 254 A.

16 Schwartz SM, Gajdusek CM, Selden SC Vascular wall growth control the role of the endothelium. Arteriosclerosis 1981; 1. 107-161

17 Scott RF, Thomas WA, Lee WM, Reiner JM, Florentin RA. Distribution of intimal smooth muscle cell masses and their relationship to early atherosclerosis in the abdominal aortas of young swine. Atherosclerosis 1979; 34 291-301.

18 Simpson JB. Atherectomy device and method United States patents No 615298, date of publication· 30.05.1984; and No. 732691, date of publication 10 05 1985

19 Simpson JB. Atherectomy device and method European patent application No 0 163 502 A2, date of publication· 04 12 1985

20 Thomas WA, Reiner JM, Florentin RA, Scott RF Population dynamics of arterial cells curing atherogenesis VIII. Separation of the roles of injury and growth stimulation in early aortic atherogenesis in swine originating in pre-existing intimal smooth muscle cell masses Exp Mol Pathol 1979, 31 124-144

Intimal reaction and incidence of thrombotic occlusions following experimental stent implantation and balloon dilatation in rabbits

J. Kamenz, H. Hanke, St. Hassenstein, M. Oberhoff, D. Xie, E. Betz, K.R. Karsch

J. Kamenz, H. Hanke, St. Hassenstein, M. Oberhoff, D. Xie, K.R. Karsch
Medizinische Klinik, Abteilung III, Universität Tübingen

E. Betz
Physiologisches Institut I, Universität Tübingen

Abstract

The aim of this study was to determine the proliferative response of smooth muscle cells in the intima and the incidence of thrombotic occlusions after experimental intravascular stenting in comparison to conventional balloon angioplasty. A balloon expandable Strecker-stent was implanted in 27 rabbit carotid arteries, balloon angioplasty was performed in 29 animals, 10 animals served as a control group without treatment. Unfractionated heparin was given just before intervention and for 3 days following intervention. The vessels were excised at 7, 14, 28 and 42 days following treatment. Bromodeoxyuridine-labeling allowed the immunohistological determination of proliferating smooth muscle cells (SMCs) in the neointimal area of histological cross sections. Smooth muscle cells were identified by α-actin staining.
Our results showed a high proliferative activity of smooth muscle cells 7 days after stenting (16.2 ± 3.7 %) as well as after balloon dilatation (12.5 ± 4.8 %). At day 42, however, the proliferative activity after stent implantation was still significantly increased (2.7 ± 0.3 %/$p < 0.0001$), whereas after balloon angioplasty the SMC proliferation has returned to the baseline levels of the control group (0.3 ± 0.4 %). Additionally, the number of thrombotic occlusions was increased in the stent group (25.9 % vs. 6.9 %). Our data suggest that the proliferative response of smooth muscle cells after intravascular stenting is higher and persists longer as compared to conventional balloon angioplasty in the same experimental model.

Intimale Reaktion und Inzidenz thrombotischer Verschlüsse nach Stentimplantation im Vergleich zur Ballondilatation am Kaninchen

J. Kamenz, H. Hanke, St. Hassenstein, M. Oberhoff, D. Xie, E. Betz, K.R. Karsch

J. Kamenz, H. Hanke, St. Hassenstein, M. Oberhoff, D. Xie, K.R. Karsch
Medizinische Klinik, Abteilung III, Universität Tübingen

E. Betz
Physiologisches Institut I, Universität Tübingen

Zusammenfassung

Ziel der Untersuchung war die Bestimmung der proliferativen Reaktion glatter Muskelzellen in der Intima sowie der Häufigkeit thrombotischer Verschlüsse nach Stentimplantation im Vergleich zur konventionellen Ballondilatation. Hierzu wurden an der Arteria carotis von 27 Neuseeland-Kaninchen ballonexpandierbare Strecker-Stents implantiert beziehungsweise bei 29 Tieren eine Ballonangioplastie durchgeführt. Zehn Tiere dienten als Kontrollgruppe ohne Intervention. Die Tiere erhielten unmittelbar präoperativ sowie postoperativ für insgesamt drei Tage unfraktioniertes Heparin. Die Gefäße wurden 7, 14, 28 und 42 Tage nach Intervention entnommen und histologisch aufgearbeitet. Die Gabe von Bromdesoxyuridin ermöglichte die immunhistologische Bestimmung der neointimalen Proliferationsrate, wobei die glatten Muskelzellen mit einem Antikörper gegen α-Aktin identifiziert wurden. Am 7. Tag nach Intervention zeigte sich eine stark gesteigerte Proliferation glatter Muskelzellen sowohl nach Stentimplantation (16,2 ± 3,7 %) als auch nach konventioneller Ballonangioplastie (12,5 ± 4,8 %). Während die Proliferationsrate nach Ballonangioplastie am 42. Tag jedoch auf den Wert der Kontrollgruppe (0,3 ± 0,4 %) zurückgekehrt war, fand sich nach Stentimplantation eine immer noch signifikante Erhöhung der Proliferation (2,7 ± 0,3 %; $p < 0,0001$). Außerdem war die Inzidenz thrombotischer Komplikationen nach Stentimplantation deutlich höher (25,9 % vs. 6,8 %). Zusammenfassend weisen unsere Daten auf eine gesteigerte und prolongierte proliferative Reaktion glatter Muskelzellen nach Stentimplantation im Vergleich zur Ballondilatation hin.

Einleitung

Seit 1986 steht mit der Stentimplantation ein weiteres interventionelles Behandlungsverfahren der koronaren Herzkrankheit zur Verfügung [13]. Zwei

Komplikationen der perkutanen transluminalen Angioplastie (PTCA) führten zur Entwicklung dieser Stents. Zum einen sind dies die akuten Verschlüsse des dilatierten Gefäßes nach herkömmlicher PTCA, die in 1 - 2 % der Fälle eine Notfall-Bypass-Operation erforderlich machen [2, 3]. Das zweite ungelöste Problem stellt die hohe Rate von Restenosierungen dar, welche unverändert zwischen 30 % und 40 % nach primär erfolgreicher Dilatation liegt [7, 11].
Tierexperimentelle und erste klinische Studien konnten jedoch zeigen, daß diese Probleme auch die Anwendung des Stents limitieren. In der Frühphase entsteht das hohe Risiko akuter und überwiegend subakuter thrombotischer Verschlüsse, welches mit 2 bis 24 % unterschiedlich angegeben wird [9, 10, 12]. Diese Frühokklusionen zeigen die Bedeutung einer effizienten Antikoagulation [9]. Andererseits ist der Prozentsatz der chronischen Restenosierungen je nach Indikationsstellung zur Implantation eines Stents und der Zahl vorangegangener Interventionen mit der herkömmlichen PTCA vergleichbar [10, 12, 16]. Klinische Langzeitergebnisse stehen jedoch noch aus. Ziel dieser tierexperimentellen Studie war es daher, das Ausmaß und den zeitlichen Verlauf der Proliferation glatter Muskelzellen in der Intima nach Stentimplantation im Vergleich zur Ballondilatation zu untersuchen und die zeitliche Kinetik des Restenosierungsprozesses zu analysieren. Außerdem wurden die Risiken thrombotischer Verschlüsse nach beiden Interventionen miteinander verglichen.

Material und Methodik

Als Tiermodell dienten männliche Neuseeland-Kaninchen (2,6 - 3,8 kg), welchen über einen Zeitraum von 28 Tagen vor Intervention eine 0,5 %ige Cholesterindiät zugefüttert wurde. Anschließend erfolgte entweder eine Stentimplantation oder Ballondilatation an der Arteria carotis communis. Nach Intervention wurde auf Normalfutter umgestellt. Der verwendete Stent war ein ballonexpandierbarer Strecker-Stent [15] aus Tantalum mit einem Durchmesser von 2,0 mm (im nichtexpandierten Zustand 1,2 mm/Drahtdicke 70 µm/Länge 20 mm) der Firma Boston Scientific (Hannover), welcher auf einen Ballon mit 2,5 mm Durchmesser montiert wurde. Wie für die klinische Anwendung empfohlen [1, 4, 15], war der Stent etwa 25 % größer als das vorgegebene Gefäßlumen. Für die Ballondilatation wurde ein Simpson-Robert-Ballonkatheter der Firma ACS (Kalifornien) mit einem Durchmesser von 0,2 mm gewählt. Zur Durchführung der Intervention wurde die A. carotis der Kaninchen unter einer kombinierten Metomidate/Fentanylnarkose freipräpariert, der Katheter über eine kleine Inzision eingeführt und nach kranial vorgeschoben, wo der Stent plaziert beziehungsweise eine Ballondilatation vorgenommen wurde. Um den Stent zu expandieren, wurde ein Dilatationsdruck von 6 - 8 atm über die Dauer von 60 s angewendet. Die Ballondilatation wurde bei einem Dilatationsdruck von 6 atm zweimal 30 s mit einer dazwischenliegenden Pause von 30 s durchgeführt. Anschließend wurde die A. carotis durch eine Gefäßnaht wieder verschlossen.

Die Implantation eines Stents erfolgte bei insgesamt 27 Kaninchen, eine Ballondilatation wurde bei 29 Kaninchen durchgeführt. Insgesamt 10 Kaninchen dienten als Kontrollgruppe, bei der nach Cholesterindiät keine Intervention durchgeführt wurde. Zur Vermeidung akuter thrombotischer Komplikationen erhielten die Tiere präoperativ einen Bolus von 700 I.E/kg KG unfraktioniertes Heparin (Fa. Braun, Melsungen) und postoperativ über drei Tage zweimal täglich 900 I.E/kg KG. Als Infektionsprophylaxe erfolgte die einmalige Gabe eines Breitspektrumantibiotikums (0,25 ml Bustergin/kg KG) intramuskulär. Um das Ausmaß der intimalen Zellproliferation im zeitlichen Verlauf darstellen zu können, wurden die Tiere 7, 14, 28 und 42 Tage nach Intervention getötet und die Gefäße histologisch aufgearbeitet.

Zur quantitativen Bestimmung der Proliferationsrate der glatten Muskelzellen zum jeweiligen Zeitpunkt wurde 18 und 12 Stunden vor Perfusionsfixierung und Entnahme der Gefäße eine Kombination von 5' Bromdesoxyuridin (BrdU) und 2'Desoxycytidin (d-cyt) (Sigma GmbH, Deisenhofen) sowohl als subkutanes Depot (Nackentasche mit 100 mg BrdU/kg KG und 75 mg d-cyt/kg KG) als auch als intramuskuläre Injektion (je 30 mg BrdU/kg KG und 25 mg d-cyt/kg KG) appliziert.

Die Perfusionsfixierung erfolgte mit 2 %iger cacodylatgepufferter Paraformaldehydlösung (pH 7,4) mit einem Druck von 80 - 100 mmHg. Die Drähte des Stents wurden anschließend vorsichtig unter mikroskopischer Kontrolle entfernt. Danach wurden die Präparate in Paraffin eingebettet und die histologische Aufarbeitung und Auswertung vorgenommen. Nach der Anfertigung von Semidünnschnitten kamen unten aufgeführte Färbemethoden zur Anwendung. Zur morphologischen Beurteilung und Bestimmung der Intimadicke sowie des Stenosegrades wurde eine konventionelle Hämalaun-Eosin-Färbung durchgeführt. Die Auswertung erfolgte hierbei durch ein computergestütztes Morphometriesystem (Bioquant/Bilaney Consulting, Düsseldorf). Die Intimadicke wurde als durchschnittliche Intimadicke durch Ausmessen der Intima in definierten Abständen und anschließende Durchschnittsbildung bestimmt. Der Stenosegrad ergab sich über folgende Formel:

$$\text{Stenosegrad (\%)} = \frac{\text{Fläche der Intima x 100}}{\text{Fläche von Intima + Lumen}}$$

Die oben beschriebene Gabe von Bromdesoxyuridin (BrdU), einem Thymidinanalogon, welches in die Desoxyribonukleinsäure (DNA) von teilungsaktiven Zellen während der S-Phase der Mitose eingebaut wird, ermöglichte es, mit Hilfe eines monoklonalen Antikörpers gegen BrdU (Bio Cell Consulting, Grellingen, CH) die proliferierenden Zellen immunhistologisch nachzuweisen. Durch das prozentuale Verhältnis von BrdU-positiven, also durch den Antikörper markierte Zellen zu allen nicht markierten Zellen in der Intima ließ sich die Proliferationsrate errechnen. Der Nachweis von glatten Muskelzellen wurde ebenfalls immunhistologisch unter Verwendung eines monoklonalen Antikörpers gegen α-Aktin (Renner GmbH, Dannstadt) durchgeführt.

Ergebnisse

Am 7. Tag nach Intervention waren die Stentdrähte makroskopisch von einer dünnen, glasigen Neointima bedeckt. Lichtmikroskopisch konnte zu diesem Zeitpunkt eine vollständige Bedeckung des Stents mit Neointima präpara-

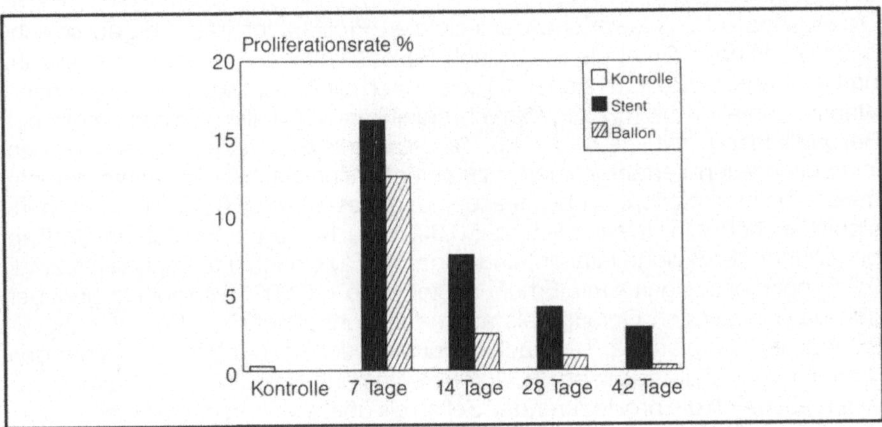

Abb. 1: Darstellung der intimalen Zellproliferationsraten nach Stentimplantation und Ballondilatation im zeitlichen Verlauf.

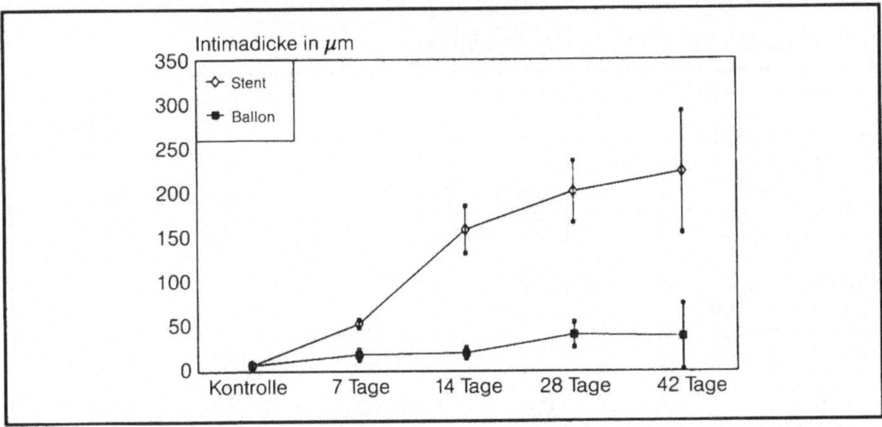

Abb. 2: Durchschnittliche Intimadicken im Vergleich zwischen Stentimplantation und Ballondilatation.

tionsbedingt nicht immer verifiziert werden, erst am 14. Tag nach Operation war hier ein komplettes Einwachsen in die Neointima nachzuweisen. Bei der morphometrischen Bestimmung der Intimadicken konnte eine kontinuierliche Zunahme der durchschnittlichen Intimadicke von 53,5 ± 4,3 µm am 7. Tag bis zu 223 ± 68 µm am 42. Tag nach Stentimplantation beobachtet werden, wobei die Intimadicke zwischen dem 7. und 14. Tag den größten Zugewinn aufwies. Vergleichsweise gering hierzu war die Zunahme der Dicke der Intima nach Ballondilatation mit einem Maximum von 41 ± 14 µm am 28. Tag und danach abnehmender Tendenz (Abb. 2). Die Bestimmung des Stenosegrades spiegelte denselben Verlauf wider (Tab. 1).

Die histologische Auswertung der intimalen Proliferationsraten ergab sowohl nach Stentimplantation als auch nach Ballondilatation eine maximale Anzahl proliferierender Zellen sieben Tage nach Intervention. Sie war nach Stentimplantation mit 16,2 ± 3,7 % nicht signifikant höher als nach herkömmlicher Ballondilatation mit 12,5 ± 4,8 %. Nachfolgend kam es bei beiden interventionellen Verfahren wieder zu einer kontinuierlichen Abnahme der intimalen Zellproliferation, wobei sie bei den gestenteten Gefäßen auf einem signifikant höheren Niveau blieb ($p < 0,0001$ am 14. Tag; $p < 0,002$ am 28. Tag gegenüber der Ballondilatation) und sogar 42 Tage nach Intervention mit 2,7 ± 0,3 % noch eine signifikante Erhöhung zeigte ($p < 0,0001$), sowohl gegenüber den ballondilatierten Gefäßen als auch den Kontrollgefäßen. Die intimale Mitoserate erreichte am 42. Tag nach Ballondilatation mit 0,3 ± 0,4 % wieder den Wert der Kontrollgruppe (Abb. 1). Durch die immunhistologische Färbung von α-Aktin ließen sich die proliferierenden Zellen als überwiegend glatte Muskelzellen identifizieren (Abb. 3 a + b).

Die Media zeigte mit zunehmender Implantationsdauer eine Atrophie, morphologisch sichtbar an einer Zellkernverarmung und morphometrisch durch

Tab. 1: Zusammenfassung der Ergebnisse

Intervention/Tage	n	intimale Mitose in %	Intimadicke in µm	Stenosegrad in %	thrombotische Verschlüsse
Stent / 7 Tage	7	16,20 ± 3,70 +	53,5 ± 4,3	8,9 ± 0,5	2/7
Stent / 14 Tage	7	7,40 ± 0,80 #	158,5 ± 26,0	32,4 ± 8,4	2/7
Stent / 28 Tage	8	4,10 ± 1,50 x	201,0 ± 34,5	35,7 ± 9,7	2/8
Stent / 42 Tage	5	2,70 ± 0,30 *	223,0 ± 68,0	34,0 ± 9,6	1/5
Ballon / 7 Tage	9	12,50 ± 4,80 +	18,6 ± 6,0	8,0 ± 2,8	0/9
Ballon / 14 Tage	7	2,20 ± 1,70 #	20,4 ± 6,0	8,4 ± 2,3	0/7
Ballon / 28 Tage	8	1,00 ± 0,40 x	41,0 ± 14,0	17,3 ± 12,8	1/8
Ballon / 42 Tage	5	0,28 ± 0,43 *	39,0 ± 37,0	14,0 ± 14,7	1I5
Kontrollen	10	0,30 ± 0,40	7,0 ± 3,0	2,1 ± 0,9	0/10

+ nicht signifikant / # $p < 0,0001$ / x $p < 0,002$ / * $p < 0,0001$ t-Test

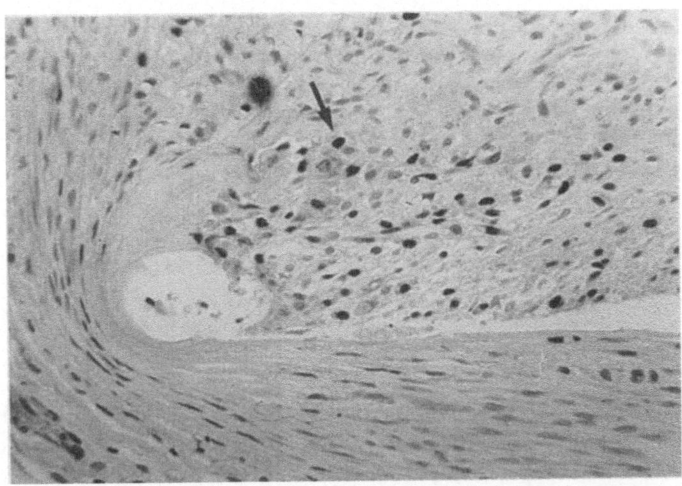

Abb. 3: *a)* Ausschnitt aus einer A. carotis im Bereich eines Stentdrahtes (entfernt) 14 Tage nach Stentimplantation. Der Stent ist von einer dicken Neointima vollständig bedeckt. Als Ausdruck der stark erhöhten Proliferation in dieser Neointima finden sich besonders im Bereich des Stentdrahtes zahlreiche BrdU-positive Zellen (Pfeil).

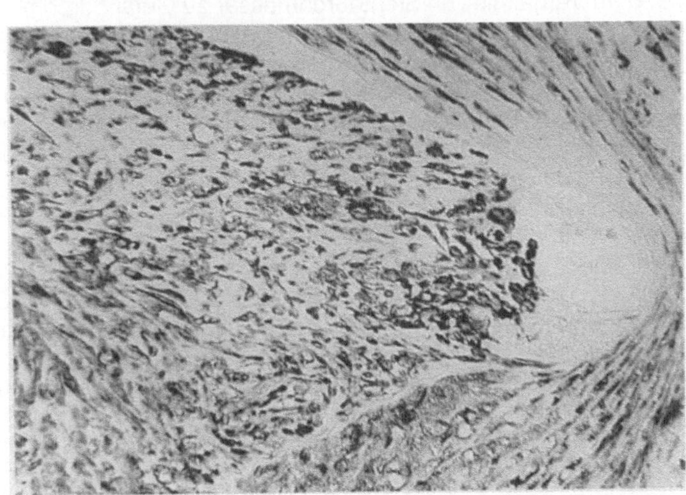

Abb. 3: *b)* Identischer Ausschnitt, jedoch mit dem immunhistologischen Nachweis von α-Aktin. Es wird deutlich, daß es sich bei den proliferierenden Zellen überwiegend um glatte Muskelzellen handelt.

eine Abnahme der Mediadicke von 120± 12,4 µm (Kontrolle) auf 89± 24 µm nach Intervention, wobei sie im Bereich der Stentdrähte durch Kompression stark verdünnt war (Abb. 3 a). In keinem Fall konnte jedoch eine Penetration in die Media oder gar Adventitia beobachtet werden. Nach Ballondilatation zeigte sich keine signifikante Veränderung der Mediadicke im zeitlichen Verlauf. Die Zahl totaler und subtotaler thrombotischer Verschlüsse war in der Stentgruppe mit 25,9 % signifikant ($p < 0{,}05$) höher als in der Ballongruppe mit 6,9 %. Insgesamt drei der sieben thrombosierten Stents waren partiell rekanalisiert, wiesen aber eine hämodynamisch bedeutsame (> 80 %ige) Stenose auf.

Diskussion

In Einklang mit vorangegangenen Untersuchungen fand sich auch in der vorliegenden Studie eine deutlich erhöhte Rate thrombotischer Okklusionen innerhalb des Stents [4, 8, 9, 12]. Dabei scheint einer suffizienten Antikoagulation hohe Bedeutung zuzukommen, wodurch sich das Risiko thrombotischer Komplikationen in der klinischen Anwendung bereits stark vermindern ließ [9].
Andererseits stellt die Restenosierung, wie nach Ballondilatation, Atherektomie und Laserablation [5, 6, 7, 14], ein ungelöstes Problem auch nach Stentimplantation dar [10, 12, 16]. In der Literatur gibt es diesbezüglich unterschiedliche Aussagen, abhängig zum einen vom verwendeten Stent-Design, der Gefäßgröße, dem Verhältnis von Stentdurchmesser zu Gefäßdurchmesser und der Verletzung der Lamina elastica interna [1, 4, 7, 12, 16], in der klinischen Anwendung aber vor allem auch vom Einsatzbereich eines Stents entweder als Notfallintervention nach PTCA oder als Elektiveingriff bei wiederholten Restenosierungen nach Ballonangioplastie [10, 12]. Auch die Zahl vorangegangener Interventionen und Restenosierungen scheint einen Einfluß auf die erneute Restenosierung nach Stenting zu haben [10]. Über die Langzeitwirkung des Stents auf die Gefäßwand und den Verlauf des Restenosierungsprozesses ist bislang jedoch wenig bekannt.
Unsere vorliegende Untersuchung zeigt eine stark gesteigerte Proliferation glatter Muskelzellen in der Intima und ein komplettes Einwachsen des Stents in die Neointima innerhalb der ersten 14 Tage nach Stentimplantation. Der in dieser Phase entscheidende Prozeß scheint hier die Bildung einer lokalen Thrombusformation um die Stentdrähte innerhalb der ersten Stunden zu sein, in die glatte Muskelzellen und Makrophagen dann einwandern und den Thrombus organisieren [1, 8, 16 17]. Morphologisch läßt sich dies durch die Beobachtung anhaftender Leukozyten und Thrombozyten, Erythrozytenansammlungen und Fibrinformationen im Bereich der Drähte an den histologischen Schnitten belegen.
Aufgrund der wohl größeren Gefäßwandverletzung und eines möglicherweise vom Stent ausgehenden Proliferationsreizes blieb die Zahl sich teilender Zellen innerhalb des Beobachtungszeitraumes von sechs Wochen auf einem

signifikant höheren Niveau als nach der Ballondilatation. Die im Gegensatz zu früheren Untersuchungen mit Ballon und Excimer-Laser am Elektrostimulationsmodell [5, 6] nach 42 Tagen immer noch signifikant erhöhte Proliferation glatter Muskelzellen, welche auffallend auf den Bereich der Stentdrähte konzentriert war, legt den Schluß nahe, daß der Stent einen persistierenden mechanischen Reiz auf die Gefäßwand darstellt, welcher sich in einer prolongierten Proliferation äußert. In der kontinuierlichen Dickenzunahme der Intima bis zum 42. Tag spiegelt sich diese Proliferationskinetik ebenfalls wider, während nach Ballondilatation das Maximum schon am 28. Tag erreicht und auch die Proliferation zu diesem Zeitpunkt nicht mehr signifikant erhöht war. Ein Maximum der Intimadicke nach vier bis acht Wochen und anschließende Regression wurde auch von anderen Autoren tierexperimenteller Studien beschrieben [1, 16, 17]. Unsere Untersuchungen verdeutlichen, daß der Stent eine bedeutend ausgeprägtere Reaktion der Gefäßwand hervorruft und deshalb nach unserer Meinung in der klinischen Anwendung nur mit Zurückhaltung und unter strenger Indikationsstellung eingesetzt werden sollte. Dies gilt insbesondere im Hinblick auf die noch ungeklärten Langzeitergebnisse. Weitere Untersuchungen über einen längeren Zeitraum müssen über die Progression der Proliferation näheren Aufschluß bringen.

Literaturverzeichnis

1 Barth KH, Virmani R, Strecker EP, Savin MA, Lindisch D, Matsumoto AH, Teitelbaum GP. Flexible tantalum stents implanted in aortas and iliac arteries: Effects in normal canines. Radiology 1990; 175: 91-96.

2 Bredlau CE, Roubin GS, Leimgruber PP, Douglas JS, King SB, Gruentzig AR. In hospital morbidity and mortality in patients undergoing elective coronary angioplasty. Circulation 1985; 72: 1044-1052

3 Detre K, Holubkov R, Kelsey S et al Percutaneous transluminal angioplasty in 1985 - 1986 and 1977 - 1981 The National Heart, Lung and Blood Institute Registry. N Engl J Med 1988; 318: 265-270

4 Duprat G, Wright KC, Charnsangavej C, Wallace S, Gianturco C Self-expanding metallic stents for small vessels. An experimental evaluation Radiology 1987, 162· 469-472

5 Hanke H, Strohschneider T, Oberhoff M, Betz E, Karsch KR Time course of smooth muscle cell proliferation in the intima and media of arteries following experimental angioplasty Circ Res 1990; 67: 651-659.

6 Hanke H, Haase KK, Hanke S, Oberhoff M, Hassenstein S, Betz E, Karsch KR Morphological changes and smooth muscle cell proliferation after experimental excimer laser treatment Circulation 1991; 83: 1380-1389.

7 Liu MW, Roubin GS, King SB III. Restenosis after coronary angioplasty: potential biological determinants and role of intimal hyperplasia. Circulation 1989; 79: 1374-1387.

8 Rousseau H, Puel J, Joffre F et al. Self-expanding intravascular prosthesis: An experimental study. Radiology 1987; 164: 709-714.

9 Schatz RA, Baim DS, Leon M et al. Clinical experience with the Palmaz-Schatz coronary stent: Initial results of a multicenter study. Circulation 1991; 83: 148-161.

10 Schatz RA, Goldberg S, Leon M, Baim D, Hirshfeld J, Cleman M, Ellis S, Topol E. Clinical experience with the Palmaz-Schatz coronary stent. JACC 1991; 17: 155B-159B.

11 Serruys PW, Luitjen HE, Beat KJ, Geuskens R, de Feyter PJ, van den Brand M, Reiber JHC, Ten Katen HJ, van Es GA, Hugenholtz PG Incidence of restenosis after successful coronary angioplasty· a time-related phenomenon. A quantitative angiographic study in 342 consecutive patients at 1, 2, 3, and 4 month. Circulation 1988; 77: 361-372.
12 Serruys PW, Strauss BH, Beatt KJ, Bertrand ME, Puel J, Rickards AF, Meier B, Goy JJ, Vogt P, Kappenberger L, Sigwart U Angiographic follow up after placement of a self-expanding coronary artery stent. N Engl J Med 1991, 324. 13-17
13 Sigwart U, Puel J, Mirkovitsch V, Joffre F, Kappenberger L Intravascular stents to prevent occlusion and restenosis after transluminal angioplasty N Engl J Med 1987, 316 701-706.
14 Simpson SB, Selmon MR, Robertson GC, Cipriano PR, Hayden WG, Johnsen DE Transluminal atherectomy for occlusive peripheral vascular disease Am J Cardiol 1988; 61 966-1016
15 Strecker EP, Liermann D, Barth KH et al. Expandable tubular stents for treatment of arterial occlusive diseases. Experimental and clinical results. Radiology 1990, 175 97-102
16 Sutton CS, Tominaga R, Harasaki H, Emoto H, Oku T, Kambic HE, Skibinski CS, Beck G, Hollman J Vascular stenting in normal and atherosclerotic rabbits: Studies of the intravascular endoprosthesis of Titanium-Nickel-Alloy. Circulation 1990; 81 667-683.
17 White CJ, Ramee SR, Banks AK, Mesa JE, Chokshi S, Isner JM A new balloon-expandable tantalum coil stent. Angiographic patency and histologic findings in an atherogenic swine model. JACC 1992, 19 870-876

Analysis of immunhistochemical differences of macrophages in arteriosclerotic biopsies from directional coronary atherectomy*

P. Gonschior, B. Mack, B. Höfling, I.R.M. Wiest, A. Nerlich

P. Gonschior, B. Mack, B. Höfling
Medizinische Klinik I, Klinikum Großhadern, Ludwig-Maximilians-Universität München

I.R.M. Wiest, A. Nerlich
Pathologisches Institut, Ludwig-Maximilians-Universität München

Abstract

Macrophages are an essential part of arteriosclerotic lesions. This study set out to analyse different functional and morphological features of macrophages. Therefore detection of specific cell markers in human arteriosclerotic material derived from directional coronary atherectomy (DCA) of primary and restenotic lesions was used. Cryosections (2 - 4 µm) were stained immunohistologically (18 samples from 15 patients) with monoclonal antibodies. For further analysis antibodies against fibroblasts (5B5, Prolylhydroxylase), contractile filaments (α-actin, desmin) and as matrix component collagen IV were used. Endothelial structures (CD 31), T-cells and monocyte derived macrophages (CD 68, KP 1) were detected. Semi-quantitative analysis in relation to total cell count was performed.

The tissue removed consisted quantitatively of 90 % intima-compartments. 52 % of the intimal area comprised low cellular compartments and in 48 % high cellularity and foam-cells were found. In high cellular compartments, 81 % of the cells were positive for α-actin; only 13 % of these cells were also positive for desmin.

In intimal compartments in 52 % of the cells macrophages were detected immunohistologically by CD-68 marker. 96 % of these cells also showed fibroblastic characteristics with the expression of the respective antigen (5B5, Prolylhydroxylase). Typical foam cells were not α–actin positive, whereas 40 % of the CD 68 positive cells were α-actin positive. In myofibroblastic cells, positive staining with fibroblast markers and extracellular matrix (collagen IV) was present. Staining with antibodies against contractile filaments was diminished compared to the media compartments. Extensive amounts of extracellular matrix deposits were found with a pericellular distribution. Monocytic antigens were detected in 90 % of cells.

* Gefördert durch Sanderstiftung Sachhilfeantrag Nr 90.026 1 und Deutsche Herzstiftung

The results show phenotypic modulation of smooth muscle cells in arteriosclerotic tissue. The antibodies used in the present study enabled the characterization of smooth muscle cells and myofibroblastic cells. The frequently found contractile cells in the intima showed qualities different from typical smooth muscle cells and met the criteria of „myofibroblasts", following the definition of SAPPIANO et al. [19]. Furthermore, in arteriosclerotic lesions a transformation of cells with macrophage marker from monocytic and myofibroblastic cells seems to be possible.

Analyse immunhistochemischer Differenzierungskriterien von Makrophagen in arteriosklerotischen Biopsien aus gerichteter koronarer Atherektomie*

P. Gonschior, B. Mack, B. Höfling, I.R.M. Wiest, A. Nerlich

P. Gonschior, B. Mack, B. Höfling
Medizinische Klinik I, Klinikum Großhadern, Ludwig-Maximilians-Universität München

I.R.M. Wiest, A. Nerlich
Pathologisches Institut, Ludwig-Maximilians-Universität München

Einleitung

Makrophagen und glatte Muskelzellen sind wesentliche Bestandteile arteriosklerotischer Läsionen [1 - 20, 21, 27]. Durch die Anwendung neuer monoklonaler Antikörper sollte in der vorliegenden Studie die histogenetische Charakterisierung der vorherrschenden Zellpopulationen an arteriosklerotischem Material durchgeführt werden, um festzustellen, welche funktionellen und morphologischen zellulären Charakteristika vorliegen.

Methode

Durch Anwendung der gerichteten Atherektomie wurden 18 Biopsien von 15 Patienten entfernt. Darunter befanden sich 6 Restenosen und 12 Primärläsionen. Die Präparate hatten eine Länge von 0,5 - 1,5 cm und ein mittleres Gewicht von 16,0 ± 5,0 mg. Nach dem Einfrieren (- 70°C) des Gewebes wurden Gefrierschnitte angefertigt (2 - 4 µm). Für histologische Untersuchungen wurden formalinfixierte, paraffineingebettete Gefäßproben gefärbt (Hämalaun-Eosin, Elastica van Gieson, Alcianblau-PAS-, Kossa-, Scharlachrot-, Masson-Trichrom-Färbung, Nachweis von Chlorazetatesterase und unspezifischen Esterasen). An den seriellen Gefrierschnitten wurden immunhistochemische Untersuchungsreihen mit verschiedenen mono- und polyklonalen Antikörpern durchgeführt (Tab. 1). Die Antigen-Antikörperreaktionen wurden durch die ABC- oder die APAAP-Methode sichtbar gemacht. Von zwei unabhängigen, erfahrenen Untersuchern wurden die relativen Anteile eines Gesichtsfeldes bei einheitlicher Vergrößerung (300 x) ausgewertet. Positive (z. B. humanes Normalgewebe) und negative Kontrolluntersuchungen (Sekundärantikörper ohne Markierung mit

* gefördert durch Sanderstiftung Sachhilfeantrag Nr. 90.026.1 und Deutsche Herzstiftung

Tab. 1: Verwendete monoklonale Antikörper

Antikörper	Markierung	Klon
CD 68	Makrophagen	KP 1
EBM 11	monozytäre Makrophagen	EBM 11
Dako Fibroblast	Fibroblasten (Prolylhydroxylase)	5B5
Dako Collagen IV	Kollagen IV (Basalmembran)	Koll IV epitop
anti α-Aktin SMC	α-Aktin (SMC, Myofibroblasten)	ASM-1
Desmin	kontraktile Intermediärfilamente	D 33
Ki 67	Zellproliferation	Ki-67
CD 3 Antigen	T-Lymphozyten	CD 3
CD 31	endotheliales Glykoprotein	JC 70A

dem Primärantikörper) wurden nach den gleichen Bedingungen durchgeführt. Als zellreiche Areale wurden Bereiche mit mehr als 100 Zellen pro Blickfeld bei standardisierter Vergrößerung bezeichnet. Zusätzlich wurde mit Hilfe einer digitalen Bildverarbeitungseinheit quantitativ ausgewertet. Dazu wurde eine Kamera (Fa. Lemke) an das Mikroskop adaptiert und mit einer Recheneinheit verbunden (Macintosh IIfx; Fa. Apple Computer; München). Die immunhistologischen Präparate wurden digitalisiert, der Hintergrund subtrahiert und die Zahl der markierten Zellen ermittelt. Die hierbei erzielten Werte wurden als relative Zellzahl pro Gesamtzellzahl des untersuchten Bildausschnittes angegeben. Pro Läsion wurden dabei mindestens 10 Felder ausgewertet (800 x 800 μm).

Ergebnisse

Histologische Untersuchungen:
Die Stufenschnitte durch das entfernte Gewebe zeigten zu 90 % intimale Gefäßwandanteile. Die Präparate waren bei semiquantitativer Auswertung zu 52 % zellarm, bei 48 % lagen zellreiche- und/oder Schaumzellareale vor. Thromben wurden nur in wenigen Fällen gefunden (n = 4). In den zellarmen und azellulären Bereichen zeigte sich ein kompaktes kollagenes Bindegewebe mit herdförmig eingelagerten Schaumzellarealen. In diesen Bereichen fanden sich auch meist schollige Verkalkungen. Die zellreichen Areale enthielten vorwiegend spindelförmige, polymorphe Zellen mit stark vergrößerten, plumpen Kernen und unterschiedlich stark ausgeprägten extrazellulären Matrixanteilen. In den zellreichen Feldern konnte die vorherrschende Zellpopulation durch Darstellung mit den Antikörpern für Prolylhydroxylase (5B5) und α-Aktin (Inzidenz 80 %) als Myofibroblasten charakterisiert werden. Herdförmige Unterschiede zeigten sich in der Koinzidenz von α-Aktin und 5B5, einem für die Kollagenbiosynthese wich-

tigen Enzym. Es fanden sich hier wiederholt Areale, die bei einer intensiven Markierung mit α-Aktin regelmäßig nur eine geringe Expression des Prolylhydroxylaseantigens aufwiesen. Herdförmig auftretende Schaumzellareale bestanden aus mononukleären Zellen, die außerdem Prolylhydroxylase als Fibroblastenmarker besaßen. In den zellarmen Bereichen waren die vorhandenen Zellen von reichlich ausgebildeter kollagener Matrix mit eingelagerten elastischen Fasern umgeben. Eine ausgeprägte Reaktion mit Prolylhydroxylaseantikörpern ging mit einer geringeren α-Aktinexpression einher. Bereiche mit charakteristischen Schaumzellarealen zeigten in etwa der Hälfte der vorhandenen Zellen eine positive Reaktion mit Antikörpern für reife Gewebsmakrophagen und dem pan-Makrophagenmarker CD 68. Zu 90 % konnten hier immunhistochemisch auch Monozyteneigenschaften (EBM 11) nachgewiesen werden. Serielle Schnitte konnten zudem bei 96 % der Zellen mit den genannten Makrophageneigenschaften in Schaumzellarealen auch den Fibroblastenmarker Prolylhydroxylase nachweisen. Außerdem war in ca. 40 % der CD 68-positiven Zellen, die teilweise spindelförmige, teilweise auch polymorphe Gestalt hatten, α-Aktin im Zytoplasma vorhanden. Der Proliferationsmarker Ki-67 zeigte nur in Bereichen hoher Zelldichte eine positive Reaktion. Vereinzelt wurden entzündliche Zellinfiltrate gefunden, die positive Reaktionen mit T-Zellantikörpern aufwiesen.

Diskussion

Neben dem klinischen Stellenwert der gerichteten koronaren Atherektomie in der Behandlung von symptomatischen peripheren und koronaren Stenosen [11, 21 - 23, 25] ermöglicht das Verfahren durch Bergung des abladierten Stenosegewebes und konsekutive Analyse den Zugriff auf frühe Entwicklungsstadien der Arterioskleroseentstehung [10]. Gegenüber der Untersuchung an Autopsiematerial besteht der Nachteil, daß nur Teile der Stenosen untersucht werden können. Da das entfernte Material ohne Verzögerung fixiert und aufgearbeitet werden kann, resultiert andererseits eine wesentlich bessere Erhaltung morphologischer Strukturen. Durch die Anfertigung von Gefrierschnitten ist die Anwendung von nicht paraffingängigen Antikörpern möglich. Dies trifft in der vorliegenden Untersuchung vor allem auf die Antikörper 5B5, EBM 11 und CD 31 zu. Die Bestimmung von gleichzeitig vorhandenen Antigenen war in der vorliegenden Untersuchung durch konsekutive Antikörperdetektion in seriellen Gefrierschnitten (2 - 4 µm) gewährleistet. Ausgewertet wurden die relativen Anteile eines Gesichtsfeldes bei einheitlicher Vergrößerung (300 x) von zwei unabhängigen, erfahrenen Untersuchern. Eine quantitative Bestimmung erfolgte zusätzlich mit Hilfe einer digitalen Bildverarbeitungseinheit. Diese Auswertung ermöglichte eine exakte Bild-zu-Bildanalyse gleichzeitig vorhandener Antigen-Antikörperreaktionen in den vorhandenen Zellen. Ziel dieser Untersuchung war es, die wesentlichen Kompartimente arteriosklerotischer Intimabereiche durch Analyse verschiedener funktioneller und morphologischer Determinanten genauer zu untersuchen. Nach SAPPIANO et al. [19] wird der Phänotyp myofibroblastärer Zellen durch die Ausbildung einer Basalmembran und die Expression extrazellulärer Matrix charakterisiert. Im Gegensatz zu glatten Muskelzellen findet sich kein Desmin, es wird jedoch α-Aktin exprimiert. Fibroblasten dagegen sind von Myofibroblasten durch eine ausgeprägte Matrixproduktion sowie durch das Fehlen von Basalmembrankomponenten und zytoplasmatischem α-Aktin abzugrenzen. Als vorherrschender Zelltyp in den entfernten Plaquebiopsien zeigte sich der Phänotyp der „Myofibroblasten" [19]. Dementsprechend ergaben sich in der vorliegenden Untersuchung deutliche Differenzierungsmerkmale zwischen glatten Muskelzellen der Media und den myofibroblastären Zellen der Intima. Diese unterscheiden sich durch ihre kontraktilen Filamente und extrazelluläre Matrixanteile, wie z. B. die Zusammensetzung der Basalmembran.

Die Ergebnisse der vorliegenden Untersuchung zeigen, daß eine Vielzahl von Antikörpermarkierungen notwendig ist, um die Zellen in und aus arteriosklerotischen Plaques ausreichend zu charakterisieren (vergl. Abb. 1) . Die vorliegende Untersuchung ergibt zudem Hinweise darauf, daß den Myofibroblasten möglicherweise eine Schlüsselrolle bei der Pathogenese der arteriosklerotischen Zellproliferation zukommt. Die Frage, ob Myofibroblasten entweder als ortständige „myointimale Zellen" [28] bereits in der Intima vorhanden sind oder sekundär als glatte Muskelzellen aus der Media einwandern [15, 17, 18, 24], kann mit der vorliegenden Untersuchung nicht beantwortet werden. Eine Modulation der einwandernden glatten Muskelzellen zum Myofibroblast kann bei der Entstehung der frühen zellreichen arteriosklerotischen Läsion ebenso

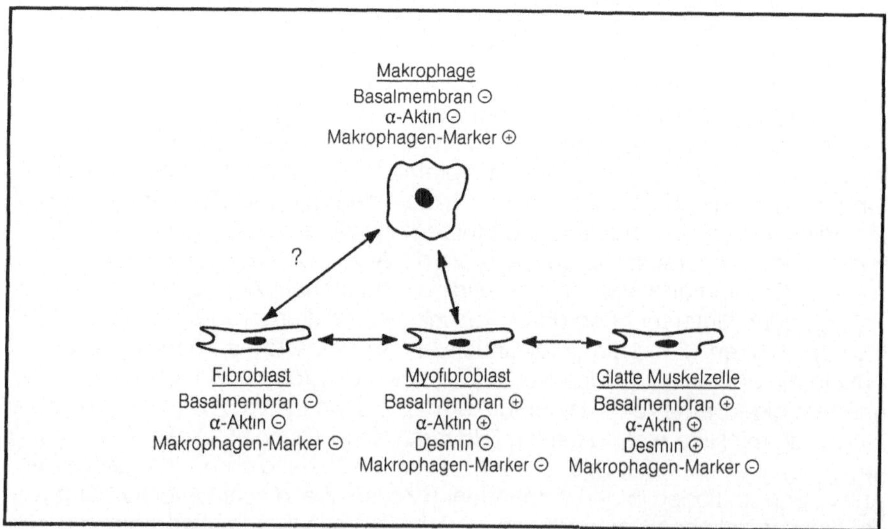

Abb. 1: Charakteristik von Plaquezellen.

wesentlich beteiligt sein [4, 5] wie herdförmig proliferierende ortsständige „myointimale Zellen". In-vitro-Untersuchungen zeigten, daß glatte Muskelzellen die Differenzierung von Makrophagen beeinflussen [26]. Nach früheren Beobachtungen im routinemäßig histologisch untersuchten Gewebe aus gerichteten peripheren Atherektomien stellen Makrophagen eine heterogene Zellpopulation dar, deren histogenetische Entstehung Gegenstand der Diskussion ist [19]. Die vorliegende Arbeit weist darauf hin, daß Übergangsformen zwischen Makrophagen und Myofibroblasten möglich sind: So fanden wir mit Hilfe monoklonaler Antikörper gegen Makrophagen ein Auftreten dieser Eigenschaft zusammen mit einer Expression von α-Aktin oder 5B5. Damit erscheint es vorstellbar, daß Makrophagen nicht nur durch die Transformation aus Monozyten, sondern auch aus fibroblastären/myofibroblastären Zellen entstehen oder aber zur Myofibroblastenpopulation beitragen können. Unterstützt wird unsere Hypothese durch den Nachweis von Lipideinlagerungen in morphologisch typischen Myofibroblasten. Dies stimmt mit den Ergebnissen ultrastruktureller Untersuchungen überein, die ausgeprägte Lipideinlagerungen in Myofibroblasten zeigen konnten [20].
Die myofibroblastäre Zelle stellt sich somit als zentrale zelluläre Einheit und Ausgangspunkt der Entwicklung der Intimaproliferation dar. Die alleinige Determinierung von α–Aktin glatter Muskelzellen scheint nach den vorliegenden Ergebnissen nicht ausreichend zu sein, um die Zellen aus arteriosklerotischen Plaques zu charakterisieren. Neuere Untersuchungen zeigen darüber hinaus, daß die Differenzierung der Monozyten zu Makrophagen durch Mediatoren stimuliert wird, die von Myofibroblasten gebildet und sezerniert werden [4]. Da sich im Laufe der zytokinetischen Differenzierung erhebliche Veränderungen des Zellcharakters ergeben, bietet die Biopsie arteriosklerotischen Materials die Möglichkeit, Plaquekompartimente verschiedener Entwicklungsstadien zu untersuchen und damit weiter Einsicht in die pathogenetischen Mechanismen und zellulären Interaktionen bei der Entwicklung arteriosklerotischer Gefäßläsionen zu erlangen.

Literaturverzeichnis

1 Austin GE, Ratliff NB, Hollman J, Tabei S, Phillips DF. Intimal proliferation of smooth muscle cells as an explantation for recurrent coronary artery stenosis after percutaneous transluminal coronary angioplasty. JAAC 1985; 6 (2): 369.

2 Backa D, von Pölnitz A, Nerlich A, Höfling B. Histochemische und morphometrische Untersuchungen von Primär- und Restenosen aus koronaren und peripheren Arterien. Z Kardiol 1990; 79 (Suppl 2): 15.

3 Backa D, Haudenschild CC, Höfling B. Different histology of atherectomy tissue from primary and restenotic lesions in man. Eur Heart J 1990.

4 Fuster V, Badimon L, Badimon JJ, Chesebro JH. The pathogenesis of coronary artery disease and the acute coronary syndromes. N Engl J Med 1992; 326: 242-25

5 Höfling B, Gonschior P, Mack B, Gerheuser F, Bauriedel G, Nerlich A, Welsch U, Simpson JB. Derzeitiger Stellenwert der gerichteten koronaren Atherektomie in der interventionellen Atherektomie. Z Kardiol 1991; 80 (Suppl 9): 25-34.

6 Gonschior P, Erdemci A, Gerheuser F, Gonschior GM, Mack B, Kolbe T, Goetz AE, Hofling B Selektive Hämatoporphyrinderivat(HPD)-Applikation im arteriellen Gefäßsystem mittels eines porösen Ballonkatheters erreicht vergleichbare Konzentration wie nach hochdosierter systemischer Gabe Z Kardiol 1991. 80: 738-745.
7 Gonschior P, Erdemci A, Gerheuser F, Grass JP, Gonschior G, Leunig M, Goetz AE, Hofling B. Photofrin II-Aufnahme in normalen und arteriosklerotischen Gefäßsegmenten nach systemischer und lokaler Applikation. Laser and Optoelectronics in Medicine In Laser in der Medizin. Springer. Berlin 1992; 236-238.
8 Gonschior P, Goetz AE, Gonschior GM, Hofling B Aufnahme und Verteilung von Hämatoporphyrinderivaten (HPD) in arteriosklerotischen und normalen Gefäßsegmenten Z Kardiol 1991, 80 435-440.
9 Gonschior P, Nerlich A, Mack B, Wiest I, Hofling B Restenotic coronary lesions after interventional procedures develop from polymorph cells of different mesenchymal origin Eur Heart J (in press)
10 Gonschior P, Gerheuser F, Erdemci A, Gonschior GM, Mack B, Welsch U, Hofling B. Eletronmicroscopic analysis of cellular alteration after experimental directional atherectomy Eur Heart J (in press)
11 Gonschior P, Hofling B. Neue Methoden der interventionellen Revaskularisierung bei koronarer Herzkrankheit Münch Med Wochenschr (in press).
12 Höfling B, von Polnitz A, Backa D, von Armin T, Lauterjung L, Jauch KW. Percutaneous removal of atheromatous plaques in peripheral arteries Lancet 1988, 1 384.
13 Holmes DR, Vlietstra RE, Smith HC, Vetrovec GW, Kent KM, Cowleya MJ, Faxon DP, Gruentzig AR, Kelsey SF, Detre KM, VanRaden MJ, Mock MB. Restenosis after PTCA A report from the PTCA Registry of the National Heart, Lung and Blood Insitute Am J Cardiol 1984, 53. 77C
14 Kaltenbach M, Kober G, Scherer D, Vallbracht C. Recurrence rate after successful coronary angioplasty. Eur Heart J 1985; 6. 276
15 Ross R. The pathogenesis of atherosclerosis - An update. N Engl J Med 1986; 314 488.
16 Ross R, Harker L Hyperlipidemia and atherosclerosis Science 1976, 193: 1094
17 Ross R Atherosclerosis a problem of the biology of arterial wall cells and their interactions with blood components. Arteriosclerosis 1981, 1 293
18 Ross R, Glomset J Atherosclerosis and the arterial smooth muscle cell Science 1973; 180: 1332
19 Sappiano AP, Schurch W, Gabbiani G Differentiation repertoire of fibroblastic cells: expression of cytoskeletal proteins as marker of phenotypic modulations Lab Invest 1990; 63 144-161
20 Schinko I, Hofling B, von Pölnitz A, Bauriedel G, Welsch U Electronmicroscopic evaluationof primary and restenotic lesions after percutaneous atherectomy. JAAC 1990; 15 (2)· 254 A
21 Simpson JB. Atherectomy device and method. United States patents No 615298, date of publication. 30.05.1984, and No. 732691, date of publication: 10.05.1985
22 Simpson JB Atherectomy device and method European patent application No. 0163502 A2, date of publication· 04 12 1985.
23 Simpson JB, Robertson GC, Selmon MR Percutaneous coronary atherectomy J Am Coll Cardiol 1988; 11 (Suppl 2): 110 A
24 Thomas WA, Kim DN Biology of disease Atherosclerosis as a hyperplastic and/or neoplastic process Lab Invest 1983, 48 245-55
25 US Dep. of Health and Human Services Advance Report of Final Mortality Statistics, 1985 Monthly Vital Statistics Report 1987; 36 (5) Suppl
26 von Hodenberg E, Pestel E, Remppis A, Hautmann M, Bode C, Kubler W Identifizierung und Charakterisierung eines neuen, von glatten Muskelzellen sezernierten Differenzierungsfaktors für Makrophagen. Z Kardiol 1992; 81 (Suppl 1)· 250
27 von Polnitz A, Backa D, Hofling B, Remberger K Restenosis after atherectomy shows increased intimal hyperplasia as compared to primary lesions J Vasc Med Biol 1989; 1 283.
28 Velican C, Velican D The precursors of coronary atherosclerotic plaques in subjects up to 40 years old. Atherosclerosis 1980, 37 33-46

Atherectomy with a Simpson-Catheter of the femoro-popliteal vessels: cell biological investigation of the plaque material obtained

W. Krings, M. Thie, B. Harrach, H. Robeneck, R. Windmann, H. Lugmayr, F.-J. Roth, P.E. Peters

W. Krings, R. Windmann, P.E. Peters
Institut für Klinische Radiologie, Westfälische Wilhelms-Universität Münster

H. Lugmayr
Radiologische Diagnostik - Allgemeines Krankenhaus Wels, Österreich

M. Thie, B. Harrach, H. Robeneck
Institut für Arterioskleroseforschung, Westfälische Wilhelms-Universität Münster

F.-J. Roth
Röntgenabteilung der Aggertalklinik - Klinik für Gefäßerkrankungen, Engelskirchen

Abstract

Atherectomy with a Simpson catheter is a method for removing occluding material form eccentric or partially calcified plaques in stenosis and restenosis lesions of femoral and popliteal arteries. The specimens obtained are well preserved and can be investigated with different biological methods. The detection of differences between material from both kinds of stenoses allows conclusions about causes of restenosis. We examined a total of 22 samples from 14 patients (6 male and 8 female, aged 40 to 83) with lesions of the femoral and popliteal arteries. We determined the number of cells per area in 6 primary and 2 restenosis lesions without detecting any evident differences between stenosis and restenosis specimens. The cell density varied greatly within and between patients. Flow cytometry investigation (6 patients) showed low but highly variable proliferation of plaque cells in both primary and restenosis lesions.

Simpson-Katheteratherektomie der femoropoplitealen Strombahn: Zellbiologische Untersuchungen des gewonnenen Plaquematerials

W. Krings, M. Thie, B. Harrach, H. Robeneck, R. Windmann, H. Lugmayr, F.-J. Roth, P.E. Peters

W. Krings, R. Windmann, P.E. Peters
Institut für Klinische Radiologie, Westfälische Wilhelms-Universität Münster

H. Lugmayr
Radiologische Diagnostik - Allgemeines Krankenhaus Wels, Österreich

M. Thie, B. Harrach, H. Robeneck
Institut für Arterioskleroseforschung, Westfälische Wilhelms-Universität, Münster

F.-J. Roth
Röntgenabteilung der Aggertalklinik - Klinik für Gefäßerkrankungen, Engelskirchen

Zusammenfassung

Die Simpson-Katheteratherektomie ist ein Verfahren zur Abtragung von Okklusionsmaterial aus exzentrischen oder auch teilverkalkten Plaques der femoropoplitealen Strombahn, und zwar sowohl aus Primär- wie auch aus Rezidivstenosen. Das dabei schonend entfernte Material kann anschließend zellbiologisch untersucht werden, wobei die Aufdeckung unterschiedlicher biologischer Eigenschaften beider Stadien für die Erforschung der Rezidivursachen Bedeutung hat. Im eigenen Krankengut wurden bisher 22 Proben von 14 Patienten (6 Männer, 8 Frauen, 40 - 83 Jahre) mit Stenosen der femoropoplitealen Strombahn untersucht. An 6 Primär- und 2 Rezidivstenosen wurde eine Zellzahlbestimmung vorgenommen. Hier läßt sich bei allerdings geringer Fallzahl kein wesentlicher Unterschied in der Zelldichte nachweisen. Diese variiert interindividuell in einem weiten Bereich. Auch vergleichende Messungen unterschiedlicher Stenosebereiche eines Patienten lassen eine erhebliche Varianz der Zelldichte erkennen. Proliferationsmessungen (6 Patienten) mit dem FACScan zeigen eine niedrige, in einem relativ breiten Bereich schwankende Proliferationsrate sowohl in Primär- als auch in Rezidivstenosen.

Einleitung

Die Simpson-Katheteratherektomie ist ein Verfahren, um aus Stenosen mit exzentrischen und/oder teilverkalkten Plaques oder aus kurzstreckigen Verschlüssen der femoropoplitealen Strombahn Okklusionsmaterial abzutragen [4-9]. Sie ermöglicht dabei nicht nur eine schonende Beseitigung des Strombahnhindernisses, sondern auch die Gewinnung von Plaquematerial für zellbiologische Untersuchungen [1, 2]. Da mit diesem Verfahren nicht nur Primärläsionen, sondern auch Rezidivstenosen nach PTA (perkutane transluminale Angioplastie) behandelt werden können [6], lassen sich Gewebeproben aus beiden Stadien gewinnen und differenziert untersuchen, was für die Erforschung der Atherogenese und der Rezidivursachen von Bedeutung ist.

Technik

Nach Punktion der Leiste wird zunächst distal der Stenose ein Führungsdraht (0,018 inch) plaziert. Über diesen Draht läßt sich der Katheter (7 bis 8 French) genau im Bereich der Stenose positionieren. Das eigentliche Schneidwerkzeug ist ein zylindrisches Messer, das in einer gefensterten Hülse durch einen externen Motor bewegt wird. Gegenüber des Fensters befindet sich ein Ballon, der das Fenster in die Plaque drückt. Bei jedem Schneidevorgang wird ein Span des Plaquematerials abgehobelt und am Ende des Katheters in einen speziellen Auffangbehälter gepreßt. Dabei wickeln sich die einzelnen Späne noch zusätzlich um den Führungsdraht. Nach dem Eingriff wird die Sammelkammer mit dem Katheter entfernt, und das gesammelte Material kann zur Aufarbeitung entnommen werden.
Die so gewonnenen Gewebestücke sind durch das Sammelverfahren zu einem Zylinder gepreßt. Die einzelnen Partikel können nun mechanisch getrennt oder als ganzer Zylinder weiterverarbeitet werden; eine Zuordnung einzelner Abschnitte zu bestimmten Arealen der Plaque (z. B. lumennah oder lumenfern) ist hierbei selten eindeutig möglich, sofern nicht sichere Hinweise gefunden werden, wie z. B. der Nachweis von Endothel oder Lamina elastica interna.

Material

In den vorgelegten Untersuchungen verwendeten wir 22 Proben von insgesamt 14 Patienten (6 Männer und 8 Frauen im Alter zwischen 40 und 83 Jahren) mit arteriosklerotischen Läsionen der A. femoralis superficialis bzw. der A. poplitea. Morphometrische Messungen wurden an sechs Primärstenosen von vier Männern und zwei Frauen im Alter von 40 - 80 Jahren und zwei Rezidivstenosen von zwei Männern, 60 und 76 Jahre, durchgeführt. Waren die gewonnenen Zylinder groß genug, wurden mehrere Späne aus unterschiedlichen Anteilen des Plaquematerials untersucht. Für die Proliferationsmessungen mit dem FACScan verwendeten wir Proben von fünf Primärstenosen (drei Männer und zwei Frauen, 50 - 83 Jahre) und einer Rezidivstenose eines 58jährigen Mannes.

Methoden

Für die morphologischen und morphometrischen Untersuchungen wurde das Material direkt nach der Entnahme aus dem Kathetersystem in Paraformaldehyd (4 %ig) fixiert. Für die Lichtmikroskopie erfolgte die Einbettung in Lowicryl K4M. Zur lichtmikroskopischen Morphometrie wurden von acht Lowicrylpräparaten (sechs Primär- und zwei Rezidivstenosen) Serienschnitte (1,2 - 1,6 μm) angefertigt, wobei jeweils jeder 10. Schnitt auf denselben Objektträger aufgebracht wurde und somit keine Überschneidungen zu erwarten waren.
Die Schnitte wurden anschließend nach Mayer in Hämatoxylin zwei Stunden gefärbt und 10 Minuten gebläut, mit Öl eingedeckt und mit einem 25er Objektiv in Wasser mikroskopiert. Zur Flächenbestimmung diente ein Rahmen im Okular, dessen Fläche mit einem Skalierokular für die benutzte Vergrößerung bestimmt wurde (0,07981 mm^2). Mit diesem Rahmen wurden die Schnitte systematisch durchgemustert und die Anzahl der Kerne pro Feld (= Fläche unter dem Rahmen) bestimmt.
Zusätzlich wurde die Proliferation glatter Muskelzellen durch Zellzyklusbestimmungen untersucht. Nach enzymatischem Abbau der Interzellularsubstanzen mit Kollagenase und Isolierung der zellulären Bestandteile erfolgte eine Zellkernpräparation mit dem Becton-Dickinson-Kit (gemäß den Vorschriften im Manual der Firma Becton-Dickinson) und ein Einbau von Propidiumjodid. Die Messungen wurden mit einem FACScan nach dem Prinzip der Impulszytophotometrie durchgeführt.

Ergebnisse

Bei den sechs Primärstenosen (Tab. 1) fanden wir insgesamt 13 625 Kerne in 507 Feldern mit einem Mittel pro Feld von 28,1 Kernen und einer Standardabweichung s = 12,5. Die beiden Rezidivstenosen (Tab. 2) zeigten 7 809 Kerne in 331 Feldern mit einem Mittel von 18,9 Kernen pro Feld, die Standardabweichung betrug s = 7,5. Die Mittelwerte verstehen sich bei gleicher Wichtung aller Patienten als Summe der Einzelmittel dividiert durch die Anzahl der Patienten. So wird die unterschiedliche Materialmenge der Proben berücksichtigt.
Von zwei Patienten wurden Proben aus unterschiedlichen Bezirken des Gewebezylinders eingebettet (Tab. 3). Hierbei fand sich ebenfalls eine große Varianz der Zelldichte, wenngleich die intraindividuellen Unterschiede nicht so gravierend waren wie die interindividuellen.

Tab. 1: Zelldichte in Primärstenosen.

Patient	Felder	Kerne	Min.	Max.	Mittel
1	38	1248	12	56	32,8
2	95	1233	4	39	13,0
3	34	1056	9	52	31,1
4	44	2212	26	86	50,3
5	18	260	6	19	14,4
6	278	7616	2	72	27,4
gesamt	507	13625	2	86	28,1 *
(*Erläuterung siehe Text)					

Tab. 2: Zelldichte in Rezidivstenosen.

Patient	Felder	Kerne	Min.	Max.	Mittel
7	61	693	3	56	11,4
8	270	7116	8	71	26,4
gesamt	331	7809	3	71	18,9 *
(*Erläuterung siehe Text)					

Tab. 3: Zellzahlen verschiedener Stenosebereiche bei Patient 6 und 8.

Patient	Felder	Kerne	Min	Max.	Mittel
6a	33	1407	24	72	42,6
6b	103	1833	2	38	17,8
6c	104	2994	5	59	28,8
6d	38	1382	13	63	36,4
8a	14	692	30	63	49,4
8b	57	1768	16	56	31,0
8c	103	2353	9	58	22,5
8d	96	2303	8	71	24,0

Die grafischen Darstellungen verdeutlichen diese Ergebnisse. Abb. 1 zeigt exemplarisch Zelldichteverteilungen bei zwei Patienten mit Primärstenosen: Man erkennt zum einen die breite Streuung der Meßwerte in einem Span, zum anderen auch die deutlich unterschiedlichen Zellzahlen im Vergleich beider Patienten. Für die beiden untersuchten Rezidivstenosen (Abb. 2) stellt sich ein ähnliches Ergebnis dar: breite Streuung der Meßwerte mit interindividuellen Zelldichtedifferenzen. Die in Tab. 3 aufgelisteten intraindividuellen Unterschiede in

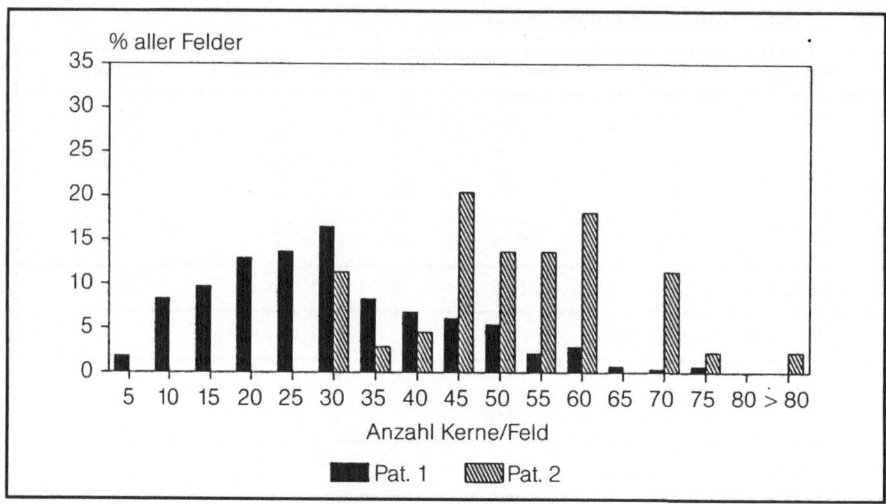

Abb. 1: Relative Kernverteilung - Primärstenosen.

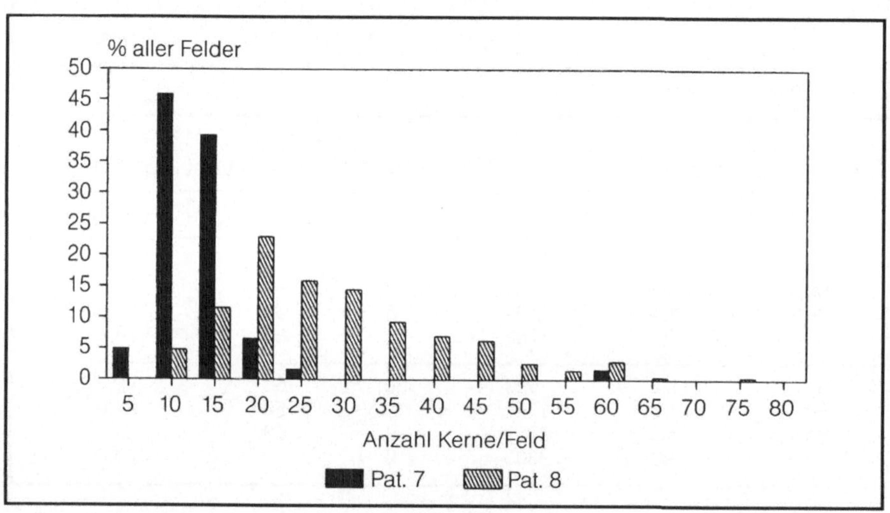

Abb. 2: Relative Kernverteilung - Rezidivstenosen.

der Zelldichte ergeben eine ganz ähnliche Verteilung. Vergleicht man die relativen Häufigkeiten verschiedener Zelldichten in Primär- und Rezidivstenosen (Abb. 3), so ergeben sich keine gravierenden Unterschiede. Man findet lediglich eine ausgewogenere Verteilung der Zelldichten in Primärstenosen, was aber auch auf die geringere Zahl der untersuchten Rezidivstenosen zurückzuführen

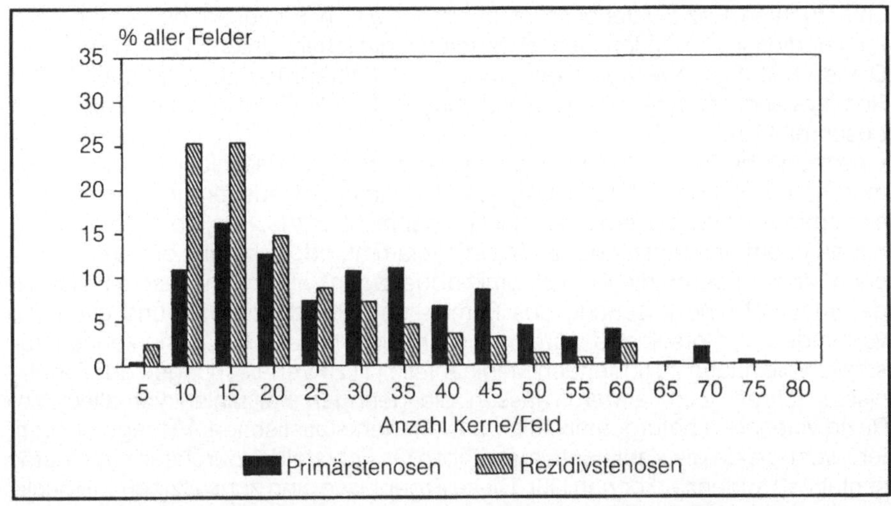

Abb. 3: Relative Kernverteilung - Vergleich Rezidiv-/Primärstenosen.

	G_0/G_1-Phase [%]	S-Phase [%]	G_2/M-Phase [%]
5 Primärstenosen	94,4	4,3	1,3
	90 - 97,3	1,9 - 8,1	0,7 - 1,9
1 Rezidivstenose	98,2	1,4	0,4
Mediamyozyten	95,5	3,0	1,5
Myozytenkultur	59,9	25,7	1,4,4

Abb. 4: Myozytenproliferation - FACScan.

sein könnte. Die Messungen mit dem FACScan (6 Patienten, Abb. 4) zeigen ein recht homogenes Bild mit niedriger Proliferationsrate. Die untersuchte Rezidivstenose zeigte entgegen ersten Erwartungen keine höhere Proliferationsrate. Wie schon bei den morphometrischen Untersuchungen wurde bei einigen Patienten der Zylinder aufgetrennt, sofern die gewonnene Materialmenge dies zuließ, und verschiedene Stenosebereiche wurden separat gemessen. Hierbei war auffallend, daß innerhalb einer Plaque unterschiedlich hohe Proliferationsraten meßbar waren.

Diskussion

Unsere Ergebnisse verdeutlichen, bei allerdings erst kleiner Fallzahl, die Inhomogenität des Plaquematerials sowohl inter- als auch intraindividuell. Die Zelldichte variiert in einem sehr weiten Bereich, dabei sind die Zellzahlen in den untersuchten Rezidivstenosen nicht größer als in Primärstenosen. Auch die Proliferationsraten ließen den erwarteten deutlichen Unterschied vermissen. Diese vorläufige Aussage steht jedoch im Widerspruch zur Literatur, die für Rezidivstenosen eine höhere Zelldichte (hohe Proliferationsrate, Zellnester) beschreibt [3].

Eine mögliche Erklärung bietet hier vielleicht ein grundsätzliches Problem der morphometrischen Untersuchung von Plaquematerial aus röntgenologisch gesicherten Rezidiven: Dem Exzidat ist primär nicht anzusehen, ob es tatsächlich nur aus dem neu entstandenen Material stammt, oder ob Teile der ursprünglichen Stenose durch die Atherektomie abgetragen werden. In diesem Fall wäre das Material eine Mischung aus Primär- und Rezidivstenose, und eventuell vorhandene Unterschiede würden u. U. maskiert. Beim FACScan können zusätzlich die häufig zu findenden Mediaanteile [1] zu Verfälschungen des Ergebnisses führen. Zum anderen lassen die geringen Fallzahlen vor allem bei Rezidivstenosen naturgemäß keine gesicherten statistischen Aussagen erwarten, wenngleich die Zahl der ausgezählten Gesichtsfelder durchaus eine repräsentative Tendenz erkennen läßt. Diese Ergebnisse sind zum jetzigen Zeitpunkt noch nicht befriedigend erklärbar und bedürfen einer Überprüfung anhand größerer Fallzahlen.

Literaturverzeichnis

1 Backa D, von Polnitz A, Nerlich A, Hofling B Histochemische und morphometrische Untersuchungen an Atherektomieexzidaten aus peripheren und koronaren Arterien. In: Assmann G, Betz E, Heinle H, Schule H (Hrsg.) Koronare Herzkrankheit Molekulargenetische Aspekte und zelluläre Mechanismen, Risikoprofile vor und nach invasiven Therapieverfahren. Tagung der Deutschen Gesellschaft für Arterioskleroseforschung. Vieweg· Braunschweig 1991; 145-152.

2 Dartsch PC, Bauriedel G, Schinko I, Weiss HD, Hofling B, Betz E Cell constitution and characteristics of human atherosclerotic plaques selectively removed by percutaneous atherectomy. Atherosclerosis 1989, 80 149-157

3 Dartsch PC, Voisard R, Bauriedel G, Hofling B, Betz E Growth characteristics and cytoskeletal organisation of cultured smooth muscle cells from human primary stenosing and restenosing lesions Arteriosclerosis 1990, 10 62-75

4 Hinohara T, Selmon MR, Robertson GC, Braden L, Simpson JB Directional atherectomy New approaches for treatment of obstructive coronary and peripheral vascular disease Circulation 1990; 81 (Suppl IV) 79-91

5 Hofling B, Simpson JB, Remberger K, Lauterjung L, Backa D Percutaneous atherectomy in iliac, femoral and popliteal arteries Kin Wochenschr 1987; 65: 528.

6 Selmon MR, Robertson GC, Simpson JB Restenosis in peripheral transluminal atherectomy. Circulation 1988, 78 (Suppl II): II-269.

7 Simpson JB et al Transluminal atherectomy: a new approach to the treatment of atherosclerotic vascular disease. Circulation 1985; 72 (Suppl 2): 111-146.

8 Simpson JB, Selmon MR, Robertson GC, Cipriano PR, Hayden WG, Johnson DR, Fogarty TJ. Transluminal atherectomy for occlusive peripheral vascular disease. Am J Cardiol 1988, 61. 96-101.

9 von Polnitz A, Nerlich A, Berger H, Hofling B. Percutaneous peripheral atherectomy. Clinical and angiographic follow-up in 60 patients. J Am Coll Cardiol 1990; 15· 682-688

Localization of basic fibroblast growth factor (bFGF) in normal human tissue and in atherectomy specimens of arteriosclerotic vessel lesions

A. Nerlich, P. Gonschior, S. Dreher, I. Wiest, E. Schleicher, B. Höfling

A. Nerlich, S. Dreher, I. Wiest
Pathologisches Institut, Ludwig-Maximilians-Universität München

P. Gonschior, B. Höfling
Medizinische Klinik I, Klinikum Großhadern, Ludwig-Maximilians-Universität München

E. Schleicher
Institut für Diabetesforschung, Städtisches Krankenhaus München-Schwabing, München

Abstract

We analyzed immunohistochemically the localization of the growth factor bFGF which is one of the most potent factors for the proliferation of various cell types and for neoangiogenesis. BFGF was localized in most major vessel walls in a subendothelial basement membrane (BM) position, but only in some of the blood capillary BMs. This normal staining pattern correlated partly with that of the BM-associated heparan sulfate proteoglycan (HSPG). There were, however, also certain distinct differences in the distribution of bFGF and HSPG.

In arteriosclerotic intimal tissue obtained by directional atherectomy we observed enhanced staining for bFGF in cell-rich areas, while cell-poor intimal tissue yielded only minor positive reaction. Fibro-histiocytic cell proliferation during thrombus organization, however, was not associated with bFGF-expression. In general, our morphological observations indicate that intimal cell proliferation in arteriosclerosis is associated with enhanced bFGF expression which may thus exert major functional impact on intimal tissue disarrangement.

Lokalisation von basic Fibroblast Growth Factor (bFGF) in Normalgewebe und in Atherektomiegewebe arteriosklerotischer Gefäßwandläsionen

A. Nerlich, P. Gonschior, S. Dreher, I. Wiest, E. Schleicher, B. Höfling

A. Nerlich, S. Dreher, I. Wiest
Pathologisches Institut, Ludwig-Maximilians-Universität München

P. Gonschior, B. Höfling
Medizinische Klinik I, Klinikum Großhadern, Ludwig-Maximilians-Universität München

E. Schleicher
Institut für Diabetesforschung, Städtisches Krankenhaus München-Schwabing, München

Einleitung

Der basische Fibroblasten-Wachstumsfaktor (basic Fibroblast Growth Factor, bFGF) gilt als einer der potentesten Faktoren für das Wachstum zahlreicher mesenchymaler, endokriner und neuraler Zellen sowie für die Neoangiogenese [8]. Bisherige Untersuchungen an in-vitro-Modellen konnten eine Bindung von bFGF an Heparansulfatproteoglykan (HSPG) zeigen [8]. HSPG kommt als zelloberflächengebundenes Proteoglykan („Syndecan") oder als genetisch distinktes und vom Syndecan abzugrenzendes Basalmembran(BM)-spezifisches HSPG vor. Erste frühere immunhistochemische Analysen ergaben eine vorwiegende Lokalisation von bFGF im subzellulären Basalmembranraum [1, 2], so daß besonders dem BM-HSPG eine „Depot-Funktion" für das bFGF zugeschrieben werden kann. Obwohl ein wichtiger Einfluß von bFGF auf proliferierende Zellen in arteriosklerotischer Gefäßwandplaque vermutet wird, hat bislang noch keine morphologische Untersuchung geklärt, in welchen Zellen der arteriosklerotischen Läsion bFGF nachgewiesen werden kann. Dies war das Ziel der vorliegenden Untersuchungen.

Material und Methoden

In der vorliegenden Untersuchung wurden an zahlreichen verschiedenen menschlichen Normalgeweben, die im Rahmen einer Obduktion entnommen worden waren, die Lokalisation und das Verteilungsmuster von bFGF immunhistochemisch untersucht. Der verwendete polyklonale Antikörper (Oncogene Sci., Uniondale, USA) wurde am fixierten, paraffineingebetteten Material mit der Avidin-Biotin-Komplexmethode [4] dargestellt. Vergleichsuntersuchungen am unfixierten Gefrierschnitt ergaben analoge Befunde. Außerdem wurde in 15 Fällen Gefäßbiopsiematerial, das mit Hilfe der gerichteten Atherektomie entnommen worden war, in analoger Weise analysiert. Die Gewebeproben stammten aus peripheren und koronaren Gefäßstenosen (Primär- und Restenosematerial). Ausgewertet wurden hierbei nur Intimaläsionen, wobei die Beobachtungen auf eine Unterteilung in zellarmes und zellreiches Material auf morphologischer Basis gezogen wurden.

Ergebnisse

Normalgewebe

Im menschlichen Normalgewebe konnte bFGF immunhistochemisch subendothelial in allen größeren Gefäßen (v. a. Arterien) sowie in einem Teil der Kapillaren nachgewiesen werden. Die Lokalisation war insgesamt sehr inhomogen, wobei insbesondere in spezialisierten Kapillaren (v. a. Glomeruli) keine bFGF-Färbung gefunden werden konnte. Auch um Zellen der glatten Muskulatur und des reifen Fettgewebes konnte bFGF beobachtet werden. Darüber hinaus war eine positive bFGF-Färbung im Zytoplasma einiger Zelltypen auffindbar, z. B. in Skelett- und Herzmuskulatur, Bronchialepithel, im Stratum basale der Epidermis, um Hautanhangdrüsen und um Chondrozyten (Tab. 1).

Tab. 1: Immunhistochemische Verteilung von bFGF im menschlichen Normalgewebe.

größere Gefäße (Art. / Ven.)	+ (BM)
Kapillaren	-/+ (BM)
Glomeruli	-
Epidermis	+ (Stratum basale)
Hautanhangdrüsen	+
Leber	-
Intestinum	-
Nierentubuli	-
Bronchialepithel	+
glatte Muskulatur	+ (BM)
Skelett-/Herzmuskel	+
Fettzellen	+ (BM)
Chondrozyten	+
Osteozyten	-

(BM) = in Basalmembranposition

Arteriosklerotische Intima
Im Atherektomiematerial zeigten zellarme fibrotische Intimaareale eine nur schwache Expression von bFGF. Das zellreiche Stenosematerial (insbesondere bei Restenosen) hingegen zeigte eine wesentlich stärkere bFGF-Expression. Um proliferierende fibro-histiozytäre Zellen im Rahmen der Organisation von Thrombusmaterial konnte nur ganz vereinzelt eine zellassoziierte bFGF-Färbung gefunden werden.

Diskussion

Unsere immunhistochemischen Ergebnisse zeigen eine teils übereinstimmende, teils jedoch divergierende Lokalisation von bFGF und dem BM-spezifischen HSPG [7]. So kann bFGF im subendothelialen Raum zahlreicher größerer und einem Teil kapillärer Gefäße gefunden werden. Hier ist auch eine intensive Färbung für das BM-assoziierte HSPG nachweisbar [5]. Demgegenüber kann in der glomerulären BM reichlich HSPG, aber kein bFGF nachgewiesen werden. Auch um glatte Muskelzellen kommt bFGF in BM-Position vor. Fettzellen, die ebenfalls perizellulär bFGF aufweisen, besitzen eine perizelluläre BM, die jedoch kein HSPG enthält [7]. Die in der vorliegenden Untersuchung festgestellte Normalverteilung von bFGF entspricht der von anderen Arbeitsgruppen berichteten Lokalisation [1, 3]. Die Bedeutung des zytoplasmatischen Nachweises von bFGF in einigen Zelltypen ist bislang noch unklar [1].
Von funktionell erheblicher Bedeutung dürfte jedoch das depotartig gebundene bFGF in arteriosklerotischem Intimagewebe sein. Hierbei ergibt sich eine Koverteilung von bFGF und dem BM-assoziierten HSPG, da auch das HSPG intensiv im zellreichen, dagegen erheblich schwächer im zellarmen Intimagewebe nachweisbar ist [6]. Die intensive Expression von bFGF im zellreichen - im Vergleich zum zellarmen - Intimagewebe macht einen erheblichen wachstumsfördernden Effekt des bFGF im Rahmen der arteriosklerotischen Zellproliferation wahrscheinlich, auch wenn der immunhistochemische Nachweis großer bFGF-Mengen nicht notwendigerweise eine entsprechend hohe Aktivität des Faktors bedeutet. Bislang noch unklar sind die Befunde bei der Thrombusorganisation, deren fibro-histiozytäre Zellproliferation ohne nennenswerte bFGF-Expression einhergeht. Hier ist entweder ein rascher „Verbrauch" mit Metabolisierung von bFGF oder eine Wachstums- und Proliferationssteuerung durch einen anderen Wachstumsfaktor denkbar.

Literaturverzeichnis

1 Cordon-Cardo C, Vlodavsky I, Haimovitz-Friedman A, Hicklin D, Fuks Z Expression of basic fibroblast growth factor in normal human tissues Lab Invest 1990; 63. 832-840.
2 Folkman J, Klagsburn M, Sasse J, Wadzinski M, Ingber D, Vlodavsky I A heparin-binding

angiogenic protein - basic fibroblast growth factor - is stored within basement membrane Am J Pathol 1988; 130 393-400

3 GONZALEZ AM, BUSCAGLIA M, ONG M, BAIRD A Distribution of basic fibroblast growth factor in the 18-day rat fetus localization in the basement membranes of diverse tissues J Cell Biol 1990; 110: 753-765.

4 HSU SM, RAINE L, FANGER H A comparative study of the peroxidase-antiperoxidase method and an avidin-biotin complex method for studying polypeptide hormones with radioimmunoassay antibodies. Am J Clin Pathol 1981; 75 734-739

5 NERLICH A, SCHLEICHER E Identification of lymph and blood capillaries by immunhistochemical staining for various basement membrane components. Histochemistry 1991; 96· 449-453.

6 NERLICH A, BACKA D, SCHLEICHER E, WIEST I, HOFLING B Immunhistochemische Analyse der extrazellulären Matrix von Atherektomiepräparaten arteriosklerotischer Läsionen. In: HEINLE H, SCHULTE H, SCHAEFER HE (Hrsg.). Arteriosklerotische Gefäßerkrankungen. Vieweg Braunschweig 1992; 189-195

7 SCHLEICHER ED, WAGNER EM, OLGEMÖLLER B, NERLICH A, GERBITZ D Characterization and localization of basement membrane associated heparan sulfate proteoglycan in human tissues. Lab Invest 1989; 61· 323-332.

8 VLODAVSKY I, BAR-SHAVIT R, ISHAI-MICHAELI R, BASHKIN P, FUKS Z. Extracellular sequestration and release of fibroblast growth factor a regulatory mechanism? Trends Biochem Sci 1991, 16 268-271

Influence of the position of intravascular ultrasound catheters on the depiction of cross sectional areas in arterial vessels

S. Kerber, C. Fechtrup, M. Hasfeld, M. Jürgens, A. Fahrenkamp, W. Böcker, G. Breithardt

S. Kerber, C. Fechtrup, M. Hasfeld, M. Jürgens, G. Breithardt
Medizinische Klinik und Poliklinik (Kardiologie/Angiologie), Institut für Arterioskleroseforschung, Westfälische Wilhelms-Universität Münster

A. Fahrenkamp, W. Böcker
Gerhard-Domagk-Institut für Pathologie, Westfälische Wilhelms-Universität Münster

Abstract

Intravascular ultrasound depicts detailed cross-sectional areas of vessels. Since the catheter position is variable in peripheral vessels, the influence of central/ eccentric and coaxial/angulated catheter position on the measurement of cross-sectional areas in severely atherosclerotic arteries was analysed. In 78 segments of postmortem human iliac arteries (mean vessel diameter 0.96 ± 0.21 cm^2 with central catheter position) the mean malestimation of cross-sectional areas with eccentric catheter position was 12.6 %. In 112 segments of aortic and iliac vessels (mean vessel diameter 0.90 ± 0.23 cm^2 with coaxial catheter position) catheter angulation of 10 degrees in one plane led to a false estimation up to 5 % in 54 segments, up to 10 % in 33 and more than 10 % in 25 segments.
Comparative measurements of cross-sectional areas in arteries require a standardized catheter position. In an in-vivo study, the cross-sectional areas of 8 different aortic and 15 iliac arterial segments were repeatedly estimated in a mongrel dog. The transducer position was standardized by reproducible markings along the catheter at the arterial sheath. We found an intraobserver variability for the aortic cross-sectional areas of 1.47 mm^2 and an intrapositional variability of 5.47 mm^2, the corresponding values for the iliac cross sectional areas were 0.64 and 2.05 mm^2.
In atherosclerotic arteries, the measurement of cross sectional areas requires a central and coaxial catheter position. For comparative measurements markings along the ultrasound catheters minimize intrapositional variability in normal arteries.

Einfluß der Position intravaskulärer Ultraschallkatheter auf die Wiedergabe von arteriellen Gefäßquerschnitten

S. Kerber, C. Fechtrup, M. Hasfeld, M. Jürgens, A. Fahrenkamp, W. Böcker, G. Breithardt

S. Kerber, C. Fechtrup, M. Hasfeld, M. Jürgens, G. Breithardt
Medizinische Klinik und Poliklinik (Kardiologie/Angiologie), Institut für Arterioskleroseforschung, Westfälische Wilhelms-Universität Münster

A. Fahrenkamp, W. Böcker
Gerhard-Domagk-Institut für Pathologie, Westfälische Wilhelms-Universität Münster

Zusammenfassung

Die intravaskuläre Ultraschalldiagnostik ermöglicht die exakte Abbildung von Gefäßen als transaxiale Querschnittsbilder. Da die Katheterposition in peripheren Gefäßen variabel ist, wurde unter in-vitro-Bedingungen in ausgeprägt arteriosklerotischen Gefäßsegmenten der Einfluß der Katheterposition (zentral/exzentrisch und koaxial/anguliert) auf die Bestimmung der Querschnittsflächen ermittelt. Bei 78 Segmenten postmortal entnommener Iliakalarterien (mittlerer Gefäßquerschnitt 0,96 ± 0,21 cm² bei zentraler Katheterposition) betrug die mittlere Abweichung bei exzentrischer Katheterausrichtung 12,6 %. Bei 112 autoptisch gewonnenen iliakalen und aortalen Segmenten (mittlerer Gefäßquerschnitt 0,90 ± 0,23 cm²) führte die Angulation des Katheters um 10 Grad in einer Ebene zu einer Fehleinschätzung der Querschnittsflächen bis zu 5 % bei 54 Segmenten, bis 10 % bei 33 und mehr als 10 % bei 25 Segmenten. Vergleichende Messungen von Gefäßquerschnitten erfordern eine standardisierte Reproduktion der Katheterposition. Unter in-vivo-Bedingungen wurden am Mischlingshund acht verschiedene aortale und 15 verschiedene iliakale Gefäßquerschnitte wiederholend gemessen; die Transducerposition wurde durch Kathetermarkierungen an der arteriellen Schleuse reproduziert. Es ergab sich eine Intraobserver-Variabilität aortal von 1,47 mm² (aortal) bzw. von 0,64 mm² (iliakal); die intrapositionelle Variabilität betrug aortal 5,47 mm² und iliakal 2,05 mm².
In arteriosklerotischen Gefäßsegmenten ist bei Bestimmung der Querschnittsflächen eine zentrale und koaxiale Position des Ultraschallkatheters erforderlich. Bei vergleichenden Messungen nichtarteriosklerotischer Gefäßquerschnitte tragen markierte Kathetersysteme zu einer niedrigen intrapositionellen Variabilität bei.

Einleitung

Die intravaskuläre Ultraschalldiagnostik stellt ein neues bildgebendes Verfahren dar, welches durch die intravasale Verwendung von miniaturisierten Ultraschallkathetern die Wiedergabe von Gefäßen als Querschnittsbilder ermöglicht [6]. Wegen des geringen Abstandes zwischen Transducer und Gefäßwand können hochfrequente Ultraschallsysteme eingesetzt werden; damit ist gewährleistet, daß mit ausreichender Eindringtiefe die Gefäßwand zirkumferent mit einer sehr hohen Auflösung abgebildet wird [3]. Die exakte Wiedergabe der Gefäßwand und deren Veränderungen stellen eine wesentliche Erweiterung der Diagnostik peripherer und koronarer Gefäße dar [2, 5]. Bei unseren Untersuchungen sollte unter in-vitro-Bedingungen der Einfluß exzentrischer und angulierter Katheterpositionen auf die Vermessung arteriosklerotischer Gefäßquerschnitte ermittelt werden; unter in-vivo-Bedingungen sollte die intrapositionelle Variabilität bei der Auswertung von nichtarteriosklerotischen Gefäßquerschnitten unter Verwendung markierter Ultraschallkatheter ermittelt werden.

Material und Methoden

In-vitro-Untersuchungen: Im Rahmen von Autopsien gewonnene, ausgeprägt arteriosklerotische Segmente der Aorta abdominalis und der Iliakalarterien wurden in 4 %iger Formalinlösung fixiert und durch zur Längsachse vorgenommene Schnittführungen 4 mm dicke Gefäßringe angefertigt. Diese Ringe wurden auf einer Plastikunterlage mit Nadeln im adventitiellen Bindegewebe befestigt und im temperierten Wasserbad mit einem mechanischen 20 MHz 6,0F-Katheter (Hersteller: Boston Scientific Corporation, Watertown, USA) in Anbindung an die Bildeinheit (Hersteller: Diasonics, Milpitas, USA) untersucht. Die Ermittlung der Gefäßquerschnitte erfolgte durch manuelle Konturzeichnung. Bei 78 Gefäßsegmenten wurde die Querschnittsfläche bei zentraler und exzentrischer Katheterposition ermittelt, bei 112 Segmenten ermittelten wir die Querschnittsfläche bei koaxialer und bei um 10 Grad in einer Ebene angulierter Katheterposition.

In-vivo-Untersuchungen: Am narkotisierten Mischlingshund wurde über eine 8F-Schleuse in der Arteria iliaca externa der o. a. Typ eines 6,0F-Katheters eingeführt, und die Querschnittsflächen acht verschiedener aortaler und 15 verschiedener iliakaler Gefäßsegmente wurden zwölffach wiederholt bestimmt. Die Transducerposition wurde durch standardisierte Abstandsfarbmarkierungen entlang des Ultraschallkatheters an der arteriellen Schleuse reproduziert. Die Querschnittsflächenbestimmung erfolgte mittels manueller Konturzeichnung der EKG-getriggerten Standbilder.

Ergebnisse

In-vitro-Untersuchungen:

Tab. 1: Querschnittsflächen bei zentraler/exzentrischer Katheterposition (78 Gefäßsegmente).

Katheterposition	Querschnittsfläche
Zentral	0,96 ± 0,21 cm^2
Exzentrisch	1,05 ± 0,27 cm^2
Mittlere Fehleinschätzung	12,6 %
Überschätzung	66 Segmente
Unterschätzung	12 Segmente

Tab. 2: Querschnittsflächen bei koaxialer/angulierter Katheterposition (112 Gefäßsegmente).

Katheterposition	Querschnittsfläche
Koaxial	0,90 ± 0,23 cm^2
Anguliert (10 Grad)	0,95 ± 0,26 cm^2
Mittlere Abweichung der Fläche	5,6 %
Überschätzung	98 Segmente
Unterschätzung	14 Segmente

In-vivo-Untersuchungen:

Tab. 3: Intraobserver- und intrapositionelle Variabilität bei markierten Kathetersystemen.

	aortal	iliakal
Mittlere Fläche (cm^2)	1,09 ± 0,18	0,53 ± 0,05
Variabilität		
- intraobserver (mm^2)	1,47	0,64
- intrapositionell (mm^2)	5,47	2,05

Diskussion

Zur Diagnostik peripherer Gefäßveränderungen steht als nichtinvasives Verfahren die epikutane Duplexsonographie und als invasive Technik die Kontrastmittelangiographie zur Verfügung. Die Angioskopie erfordert Blutleere zur Beurteilung von Gefäßlumina und ermöglicht lediglich einen Blick auf die Gefäßwand [1]. In den letzten Jahren ist die Weiterentwicklung perkutaner intravaskulärer Ultraschallsysteme so vorangetrieben worden, daß nun der Einsatz mechanischer und phasengesteuerter Systeme in koronaren und peripheren Gefäßen möglich ist [2, 5]. Die zirkumferente Abbildung der Gefäßwand mit hoher Auflösung stellt eine wesentliche Erweiterung der Diagnostik peripherer Gefäßveränderungen dar [6]. Die vergleichenden Untersuchungen von Sheikh und Mitarbeitern zeigen, daß insbesondere nichtkritische Gefäßveränderungen mittels intravaskulären Ultraschalls besser als mittels Angiographie oder epikutaner Sonographie wiedergegeben werden können [5]. Die Untersuchungen von Neville und Mitarbeitern belegen eine hohe Korrelation zwischen postmortal-histologisch und intravaskulär-sonographisch gemessenen Wanddicken und Querschnittsflächen [4]. Die exakte Wiedergabe der Querschnittsflächen von Arterien wird auf das hohe Auflösungsvermögen intravaskulärer Ultraschallsysteme zurückgeführt.

In unserer in-vitro-Untersuchung sollte der Einfluß der Katheterposition auf die Bestimmung der Querschnittsflächen ausgeprägt arteriosklerotischer Gefäßsegmente untersucht werden. Bei exzentrischer Katheterposition zeigten sich Nahfeldartefakte mit Überstrahlungen im Bereich der benachbarten Gefäßwand, die kontralaterale Gefäßwand wurde weniger präzise abgebildet. Außerdem kam es zu Verzerrungen, die das Gefäß ovalär abbildeten. Die exzentrische Katheterposition bewirkte sowohl eine Über- als auch Unterschätzung der Querschnittsflächen. Bei exzentrischer Position des Katheters kamen die Fehleinschätzungen im wesentlichen durch die schlechtere Abbildung der vom Transducer entfernten Gefäßwand zustande; damit wird die Bedeutung des optimalen Fokusabstandes gerade bei peripheren Gefäßen deutlich.

Die Abbildung eines Querschnittes im Falle eines „idealen" Gefäßes (Zylinder) führt geometrisch bei Kippung des Katheters um 10 Grad in einer Ebene zur Abbildung einer Ellipse, deren Fläche 1,54 % des Querschnittes bei koaxialer Katheterausrichtung darstellt. Die von uns untersuchten Gefäßsegmente wiesen erhebliche räumliche Unregelmäßigkeiten auf. Die Angulation der Katheterspitze um 10 Grad in einer Ebene führte zur bedeutsamen Fehleinschätzung der Querschnittsflächen. Diese entsteht einerseits durch den geometrischen Effekt der Abbildung einer Ellipse, der jedoch bei unregelmäßiger Gefäßarchitektur wesentlich ausgeprägter ist. Andererseits kommt sie dadurch zustande, daß die Ultraschallstrahlen nicht orthogonal auf die Gefäßwand auftreffen und damit die Wiedergabe der Gefäßkontur mit einer schlechteren Auflösung erfolgt. Es wird deutlich, daß bereits geringe Angulationen zu bedeutsamen Fehleinschätzungen arteriosklerotischer Arterien führen können. Bei klinischen Untersuchungen ist zu beachten, daß die Katheterposition möglichst zentral und parallel zur Längsachse des Gefäßes ausgerichtet wird. Bei vergleichenden Messungen arterieller Gefäßquerschnitte ist die Reproduktion bestimmter Katheterpositionen erforderlich. Wir untersuchten deshalb, welche Intraobserver- und intrapositionelle Variabilität besteht, wenn Markierungen entlang der Katheter an der Gefäßschleuse reproduziert werden. Bei den

mehrfachen Messungen im iliakalen und aortalen Bereich des Versuchstieres bestand eine nur geringe intrapositionelle Variabilität. Es muß jedoch berücksichtigt werden, daß die Messung bei nichtarteriosklerotischen Gefäßen erfolgte, bei unregelmäßigen Gefäßen ist mit einer größeren intrapositionellen Variabilität zu rechnen.
Die intravaskuläre Ultraschalldiagnostik ermöglicht eine Wiedergabe von Gefäßen als transaxiale Querschnittsbilder mit hohem Auflösungsvermögen. Bei exzentrischer und angulierter Katheterposition müssen Fehleinschätzungen berücksichtigt werden. Zum Vergleich von Gefäßquerschnitten muß eine möglichst exakte Reproduktion der Katheterposition erreicht werden, um die intrapositionelle Variabilität zu minimieren.

Literaturverzeichnis

1 Bauriedel G, Maio SJ, Hofling B Role of angioscopy in the treatment of peripheral vascular disease with percutaneous atherectomy. Am J Cardiol 1991; 68: 226-231.

2 Davidson CJ, Sheikh KH, Kisslo KB, Phillips HR, Peter RH, Behar VS, Yihong K, Krucoff M, Ohman EM, Tcheng JE, Stack RS. Intracoronary ultrasound evaluation of interventional technologies. Am J Cardiol 1991; 68. 1305-1309.

3 Ge J, Erbel R, Seidel I, Gorge G, Reichert T, Gerber T, Meyer J. Experimentelle Überprüfung der Genauigkeit und Sicherheit des intraluminalen Ultraschalls. Z Kardiol 1991; 80: 595-601.

4 Neville RF, Bartorelli AL, Sidawy AN, Almagor Y, Potkin B, Leon M. An in vivo feasibility study of intravascular ultrasound imaging. Am J Surgery 1989; 158: 142-145.

5 Sheikh KH, Davidson CJ, Kisslo KB, Harrison JK, Himmelstein SI, Kisslo J, Bashore T Comparison of intravascular ultrasound, external ultrasound and digital angiography for evaluation of peripheral artery dimensions and morphology Am J Cardiol 1991; 67: 817-822.

6 Weidinger F, Schwarzacher S, Böhm G, Moritz A, Losert U, Glogar D. Direkte Diagnostik der atherosklerotischen Gefäßwand: Möglichkeiten und Grenzen des intravaskulären Ultraschalls. Z Kardiol 1992; 81 1-8.

Assessment of arteriosclerotic peripheral vessels by intravascular ultrasound: in vitro investigations

C. Fechtrup, S. Kerber, M. Hasfeld, M. Jürgens, W. Böcker, A. Fahrenkamp, G. Breithardt

C. Fechtrup, S. Kerber, M. Hasfeld, M. Jürgens, G. Breithardt
Medizinische Klinik und Poliklinik (Kardiologie und Angiologie) und Institut für Arterioskleroseforschung, Westfälische Wilhelms-Universität Münster

W. Böcker, A. Fahrenkamp
Gerhard-Domagk-Institut für Pathologie, Westfälische Wilhelms- Universität Münster

Abstract

The main advantage of intravascular ultrasound (IVUS) compared to angiography is its capability to provide two-dimensional pictures of the vessel wall. To validate IVUS, sonography and pathomorphology were compared in 276 quadrants of 69 aortal and iliac segments. The resolution of IVUS for retrieval of arteriosclerotic features (irregular contour of the lumen, intimal thickening, intraluminar structures) was investigated in atherosclerotic vessel segments. In addition, the histologic composition (simple or combined lesions, atheroma, fibromuscular lesions, calcification) of the lesions was compared to the corresponding sonographic findings (echo-density, homogeneity). A good resolution of IVUS was found; however, minor irregularities of the intima could only be seen on histologic examination. No sonographic characteristic was related to a distinct pathomorphologic feature. The finding of ultrasound shadowing, however, was closely related to calcifications; it was mostly found in combined arteriosclerotic lesions.

In-vitro-Untersuchungen zur Beurteilung arteriosklerotischer Gefäßsegmente mittels intravaskulären Ultraschalls

C. Fechtrup, S. Kerber, M. Hasfeld, M. Jürgens, W. Böcker, A. Fahrenkamp, G. Breithardt

C. Fechtrup, S. Kerber, M. Hasfeld, M. Jürgens, G. Breithardt
Medizinische Klinik und Poliklinik (Kardiologie und Angiologie) und Institut für Arterioskleroseforschung, Westfälische Wilhelms-Universität Münster

W. Böcker, A. Fahrenkamp
Gerhard-Domagk-Institut für Pathologie, Westfälische Wilhelms- Universität Münster

Zusammenfassung

Vorteil der intravaskulären Ultraschalldiagnostik gegenüber anderen bildgebenden Verfahren ist die zweidimensionale Beurteilbarkeit arteriosklerotischer Gefäß- und Gefäßwandveränderungen. Anhand von 276 Quadranten 69 aortaler und iliakaler Gefäßsegmente sollten die sonografischen und pathomorphologischen Befunde miteinander verglichen werden. Hierzu wurden Merkmale arteriosklerotischer Gefäße (unregelmäßige Lumenkontur, Verdickung der Intima, intraluminäre Strukturen), die das Auflösungsvermögen des Verfahrens betreffen, untersucht. Zusätzlich wurde die histologische Zusammensetzung der Läsionen dem sonographischen Befund gegenübergestellt, um zu überprüfen, ob sich charakteristischen histologischen Merkmalen (einfache/kombinierte Läsionen, Atherom, fibromuskuläre Läsion, Verkalkung) typische sonographische Veränderungen (Echodichte/Homogenität) zuordnen lassen. Die Befunde ergaben ein gutes Auflösungsvermögen der Untersuchungstechnik; diskrete Veränderungen in der Regelmäßigkeit der Lumenkontur sowie der Intimadicke ließen sich histologisch, nicht jedoch sonographisch nachweisen, was auf die Grenzen des Auflösungsvermögens der Technik zurückzuführen ist. Eine verläßliche Zuordnung von morphologischen Bestandteilen der Läsionen zu bestimmten Echomustern gelang weder für einfache noch für kombinierten Läsionen zuverlässig, wobei zumindest der Nachweis von Schallschatten eng mit kalkhaltigen, zumeist komplexen arteriosklerotischen Läsionen korrelierte.

Einleitung

Die intravaskuläre Ultraschalldiagnostik (IVUS) ist ein neues bildgebendes Untersuchungsverfahren [4, 8]. Durch die Erzeugung zweidimensionaler real-time Ultraschallbilder mit Hilfe miniaturisierter, in die Gefäße eingebrachter Ultraschallköpfe erscheint es möglich, die Architektur der Gefäßwände wie mit keinem anderen Verfahren zu untersuchen. Zur Beschreibung der Gefäße stehen dabei als Charakteristika Dichte und Homogenität der Echos zur Verfügung. Wie das Auflösungsvermögen für arteriosklerotische Intimaläsionen zu bewerten ist, und welche Arten von arteriosklerotischen Läsionen dabei mit welchen Echomustern korrelieren, ist gegenwärtig noch unklar. Für die Interpretation von IVUS-Befunden ist es jedoch von großer Bedeutung, ob aufgrund des Echobefundes auf die Zusammensetzung von Läsionen geschlossen werden kann. Insbesondere für die Planung und Kontrolle von Interventionsmaßnahmen, einem der interessantesten möglichen klinischen Anwendungsbereiche von IVUS, ist die vorherige Kenntnis der Pathomorphologie des Gefäßes von Interesse und von potentieller prognostischer Bedeutung [2, 10].

Material und Methoden

IVUS-System
Eine Schilderung des verwendeten IVUS-Systems findet sich in der Arbeit von Kerber et al. [4] in diesem Band.

Gefäßsegmente
69 periphere arterielle Gefäßsegmente mit einer Dicke von 4 mm wurden im Rahmen von Autopsien 12 bis 24 h nach dem Tod der Patienten entnommen (Aorta abdominalis n = 8, A. iliaca communis n = 42, A. iliaca externa n = 19) und über 24 h in 4 %igem, gepuffertem Formalin fixiert. Anschließend wurde eine Makro-Farbfotographie von der distalen Gefäßseite angefertigt; dieselbe Seite wurde anschließend für Sonographie und Histologie verwendet.

Ultraschalldiagnostik
Nach Fixation wurden die Gefäßsegmente im Wasserbad untersucht. Sie wurden auf einen Kunststoffblock gelegt, der in der Mitte eine zentrale Öffnung aufwies. Durch diese Öffnung wurde der Ultraschallkatheter eingeführt. Als Referenzebene für den Vergleich zwischen Sonographie und Pathomorphologie wurde die Ebene angenommen, in der beim Rückzug des Katheters zum ersten Mal ein komplettes, qualitativ gutes Ultraschallbild des Gefäßringes erzeugt werden konnte.

Histologische Untersuchung
Nach der sonographischen Untersuchung wurden die Gefäße mit gleicher Ausrichtung unter Verwendung von Standardtechniken in einen Paraffinblock eingebettet und für die histologische Untersuchung geschnitten. Die Präparate wurden mit folgenden Färbungen nach Standardtechniken gefärbt: Hämatoxylin-Eosin, PAS, Elastica-van-Gieson.

Auswertung
Für Makro-Fotographie, Sonographie und Histologie wurden die Präparate jeweils identisch ausgerichtet und im Uhrzeigersinn in virtuelle Quadranten unterteilt, für die jeweils eine getrennte Auswertung erfolgte. Im Rahmen der pathomorphologischen und sonographischen Auswertung wurden gleichermaßen für jeden Quadranten beurteilt:

1. Lumenkontur - glatt oder unregelmäßig,
2. Intima - normal oder verdickt,
3. intraluminäre Strukturen (in das Gefäßlumen hereinragende Strukturen, wie Anteile von aufgebrochener atheromatöser Plaque und Thromben) - vorhanden oder nicht vorhanden.

Bei pathomorphologischer Betrachtung wurde zudem beurteilt, ob sich in der Intima atheromatöse, fibromuskuläre und verkalkte Anteile von arteriosklerotischen Läsionen fanden. Sonographisch wurden zusätzlich Echodichte (echoreich, echoarm, normale Dichte der Echos) und Homogenität (homogen - inhomogen) beurteilt. Pathomorphologische und sonographische Bewertung erfolgten unabhängig voneinander durch verschiedene Untersucher und ohne Kenntnis des jeweils anderen Untersuchungsergebnisses.

Ergebnisse

Auflösungsvermögen von IVUS
Tab. 1 faßt die Genauigkeit von IVUS bei der Erfassung von Merkmalen arteriosklerotischer Gefäße zusammen. Bei der insgesamt hohen Genauigkeit fallen die eingeschränkte Sensitivität (65,3 %) bei der Erfassung von Unregelmäßigkeiten der Lumenkontur sowie die geringe negative Prädiktion (57,0 %) bei der Erfassung der Intimadicke auf. Abb. 1 zeigt die gute Wiedergabe der Lumenkontur, Abb. 2 zeigt die Wiedergabe eines in das Lumen hineinragenden Thrombus.

Tab. 1: Statistische Genauigkeit des intravaskulären Ultraschalls bei der Erfassung von Unregelmäßigkeiten der Lumenkontur, Intimadicke und intraluminären Strukturen (aufgebrochene Plaques, Thromben) im Vergleich zur pathomorphologischen Beurteilung.

	Intravaskulärer Ultraschall			
	Sensitivität	Spezifität	pos. Prädiktion	neg. Prädiktion
Lumenkontur	65,3 %	96,5 %	87,3 %	88,6 %
Intimadicke	85,9 %	87,8 %	97,0 %	57,0 %
intraluminäre Strukturen	88,0 %	97,8 %	88,6 %	97,8 %

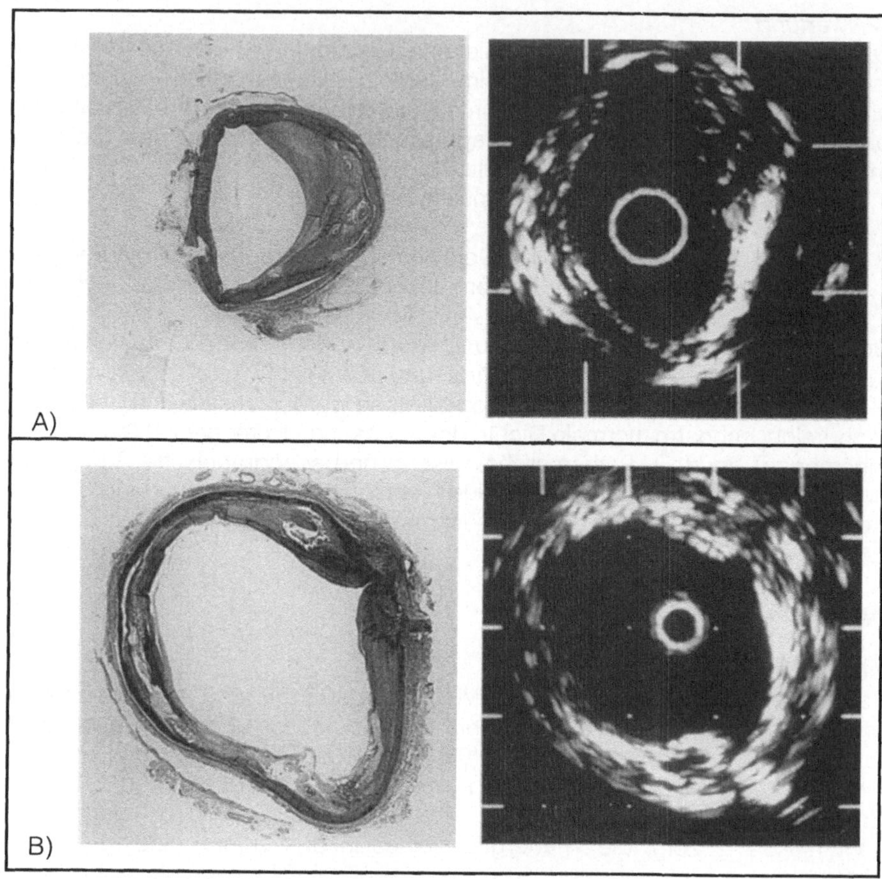

Abb. 1: *A)* Beispiel einer komplexen arteriosklerotischen Läsion (überwiegend fibromuskuläre Läsion mit partieller Verkalkung). Links - Histologie (Elastica-van-Gieson); Rechts - Sonographie: gute Wiedergabe der Lumenkontur, fibromuskuläre Läsion im rechten unteren Quadranten echoarm und inhomogen, Unterschätzung der Dicke der Läsion durch fehlende Abgrenzung gegen die Media.

B) Beispiel einer komplexen arteriosklerotischen Läsion (geschichtete, fibromuskuläre Intimaverdickung mit atheromatösen Inseln). Links - Histologie (Elastica-van-Gieson), Rechts - Sonographie: gute Wiedergabe der Lumenkontur, fibromuskuläre Anteile überwiegend echoreich und homogen, atheromatöse Anteile echoarm, keine Abgrenzung gegen die Media, daher auch hier keine Bestimmug der Dicke der arteriosklerotischen Läsion möglich.

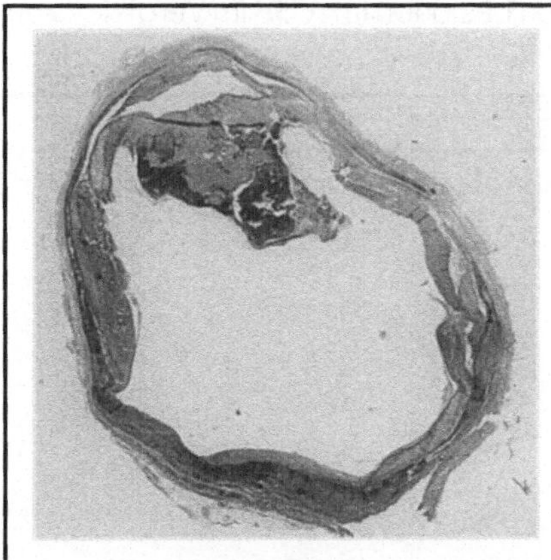

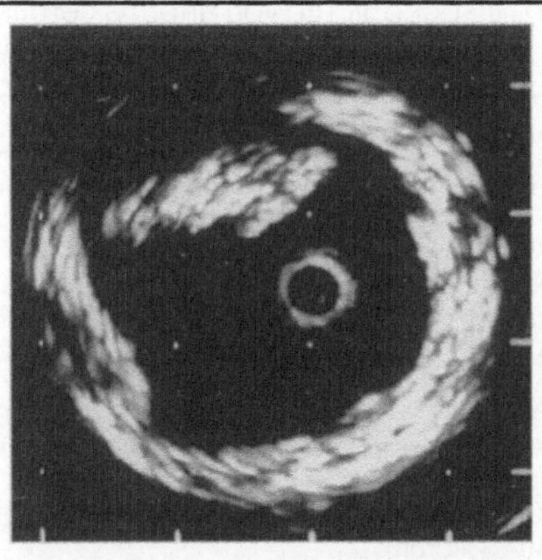

Abb. 2: Arteriosklerotisches Gefäß mit großem Parietalthrombus. Links - Histologie (Elastica-van-Gieson); Rechts - Sonographie: gute Wiedergabe der Lumenkontur, exakte Darstellung des intraluminären Thrombus

Tab. 2: Homogenität der Echomuster arteriosklerotischer Läsionen im IVUS im Vergleich zum pathomorphologischen Befund sowie Nachweis von Schallschatten.

	Homogenität der Echos			Schallschatten
	homogen	inhomogen	Summe	
Atherom	13	8	21	1
fibromuskuläre Läsion	58	33	91	0
Kalk	3	0	3	2
Atherom + fibrom. L.	26	23	49	0
Atherom + Kalk	2	0	2	1
fibrom. L. + Kalk	9	4	13	11
Atherom + fibrom. L. + Kalk	20	3	23	21
Summe	131	71	202	36

Homogenität und Echogenität der Echomuster, Schallschatten

Tab. 2 faßt die Homogenität, Tab. 3 die Echodichte arteriosklerotischer Läsionen im IVUS im Vergleich zum pathomorphologischen Befund zusammen. Einfache Läsionen (Atherom oder fibromuskuläre Läsion) unterscheiden sich nicht wesentlich bezüglich Echodichte oder -homogenität. Ist Kalk Bestandteil der Läsion, finden sich überwiegend echoreiche und homogene Echos. Das

Tab. 3: Echodichte von arteriosklerotischen Läsionen im IVUS im Vergleich zum pathomorphologischen Befund.

	Echodichte			
	hyperdens	normodens	hypodens	Summe
Atherom	8	10	3	21
fibromuskuläre Läsion	29	37	33	99
Kalk	3	0	0	3
Atherom + fibrom. L.	20	10	19	49
Atherom + Kalk	1	1	0	2
fibrom. L. + Kalk	8	3	2	13
Ath. + fibrom. L. + Kalk	23	0	0	23
Summe	92	61	57	210

Vorliegen von Kalk als Bestandteil arteriosklerotischer Läsionen ist eng mit dem Vorliegen von Schallschatten assoziiert. Abb. 1 A zeigt eine kombinierte arteriosklerotische Läsion, in der die fibromuskulären Bestandteile der Läsion echoarm zur Darstellung kommen; in Abb. 1 B sind die fibromuskulären Bestandteile überwiegend echoreich, die atheromatösen echoarm.

Diskussion

Auflösungsvermögen

Unsere Ergebnisse sprechen für ein insgesamt gutes Auflösungsvermögen des Verfahrens; dies entspricht den Ergebnissen anderer Autoren [5 - 7, 11]. Einige Einschränkungen beim Vergleich mit der pathomorphologischen Beurteilung müssen gemacht werden. Die Sensitivität bei der Erfassung von Unregelmäßigkeiten der Lumenkontur betrug 65,3 %, die negative Prädiktion bei der Erkennung einer verdickten Intima lag bei 57,0 %. Diese relativ geringen Werte sind darauf zurückzuführen, daß sich grenzwertige, geringe Unregelmäßigkeiten zwar pathomorphologisch darstellen lassen, jedoch unterhalb des Auflösungsvermögens des IVUS liegen. Hinzu kommt, daß auch die Intima gesunder Gefäße aufgrund akustischer Phänomene zu breit dargestellt wird [5]; dies kann dazu führen, daß diskrete Verbreiterungen der Intima „geschluckt" werden. Zu bedenken ist auch, daß die „Schichtdicke" des Ultraschallbildes bei IVUS ca. 200 µm beträgt, während die Schichtdicke histologischer Schnitte bei 3 - 6 µm liegt.

Pathomorphologie und Echokriterien
Einfache arteriosklerotische Läsionen (Atherom; fibromuskuläre Läsion) unterscheiden sich aufgrund der Homogenität der Echos nicht untereinander. Die Echodichte rein atheromatöser Läsionen ist häufiger echoreich/normoechogen als echoarm, rein fibromuskuläre Läsionen sind in etwa gleicher Häufigkeit den drei Gruppen der Echodichte zuzuordnen. Eine Diskriminierung zwischen einfachen atheromatösen und einfachen fibromuskulären Läsionen aufgrund der Kriterien der Homogenität und Dichte von Echos ist nicht verläßlich möglich. Bei kombinierten arteriosklerotischen Läsionen (aus mehr als einer der Komponenten Atherom, fibromuskuläre Läsion oder Kalk zusammengesetzt) findet sich bei der am häufigsten angetroffenen Kombination aus Atherom und fibromuskulären Anteilen bezüglich Homogenität und Echodichte ein ähnliches Verteilungsmuster wie bei den rein fibromuskulären Läsionen. Ist Kalk Bestandteil einer Läsion (was überwiegend bei Kombination aller drei Bestandteile zu verzeichnen war), sind die Echos in der Regel homogen und echoreich. In den meisten Fällen von Kalk als Bestandteil arteriosklerotischer Läsionen findet sich ein Schallschatten im Sonogramm (Sensitivität 66 %). Umgekehrt war der Nachweis von Schallschatten bis auf eine Ausnahme mit dem Vorliegen von verkalkten Läsionen assoziiert. Ursache für die geringere Sensitivität von IVUS gegenüber der pathomorphologischen Beurteilung ist die geringere Auflösungskraft. Insgesamt ist im Schallschatten jedoch das einzige verläßliche Kriterium bei der Zuordnung von sonographischen zu pathomorphologischen Befunden zu sehen.
Die bisher veröffentlichten Daten zur Frage der Zuordnung von Schallkriterien zum pathomorphologischen Substrat sind widersprüchlich. Einige Autoren unterteilen lediglich in verkalkte, harte und weiche Plaques [1]. Tobis et al. [9] gingen von einer fibromuskulären Läsion bei einer Verdickung der Intima ohne Schallschatten von wenigstens 0,25 mm aus; von einer atheromatösen Läsion bei Nachweis von größeren, echofreien Arealen innerhalb der Plaques. Weidinger et al. [11] bezeichneten eine Läsion bei echoreicher Schallqualität, regional aufgehobener Wandschichtung und regional verdünnter Media als fibromuskulär. Von zehn fibromuskulären Läsionen konnten unter Anwendung dieser Kriterien aber nur vier korrekt klassifiziert werden. Gussenhoven et al. [3] ordneten fetthaltigen Läsionen Zonen echoarmer Schallqualität zu; die fibromuskulären Läsionen konnten in Abhängigkeit von der Zusammensetzung (Matrix/Faserreichtum) echoarm oder echoreich sein. Aus unseren Ergebnissen läßt sich ableiten, daß, mit Ausnahme von kalkhaltigen Läsionen, eine Zuordnung zum pathomorphologischen Korrelat aufgrund der Kriterien Echogenität und Schallschatten nicht zuverlässig möglich ist. Sowohl überwiegend atheromatöse als auch fibromuskuläre Läsionen können echoreich oder echoarm sein; gleiches gilt für die Homogenität. Kombinierte arteriosklerotische Läsionen unterscheiden sich bezüglich dieser Kriterien weder untereinander noch von den einfachen Läsionen. Ursächlich hierfür dürfte die variable, oft auch innerhalb einer Läsion unterschiedliche Zusammensetzung der Läsionen sein.

Fibromuskuläre Läsionen weisen ein unterschiedliches Mischungsverhältnis von Fasern und Matrix auf; Atherome bestehen in variablem Ausmaß aus nekrotischem, fettigem Material oder auch aus kleinen Kristallen (wir fanden ein Beispiel für einen ausgedehnten Schallschatten ohne Verkalkung bei Cholesterinkristallen). Unterschiedliche Echodichte und Homogenität können hieraus resultieren. Je höher der Fasergehalt und je höher der Kristallgehalt desto echoreicher die Schallqualität. Mit den Kriterien der Echodichte sowie der Homogenität ist die Morphologie arteriosklerotischer Läsionen somit nicht hinreichend zu charakterisieren.

Literaturverzeichnis

1 Davidson CJ, Sheikh KH, Harrison K, Himmelstein SI, Leithe ME, Kisslo KB, Bashore TM. Intravascular ultrasound versus digital subtraction angiography a human in vivo comparison of vessel size and morphology J Am Coll Cardiol 1990, 16· 633-636.

2 Farb A, Virmani R, Atkinson JB, Kolodgie FD Plaque morphology and pathologic changes in arteries from patients dying after coronary balloon angioplasty J Am Coll Cardiol 1990, 16 1421-1429.

3 Gussenhoven EJ, Essed CE, Lancée CT, Mastik F, Frietman P, van Egmond F, Reiber J, Bosch H, van Urk H, Roelandt J, Bom N Arterial wall characteristics determined by intravascular ultrasound imaging· an in vitro study. J Am Coll Cardiol 1989, 14 947-952

4 Kerber S, Fechtrup C, Hasfeld M, Jurgens M, Bocker W, Breithardt G Einfluß der Position intravaskulärer Ultraschallkatheter auf die Wiedergabe von arteriellen Gefäßquerschnitten. Dieser Band, S 302

5 Mallery JA, Tobis JM, Griffith J, Gessert J, McRae M, Moussabeck O, Bessen M, Moriuchi M, Henry WL Assessment of normal and atherosclerotic arterial wall thickness with an intravascular ultrasound imaging catheter Am Heart J 1990, 119 1392-1400.

6 Nishimura RA, Edwards WD, Warnes CA, Reeder GS, Holmes DR, Tajik AJ, Yock PG Intravascular ultrasound imaging in vitro validation and pathologic correlation J Am Coll Cardiol 1990; 16: 145-154

7 Siegel RJ, Ariani M, Fishbein MC, Chae JS, Park JC, Maurer G, Forrester JS. Histopathologic validation of angioscopy and intravascular ultrasound Circulation 1991, 84 109-117

8 Sheikh KH, Davidson CJ, Kisslo KB, Harrison JK, Himmelstein SI, Kisslo J, Bashore TM Comparison of intravascular ultrasound, external ultrasound and digital angiography for evaluation of peripheral artery dimensions and morphology Am J Cardiol 1991, 67 817-822

9 Tobis JM, Mallery J, Mahon D, Lehmann K, Zalesky P, Griffith J, Gessert J, Moriuchi M, McRae M, Dwyer ML, Greep N, Henry WL Intravascular ultrasound imaging of human coronary arteries in vivo, analysis of tissue characterization with comparison to in vitro histological specimen Circulation 1991, 83. 913-926

10 Tobis JM, Mallery JA, Gessert J, Griffith J, Mahon D, Bessen M, Moriuchi M, McLeay L, McRae M, Henry WL Intravascular ultrasound cross-sectional arterial imaging before and after balloon angioplasty in vitro Circulation 1989, 80 873-882

11 Weidinger F, Schwarzacher S, Bohm G, Moritz A, Losert U, Glogar D Direkte Diagnostik der atherosklerotischen Gefäßwand. Möglichkeiten und Grenzen des intravaskulären Ultraschalls Z Kardiol 1992, 81 1-8

Evaluation of duplex sonography in clinical studies of progressions/regressions in arteriosclerosis

A. Kleemann, J. Kleideiter, M. Lange, U. Karbenn, T. Budde, G. Breithardt
Medizinische Klinik und Poliklinik (Kardiologie und Angiologie) und Institut für Arterioskleroseforschung, Westfälische Wilhelms-Universität Münster

Abstract

The detection of early arteriosclerotic changes, analysis of non significant stenosis and differentiation of severe stenosis by duplex scanning is possible. To evaluate the importance of duplex scanning in clinical studies of progression/ regression of arteriosclerosis the short- and long-time reproducibility was analysed.
In this study 134 consecutive patients with planned percutaneous coronary angioplasty (PTCA) were included. To assess the short-time reproducibility duplex sonographic measurements of the femoral arteries were carried out the day before and 2 - 3 days after PTCA. To assess the long-time reproducibility the measurements were repeated in 25 patients 3 - 6 months after PTCA.
A high accuracy, defined as mean of the difference of corresponding measurements of short-time and long-time evaluations was observed. The precision, defined as standard deviation of the accuracy, was high for short-time and long-time measurements.
Duplex scanning is a suitable method for the evaluation of arteriosclerotic changes of larger vessels. A quantitative analysis of small arteriosclerotic lesions seems to be problematic due to the restricted reproducibility of small lesions.

Stellenwert der Duplexsonographie in klinischen Studien zur Progression/Regression der Arteriosklerose

A. Kleemann, J. Kleideiter, M. Lange, U. Karbenn, T. Budde, G. Breithardt
Medizinische Klinik und Poliklinik (Kardiologie und Angiologie) und Institut für Arterioskleroseforschung, Westfälische Wilhelms-Universität Münster

Einleitung

Neben invasiven Untersuchungsverfahren wie der Angiographie oder der arteriellen bzw. der venösen digitalen Subtraktionsangiographie gewinnen zunehmend nichtinvasive Untersuchungstechniken in der Beurteilung arteriosklerotischer Gefäßveränderungen an Bedeutung [2, 7, 8]. Die Dopplertechnik erlaubt eine semiquantitative oder qualitative Analyse pulsatorischer Strömungsgeschwindigkeitskurven, während die B-Bildtechnik morphologische Analysen der Gefäßwand ermöglicht. Die Kombination des gepulsten Dopplers mit dem B-Bild (Duplexsonographie) führte zu einer wesentlichen Bereicherung der nichtinvasiven Gefäßdiagnostik [4, 6, 7]. Mittels Duplexsonographie ist es erstmals möglich, arteriosklerotische Frühveränderungen und hämodynamisch nicht signifikante Gefäßveränderungen zu analysieren und höhergradige Stenosen zu differenzieren [4]. Im Vergleich zur Angiographie bietet die Methodik den Vorteil einer risikofreien Technik, bei einer mit der Angiographie vergleichbaren Genauigkeit. Neben der klinischen Anwendung ist die Duplexsonographie in Progressions-/Regressionsstudien der Arteriosklerose und in Interventionsstudien von Interesse [1, 3, 5]. In der vorliegenden Untersuchung wird die Kurzzeit- und Langzeitreproduzierbarkeit der Methodik untersucht, um deren Stellenwert in klinischen Studien zur Arteriosklerose zu beurteilen.

Methodik

In die Studie eingeschlossen wurden 134 konsekutive Patienten, bei denen eine elektive perkutane transluminale Koronarangioplastie (PTCA) geplant war. Zur Beurteilung der Kurzzeitreproduzierbarkeit erfolgten duplexsonographische Untersuchungen am Tage vor und zwei bis drei Tage nach PTCA. 25 Patienten wurden drei bis sechs Monate später im Rahmen eines stationären Aufenthaltes, der wegen einer Kontrollkoronarangiographie notwendig war, zur Beurteilung der Langzeitreproduzierbarkeit nachuntersucht.
Zur Vermeidung reaktiver Hyperämien erfolgten alle Untersuchungen unter gleichen Bedingungen nach einer mindestens halbstündigen Ruhepause im Liegen. Mit einem handelsüblichen Duplexsonographiesystem (ACUSON 128),

ausgestattet mit einem 7,0 MHz Linearschallkopf, wurden beide Femoralisstrombahnen mit dokumentierter Geräteeinstellung untersucht. Die Messungen der Punktionsseite wurden aufgrund der schlechteren Aufzeichnungsqualität nicht in die Auswertung einbezogen. Dargestellt wurde initial die Bifurkation der Arteria femoralis communis (AFC) in Arteria femoralis superficialis (AFS) und Arteria profunda femoris (APF) in Längsrichtung mit Beobachtung der pulsatilen Veränderung des Gefäßlumens. Zum Erhalt einer reproduzierbaren Schnittebene wurde der Schallkopf senkrecht zur Oberfläche geführt und bis zur Darstellung eines maximalen Gefäßdiameters geringfügig korrigiert. Die Messungen der Gefäßdurchmesser erfolgten an standardisierten Abschnitten bei maximaler Weite. Zusätzlich wurde der Querschnitt der AFC vermessen.
Zur Erzielung optimaler Dopplersignale wurde bei den Messungen der pulsatilen Flußgeschwindigkeit ein Einfallswinkel < 60° zwischen Dopplerstrahl und Gefäßachse eingehalten. Die Position des Dopplersignales wurde bis zum Erhalt eines scharfen, dreiphasigen, reproduzierbaren Signales korrigiert und anschließend die maximale Flußgeschwindigkeit bestimmt. Die Vermessungen wurden mittels Videoprinter dokumentiert.
Die statistische Analyse wurde mit SPSS(Stastistical package for the social science)/PC+, Version 3.0, durchgeführt. Angegeben wurden die Mittelwerte mit Standardabweichung. Der Mittelwert korrespondierender Differenzen wurde als Genauigkeit und die Standardabweichung dieser Differenz als Präzision definiert. Die Mittelwerte wurden mit dem gepaarten Student t-Test verglichen.

Ergebnisse

Bei 134 Patienten wurden duplexsonographische Messungen der Femoralisstrombahn innerhalb von zwei bis drei Tagen durchgeführt. Die Ergebnisse sind in Tab. 1 zusammengefaßt. Es zeigt sich kein signifikanter Unterschied zwischen den verschiedenen Meßzeitpunkten.

Tab. 1: Ergebnisse / Kurzzeitmessung.

	Messung 1		Messung 2	
	MW	STD	MW	STD
AFC längs (mm)	8,73	1,35	8,60	1,49
AFC quer (mm)	8,92	1,32	8,92	1,32
AFS (mm)	6,69	0,98	6,60	1,00
APF (mm)	5,60	1,05	5,62	1,20
V AFC (m/s)	0,99	0,27	0,97	0,25
V AFS (m/s)	0,94	0,25	0,94	0,25

Art. femoralis communis (AFC); Art. femoralis superficialis (AFS)
Art. profunda femoris (APF); Flußgeschwindigkeit AFC (V AFC)
Flußgeschwindigkeit AFS (V AFS)

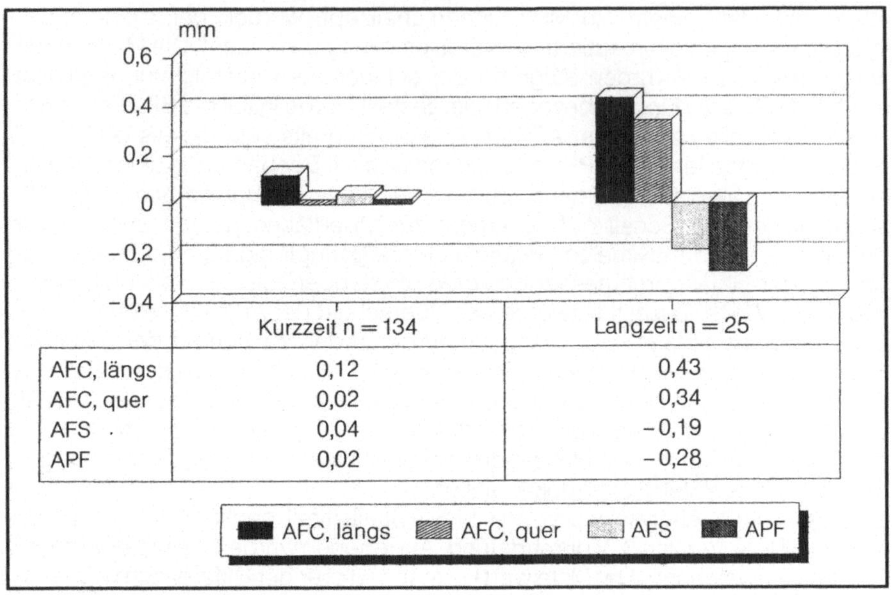

Abb. 1: Genauigkeit: Mittelwert korrespondierender Differenzen.

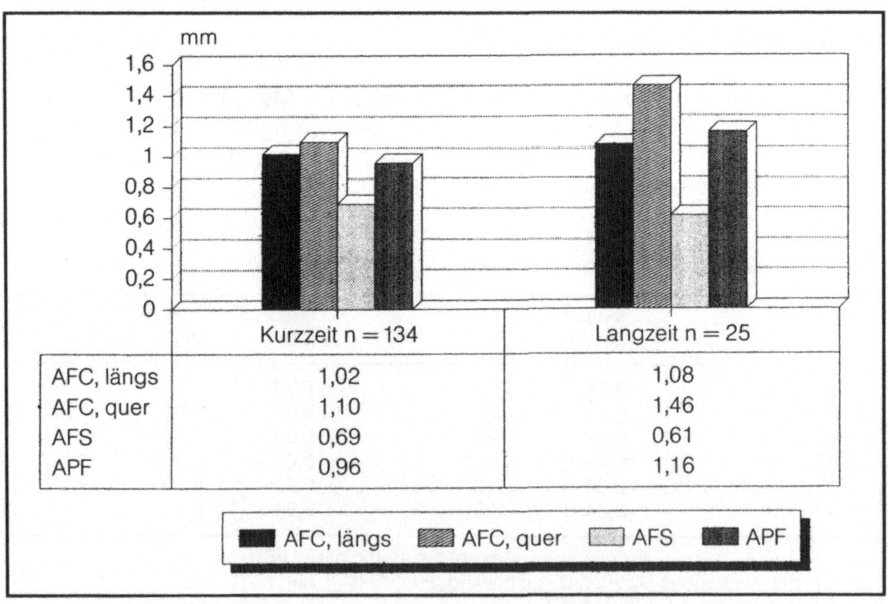

Abb. 2: Präzision: Standardabweichung der Genauigkeit.

Tab. 2: Ergebnisse / Langzeitmessung.

	Messung 1		Messung 2	
	MW	STD	MW	STD
AFC längs (mm)	8,77	1,25	8,46	1,20
AFC quer (mm)	9,09	1,46	9,01	1,88
AFS (mm)	6,61	0,86	6,85	1,04
APF (mm)	5,51	0,88	6,03	1,00

Art femoralis communis (AFC); Art femoris superficialis (AFS), Art profunda femoralis (APF)

Die Genauigkeit der Kurzzeitmessungen, definiert als Mittelwert der Differenzen korrespondierender Messungen, dargestellt für den Gefäßdurchmesser, ist als günstig einzustufen (Abb. 1). Vergleichbar sind die Genauigkeiten der Geschwindigkeitsmessungen für die AFC 0,04 m/s, die AFS -0,01 m/s und die APF 0,03 m/s.

Die Präzision der Kurzzeitmessungen, definiert als Standardabweichung der Genauigkeit, ist für die Gefäßdurchmesser in Abb. 2 dargestellt und als hoch einzustufen. Die Präzision der Geschwindigkeitsmessung beträgt für die AFC 0,23 m/s, die AFS 0,22 m/s und die APF 0,18 m/s.

Bei 25 Patienten erfolgte im Rahmen eines erneuten stationären Aufenthaltes drei bis sechs Monate später eine erneute duplexsonographische Untersuchung zur Beurteilung der Langzeitreproduzierbarkeit. Die Ergebnisse sind in Tab. 2 zusammengefaßt. Die Meßergebnisse unterscheiden sich nicht signifikant voneinander.

Die Genauigkeiten der Langzeitmessungen sind in Abb. 1 zusammengefaßt. Als Genauigkeiten der Flußgeschwindigkeit wurden für die AFC 0,10 m/s, die AFS 0,002 m/s und die APF 0,10 m/s berechnet.

Die Präzision der Langzeitmessungen ist für den Gefäßdiameter in Abb. 2 dargestellt. Die Präzision der Geschwindigkeitsmessungen beträgt für die AFC 0,28 m/s, für die AFS 0,26 m/s und für die APF 0,27 m/s. Ein Vergleich der Genauigkeit und Präzision bei Kurzzeit- und Langzeitmessung zeigt keinen signifikanten Unterschied, auffallend sind jedoch die tendenziell günstigeren Werte bei Kurzzeitmessung.

Diskussion

Die Ergebnisse der vorliegenden Untersuchung zeigen eine gute Kurzzeit- und Langzeitreproduzierbarkeit mit hoher Genauigkeit und Präzision der duplexsonographischen Messungen größerer Gefäßabschnitte. Die tendenziell ungünstigeren Werte für Genauigkeit und Präzision bei Langzeitmessungen sind möglicherweise durch Änderungen der Gefäßwand im Untersuchungszeitraum oder Zeichen der untersuchungsbedingten Variabilität bedingt. Eine Verlaufsbeobachtung früher arteriosklerotischer Gefäßveränderungen, insbesondere die quantitative Beurteilung wandständiger ca. 1 - 2 mm großer Plaques, erscheint aufgrund der technisch schwierigen Reproduzierbarkeit eines identischen Plaquebildes problematisch und sollte daher nur qualitativ erfolgen. Der Einsatz der Duplexsonographie in klinischen Studien zur Progression und Regression der Arteriosklerose erfordert eine aufwendige Standardisierung der Untersuchungsbedingungen mit Definition der Schallebene mittels Stativ und Winkelangabe, anatomische Gefäßmarker und eine feste Geräteeinstellung [5]. Unter Berücksichtigung der notwendigen Standardisierung und der vorliegenden Ergebnisse erscheint die Duplexsonographie zur Beurteilung arteriosklerotischer Veränderungen größerer Gefäße geeignet [1, 3]. Die quantitative Analyse kleinerer arteriosklerotischer Plaques läßt sich anhand der vorliegenden Ergebnisse nicht beurteilen, erscheint aber unter Berücksichtigung der eingeschränkten Reproduzierbarkeit kleiner Strukturen problematisch.

Literaturverzeichnis

1 Blankenhorn DH, Brooks SH, Selzer RH, Barndt R. The rate of arteriosclerosis change during treatment of hyperlipoproteinemia Circulation 1978, 57. 355-361

2 Croft RJ, Ellam LD, Harrison MJG. Accuracy of carotid angiography in the assessment of atheroma of the internal carotid artery. Lancet 1980; I: 997-999.

3 Duffield RGM, Lewis B, Miller NE, Jamieson CW, Brunt JNH, Colchester ALF. Treatment of hyperlipidemia retards progression of symptomatic femoral arteriosclerosis Lancet 1983, II. 639-641

4 Hennerici M, Reifschneider G, Trockel U, Aulich A Detection of early arteriosclerotic lesions by duplex scanning of the carotid artery. J Clin Ultrasound 1984; 12· 455-463

5 Hennerici M, Rautenberg W, Trockel U, Kladetzky RG Entwicklung nichtstenosierender extrakranieller Karotis-Plaques - eine prospektive Verlaufsuntersuchung mit dem Duplexsystem Ultraschall Med 1985, 6. 68-73

6 Jager K, Bollinger A, Siegenthaler W Duplexsonographie in der Gefäßdiagnostik Dtsch Med Wochenschr 1986; 111: 1608-1613.

7 Jager KA, Phillips DJ, Martin RL, Hanson C, Roederer GO, Langlois YE, Ricketts HJ, Strandness Jr DE Noninvasive mapping of lower limb arterial lesions. Ultrasound Med Biol 1985; 11 515-521

8 Thiele BL, Strandness Jr DE Accuracy of angiographic quantification of peripheral arteriosclerosis. Prog Cardiovasc Dis 1983, 26 223-226

Extended functional relevance of significant coronary stenoses visualized by Tl-201 Myocard SPECT: additional information obtained from reinjection studies in the presence of collaterals

M. Hasfeld, G. Breithardt, P. Bartenstein, M. Schäfers, P. Matheja, O. Schober

M. Hasfeld, G. Breithardt
Klinik und Poliklinik C (Kardiologie und Angiologie) und Institut für Arteriosklerоseforschung, Westfälische Wilhelms-Universität Münster

P. Bartenstein, M. Schäfers, P. Matheja, O. Schober
Klinik und Poliklinik für Nuklearmedizin, Westfälische Wilhelms-Universität Münster

Abstract

A second Tl-201 injection under resting conditions is able to improve differentiation between myocardial scar and ischemia compared to simple redistribution imaging. The aim of this study was to evaluate the dependence of this fill-in effect on the degree of stenosis and the presence of collaterals. SPECT studies under exercise, redistribution (RD, 4 h p.i.) and reinjection (RI, 24 h p.i.) conditions were performed in 62 patients with 132 stenotic vessels (50 LAD, 35 LCX, 47 RCA). The left ventricle was divided into 17 segments and for each segment, the results of angiography and scintigraphy were independently classified by two pairs of observers. From angiography, the degree of stenosis, the segments dependent on this vessel and the degree of collateralization were classified. Further wall motion abnormalities and the myocardium supplied by each of the coronary arteries were determined. Based on the scinitigraphy all segments were scored according to their perfusion in the stress, RD and RI study. The perfusion score (PS) range from 0 to 3.
43 of the „> 90 % narrowed" vessels were collateralized (56 %), but only 2 of the 56 „< 90 % narrowed" vessels were collateralized (3.6 %). 39 of the collateralized stenoses showed a fill-in effect (91 %), but only 3 of the not collateralized (3 %). The dependence of fill-in effect, collateralization and stenosis > 90 % was highly significant (Chi^2-test: < 0.0001 %). In our patient group, only in vessels with stenoses > 90 % was there a benefit from the reinjection study. The fill-in effect was closely correlated to the presence of collaterals. In these cases, the fill-in may be an indication for hibernating myocardium.

Erweiterte funktionelle Bedeutung signifikanter Koronarstenosen durch Tl-201 Myokard SPECT: Zusatzinformation von Reinjektionsstudien bei Kollateralisierung

M. Hasfeld, G. Breithardt, P. Bartenstein, M. Schäfers, P. Matheja, O. Schober

M. Hasfeld, G. Breithardt
Klinik und Poliklinik C (Kardiologie und Angiologie) und Institut für Arterioskleroseforschung, Westfälische Wilhelms-Universität Münster

P. Bartenstein, M. Schäfers, P. Matheja, O. Schober
Klinik und Poliklinik für Nuklearmedizin, Westfälische Wilhelms-Universität Münster

Einführung

Für die Indikationsstellung revaskularisierender Maßnahmen ist es von besonderer Bedeutung, die Vitalität eingeschränkt perfundierter Myokardbezirke zu kennen, um beurteilen zu können, ob der einzelne Patient von einem entsprechenden Eingriff zur Perfusionsbesserung profitiert. Die Tl-201 SPECT-Untersuchung kann diese Diskrimination leisten, jedoch zeigen neuere Untersuchungen, daß sie im Vergleich zur Positronenemissionstomographie, die direkt myokardiale Stoffwechselprozesse lokalisiert nachweist, bei einem nicht unerheblichen Anteil zu falsch negativen Ergebnissen führt [7]. Um die Sensitivität zu erhöhen, wurden sogenannte Reinjektionsstudien eingeführt [4,12].
Hierbei wird 12 bis 24 h nach Durchführung der üblichen Streß- und Ruheuntersuchungen eine zweite Tl-201 Injektion in Ruhe durchgeführt. Bezirke, die bislang keine Redistribution aufwiesen und sich nun positiv darstellen (fill-in), sind hochgradig ischämische, jedoch nicht vernarbte Myokardanteile, die von revaskularisierenden Maßnahmen durchaus profitieren [13].
Ziel der vorliegenden Studie war es, die Abhängigkeit zwischen diesem fill-in und dem Vorhandensein von Kollateralen der stenosierten Gefäßanteile sowie dem Ausmaß der Stenose zu untersuchen.

Patientenkollektiv

62 Patienten (3 Frauen, 59 Männer) mit einem mittleren Alter von 60 Jahren (ältester Pat. 71 J., jüngster Pat. 36 J.) wurden in die Studie eingeschlossen. Bei 10 Patienten lag eine 1-Gefäß-, bei 34 eine 2-Gefäß- und bei 18 eine 3-Gefäßerkrankung vor. 34 Patienten erlitten einen Myokardinfarkt. Dieser war

mindestens drei Monate vor der Untersuchung ausgeheilt. Eine perkutane transluminale Koronarangioplastie (PTCA) bzw. eine aortokoronare Bypass-Operation war bei keinem der Patienten bislang durchgeführt worden. Alle Patienten hatten sich einer Koronarangiographie im maximalen Abstand von vier Wochen zu der SPECT-Untersuchung unterzogen.
Bei insgesamt 132 untersuchten Koronarstenosen war 50mal der R. interventricularis anterior (RIVA), 35mal der R. circumflexus (RCX) und 47mal die rechte Koronararterie (RCA) betroffen.

Methodik

Die Angiographie wurde nach der Judkins-Technik mittels 5 F-Katheter durchgeführt. Das Ventrikulogramm wurde in der 30°-RAO- und 60°-LAO-Projektion aufgezeichnet. Vor der Koronarangiographie wurden jeweils 0,2 mg Nitroglyzerin intrakoronar appliziert. Es wurden multiple, teilweise angulierte Projektionen durchgeführt, um Gefäßüberschneidungen im interessierenden

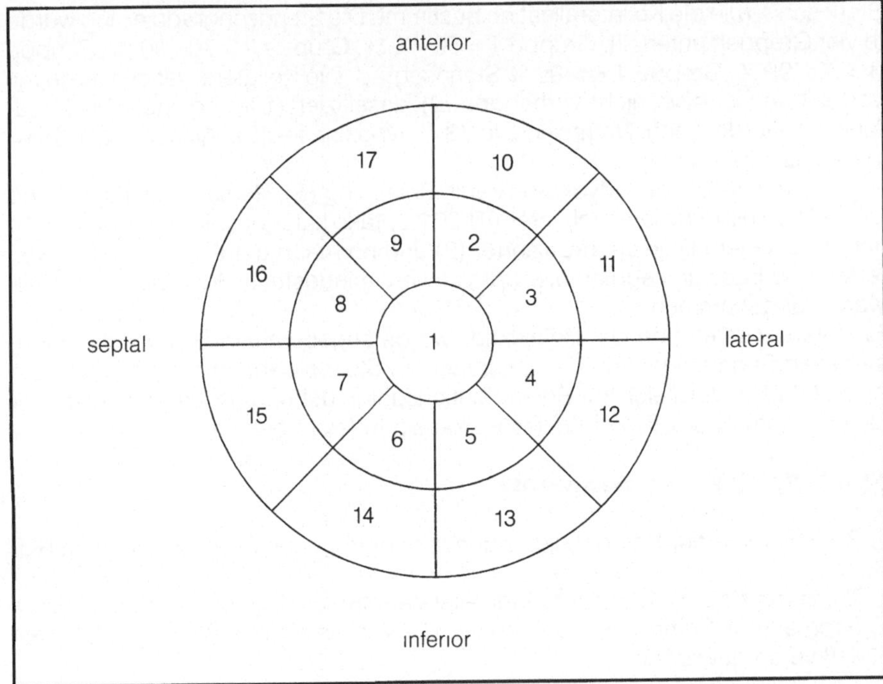

Abb. 1: Segmentale Unterteilung des linken Ventrikels nach einem modifizierten "bull's eye".

Bereich zu vermeiden und um den Stenosegrad korrekt zu erfassen. Die Filmsequenz wurde bis zum gesamten Abfluß des Kontrastmittels aus dem Koronargefäß fortgesetzt, um möglichst auch erst spät sichtbare Kollateralen zu erfassen.

Die szintigraphische Untersuchung begann konventionell mit einer Fahrradergometrie. Auf der höchsten Belastungsstufe wurden 100 MBq Tl-201 intravenös injiziert, und die Belastung wurde für eine Minute fortgeführt. Die Belastungsuntersuchung wurde fünf Minuten nach Injektion, die Ruheuntersuchung (Redistributionsuntersuchung) drei Stunden nach der Belastung durchgeführt. Mindestens 12 Stunden später erfolgte unter Ruhebedingungen eine erneute Injektion von nun 45 MBq Tl-201 (Reinjektionsuntersuchung). Die Aufnahmen erfolgten mittels einer handelsüblichen Gamma-Kamera mit LEAP-Kollimator (Siemens Orbiter 37).

Die Koronarangiogramme und Ventrikulogramme wurden von zwei unabhängigen Untersuchern, die Szintigramme von drei Nuklearmedizinern ohne Kenntnis der angiographischen Befunde ausgewertet. Der linke Ventrikel wurde nach einer modifizierten „bull's eye-technik" in 17 Segmente unterteilt (Abb. 1). Anhand der Angiographie wurden der jeweilige Versorgungstyp, der Grad der Stenosen sowie die Kollateralisation bestimmt. Die Stenosengraduierung wurde in vier Gruppen unterteilt: Gruppe 1 = 50 -70 %, Gruppe 2 = 70 - 90 % , Gruppe 3 = 90 - 99 %, Gruppe 4 = > 99 % Stenosegrad. Die Kollateralisation wurde mit vorhanden (1), bzw. nicht vorhanden (0) klassifiziert. Die regionale Myokardfunktion wurde nach Normokinesie (3), Hypokinesie (2), Akinesie (1), bzw. Dyskinesie (0) unterteilt.

Alle Segmente der drei Myokard-Scans Belastung (S), Redistribution (RD) und Reinjektion (RI) wurden nach ihrem Tl-201-uptake kategorisiert: kein (0), erheblich reduzierter (1), leicht reduzierter (2) und normaler uptake (3). Als Schwellenwert wurde ein segmentaler uptake von mindestens 30 % des Maximalwertes angenommen.

Eine Verbesserung bei der Reinjektion wurde angenommen, wenn sich mindestens ein Segment im von der untersuchten Stenose abhängigen Bereich um einen Grad im Vergleich zur Redistributionsuntersuchung besser darstellte. Zur Differenzierung des fill-in-Effektes wurde ein Index FI gebildet:

$$\mathbf{FI = \Sigma\, RI - \Sigma\, RD \,/\, \Sigma\, Segmente}$$

Σ RD = Summe der Kategorisierungen aller betroffenen Segmente in dem RD-Scan
Σ RI = Summe der Kategorisierungen aller betroffenen Segmente in dem RI-Scan
Σ Segmente = Summe der Segmente, die von dem betroffenen stenosierten Gefäß versorgt werden

Ein deutlicher fill-in wurde bei einem FI > 0,5, eine leichter fill-in bei einem FI von 0 - 0,5 und kein fill-in bei FI = 0 angenommen.

Ergebnisse

Es wurden 27 Stenosen mit 1 (50 - 70 %), 29 mit 2 (70 - 90 %), 44 mit 3 (90 - 99%) und 32 mit 4 (> 99 %) klassifiziert. Bei keiner der Grad 1-Stenosen (0 %), in 2 der Grad 2- (7 %), in 12 der Grad 3- (27 %) und in 29 der Grad 4-Stenosen (91 %) fanden sich Kollateralen.
Die Szintigraphie ergab insgesamt 587 Segmente mit anormaler Tl-201 Belegung. Von diesen Segmenten zeigten 230 in der Redistributionsphase einen verbesserten up-take. Weitere 95 Segmente wiesen bei der Reinjektion eine verbesserte Darstellung im Vergleich zur Redistribution auf. Der mittlere fill-in-Index FI betrug 0,52. 23 Segmente zeigten einen leichten, 19 Segmente einen deutlichen fill-in.
Wir korrelierten den Stenosegrad und das Vorhandensein von Kollateralen mit dem fill-in. In 38 von 76 Segmenten (50 %), die von einem dritt- oder viertgradig stenosierten Gefäß versorgt wurden, fand sich ein verbesserter Tl-201-uptake in der Reinjektion, während nur vier von 56 Segmenten (7 %), die von Gefäßen mit erst- bis zweitgradigen Stenosen versorgt wurden, eine Verbesserung im RI-Scan aufwiesen.
39 von 43 Segmenten (91 %), die von stenosierten, jedoch kollateralisierten Gefäßen versorgt wurden, zeigten einen fill-in. Im Vergleich fand sich bei nur drei von 89 Segmenten (3 %) mit nicht kollateralisierten Gefäßen eine verbesserte Darstellung in der Reinjektion.
Die Korrelation zwischen dem fill-in und dem Vorhandensein von Kollateralen war hochsignifikant, ebenso die Abhängigkeit zwischen Stenosegrad und Vorhandensein von fill-in bzw. von Kollateralen (Chi^2-Test < 0,0001 %).
In 30 von 68 Segmenten (44 %), die als a- bzw. dyskinetisch klassifiziert wurden, fand sich entweder bei der Redistributions- oder Reinjektionsuntersuchung ein relevanter Tl-201-uptake als Hinweis auf noch vitales Myokard, wobei diese Information in 87 % der Fälle erst bei der Reinjektion zu erhalten war.

Diskussion

Die enge Korrelation zwischen dem Stenoseausmaß und dem Vorhandensein von angiographisch sichtbaren Kollateralen wird in der Literatur bestätigt [5, 6, 8, 10]. Diese Kollateralen sind in der Lage, eine minimale, zum Überleben des Myokards noch ausreichende Perfusion aufrecht zu erhalten, wobei der Funktionsstoffwechsel vermindert ist (hibernating myocardium) [3, 9, 11].
Dilsizian et al. berichteten, daß Reinjektionsstudien in 63 % der Fälle im Bereich fixierter Defekte, die primär als Vernarbung gedeutet wurden, einen verbesserten up-take zeigten [4]. Ähnliche Ergebnisse teilten Tamaki et al. mit [13]. In unserer Studie verglichen wir zusätzlich die regionale Myokardfunktion, klassifiziert durch das Lävokardiogramm, mit dem Verhalten des Tl-201-up-take in der RD- und RI-Phase und fanden in einem hohen Prozentsatz von regional

hochgradig gestörten Bezirken noch eine Tracer-Aktivität als Hinweis auf hibernating myocardium, welches von revaskularisierenden Maßnahmen profitieren würde. Hier kommt den Kollateralen offenbar eine überragende Rolle bei der Erhaltung eines Minimalstoffwechsels zu. In unserer Untersuchung zeigten überwiegend nur die von kollateralisierten, hochgradig stenosierten Gefäßen versorgten Myokardsegmente einen fill-in, während der fehlende angiographische Nachweis von Kollateralisation keinen zusätzlichen Profit von einer Reinjektion erwarten ließ. Ebenso scheint es, daß erst ein bestimmtes Stenoseausmaß überschritten sein muß, um durch die Reinjektion verbesserte Informationen gegenüber der Redistribution erhalten zu können.
Somit profitieren nach unseren Ergebnissen insbesondere die Patienten von einer Reinjektion, bei denen angiographisch hoch- bis höchstgradige Stenosen und sichtbare Kollateralen vorliegen. Unter Berücksichtigung der zusätzlichen Strahlenbelastung und der Kosten sollten Reinjektionsuntersuchungen insbesondere in dieser Patientengruppe durchgeführt werden.

Literaturverzeichnis

1 Berger BC, Watson VD, Taylor GJ, Burwell LR, Martin RP, Beller GA Effect of coronary collateral circulation on regional myocardial perfusion assessed by quantitative thallium 201 scintigraphy. Am J Cardiol 1980, 46. 365-370.

2 Bonow RO, Dilsizian V, Cuocolo A, Bacharach SL Identification of viable myocardium in patients with chronic coronary artery disease and left ventricular dysfunction Circulation 1991, 83 26-37

3 Braunwald E, Rutherford JD Reversible ischemic left ventricular dysfunction evidence for „hibernating myocardium" J Am Coll Cardiol 1986, 8 1467-1470

4 Dilsizian V, Rocco TP, Freedman NMT, Leon MB, Bonow RO Enhanced detection of ischemic but viable myocardium by the reinjection of thallium after stressredistribution imaging N Engl J Med 1990; 323· 141-146.

5 Fuster V, Freye RL, Kennedy MA, Conolly DC, Mamkin HT The role of collateral circulation in the various coronary syndromes

6 Goldberg HL, Goldstein J, Borer JS, Moses JW, Collins MB Functional importance of coronary collateral vessels Am J Cardiol 1984, 53· 694-699

7 Kirsch CM, Doliwa R, Buell U, Roedler D. Detection of severe coronary heart disease with Tl-201 comparison of resting single photon emission tomography with invasive arteriography J Nucl Med 1983, 24· 761-767

8 Levin DC Pathways and functional significance of coronary collateral circulation. Circulation 1975, 50 831-837.

9 Rahmitoola SH. The hibernating myocardium. Am Heart J 1989, 117: 211-219

10 Schaper W, Schaper J, Xhonneux R, Vandesteene R Morphology of intercoronary anastomoses in chronic coronary artery occlusion. Cardiovasc Res 1969; 3: 315-323

11 Schipke JD Down-Regulation und hibernierendes Myokard. Z Kardiol 1991, 80. 703-711.

12 Schober O, Hasfeld M, Matheja P, Schafers M, Breithardt G Thallium reinjection vs redistribution in severe stenosis of coronary arteries dependent on the collateralization Eur J Nucl Med 1991, 18 538

13 Tamaki N, Ohtani H, Yamashita K, Magata Y, Yonekura Y, Nohara R, Kambara H, Kawai C, Hirata K, Ban T, Konishi J Metabolic activity in the areas of new fill-in after thallium-201 reinjection. comparison with positron emission tomography using fluorine 18-desoxyglucose J Nucl Med 1991, 32 673-678

The role of quantitative coronary angiography in clinical studies on the progression/regression of arteriosclerosis

A. Kleemann, U. Karbenn, Th. Budde, M. Freick, A. Enbergs, C. Vielhauer, G. Breithardt

Medizinische Klinik und Poliklinik (Kardiologie und Angiologie) und Institut für Arterioskleroseforschung, Westfälische Wilhelms-Universität Münster

Abstract

In this study the intra- and inter-observer variability of the CARDIO 500 (KONTRON), a computer-assisted system for quantitative analysis of coronary angiographies, was investigated.
20 patients with coronary artery disease were included with 76 coronary stenoses, which were analyzed quantitatively in identical projections. 35 of these stenoses were analyzed independently by a second observer.
Accuracy (Acc) of the measurements was defined as the mean of the corresponding differences, precision (Pre) as the standard deviation of the mean.

	mean	intra-observer n = 76		inter-observer n = 35	
		Acc	Pre	Acc	Pre
diameter of the stenosis (mm)	1.71	0.03	0 12	0 13	0 39
degree of the stenosis (%)	44.02	- 1.08	5 55	- 1 26	8 01
reference diameter (mm)	3 05	0 02	0 17	0 16	0 61
length on the atheroma (mm)	8 85	0 16	2 89	0 36	3 97

The quantitative analysis of coronary angiographies shows a small intra-observer variability and is appropriate for assessing the progression of a coronary stenosis. To exclude the influence of inter-observer variability, serial analysis should be performed by the same observer.

Stellenwert der quantitativen Koronarangiographie in klinischen Studien zur Progression/Regression der Arteriosklerose

A. Kleemann, U. Karbenn, Th. Budde, M. Freick, A. Enbergs, C. Vielhauer, G. Breithardt

Medizinische Klinik und Poliklinik (Kardiologie und Angiologie) und Institut für Arterioskleroseforschung, Westfälische Wilhelms-Universität Münster

Einleitung

In den letzten Jahren hat die quantitative Koronarangiographie (QCA) im Vergleich zur visuellen Beurteilung des Ausprägungsgrades koronarmorphologischer Veränderungen bei koronarer Herzerkrankung an Bedeutung gewonnen [1, 10]. Die QCA ermöglicht die Bestimmung des minimalen Stenosedurchmessers, der minimalen Stenosefläche, des Normalsegmentdurchmessers (im Mittel, proximal und distal der Stenose) in Absolutwerten und berechnet den relativen Stenosegrad und die Atheromlänge. Validierungsstudien mit kontrastmittelgefüllten Stenosephantomen unterschiedlicher Größe, post-mortem-Messungen von Koronargefäßen und in-vivo-Messungen nach intrakoronarer Implantation von Kunststoffzylindern definierter Größe zeigten eine hohe Genauigkeit, eine hohe Korrelation und eine geringe Inter- und Intraobservervariabilität [3, 6, 7, 8, 9, 10].
Zur Beurteilung des Stellenwertes der quantitativen Koronarangiograhie wurde in der vorliegenden Untersuchung die Genauigkeit, Präzision, sowie die Intra- und Interobservervariabilität einer computergestützten quantitativen Koronarangiographieauswertung mit dem CARDIO 500 (KONTRON) bei zufällig ausgewählten Koronarangiographiefilmen bestimmt.

Methodik

Die Auswahl und Markierung der auszuwertenden Filmsequenzen erfolgte durch einen Untersucher. In einem zweiten Schritt wählten zwei Untersucher unabhängig voneinander aus der Filmsequenz das auszuwertende Stenosebild aus. Ausgewertet wurden enddiastolische, überlagerungsfreie, gut mit Kontrastmittel gefüllte und den höchsten Stenosegrad darstellende Stenosebilder in identischen Projektionen. Bei 20 zufällig ausgesuchten Koronarangiographiefilmen wurden 76 Stenosebilder durch einen Untersucher zweifach in zeitlichem Abstand zur Beurteilung der Intraobservervariabilität und 35 der 76 Stenosen durch einen unabhängigen zweiten Untersucher zur Beurteilung der Interobservervariabilität ausgewertet. Die 35mm-Cinefilm-Stenosebilder wurden nach vorangegangenem variablem optischem Zooming (bis max. 6fach) durch eine in

einem handelsüblichen Projektor (CAP 35E) installierte CCD-Kamera digitalisiert. Die Auflösung des digitalisierten Bildes betrug 512 x 512 Pixel bei einem Grau-Level von 8 bit. Das digitale Bild wurde mit einem computergestützten quantitativen Koronarangiographieauswertungssystem (CARDIO 500, KONTRON) ausgewertet. Der Untersucher definierte die Mittellinie des zu vermessenden Gefäßsegmentes durch Einzeichnen. Die Gefäß- bzw. Stenosekontur wurden vollautomatisch mit einem Konturdetektionsalgorhythmus, basierend auf einem gewichteten Verhältnis der ersten und zweiten Ableitung der Pixeldichte, senkrecht zur Mittellinie errechnet. Zur Kalibrierung wurde der unter identischen Bedingungen gefilmte Führungskatheter bekannter Größe benutzt. Eine Korrektur der automatischen Konturerkennung erfolgte nur bei Fehlerkennung von Gefäßabgängen. Berechnet wurden minimaler Stenosediameter, minimale Stenosefläche, mittlerer Normalsegmentdiameter, gemittelte Atheromlänge und der relative Stenosegrad.
Es wurden die Mittelwerte mit Standardabweichungen angegeben. Die Genauigkeit wurde als Mittelwert der Differenz korrespondierender Messungen definiert. Die Präzision wurde als Standardabweichung dieser Differenz definiert. Die angiographischen Ergebnisse wurden mit einem gepaarten Student t-Test verglichen, als Signifikanzniveau wurde $p < 0,05$ definiert. Die statistische Analyse erfolgte mit SPSS/PC+, Version 3.0.

Ergebnisse

Intraobservervariabilität
Der Vergleich der 76 zweifach durch einen Untersucher ausgewerteten Stenosebilder zeigte für den minimalen Stenosediameter (1,72 ± 0,54 mm; 1,68 ± 0,52 mm), den relativen Stenosegrad (43,89 ± 9,84 %; 44,97 ± 9,06 %), die minimale Stenosefläche (2,54 ± 1,51 mm^2; 2,43 ± 1,42 mm^2), das mittlere

Tab. 1: Ergebnisse der quantitativen Auswertung.

	MW	STD	Gen	Prä	Gen	Prä
			Intraobserver n = 76		Interobserver n = 35	
Stenosedurchmesser (mm)	1,71	0,54	0,03	0,12	0,13	0,39
Stenosegrad (%)	44,02	9,84	- 1,08	5,55	- 1,26	8,01
Referenzdurchmesser (mm)	3,05	0,86	0,02	0,17	0,16	0,61
Atheromlänge (mm)	8,85	4,08	0,16	2,89	0,36	3,97

Normalsegment (3,07 ± 0,86 mm; 3,05 ± 0,84 mm) und die mittlere Atheromlänge (8,26 ± 4,08 mm; 8,09 ± 4,05 mm) keine signifikanten Unterschiede.

Die Differenz korrespondierender Messungen (Genauigkeit ± Präzision) betrug für den minimalen Stenosediameter 0,03 ± 0,12 mm, den relativen Stenosegrad - 1,08 ± 5,55 %, die minimale Stenosefläche 0,11 ± 0,40 mm², das mittlere Normalsegment 0,02 ± 0,17 mm und die mittlere Atheromlänge 0,16 ± 2,89 mm.

Interobservervariabilität

Der Vergleich der 35 unabhängig durch einen zweiten Untersucher ausgewerteten Stenosebilder (Untersucher 1; Untersucher 2) zeigte für den minimalen Stenosediameter (1,74 ± 0,54 mm; 1,64 ± 0,49 mm), den relativen Stenosegrad (43,02 ± 9,68 %; 43,32 ± 9,82 %), die minimale Stenosefläche (2,60 ± 1,48 mm²; 2,29 ± 1,31 mm²), das mittlere Normalsegment (3,06 ± 0,83 mm; 2,90 ± 0,76 mm) und die mittlere Atheromlänge (8,64 ± 4,56 mm; 7,01 ± 3,17 mm) keine signifikanten Unterschiede.

Die Differenz korrespondierender Messungen (Genauigkeit ± Präzision) betrug für den minimalen Stenosediameter 0,13 ± 0,39 mm, den relativen Stenosegrad -1,26 ± 8,01 %, die minimale Stenosefläche 0,37 ± 1,05 mm², das mittlere Normalsegment 0,16 ± 0,61 mm und die mittlere Atheromlänge 0,36 ± 3,18 mm.

Die Genauigkeit und Präzision der Intra- und Interobservervariabilität unterschieden sich für den minimalen Stenosediameter (p = 0,134), den relativen Stenosegrad (p = 0,834), die minimale Stenosefläche (p = 0,141), das mittlere Normalsegment (p = 0,101) und die mittlere Atheromlänge (p = 0,083) statistisch nicht signifikant voneinander (Abb. 1 u. 2).

Diskussion

Die QCA gewinnt aufgrund der im Vergleich zur visuellen Beurteilung deutlich niedrigeren Intra- und Interobservervariabilität sowie der Möglichkeit absoluter Messungen von koronarmorphologischen Veränderungen in klinischen Studien zur Progression/Regression der koronaren Herzerkrankung zunehmend an Bedeutung [1, 2, 3, 5].

Die vorliegende Untersuchung zeigt, daß die computergestützte quantitative Auswertung mit dem CARDIO 500 eine geringe Intraobservervariabilität mit einer hohen Genauigkeit und Präzision für den minimalen Stenosediameter, den relativen Stenosegrad, die minimale Stenosefläche, das automatisch bestimmte Normalsegment und eingeschränkt die mittlere Atheromlänge, vergleichbar anderen Auswertungssystemen, aufweist [3, 10 - 12].

Die Interobservervariabilität unterscheidet sich nicht signifikant von der Intraobservervariabilität. Auffallend sind jedoch tendenziell ungünstigere Genauigkeits- und Präzisionswerte aller Variablen bei Messungen durch verschiedene Untersucher. Dieser Unterschied ist durch die unterschiedliche

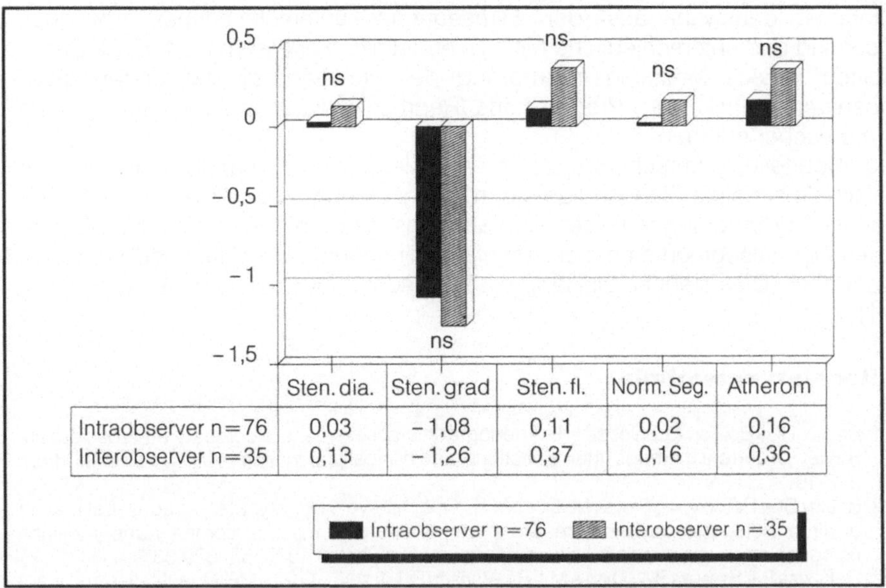

	Sten. dia.	Sten. grad	Sten. fl.	Norm. Seg.	Atherom
Intraobserver n=76	0,03	-1,08	0,11	0,02	0,16
Interobserver n=35	0,13	-1,26	0,37	0,16	0,36

Abb. 1: Vergleich der Genauigkeit: Mittelwert korrespondierender Differenzen.

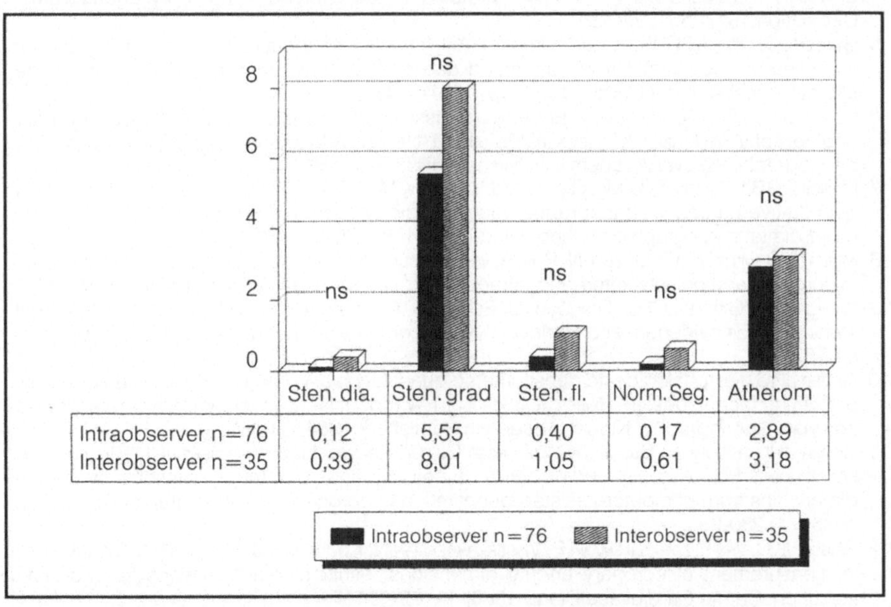

	Sten. dia.	Sten. grad	Sten. fl.	Norm. Seg.	Atherom
Intraobserver n=76	0,12	5,55	0,40	0,17	2,89
Interobserver n=35	0,39	8,01	1,05	0,61	3,18

Abb. 2: Vergleich der Präzision: Standardabweichung der Genauigkeit.

Stenosebildauswahl aus der Filmsequenz, unterschiedliches optisches Zooming und unterschiedliche Mittelliniendefinition erklärbar [3, 4, 5, 8]. Daher sollten serielle Messungen aufgrund der günstiger erscheinenden Intraobservervariabilität in Progressions-/Regressionsstudien nur durch einen Untersucher erfolgen.

Zur Beurteilung umschriebener koronarsklerotischer Veränderungen ist der minimale absolute Stenosediameter mit hoher Genauigkeit/Präzision geeignet. Diffuse Veränderungen lassen sich am günstigsten durch den mittleren absoluten Normalsegmentdiameter, ebenfalls mit hoher Genauigkeit und Präzision, beurteilen. Dies steht im Einklang mit Beobachtungen von DE FEYTER et al. [3, 5, 11].

Literaturverzeichnis

1 BROWN BG, BOLSON EL, DODGE HT Arteriographic assessment of coronary atherosclerosis. Review of current methods, their limitations, and clinical applications Arteriosclerosis 1982, 2. 2-15.

2 BROWN BG, BOLSON EL, FRIMER M, DOGDE HT Quantitative coronary arteriography. Estimation of dimensions, hemodynamic resistance, and atheroma mass of coronary artery lesions using the arteriogram and digital computation Circulation 1977, 55 329-337

3 DE FEYTER PJ, SERRUYS PW, DAVIES MJ, RICHARDSON P, LUBSON J, OLIVER MF Quantitative coronary angiography to measure progression and regression of coronary atherosclerosis Circulation 1991; 84: 412-421

4 DE ROUEN TA, MURRAY JA, OWEN W. Variability in the analysis of coronary arteriograms. Circulation 1977; 55: 324-328.

5 GURLEY JC, NISSEN SE, BOOTH DC, DE MARIA AN. Influence of operator- and patient-dependent variables on the suitability of automated quantitative coronary arteriography for routine clinical use. J Am Coll Cardiol 1992, 19: 1237-1243

6 HERRINGTON DM, WALFORD GA, PEARSON TA Issues of validation in quantitative coronary angiography In REIBER JC, SERRUYS PW (eds). New developments of quantitative coronary arteriography. Kluwer Academic Publishers 1988; 153-166

7 MANCINI GBJ, SIMON SB, MC GILLEM MJ, LE FREE MT, FRIEDMAN HZ, VOGEL RA Automated quantitative coronary arteriography Morphologic and physiologic validation in vivo of a rapid digital angiographic method. Circulation 1987, 75 (2) 452-460

8 MEIER B, GRUENTZIG AR, GOEBEL N, PYLE R, VON GOSSLAR W, SCHLUMPF F Assessment of stenoses in coronary angioplasty. inter- and intraobserver variability Int J Cardiol 1983, 3 159-160

9 NICHOLS AB, GABRIELI CFO, FENOGLIO JJ, ESSER PD Quantification of relative coronary arterial stenosis by cinevideodensitometric analysis of coronary arteriograms Circulation 1984; 69 512-522.

10 REIBER JHC. Morphologic and densitometric quantitation of coronary stenoses, an overview of existing techniques. In REIBER JC, SERRUYS PW (eds). New developments of quantitative coronary arteriography. Kluwer Academic Publishers 1988; 34-88

11 REIBER JHC, KOOIJMAN CJ, WIJNS W, SLAGER CJ, GERBRANDS JJ, SCHUURBIERS JCH, BOER A DEN, HUGENHOLTZ PG. Assessment of short-, medium-, and long-term variations in arterial dimensions from computer-assisted quantitation of coronary cineangiograms Circulation 1985, 71: 280-288

12 REIBER JHC, VAN ELDIK-HEILEMANN P, VISSER-AKKERMAN N, KOOIJMAN CJ, SERRUYS PW Variabilities in measurement of coronary arterial dimensions resulting from variations in cineframe selection Cathet Cardiovasc Diagn 1988; 14· 221-8

The influence of proteins and lipoproteins on plasma viscosity

F. Jung, G. Pindur, H. Kiesewetter, E. Wenzel
Abteilung für Klinische Haemostaseologie und Transfusionsmedizin,
Universität des Saarlandes, Homburg/Saar

Abstract

In 2 821 participants of the Aachen study, plasma viscosity, fibrinogen, immunoglobulin-M, α_2-macroglobulin, total cholesterol, HDL cholesterol and triglyceride concentration has been measured in order to evaluate the influence of proteins and lipoproteins on plasma viscosity. The influence of molecular concentration, or concentration of molecular complexes can be estimated in plasma viscosity by stepwise regression analysis. All selected factors determine and, thus, characterize plasma viscosity.
Negative correlation has only been observed for HDL concentration, i.e., with increasing HDL cholesterol concentration plasma viscosity decreases. The biological and fluid dynamic cause for this rare phenomenon is discussed.

Einfluß von Proteinen und Lipoproteinen auf die Plasmaviskosität

F. Jung, G. Pindur, H. Kiesewetter, E. Wenzel
Abteilung für Klinische Haemostaseologie und Transfusionsmedizin, Universität des Saarlandes, Homburg/Saar

Einleitung

Der Einfluß verschiedener Proteine auf die Plasmaviskosität ist aus früheren in-vitro-Untersuchungen bekannt. HARKNESS konnte in vitro zeigen, daß dabei der Einfluß der Fibrinogenkonzentration am stärksten ist [7]. Querschnittsuntersuchungen an Patienten zeigten zum Teil widersprüchliche Ergebnisse; hier wurde von DINTENFASS der Einfluß der Globuline höher bewertet als derjenige des Fibrinogens [4]. Der Einfluß des Albumins wurde hingegen als nahezu vernachlässigbar eingeschätzt [4, 7].
SEPLOWITZ [19] untersuchte - wiederum in reinen Systemen - den Einfluß verschiedener Lipoproteine auf die Plasmaviskosität. Er beschrieb eine positive Korrelation zwischen Lipidkonzentrationen und Plasmaviskosität. Dies wurde bei Patienten mit Hypercholesterinämie bestätigt [16].
Da im Rahmen der Aachen-Studie [12] sowohl die Protein- als auch die Lipoproteinkonzentrationen im Nüchternplasma an einem großen Kollektiv bestimmt wurden, besteht die Möglichkeit, den Einfluß der verschiedenen Molekül- bzw. Molekülkomplexkonzentrationen auf die Plasmaviskosität mit einer schrittweisen multiplen Regressionsanalyse gleichzeitig untersuchen zu können.

Population

In der Eingangsuntersuchung der Aachen-Studie - in der Zeit zwischen August 1984 und Dezember 1985 - wurden insgesamt n = 2 821 Freiwillige untersucht. Die Teilnehmer beiderlei Geschlechts im Alter zwischen 45 und 65 Jahren rekrutierten sich aus der Praxis des Hochschularztes, der Stadt- und Kreisverwaltung, der Polizei, der Bundeswehr, der Feuerwehr, der Bundesbahn, der Bundespost, des Zolls und zahlreichen Freiwilligen, die sich nach Veröffentlichung der Reihenuntersuchung in der lokalen Presse meldeten.
Als Ausschluß galt die Einnahme von Diuretika, wenn gleichzeitig ein Hämatokrit von mehr als 48 % vorlag. Damit wurden Blutproben exsikkotischer Patienten ausgeschlossen, da bisher unklar ist, ob im eingedickten Plasma Interrelationen bzw. Komplexbildungen zwischen Plasmaproteinen auftreten. Darüber hinaus führte eine unvollständige Laboruntersuchung ebenfalls zum Ausschluß. In die

Regressionsanalyse wurden die Daten von 2 623 der 2 821 Teilnehmern der Aachen-Studie aufgenommen.

Meßmethoden

Im Rahmen der Aachen-Studie wurden unter anderem die Konzentration von Fibrinogen[1], α_2-Makroglobulin[1], Immunglobulin-M[1], Triglyzerid[2], Gesamtcholesterin[2], HDL-Cholesterin[2] sowie die Plasmaviskosität bestimmt. Für die gesamte Dauer der Aachen-Studie wird für die Parameter mit dem Index 1 eine Qualitätskontrolle in Form externer Ringversuche (Deutsche Gesellschaft für Klinische Chemie), für alle anderen Parameter eine interne Qualitätskontrolle durchgeführt. Für die Parameter mit dem Index 2 wird ein Kontrollplasma für Partigen von Behring eingesetzt. Für die Plasmaviskosität existierte bisher keine Qualitätskontrolle, deswegen wurde vor Beginn der Aachen-Studie eine geeignete Normlösung entwickelt [10].
Die Entnahme der Blutproben wurde vor Beginn der Studie festgelegt, und die Messung der Laborparameter erfolgte in einem fest vorgegebenen zeitlichen Ablauf [11]. Die Teilnehmer wurden vor ihrem Untersuchungstermin schriftlich aufgefordert, keine exzessiven sportlichen Übungen durchzuführen, keinen Alkohol mehr zu trinken, ein empfohlenes Normabendessen einzunehmen und am nächsten Morgen nüchtern zur Untersuchung zu erscheinen. Tabelle 1 zeigt

Tab. 1: Meßparameter, Meßmethoden mit Literaturzitat und Referenzbereiche.

Angaben:
Normalverteilte Stichproben: Mw ± s (Mw: Mittelwert, s: Standardabweichung)
Nichtnormalverteilte Stichproben: Md (2,5 P - 97,5 P) (Md: Median mit 2,5 %- und 97,5 %-Perzentil)
ein Median wurde nicht angegeben

Meßparameter	Meßmethode und Zitat		Referenzbereich, Zitat und Dimension		
Plasmaviskosität	Kapillarschlauch-viskosimeter	[10]	1,24 ± 0,10	[11]	m Pa · s
Fibrinogen	Radialimmun-diffusionstest	[3]	# (1,7-4,1)	[8]	g/l
Immunglobulin-M	Radialimmun-diffusionstest	[3]	m: # (0,6-2,5) w: # (0,7-2,8)	[3]	g/l
α_2-Makroglobulin	Radialimmun-diffusionstest	[3]	# (1,5-4,2)	[3]	g/l
Gesamtcholesterin	CHOD-PAP-Methode	[20]	215 ± 74	[1]	mg/dl
HDL-Cholesterin	abgewandelte CHOD-PAP-Methode	[20]	m: 45,3 (26-76) w: 54,2 (30-87)	[2]	mg/dl mg/dl
Triglyzeride	enzymatischer Farbtest	[5]	m: 144 (6,9-296) w: 117 (3,5-230)	[5]	mg/dl mg/dl

die erfaßten Laborparameter, die Meßmethode, den Referenzbereich sowie die zugehörigen Literaturzitate.

Statistik

Im ersten Schritt wird eine lineare Regression zwischen der Plasmaviskosität und den einzelnen Protein- bzw. Lipidkonzentrationen errechnet. Danach wird eine schrittweise multiple Regressionsanalyse durchgeführt. Zur Beurteilung des Einflusses der Konzentrationen von Molekülen bzw. Molekülkomplexen auf die Plasmaviskosität wird eine z-Standardisierung der Meßwerte durchgeführt, womit die Abweichungen aller Parameter vom Mittelwert vergleichbar werden. Im ersten Schritt der multiplen Regressionsanalyse wird die Einflußgröße mit dem größten Korrelationskoeffizienten ausgewählt. Im nächsten Schritt wird die Einflußgröße gesucht, die unabhängig von der zuerst ausgewählten Variablen die größte Erhöhung der multiplen Korrelation bewirkt. Es werden solange Einflußgrößen ausgewählt, bis keine signifikante Erhöhung der multiplen Korrelation mehr möglich ist. Die Gewichtung der Einflußgrößen wird durch die standardisierten partiellen Regressionskoeffizienten (sogenannte Beta-Gewichte) ausgedrückt. Zur Überprüfung der Regression wird eine Kreuzvalidierung vorgenommen.

Ergebnisse

1. Einfache lineare Regression

Tabelle 2 zeigt die Ergebnisse der linearen Korrelationsanalyse.

Tab. 2: Korrelationskoeffizienten mit α-Niveau zwischen Plasmaviskosität und Einflußfaktoren.

		r	α
Plasmaviskosität	Fibrinogenkonzentration	0,62	0,0001
Plasmaviskosität	α_2-Makroglobulinkonzentration	0,18	0,0001
Plasmaviskosität	Immunoglobulin-M-Konzentration	0,21	0,0001
Plasmaviskosität	Cholesterinkonzentration	0,35	0,0001
Plasmaviskosität	HDL-Cholesterinkonzentration	−0,15	0,0001
Plasmaviskosität	Triglyzeridkonzentration	0,17	0,0001

2. Schrittweise multiple Regression

Das Ergebnis der schrittweisen Regression zeigt die folgende Gleichung (dargestellt sind nur die Einflußgrößen, die einen nachweisbaren, d.h. signifikant von Null verschiedenen Einfluß haben):

$$\mathbf{PV'} = 1{,}04 + 0{,}55 \cdot \mathbf{Fib'} + 0{,}18 \cdot \mathbf{Chol'} + 0{,}15 \cdot \mathbf{IGM'} + 0{,}01 \cdot \mathbf{TG'} + 0{,}09 \cdot \alpha_2\mathbf{M'} - 0{,}08 \cdot \mathbf{HDL'}$$

Der multiple Regressionskoeffizient beträgt r = 0,69, das Bestimmtheitsmaß r^2 = 0,48.
Die Gesamtstichprobe wurde (durch Einteilung in gerade und ungerade Patientennummern) in zwei gleichgroße Unterstichproben geteilt und eine Kreuzvalidierung durchgeführt. Der Korrelationskoeffizient zwischen den vorhergesagten und den tatsächlichen Plasmaviskositäten war nahezu gleich (r = 0,68), so daß von einem stabilen und validen Ergebnis ausgegangen werden kann.

3. Korrelation zwischen HDL (High density lipoproteins) und den anderen Einflußgrößen
Nur eine der Korrelationen zwischen HDL-Cholesterin und den anderen fünf Einflußfaktoren ist signifikant, die Regression zwischen der HDL- und der Triglyzeridkonzentration. Der Korrelationskoeffizient beträgt r = 0,32, das Signifikanzniveau a = 0,0001.

Diskussion

Plasma kann als hochverdünnte Lösung von Proteinen und Lipidmolekülkomplexen in Wasser und damit als Fluid mit Newtonschen Eigenschaften angesehen werden. Aus Untersuchungen an reinen Systemen ist bekannt, daß sowohl Plasmaproteine als auch Lipoproteine die Viskosität einer Lösung erhöhen können. Zur Beantwortung der Frage, in welchem Ausmaß die verschiedenen Moleküle bzw. Molekülkomplexe die Viskosität des Plasmas beeinflussen, wurde an einer Stichprobe von 2 623 Nüchternblutproben eine schrittweise multiple Regressionsanalyse durchgeführt. Als Einflußgrößen wurden die Proteine und Lipide ausgewählt, deren Einfluß auf die Plasmaviskosität (aus reinen Systemen) bekannt ist. Obwohl auch für die LDL-Konzentration ein Einfluß nachgewiesen ist [18], konnte sie in diesem Modell nicht berücksichtigt werden, da sie in der Aachen-Studie nach der Friedewald-Formel berechnet wurde und somit nicht unabhängig von den drei anderen Lipidparametern (Cholesterin, HDL, Triglyzeride) ist.
Der Einfluß des Fibrinogenmoleküls auf die Viskosität ist mit deutlichem Abstand am stärksten. Änderungen der Triglyzerid-, der Immunglobulin-, der Gesamtcholesterin-, der HDL-Cholesterin- und der α_2-Makroglobulinkonzentration haben jedoch nach der multiplen Regressionsanalyse ebenfalls einen signifikanten Einfluß auf die Viskosität des Plasmas. Konzentrationsänderungen dieser Moleküle müssen aber zirka drei- bis sechsmal so groß sein wie die der Fibrinogenkonzentration, um vergleichbare Zu- oder Abnahmen in der Plasmaviskosität zu verursachen. Dies zeigt, daß das Fibrinogen als das Molekül

anzusehen ist, welches die Viskosität des Plasmas eindeutig dominiert. Eine Kreuzvalidierung bestätigte in beiden Unterstichproben das gefundene Ergebnis.

Das zugrunde gelegte lineare Modell erklärt aber nur zu 48 % den Zusammenhang ($r^2 = 0{,}48$). Daß die multiple Korrelation nicht höher ausfällt, kann damit zusammenhängen, daß:

1. die Plasmaviskosität und die Einflußgrößen nicht linear voneinander abhängen,
2. Bindungen zwischen den Einflußgrößen vorliegen,
3. das Modell nicht alle Einflußgrößen, die real vorliegen, berücksichtigt.

Während Punkt 1 als näherungsweise erfüllt angesehen werden kann, muß dies für die Punkte 2 und 3 bezweifelt werden. So ist bekannt, daß bei Patienten mit Hypertriglyzeridämie erniedrigte HDL-Spiegel vorliegen können [6, 17], was eine Bindung zwischen Triglyzerid- und HDL-Konzentration darstellt.

Daß nicht alle Einflußgrößen erfaßt wurden, hängt damit zusammen, daß Fettstoffwechselprodukte sowie Produkte aus fibrinolytischen Aktivitäten nur unvollkommen bzw. gar nicht erfaßt worden sind. Der lipolytische Abbau von VLDL (Very low density lipoproteins) und LDL (Low density lipoproteins) läßt Core-Remnants und Oberflächen-Remnants sowie weitere Membranbruchstücke entstehen, die durch die Erfassung von Gesamtcholesterin-, HDL- und Triglyzeridkonzentration in der Beschreibung nur unvollkommen erfaßt werden. Darüber hinaus sind unter den Teilnehmern der Aachen-Studie Patienten mit Hypertonie (n = 685), arteriellen Durchblutungsstörungen (n = 390) oder Diabetes mellitus (n = 50) [14], von denen angenommen werden kann, daß möglicherweise fibrinolytische Prozesse im Bereich der Mikrostrombahn ablaufen. Die dabei entstehenden Fibrin(ogen)spaltprodukte beeinflussen die Plasmaviskosität, ohne daß sie als Einflußfaktoren in die vorliegende Analyse eingehen (dieser Vorgang ist besonders deutlich bei einer Lysetherapie zu erkennen; dabei kann die Fibrinogenkonzentration von Werten über 500 mg/dl auf 100 mg/dl abfallen, ohne daß die Plasmaviskosität signifikant abnimmt [22]). Es ist zu vermuten, daß bei einer Berücksichtigung solcher Faktoren ein höherer multipler Korrelationskoeffizient ermittelt werden könnte.

Außerordentlich auffällig ist der Befund, daß das HDL negativ mit der Plasmaviskosität korreliert; ein Befund, der bereits in einer früheren Auswertung der Aachen-Studie sowie im MONICA-Projekt gefunden wurde [13, 15]. Dies bedeutet, daß mit steigender Konzentration von HDL die Viskosität des Plasmas abnimmt. Für diese ungewöhnliche Tatsache gibt es zwei mögliche Ursachen: eine biologische und eine fluiddynamische.

Biologische wäre der Befund einfach zu erklären: Würden bei hohen HDL-Konzentrationen jeweils niedrige Konzentrationen der übrigen Einflußgrößen auftreten (und umgekehrt bei niedrigen HDL-Konzentrationen hohe Konzentrationen der übrigen Einflußfaktoren), so könnte dies eine scheinbare HDL-bedingte Abnahme der Plasmaviskosität mit steigender HDL-Konzentration vortäuschen. Tatsächlich liegt jedoch ein solcher Zusammenhang nicht vor. Die Korrelationen zwischen der HDL-Konzentration und den Konzentrationen von Fibrinogen, IG-M, Cholesterin und α_2-Makroglobulin sind nicht signifikant. Signifikant ist ausschließlich die Korrelation zur Triglyzeridkonzentration (r = 0,32). Eine partielle Korrelationsanalyse, bei der der Einfluß der Triglyzeride auf das Ergebnis der Korrelation zwischen HDL und Plasmaviskosität herauspartialisiert wurde, zeigt, daß weiterhin eine negative Korrelation zwischen HDL und Plasmaviskosität bestehen bleibt (der partielle Korrelationskoeffizient beträgt $r_{PVHDL\,TG} = 0,1$). Eine biologische Ursache scheidet damit wahrscheinlich aus.

Fluiddynamisch kommen für eine Viskositätsabnahme bei steigender Konzentration einer Teilchenart das „shear thinning" bzw. die Cluster-Bildung (Cluster als Aggregat bzw. Komplex aus zwei oder mehreren Teilchen) in Frage. Bei der Messung der Viskosität im Kapillarviskosimeter reichen die auftretenden Scherkräfte für ein „shear thinning" jedoch nicht aus, so daß diese mögliche Erklärung nicht zum Tragen kommt. Es bleibt als wahrscheinliche Ursache eine Cluster-Bildung in der Suspension.

HDL sind hochmolekulare wasserlösliche Komplexe aus Lipiden (Cholesterin, Triglyzeride, Phospholipide) und ein oder mehreren spezifischen Proteinen (Apolipoproteine), die nicht als solche sezerniert, sondern im Plasma ausgeformt werden [21]. Dabei werden Apolipoproteine (Apo A-I und Apo A-II) und Phospholipide aufgenommen, die bei der lipolytischen Umwandlung von Chylomikronen und VLDL anfallen. HDL könnte so die Anzahl von Partikeln im Blut und damit über eine Cluster-Bildung die Viskosität vermindern. Bei der Annahme, daß die Partikel kugelige Festkörper sind, die in der unendlich ausgedehnten Scherströmung weder orientiert noch verformt werden, hängt die Viskosität einer solchen Suspension nur von der Konzentration, d.h. der Anzahl der suspendierten Partikel, nicht jedoch von der Größe ab. Sollten also die HDL die Anzahl der im Plasma gelösten Teilchen vermindern, wäre ein viskositätssenkender Effekt verständlich.

Nachdem in der Aachen- sowie in der Caerphilly-Studie die Plasmaviskosität als Risikofaktor für die Entwicklung einer arteriellen Durchblutungsstörung gesichert werden konnte [14, 23], unterstreicht dies die Bedeutung eines plasmaviskositätssenkenden Effektes von HDL. Möglicherweise unterstützt diese hämorrheologische Wirkung die antiatherosklerotische Potenz von HDL, die bisher ausschließlich unter dem Gesichtspunkt des Cholesterinrücktransportes zur Leber und einer möglichen kompetitiven Verdrängung von LDL am B,E-Rezeptor peripherer Körperzellen [9] gesehen wurde.

Literaturverzeichnis

1 Arntz HR Diagnostik der Hyperlipoproteinämien Lab Med 1979; 3: 177-179.

2 Assmann G, Schriewer H, Schulte H, Oberwittler W. Der Stellenwert des HDL-Cholesterins als Risikoindikator der koronaren Gefäßkrankheit Internist 1980, 21: 202-212

3 Becker W, Rapp W, Schwick HG, Storicko K. Methoden zur quantitativen Bestimmung von Plasmaproteinen durch Immunpräzipitation. Z Klin Chem Biochem 1968, 6: 113-122.

4 DINTENFASS L Elevation of blood viscosity, aggregation of red cells, haematocrit and fibrinogen levels in cigarette smokers. Med J Aust 1975, 1· 617-620

5 EGGSTEIN M Eine neue Bestimmung der Neutralfette im Blutserum und Gewebe. Klin Wochenschr 1966; 44. 267-273.

6 FREEDMAN DS, GRUCHOW HW, ANDERSON AJ, RIMM AA, BARBORIAK JJ Relation of triglyzeride levels to coronary artery disease Am J Epidemiol 1988, 127 1118-1130

7 HARKNESS J. The viscosity of human plasma its measurement in health and disease Biorheology 1971, 8. 171-193

8 HEIMBURGER N, KARGES HE Immunologische Gerinnungsdiagnostik. Laborblätter 1976; 26: 46-60.

9 INNERARITY TL, MAHLEY RW. Enhanced binding by cultured human fibroblasts of apo-E-containing lipoproteins as compared with low density lipoproteins Biochemistry 1978; 17 1440

10 JUNG F, ROGGENKAMP HG, RINGELSTEIN EB, SCHMIDT J, KIESEWETTER H Das Kapillarschlauch-Plasmaviskosimeter Methodik, Qualitätskontrolle und Referenzbereich Biomed Technik 1985; 30: 152-158.

11 JUNG F, KIESEWETTER H, ROGGENKAMP HG, NUTTGENS HP, ZELLER H, WENZEL E Bestimmung der Referenzbereiche rheologischer Parameter Klin Wochenschr 1986; 64 375-381.

12 KIESEWETTER H, JUNG F, LADWIG KH, WATERLOH E, ROEBRUCK P, SCHNEIDER R, KOTITSCHKE G, BACH R. Prädiktorfunktion rheologischer Parameter im Hinblick auf die Inzidenz manifester Durchblutungsstörungen. Konzept der Aachen-Studie. Klin Wochenschr 1986; 64 653-662

13 KIESEWETTER H, JUNG F, KOTITSCHKE G, NUTTGENS HP, WITT R, WINKELHOG C, LADWIG KH, WATERLOH E, ROEBRUCK P, SCHNEIDER R, GERHARDS M, LEIPNITZ G, WENZEL E. Prevalence, risk factors and rheological profile of arterial vascular disease. Folia Haematol 1988, 115 587-593

14 KIESEWETTER H, JUNG F, SPITZER S, WENZEL E. Die Fließeigenschaften des Blutes und ihre klinische Bedeutung beim arteriellen Gefäßpatienten Internist 1989; 30: 420-428

15 KOENIG W, SUND M, ERNST E, DORING A, KEIL U, HOMBACH V. HDL modifiziert die Plasmaviskosität bei Hypercholesterinämie Perfusion 1991, 4· 9-15

16 LOWE GDO, STROMBERG P, FORBES CD, MCARDLE BM, LORIMER AR, PRENTICE CRM. Increased blood viscosity and fibrinolytic inhibitor in type II hyperlipoproteinaemia. Lancet 1982, I· 472-475

17 MILLER NE, FORDE OH, THELLE DS, MJOS OD The Tromsoe Heart Study HDL and coronary heart disease Lancet 1977, II 965-967

18 SCHUFF-WERNER P, SCHATZ E, SEIDEL D LDL an underestimated determinant of plasma viscosity? Clin Hemorheol 1989; 9. 525-531.

19 SEPLOWITZ AH, CHIEN S, SMITH IH. Effect of lipoproteins on plasma viscosity Atherosclerosis 1981, 38. 89-95.

20 SIEDEL J, SCHLUMBERGER G, KLOSE S, ZIEGENHORN J, WAHLEFELD AW Improved reagent for the enzymatic determination of serum cholesterol J Clin Chem Clin Biochem 1981; 19: 838

21 TALL AR, SMALL DM. Plasma high density lipoproteins. N Engl J Med 1978; 299. 1232.

22 WALDHAUSEN P, KIESEWETTER H, JUNG F, MROWIETZ C, MIYASHITA C, DOENECKE P, SCHEFFLER P, HELLSTERN P, WENZEL E Klinische Wirksamkeit der Urokinase durch Fibrinolyse und rheologisch wirkende Fibrinogenolyse Phlebol Proktol 1987, 16 193-198

23 YARNELL JWG, BAKER IA, SWEETNAM PM, BAINTON PJ, O'BRIEN JR, WHITEHEAD PJ, ELWOOD PC Fibrinogen, viscosity and white cell blood count are major risk factors for ischemic heart disease Circulation 1991, 83 836-844

Fibrinogen in patients with coronary heart disease: relationship to lipoproteins

H.-Ch. Heitkamp, H.-H. Dickhuth
Medizinische Klinik V, Abteilung Sportmedizin, Universität Tübingen

Abstract

Since fibrinogen has been identified as an independent risk factor in coronary heart disease, a collective of 62 patients with manifest arteriosclerosis was studied to determine whether there was any relationship between fibrinogen and lipid or lipoprotein parameters. A significant correlation was identified between high fibrinogen serum content and low HDL-cholesterol. There was no correlation either to total cholesterol or to LDL-cholesterol. The HDL_3-cholesterol component proved to be the factor responsible for the significant correlation with HDL-cholesterol. It is suggested that for patients with risk factors or manifest arteriosclerosis fibrinogen should be measured where there is low HDL-cholesterol.

Fibrinogen bei Patienten mit koronarer Herzerkrankung; Beziehung zu Lipoproteinen

H.-Ch. Heitkamp, H.-H. Dickhuth
Medizinische Klinik V, Abteilung Sportmedizin, Universität Tübingen

Einleitung

Die Bedeutung des Fibrinogens als Gerinnungsfaktor, Akutphaseprotein, Co-Faktor in der Plättchenaggregation und rheologiebeeinflussender Faktor ist wohl bekannt [10]. In der Genese der Arteriosklerose spielt es eine bisher unterschätzte Rolle [6]. Erst seit 1983 ist das Fibrinogen als Risikofaktor bekannt [8], durch Ergebnisse von Yarnell et al. 1985 bestätigt [9] und seit 1987 aufgrund von Daten aus der Framingham-Studie als unabhängiger Risikofaktor etabliert [3]. Offensichtlich besteht auch ein Zusammenhang zwischen Fibrinogen und Gesamtcholesterin [4] bzw. zwischen Fibrinogen und niedrigem High density lipoprotein (HDL)- bzw. hohem Low density lipoprotein (LDL)-Cholesterin [7]. In der vorliegenden Studie wurde anhand eines Kollektivs mit manifester Arteriosklerose die Beziehung von Fibrinogen zu den Lipiden und Lipoproteinen untersucht.

Methode

In die Studie wurden 62 konsekutive männliche Patienten (Alter: 59 ± 9 Jahre, Größe: 173 ± 7 cm, Gewicht: 77 ± 8 kg) mit gesicherter koronarer Herzkrankheit (KHK) einbezogen. Alle waren Nichtraucher oder hatten mit der Erkrankungsmanifestation das Rauchen aufgegeben. Die Erkrankung war vor durchschnittlich vier Jahren aufgetreten. Patienten mit Diabetes waren ausgeschlossen. Alle Patienten hatten sich im Mittel seit drei Jahren ambulanten Herzgruppen angeschlossen, ohne ihr Körpergewicht signifikant zu verändern. Nach mindestens achtstündigem Fasten wurde morgens im Liegen venöses Blut aus einer Unterarmvene entnommen. Gesamtcholesterin und Triglyzeride wurden enzymatisch, die Lipoproteine durch Lipidelektrophorese (Immuno, Heidelberg) und die HDL-Subfraktionen durch Fällungsreaktion (Immuno) bestimmt. Das Fibrinogen wurde nach der Methode von Clauss (Merz + Date, München) gemessen. Die Daten wurden als Mittelwerte mit Standardabweichungen dargestellt. Die Beziehung von Fibrinogen zu den Lipidparametern wurde mittels linearer Korrelation gefunden.

Ergebnisse

Der mittlere Fibrinogenspiegel lag bei 329 ± 65 mg/dl. Sechs Patienten lagen über der oberen Referenzgrenze von 410 mg/dl. Gesamtcholesterin und Triglyzeride waren relativ niedrig: 212 ± 27 und 142 ± 77 mg/dl. Aus der Lipidelektrophorese ergaben sich für HDL- 43,2 ± 10,2, für VLDL- (Very low density lipoprotein) 20,5 ± 11,2 und für LDL-Cholesterin 149 ± 48 mg/dl. HDL_2-Cholesterin lag bei 5,6 ± 3,2 und HDL_3-Cholesterin bei 36,9 ± 7,4 mg/dl. Der Risikoindikator für die Arteriosklerose LDL-/HDL-Cholesterin errechnete sich mit 3,6 ± 1,0. Die engste Beziehung zeigte Fibrinogen zu HDL-Cholesterin (r = –0,45) und zu LDL-/HDL-Cholesterin (r = 0,45). HDL_3-Cholesterin zeigte in Übereinstimmung dazu eine signifikante Korrelation (r = – 0,32). Fibrinogen und Alter standen in einem nachweisbaren Zusammenhang (r = 0,31). Fibrinogen zu LDL-Cholesterin wiesen dagegen keine signifikante Beziehung auf. Ebenfalls keine signifikante Beziehung bestand zum Gesamtcholesterin, VLDL-, HDL_2-Cholesterin und den Triglyzeriden (Tab. 1).

Diskussion

Das wesentliche Ergebnis der Untersuchung ist, daß bei Patienten mit manifester Arteriosklerose bei erhöhtem Fibrinogen mit erniedrigtem HDL-Cholesterin gerechnet werden kann. Dagegen besteht, entgegen anderen Untersuchungen, keine Beziehung zu erhöhtem Gesamtcholesterin [4] und zum LDL-Cholesterin [7]. In der Primär- und Sekundärprävention sollte der Risikofaktor Fibrinogen besonders bei Personen mit niedrigem HDL-Cholesterin kontrolliert werden. Das HDL_3-Cholesterin, als die nicht präventiv wirksame Unterfraktion des HDL-

Tab. 1: Korrelation zu Fibrinogen.

	r	p
HDL-Cholesterin	– 0,45	0,001
LDL-/HDL-Cholesterin	0,45	0,001
HDL_3-Cholesterin	– 0,32	0,01
LDL-Cholesterin	0,21	n s
Triglyzeride	0,15	n. s
Gesamtcholesterin	0,08	n. s
VLDL-Cholesterin	0,04	n. s
HDL_2-Cholesterin	0,02	n s.

Fibrinogenspiegel und Fettstoffwechselparameter bei Patienten mit KHK (n = 62)

p = Prävalenz
r = Korrelationskoeffizient

Cholesterins, ist wesentlich für diesen Zusammenhang verantwortlich, während das präventiv wirksame HDL_2-Cholesterin keine Korrelation zeigt. Die durch Ausdauertraining erreichbare Erhöhung der HDL_2-Cholesterins wirkt sich nur indirekt günstig aus.
Nach der Framingham-Studie [2] beginnt der Risikobereich beim Fibrinogen ab 312 mg/dl; dazu paßt die Manifestation der koronaren Herzerkrankung bei diesen Patienten mit 329 mg/dl. Dieser Wert ist nach Beendigung des Nikotinabusus günstig beeinflußt [2], da der Nikotinabusus neben der genetischen Komponente einen entscheidenden Anteil an erhöhtem Fibrinogen hat [1]. Die Patienten waren aus allen sozialen Schichten. Ein Zusammenhang von Fibrinogen zu einem niedrigen sozialen Status konnte nicht gefunden werden [5]. Als Fazit erscheint es sinnvoll, bei Patienten mit Risikofaktoren oder manifester Arteriosklerose und niedrigem HDL-Cholesterin das Fibrinogen zu bestimmen.

Literaturverzeichnis

1 Hamsten A, Iselius L, De Faire U, Blomback M. Genetic and cultural inheritance of plasma fibrinogen concentration. Lancet 1987; 988-990.

2 Kannel WB, D'Agostino RB, Belanger AJ. Fibrinogen, cigarette smoking, and risk of cardiovascular disease: Insights from the Framingham Study. Am Heart J 1987; 113: 1006-1010

3 Kannel WB, Wolf PA, Castelli WP, D'Agostino RB Fibrinogen and risk of cardiovascular disease - The Framingham Study. JAMA 1987, 258. 1183-1186

4 Lee AJ, Smith WCS, Lowe GDO, Tunstall-Pedoe H Plasma fibrinogen and coronary risk factors. The Scottish Heart Health Study. J Clin Epidemiol 1990, 43. 913-919.

5 Markowe HLJ, Marmot MG, Shipley MJ, Bulpitt CJ, Meade TW, Stirling Y, Vickers MV, Semmence A. Fibrinogen. a possible link between social class and coronary heart disease. Br Med J 1985, 291· 1312-1314

6 Di Minno G, Mancini M Measuring plasma fibrinogen to predict stroke and myocardial infarction Arteriosclerosis 1990, 10 1-7.

7 Moller L, Kristensen TS Plasma fibrinogen and ischemic heart disease factors Arterioscler Thromb 1991; 11. 344-350

8 Wilhelmsen L, Svardsudd K, Korsan-Bengtsen K, Larsson B, Welin L, Tibblin G Fibrinogen as a risk factor for stroke and myocardial infarction N Engl J Med 1984, 311. 501-505

9 Yarnell JWG, Sweetnam PM, Elwood PC, Eastham R, Gilmour RA, O'Brien JR, Etherington MD Haemostatic factors and ischaemic heart disease - the Caerphilly Study. Br Heart J 1985; 53· 483-487

10 Yarnell JWG, Baker IA, Sweetnam PM, Bainton D, O'Brien JR, Whitehead PJ, Elwood PC. Fibrinogen, viscosity, and white blood bell count are major risk factors for ischemic heart disease Circulation 1991; 83 836-844

Fibrinogen, a secondary risk factor for stroke patients

K.L. Resch, A. Matrai, E. Ernst

K.L. Resch, E. Ernst
Klinik für Physikalische Medizin und Rehabilitation, Universität Wien, AKH, Österreich

A. Matrai
deceased

Abstract

There is increasing evidence that fibrinogen represents a cardiovascular risk factor, quantitatively comparable with the established risk factors. It might play a causal role in the process of atherogenesis, although the mechanisms are not yet fully understood. Plasma fibrinogen concentrations of 625 patients with a history of stroke were determined, at the begin of their stay in a specialized German stroke rehabilitation unit. Mean time interval between the acute events and measurements was 7 months. Then they were followed up for two years. 85 re-strokes, myocardial infarctions, or cardiovascular deaths (pre-defined study endpoints) were reported. In 60 cases matched pairs could be found among the remainder with defined conformity in parameters associated with atherosclerosis: total cholesterol, triglycerides, blood glucose, gender, age, body mass index, blood pressure, smoking habits, further concomitant diseases, and time interval between stroke and measurements.

In the cross-sectional analysis all subgroups with a time interval between stroke and measurements of 60 months or less showed significantly higher fibrinogen levels (between 340 and 360 mg/dl) in comparison with a control group of the same age and similar concomitant diseases. Frequency distribution of fibrinogen levels of matched pairs and the remainder were almost identical, while almost 60 % of the re-event patients were found in the highest tertile. Consequently mean values differed significantly: 344 ± 14 mg/dl for matched pairs vs. 396 ± 18 mg/dl for re-events ($p = 0.027$).

Results suggest that in stroke patients high fibrinogen levels are a risk factor for a further event. Therefore it seems reasonable to include the measurement of fibrinogen into the screening program for patients at risk. Large intervention trials are required to investigate the question whether therapeutic lowering of fibrinogen has favourable effects, as theoretically suggested.

Fibrinogen, ein sekundärer Risikofaktor für Patienten mit Schlaganfall

K.L. Resch, A. Matrai, E. Ernst

K.L. Resch, E. Ernst
Klinik für Physikalische Medizin und Rehabilitation, Universität Wien, AKH, Österreich

A. Matrai
verstorben

Einleitung

Bei Patienten mit transitorischen ischämischen Attacken lassen sich regelmäßig pathologische Veränderungen der Blutfließeigenschaften feststellen [1, 3]. Für Patienten mit akutem Schlaganfall ist dies ebenfalls mehrfach belegt [1, 2, 6], es könnte sich aber um ein Epiphänomen im Rahmen der „Akutphasereaktion" handeln [8]. Eine pathologische Blutrheologie könnte allerdings auch Ursache einer Minderperfusion sein und dann zu einem Schlaganfallrezidiv prädisponieren [5]. Dafür sprechen u. a. Befunde, wonach hohe Fibrinogenspiegel einen unabhängigen kardiovaskulären Risikofaktor darstellen [4, 9]. Diese Studie mit Überlebenden eines ersten Schlaganfalles sollte klären helfen, ob hämorheologischen Parametern, gemessen nach Abklingen der „Akutphasereaktion", unabhängig von den anerkannten kardiovaskulären Risikofaktoren, prognostische Bedeutung zukommt.

Material und Methoden

Patienten: 625 konsekutive Patienten einer Klinik für Anschlußheilbehandlung nach Schlaganfall (Buchbergklinik Bad Tölz). Kontrollkollektiv: 143 altersmäßig und in bezug auf Begleiterkrankungen vergleichbare Patienten ohne Herzinfarkt oder Schlaganfall in der Anamnese.

Einschlußkriterien: diagnostisch eindeutig verifizierter und weniger als 60 Monate zurückliegender Schlaganfall; begrenztes neurologisches Defizit („selfcare").

Ausschlußkriterium: inkomplettes Follow-up (n = 21).

Zielparameter: Beziehung zwischen dem Eintreten von Studienendpunkten und der Fibrinogenkonzentration im Plasma (gemessen zu Beginn der Heilbehandlung).

Follow-up: Etwa zwei Jahre nach der ersten Messung wurden von den behandelnden Hausärzten mittels Fragebogen Gesundheitszustand bzw. Schicksal der Patienten erfragt (Respons 96,5 %).

Endpunkte: Als Studienendpunkte waren definiert: PRIND, erneuter Schlaganfall, Herzinfarkt und Todesfälle infolge der kardiovaskulären Grunderkrankung im Follow-up-Zeitraum (nichtkardiovaskuläre Todesfälle wurden nicht als Endpunkte gewertet (n = 14)).

Matching: 85 Endpunkte wurden registriert. Für jeden Endpunkt wurde versucht, unter den übrigen Patienten ohne erneutes Ereignis einen Partner mit definierten Übereinstimmungen zu finden („Matched Pair"). Bedingungen waren: gleiches Geschlecht, Altersdifferenz ≤ vier Jahre, definierte Übereinstimmungen in mindestens vier von fünf anerkannten Risikofaktoren für arteriosklerotische Erkrankungen (arterielle Hypertonie, Hyperlipidämie, Rauchen, Diabetes mellitus, Gewicht). Geeignete Partner konnten in 60 Fällen gefunden werden. Die jeweiligen Patienten mit Endpunkt hatten folgende Zweitereignisse: 40 erneute Schlaganfälle, 7 Herzinfarkte, 13 andere kardiovaskuläre Ereignisse.

Ergebnisse

Im Querschnittsvergleich waren die Fibrinogenwerte von Schlaganfallpatienten signifikant höher als die von bezüglich Alter, Risikofaktoren und Begleiterkrankungen vergleichbarer Kontrollpatienten, und zwar für mindestens ein halbes Jahr nach dem Schlaganfall (Abb. 1). Das Teilkollektiv der Patienten mit Endpunkt wies die absolut höchsten Werte auf.
Die „Matched Pairs" unterschieden sich bei Zuordnung zu Terzilen nicht vom Rest der Studienpatienten (basierend auf den Werten aller 625 Studienteilnehmer), während annähernd 60 % der Patienten mit Endpunkt in der Terzile mit den hohen Werten zu finden waren (Abb. 2).
Im Vergleich der Mittelwerte ergab sich ein signifikanter Unterschied zwischen Endpunkten und Nichtendpunkten. Dies gilt für die Gesamtgruppe der Patienten ohne Endpunkt ebenso wie für die „Matched Pairs" (Abb. 3).

Diskussion

Die klassischen Risikofaktoren (Hypertonie, Dyslipidämien, Rauchen , Diabetes mellitus, Adipositas) erklären nur gut die Hälfte der mit Arteriosklerose in Verbindung gebrachten kardio- bzw. zerebrovaskulären Ereignisse. Die Identifikation weiterer Risikofaktoren ist deshalb eine Aufgabe von durchaus praktischer Relevanz. Zur Untersuchung der Frage, ob potentielle weitere Risikofaktoren einen Einfluß auf den Krankheitsverlauf haben, der unabhängig von den bereits identifizierten ist, muß der Einfluß letzterer eliminiert werden. Dies kann entweder mittels komplexerer statistischer Modelle (multivariate Analyse,

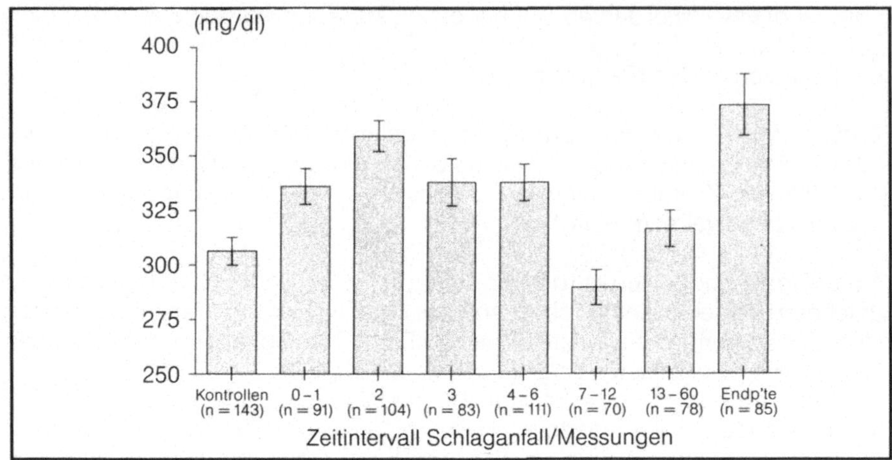

Abb. 1: Fibrinogenspiegel (Mittelwerte ± SEM) von Teilkollektiven der Studienpopulation in Abhängigkeit vom Intervall seit Apoplex (0-1, 2, 3, 4-6, 7-12, 13 bis 60 Monate) sowie der Patienten mit Studienendpunkt (erneuter Schlaganfall, Herzinfarkt, kardiovaskulärer Tod) im Beobachtungszeitraum von zwei Jahren und eines in bezug auf die übrigen Begleiterkrankungen vergleichbaren Kontrollkollektivs.

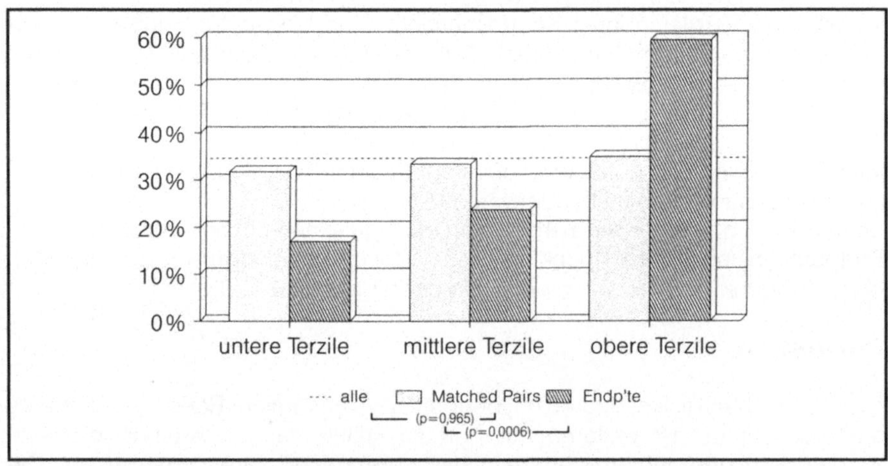

Abb. 2: Verteilung der Fibrinogenspiegel von 60 Patienten mit Studienendpunkt im Beobachtungszeitraum von zwei Jahren und entsprechenden „Matched Pairs“ ohne Studienendpunkt in Terzilen, definiert durch die Verteilung aller 625 nach einem ersten Apoplex in die Studie aufgenommenen Patienten.

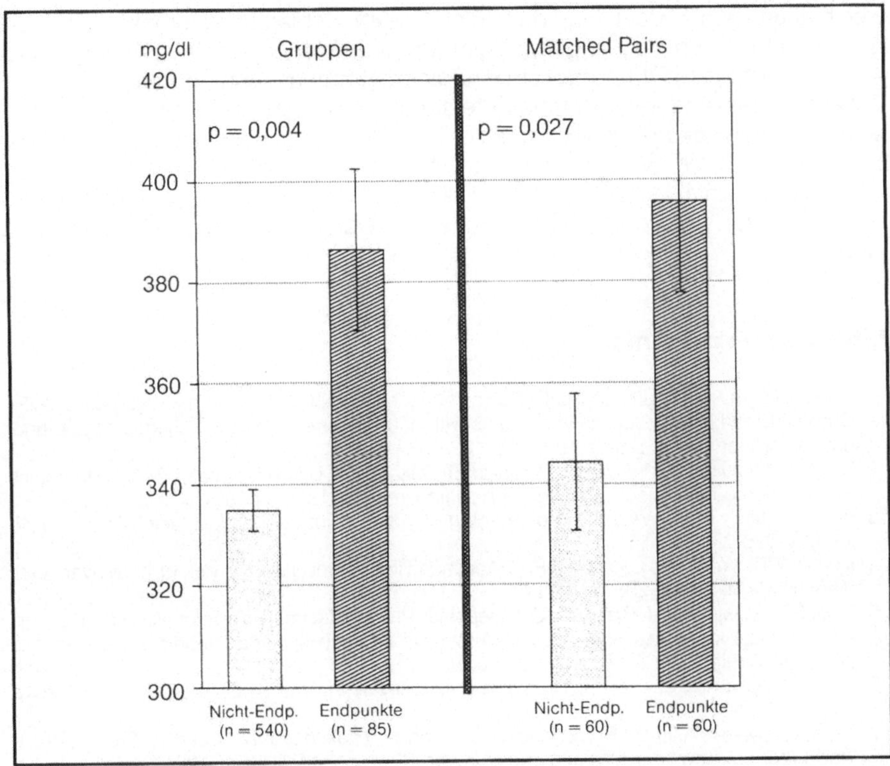

Abb. 3: Fibrinogenspiegel (Mittelwerte ± SEM) der Patienten mit Studienendpunkt im Vergleich zum Teilkollektiv aller Patienten ohne Studienendpunkt bzw. im Vergleich zu den „Matched Pairs".

multiple Regression) versucht werden, oder durch gezieltes Paaren von je einem Patienten mit Studienendpunkt und einem ohne Studienendpunkt, die bezüglich ihres „Risikoprofiles" möglichst weitgehend übereinstimmen. Diese Technik der sogenannten „Matched-Pair-Analyse" wurde im vorliegenden Fall gewählt.

Da die Übereinstimmungskriterien sehr eng definiert waren, konnte nur in 60 von 85 Fällen ein geeigneter Partner gefunden werden. Während damit andererseits eine hohe Übereinstimmung dieser Meßparameter (Abb. 2, Abb. 3) zwischen den Partnern mit und ohne Studienendpunkt erzielt wurde [7], waren in bezug auf Fibrinogen die Verhältnisse bei den Partnern identisch mit denen des Gesamtkollektivs, aber hochsignifikant unterschiedlich ($p < 0,001$, Chi^2-Test) zwischen den Patienten mit und ohne Studienendpunkt zu beobachten.

Die Querschnittsuntersuchung der Fibrinogenkonzentration im Plasma in Abhängigkeit vom Zeitraum zwischen Schlaganfall und Untersuchung (Abb. 1) weist außerdem darauf hin, daß nach einem Schlaganfall erhöhte Fibrinogenwerte für einen weit längeren Zeitraum fortbestehen, als zu erwarten wäre, wenn es sich beim Fibrinogen um ein reines Akutphaseprotein handelte. Zusammenfassend kann demnach festgestellt werden, daß Fibrinogen offensichtlich einen sekundären Risikofaktor für Schlaganfallpatienten darstellt. Dies bedeutet, daß die Bestimmung des Fibrinogenspiegels Überlebende eines ersten Schlaganfalles mit erhöhtem Risiko auf ein weiteres Ereignis identifizieren helfen könnte: Voraussetzung für gezielte sekundärpräventive Interventionsstrategien.

Literaturverzeichnis

1 Coull BM, Beamer N, De Gramo P, Sexton G, North F, Knox R, Geoffrey VF, Seaman GVF Chronic blood hyperviscosity in subjects with acute stroke, transient ischemic attack, and risk factors for stroke Stroke 1991; 22 162-168.

2 Ernst E, Matrai A, Schonhaber J, Paulsen PF, Magyarosy I. Schlaganfall - Rehabilitation im Spiegel hämorheologischer Meßgrößen Herz-Kreislauf 1986, 18 30-34

3 Ernst E, Matrai A, Marshall M Blood rheology in patients with ischemic attacks Stroke 1988, 19 634-636

4 Kannel WB, Wolf PA, Castelli WP, D'Agostino RB Fibrinogen and risk of cardiovascular disease. JAMA 1987; 258· 1183-1186

5 Lowe GDO, Anderson J, Barband JC, Forbes CD Prognostic importance of blood rheology in acute stroke. In· Hartmann A, Kuschinsky W (eds) Cerebral ischemia and hemorheology. Springer Berlin, New York 1987, 496-501.

6 Ott EO, Lechner H, Aranibar A High blood viscosity syndrome in cerebral infarction Stroke 1974, 5. 330-333

7 Resch KL, Matrai A, Ernst E Fibrinogen, a secondary risk factor for stroke In Ernst E (ed) Fibrinogen, a „new" cardiovascular risk factor Blackwell-MZV Wien 1991 (im Druck)

8 Syrajanen J, Teppo AM, Valtonen VV, Jvianainen M Acute phase response in cerebral infarction J Clin Pathol 1989, 42 63-68.

9 Wilhelmsen L, Svardsudd K, Korsan-Bengtsen K, Larsson B, Welin J, Tibblin G Fibrinogen as a risk factor for stroke and myocardial infarction N Engl J Med 1984. 501-505

Sulfated polysaccharides act as modulators of cell proliferation and expression of extracellular matrix proteins - fibronectin and thrombospondin - in arterial wall cells

P. Vischer, H.-H. Steenweg, E. Buddecke
Institut für Arterioskleroseforschung, Westfälische Wilhelms-Universität Münster

Abstract

Several sulfated polysaccharides were investigated in regard to their action on cell proliferation and modulation of cellular protein metabolism in arterial wall cells. Fucoidan, a sulfated fucopolysaccharide of marine algae is able to inhibit the proliferation of arterial smooth muscle cells half maximally at a concentration of 80 to 100 µg/ml culture medium. Heparin was significantly less active than the fucopolysaccharide. The inhibitory effect of fucoidan is a time dependent event and sulfation of the polysaccharide is essential.
Fucoidan did not influence the overall rate of cell protein and glycoconjugate synthesis, but led to substantial alterations in the synthesis and secretion of fibronectin and thrombospondin. The effect on fibronectin was not shared by heparin.
Binding experiments with [^{125}I] fucoidan indicate a saturable binding at the cell surface of smooth muscle cells with a maximum of 2.8 x 10^6 bound molecules per cell. Fucoidan binding sites can be only partly displaced by heparin. The results suggest that heparin and fucoidan act as antiproliferative agents but differ in their modulation of cell metabolism.

Sulfatierte Polysaccharide als Modulatoren von Zellproliferation und Expression extrazellulärer Matrixproteine - Fibronektin und Thrombospondin - in arteriellen Zellen

P. Vischer, H.-H. Steenweg, E. Buddecke
Institut für Arterioskleroseforschung, Westfälische Wilhelms-Universität Münster

Einleitung

Die Proliferation und Migration von glatten Muskelzellen aus der Media in den subendothelialen Raum ist ein zentrales Ereignis in der Frühphase der Atherogenese [6]. Unter physiologischen Bedingungen befinden sich die glatten Muskelzellen der Arterienwand im Ruhezustand, und erst unter dem Einfluß einer „funktionellen Läsion" kommt es zu einer Reaktion auf Wachstumsfaktoren bzw. Zytokine, die aus Thrombozyten, Endothelzellen oder Makrophagen freigesetzt werden.
Seit den Untersuchungen von Clowes und Karnowsky [3], in denen erstmals die antiproliferative Wirkung von Heparin auf glatte Muskelzellen gezeigt wurde, geht man von der Vorstellung aus, daß von der Arterienwand gebildetes Proteoheparansulfat als endogener Inhibitor der Zellproliferation glatter Muskelzellen fungiert. Der Mechanismus der Heparin- oder Heparansulfatwirkung ist nicht bekannt. Es gibt Hinweise für eine Bindung und Aufnahme von Heparin durch glatte Muskelzellen [9] und den Nachweis einer Inhibition der Expression der messenger Ribonukleinsäure (mRNA) für Histon H_3, c-Fos und c-myc [13]. Neben der Strukturaufklärung der wirksamen antiproliferativen Komponente von Heparin und Heparansulfat besteht ein großes Interesse an der Entwicklung weiterer wirksamer Inhibitoren des Wachstums glatter Muskelzellen. Dies vor allem auch unter dem Aspekt, daß es bei einer Reihe klinischer Interventionen, wie Angioplastie oder Laser-Angiochirurgie sehr häufig zu einer Restenose der Arterienwand kommt.
In der vorliegenden Untersuchung sind strukturell unterschiedliche sulfatierte Polysaccharide pflanzlichen und tierischen Ursprungs in Zellproliferations- und Bindungsstudien eingesetzt worden. Dabei galt das besondere Interesse Fucoidan, einem hochmolekularen sulfatierten Fucopolysaccharid aus braunen Meeresalgen.

Methoden

Endothelzellen und glatte Muskelzellen aus Schweineaorten wurden nach der von Vischer et al. beschriebenen Methode isoliert und kultiviert [11].

Zur Bestimmung der Zellproliferationshemmung wurden frisch ausgesäte glatte Muskelzellen nach einer 24stündigen Wachstumsphase in Dulbecco's Minimal Essential Medium (DMEM), das 10 % fetales Kälberserum (FKS) enthielt, durch Mediumwechsel auf DMEM plus 0,5 % FKS in die G_0-Phase überführt. Nach 72 Stunden wurden die Zellen aus der G_0-Phase durch Wechsel des Mediums, das 10 % FKS enthielt, freigesetzt. Gleichzeitig wurden die auf ihre antiproliferative Wirkung zu untersuchenden Polysaccharide dem Kulturmedium zugeführt. Die Zellproliferation wurde entweder auf der Basis der [^{3}H]Thymidin-Inkorporation in die Desoxyribonukleinsäure (DNA) oder auf der Basis der Zellzahlbestimmung ermittelt.
Der Einfluß von Fucoidan und Heparin auf die Zellprotein- bzw. Proteoglykan-Synthese wurde durch eine metabolische Markierung von Endothelzellen und glatten Muskelzellen mit [^{35}S] Methionin bzw. [^{35}S] Sulfat ermittelt.
Immunpräzipitation von Fibronektin und Thrombospondin aus dem zellulären und Mediumkompartiment erfolgte mit Hilfe spezifischer polyklonaler Antikörper [12]. Das Immunpräzipitat wurde mit Hilfe der Natriumdodecylsulfat-Gelelektrophorese (SDS PAGE) aufgetrennt [7] und fluorographisch sichtbar gemacht.
Zur Charakterisierung der Bindung von Fucoidan an der Zelloberfläche kultivierter Arterienwandzellen wurde das Fucopolysaccharid zunächst mit Fluoresceinamin gekoppelt [5] und danach mit Hilfe der Iodogenmethode mit [^{125}I] radioaktiv markiert. Bindungs-Assays wurden an konfluenten Zellkulturen vorgenommen. Dazu wurden die Zellkulturen mit dem radioaktiv markierten Fucoidan für zwei Stunden bei 4°C inkubiert und zur Charakterisierung der spezifischen Bindung in Kontrollansätzen unter gleichen Inkubationsbedingungen Bindungsexperimente in Gegenwart von 1 mg/ml unmarkiertem Fucoidan vorgenommen. Zur Quantifizierung der Bindung von [^{125}I] Fucoidan wurde der Zellrasen mehrmals mit Phosphatpuffer gewaschen und danach das Zellprotein in 1 ml 0,5 M NaOH, 0,1 % SDS gelöst und die gebundene Radioaktivität bestimmt.

Ergebnisse

Einfluß auf das Zellwachstum
In vergleichenden Untersuchungen verschiedener sulfatierter Polysaccharide erweist sich Fucoidan als wirksamster Inhibitor der Zellproliferation glatter Muskelzellen. Der wachstumsinhibierende Effekt ist dosisabhängig und erreicht eine 50 %ige Inhibition in einer Konzentration von 80 - 100 μg/ml Kulturmedium. Im Vergleich dazu wurde durch Heparin erst mit einer 5fach höheren Konzentration eine vergleichbare Wirkung erzielt (Abb. 1A). Keinen Einfluß auf die Zellproliferation besitzen Chondroitinsulfat oder Hyaluronat (nicht dargestellt). Der Effekt von Fucoidan und Heparin auf das Wachstum glatter Muskelzellen ist ein zeitabhängiger Prozeß (Abb. 1B). Eine zeitverzögerte Zugabe nach

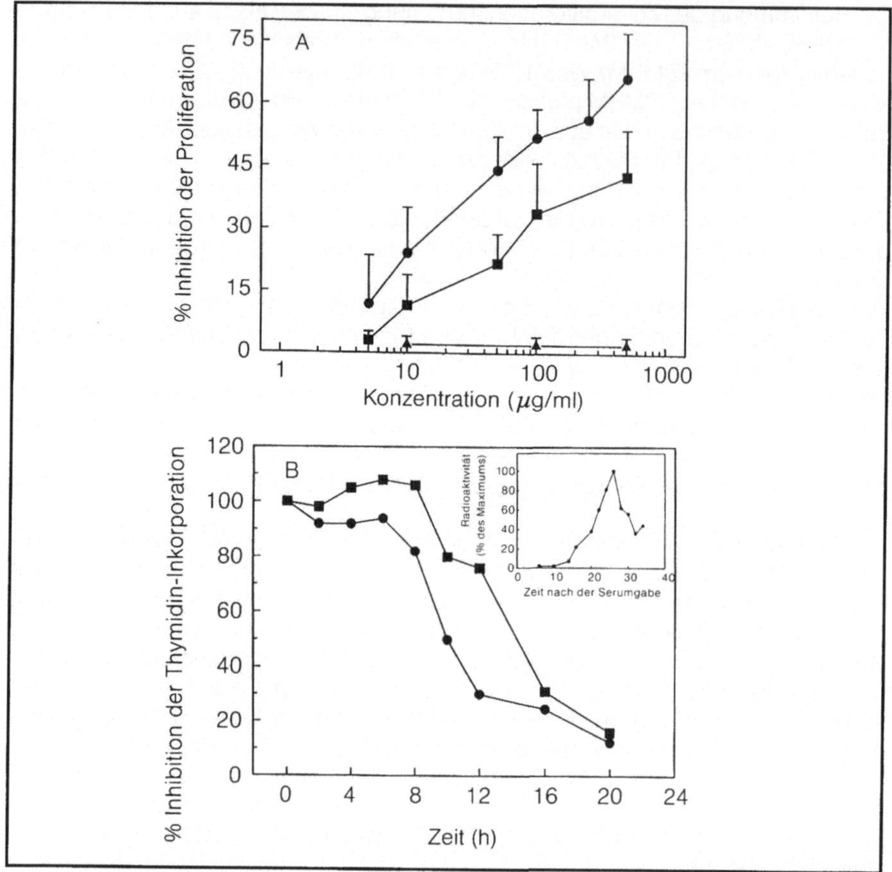

Abb. 1: Antiproliferative Aktivität von sulfatierten Polysacchariden. (A) Dosiswirkungskurve von Fucoidan (•), Heparin (■) und Chondroitinsulfat (▲), ausgedrückt als prozentuale Inhibition der Zellproliferation glatter Muskelzellen. (B) Hemmung der Proliferation glatter Muskelzellen nach zeitverzögerter Zugabe von Heparin (150 μg/ml;■) oder Fucoidan (50 μg/ml; •).
Wachstumsarretierte glatte Muskelzellen wurden zum Zeitpunkt 0 durch Zugabe von Medium mit 10 % FKS aus der G_0-Phase freigesetzt, und die Zellen wurden gleichzeitig mit [^{3}H]Thymidin markiert. Die Zugabe von Heparin oder Fucoidan erfolgte zu den angegebenen Zeitpunkten. Die Inkorporation der [^{3}H]Radioaktivität wurde durch Szintillationsmessung nach 24 Stunden ermittelt. Eingefügt ist die Kinetik des [^{3}H]Thymidin-Einbaus in die DNA von glatten Muskelzellen nach Freisetzung aus der G_0-Phase.

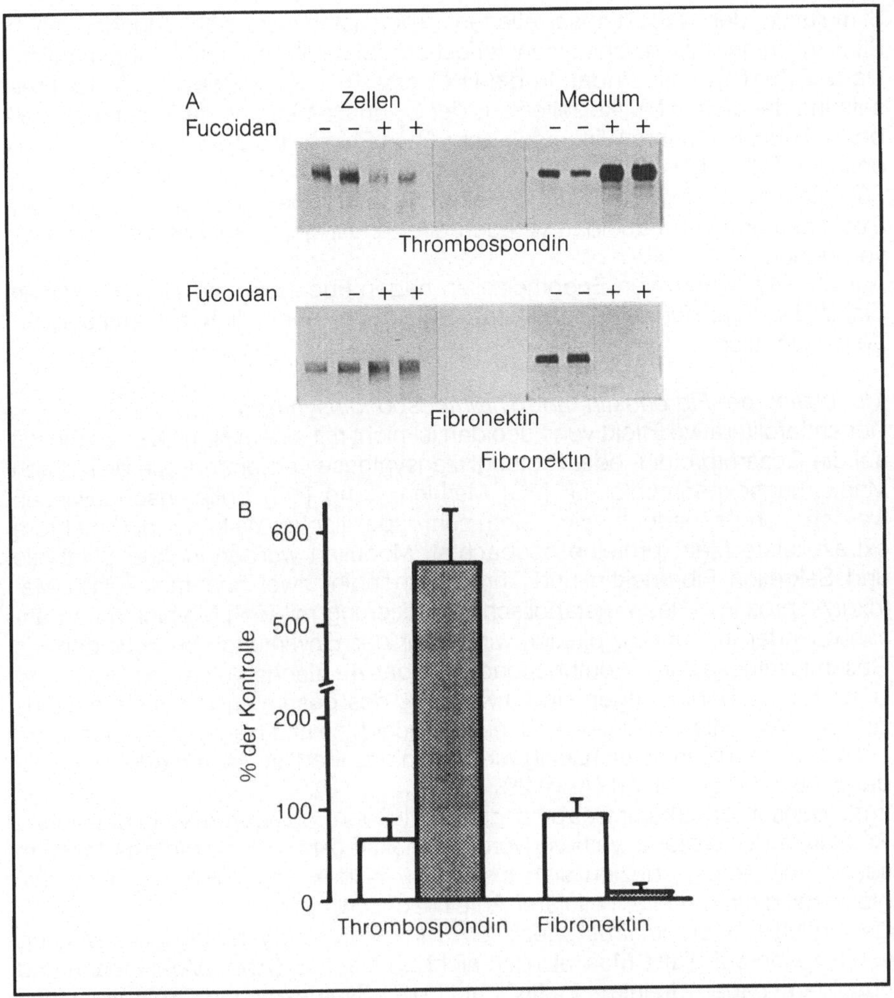

Abb. 2: Einfluß von Fucoidan auf die Synthese und Sekretion von Thrombospondin (TSP) und Fibronektin (FN). Konfluente glatte Muskelzellen wurden für 24 Stunden mit Fucoidan (100 µg/ml) vorbehandelt und danach für vier Stunden mit [^{35}S] Methionin markiert; Kontrollen wurden in gleicher Weise ohne Fucoidan behandelt. Radioaktives TSP und FN wurden aus dem zellulären und dem Medium-Kompartiment durch Immunpräzipitation isoliert. Die Analyse erfolgte durch SDS-PAGE und Fluorographie (A). Die Quantifizierung des Gesamteinbaus in Zellkompartiment und Mediumkompartiment (schraffiert) ist in (B) dargestellt.

Stimulation der wachstumsarretierten Zellen ist bis zu acht Stunden nach Stimulation der Zellen ohne einen Verlust der zellproliferativen Wirkung möglich. Da der [^{3}H]Thymidin-Einbau in die DNA erst 16 - 18 Stunden nach der Freisetzung der glatten Muskelzellen aus der G_0-Phase beginnt, bedeutet dies, daß beide Substanzen ihre Wirkung in der frühen Phase des Zellzyklus (G_1-Phase) entfalten (Abb. 1B).
Für die antiproliferative Wirkung sind Sulfatgruppen erforderlich. Mit der Desulfatierung von Fucoidan ist auch ein Verlust der inhibitorischen Wirkung verbunden.
Auf das Wachstum von Endothelzellen haben Fucoidan und Heparin keinen Einfluß. Dagegen führte Kappa-Carrageenan zu einer deutlichen Hemmung der Zellproliferation.

Modulation der Fibronektin- und Thrombospondinsynthese
Der antiproliferative Effekt von Fucoidan ist nicht mit einem signifikanten Einfluß auf die Gesamtprotein- oder Proteoglykansynthese verbunden, wie dies durch Markierungsexperimente mit [^{35}S] Methionin und [^{35}S] Sulfat nachgewiesen werden konnte, jedoch wird eine sehr spezifische Wirkung auf mehrere extrazelluläre Matrixproteine beobachtet. Moduliert werden in ihrer Synthese und Sekretion Fibronektin und Thrombospondin, zwei hochmolekulare Matrixglykoproteine. Nach metabolischer Markierung mit [^{35}S] Methionin und anschließender Immunpräzipitation wird unter der Einwirkung von Fucoidan die Gesamtsynthese von Thrombospondin auf das 4 - 5fache gesteigert (Abb. 2A). Unter Kontrollbedingungen sind etwa 25 % des gesamten Thrombospondins zellassoziiert; dieser Anteil wird unter Fucoidaneinfluß auf 70 % des Kontrollwertes reduziert. Gleichzeitig wird der in das Medium sezernierte Anteil auf das 5 - 6fache gesteigert (Abb. 2B).
Im Gegensatz dazu kommt es unter dem Einfluß von Fucoidan zu einer deutlichen Reduktion der Gesamtsynthese von Fibronektin (Abb. 2). Der in das Medium sezernierte Anteil reduziert sich bis auf 10 % des Kontrollwertes, ohne daß gleichzeitig ein erhöhter zellulärer Anteil nachzuweisen ist.
Der Einfluß auf Fibronektin ist spezifisch für Fucoidan und wird bei der Einwirkung von Heparin auf glatte Muskelzellen nicht beobachtet (Abb. 3A). Heparin und Fucoidan haben keinen Einfluß auf die Synthese und Sekretion von Thrombospondin in Endothelzellen (Abb. 3B). Fucoidan führt jedoch, ähnlich wie bei den glatten Muskelzellen, zu einer deutlichen Reduktion der Synthese und Sekretion von Fibronektin.
Interessanterweise modulierten auch verschiedene Carrageenane, sulfatierte Galaktosepolysaccharide, beide extrazelluläre Matrixproteine, in unterschiedlicher Weise (Abb. 3B).

Zelloberflächenbindung von Fucoidan an glatte Muskelzellen
Bindungsexperimente mit [^{125}I] Fucoidan an glatte Muskelzellen zeigen eine spezifische und saturierbare Bindungskinetik. Es werden maximal 4,7 pmol

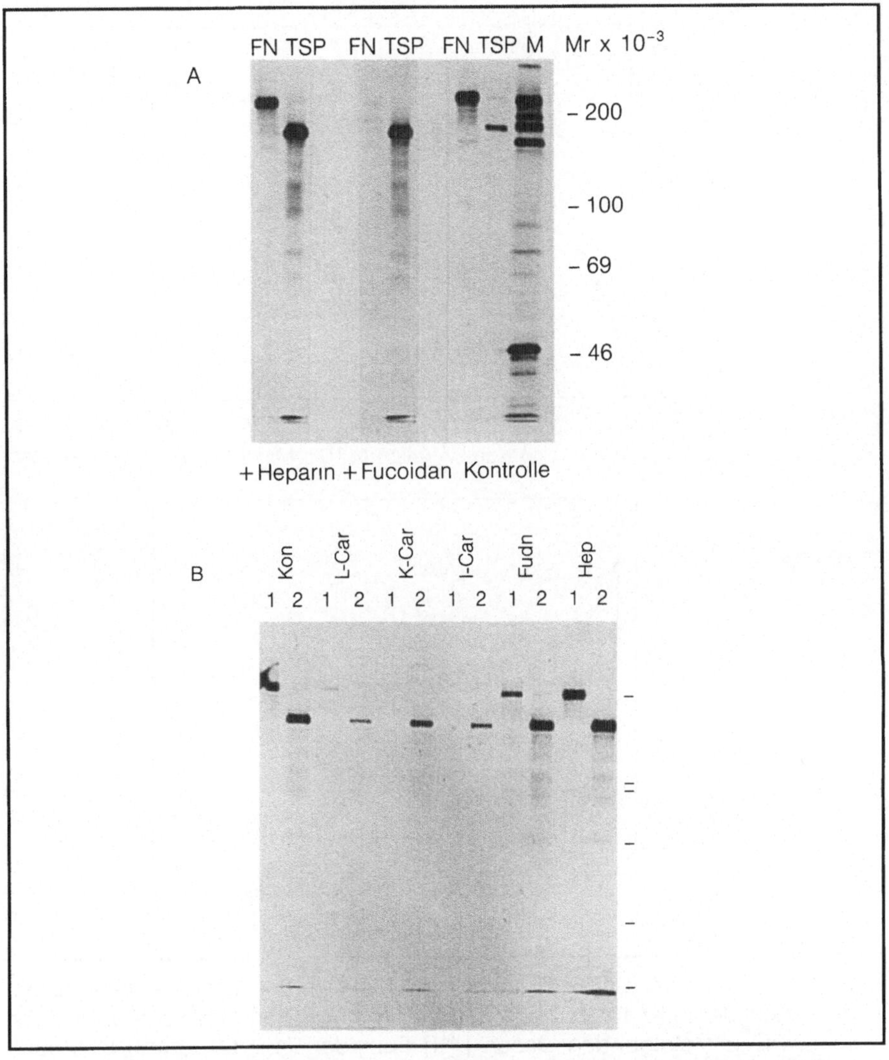

Abb. 3: Effekt von Fucoidan und Heparin auf die Fibronektin-(FN) und Thrombospondin(TSP)-Synthese und -sekretion in das Medium von glatten Muskelzellen und Endothelzellen. TSP und FN wurden durch Immunpräzipitation aus dem Kulturmedium von glatten Muskelzellen (A) oder Endothelzellen (B) nach einer 24stündigen Vorbehandlung mit Heparin, Fucoidan oder Carrageenanen (jeweils 100 µg/ml) und anschließender Markierung mit [^{35}S] Methionin für vier Stunden isoliert. Die Analyse erfolgt durch SDS-PAGE und Fluorographie.

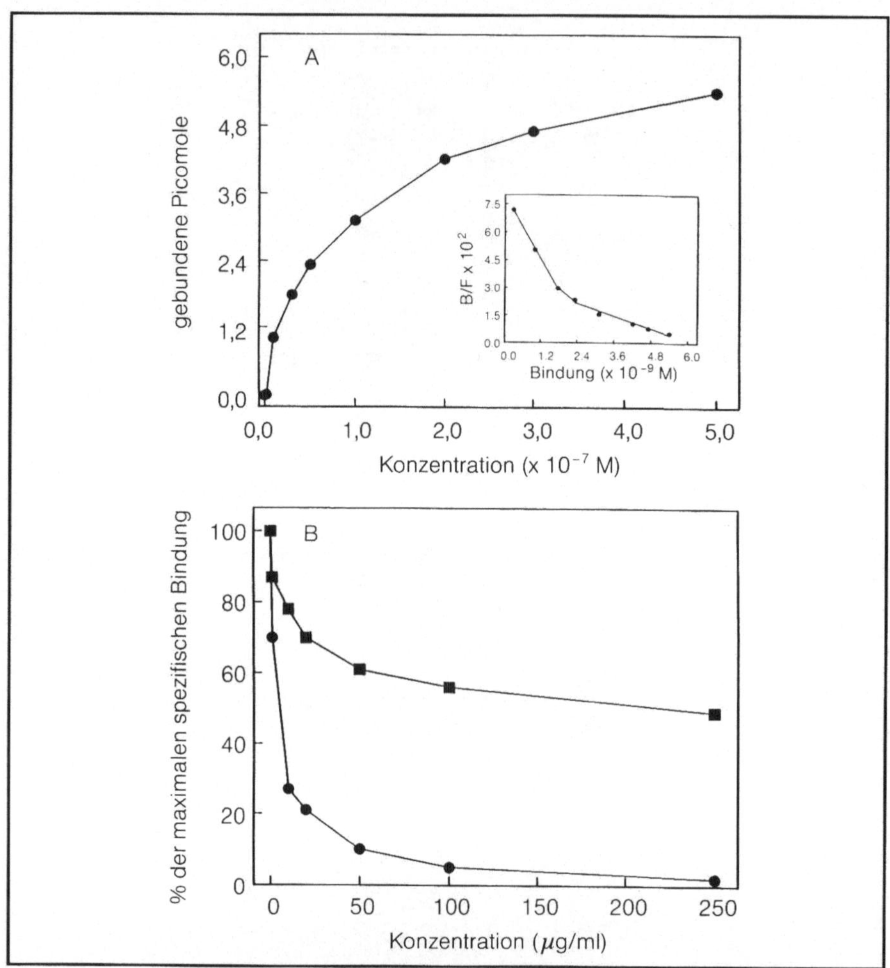

Abb. 4: Bindung von [^{125}I] Fucoidan an kultivierte glatte Muskelzellen. Konfluente Kulturen glatter Muskelzellen wurden für zwei Stunden bei 4°C mit steigenden Dosen [^{125}I] Fucoidan (1 - 50 µg/ml) inkubiert. Danach wurde aus der gebundenen Radioaktivität die spezifische Bindung von Fucoidan ermittelt, und mit Hilfe der Scatchard-Analyse (kleines Diagramm) wurden die Affinitätskonstanten ermittelt (A). Die Kompetition der [^{125}I] Fucoidanbindung durch nicht markiertes Fucoidan (•) oder Heparin (▪) ist in (B) dargestellt. Die Kompetition ist in %-Bindung von [1^{25}I] Fucoidan, bezogen auf die Maximalbindung (100 %) in Abwesenheit von nicht markiertem Fucoidan oder Heparin, ausgedrückt.

Fucoidan pro 10^6 Zellen gebunden. Aus der Bindungskinetik lassen sich unterschiedliche Bindungsstellen postulieren, eine hochaffine Bindungsstelle mit einer Affinitätskonstante von K_d- 0,35 x 10^{-7} M und eine zweite Bindungsstelle mit einer Affinitätskonstante von K_d-1,76 x 10^{-7} M (Abb. 4A). In Kompetitionsexperimenten erwies sich nichtmarkiertes Fucoidan als wirksamer Kompetitor für [^{125}I] Fucoidan, während Heparin nur etwa 50 % des gebundenen Fucoidans aus seiner Bindung an der Zelloberfläche glatter Muskelzellen verdrängen konnte (Abb. 4B).

Diskussion

In der hier vorgelegten Studie erwies sich Fucoidan im Vergleich zu Heparin als wirksamer Inhibitor der Zellproliferation glatter Muskelzellen. Fucoidan ist ein langkettiges, stark sulfatiertes Polysaccharid mit einem Molekulargewicht von 100 kD. Es wird vorwiegend aus der Braunalge, Fucus vesiculosus, isoliert und besteht im wesentlichen aus α-1,2 - glykosidisch gebundener Fucose mit einer Sulfatgruppe am C-4 Atom. Das Polysaccharid beeinflußt verschiedene zelluläre Prozesse. Es besitzt eine antikoagulative Aktivität [2], es inhibiert den Prozeß des Homings von Lymphozyten [10] und supprimiert die Metastasierung von Tumorzellen [4]. Aufgrund der hier erhobenen Befunde wirkt es auch antiproliferativ auf das Wachstum glatter Muskelzellen. Als Signalsequenz für die antiproliferative Wirkung von Heparin wird eine Pentasaccharidsequenz als minimale Strukturdeterminante postuliert, wobei sowohl die O-Sulfatierung als auch die N-Sulfatierung für die antiproliferative Wirkung erforderlich sind [1]. Die eigenen Ergebnisse bestätigen die Notwendigkeit des Sulfatanteils. Entscheidend für die antiproliferative Wirkung ist jedoch nicht allein der Sulfatierungsgrad, sondern auch die spezifische Konfiguration der Sulfatgruppen und der Polysaccharidkette. Beim Vergleich der antiproliferativen Wirkung von niedermolekularem Heparin und dem hochmolekularen Fucoidan kann man davon ausgehen, daß die antiproliferative Wirkung über eine gemeinsame Zelloberflächenbindungsstruktur vermittelt wird. Dabei wird bei dem hochmolekularen Fucoidan erst durch die Flexibilität des Gesamtmoleküls eine optimale Adaption an die Oberflächenbindungsstelle ermöglicht. Die gleichzeitige Wirkung von Fucoidan auf die Zellproliferation glatter Muskelzellen und die Expression von Thrombospondin und Fibronektin deutet zunächst auf einen direkten Zusammenhang zwischen beiden Ereignissen hin. Jedoch zeigen die vergleichenden Untersuchungen an Endothelzellen, daß man nur einen Zusammenhang zwischen Thrombospondinmodulation und Zellproliferation postulieren kann. Die von Majack et al. [8] aufgestellte Hypothese einer Verarmung der extrazellulären Matrix an Thrombospondin unter dem Einfluß von Heparin als ein primäres Ereignis der antiproliferativen Wirkung läßt sich mit den hier erhobenen Befunden nicht in Einklang bringen. Neben einer sichtbaren Verarmung der extrazellulären Matrix an Thrombospondin ist vor allem eine deutlich erhöhte Synthese und Sekretion zu beobachten.

Die beobachtete Modulation von Thrombospondin und Fibronektin ist aufgrund der Bindungsexperimente in der Weise zu interpretieren, daß Fucoidan verschiedene Strukturdomänen besitzt, über die unterschiedliche Zelloberflächenkomponenten glatter Muskelzellen erkannt werden. Die Bindung an die glatte Muskelzelle über eine dieser postulierten Domänen führt zur Inhibition der Zellproliferation in Verbindung mit der Thrombospondinsynthese. Die Bindung an die Zelloberfläche über eine zweite Domäne beeinflußt die Fibronektinsynthese und -sekretion. Die für die Fibronektinmodulation verantwortliche Strukturdomäne ist auf dem Heparinmolekül nicht nachweisbar. Hierfür spricht auch, daß Heparin zelloberflächengebundenes Fucoidan nur teilweise verdrängen kann (Abb. 4B).

Zusammenfassung

Fucoidan, ein hochmolekulares pflanzliches Fucopolysaccharid, inhibiert die Zellproliferation kultivierter glatter Muskelzellen mit einer 50 %igen Hemmung in einer Konzentration von 80 - 100 µg/ml Kulturmedium. Im Vergleich dazu ist Heparin deutlich schwächer wirksam. Für die antiproliferative Aktivität ist die Sulfatierung des Fucopolysaccharids erforderlich. Fucoidan hat keinen Einfluß auf die zelluläre Gesamtprotein- und Proteoglykansynthese, moduliert aber in spezifischer Weise die Synthese und Sekretion von Thrombospondin und Fibronektin. Bindungsexperimente mit [^{125}I] Fucoidan zeigen eine saturierbare Bindung an glatte Muskelzellen mit einem Maximum von 2,8 x 10^6 Molekülen pro Zelle. Die Zelloberflächenbindung von Fucoidan kann nur teilweise durch Heparin verdrängt werden. Die Zellproliferations- und Bindungsexperimente zeigen, daß Heparin und das strukturell unterschiedliche Fucopolysaccharid antiproliferativ wirksam sind, sich aber in der Modulation des Zellmetabolismus unterscheiden.

Literaturverzeichnis

1 Castellot JJ, Choay J, Lormeau JC, Petitone M, Sache E, Karnowsky MJ Structural determinants of the capacity of heparin to inhibit the proliferation of vascular smooth muscle cells II Evidence for a pentasaccharide sequence that contains a 3-0-sulfate group. Eur J Cell Biol 1986, 102: 1979-1984

2 Church FC, Maede JB, Treanor RE, Whinna HC Antithrombin activity of fucoidan. J Biol Chem 1989, 264· 3618-3623.

3 Clowes A, Karnowsky MJ Suppression by heparin of smooth muscle cell proliferation in injured arteries. Nature 1977; 265. 625-626.

4 Coombe DR, Parish R, Ramshaw IA, Snowden JM. Analysis of the inhibition of tumor metastasis by sulphated polysaccharides. Int J Cancer 1987; 39. 82-88.

5 Glabe CG, Harty PK, Rosen SD Preparation and properties of fluorescent polysaccharides. Anal Biochem 1983; 130: 287-294.

6 Habenicht AJ, Goering M, Schettler G. Neue Aspekte der Biochemie und Biologie der Arterienwand. Klin Wochenschr 1984; 62: 243-253.

7 Laemmli UK. Cleavage of structural proteins during the assembly of the head of bacteriophage T4. Nature 1970; 227: 680-685

8 Majack RA, Cook SC, Bornstein P Platelet derived growth factor and heparin-like glycosaminoglycans regulate thrombospondin synthesis and deposition in the matrix by smooth muscle cells. J Cell Biol 1985; 101. 1059-1070.

9 Reilly C, Fritze L, Rosenberg R Heparin inhibition of smooth muscle cell proliferation. a cellular site of action. J Cell Physiol 1986, 129: 11-19.

10 Sprangrude GJ, Braaten BA, Daynes RA Molecular mechanisms of lymphocyte extravasation I. Studies on two selective inhibitors of lymphocyte recirculation. J Immunol 1984; 132 354-362.

11 Vischer P, Buddecke E Alteration of glycosyltransferase activities during proliferation of cultivated arterial endothelial cells and smooth muscle cells. Exp Cell Res 1985; 156: 15-28.

12 Vischer P, Volker W, Schmidt A, Sinclair N. Association of thrombospondin of endothelial cells with other matrix proteins and cell attachement sites and migration tracks Eur J Cell Biol 1988; 47. 36-46.

13 Wright TC, Castellot JJ, Petitou M, Lormeau J-C, Choay J, Karnowsky MJ Structural determinants of heparin's growth inhibitory activity. J Biol Chem 1989, 264. 1534-1542

Extracellular matrix control of smooth muscle cell activity

M. Thie, B. Harrach, B. Redecker, J. Rauterberg, H. Robenek
Institut für Arterioskleroseforschung, Westfälische Wilhelms-Universität
Münster

Abstract

In atherogenesis, ill-coordinated smooth muscle cells (SMC) modulate from a contractile to a synthetic phenotype, where they excessively synthesize extracellular matrix proteins, in particular collagens. However, little is known about the factors that control these features. Recent experiments have demonstrated that the extracellular matrix itself is capable of influencing the morphology and metabolic properties of cells through chemical and physical effects. The aims of the experiments presented here were to investigate the effects of a three-dimensional network of type I collagen on the behavior of synthetic state SMC treated with growth stimulating substances. Cell culture in a three-dimensional matrix of collagen allows a far more realistic modelling of in vivo conditions than growth in monolayer culture. The cell-collagen lattices were cultivated with culture medium supplied with 0.5 %, 10 % and 20 % fetal calf serum. 24 h incubation with ^{14}C-proline was used for measurement of collagen synthesis and protein synthesis. Cell proliferation was examined in relation to the DNA content of the cells. Fetal calf serum stimulates growth and biosynthetic activity in SMC cultured as a monolayer. However, in collagen lattice cultured SMC, fetal calf serum neither activates the cell cycle nor stimulates protein/ collagen synthesis. These data indicate the potency of the extracellular matrix for regulation of biosynthetic activity of SMC.

Kontrolle der Aktivität von glatten Muskelzellen durch extrazelluläre Matrix

M. Thie, B. Harrach, B. Redecker, J. Rauterberg, H. Robenek
Institut für Arterioskleroseforschung, Westfälische Wilhelms-Universität Münster

Zusammenfassung

Im Verlauf der arteriosklerotischen Plaquebildung modulieren glatte Muskelzellen vom kontraktilen zum synthetischen Phänotyp und zeigen eine Erhöhung der Syntheseleistung von Matrixproteinen, insbesondere von Kollagenen. Die Mechanismen dieser Regulationsvorgänge sind weitestgehend unbekannt. Neuere Untersuchungen deuten darauf hin, daß die extrazelluläre Matrix selbst die morphologischen und biochemischen Vorgänge der Muskelzellen beeinflußt. Ziel der vorliegenden Untersuchungen ist es, den Effekt einer rekonstituierten Matrix in Kombination mit wachstumsstimulierenden Substanzen auf glatte Muskelzellen zu untersuchen. Für die Untersuchungen wird eine dreidimensionale Matrix aus Typ I-Kollagenfibrillen eingesetzt, die den in-vivo-Bedingungen näher kommt, als dies mit herkömmlichen Monolayer-Kulturen möglich ist. Isolierte glatte Muskelzellen vom synthetischen Phänotyp werden im Kollagengel kultiviert und mit 0,5 %, 10 % und 20 % fetalem Kälberserum stimuliert. 24 Stunden Inkubationen mit ^{14}C-Prolin dienen zur Bestimmung der Protein- und Kollagensynthese. Die Zellproliferation wird in Relation zum Desoxyribonukleinsäure(DNA)-Gehalt der Zellen bestimmt. Obwohl fetales Kälberserum Wachstum und Syntheseleistung der glatten Muskelzellen in Monolayer-Kulturen stimuliert, ist diese stimulierende Wirkung in Kollagengelkulturen nicht nachweisbar. Unsere Daten geben weitere Hinweise dafür, daß die extrazelluläre Matrix die Biosyntheseaktivität glatter Muskelzellen reguliert.

Einleitung

Für die Pathogenese der Arteriosklerose ist das Verhalten der glatten Muskelzellen in der Gefäßwand von entscheidender Bedeutung. Im Verlauf der arteriosklerotischen Plaquebildung modulieren die glatten Muskelzellen vom kontraktilen zum synthetischen Phänotyp [2]. Diese ultrastrukturelle Veränderung der Zellen ist mit einer zunehmenden Proliferationsrate und einer Erhöhung der Syntheseleistung von Matrixproteinen, insbesondere von Kollagenen, verknüpft [1]. Die Ursachen dieser Veränderungen sind weitestgehend unbekannt.

Neuere Untersuchungen deuten darauf hin, daß die extrazelluläre Matrix selbst am Regulationsgeschehen der glatten Muskelzelle beteiligt ist [13].
Ziel der vorliegenden Untersuchungen ist es, den Einfluß einer rekonstituierten Matrix auf das Verhalten von glatten Muskelzellen zu untersuchen. Dabei verfolgen wir die Frage, inwieweit die extrazelluläre Matrix die stimulierende Wirkung von Wachstumsfaktoren beeinflussen kann. Für die Versuche werden isolierte glatte Muskelzellen, die den synthetischen Phänotyp aufweisen, in eine dreidimensionale Matrix aus Typ I-Kollagen eingebettet [12], anschließend mit 0,5 %, 10 % und 20 % fetalem Kälberserum kultiviert und auf ihr Proliferationsverhalten und ihre Syntheseleistungen hin untersucht.

Material und Methoden

Isolierung der Zellen:
Glatte Muskelzellen der Media der thorakalen Aorta vom Schwein wurden durch Kollagenase-Elastase-Abbau gewonnen [4]. Die isolierten Zellen wurden in Medium 199, versetzt mit 10 % fetalem Kälberserum, kultiviert und in der 4. Passage zum Versuch eingesetzt.

Herstellung von Zellkollagengelen:
Für Kollagengelkulturen wurden in Monolayer kultivierte Zellen in Typ I-Kollagen eingelagert [13]. 250 000 Zellen in 150 µl Kulturmedium wurden mit 1 350 µl Kollagenlösung (1,11 mg Typ I-Kollagen/ml Kulturmedium) bei 4°C vermischt und in eine 35 mm Kulturschale gegossen. Nach Ausbildung eines festen Zellkollagengels bei 37°C wurden die Zellen in Medium 199, versetzt mit 0,5 %, 10 % und 20 % fetalem Kälberserum, kultiviert. Zur Wiederauflösung wurden die Kollagengele in Kollagenase (2,5 mg Enzym, Worthington CLS/ml PBS) 20 Minuten bei 37°C inkubiert, die freigesetzten Zellen zentrifugiert und mit Kulturmedium gewaschen. Die Zellzahlen wurden mit einem Coulter counter bestimmt.

Bestimmung des Desoxyribonukleinsäuregehaltes:
Die Bestimmung der Zellzyklusphase der Zellen erfolgte durch DNA-Messung an einem FACScan Durchflußcytometer nach Anfärbung der Zellkerne mit einem Cycle TEST-Kit der Fa. Becton Dickinson, Belgien.

Bestimmung der Protein- und Kollagensynthese:
Zellkollagengele und Monolayer-Kulturen wurden mit ^{14}C-Prolin 24 Stunden inkubiert [13]. Kulturmedium und Zellen bzw. Zellkollagengel wurden anschließend gegen 0,1 M Essigsäure dialysiert und mit 6 N HCl hydrolysiert. Markiertes Prolin und Hydroxyprolin wurden über Ionenaustauscherchromatographie aufgetrennt. Die Gesamtproteinsynthese und die Kollagensynthese wurden anhand der markierten Prolin- und Hydroxyprolinmengen berechnet.

Ergebnisse

Kultivierung von glatten Muskelzellen im Typ I-Kollagengel führt zu einer Reduktion der Gesamtproteinsynthese (Abb. 1) und zu einer Reduktion der Proliferationsaktivität (Abb. 2). Die Zellen im Kollagengel sind damit hinsichtlich Proliferationsrate und Syntheseleistung vergleichbar mit Monolayer-Kulturen, die mit 0,5 %igem Serumzusatz kultiviert werden. Im Unterschied zu Monolayer-Kulturen ist der Kollagenanteil, ausgedrückt als prozentualer Anteil am Gesamtprotein, aber spezifisch reduziert (Abb. 3).
Die Stimulation von Monolayer-Kulturen mit 10 % und 20 % Serum führt zu einer Erhöhung der Gesamtproteinsynthese (Abb. 1) und einer Steigerung der Proliferationsrate (Abb. 2). Der Anteil der Zellen in der S-Phase und G2/M-Phase

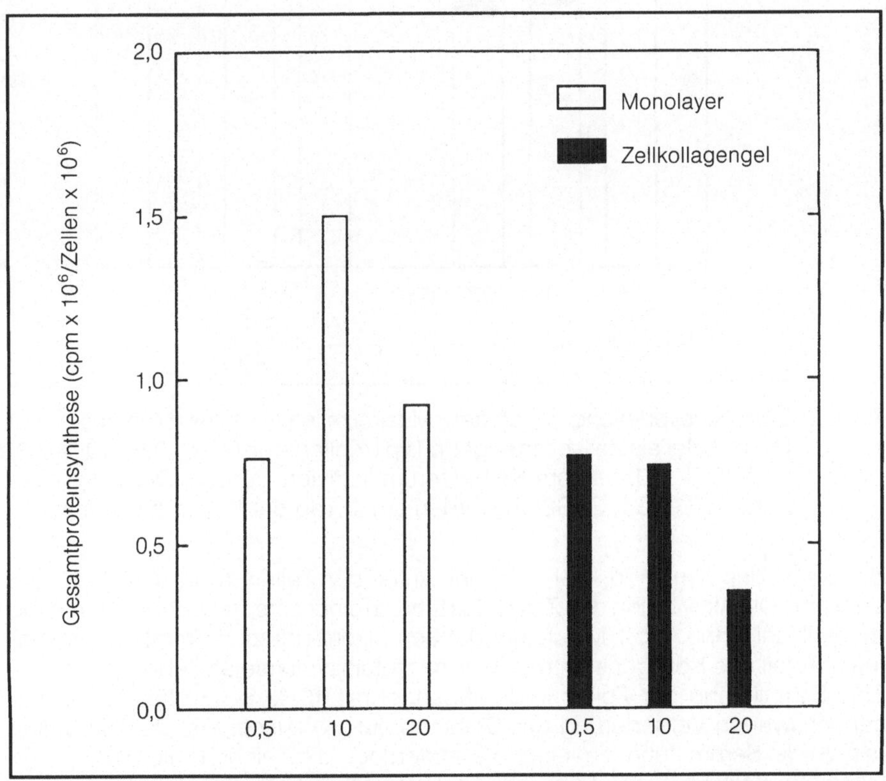

Abb. 1: Gesamtproteinsynthese von glatten Muskelzellen, die als Monolayer auf Plastik oder als Zellkollagengel in Typ I-Kollagen in 0,5 % (0,5), 10 % (10) und 20 % (20) fetalem Kälberserum kultiviert wurden. Die Syntheseleistungen der Zellen wurden am 4. Tag der Kulturen bestimmt.

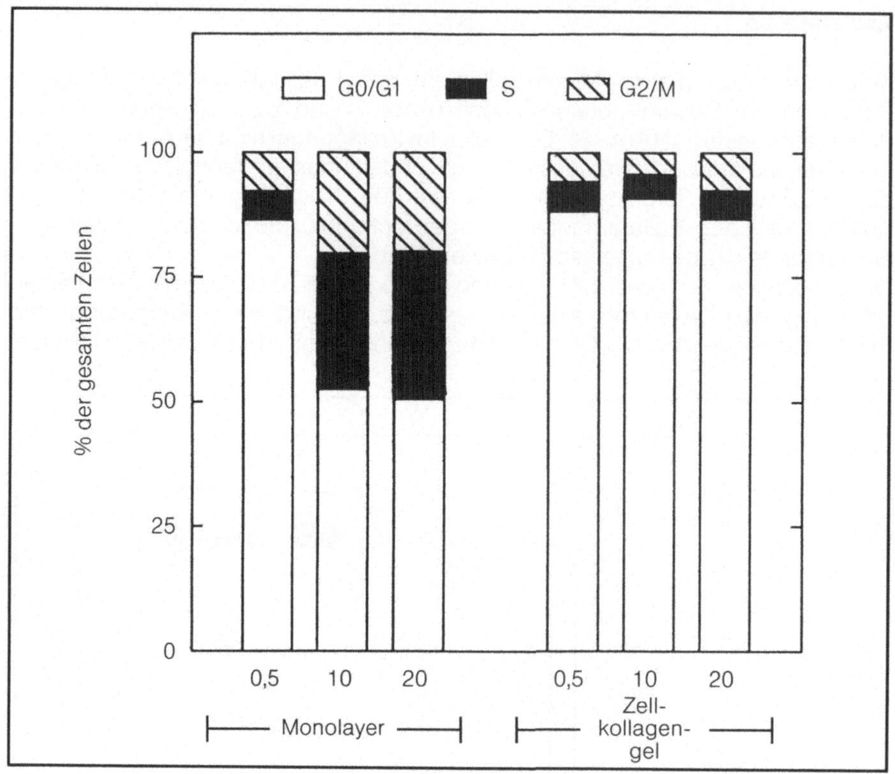

Abb. 2: Zellzyklusverteilung in glatten Muskelzellen, die als Monolayer auf Plastik oder als Zellkollagengel in Typ I-Kollagen in 0,5 % (0,5), 10 % (10) und 20 % (20) fetalem Kälberserum kultiviert wurden. Die Zellzyklusphasen (G0/G1, S, G2/M) wurden am 4. Tag der Kulturen bestimmt.

des Zellzyklus nimmt zu, während der Anteil der Zellen in der G0/G1-Phase abnimmt. Die Aktivierung des Zellzyklus führt zu einer entsprechenden Zunahme der Zellzahl (ohne Abb.). Mit steigender Serumkonzentration nimmt der prozentuale Anteil des Kollagens an der Gesamtproteinsynthese ab (Abb. 3).
Eine Stimulierung der Zellen im Kollagengel mit 10 % Serum führt zu keiner nennenswerten Veränderung der Gesamtproteinsynthese; erst die Inkubation mit 20 % Serum führt zu einer Veränderung, d.h. einer Erniedrigung der Gesamtproteinsynthese (Abb. 1). Die Proliferationsrate der Zellen im Kollagengel wird von steigendem Serumzusatz nicht beeinflußt (Abb. 2). Der Anteil der Zellen in der G0/G1-, S- und G2/M-Phase des Zellzyklus bleibt unverändert. Der prozentuale Anteil des Kollagens am Gesamtprotein nimmt mit steigender Serumkonzentration allmählich ab (Abb. 3).

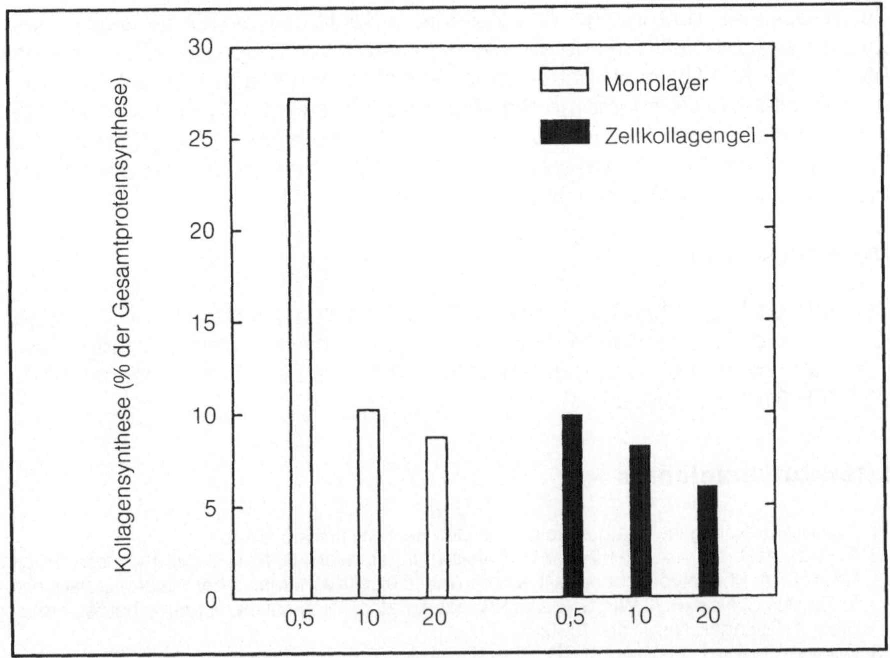

Abb. 3: Kollagensynthese als prozentualer Anteil an der Gesamtproteinsynthese von glatten Muskelzellen, die als Monolayer auf Plastik oder als Zellkollagengel in Typ I-Kollagen in 0,5 % (0,5), 10 % (10) und 20 % (20) fetalem Kälberserum kultiviert wurden. Die Kollagensynthesen wurden am 4. Tag der Kulturen bestimmt.

Diskussion

Reintegration von isolierten glatten Muskelzellen in eine dreidimensionale Matrix von Typ I-Kollagenfibrillen führt zur Erniedrigung der Proliferationsrate und zur Erniedrigung der Gesamtproteinsynthese. Darüber hinaus wird der Anteil des neusynthetisierten Kollagens am Gesamtprotein als spezifische Reaktion der Zellen auf die Kollagenfibrillen reduziert. In dem vorliegenden Versuch sollte untersucht werden, inwieweit eine Reaktivierung der Zellen durch Serum erfolgen kann, wenn die Zellen im Kollagengel kultiviert werden. Während glatte Muskelzellen in Monolayer-Kulturen mit Wachstum und erhöhter Syntheseleistung auf Serumzusatz reagieren [3], zeigen die Muskelzellen in Kollagengelkulturen bei gleicher Behandlung keine Stimulierung. Die Ursache für dieses Phänomen sehen wir im Kollagengel selbst. Im Kollagengel haben die Zellen allseits direkten Kontakt zu Kollagenfibrillen. Es ist denkbar, daß über Integrinrezeptoren der Zell-Matrix-Kontakt in die Zelle übertragen wird [5, 8, 9].

Es ist bekannt, daß infolge des Zell-Matrix-Kontaktes die Organisation des Zytoskeletts, die Zellform und die Wachstumsrate von Zellen beeinflußt werden können [6, 7, 11]. In ähnlicher Weise könnten durch den Kontakt der Kollagenfibrillen zur Zellmembran Signalübertragungswege reguliert werden, die zum serumassoziierten Wachstum der glatten Muskelzellen notwendig sind [10]. Das erklärt, daß trotz Anwesenheit von Serum die Syntheseaktivität der im Kollagengel kultivierten Muskelzellen reduziert ist.

Danksagungen

Wir danken Frau Christine Fabritius, Frau Roswitha Fischer, Frau Marianne Opalka und Frau Susanne Otter für ihre technische Unterstützung. Das Forschungsvorhaben wird durch die Deutsche Forschungsgemeinschaft (SFB 223/SFB 310) unterstützt.

Literaturverzeichnis

1 Barnes MJ. Collagens in atherosclerosis. Coll Rel Res 1985; 5. 65-97

2 Campbell GR, Campbell JH, Ang AH, Campbell IL, Horrigan S, Manderson JA, Mosse PRL, Rennick RA. Phenotypic changes in smooth muscle cells of human atherosclerotic plaques. In: Glagov S, Newman III WP, Schaffer SA (eds.). Pathobiology of the human atherosclerotic plaque. Springer: New York 1990; 69-93.

3 Chamley-Campbell J, Campbell GR, Ross R The smooth muscle cell in culture. Physiol Rev 1979; 59 1-61

4 Chamley-Campbell JH, Campbell GR, Ross R. Phenotype-dependent response of cultured aortic smooth muscle to serum mitogens. J Cell Biol 1981, 89· 379-383.

5 Clyman RJ, McDonald KA, Kramer RH Integrin receptors on aortic smooth muscle cells mediate adhesion to fibronectin, laminin, and collagen. Circ Res 1990; 67 175-186.

6 Hay ED. Collagen and embryonic development. In· Hay ED (ed) Cell biology of extracellular matrix. Plenum Press. New York 1981, 379-409

7 Hynes RO Fibronectin and its relation to cellular structure and behavior In Hay ED (ed). Cell biology of extracellular matrix. Plenum Press· New York 1981; 295-334

8 Klein CE, Dressel D, Steinmayer T, Mauch C, Eckes B, Krieg T, Bankert RB, Weber L. Integrin $\alpha 2\beta 1$ is upregulated in fibroblasts and highly aggressive melanoma cells in three-dimensional collagen lattices and mediates the reorganization of collagen I fibrils. J Cell Biol 1991; 115 1427-1436

9 Kleinman HK, Luckenbill-Edds L, Cannon FW, Sephel GC Use of extracellular matrix components for cell culture. Anal Biochem 1987; 166: 1-13.

10 Nishiyama T, Akutsu N, Horii I, Nakayama Y, Ozawa T, Hayashi T Response to growth factors of human dermal fibroblasts in a quiescent state owing to cell-matrix contact inhibition. Matrix 1991; 11: 71-75

11 Nishiyama T, Tsunenaga M, Nakayama Y, Adachi E, Hayashi T Growth rate of human fibroblasts is repressed by the culture within reconstituted collagen matrix but not by the culture on the matrix Matrix 1989, 9. 193-199

12 Nusgens B, Merrill C, Lapiere C, Bell E Collagen biosynthesis by cells in a tissue equivalent matrix in vitro Coll Rel Res 1984, 4 351-364

13 Thie M, Schlumberger W, Semich R, Rauterberg J, Robenek H Aortic smooth muscle cells in collagen lattice culture· effects on ultrastructure, proliferation and collagen synthesis Eur J Cell Biol 1991; 55. 295-304

Mutual influence on collagen synthesis and proliferation by TGF-β_1 and PDGF-A/B in arterial smooth muscle cells

U. Falken, W. Schlumberger, M. Thie, H. Robeneck
Institut für Arterioskleroseforschung, Westfälische Wilhelms- Universität Münster

Abstract

Atherogenesis is characterized by an increased proliferation of arterial smooth muscle cells (SMCs) and extensive deposition of extracellular matrix proteins, especially collagens. These pathological events may be a consequence of modulated SMC behavior, possibly induced by an imbalance of synergistically acting growth factors, which are released from platelets, T-lymphocytes and monocytes/macrophages.
We examined synergistic effects of PDGF-A/B and TGF-β_1 on protein synthesis, collagen production and proliferation capacity in enzymatically isolated SMCs from the aortic media of young swine. Proliferation of subconfluent growing SMCs was determined by [^{3}H]-thymidine uptake, cell counting and cell cycle determinations. To measure DNA synthesis, SMCs were incubated for 24 h with 5 ng/ml PDGF-A/B together with various TGF-β_1 concentrations (0.01 ng/ml up to 1 ng/ml) in medium containing 0,5 % serum and 1 µCi/ml [^{3}H]-thymidine. Samples were determined as TCA insoluble products in a liquid scintillation counter. To measure cell replication, SMCs were incubated with growth factors for 48 h without radioactive labeling and the cells were counted with a Schärfe cell counting system CASY 1. Cell cycle determinations of propidium iodide labeled nuclei were performed with a FACScan after an incubation period with growth factors of 24 h. TGF-β_1 downregulates in a dose-dependent manner the PDGF-A/B induced increase of SMC proliferation, yielding a maximal 2.9-fold inhibition of DNA synthesis corresponding to a reduction of cells being in S-phase from 23.3 % to 9.5 % and a reduction of the cell numbers to an amount found in controls.
To measure protein/collagen synthesis, SMCs were cultured as confluent monolayers and preincubated for 24 h with 5 ng/ml PDGF-A/B in combination with 1 ng/ml TGF-β_1 in medium containing 1 % serum. Cells were further incubated with growth factors for 24 h in the presence of [^{14}C]-proline. For RNA preparation, cells were isolated after the preincubation period. TGF-β_1 induced a 1.8-fold increase in total proteins produced, and in addition a specific 1.9-fold enhancement in the proportion of collagen from 10 % to 19 %. The corresponding level of collagen type I mRNA was also found being 1.8-fold increased by TGF-β_1. PDGF-A/B alone had no influence on the increased synthesis of total proteins,

however in combination with TGF-β_1, the specifically enhanced collagen proportion and mRNA value was reduced to those presented by control cells. We conclude from these results that PDGF-A/B and TGF-β_1 exhibit mutual interactions for controlling and regulating proliferation and collagen synthesis of SMCs.

Gegenseitige Beeinflussung der Proliferation und Kollagensynthese durch TGF-β_1 und PDGF-A/B bei glatten Muskelzellen

U. Falken, W. Schlumberger, M. Thie, H. Robeneck
Institut für Arterioskleroseforschung, Westfälischen Wilhelms-Universität Münster

Einleitung

Die Atherogenese ist im wesentlichen durch eine stark erhöhte Proliferation glatter Muskelzellen und eine extensive, hauptsächlich aus Kollagenen bestehende Produktion extrazellulärer Matrixproteine gekennzeichnet [16, 19]. Diese pathologischen Veränderungen scheinen aus einem, potentiell reversiblen, modulierbaren Verhalten der glatten Muskelzellen zu resultieren. Wachstumsfaktoren, die ein breites Spektrum biologischer Aktivitäten auf Zellen ausüben und von Thrombozyten, T-Lymphozyten oder Monozyten/Makrophagen sezerniert werden können, mag daher eine Rolle bei der Entstehung derartiger Ereignisse zuzuschreiben sein. Die Charakteristika und Mechanismen solcher, zum Teil synergistisch und interagierend wirkender, mitogener Faktoren sind bis heute noch weitgehend unbekannt und bedürfen einer detaillierten Aufklärung. Innerhalb einer Vielzahl von Faktoren haben Platelet Derived Growth Factors (PDGF) und Transforming Growth Factors (TGF) in letzter Zeit große Aufmerksamkeit erfahren, da sie das Zellverhalten mesenchymaler Zellen entscheidend beeinflussen können. Platelet Derived Growth Factor ist ein aus zwei verschiedenen Polypeptidketten (A- und B-Ketten) zusammengesetztes, 30 kDa schweres Protein und kann bei Zellen, die einen geeigneten Rezeptor für diesen Faktor besitzen, eine Erhöhung der metabolischen, chemotaktischen oder proliferativen Aktivität induzieren [18]. Transforming Growth Faktor-β_1 ist ein homodimäres Polypeptid mit einem Molekulargewicht von 25 kDa und beeinflußt Zelldifferenzierungsprozesse in einem ebenso hohem Maße wie PDGF. So sind für TGF-β_1 wachstumsregulierende und matrixsynthesemodulierende Einflüsse beschrieben worden [20]. Wachstumsfaktoren scheinen daher auch in einem nicht unerheblichen Maße an der Pathogenese der Arteriosklerose mitbeteiligt zu sein. Es ist jedoch eher unwahrscheinlich, daß die Regulation zellulärer Differenzierungsprozesse dem Einfluß nur eines Signalmoleküles unterliegt, da für TGF-β und Epidermal Growth Factor (EGF) oder PDGF und TGF-β kürzlich Interaktionen und Synergismen in bezug auf ihre chemotaktische, migrations- und proliferationsfördernde Wirkung publiziert worden sind [1, 12, 15]. Diese Ergebnisse legen den Schluß nahe, daß für die Regulation ein ausbalanciertes, komplexes Zusammenspiel mehrerer, gleichzeitig vorhandener Faktoren entscheidend ist. Aus diesem Grunde erschien es uns sinnvoll, den Einfluß von kombinierter TGF-β_1- und PDGF-A/B-Gabe auf

1. die Protein- und Kollagensynthese und
2. auf die Desoxyribonukleinsäure(DNA)-Synthese und Zellteilungsfähigkeit kultivierter glatter Muskelzellen zu untersuchen.

Material und Methoden

Zellkultur

Die Präparation der glatten Muskelzellen erfolgte aus thorakalen Aorten von Schweinen nach einer von Chambley-Campbell et al. [2] beschriebenen Methode. Die durch enzymatischen Abbau (Kollagenase CLS 1 von Worthington, Elastase Typ III von Sigma) medialer Gewebestücke gewonnenen Zellen wurden in Medium-199 (M-199) mit zusätzlich 10 % Serum kultiviert. Für den experimentellen Einsatz wurden Zellen der zweiten bis fünften Passage verwandt und in 35 mm Gewebekulturschalen (Becton Dickinson) kultiviert.

Inkubation mit Wachstumsfaktoren und radioaktive Markierungen

Für die Bestimmung der Protein/Kollagensynthese wurden konfluente Monolayer-Kulturen serumfrei gewaschen und anschließend mit M-199 in Anwesenheit von 1 % Serum und 5 ng/ml TGF-β_1 (human rek., Serva) oder 20 ng/ml PDGF-A/B (human rek., Boehringer) oder in Kombination von 1 ng/ml TGF-β_1 und 5 ng/ml PDGF-A/B für 24 Stunden präinkubiert. Anschließend wurden den Kulturmedien für weitere 24 Stunden 0,37 mBq/ml [^{14}C]-Prolin (New England Nuclear, Dreieich) und 50 ng/ml Ascorbinsäure zugefügt. Für die Ribonukleinsäure (RNA)-Extraktion wurden im Anschluß an die Vorinkubation separate Zellkulturen aufgearbeitet. Für die Messung des Zellwachstums wurden die in 24-Loch-Gewebekulturplatten (Becton Dickinson, Heidelberg) gewachsenen, subkonfluenten Monolayer-Kulturen serumfrei gewaschen und anschließend mit einer konstanten Konzentration von 5 ng/ml PDGF-A/B und variierenden TGF-β_1-Konzentrationen zwischen 0,01 ng/ml und 1 ng/ml in Anwesenheit von 1μCi/ml Methyl-[^{3}H]-Thymidin (Amersham, Braunschweig) und 0,5 % Serum für 24 Stunden inkubiert. Für die Ermittlung der Zellzahlen wurden die Kulturen für 48 Stunden mit den Wachstumsfaktoren, ohne Radioaktivität, inkubiert. Für die Zellzyklusbestimmungen wurden die Zellen in 35 mm Gewebekulturplatten für 24 Stunden mit den Wachstumsfaktoren inkubiert.

Messung der Protein- und Kollagensynthese

Die Proteinsynthese wurde nach einer Methode von Nusgens et al. [13] anhand der Menge an nichtdialysierbarer Radioaktivität ermittelt. Die Bestimmung der beiden radioaktiv markierten Aminosäuren Prolin und Hydroxyprolin erfolgte nach saurer Hydrolyse bei 110°C und anschließender Ionenaustauscherchromatographie. Der Kollagenanteil an der gesamtsynthetisierten

Proteinmenge wurde aus dem Verhältnis von Hydroxyprolin zu Prolin nach einer Formel von Krieg et al. [10] berechnet.

RNA-Isolierung und Hybridisierung
Zelluläre Gesamt-RNA wurde nach einer Methode von Chomczynski und Sacchi [4] isoliert. Zur Spezifizierung der cDNA wurden 10 mg glyoxal denaturierte Gesamt-RNA mittels eines 0,8 %igen Agarosegels elektrophoretisch (Biometra) aufgetrennt und im Kapillarverfahren auf eine Nylonmembran (Pall, East Hills, N.Y.) geblottet. Zur Quantifizierung der messenger (m)-RNA wurden 2 mg Gesamt-RNA mit Hilfe einer Slot-Blot-Apparatur (Schleicher & Schüll) direkt auf eine Nylonmembran geblottet. Die Membranen wurden anschließend für vier Stunden bei 55°C in folgender Lösung prähybridisiert: 50 % Formamid, 3 x Standard Saline Citrate (SSC)* = 450 mM NaCl; 45 mM Natriumcitrat, pH 7,0, 3 x Denhardts Lösung, 120 mM Natriumphosphatpuffer pH 6,8, 0,2 % Lauroylsakrosin. Im Anschluß hieran erfolgte eine Auswechselung durch frische Hybridisierungslösung, der eine [^{35}S]-markierte cDNA (Klon Hf 677, kodiert für die pro α_1 (I)-Kollagenkette) [22] zugefügt war. Nach einer Übernachtinkubation bei 55°C wurden die Filter einmal in 2 x Standard Saline Citrate (SSC) bei RT; einmal in 2 x SSC + 0,1 % SDS bei RT; einmal in 0,2 x SSC + 0,2 % SDS + 2 mM Ethylendiamintetraessigsäure (EDTA) pH 7,0 bei 65°C gewaschen und anschließend auf einem Röntgenfilm (Kodak X-omat AR) für 10 Tage bei -70°C exponiert.

Messung der Zellproliferation
Zur Bestimmung der DNA-Synthese wurden 8 x 10^3 Zellen/cm^2 für 24 Stunden in M-199 + 10 % Serum kultiviert. Nach einer Ruhigstellungsphase von 72 Stunden in M-199 + 0,5 % Serum wurde das Medium erneut gewechselt und die Wachstumsfaktorkombinationen in Anwesenheit von [^{3}H]-Thymidin den Medien für 24 Stunden zugefügt. Als Maß für die DNA-Synthese wurde die Radioaktivität, nach Trichloressigsäurepräzipitation der Proteine und anschließender alkalischer Hydrolyse der unlöslichen Zell-Lysate, im Szintillationszähler bestimmt. Die Zellzahl- und Volumenbestimmungen trypsinierter Zellen wurden vor (Basiswert) und nach der Inkubation mit Wachstumsfaktoren mit Hilfe eines Zellzählgerätes (CASY 1, Schärfesystem, Reutlingen) durchgeführt.

Zellzyklusbestimmungen
Die Bestimmung des DNA-Gehaltes in den Zellen erfolgte mit einem CYCLE-TEST, DNA Reagent Kit (Becton Dickinson, Belgien) 24 Stunden nach Wachstumsfaktorgabe. Im Anschluß an die Trypsinierung und den Aufschluß der Zellen wurden die freigesetzten Zellkerne mit Propidiumjodid gefärbt und der DNA-Gehalt mit einem Durchflußzytometer (Becton Dickinson) und R-FIT-Analyseprogramm ausgewertet.

* Die Auswertung der Signale erfolgte mit einem LKB, Ultrascan XL Laser Densitometer.

Ergebnisse

Proteinsynthese und Zellvolumen

In Monolayer-Kulturen glatter Muskelzellen von Schweinen läßt sich im Laufe einer 48stündigen Inkubation mit 5 ng/ml TGF-β_1 eine 1,8fache Erhöhung der Proteinsynthese induzieren. Mit dieser Erhöhung der metabolischen Aktivität geht eine signifikante Zunahme des Zellvolumens um 29 % von 2 600 Femtoliter auf maximal 3 300 Femtoliter einher (Tab. 1). PDGF-A/B übt im Gegensatz zu TGF-β_1 weder einen Einfluß auf die Proteinsynthese, noch einen Einfluß auf das Zellvolumen aus. Bei kombinierter Gabe beider Faktoren ist keine Beeinflussung der durch TGF-β_1 induzierten Erhöhung der Proteinsynthese oder des Zellvolumens zu beobachten.

Kollagensynthese

Der Kollagenanteil am Gesamtproteingehalt der Zelle errechnet sich aus dem Verhältnis von [^{14}C]-Hydroxyprolin zu [^{14}C]-Prolin. Wie aus Tabelle 1 hervorgeht, entspricht der Anteil der Kollagene in Kontrollkulturen etwa 10 % des Gesamtproteingehaltes. Durch die Zugabe von TGF-β_1 wird über die 1,8fache Erhöhung der Proteinsynthese hinaus eine zusätzlich 1,9fache Stimulierung der Kollagensynthese induziert. Dadurch vergrößert sich der Kollagenanteil in den Zellen am Gesamtproteingehalt von 10 % auf 19 %. PDGF-A/B allein übt keinen Einfluß auf die Kollagensynthese aus, inhibiert aber bei kombinierter Gabe mit TGF-β_1 dessen Stimulationseffekt. So wird durch PDGF-A/B die durch TGF-β_1 induzierte Erhöhung der Kollagensynthese auf das Kontrollzellniveau herunterreguliert.

Tab. 1: Protein- und Kollagensynthese in glatten Muskelzellen. Konfluente Monolayer-Kulturen wurden für 48 Std. mit 1 ng/ml TGF-β_1 und 5 ng/ml PDGF-A/B in Gegenwart von 1 % fetalem Kälberserum und 0,37 MBq [^{14}C]-Prolin inkubiert. Die Volumenbestimmung erfolgte 48 Std. nach Wachstumsfaktorinkubation mit Hilfe eines CASY, Cellanalyser, Schärfe System.

Mediator	Proteinsynthese (cpm x $10^4/10^5$ Zellen)	Kollagensynthese (cpm x $10^4/10^5$ Zellen)	Zellvolumen (Femtoliter)
Kontrolle	21,4 ± 3,2	2,1 ± 0,3	2621 ± 55
TGF-β_1	38,7 ± 2,6	7,6 ± 0,5	3336 ± 76
PDGF-A/B	20,4 ± 1,8	2,4 ± 0,2	2517 ± 47
TGF-β_1 + PDGF-A/B	37,2 ± 2,1	2,1 ± 0,3	3257 ± 61

Kollagen-mRNA-Gehalt
Wie aus Abb. 1a ersichtlich wird, detektiert die ^{35}S-markierte Sonde zwei mRNA-Spezies mit einer Länge von 5,9 kb und 7,2 kb [22]. Mit dieser Sonde wurden im Slot-Blot-Hybridisierungsverfahren direkt die durch Wachstumsfaktorinkubationen beeinflußten mRNA-Spiegel in den Zellen quantifiziert (Abb. 1b). Die Hybridisierungssignale wurden densitometrisch ausgewertet und als Diagramm dargestellt (Abb. 1c).
Vergleicht man die Syntheseraten der für die pro-α_1-Ketten von Typ I-Kollagen kodierenden mRNAs mit den biochemischen Daten, so zeigt sich übereinstimmend eine durch TGF-β_1 induzierte spezifische 1,8fache Stimulierung des mRNA-Levels in den Zellen. PDGF-A/B zeigt keinen Einfluß auf den mRNA-Gehalt, reguliert aber die durch TGF-β_1 induzierte Erhöhung des mRNA-Spiegels für die Kollagensynthese wieder auf Kontrollzellniveau herab.

Zellproliferation
Der Einfluß von PDGF-A/B und TGF-β_1 auf das Zellwachstum wurde anhand von Zellzahlbestimmungen, DNA-Synthese und Zellzyklusbestimmungen unter-

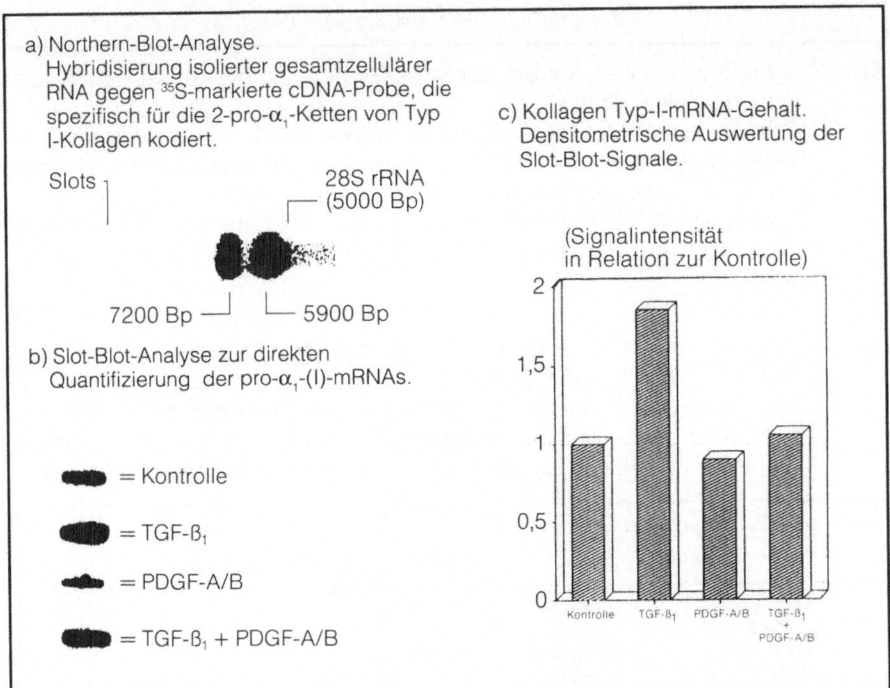

Abb. 1: Einfluß von TGF-β_1 und PDGF-A/B auf den mRNA-Gehalt von Kollagen Typ I in glatten Muskelzellen.

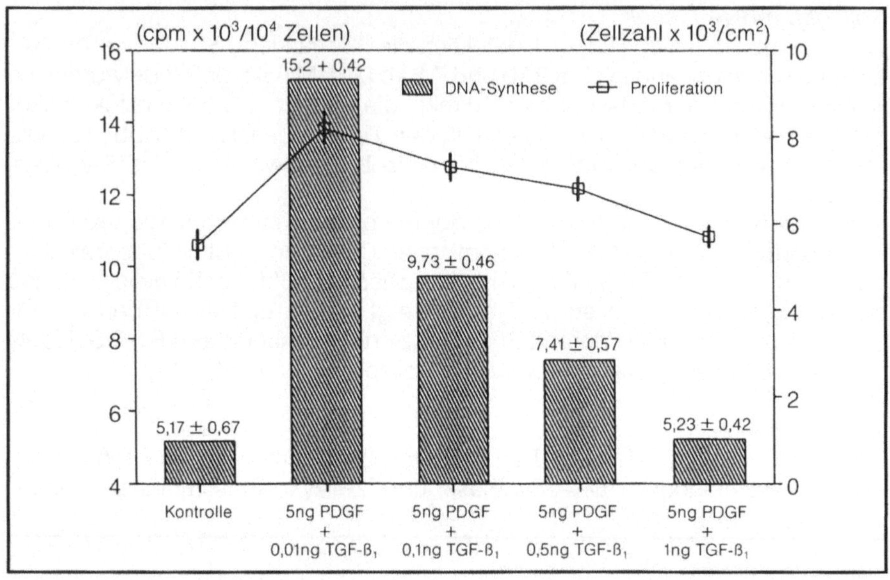

Abb. 2: Einfluß von TGF-β_1 auf die durch PDGF-A/B stimulierte DNA-Synthese und die Zellreplikation.
Subkonfluente Monolayer-Kulturen wurden durch Serumentzug (0,5 % fetales Kälberserum) für 72 Std. ruhiggestellt und anschließend mit 5 ng/ml PDGF-A/B und variierenden TGF-β_1-Konzentrationen in Gegenwart von 1µCi/ml [^{3}H]-Thymidin inkubiert. Zur Zellzahlbestimmung wurden die Zellen für 48 Std. mit PDGF-A/B, ohne radioaktive Markierung, inkubiert.

Tab. 2: Einfluß von PDGF-A/B und TGF-β_1 auf den Zellzyklus von SMCs. Subkonfluente Monolayer-Kulturen wurden durch Serumentzug für 72 Std. ruhiggestellt und anschließend mit den entsprechenden Wachstumsfaktoren für 24 Std. inkubiert. Die Auswertung erfolgte an einem Durchflußzytometer nach Markierung der Zellkerne mit Propidiumjodid.

Zyklusphase Probe	G_1	S [Anteil der Zellen in %]	G_2 + M
Kontrolle	85,4	7,8	6,8
PDGF-A/B	73,1	23,5	3,4
TGF-β_1	84,6	8,0	7,4
PDGF-A/B + TGF-β_1	84,5	9,5	6,0

sucht. Alle drei Parameter zeigten eine gute Korrelation untereinander. Wie aus Abbildung 2 ersichtlich wird, stimuliert PDGF-A/B (5ng/ml) die DNA-Synthese nach 24 Stunden um das 3fache und führt nach 48 Stunden Expositionszeit zu einer Zellzahlzunahme um das 1,6fache. Durch PDGF-A/B wird der Anteil der DNA-synthetisierenden Zellen, der sich aus dem Prozentsatz der sich in der S-Phase befindenden Zellen rekrutiert (Tab. 2), um das 3fache von 7,8 % auf 23,5 % erhöht. Eine kombinierte Inkubation mit beiden Faktoren ergab bei konstanter PDGF-A/B-Konzentration und steigender TGF-β_1-Konzentration eine dosisabhängige Inhibierung der PDGF-A/B-stimulierten DNA-Synthese und des Zellwachstums durch TGF-β_1 a uf Kontrollzellniveau. Gleichzeitig reduzierte TGF-β_1 den durch PDGF-A/B erhöhten Anteil an S-Phase-Zellen um das 2,5fache auf 9,5 % (Tab. 2).

Diskussion

Wachstumsfaktoren üben ein breitgefächertes Spektrum biologischer Aktivitäten auf die Regulierung zellulärer Differenzierungsprozesse aus. PDGF und TGF-β_1, Faktoren, die beide von Thrombozyten und Makrophagen sezerniert werden können und multifunktionale Inhibitions- und Stimulationseffekte auf die Proliferation und Produktion extrazellulärer Matrixproduktion glatter Muskelzellen ausüben, könnten aus diesem Grunde in die Pathogenese der Arteriosklerose involviert sein. Mögliche synergistische Einflüsse und Interaktionen dieser Wachstumsfaktoren scheinen für den Differenzierungsgrad der Zelle entscheidend zu sein [1, 12, 15]. Es erschien uns daher sinnvoll, den kombinierten Einfluß von TGF-β_1 und PDGF-A/B auf die Kollagensynthese und die Proliferation kultivierter SMCs zu untersuchen.
TGF-β_1 induziert in glatten Muskelzellen zusätzlich zu einer allgemein erhöhten Proteinsynthese spezifisch sowohl den Kollagenanteil als auch den korrespondierenden mRNA-Spiegel um das 1,8fache. Dieser Wert ist mit den von anderen Arbeitsgruppen gefundenen Daten für mesenchymale Zellen konform [5, 21]. Unter Berücksichtigung gegensätzlicher, von Redini et al. [14] publizierter Daten ist es aber eher wahrscheinlich, daß TGF-β_1 als ein spezifischer Induktor auf die Kollagensynthese wirkt, zumal ein stimulatorischer Effekt auf die Promoter-Region für Typ I-Kollagen beschrieben wurde [8]. PDGF-A/B allein zeigte in den von uns durchgeführten Versuchen keinen Effekt auf die Kollagensynthese, obwohl stimulatorische Effekte diesbezüglich von Ross et al. [17], allerdings für Inkubationszeiten über 48 Stunden, publiziert wurden. In Kombination mit TGF-β_1 reguliert PDGF-A/B jedoch spezifisch dessen kollagensyntheseinduzierenden Einfluß sowohl auf der mRNA- als auch auf der Proteinebene wieder auf das Kontrollniveau herab, ohne die allgemein erhöhte Proteinsynthese zu beeinflussen. Im Gegensatz hierzu reguliert TGF-β_1 die durch PDGF-A/B stimulierte DNA-Synthese und Zellreplikation über eine Verringerung des Anteiles der sich in der S-Phase befindlichen Zellen auf Kontrollniveau herab. Dieser

Inhibitionseffekt von TGF-β_1 auf die durch PDGF-A/B induzierte Proliferation korreliert mit einer Herunterregulierung der α-Untereinheit des PDGF-Rezeptors, welcher für die Bindung und Stimulation der Zellvermehrung durch PDGF wichtig ist [11]. Die β-Untereinheit bleibt durch TGF-β_1 unbeeinflußt, was auf unterschiedliche Signaltransduktionswege hindeuten könnte [6]. Ähnliche, durch TGF-β_1 induzierte Rezeptormodulationen sind für Tumor Nekrosis Faktor-α und einige Interleukine beschrieben worden [3, 7, 9]. Obwohl bis heute eine reverse Modulation des TGF-β-Rezeptors durch PDGF noch nicht beschrieben worden ist, kann nicht ausgeschlossen werden, daß eine PDGF-abhängige Herunterregulierung der durch TGF-β_1 induzierten Kollagensynthese ähnlichen Mechanismen unterliegt. Für diese Annahme spricht die Tatsache, daß PDGF den kollagensyntheseinduzierenden Effekt von EGF durch Modulation dessen Rezeptors inhibieren kann [18]. Die Ergebnisse deuten auf gegensätzliche Interaktionen von TGF-β_1 und PDGF in bezug auf die Kollagensynthese und Zellreplikationskapazität bei glatten Muskelzellen hin. Während der Atherogenese mögen zusätzlich sezernierte Wachstumsfaktoren zu veränderten Bedingungen in der Gefäßwand führen, was ein Ungleichgewicht der TGF/PDGF-Balance zur Folge haben könnte, und daraus resultierend pathologische Veränderungen glatter Muskelzellen in Form exzessiver Matrix-produktion und Proliferation.

(Unterstützt durch den Sonderforschungsbereich 223, A4)

Literaturverzeichnis

1 Adelmann-Grill BC, Wach F, Cully Z, Hein R, Krieg T. Chemotactic migration of normal dermal fibroblasts towards epidermal growth factor and its modulation by platelet derived growth factor and transforming growth factor beta Eur J Cell Biol 1990, 51 322-326

2 Chambley-Campbell JH, Campbell GR, Ross R. Phenotype dependent response of cultured aortic smooth muscle cells to serum mitogens Eur J Cell Biol 1981; 89· 379-383

3 Chiou WJ, Bonin PD, Harris PKW, Carter DB, Singh JP. Platelet derived growth factor induces interleukin-1 receptor gene expression in Balb/c 3T3 fibroblasts J Biol Chem 1989, 264· 21442-21445

4 Chomczynski P, Sacchi N. Single step method of RNA isolation by acidic guanidinium isothiocyanate-phenol-chloroform extraction Anal Biochem 1987, 162 156-159

5 Graham MF, Bryson D, Diegelmann RF Transforming growth factor-β_1 selectively augments collagen synthesis by human intestinal smooth muscle cells Gastroenterology 1990; 99 447-453

6 Gronwald RGK, Seifert RA, Bowen-Pope DF Differential regulation of expression of two platelet derived growth factor receptor subunits by transforming growth factor-β J Biol Chem 1989, 264: 8120-8125.

7 Kamijo R, Takeda K, Nagumo M, Konno K Suppression of TNF-stimulated proliferation of diploid fibroblasts and TNF-induced cytotoxicity against transformed fibroblasts by TGF-β. Biochem Biophys Res Commun 1989; 158· 155-162

8 Kahari VM, Chen YQ, Su MN, Ramirez F, Uitto J Tumor necrosis factor-α and inferferon-gamma suppress the activation of human type I collagen gene expression by transforming growth factor-β_1. J Clin Invest 1990; 86 1489-1495

9 Kim KJ, Abrahams J, Alphonso M, Pearce M, Thornbecke GJ, Palladino MA Role of endogenously produced interleukin-6 as a second signal in murine monocyte proliferation induced by multiple cytokines: regulatory effects of transforming growth factor-β_1 Cell Immunol 1990, 131: 261-271.

10 Krieg T, Horlein D, Wiestner M, Muller PK. Aminoterminal extension peptides from type I procollagen normalize excessive collagen synthesis of scleroderma fibroblasts Arch Dermatol Res 1978; 236· 171-180.

11 Majack RA, Majesky MW, Goodmann LV Role of PDGF-A-expression in the control of vascular smoothe muscle cell growth by transforming growth factor-β. J Cell Biol 1990; 111· 239-247

12 Massague J. Transforming growth factor-β modulates the high-affinity receptors for epidermal growth factor and transforming growth factor-α. J Cell Biol 1985; 100· 1508-1514

13 Nusgens BV, Merill C, Lapiere CM, Bell E Collagen biosynthesis by cells in a tissue equivalent matrix in vitro Coll Rel Res 1984, 4: 351-364.

14 Redini F, Galera P, Mauviel A, Loyau G, Pujol JP Transforming growth factor-β stimulates collagen and glycosaminoglycan biosynthesis in cultured rabbit articular chondrocytes. FEBS 1988; 234: 172-176

15 Roberts AB, Anzano MA, Lamb LC, Smith JM, Sporn MB New class of transforming growth factors potentiated by epidermal growth factor. isolation from non-neoplastic tissues. Proc Natl Acad Sci USA 1981; 78· 5339-5343

16 Ross R The pathogenesis of atherosclerosis. an update. N Engl J Med 1986, 314 488-500.

17 Ross R, Raines EW, Bowden-Pope DF. The platelet derived growth-factor. Cell 1986; 46 155-169

18 Ross R, Bowden-Pope DF, Raines EW Platelet derived growht factor and its role in health and disease. Philos Trans R Soc Lond [Biol] 1990, 327. 155-169

19 Schwarz SM. Cellular proliferation in atherosclerosis and hypertension. Proc Soc Exp Biol Med 1983; 173· 1-13.

20 Sporn MB, Roberts AB, Wakefield LM, de Crombrugghe B. Some recent advances in the chemistry and biology of transforming growth factor-β J Cell Biol 1987; 105: 1039-1045

21 Varga J, Rosenbloom J, Jimenez SA. Transforming growth factor-β (TGF-β) causes a persistent increase of steady state amounts of type I and type III collagen and fibronectin mRNAs in normal human dermal fibroblasts. Biochem J 1987; 247· 597-604

22 Chu ML, Meyers JC, Bernard MP, Ding JF, Ramirez F. Cloning and characterisation of five overlapping cDNAs specific for the human pro α_1 (I) collagen chain Nucleic Acids Res 1982; 10: 25-35.

Detection of EGF receptor mRNA in human arteriosclerotic lesions*

G. Bauriedel, P. Heidemann, B. Höfling, R. Kandolf

G. Bauriedel, P. Heidemann, B. Höfling, R. Kandolf
Medizinische Klinik I, Klinikum Großhadern, Ludwig-Maximilians-Universität München

G. Bauriedel, R. Kandolf
Abteilung für Virologie, Max-Planck-Institut für Biochemie, Martinsried

Abstract

Growth factors and growth factor receptors are considered to be key elements in the pathogenesis of arteriosclerosis. To study the local expression of epidermal growth factor (EGF) receptor, plaque tissue specimens from advanced lesions (10 coronary, 2 femoral, 7 carotid) of 19 patients were taken for *in situ* hybridization studies using an EGF-specific cDNA probe. In serial vascular sections of 3 lesions with increased focal cellularity, autoradiographic silver grains were clearly localized to intimal cells adjacent to the internal elastic lamina. EGF mRNA transcripts were not observed in the fibrous cap, the plaque shoulders, necrotic intimal areas, or in the media. In smooth muscle cells (SMCs) cultured from human plaque tissue, EGF increased SMC proliferative activity in a dose dependent manner (ED_{50}: 3 - 6 ng of EGF/ml). Proliferative responsiveness to EGF (10 ng/ml) was found to be significantly ($p < 0.01$) enhanced in coronary SMCs derived from restenotic lesions as compared to those from primary stenoses. The expression of EGF receptor mRNA in human atheromatous lesions could be of prognostic value to predict an increased SMC proliferative response to stimulatory growth factors.

*Unterstützt durch die Deutsche Forschungsgemeinschaft DFG Ba 1076/1-1

Nachweis von EGF-Rezeptor-mRNA in Arteriosklerose-Läsionen des Menschen*

G. Bauriedel, P. Heidemann, B. Höfling, R. Kandolf

G. Bauriedel, P. Heidemann, B. Höfling, R. Kandolf
Medizinische Klinik I, Klinikum Großhadern, Ludwig-Maximilians-Universität München

G. Bauriedel, R. Kandolf
Abteilung für Virologie, Max-Planck-Institut für Biochemie, Martinsried

Zusammenfassung

Wachstumsfaktoren und Wachstumsfaktorrezeptoren werden als wesentliche pathophysiologische Faktoren der Atherogenese diskutiert. Um die lokale Expression des epidermalen Wachstumsfaktor(EGF)-Rezeptors zu untersuchen, wurden Gewebeproben aus Zielstenosen von sieben Karotis-, zwei Femoral- und zehn Koronararterien intraoperativ entnommen und *in-situ*-Hybridisierungsstudien mit einer spezifischen Desoxyribonukleinsäure(cDNA)-Sonde für EGF-Rezeptor-messenger-Ribonukleinsäure (mRNA) durchgeführt. In Serienschnitten arteriosklerotischen Gewebes von drei Patienten waren autoradiographische Silberkristalle in intimalen Arealen mit fokalem Zellreichtum nachweisbar, die in enger Nachbarschaft zur Lamina elastica interna lokalisiert waren. Luminale oder nekrotische Intimaregionen, laterale Plaqueanteile und Media zeigten keine EGF-Rezeptorexpression. In kultivierten glatten Muskelzellen (SMCs) aus menschlichem Plaquegewebe bewirkte EGF konzentrationsabhängig eine Steigerung der Proliferationsaktivität glatter Muskelzellen (ED_{50}: 3 - 6 ng EGF/ml). Bei koronaren SMCs aus Restenosegewebe führte EGF (10 ng/ml) im Vergleich zu SMCs aus Primärläsionen zu einer signifikanten ($p < 0{,}01$) Erhöhung der Proliferationsaktivität. Dem *in-situ*-Nachweis von EGF-Rezeptor-mRNA in arteriosklerotisch verändertem Gewebe des Menschen könnte prognostische Bedeutung zukommen, da hierdurch eine erhöhte proliferative Aktivität glatter Muskelzellen angezeigt wird.

Einleitung

Über Jahrzehnte wurde die Ausbildung arteriosklerotischer Läsionen als degenerative Gefäßerkrankung aufgefaßt, bei der als Folge von Lipideinlagerungen und Verkalkung eine zunehmende Verhärtung und

*Unterstützt durch die Deutsche Forschungsgemeinschaft DFG Ba 1076/1-1

Verdickung der Gefäßwand eintritt [9, 14]. Heute verstehen wir die Atherogenese als aktiven zellulären Prozeß, an dessen Endpunkt die glatte Muskelzelle (SMC) mit ihrem reaktiven Potential steht [5, 7, 8, 13, 16, 19, 22]. Hierbei gilt die Proliferation glatter Muskelzellen als eines der zellulären Schlüsselereignisse [8, 13, 19, 22]. Damit stellt sich die Frage nach einem übergeordneten Steuerungsmechanismus für diesen Vorgang. Bei biologischen Prozessen wie der Wundheilung, der Embryogenese sowie der Tumorbildung und Metastasierung stellen Wachstumsfaktoren und ihre Rezeptoren ein übergeordnetes Regulativ dar [13]. Somit könnten sie auch für die Ausbildung arteriosklerotischer Gefäßwandläsionen bedeutsam sein und dabei zelluläre Prozesse wie die Proliferation glatter Muskelzellen beeinflussen.
Ziel diese Arbeit ist es, mit einer hinreichend sensitiven Methodik den Nachweis von Wachstumsfaktoren und ihren Rezeptoren im Gewebeschnitt zu führen. Im Rahmen der vorliegenden Arbeit wurde versucht, die mRNA-Expression des epidermalen Wachstumsfaktor(EGF)-Rezeptors, dessen DNA-Sequenz mit dem erb-B-Protoonkogen weitgehend identisch ist [10, 24], mit *in-situ*-Hybridisierung in humanem Plaquegewebe nachzuweisen und histologisch zu lokalisieren. Weiterhin wurde die Wirkung von EGF auf kultivierte humane Gefäßwandmyozyten hinsichtlich der Beeinflußbarkeit ihrer Proliferationsaktivität - auch im Hinblick auf mögliche zukünftige Therapieansätze - untersucht, um zellbiologische Effekte des Liganden EGF zu charakterisieren.

Patienten und Methodik

Patienten/Plaquegewebe

Bei 19 symptomatischen Patienten mit zehn koronaren Stenosen (sieben Primärstenosen, drei Restenosen), zwei femoralen Gefäßstenosen sowie sieben Stenosen der A. carotis (Stenosegrad > 80 %)) wurde obliterierendes Plaquegewebe mittels perkutaner Simpson-Atherektomie (DVI Inc., Redwood City, CA, USA) oder intraoperativ abgetragen. Sofort nach Exzision wurde das Plaquegewebe entweder in flüssigem Stickstoff schockgefroren und bei –80°C aufbewahrt oder in steriles Zellkulturmedium für die Anlage kultivierter glatter Muskelzellen gegeben. Vor dem perkutanen bzw. operativen Eingriff gaben alle Patienten ihr Einverständnis für die nachfolgenden *in-vitro*-Studien. Die Zustimmung der Ethikkommission unserer Fakultät lag vor.

In-situ-Hybridisierung

Von Plaquegewebe arteriosklerotischer Läsionen wurden 7 µm dicke serielle Kryoschnitte angelegt; es folgte die Denaturierung der Gewebeschnitte und die Durchführung der *in-situ*-Hybridisierung [17, 18] unter Verwendung einer EGF-rezeptorspezifischen ^{35}S-markierten cDNA-Sonde (2,5 kb *Hind*III-*Eco*RI Fragment, Amersham International plc, Buckinghamshire, England), die erb-B-Sequenzen enthält [10, 24]. Als Negativprobe wurde entsprechend radioaktiv markierte nichtrekombinante Plasmidvektorkontroll-DNA verwendet. Hinsichtlich weiterer methodischer Details, insbesondere zur radioaktiven Markierung von DNA-Sonden mittels Nicktranslation und einzelnen Hybridisierungsschritten, vgl. [17, 18]. Die Expositionsdauer der hybridisierten Gewebeproben betrug vier zu sechs Wochen.

Zellkulturtechnik und SMC-Proliferations-Assay
Die ausführlichen Beschreibungen der Zellkulturtechnik finden sich in [3 - 5, 7]. Isolierte glatte Muskelzellen wurden mit einer Zelldichte von 2 000 - 5 000 SMCs/ cm^2 in Plastikkulturgefäße (12-Well Cluster For Cell Culture; Costar, Tecnomara, Fernwald) eingesät. Entsprechend der gewählten Kultivierungsdauer erfolgten ein Abtrypsinieren der SMCs und die Bestimmung der Zellzahl mit einem automatischen Zellzählgerät (Casy, Schärfe System, Reutlingen). Aus der logarithmisch aufgetragenen SMC-Wachstumskurve erhält man eine Geradensteigung, die die Populationsverdoppelungsrate (PDR) der kultivierten SMCs quantifiziert. Dabei erfolgt die Berechnung der PDR nach der Formel: [log Zellzahl (Tag y) – log Zellzahl (Tag x)] : log 2 : (y - x) = PDR in PD/Tag [6].
Die Experimente wurden in zwei verschiedenen Ansätzen durchgeführt: Im ersten wurde die entsprechende EGF-Endkonzentration zu serumhaltigem Zellkulturmedium (15 % fetales Kälberserum (FCS)) zugegeben. Die Vorinkubation der SMCs betrug 12 Stunden. Im zweiten Ansatz wurde ein Zellkulturmodell mit proliferativ inaktivierten SMCs in Zellkulturmedium mit 0,1 % FCS etabliert. In diesem Medium wurden die SMCs über drei Tage vorinkubiert, danach wurde gezielt EGF in der jeweiligen Endkonzentration zugegeben. In beiden beschriebenen experimentellen Ansätzen wurde das jeweilige Inkubationsmedium alle zwei Tage gewechselt. Verwendet wurde EGF von Sigma Chemicals, Deisenhofen (E-3264, Epidermal Growth Factor, human rekombinant).

Ergebnisse

In-situ-Hybridisierung
Autoradiographische Silberkristalle, welche die Hybridisierung von EGF-Rezeptor-mRNA mit einer radioaktiv markierten EGF-Rezeptor-mRNA-spezifischen cDNA-Sonde anzeigen, waren in zwei der drei Restenosen und einer Karotisläsion nachweisbar. Diese Signale können auf der lichtmikroskopischen Ebene klar einzelnen Zellen der Gefäßplaques zugeordnet werden und weisen eine Lokalisation in zellreichen Arealen der tiefen Gefäßwandintima auf. Abb. 1 zeigt beispielhaft den *in-situ*-Nachweis von EGF-Rezeptor-mRNA in koronarem Plaquegewebe eines Patienten mit symptomatischer koronarer Restenose. Als Kontrollexperimente wurden Serienschnitte derselben Gefäßprobe mit einer nichtrekombinanten Plasmidvektorkontroll-DNA hybridisiert. In diesen Kontrollhybridisierungen zeigten sich keine autoradiographischen Signale. Dies

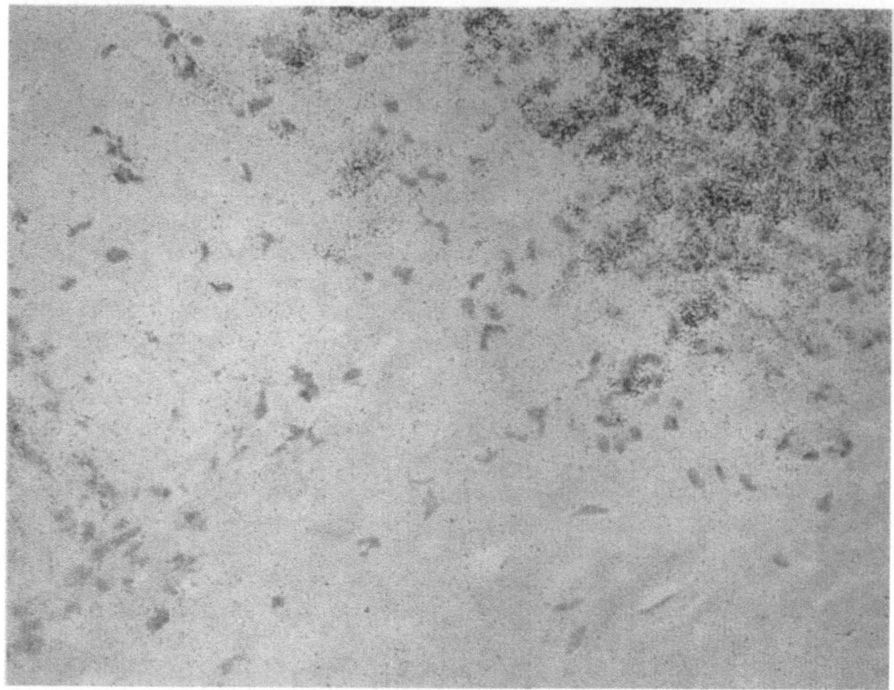

Abb 1: *In-situ*-Hybridisierung zum Nachweis der EGF-Rezeptor-mRNA in koronarem Plaquegewebe eines Patienten mit symptomatischer koronarer Restenose. Die autoradiographischen Silberkristalle können distinkten Zellen der Gefäßwand zugeordnet werden und zeigen dabei eine Lokalisation in mitotisch aktiven Arealen der tiefen Intima. Die Abbildung demonstriert auch, daß keine erhöhte EGF-Rezeptor-mRNA in zellarmen zentralen Bereichen der Intima (links unten) nachweisbar ist. Hämatoxylin-Eosin(HE)-Färbung

belegt die hohe Spezifität der *in-situ*-Hybridisierung zum Nachweis der EGF-Rezeptor-mRNA, wie in Abb. 1 gezeigt. In keinem Gewebeschnitt der 19 Patienten waren autoradiographische Silberkristalle in der Plaque-"Kappe" oder den Plaque-"Schultern", den nekrotischen Intimaarealen oder der Media nachweisbar.

Zellkulturstudien

Um die funktionellen Wirkungen des Liganden EGF zu studieren, wurden Studien mit kultivierten glatten Muskelzellen aus menschlichem Plaquegewebe durchgeführt. Zur Charakterisierung des Parameters Proliferation wurden Wachstums-

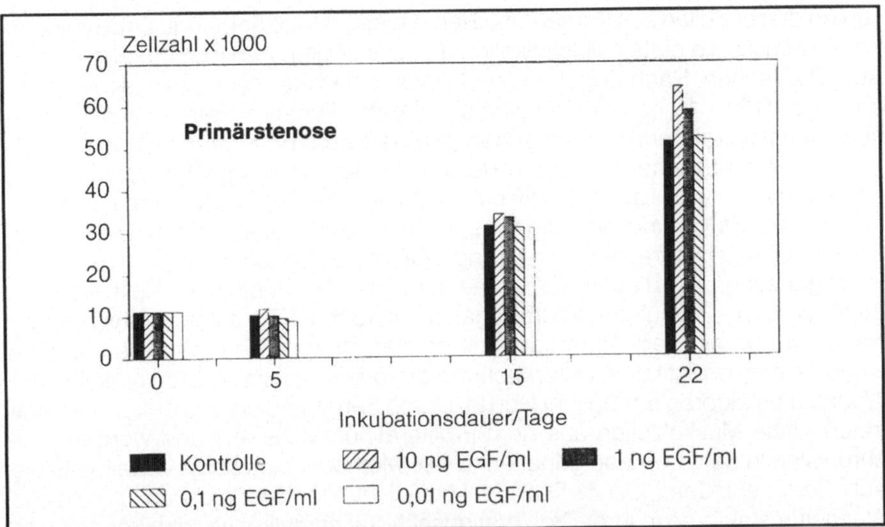

Abb. 2: Wirkung von EGF auf die Proliferationsaktivität koronarer Primärstenose-SMCs (Konzentrationsabhängigkeit). Inkubation in 15 % FCS bzw. 15 % FCS mit der jeweils angegebenen EGF-Konzentration.

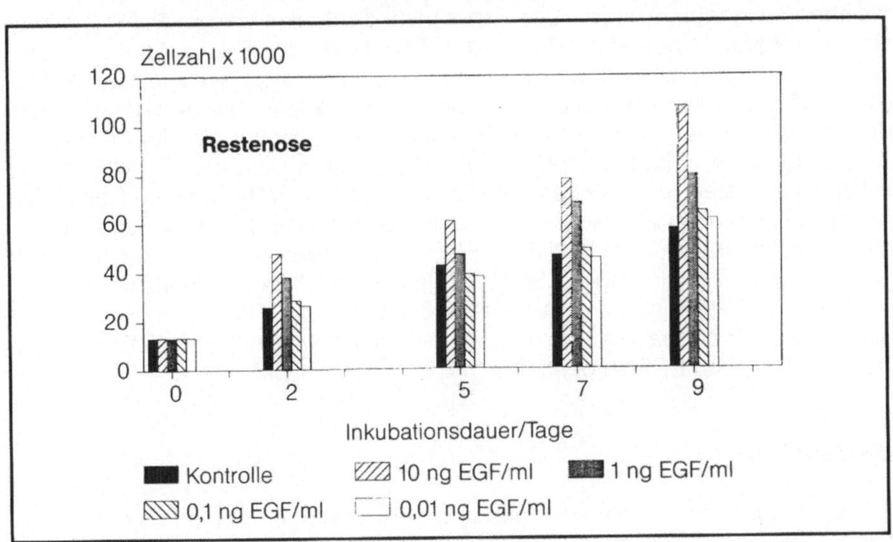

Abb. 3: Wirkung von EGF auf die Proliferationsaktivität koronarer Restenose-SMCs (Konzentrationsabhängigkeit). Inkubation in 15 % FCS bzw. 15 % FCS mit der jeweils angegebenen EGF-Konzentration.

kurven dieser Zellen aus Primär- und Restenosegewebe angelegt. Eine typische Wachstumskurve glatter Muskelzellen aus einer koronaren Primärstenose ist in Abb. 2 zu sehen. Nach Zugabe von EGF war bei keiner der gewählten Konzentrationen (0,01 - 10 ng EGF/ml) eine signifikante Zunahme der Zellzahl gegenüber den Kontrollwerten zu erkennen. Wurde dasselbe Experiment mit glatten Muskelzellen aus einer koronaren Restenoseläsion durchgeführt (Abb. 3), war bereits nach zwei Tagen Kultivierungsdauer eine verstärkte Proliferationsaktivität der SMCs und eine signifikante ($p < 0{,}01$) Zunahme der Zellzahl bei hohen EGF-Konzentrationen (1 - 10 ng EGF/ml) zu beobachten.
In Ergänzung zu diesen Experimenten, die bei üblichen Kultivierungsbedingungen - Zellkulturmedium ergänzt mit 15 % FCS - durchgeführt worden waren, wurde ein Zellkulturmodell mit proliferativ inaktivierten SMCs etabliert, wodurch eine quantitative Untersuchung der proliferativen Aktivität spezifischer Wachstumsfaktoren ermöglicht wurde. Durch Serumentzug des Kulturmediums treten glatte Muskelzellen aus dem Proliferationszyklus aus und werden synchronisiert in der G_0-Phase gehalten. Diese Methodik bietet den Vorteil, daß die trotz Serumentzuges (0,1 % FCS) funktionell intakten SMCs durch spezifische Wachstumsfaktoren in ihrer Proliferationsaktivität stimuliert werden können und diese Stimulierung quantifizierbar ist. Glatte Muskelzellen, die durch Inkubation in Zellkulturmedium mit 0,1 % FCS über drei Tage in ihrem Wachstum gehemmt wurden, wiesen nach anschließender Zugabe von 15 % FCS die gleiche Proliferationsaktivität auf wie kontinuierlich bei 15 % FCS kultivierte Zellen gleichen Ausgangsgewebes. Das Experiment der Abb. 4 belegt, daß SMCs aus einer koronaren Primärstenose bei 0,1 % FCS keine signifikante Änderung der Zellzahl zeigten; nach Zugabe von 10 ng EGF/ml war dagegen eine signifikante ($p < 0{,}05$) Zunahme der Zellzahl ab Tag vier zu beobachten. Ausgehend von diesem Basisexperiment wurde EGF konzentrationsabhängig auf G_0-Phasezellen gegeben. Diese EGF-Konzentrationsabhängigkeit der Proliferationsaktivität koronarer Primärstenose-SMCs zeigt Abb. 5: Während eine Dosis von 0,1 ng EGF/ml noch zu keiner signifikanten Steigerung der SMC-Populationsverdoppelungsrate führte, bewirkten EGF-Konzentrationen von 1 und 10 ng/ml eine deutliche Stimulierung der SMC-Proliferationsaktivität. Bei Konzentrationen > 10 ng EGF/ml konnte keine weitere Zunahme der Populationsverdoppelungsrate mehr beobachtet werden; die halbmaximal stimulierende Dosis ED_{50} wurde mit 3 - 6 ng EGF/ml bestimmt (n = 6 Experimente).

Diskussion

Histopathologische Untersuchungen und *in-vitro*-Studien führten zu der Hypothese, daß Wachstumsfaktoren als auslösende Stimuli bei der Bildung von Gefäßplaques eine entscheidende Rolle zukommt [13, 16, 19, 22]. Ein direkter Nachweis von Wachstumsfaktoren bzw. ihren Rezeptoren im Schnittbild von humanem arteriosklerotischem Gewebe, also ein direkter Nachweis *in situ*, ist

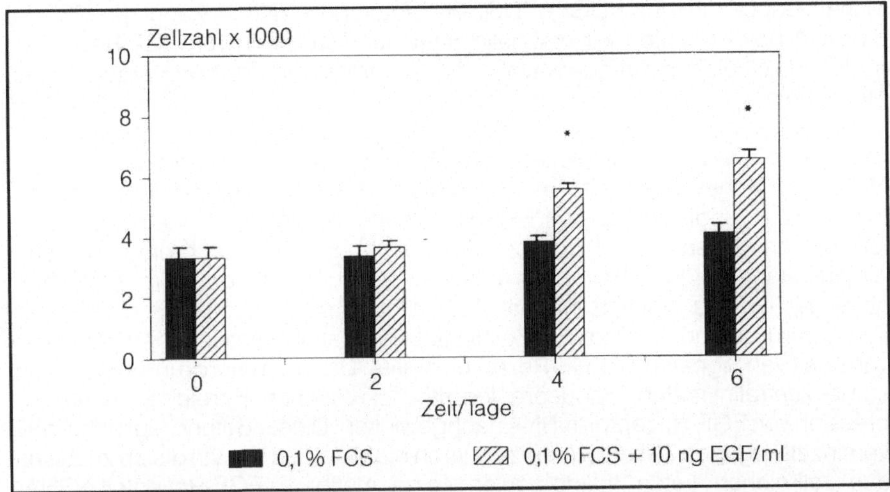

Abb. 4: Stimulierung der Proliferationsaktivität serumdeprimierter koronarer Primärstenose-SMCs durch EGF. Vorinkubation der SMCs für drei Tage in Zellkulturmedium mit 0,1 % FCS; am Tag 0 Zugabe von 10 ng EGF/ml. Angabe in Mittelwert ± SD (n = 8). * = p < 0,05 gegenüber dem jeweiligen Kontrollwert (0,1 % FCS).

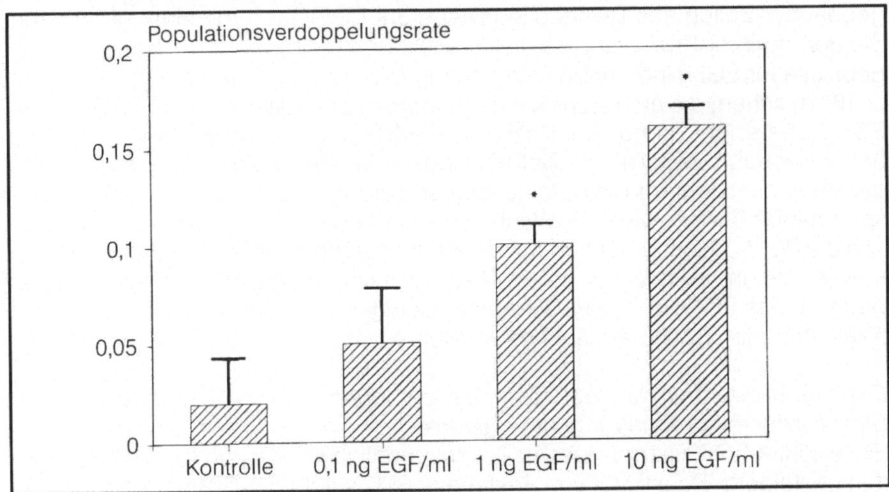

Abb. 5: Konzentrationsabhängige Wirkung von EGF auf die Populationsverdoppelungsrate serumdeprimierter koronarer Primärstenose-SMCs. Methodik wie im Experiment der Abb. 3; Angabe in Mittelwert ± SD (n = 8). * = p < 0,01 gegenüber dem Kontrollwert (0,1 % FCS).

bisher jedoch nur für PDGF, PDGF-Rezeptor und TNF bekannt [2, 25]. In dieser Arbeit berichten wir erstmalig über den Nachweis von EGF-Rezeptor-mRNA in zellreichem Plaquegewebe der A. carotis und der Koronararterie des Menschen.

In-situ-Nachweis von EGF-Rezeptor-mRNA in zellreichen Plaquearealen
Neben der hohen Sensitivität im Nachweis nichtabundanter mRNA ermöglicht die *in-situ*-Hybridisierung, den Expressionsort innerhalb der Plaquetextur zu lokalisieren. Unserer Befunde zeigen zellgebundene autoradiographische Silberkristalle für EGF-Rezeptor-mRNA in zellreichen tiefen Intimabereichen nahe der Lamina elastica interna. Abb. 1 zeigt ein typisches Beispiel einer koronaren Restenose mit fokaler Zellularität und, damit assoziiert, den Nachweis von positiven Signalen für EGF-Rezeptor-mRNA. Dagegen wurde in lumennahen sowie zentralintimalen Plaquearealen mit nekrotischen Bereichen keine Expression von EGF-Rezeptor-mRNA nachgewiesen. Dieser Befund legt nahe, daß vereinzelt liegende Zellen in extrazellulären Matrixfeldern im Vergleich zu Zellen aus zellreichen tiefen Intimaarealen keine meßbare EGF-Rezeptor-mRNA-Expression zeigen. Dies bedeutet für Zellen aus lumennahen und zentralen Intimabereichen funktionell eine verminderte Ansprechbarkeit auf EGF.

Unterschiedliche Stimulierung der SMC-Proliferationsaktivität durch EGF bei Primär- und Restenose
Unsere Zellkulturstudien zeigen, daß koronare SMCs aus Primärstenoseplaques gegenüber Zellen aus Restenosegewebe auf EGF-Gabe mit einer geringeren Steigerung ihrer Proliferationsaktivität antworten (Abb. 2 - 4). Diese *in-vitro*-Ergebnisse für EGF sind im Zusammenhang mit Untersuchungen von Dartsch et al. [8] zu sehen, die eine signifikante Zunahme der Proliferation auf PDGF- bzw. EGF-Gabe ebenfalls nur bei Restenose-SMCs, nicht aber bei Primärstenose-SMCs beobachteten. Unsere Befunde legen die Schlußfolgerung nahe, daß bei der Plaqueentstehung bzw. Restenoseformierung glatte Muskelzellen auf entsprechende Stimuli, wie z. B. Wachstumsfaktoren, reagieren und mit einem erhöhten Proliferationspotential antworten. In Kenntnis dieser Zusammenhänge könnte die in zellreichen tiefen Plaquearealen nachgewiesene mRNA-Expression des EGF-Rezeptors als Ausdruck eines transient proliferativen Potentials tiefer Intimazellen angesehen werden.

Erhöhte Rezeptoranzahl der Zelle als pathogenetisches Prinzip vermehrter Stimulierbarkeit durch Wachstumsfaktoren
Ein erhöhter EGF-Rezeptorbesatz ist eine mögliche Erklärung für die beobachtete gesteigerte Reaktivität von Restenose-SMCs auf EGF-Gabe. Untersuchungen an humanem Bronchialkarzinomgewebe zeigten ebenfalls eine Steigerung der EGF-Rezeptoraktivität, die auf einer Zunahme der Rezeptoranzahl beruhte [15]. Weiterhin wurden in Experimenten mit spontan hypertensiven Ratten für glatte Muskelzellen ca 3 800 EGF-Rezeptoren/Zelle nachgewiesen, d. h.

nahezu doppelt so viele Rezeptoren/Zelle wie bei normotensiven Kontrolltieren [23].

Verminderung von Wachstumsfaktorrezeptoren als kausaler Therapieansatz
Folgt man dem Konzept einer transient erhöhten EGF-Rezeptor-mRNA-Expression glatter Muskelzellen in zellreichen Plaques und damit in Restenoseläsionen, könnten daraus zukünftige kausale Therapieansätze ableitbar werden. Zellkulturstudien mit Gefäßwandmyozyten aus Rattenaorta haben gezeigt, daß Heparin eine Abnahme der maximalen Bindungskapazität glatter Muskelzellen für EGF induziert [21]. An kultivierten Gefäßwandmyozyten aus Rinderaorta bewirkten Heparine eine 50 - 60 %ige Abnahme der EGF-Rezeptorzahl [20]. Möglicherweise sind diese heparininduzierten Vorgänge durch eine vermehrte Internalisierung des EGF/EGF-Rezeptorkomplexes ins Zellinnere bedingt [1]. Aus einer geringeren Anzahl von Rezeptoren an der Zelloberfläche würde eine verminderte Antwortfähigkeit dieser Zellen auf den Liganden EGF resultieren. Eine weitere Möglichkeit, über die Herabsetzung der Wachstumsfaktor-Rezeptordichte zu einem kausalen Therapieansatz zu finden, könnte in der Anwendung von α-Interferon liegen. Zellkulturstudien an Nierenkarzinomzellen haben für dieses Zytokin ebenfalls eine Herabregulierung der EGF-Rezeptorzahl nachweisen können, allerdings ohne daß der genaue Wirkungsmodus bisher bekannt ist [11].
Ausgehend von der Vorstellung einer erhöhten Wachstumsfaktor-Rezeptordichte stark proliferierender Zellen wurde von Epstein und Mitarbeitern [12] ein neuartiger Therapieansatz zur Restenosebehandlung vorgeschlagen. Durch Zugabe des Liganden EGF, der mit einem modifizierten Pseudomonas-Exotoxin konjugiert worden war, konnten die Gefäßwandmyozyten selektiv zerstört werden, die durch hohe Proliferationsaktivität bei vermehrtem EGF-Rezeptorbesatz gekennzeichnet waren.
Zusammenfassend zeigen unsere zell- und molekularbiologischen Untersuchungen am Beispiel des EGF-Rezeptors, daß Wachstumsfaktoren bzw. ihre Rezeptoren in zellreichen Kompartimenten des menschlichen Plaquegewebes exprimiert werden und dabei im Sinne einer Progression arteriosklerotischer Läsionen pathogenetisch bedeutsam sein können. Aus der Kenntnis dieser Zusammenhänge könnten sich Möglichkeiten einer gezielten therapeutischen Beeinflussung von Mechanismen der Atherogenese und Restenosierung ergeben.

Danksagung

Die Autoren danken Herrn Dr. Peter Überfuhr, Herzchirurgische Klinik, Klinikum Großhadern, und Herrn Dr. Richard Brandl, Gefäßchirurgische Klinik, Städt. Krankenhaus München-Neuperlach, Universität München, für das Überlassen von Plaquegewebe und Frau Helga Riesemann für ihre technische Hilfe bei der

Duchführung der *in-situ*-Hybridisierung. R. Kandolf ist Inhaber einer Hermann- und Lilly-Schilling Stiftungs-Professur für medizinische Forschung.

Literaturverzeichnis

1 Adler S. Heparin alters epidermal growth factor metabolism in cultured rat glomerular epithelial cells. Am J Pathol 1991; 139. 169-175

2 Barath P, Fishbein MC, Cao J, Berenson J, Helfant RH, Forrester JS Tumor necrosis factor gene expression in human vascular intimal smooth muscle cells detected by *in situ* hybridization Am J Pathol 1990, 137: 503-509.

3 Bauriedel G, Dartsch PC, Voisard R, Roth D, Simpson JB, Hofling B, Betz E. Selective percutaneous „biopsy" of atheromatous plaque tissue for cell culture. Basic Res Cardiol 1989; 84: 326-331.

4 Bauriedel G, Windstetter U, Brandl R, Plas E, Kandolf R, Höfling B. Erhöhte *in vitro* Motilität humaner Gefäßwandmyozyten aus Restenose-Läsionen peripherer und koronarer Gefäße. Z Kardiol 1991; 80· 494-499.

5 Bauriedel G, Windstetter U, DeMaio SJ, Kandolf R, Hofling B. Migratory activity of human smooth muscle cells cultivated from coronary and peripheral primary and restenotic lesions removed by percutaneous atherectomy. Circulation 1992, 85. 554-564.

6 Campbell JH, Kocher O, Skalli O, Gabbiani G, Campbell GR. Cytodifferentiation and expression of α-smooth muscle actin mRNA and protein during primary culture of aortic smooth muscle cells. Arteriosclerosis 1989, 9. 633-643.

7 Clowes AW, Schwartz SM. Significance of quiescent smooth muscle migration in the injured rat carotid artery Circ Res 1985; 56· 139-145

8 Dartsch PC, Voisard R, Bauriedel G, Höfling B, Betz E. Growth characteristics and cytoskeletal organization of cultured smooth muscle cells from human primary stenosing and restenosing lesions. Arteriosclerosis 1990; 10: 62-75.

9 Dock W. The confusion in coronary lesions confounded Am J Cardiol 1966, 8. 150-152

10 Downward J, Yarden Y, Mayes E, Scrace G, Totty N, Stockwell P, Ullrich A, Schlessinger J, Waterfield MD. Close similarity of epidermal growth factor receptor and v-erb-B oncogene protein sequences. Nature 1984; 307: 521-527.

11 Eisenkraft BL, Nanus DM, Albino AP, Pfeffer LM α-interferon down-regulates epidermal growth factor receptors on renal carcinoma cells: Relation to cellular responsiveness to the antiproliferative action of α-interferon. Cancer Res 1991; 51· 5881-5887

12 Epstein SE, Siegall CB, Biro S, Fu YM, FitzGerald D, Pastan I Cytotoxic effects of a recombinant chimeric toxin on rapidly proliferating vascular smooth muscle cells Circulation 1991, 84: 778-787.

13 Forrester JS, Fishbein M, Helfant R, Fagin J. A paradigm for restenosis based an cell biology: Clues for the development of new preventive therapies J Am Coll Cardiol 1991, 17: 758-769.

14 Hauss WH Die Arteriosklerose. Steinkopff Darmstadt 1990; 1-253.

15 Hwang DL, Tay YC, Lin SS, Lev-Ran A. Expression of epidermal growth factor receptors in human lung tumors Cancer 1986, 58· 2260-2263

16 Ip JH, Fuster V, Badimon L, Badimon J, Taubman MB, Chesebro JH Syndromes of accelerated atherosclerosis Role of vascular injury and smooth muscle cell proliferation. J Am Coll Cardiol 1990; 15 1667-1687

17 Kandolf R, Ameis D, Kirschner P, Canu A, Hofschneider PH. *In situ* detection of enteroviral genomes in myocardial cells by nucleic acid hybridization· An approach to the diagnosis of viral heart disease Proc Natl Acad Sci USA 1987, 84 6272-6276.

18 Klingel K, Hohenadl C, Canu A, Albrecht M, Seemann M, Mall G, Kandolf R Ongoing enterovirus-induced myocarditis is associated with persistent heart muscle infection

Quantitative analysis of virus replication, tissue damage, and inflammation. Proc Natl Acad Sci USA 1992; 88: 314-318.
19 Liu MW, Roubin GS, King SB. Restenosis after coronary angioplasty. Potential biologic determinants and role of intimal hyperplasia. Circulation 1989; 79: 1374-1387.
20 Reilly CF, Fritze LMS, Rosenberg RD Heparin-like molecules regulate the number of epidermal growth factor receptors on vascular smooth muscle cells. J Cell Physiol 1988; 136. 23-32.
21 Resink TJ, Scott-Burden T, Baur U, Burgin M, Buhler FR. Decreased susceptibility of cultured smooth muscle cells from SHR rats to growth inhibition by heparin J Cell Physiol 1989, 138: 137-144.
22 Ross R. The pathogenesis of atherosclerosis - an update. N Engl J Med 1986; 314. 488-500
23 Scott-Burden T, Resink TJ, Baur U, Burgin M, Buhler FR. Epidermal growth factor responsiveness in smooth muscle cells from hypertensive and normotensive rats. Hypertension 1989; 13· 295-304.
24 Ullrich A, Coussens L, Hayflick JS, Dull TJ, Gray A, Tam AW, Lee J, Yarden Y, Libermann TA, Schlessinger J, Downward J, Mayes ELV, Whittle N, Waterfield MD, Seeburg PH. Human epidermal growth factor receptor cDNA sequence and aberrant expression of the amplified gene in A431 epidermoid carcinoma cells. Nature 1984; 309: 418-425
25 Wilcox JN, Smith KM, Williams LT, Schwartz SM, Gordon D. Platelet-derived growth factor mRNA detection in human atherosclerotic plaques by *in situ* hybridization. J Clin Invest 1988; 82: 1134-1143.

Effects of nicotine on endothelial and smooth muscle cell proliferation in experimentally preformed fibromuscular plaques

T. Strohschneider, M. Oberhoff, H. Hanke, D.Y. Xie, E. Betz, A. Hannekum, K.R. Karsch

T. Strohschneider, A. Hannekum
Sektion Herzchirurgie, Universität Ulm

M. Oberhoff, H. Hanke, D.Y. Xie, K.R. Karsch
Medizinische Klinik, Abteilung Kardiologie, Universität Tübingen

E. Betz
Physiologisches Institut I, Universität Tübingen

Abstract

Fibromuscular plaques were produced with daily repeated electrical stimulation over a period of 28 days in the carotid artery of rabbits. After a pause of 28 days without any influence of atherogenetic stimuli nicotine containing osmotic minipumps were implanted (3 µg/kg/min). After a period of either 7 days or 14 days the mitotic activity of smooth muscle cells and endothelial cells of the plaques were determined using bromo-deoxy-uridine and antibodies specific for smooth muscle cells or endothelial cells.
There was no significant plaque increase or increase of the mitotic rate of smooth muscle cells in the plaques in the nicotine groups in comparison to a control group. But the mitotic rate of endothelial cells clearly increased under the influence of nicotine.
If, however, the animals received nicotine together with a cholesterol-enriched diet, the mitotic rate of the smooth muscle cells increased significantly in comparison to a group only fed with cholesterol diet. Total serum cholesterol and triglycerides were not influenced, but there was an increase in LDL and decrease in HDL fraction in the nicotine group.

Proliferationsverhalten von Endothel- und glatten Muskelzellen in experimentell erzeugten Gefäßwandplaques unter Einwirkung von Nikotin

T. Strohschneider, M. Oberhoff, H. Hanke, D.Y. Xie, E. Betz, A. Hannekum, K.R. Karsch

T. Strohschneider, A. Hannekum
Sektion Herzchirurgie, Universität Ulm

M. Oberhoff, H. Hanke, D.Y. Xie, K.R. Karsch
Medizinische Klinik, Abteilung Kardiologie, Universität Tübingen

E. Betz
Physiologisches Institut I, Universität Tübingen

Einleitung

Bereits 1911 wurde unter Claudicatio intermittens-Patienten eine drei- bis fünffache Häufung von Rauchern beobachtet. In der Zwischenzeit gibt es keinen Zweifel mehr daran, daß Rauchen einer der Risikofaktoren der Arteriosklerose ist [6, 7, 10]. Ein wichtiger Bestandteil des Zigarettenrauches ist das Nikotin. Seine potentiell schädigende Wirkung auf Endothel- und glatte Muskelzellen wurde nachgewiesen [3, 7, 10]. In dieser Studie wurde untersucht, ob eine direkte Wirkung von Nikotin auf das Proliferationsverhalten glatter Muskelzellen und Endothelzellen in vivo nachzuweisen ist und ob präformierte Gefäßwandplaques durch Nikotineinwirkung in ihrem weiteren Wachstum stimulierbar sind.

Material und Methoden

Bei insgesamt 35 Neuseeland-Kaninchen wurden mit Hilfe des Elektrostimulationsverfahrens Gefäßwandplaques an der rechten A. carotis communis erzeugt. Hierzu wurde jeweils eine Elektrode an das Gefäß implantiert [2], die Tiere wurden täglich morgens und abends über einen Zeitraum von 28 Tagen mit schwachen Reizströmen behandelt. Dabei kommt es zu einer anfangs recht schnellen, dann zunehmend langsameren Ausbildung einer fibromuskulären Gefäßwandplaque. Die Größe der Plaque ist von der Zahl der Reiztage abhängig [9]. In einer früheren Studie konnte bei einer Kontrollgruppe ($n = 44$) nach einer Elektrostimulationsperiode von 28 Tagen die durchschnittliche Plaquegröße, ermittelt durch die maximale Zellagenzahl der Plaques zwischen Lamina elastica interna und Endothel, mit $13{,}2 \pm 2{,}6$ Zellagen bestimmt werden. Bei den hier durchgeführten Experimenten folgte einer 28tägigen Elektrostimulation eine

Pause von 28 Tagen ohne Einwirkung der Elektrostimulation oder anderer atherogener Noxen. Danach sind die erzeugten Gefäßwandplaques in einer Ruhephase. Bei einer Kontrollgruppe (n = 14) konnte sowohl durch die Bestimmung der Zellagenzahl als auch mit der unten beschriebenen immunologischen Methode nachgewiesen werden, daß diese Plaques sich nach der 28tägigen Pause in einer „Ruhephase" befinden. Diese präformierten, ruhenden Plaques, die weder Mitosen glatter Muskelzellen noch eine Zunahme der Plaquegröße und damit Wachstumstendenz zeigen, wurden nun erneut atherogenen Stimuli ausgesetzt (Cholesterin, Hypertonie, Nikotin). In diesem Zusammenhang wird nur auf die Versuche mit Nikotineinwirkung eingegangen. Nach Erzeugung einer fibromuskulären Gefäßwandplaque mit der Elektrostimulationsmethode über einen Zeitraum von 28 Tagen und einem anschließenden stimulationsfreien Intervall von erneut 28 Tagen wurde den Versuchstieren eine nikotingefüllte osmotische Minipumpe implantiert. Die kontinuierlich abgegebene Nikotinmenge betrug 3 µg/kg/min. Dies entspricht in etwa der Menge von 20 Zigaretten täglich. Bei einer Gruppe von Tieren (n = 5) erfolgte die kontinuierliche Nikotinapplikation über sieben Tage, bei einer zweiten Gruppe über 14 Tage (n = 6), bei einer dritten Gruppe wurde eine 14tägige Nikotingabe mit der Fütterung einer 1 %igen Cholesterindiät kombiniert.
Bei allen Versuchstieren erfolgte jeweils zu Beginn der Nikotinpumpenimplantation, dann am 3. und 7. Tag eine Blutabnahme. In den Gruppen, die 14 Tage behandelt wurden, erfolgte nochmals am 10. und 14. Tag eine Blutentnahme. Es wurde der Blutplasmaspiegel von Nikotin, Cotinin, ferner Cholesterin, Triglyzeriden, Low density lipoproteins (LDL) und High density lipoproteins (HDL) bestimmt, außerdem die Plasmakatecholamine Adrenalin und Noradrenalin. Zu diesen Zeitpunkten erfolgte auch jeweils die invasive Messung des arteriellen Mitteldruckes über ein Druckmeßgerät unter Punktion der mittleren Ohrarterie. Die Tiere wurden zu diesem Zweck jeweils medikamentös narkotisiert. Am Ende des Versuchszeitraumes wurden die Tiere mit einer Überdosis Narkotikum getötet, die beiden Karotiden wurden nach Perfusionsfixierung mit 2 %igem Paraformaldehyd exzidiert. Für die spätere Bestimmung der Mitoserate glatter Muskelzellen bzw. der Endothelzellen in den jeweiligen Plaques wurde die Bromdesoxyuridin-Methode verwendet. Hierzu wurden 24 Stunden vor dem Abtöten der Tiere 100 mg 5-Brom-2'-desoxy-Uridin (BrdU)/kg KG und 75 mg 2'-Desoxicytidin (d-Cyt)/kg KG in eine zuvor präparierte Nackentasche der Tiere in Pulverform appliziert. Zusätzlich erhielten die Tiere 15 mg BrdU und 10 mg d-Cyt/kg KG i.m. verabreicht. Acht Stunden und 16 Stunden später erfolgte die nochmalige i.m. Injektion in gleicher Dosierung. Bromdesoxyuridin wird als Basenanalogon statt Thymidin in die sich teilenden Zellen eingebaut. BrdU kann später mit Hilfe von Antikörpern nachgewiesen werden. Dies wurde an Paraffinschnitten durchgeführt, wobei sowohl die Kombination mit der Avidin-Biotin-Methode als auch die mit einem Doppelimmunfluoreszenzverfahren Anwendung fanden [5, 8]. Durch eine eigens dafür entwickelte Quantifizierungsmethode läßt sich durch Auswertung mehrerer

Schnitte aus dem Zentrum der jeweiligen Plaques der prozentuale Anteil BrdU-positiver Zellen bestimmen. Durch Kombination mit anderen Markern läßt sich lichtmikroskopisch gleichzeitig nachweisen, um welche Art von Zelle es sich handelt. Zur Markierung der glatten Muskelzellen wurden Antikörper gegen glattmuskuläres Myosin und α-Aktin verwendet, zur Identifizierung von Endothelzellen Antikörper gegen Faktor-VIII bzw. Anti-Converting-Enzym. Eine Abgrenzung von Endothelzellen bzw. glatten Muskelzellen von anderen Zellen ist somit möglich. Als Mitoseindex der glatten Muskelzellen bzw. Endothelzellen wurde der prozentuale Anteil eindeutig als glatte Muskelzelle oder Endothelzelle identifizierter Zellen, die gleichzeitig BrdU-positiv waren, im Verhältnis zu BrdU-negativen berechnet.

Ergebnisse und Diskussion

Im Vergleich zu einer Kontrollgruppe kam es sowohl bei 7tägiger als auch bei 14tägiger Einwirkdauer von Nikotin in der erwähnten Dosierung zu keiner wesentlichen Zunahme der Plaquegröße, die durch die maximale Zellagenzahl dargestellt wurde (Abb. 1). Im Vergleich zur Kontrollgruppe ließ sich jedoch bei gleichzeitiger Verabreichung von Nikotin und Cholesterin eine signifikante Zunahme der Plaquegrößen registrieren. Diese Gruppe zeigte auch eine signifikant

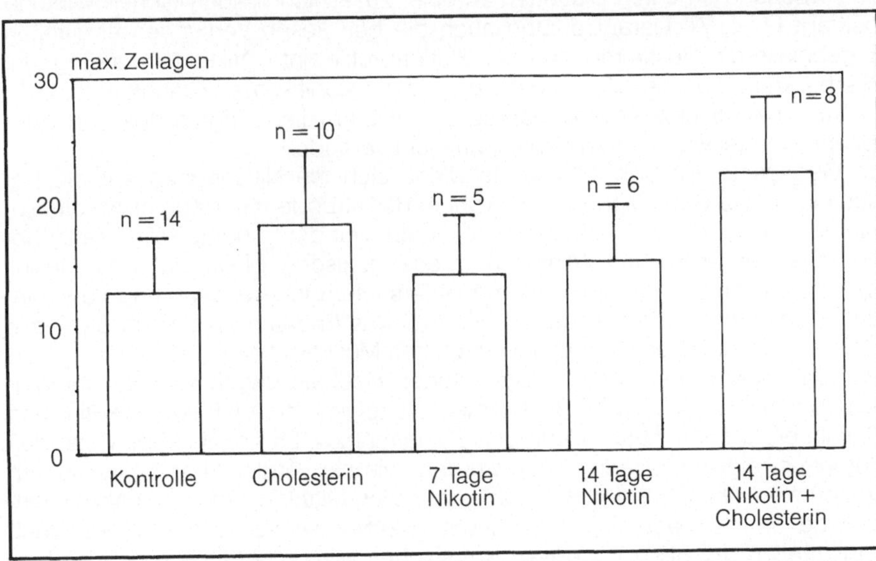

Abb. 1: Bestimmung der maximalen Zellagenzahl der Plaques. Ausgezählt wurden die Zellagen zwischen der Lamina elastica interna und dem Endothel an der dicksten Stelle der jeweiligen Plaque.

größere maximale Zellagenzahl im Vergleich zu einer Gruppe, die über 14 Tage lediglich eine Cholesterindiät erhielt. Vergleicht man die SMC-Mitoserate in den Plaques, so ließ sich entsprechend der Plaquegrößenentwicklung nachweisen, daß am Ende einer 28tägigen Elektrostimulationsperiode die SMC-Mitoserate sehr niedrig ist. Nach einer anschließenden Ruhephase von 28 Tagen sind fast keine SMC-Mitosen in den Plaques mehr nachzuweisen [8]. Die Quantifizierung der Mitoserate glatter Muskelzellen in den Plaques zeigte, daß weder eine 7tägige noch eine 14tägige Einwirkung von Nikotin in einer Dosierung von 3 μg/kg/min in der Lage war, eine signifikante Zunahme der SMC-Mitoserate zu bewirken (Abb. 2). Die Verabreichung einer Cholesterindiät über 14 Tage führte hingegen zu einer deutlichen Steigerung der SMC-Mitoserate in den Plaques. Die Kombination des Reizes Nikotin mit Cholesterin steigerte hierbei die SMC-Mitoserate nochmals signifikant. Sowohl die Bestimmung der Plaquegröße mittels maximaler Zellagenzahl als auch die Quantifizierung der SMC-Mitoserate zeigten, daß die kontinuierliche Einwirkung von Nikotin in der genannten Dosierung zu keiner signifikanten Veränderung in den präformierten Plaques bezüglich einer Aktivitätszunahme der glatten Muskelzellen führte, jedoch ergab die Kombination mit der Noxe Cholesterin interessanterweise eine Zunahme der Plaquegröße und SMC-Mitoserate, insbesondere auch im Vergleich zur Gruppe mit ausschließlicher Cholesterinfütterung.

Eine Ursache für diese Ergebnisse könnte darin zu suchen sein, daß Nikotin bei entsprechend erhöhten Blutfetten zu einer zusätzlichen lipolytischen Wirkung beiträgt [1, 4, 7]. Darauf deuten auch die bei diesen Versuchen ermittelten Ergebnisse der Bestimmungen der Blutfettprofile unter Nikotineinwirkung hin. Hierbei kam es bei den Versuchstieren zu einer signifikanten Zunahme der LDL-Fraktion bei gleichzeitiger Abnahme der HDL-Fraktion. Triglyzeride und Cholesterinspiegel waren im wesentlichen nicht verändert.

Im Gegensatz zur SMC-Mitoserate wirkte sich die Nikotingabe auf die Endothelmitoserate deutlich aus. Sowohl in der Gruppe mit 7tägiger Nikotineinwirkung als auch nach 14 Tagen Nikotingabe war der Endothelzellumsatz über den Plaques gesteigert (Abb. 3). Dieser toxische Effekt auf das Gefäßwandendothel ist auch aus anderen Untersuchungen bekannt, und verschiedene Experimente deuten darauf hin, daß das Endothel bezüglich der Noxe Nikotin empfindlicher reagiert als die glatten Muskelzellen [3, 7].

Die bei diesen Versuchen mittels einer Hochleistungsflüssigkeitschromatographie(HPLC)-Methode bestimmten Blutplasmaspiegel von Nikotin und Cotinin ergaben im Mittel Werte von 20 ng/ml bzw. 65 ng/ml (Abb. 4), so daß durchaus relevante Werte erzielt wurden, wie sie vergleichbar bei Rauchern vorkommen. Die Veränderungen des arteriellen Mitteldruckes unter Nikotineinwirkung wurden ebenfalls untersucht. Hierbei zeigte sich, daß es nach Implantation der nikotingefüllten osmotischen Minipumpen zu einer vorübergehenden leichten Erhöhung des mittleren arteriellen Druckes kommt, daß jedoch schon am 7. Tag der chronischen Nikotineinwirkung wieder die Ausgangsmeßwerte erreicht werden. Gegen Ende einer 14tägigen Nikotin-

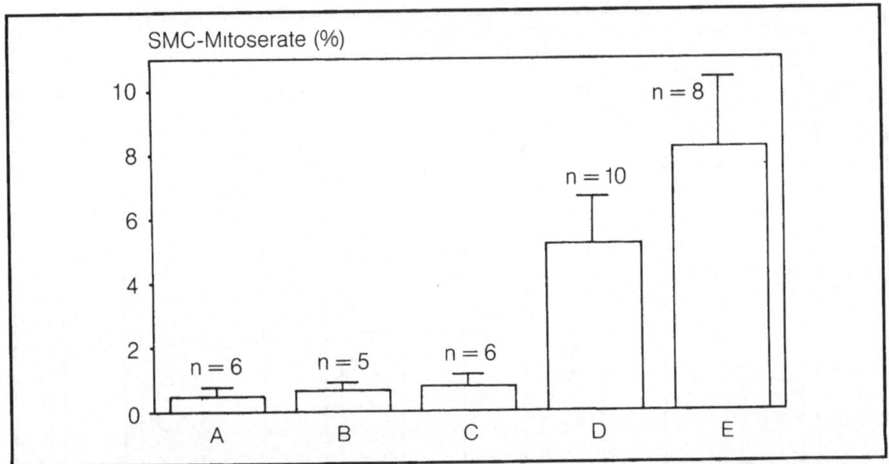

Abb. 2: Mitoserate der glatten Muskelzellen (SMC) in den Gefäßwandplaques in Prozent zur Gesamtzahl der identifizierten Muskelzellen in den jeweiligen Plaques. (A = 28-Tage-Plaques mit Ruhephase von 28 Tagen, B = nach sieben Tagen Nikotineinwirkung, C = nach 14 Tagen Nikotineinwirkung, D = nach 14tägiger Cholesterindiät, E = nach 14tägiger Nikotineinwirkung in Kombination mit Cholesterinfütterung).

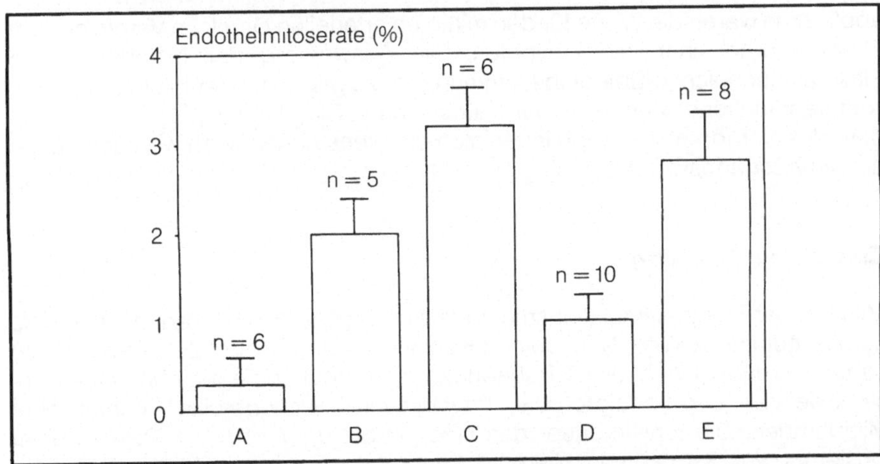

Abb. 3: Endothelmitoserate in Prozent zur Gesamtzahl der Endothelzellen (A = 28-Tage-Plaques mit folgender Ruhephase von 28 Tagen, B = 7 Tage Nikotineinwirkung, C = 14 Tage Nikotineinwirkung, D = 14 Tage Cholesterineinwirkung, E = 14 Tage Nikotineinwirkung und Cholesteringabe).

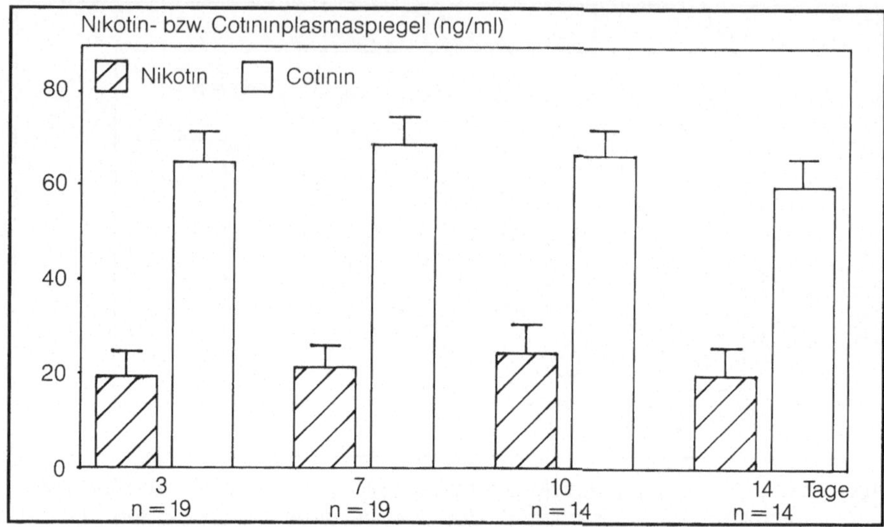

Abb. 4: Nikotin- bzw. Cotininplasmaspiegel; Blutabnahmen jeweils am 3., 7., 10. und 14. Tag nach Implantation der nikotingefüllten osmotischen Minipumpen.

applikation waren die Werte für den mittleren arteriellen Druck im Vergleich zum Ausgangswert eher leicht hypoton. Die Auswertung der Ergebnisse der Plasmakatecholamin-Spiegelbestimmungen zeigte einen ähnlichen Verlauf. Nach anfänglicher Zunahme der Katecholamin-Blutplasmaspiegel, insbesondere des Noradrenalins, regulierten sich die Werte schon nach wenigen Tagen auf die Ausgangswerte zurück.

Zusammenfassung

Mit Hilfe der Elektrostimulationsmethode wurden Gefäßwandplaques an der A. carotis communis von Neuseeland-Kaninchen über einen Zeitraum von 28 Tagen erzeugt. Nach einer Ruhephase von erneut 28 Tagen ohne atherogene Beeinflussung erfolgte die Implantation nikotingefüllter osmotischer Minipumpen. Die Einwirkdauer des Nikotins betrug 7 bzw. 14 Tage in einer Dosierung von 3 µg/kg/min. Hierunter kam es zu keiner signifikanten Zunahme der Plaquegrößenentwicklung im Vergleich zu einer Kontrollgruppe, auch fand sich keine erhöhte Mitoserate für glatte Muskelzellen in den Gefäßwandplaques. Unter der Nikotineinwirkung war jedoch der Mitoseindex von Endothelzellen über den Gefäßwandplaques deutlich gesteigert. Bei Nikotineinwirkung und gleichzeitiger Zufütterung einer Cholesterindiät zeigte sich eine signifikante Zunahme der Mitoserate glatter Muskelzellen und ein vermehrtes Plaquewachstum im Vergleich zu einer Kontrollgruppe, die über einen gleichen Zeitraum lediglich mit Cholesterin gefüttert wurde. In diesem Fall wirkte sich die Noxe Nikotin auch auf das Proliferationsverhalten der glatten Muskelzellen in den Plaques aus. Cholesterin- und Triglyzeridplasmaspiegel waren unter Nikotineinwirkung im Vergleich zu Kontrollgruppen unverändert, jedoch kam es unter gleichzeitiger Abnahme der HDL-Fraktion zu einem signifikanten Anstieg der LDL-Fraktion.

Literaturverzeichnis

1 Berg K, Borresen AL, Dahlen G Effect of smoking on serum levels of HDL apoproteins Atherosclerosis 1979; 34 (3)· 339-343
2 Betz E, Schlote W. Responses of vessel walls to chronically applied electrical stimuli Basic Res Cardiol 1979; 74: 10-20.
3 Booyse FM, Osikowicz G, Quarfoot AJ. Effects of chronic oral consumption of nicotine on the rabbit aortic endothelium. Am J Pathol 1981, 102 (2)· 229-238.
4 Criqui MH, Wallace RB, Heiss G, Mishkel M, Schonfeld G, Jones GTL. Cigarette smoking and plasma high-density lipoprotein cholesterol. The Lipid Research Clinics Programm prevalence study. Circulation 1980; 62 (IV). 70-76.
5 Hanke H, Strohschneider T, Oberhoff M, Betz E, Karsch KR Time course of smooth muscle cell proliferation in the intima and media of arteries following experimental angioplasty. Circ Res 1989; 67 (3): 651-659
6 Kannel WB. Update of the role of cigarette smoking in coronary artery disease. Am Heart J 1981; 101 (3): 319-328.
7 McGill HC. Potential mechanisms for the augmentation of atherosclerosis and atherosclerotic disease by cigarette smoking. Prev Med 1979; 8: 390-403
8 Strohschneider T. Die Bedeutung von wiederholten Reizen bei der Induktion von atheromatösen Plaques In. Betz E (Hrsg). Die Anwendung aktueller Methoden in der Arterioskleroseforschung. Deutsche Gesellschaft für Arterioskleroseforschung, Tübingen.: 1989; 244-251.
9 Strohschneider T, Betz E Densitometric measurement of increased endothelial permeability in arteriosclerotic plaques and inhibition of permeability under the influence of two calcium antagonists Atherosclerosis 1989, 75. 135-144
10 U.S Department of Health and Human Service The health consequences of smoking Cardiovascular Disease. 1983.

Radical-induced leukocyte adhesion to the endothelium caused by injection of oxidized low density lipoprotein in vivo

H.-A. Lehr, C. Hübner, F. Krombach, M. Becker, A. Leunig, S. Münzing, K. Meßmer

H.-A. Lehr, F. Krombach, M. Becker, A. Leunig, S. Münzing, K. Meßmer
Institut für Chirurgische Forschung, Universität München

C. Hübner
Universitätskinderklinik Hamburg

Abstract

At last year's conference of the German Society of Arteriosclerosis in Blaubeuren, our team presented an animal model, which allows by intravital fluorescence microscopy the demonstration of leukocyte adhesion to the endothelium of arterioles and venules in response to intravenous injection of oxidized human low density lipoproteins (oxLDL). In order to further validate the model and to provide further evidence for the pathogenetic role of oxLDL in atherogenesis, the following questions were addressed:

1. Are superoxide radicals involved in oxLDL-induced leukocyte adhesion? This question was answered in experiments, in which pretreatment of hamsters with a low dose of CuZn-superoxide dismutase (SOD, 0.25 mg/kg) or heparin (2000 U/kg; each drug administered 10 minutes prior to oxLDL-injection) significantly attenuated oxLDL-induced leukocyte adhesion.
2. Is oxLDL-induced leukocyte adhesion confined to the microcirculation? Using scanning electron microscopy, we have now demonstrated leukocyte adhesion to the endothelial lining of aortas of hamsters 15 minutes after injection of oxLDL.
3. Are CD11b/CD18 adhesion receptors involved in oxLDL-induced leukocyte adhesion?

Answers to this question were obtained from flow cytometric studies, demonstrating up-regulation of CD11b on human PMN and monocytes 30 minutes after in vitro stimulation with oxLDL, and from experiments on nude mice, demonstrating a complete inhibition of oxLDL-induced leukocyte adhesion to the microvascular endothelium by pretreatment with functionally blocking monoclonal antibodies against the CD11b subunit of CD11b/CD18.

Radikalvermittelte Leukozytenadhäsionen am Endothel durch Injektion oxidierter Low Density Lipoproteine in vivo

H.-A. Lehr, C. Hübner, F. Krombach, M. Becker, A. Leunig, S. Münzing, K. Meßmer

H.-A. Lehr, F. Krombach, M. Becker, A. Leunig, S. Münzing, K. Meßmer
Institut für Chirurgische Forschung, Universität München

C. Hübner
Universitätskinderklinik Hamburg

Zusammenfassung

Auf der Jahrestagung der Deutschen Gesellschaft für Artheriosklerose-forschung in Blaubeuren im letzten Jahr wurde von unserer Arbeitsgruppe ein Tiermodell vorgestellt, in dem intravitalmikroskopisch die Adhäsion fluoreszenz-markierter Leukozyten am mikrovaskulären Endothel eines Hautmuskels als Reaktion auf die intravenöse Injektion oxidativ modifizierter humaner Low Density Lipoproteine (oxLDL) visualisiert werden kann. Um das Modell bzw. die pathogenetische Rolle von oxLDL im Rahmen der Atherogenese weiter zu charakterisieren, wurden drei weitere Fragestellungen experimentell untersucht.

1. An der durch oxLDL stimulierten Leukozytenadhäsionssteigerung sind Superoxidradikale beteiligt.
   Dieser Schluß ergibt sich aus Versuchen, in denen eine Vorbehandlung der Hamster mit einer niedrigen Dosis Superoxiddismutase (CuZn-SOD, 0,25 mg/kg KG, i.v.) bzw. Heparin (2 000 IE/kg KG, i.v., welches endothelial gebundene extrazelluläre Superoxiddismutase in die Zirkulation freisetzt) zu einer signifikanten Reduktion der durch oxLDL stimulierten Leukozyten/Endothel-Interaktion führte.
2. Die Injektion von oxLDL führt zur Leukozytenadhäsionssteigerung nicht nur am mikrovaskulären Endothel, sondern auch am Endothel großer Arterien.
   Dieses Phänomen konnte mittels Rasterelektronenmikroskopie des Aortenendothels von Hamstern nach Injektion von oxLDL nachgewiesen werden.
3. OxLDL führt zu einer Expressionssteigerung von Adhäsionsrezeptoren CD11b/CD18 auf Granulozyten und Monozyten.

Dieses Ergebnis beruht auf der durchflußzytometrisch quantifizierten Rezeptorexpression nach Inkubation von humanem Vollblut mit heterologem oxLDL. Die Vorbehandlung des Vollblutes mit dem membranfluidisierenden Agens N-Butanol verhinderte die oxLDL-induzierte Rezeptorexpressionssteigerung, was auf eine Regulation der Expression von Adhäsionsrezeptoren auf Leukozyten durch die Plasmamembranfluidität hindeutet.

Einleitung

Basierend auf Erkenntnissen über die Beteiligung adhärierender und emigrierender Leukozyten im Rahmen der frühen Atherogenese wurde in unserem Institut ein Modell entwickelt, in dem durch systemische Injektion oxidierter Low Density Lipoproteine (oxLDL) in Hamstern und Mäusen eine Leukozytenadhäsion am Endothel induziert wurde [5, 6]. Mittels Intravitalmikroskopie ist es dabei möglich, im Bereich eines in der Rückenhautfalte von Hamstern und Mäusen implantierten Beobachtungsfensters die Interaktion fluoreszenzmarkierter Leukozyten mit dem Endothel von Venolen und Arteriolen zu untersuchen [7]. Mit Hilfe dieses Modells ist es gelungen, die Mediatorrolle von Leukotrienen bei der durch oxLDL ausgelösten Leukozyten/Endothel-Interaktion zu demonstrieren [5, 8]. Dieser Beitrag faßt die Ergebnisse weiterer Studien zusammen, in denen untersucht wurde

1. ob die Sauerstoffradikale an der durch die oxLDL ausgelösten Leukozyten/Endothel-Interaktion beteiligt sind,
2. ob die durch oxLDL ausgelöste Leukozyten/Endothel-Interaktion auf die Mikrozirkulation beschränkt bleibt, oder ob dieses Phänomen gleichfalls in größeren Gefäßen zu beobachten ist, und
3. welche Adhäsionsrezeptoren an der durch oxLDL ausgelösten Leukozyten/Endothel-Interaktion beteiligt sind.

Methodik

Die Implantation von Rückenhautkammern sowie die Isolierung und Oxidation von Low density lipoproteins (LDL) erfolgte gemäß zuvor publizierter Anleitungen [5, 7, 8]. Zur Beantwortung der Frage, inwiefern Sauerstoffradikale an der durch oxLDL ausgelösten Leukozyten/Endothel-Interaktion beteiligt sind, wurden die Tiere 10 Min. vor der intravenösen Injektion von oxLDL mit einer intravenösen Injektion von Kupfer-Zink-Superoxid-Dismutase (CuZn-SOD) in einer Dosis von 0,25 mg/kg Körpergewicht (n = 7) oder mit Heparin (= 2 000 Einheiten/kg Körpergewicht) vorbehandelt, wodurch endothelial fixierte extrazelluläre Superoxid-Dismutase (SOD) in die Zirkulation freigesetzt wird [2]. Die SOD-Plasmaaktivität wurde mittels eines KO_2-Testes bestimmt [9] und lag zum Zeitpunkt der Injektion von oxLDL in beiden Versuchsgruppen im Bereich von 400 - 500 Einheiten/ml Plasma.

Um die Lokalisation der Leukozyten/Endothel-Interaktion in großen Gefäßen nachzuweisen, wurden mit Pentobarbital anästhesierte Hamster (n = 7) 15 Min. nach intravenöser Injektion von oxLDL laparatomiert. Die Aorten der Tiere

wurden mittels 2,5 %iger Glutaraldehydlösung perfusionsfixiert und der Rasterelektronenmikroskopie zugeführt.
Um der Frage nachzugehen, ob die bei der Leukozyten/Endothel-Interaktion im Rahmen akuter Entzündungserscheinungen und der Ischämie-Reperfusionsreaktion beteiligten CD11b/CD18-Adhäsionsrezeptoren auf Leukozyten an der durch oxLDL induzierten Leukozytenadhäsion beteiligt sind, wurde einerseits durchflußzytometrisch die Präsentation von CD11b auf humanen Monozyten und Granulozyten nach 30minütiger Stimulation in vitro mit oxLDL bestimmt und andererseits in haarlosen Mäusen versucht, die durch oxLDL ausgelöste Leukozyten/Endothel-Interaktion durch Vorbehandlung mit einem funktionell blockierenden Antikörper gegen CD11b (MoAb Anti-MAC1) zu blokkieren.

Ergebnisse

In Hamstern und Mäusen führte die Injektion von oxLDL zu einer ausgeprägten Adhäsion zirkulierender Leukozyten am mikrovaskulären Endothel. Dieses Phänomen war weitgehend durch Vorbehandlung der Hamster mit CuZn-SOD

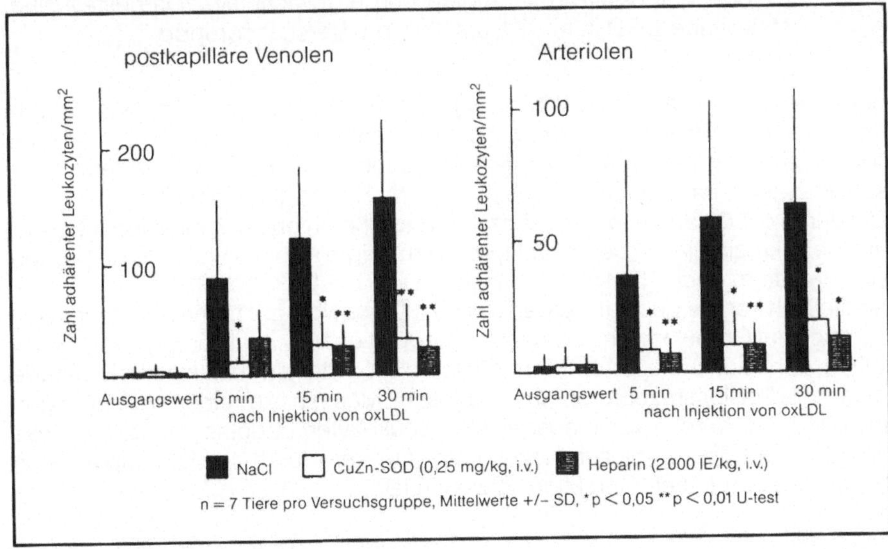

Abb. 1: Leukozyten/Endothel-Interaktion im Zeitverlauf vor und 5 , 15 und 30 Min. nach Injektion von oxLDL. Inhibition durch CuZn-SOD (0,25 mg/kg Körpergewicht, i.v., 10 Min. vor oxLDL-Injektion) und Heparin (2 000 Einheiten/kg Körpergewicht, i.v., 10 Min. vor oxLDL-Injektion). Dargestellt sind Mittelwerte ± SD in n = 7 Hamstern pro Versuchsgruppe.

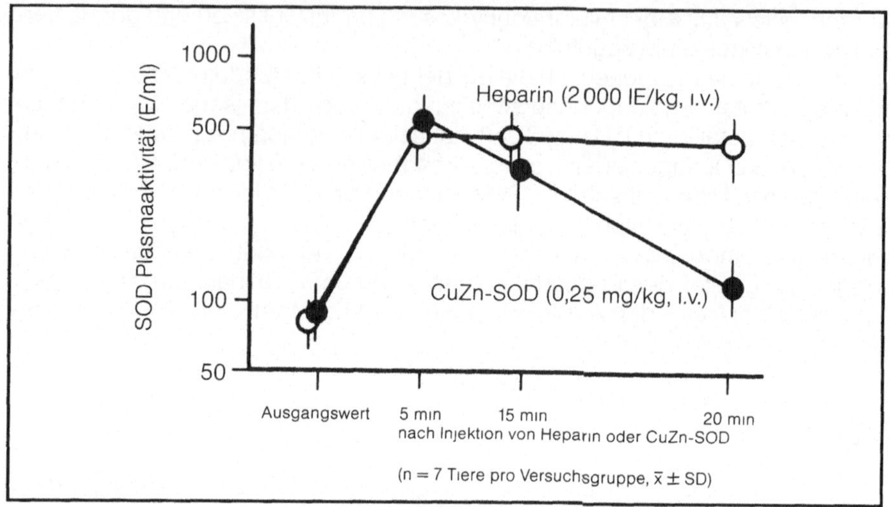

Abb. 2: Superoxid-Dismutase(SOD)-Aktivität im Plasma vor sowie 5, 10 und 20 Min. nach Injektion von Heparin (2 000 Einheiten/kg Körpergewicht, i.v. oder CuZn-SOD (0,25 mg/kg Körpergewicht, i.v.). Dargestellt sind Mittelwerte ± SD in n = 7 Hamstern pro Versuchsgruppe.

oder Heparin inhibierbar (Abb. 1, 2). Dieses Phänomen kann nicht durch Veränderungen mikrohämodynamischer Parameter erklärt werden, da diese, gemessen anhand von Mikrogefäßdurchmesser und Erythrozytenflußgeschwindigkeit, im Bereich der unbehandelten Kontrolltiere lagen.

Die durch oxLDL ausgelöste Leukozyten/Endothel-Interaktion blieb jedoch nicht auf die Mikrozirkulation beschränkt, sondern zeigte sich am Endothel der Aorten von Hamstern auch 15 Min. nach Injektion von oxLDL (Abb. 3).

Schließlich konnte gezeigt werden, daß oxLDL sowohl auf humanen Monozyten als auch auf Granulozyten zu einer Hochregulation bzw. Aktivierung von CD11b/CD18-Adhäsionsrezeptoren führt. Gleichfalls führte die funktionelle Blockade dieser Adhäsionsrezeptoren in haarlosen Mäusen zu einer vollständigen Inhibition der durch oxLDL ausgelösten Leukozyten/Endothel-Interaktion, was auf die Beteiligung dieser Rezeptoren an der durch oxLDL ausgelösten Leukozyten/Endothel-Interaktion schließen läßt.

Diskussion

Die hier vorgestellten Untersuchungen dienen zum einen dazu, das in unserem Institut entwickelte Modell der durch oxLDL ausgelösten Leukozyten/Endothel-Interaktion weiter zu validisieren (rasterelektronenmikroskopische Darstellung

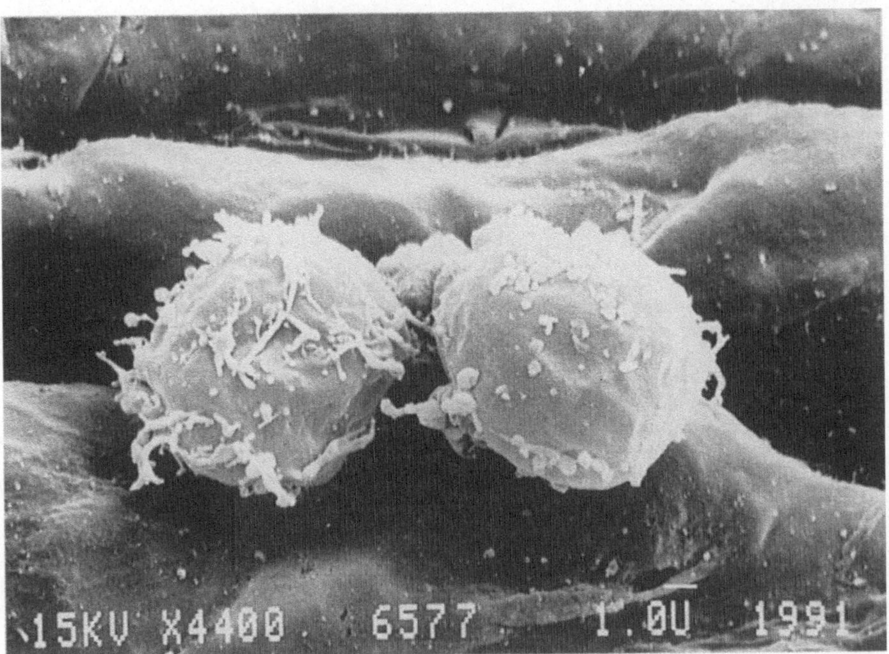

Abb. 3: Rasterelektronenmikroskopische Darstellung der Adhäsion zirkulierender Leukozyten (am Aortenendothel von Hamstern) 15 Min. nach Injektion von oxLDL. Abstandsbalken = 1 µm.

der Leukozyten/Endothel-Interaktion in großen Gefäßen), und zum anderen dazu, die Mechanismen der Leukozyten/Endothel-Interaktion zu untersuchen. Die Demonstration, daß Superoxidanionen und CD11b/CD18-Adhäsionsrezeptoren an der durch oxLDL ausgelösten Leukozyten/Endothel-Interaktion beteiligt sind, steht im Einklang mit Untersuchungen anderer Arbeitsgruppen, die die antiatherogene Wirkung von Antioxidantien [1, 3] und funktionell blokkierenden Antikörpern gegen CD11b/CD18 [4] in Modellen experimenteller Atherogenese nachweisen konnten. Die Beobachtung, daß Heparin - vermutlich durch Freisetzung endothelial fixierter extrazellulärer SOD - zur Inhibition der oxLDL-induzierten Leukozyten/Endothel-Interaktion führt, mag als Wirkungsmechanismus für seine antiatherogene Wirkung herangezogen werden [12]. Diese Untersuchungen der frühesten Veränderungen im Rahmen der Atherogenese und der sie auslösenden Mechanismen mögen dazu dienen, Hypothesen zu erhärten, nach denen die Atherosklerose Ausdruck einer „response to injury" ist [11] und dabei insbesondere einer entzündlichen Reaktion [10] auf pathologische Stimuli. Die gezeigten Untersuchungen können zum einen Mechanismen etablierter Behandlungsansätze zeigen und zum anderen zu neuartigen Therapieansätzen führen. Dabei seien insbesondere Therapieansätze angeregt, die auf eine Erhöhung der körpereigenen antioxidativen Schutzmechanismen abzielen. Klinische Studien mit Vitamin E und dem synthetischen Antioxidant Provocol wurden bereits begonnen.

Literaturverzeichnis

1 Carew TE, Schwenke DC, Steinberg D Antiatherogenic effect of probucol unrelated to its hypocholesterolemic effect: evidence that antioxidants in vivo can selectively inhibit low density lipoprotein degradation in macrophage-rich fatty streaks and slow the progression of atherosclerosis in the Watanabe heritable hyperlipidemic rabbit Proc Natl Acad Sci USA 1987; 84: 7725-7729.

2 Karlsson K, Marklund SL. Heparin-induced release of extracellular superoxide dismutase to human blood plasma Biochem J 1987; 242· 55-59.

3 Kita T, Nagano Y, Yokode M, Ishii K, Kume N, Ooshima A, Yoshida H, Kawai C Probucol prevents the progression of atherosclerosis in Watanabe heritable hyperlipidemic rabbit, an animal model for familial hypercholesterolemia. Proc Natl Acad Sci USA 1987; 84. 5928-5931.

4 Kling D, Fingerle J, Harlan JM Inhibition of leukocyte extravasation with a monoclonal antibody to CD18 during formation of experimental intimal thickening in rabbit carotid arteries. Arteriosclerosis and Thrombosis (in press)

5 Lehr HA, Hubner C, Nolte D, Finckh B, Beisiegel U, Kohlschutter A, Messmer K Oxidatively modified human low density lipoprotein stimulates leukocyte adherence to the microvascular endothelium in vivo. Res Exp Med 1991, 191· 85-90

6 Lehr HA, Kröber M, Hubner C, Vajkoczy P, Menger M, Nolte D, Kohlschutter A, Messmer K. Stimulation of leukocyte/endothelium interaction by oxidized low-density lipoprotein in hairless mice involvement of CD11b/CD18 adhesion receptor complex (zur Veröffentlichung eingereicht).

7 Lehr HA, Guhlmann A, Nolte D, Keppler D, Messmer K. Leukotrienes as mediators in ischemia/reperfusion injury in a microcirculation model in the hamster J Clin Invest 1991; 87 2036-2041.

8 Lehr HA, Hubner C, Finckh B, Angermuller S, Nolte D, Beisiegel U, Kohlschutter A, Messmer K. Role of leukotrienes in leukocyte adhesion following systemic administration of oxidatively modified human low density lipoprotein in hamsters J Clin Invest 1991, 88 9-14.

9 Marklund SL. Direct assay of superoxide dismutase with potassium superoxide In Greenwald RA (ed.). Handbook of methods for oxygen radical research. CRC Press Inc Boca Raton FL 1985; 249-255.

10 Munro JM, Cotran RS. Biology of disease. The pathogenesis of atherosclerosis: atherogenesis and inflammation. Lab Invest 1988, 58· 249-261.

11 Ross R. The pathogenesis of atherosclerosis - an update N Engl J Med 1986, 314 488-500

12 Shulman AG Heparin for prevention of atherosclerosis N Engl J Med 1988, 319· 1154-1155

Efficacy and tolerability of simvastatin in primary hypercholesterolemia

H. Eckardt, C. Staisch, E. Steinhagen-Thiessen

H. Eckard,
MSD Sharp & Dohme, München

C. Staisch, E. Steinhagen-Thiessen
Freie Universität Berlin

Abstract

Simvastatin was investigated in an open multicenter study in 365 patients with primary hypercholesterolemia. After a four-week placebo phase the patients entered into the 12-week treatment phase. Simvastatin was administered in a daily dosage of 10 mg for 4 weeks. Depending on the lipid levels after 4 and 8 weeks of treatment, the dosage was to be maintained, or increased up to 40 mg/ day.

After 12 weeks of treatment a mean decrease in total cholesterol from 303.8 ± 54.5 mg/dl to 222.6 ± 42.1 mg/dl was observed, while LDL cholesterol decreased from 221.0 ± 54.8 mg/dl to 140.9 ± 40.6 and triglycerides decreased from 198.9 ± 133.1 mgldl to 164.7 ± 95.5 mg/dl. During the same time a mean increase in HDL cholesterol from 46.4 ± 15.2 mg/dl to 50.4 ± 15.5 mg/dl.

Adverse events were reported in 47 patients. Clinical adverse events were mainly gastrointestinal problems. Laboratory adverse events were most commonly slight increases of creatine phospho kinase (CPK) and of serum transaminases. The study was terminated prematurely by 17 patients. Clinical adverse events were responsible for two terminations and laboratory adverse events were the reason for the withdrawal of one patient.

Wirksamkeit und Verträglichkeit von Simvastatin bei primärer Hypercholesterinämie

H. Eckardt, C. Staisch, E. Steinhagen-Thiessen

H. Eckard,
MSD Sharp & Dohme, München

C. Staisch, E. Steinhagen-Thiessen
Freie Universität Berlin

Zusammenfassung

In einer offenen multizentrischen Studie wurde von 365 Patienten die Verträglichkeit und Wirksamkeit von Simvastatin untersucht. Nach einer vierwöchigen Diätphase und einer anschließenden vierwöchigen Plazebophase erhielten alle Patienten 12 Wochen lang abendlich Simvastatin.
Die Anfangsdosis betrug 10 mg. Nach jeweils vier Wochen wurde diese Dosis verdoppelt, sofern das Gesamtcholesterin weiterhin über 200 mg/dl lag. Die Simvastatindosis betrug bei 41 % der Patienten nach acht Wochen 10 mg/Tag, bei 39 % 20 mg/Tag und bei 20 % 40 mg/Tag. Am Ende der Behandlungsphase war das Gesamtcholesterin im Mittel von 303,8 ± 54.5 mg/dl auf 222,6 ± 42,1 mg/dl, das Low density lipoprotein (LDL)-Cholesterin von 221,0 ± 54,8 mg/dl auf 140,9 ± 40,6 mg/dl, die Triglyzeride von 198,9 ± 133,1 mg/dl auf 164,7 ± 95,5 mg/dl abgesenkt und das High density lipoprotein (HDL)-Cholesterin von 46,4 ± 15,2 mg/dl auf 50,4 ± 15,5 mg/dl angehoben.
Simvastatin wurde gut vertragen. Unerwünschte Ereignisse wurden bei 47 Patienten berichtet. Klinische Ereignisse betrafen vorwiegend den Gastrointestinaltrakt. Laborereignisse waren vorwiegend leichte Creatinphosphokinasen(CPK)- und Transaminasenerhöhungen. 17 Patienten beendeten vorzeitig die Studie, bei drei Patienten wurde dies in Zusammenhang mit der Studienmedikation gesehen.

Einleitung

Mit der Entwicklung der Hydroxy-methylglutaryl-Coenzym A (HMG-CoA)-Reduktase-Hemmer steht eine neuartige Therapiemöglichkeit der Hypercholesterinämie zur Verfügung [10]. Die Isolierung der Muttersubstanz der HMG-CoA-Reduktase-Hemmer, Mevastatin, durch Endo reicht in das Jahr 1976 zurück [5]. Seither ist eine Reihe weiterer HMG-CoA-Reduktase-Inhibitoren entwickelt worden, wobei die am weitesten zurückreichenden Erfahrungen mit Lovastatin gesammelt wurden [9]. Simvastatin ist der semisynthetische

Abkömmling von Lovastatin, der sich von diesem durch eine zusätzliche Methylgruppe in der Butyryl-Seitenkette unterscheidet. Hierdurch wird die in vitro gemessene Hemmung der HMG-CoA-Reduktase verstärkt (Hemmkonstante 0,94 x 10^{-9} mol statt 1,9 x 10^{-9} mol für Lovastatin) [8]. Beide Substanzen werden oral als Prodrug in der inaktiven Form mit geschlossenem Laktonring eingenommen. Die Umwandlung zum aktiven Beta-Hydroxysäurederivat erfolgt im Hauptzielorgan, der Leber [1]. Ziel dieser Studie war es, Wirksamkeit und Verträglichkeit von Simvastatin bei Patienten mit primärer Hypercholesterinämie zu prüfen.

Patienten und Methodik

Die Auswertung umfaßt 365 Patienten mit primärer Hypercholsterinämie. Zwischenergebnisse einer Auswertung von 188 Patienten wurden bereits veröffentlicht. Hier findet sich eine ausführliche Methodenbeschreibung [3]. Nach vierwöchiger Diätphase mußte das Gesamtcholesterin bei Vorbehandlung mit Lipidsenkern über 200 mg/dl und ohne Vorbehandlung über 250 mg/dl liegen, um in die Studie aufgenommen zu werden.

Das Durchschnittsalter betrug 54,3 Jahre (Bereich: 17 - 78) bei einer Geschlechterverteilung von 208 (57 %) Männern und 156 (43 %) Frauen. Bei einem Patienten lagen keine Angaben zum Geschlecht vor. 154 Patienten hatten eine koronare Herzerkrankung; 118 Patienten wurden vor Beginn der Studie mit einem anderen lipidsenkenden Medikament behandelt.

Die Prüfung gliederte sich in eine vierwöchige Diät- und Screening-Phase, eine vierwöchige Plazebo- und Wash-out-Phase und eine 12wöchige Behandlungsphase. Bei Patienten, bei denen nach der vierten Behandlungswoche das Gesamtcholesterin > 200 mg/dl betrug, wurde die Ausgangsdosis von 10 mg Simvastatin auf 20 mg Simvastatin täglich verdoppelt. Bei den Patienten, bei denen das Gesamtcholesterin nach der achten Behandlungswoche noch über 200 mg/dl lag, wurde die Simvastatindosis nochmals auf 40 mg Simvastatin pro Tag verdoppelt.

Ergebnisse

Die Gesamtcholesterinwerte betrugen nach vierwöchiger Gabe von Plazebo 303,8 ± 54,5 mg/dl. Wie aus Tab. 1 zu entnehmen ist, kam es nach vierwöchiger Therapie unter Simvastatin (10 mg/Tag) zu einer deutlichen Abnahme der Gesamtcholesterinwerte auf 240,5 ± 56,7 mg/dl. Nach weiteren acht Wochen wurden nur noch 41 % der Patienten mit Simvastatin (10 mg/Tag) therapiert. 39 % der Patienten erhielten 20 mg/Tag, und 20 % der Patienten wurden mit der Höchstdosis Simvastatin (40 mg/Tag) therapiert. Hierdurch konnte eine weitere Senkung der Cholesterinwerte auf 222,6 ± 42,1 mg/dl erzielt werden. Im

Tab. 1: Einfluß von Simvastatin auf Serumlipide (n = 365)

	Woche 0	Woche 4	Woche 8	Woche 12
Gesamtcholesterin	303,8 ± 54,5	240,5 ± 56,7	226,0 ± 43,9	222,6 ± 42,1
LDL-Cholesterin	221,0 ± 54,8	158,5 ± 54,5	144,5 ± 43,3	140,9 ± 40,6
HDL-Cholesterin	46,4 ± 15,2	49,2 ± 16,2	50,1 ± 15,5	50,4 ± 15,5
VLDL-Cholesterin	35,7 ± 16,1	31,5 ± 14,8	31,3 ± 15,1	30,9 ± 14,2
LDL/HDL-Cholesterin	5,1 ± 2,2	3,5 ± 1,8	3,2 ± 1,5	3,1 ± 1,4
Triglyzeride	198,9 ± 133,1	171,5 ± 101,8	163,4 ± 94,1	164,7 ± 95,5

Vergleich zu den Werten unter Plazebo entspricht dies einer Abnahme des Gesamtcholesterins um 26 % (p < 0,001).

Das LDL-Cholesterin konnte durch Simvastatin (10 mg/Tag) von 221,0 ± 54,8 mg/dl auf 158,5 ± 54,7 mg/dl nach vierwöchiger Therapie gesenkt werden (Tab. 1). Nach weiteren acht Wochen betrug das LDL-Cholesterin noch 140,9 ± 40,6 mg/dl und war somit im Vergleich zur Plazebophase um 35 % erniedrigt (p < 0,001). Das antiatherogene HDL-Cholesterin hingegen nahm von 46,4 ± 15,2 mg/dl auf 49,2 ± 16,2 mg/dl nach vier Wochen und auf 50,4 ± 15,5 mg/dl nach 12 Wochen zu (Tab. 1). Durch die 12wöchige Therapie mit Simvastatin (10 - 40 mg/Tag) konnte somit das HDL um 11 % erhöht werden (p < 0,001). Dementsprechend wurde der LDL-/HDL-Quotient von 5,19 ± 2,18 auf 3,07 ± 1,41 (– 38 %) gesenkt (p < 0,001). Tab. 1 zeigt den Einfluß von Simvastatin auf die Triglyzeride. Hierbei zeigte sich durch die vierwöchige Behandlung eine Senkung von 198,9 ± 133,1 mg/dl auf 171,5 ± 101,8 mg/dl und durch die 12wöchige Behandlung mit Simvastatin (10 - 40 mg/Tag) eine Senkung auf 164,7 ± 95,5 mg/dl.

Diese Abnahme um 10 % war ebenfalls statistisch signifikant (p < 0,001). Schwerwiegende unerwünschte Nebenwirkungen traten unter der Behandlung von Simvastatin nicht auf. Über abdominelle Beschwerden klagten 15 Patienten (davon fünf unter Plazebo). Drei Patienten klagten über Kopfschmerzen, ein Patient über Übelkeit. CPK-Erhöhungen traten während der Studiendauer bei 17 Patienten auf. Allerdings waren 6 von diesen 17 Patienten noch in der Plazebophase, als die CPK-Erhöhung auftrat. Bei einem Patienten wurde wegen einer einmaligen CPK-Erhöhung von 272 in der Verumphase die Studie abgebrochen. Ein Patient brach wegen Kopfschmerz und Übelkeit, ein weiterer wegen Bauchschmerzen und Wadenkrämpfen die Studie ab. 14 weitere Patienten brachen die Studie ab, ohne daß hierbei vom behandelnden Arzt ein Zusammenhang mit der Studienmedikation gesehen wurde. Ein Patient starb wegen eines Reinfarktes, wobei kein Zusammenhang mit der Studienmedikation gesehen wurde.

Diskussion

Nachdem Zwischenergebnisse zu dieser Studie bereits vorliegen, zeigt auch die Endauswertung, daß die Beeinflussung der Plasmalipide durch Simvastatin in dieser Studie mit einer Senkung des Gesamtcholesterins von 26 %, des LDL-Cholesterins von 35 %, der Triglyzeride von 10 % und einer Zunahme des HDL-Cholesterins um 11 % deutlich war. Die in dieser Untersuchung aufgetretenen Nebenwirkungen waren aus anderen Studien über die Verträglichkeit von HMG-CoA-Reduktase-Hemmern bereits beschrieben. Unter Lovastatin wurden in klinischen Studien bei 4 000 Patienten 17 Myopathien beobachtet [11]. Bisher sind Myopathien auch unter Simvastatin nur vereinzelt beschrieben worden [4]. Ein Anstieg der CPK auf mehr als das dreifache des oberen Normwertes wurde in 3,4 % der Fälle in multinationalen Untersuchungen bei einem Untersuchungszeitraum von sechs Monaten bis zu einem Jahr beobachtet [12]. Dies entspricht auch den in dieser Studie gefundenen Werten, wobei in 4,7 % der Fälle eine Erhöhung der CPK auf mehr als das 1,5fache des oberen Normwertes gefunden wurde. Myopathien, definiert als Anstieg der CPK auf das 10fache des oberen Normwertes, und Muskelschmerzen traten in keinem Falle auf. Ein Anstieg der Transaminasen in möglichem, wahrscheinlichem oder bestimmtem Zusammenhang mit Simvastatin trat in 2,7 % der Fälle auf. Dies ist in Übereinstimmung mit den in anderen Studien gefundenen Werten [12].
Zusammenfassend zeigte sich unter der Behandlung mit Simvastatin (10 - 40 mg) eine Wirksamkeit, die auf Milligrammbasis in etwa die aus der Literatur bekannte Wirksamkeit von Lovastatin um das Doppelte übertrifft [2, 6 7]. Auch von seiten des Nebenwirkungsprofils waren auffällige Unterschiede zu den bisher unter Lovastatin beschriebenen Nebenwirkungen nicht beobachtet worden.

Literaturverzeichnis

1 Alberts AW Discovery, biochemistry and biology of lovastatin Am J Cardiol 1988, 62. 10J-15J.

2 Beil U, Beisiegel U, Schrameyer A, Greten H, Karkas J, Liou R, Alberts A, Eckardt H, Till A Lovastatin vs bezafibrate Efficacy, tolerability and effect on urinary mevalonate Cardiology 1990, 77 (Suppl 4): 22-32.

3 Eckardt H, Böcker K, Dreyer M, Dammann H, Staisch C, Steinhagen-Thiessen E Simvastatin in der Behandlung der primären Hypercholesterinämie. Münchener Med Wochenschr 1992; 12. 191-195.

4 Emmerich J, Aubert I, Bauducean B, Dachet C, Chanu B, Erlich D, Gautier D, Jacotot B, Routty J. Efficacy and safety of simvastatin (alone or in association with cholestyramine)· A 1-year study in 66 patients with type II hyperlipoproteinemia. Eur Heart J 1990; 11: 149-155.

5 Endo A, Kuroda M, Tsujita Y. ML-236A, ML-236B, and ML-236C, new inhibitors of cholesterogenesis produced by penicillium citrinum. J Antibiot 1976, 29· 1346-1348.

6 Gruneberger S, Dreyer M, Kangah R, Reinicke A, Staisch C, Steinhagen-Thiessen E, Muller P, Simon B, Dammann H. Senkung der Plasma-Lipidkonzentration durch Lovastatin. Dtsch Med Wochenschr 1989, 114: 1734-1739.

7 HAVEL RJ, HUNNINGHAKE DB, ILLINGWORTH DR, LEES RS, STEIN EA, TOBERT JA, BACON SR, BOLOGNESE JA, FROST PH, LAMKIN GE, LEES AM, LEON AS, GARDNER K, JOHNSON G, MELLIES MJ, RHYMER PA, TUN P. Lovastatin (mevinolin in the treatment of heterozygous familial hypercholesterolemia. A multicenter study Ann Intern Med 1987; 107. 609-615

8 HOFFMANN WF, ALBERTS AW, ANDERSON PS, CHEN JS, SMITH RL, WILLARD AK 3-Hydroxy-3-methylglutaryl-coenzyme A reductase inhibitors 4 Sidechain ester derivatives of mevinolin. J Med Chem 1986, 29. 849-852

9 ILLINGWORTH DR, BACON S, LARSEN K Long-term experience with HMG-CoA reductase inhibitors in the therapy of hypercholesterolemia. Atherosclerosis 1988, 18 161-187

10 SIRTORI CR, ARCA M, BARONE A, BERTOLOTTO A, CARRATELLI L, CATTIN L, COLOMBO L, CORTESE C, GIUDICI G, LAURENZI M, MANNARINO E, MANZATO E, MINARDI A, NOVO A, PAGNAN A, PINTUS F, RESTA F, VACCARINO V, ZULIANI G. Clinical evaluation of simvastatin in patients with severe hypercholesterolemia Curr Ther Res 1989; 46: 230-239

11 TOBERT JA Efficacy and long term adverse effect pattern of lovastatin. Am J Cardiol 1988; 62: 28J-34J.

12 WALKER F. Simvastatin· The clinical profile. Am J Med 1989, 87 (4A) 44S-46S.

Immunolocalization of lipoproteins in human arteriosclerotic tissue

B. Kaesberg, H. Robenek
Institut für Arterioskleroseforschung, Westfälische Wilhelms-Universität Münster

Abstract

The concentration of serum lipoproteins, especially those of low density lipoprotein (LDL) and high density lipoprotein (HDL) are related to the pathogenesis of arteriosclerosis. However, there is a lack of data concerning lipoprotein distribution in the human arteriosclerotic plaque. For the detection of these lipoproteins, we performed immunogold labeling on ultrathin sections of fixed and embedded human arteriosclerotic tissue. We used a panel of specific antibodies to different lipoproteins and their apolipoprotein constituents, namely LDL, formaldehyde-fixed LDL, apolipoprotein B-100, HDL and formaldehyde-fixed apolipoprotein A-I. We also applied antibodies to α-actin and cathepsin D to characterize the cells and organelles involved in lipoprotein uptake and metabolism. Semiquantitative evaluation was carried out for a detailed comparison of the results obtained. Electron microscopic examination revealed that the majority of HDL and LDL in the pathologic tissue was localized intracellularly in macrophage-derived foam cells and also in smooth muscle cells, whereas only LDL was found in the extracellular matrix. In some cases, we observed within cells an accumulation of lipoproteins in electron dense vesicles, which appear to be of lysosomal origin, as shown by double-labeling with an antibody to cathepsin D. These vesicles were only present in macrophage-derived foam cells, which were localized in the necrotic core of an arteriosclerotic plaque, and could not be found in healthy tissue or in the early stages of arteriosclerotic disease.

Immunlokalisation von Lipoproteinen im humanen arteriosklerotischen Gewebe

B. Kaesberg, H. Robenek
Institut für Arterioskleroseforschung, Westfälische Wilhelms-Universität Münster

Einleitung

Die mit Lipiden gefüllte Schaumzelle ist der vorherrschende Zelltyp im arteriosklerotischen Plaquegewebe. Dieser entsteht vorwiegend aus Monozyten, welche in die Intima eindringen und dort zu Makrophagen transformiert werden [2]. Aber auch glatte Muskelzellen (SMC) besitzen die Fähigkeit zur Lipidakkumulation [15]. Neben diesen SMC-Schaumzellen findet man im pathologischen Gewebe auch kontraktile und synthetische SMC. Die kontraktilen SMC sind durch ihre typische Spindelform mit langen zellulären Ausläufern sowie Aktinbündeln leicht zu erkennen. Der synthetische Zelltyp der SMC ist durch ausgeprägtes endoplasmatisches Retikulum charakterisiert und für die große Menge extrazellulärer Matrix zwischen den Zellen in der Läsion verantwortlich.
Verschiedene Mechanismen für die Infiltration der Lipoproteine aus dem Blutstrom in die Arterienwand wurden postuliert. Es konnte gezeigt werden, daß Low Density Lipoproteine (LDL) oder modifizierte Formen des LDL die Schaumzellbildung fördern [1, 4]. Im Fall der High Density Lipoproteine (HDL) geht man davon aus, daß diese am Prozeß des sogenannten reversen Cholesterintransportes beteiligt sind [6].
Nahezu alle Daten bezüglich der Funktion und Aufgabe von Lipoproteinen in der Atherogenese stammen aus in-vitro-Studien an verschiedenen Zellkultursystemen. Eine Korrelation zwischen den Serumlipoproteinen (insbesondere LDL und HDL) und dem Auftreten der Arteriosklerose ist bekannt. Bisherige lichtmikroskopische Untersuchungen konnten jedoch kaum Einblick in eine Kompartimentierung der verschiedenen Lipoproteine in der Läsion geben, und es existieren nur wenige oder widersprüchliche Daten über die Verteilung von Lipoproteinen in der humanen arteriosklerotischen Plaque [7, 9].
In der vorliegenden Studie wurden Immunogold-Markierungen mit verschiedenen Antikörpern, die spezifisch für die Lokalisation von Lipoproteinen und Apolipoproteinen (Apo) sind, an Ultradünnschnitten durchgeführt und auf elektronenmikroskopischer Ebene ausgewertet. Der Einfluß der Fixierung auf die antigene Erkennung im eingebetteten Gewebe wurde durch die Verwendung von Antikörpern gegen vorfixiertes Antigen (Formaldehyd-fixiertes Apo A-I und Formaldehyd-fixiertes LDL) untersucht. Für einen detaillierten Vergleich der erzielten Ergebnisse wurden semiquantitative Analysen durchgeführt.

Material und Methoden

Humanes arterielles Gewebe wurde während Operationen gewonnen, in ca. 1 mm^2 kleine Stücke geschnitten, in 4 % Formaldehyd fixiert und in Lowicryl K4M eingebettet [14]. Für die Immunmarkierung der Ultradünnschnitte wurden polyklonale Antiseren gegen humane β-Lipoproteine (anti-LDL) und humane α-Lipoproteine (anti-HDL) (Sigma, München) sowie gegen humanes Apolipoprotein B-100 (anti-Apo B-100) (Tago, Californien) verwendet. Polyklonale Antikörper gegen fixiertes humanes Apolipoprotein A-I (anti-fix.Apo A-I) und fixiertes humanes LDL (anti-fix.LDL-BK) wurden in unserem Labor entsprechend dem von Harrach und Robenek beschriebenen Protokoll hergestellt [5]. Ein weiterer polyklonaler Antikörper gegen Formaldehyd-fixiertes humanes LDL (anti-fix.LDL-D) wurde uns von Dr. H. Dieplinger (Universität Innsbruck) zur Verfügung gestellt. Für die Charakterisierung von SMCs in der arteriosklerotischen Plaque wurde ein monoklonaler Antikörper gegen α-Aktin glatter Muskelzellen (anti-SMC) verwendet (Progen, Heidelberg). Dr. A. Hasilik (Universität Münster) hat uns freundlicherweise einen affinitätsgereinigten Antikörper gegen Kathepsin D, ein lysosomales Markerprotein, überlassen [3]. Die Lokalisation des spezifischen ersten Antikörpers wurde durch nachfolgende Inkubation der Ultradünnschnitte mit Protein A-Gold-Konjugaten detektiert [10]. Für die semiquantitativen Analysen wurden repräsentative elektronenmikroskopische Aufnahmen verwendet. In Arealen gleicher Größe wurde die Anzahl der Goldpartikel über bestimmten zellulären Kompartimenten, wie extrazelluläre Matrix, SMC-Zytoplasma, Makrophagenzytoplasma und Lysosomen der Makrophagen, ermittelt. Mittelwerte der Goldpartikelanzahl für jede dieser Strukturen wurden errechnet und als prozentualer Anteil der Gesamtzahl an Goldpartikeln für jedes Markierungsexperiment dargestellt.

Ergebnisse

Immunzytochemische Charakterisierung der zellulären Bestandteile der arteriosklerotischen Plaque

Die hier verwendeten Gewebeproben können als fortgeschrittene arteriosklerotische Läsionen mit eindeutiger Intimaverdickung und kristallinen Cholesterinablagerungen charakterisiert werden. Unter Verwendung des anti-SMC-Antikörpers konnte durch Immunmarkierung gezeigt werden, daß in der Plaque SMCs in verschiedenen Phänotypen, kontraktil, synthetisierend und als Schaumzellen mit Fetttropfen, zu finden waren. Makrophagen, welche ebenfalls im pathologisch veränderten Gewebe beobachtet werden konnten, liegen zu Schaumzellen transformiert vor. Im nekrotischen Kern der Plaque weisen diese Makrophagenschaumzellen neben einer Vielzahl von Lipidtropfen auch elektronendichte lamelläre Organellen auf, welche lysosomalen Ursprungs sind, wie durch Markierung mit anti-Kathepsin D gezeigt werden konnte. Zwischen den einzelnen Zellen konnten große Mengen an extrazellulärer Matrix, insbesondere Kollagenfibrillen, beobachtet werden.

Immunzytochemische Markierung der Lipoproteine im arteriosklerotischen Gewebe

LDL

Immunmarkierungen mit den Antikörpern gegen LDL und Apo B-100 resultierten in einem nahezu identischen Verteilungsmuster von Goldpartikeln (Abb. 1). Diese konnten über dem Zytoplasma von Makrophagen und SMCs, aber auch in geringerer Dichte in der umgebenden extrazellulären Matrix gefunden werden (Abb. 1a und b). Die Goldpartikel liegen jedoch über den elektronendichten lamellären Organellen der Makrophagen am stärksten konzentriert vor (Abb. 1c). Die Verwendung der Antikörper gegen fixiertes LDL führte zu anderen Markierungsmustern (Abb. 2). Im Falle des anti-fix.LDL-BK wurden die Goldpartikel überwiegend in der extrazellulären Matrix beobachtet. Das Zytoplasma der Zellen war nur gering markiert (Abb. 2a). Die elektronendichten Organellen zeigten wiederum eine sehr hohe Markierungsintensität. Der Antikörper anti-fix.LDL-D bewirkte keine Markierung dieser Organellen. Im Zytoplasma von SMCs und Makrophagen sowie in der extrazellulären Matrix wurde eine nahezu gleich starke Markierungsdichte beobachtet (Abb. 2b).

HDL

Unterschiede in der Markierungsintensität nach der Verwendung der anti-HDL- bzw. anti-fix.Apo A-I-Antikörper konnten nicht festgestellt werden. In beiden Fällen waren das Zytoplasma von SMC und Makrophagen sowie auch die elektronendichten Organellen intensiv markiert. Die extrazelluläre Matrix war nahezu frei von Goldpartikeln (Abb. 3)

Ko-Lokalisierung von LDL und Kathepsin D

Doppelmarkierungen eines Gewebeschnittes zeigten, daß die Antikörper gegen Kathepsin D und gegen LDL in der Lage sind, spezifische Antigene im eingebetteten Gewebe zu detektieren. Weiterhin konnte gezeigt werden, daß die elektronendichten Organellen in den Makrophagen beides enthalten, Kathepsin D und LDL. Innerhalb dieser Organellen sind sie jedoch nicht identisch verteilt. In elektronendichteren Regionen der Lysosomen ist die LDL-Markierung vorherrschend. In weniger elektronendichten Arealen dieser Organellen ist sowohl eine Kathepsin D- als auch eine LDL-Markierung zu beobachten.

Immunzytochemische Markierung von Lipoproteinen in Kontrollgewebe

Als Kontrolle diente arterielles Gewebe eines 75jährigen männlichen Patienten, der an einer Herzklappeninsuffizienz litt, jedoch keine Anzeichen einer Arteriosklerose zeigte. Die Markierung dieses Gewebes mit anti-fix.LDL-D resultierte in einer diffusen und schwachen Markierung des Gewebes mit Goldpartikeln. Nach Verwendung des anti-fix.Apo A-I konnten Goldpartikel in der

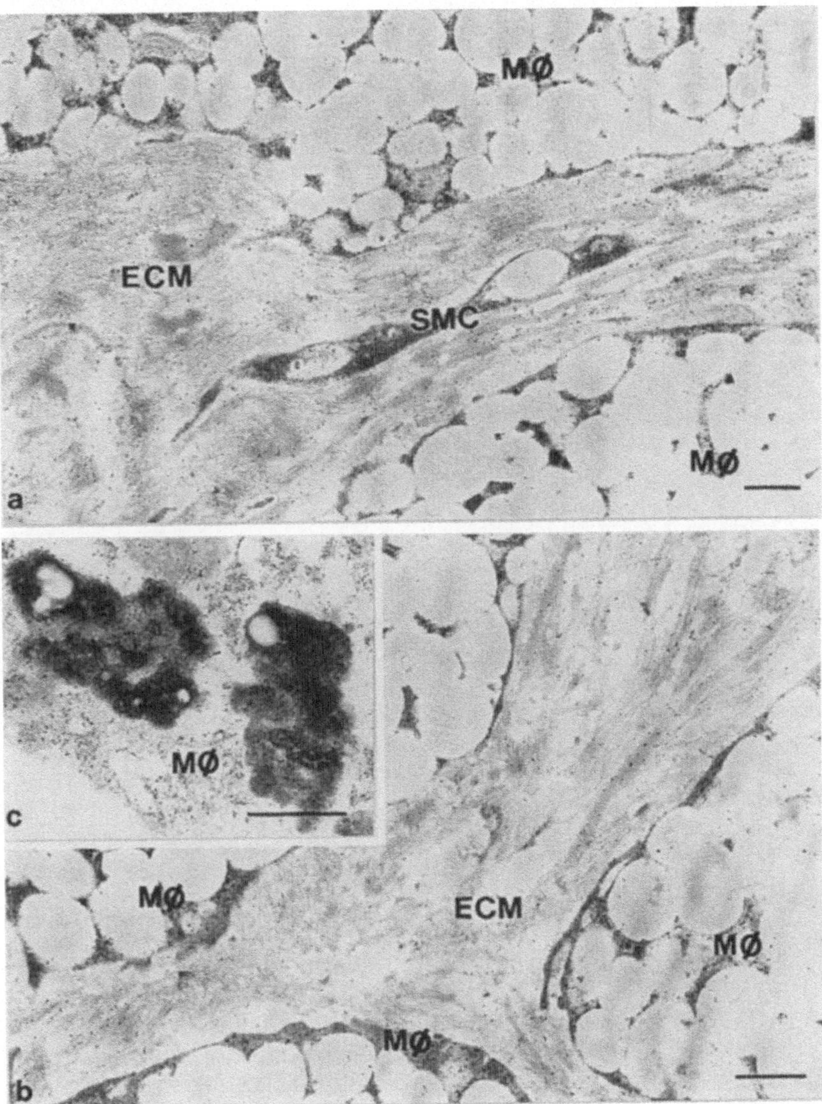

Abb. 1: Markierungsmuster nach Verwendung der Antikörper anti-LDL (**a**) und anti-Apo B-100 (**b** und **c**). In beiden Fällen sind Goldpartikel über dem Zytoplasma von Makrophagen (Mø) und glatten Muskelzellen (SMC) sowie der extrazellulären Matrix (ECM) zu finden (a und b). Die elektronendichten Organellen in den Mø zeigen eine intensive Markierung (c). Balkenlänge = 1 μm.

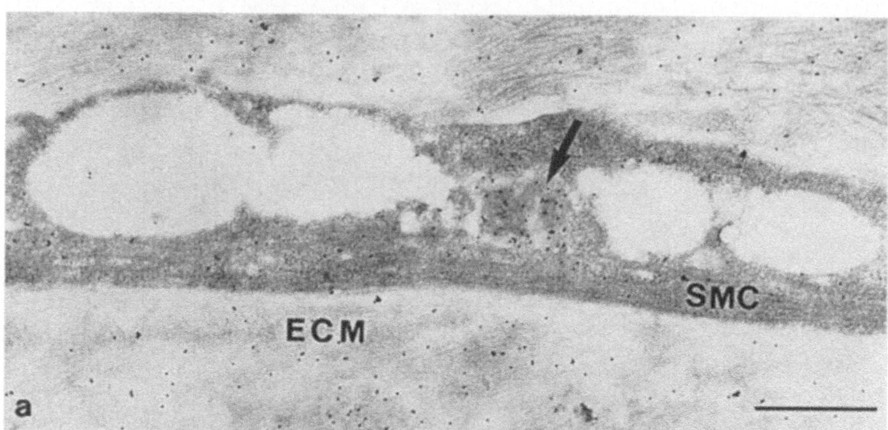

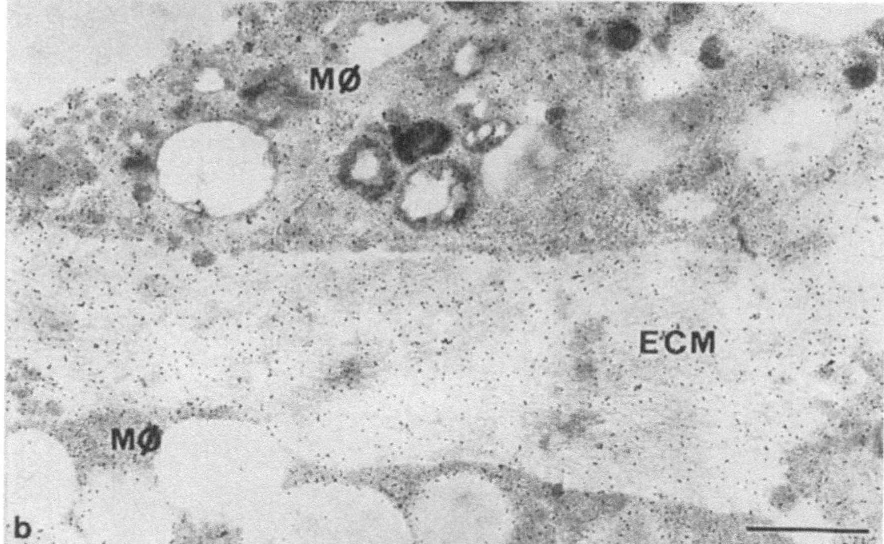

Abb. 2: **a**) Durch den Antikörper anti-fix.LDL-BK wird das Zytoplasma der glatten Muskelzellen (SMC) nur schwach markiert. Die lamelläre Organelle (Pfeil) und die extrazelluläre Matrix (ECM) zeigen eine höhere Dichte an Goldpartikeln. **b**) Die Markierungsdichte in der ECM sowie dem Zytoplasma der Mø ist im Fall des Antikörpers anti-fix.LDL-D nahezu gleich. Nur wenige der elektronendichten Organellen zeigen eine Markierung am Rand. Balkenlänge = 1 µm.

gleichen Markierungsintensität und Verteilung wie im pathologisch veränderten arteriosklerotischen Gewebe beobachtet werden.

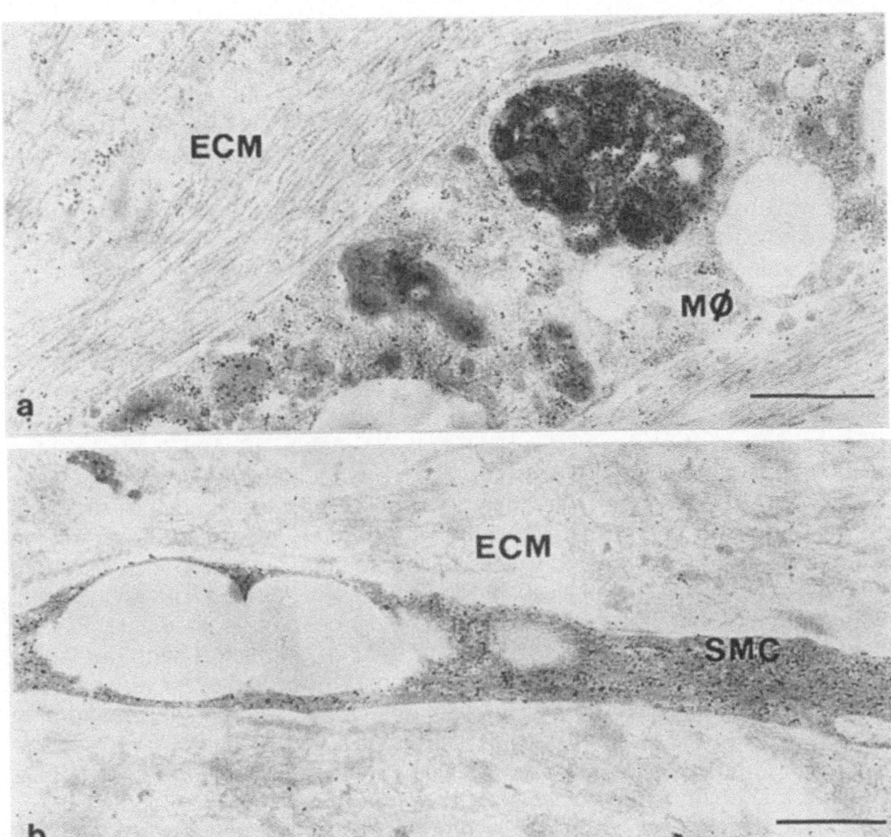

Abb. 3: Markierungsmuster durch die Antikörper anti-HDL (**a**) und anti-fix.Apo A-I (**b**). Das Zytoplasma der Makrophagen (Mø) und der glatten Muskelzellen (SMC) ist markiert. In der extrazellulären Matrix (ECM) sind dagegen nur wenige Goldpartikel zu finden. Eine intensive Markierung konnte auch über den elektronendichten Organellen in den Mø beobachtet werden. Balkenlänge = 1 μm

Diskussion

Unsere Daten zeigen, daß auf elektronenmikroskopischer Ebene HDL, LDL und die Apolipoproteine A-I und B-100 in verschiedenen subzellulären Kompartimenten von Makrophagen und SMCs sowie in der extrazellulären Matrix der arteriosklerotischen Plaque vorkommen. Die größten Unterschiede zwischen den Resultaten mit den verschiedenen Antikörpern beziehen sich auf die relativen Markierungsintensitäten, die in Abb. 4 dargestellt sind. Es ist festzustellen, daß die Antikörper gegen unmodifizierte Lipoproteine nahezu identische Markierungsintensitäten über den verschiedenen zellulären Strukturen erzeugen (Abb. 4a, c, e). Diese variieren jedoch zwischen den Antikörpern gegen fixiertes LDL (Abb. 4b und d) und dem gegen fixiertes Apo A-I (Abb. 4f). Mit den anti-fix.LDL-Antikörpern ist die extrazelluläre Matrix im arteriosklerotischen Gewebe intensiver markiert als mit den anti-fix.Apo A-I-Antikörpern. Neben der ähnlich intensiv markierten extrazellulären Matrix ist die intrazelluläre Markierung mit den beiden Antikörpern gegen fixiertes LDL nicht identisch (Abb. 4b und d). Dieses unterschiedliche Markierungsmuster ist ein Hinweis darauf, daß die verschiedenen Antikörper unterschiedliche antigene Determinanten des LDL-Moleküls erkennen. Der Vergleich der relativen Markierungsintensitäten der Antikörper gegen natives LDL (Abb. 4a und c) mit den Antikörpern gegen fixiertes LDL (Abb. 4b und d) zeigt, daß der Fixierungsvorgang mit Formaldehyd einen klaren Einfluß auf die Erkennung des LDL im fixierten Gewebe hat. Im Fall der anti-HDL- (Abb. 4e) und anti-fix.Apo A-I- (Abb. 4f) Antikörper konnten Markierungsunterschiede dieser Art nicht beobachtet werden. Ein weiterer denkbarer Grund für die Unterschiede in den Markierungsmustern der Antikörper gegen LDL könnte der oxidative Status des LDL sein, welches als Antigen für die Immunisierung verwendet wurde. Die verstärkte Aufnahme von oxidiertem LDL durch Makrophagen [11] ist ein Hinweis darauf, daß auch die Antigenizität von verschiedenen Epitopen des LDL-Moleküls betroffen sein könnte. Für die Herstellung des Antikörpers anti-fix.LDL-BK wurde LDL sofort nach der Isolierung verwendet. Die Erkennung von oxidiertem LDL durch die hier verwendeten LDL erkennenden Antikörper wurde nicht getestet. Zusammenfassend können wir sagen, daß mit Antikörpern gegen HDL und LDL eine Markierung vorwiegend über dem Zytoplasma von Makrophagen und SMCs gefunden wurde, wobei LDL zusätzlich auch in der extrazellulären Matrix dargestellt werden konnte.

Bezüglich der extrazellulären Lokalisierung von LDL stimmen unsere Daten mit früheren lichtmikroskopischen Untersuchungen überein [6, 7, 8]. Die hier gezeigte intrazelluläre Verteilung von LDL steht jedoch im Gegensatz zu diesen Beobachtungen. Wir interpretieren die intrazelluläre Lokalisierung von LDL als Resultat seines lysosomalen Abbaus und des Transportes von Cholesterin und Aminosäuren zum Zytoplasma. Da hier polyklonale Antikörper gegen LDL verwendet wurden, kann davon ausgegangen werden, daß auch kurzkettige Epitope des LDL-Moleküls erkannt werden.

Zusätzlich konnten wir LDL und HDL in elektronendichten Organellen in Makrophagen lokalisieren. Unter Verwendung des Antikörpers gegen lysosomales Kathepsin D konnten diese Organellen als Lysosomen identifiziert werden. Durch Doppelmarkierungen konnte nachgewiesen werden, daß diese Organellen sowohl Kathepsin D als auch LDL enthalten. Diese Daten gehen mit biochemischen Studien von VAN DER WESTHUYZEN [12] und VAN LENTEN [13] einher, welche zeigten, daß der lysosomale Abbau von Apo B-100, dem Apolipoprotein des LDL, durch Kathepsin D eingeleitet wird. HDL konnte ebenfalls in diesen lysosomalen Organellen lokalisiert werden. Diese Resultate weisen darauf hin,

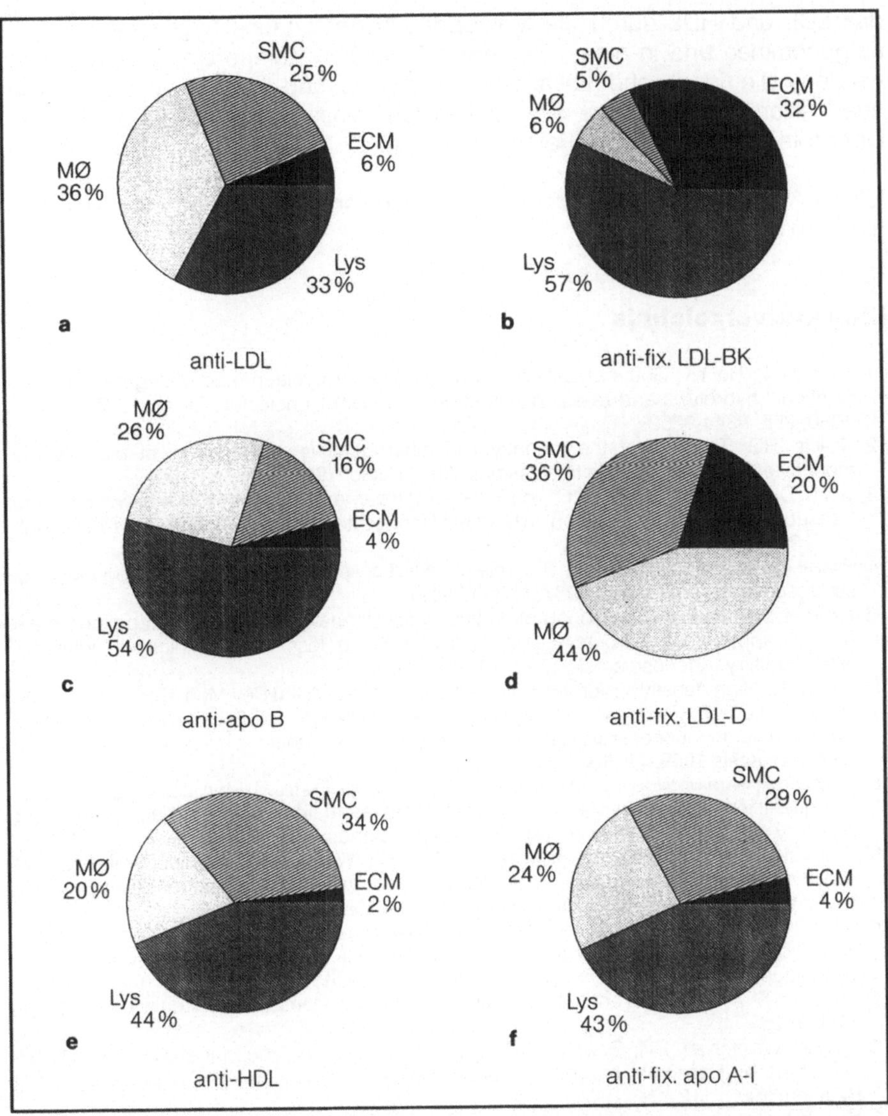

Abb. 4: Relative Markierungsdichte der Goldpartikel über verschiedenen zellulären Strukturen im Plaquegewebe: extrazelluläre Matrix (ECM), glatte Muskelzellen (SMC), Makrophagen (Mø) und Lysosomen im Zytoplasma der Makrophagen (Lys). Die Mittelwerte für jede Struktur wurden bestimmt und als prozentualer Anteil der Gesamtzahl an Goldpartikeln dargestellt.

daß LDL und HDL durch die Makrophagen der arteriosklerotischen Plaque aufgenommen und in einem Kathepsin D-reichen Kompartiment hydrolysiert werden. Die identische Lokalisation von LDL und HDL in der humanen arteriosklerotischen Plaque weist auf ein gemeinsames Schicksal der beiden Lipoproteine im Verlauf der Pathogenese hin.

(Diese Arbeit wurde unterstützt durch die Deutsche Forschungsgemeinschaft SFB 310 und Vo 386/1-1)

Literaturverzeichnis

1 Brown MS, Ho YK, Goldstein JR. The cholesteryl ester cycle in macrophage foam cells: Continual hydrolysis and re-esterification of cytoplasmic cholesteryl esters J Biol Chem 1980, 255· 9344-9352.

2 Gerrity RG The role of the monocyte in atherogenesis I. Transition of blood-borne monocytes into foam cells in fatty lesions Am J Pathol 1981, 103: 181-190.

3 Gupta DK, Theisen N, Robenek H, von Figura K, Hasilik A. Comparison of biosynthesis and transport of lysozyme and cathepsin D in U937 monocytes Biochim Biophys Acta 1985, 847. 217-222

4 Haberland ME, Fogelman AM The role of altered lipoproteins in the pathogenesis of atherosclerosis Am Heart J 1987; 113· 573-577.

5 Harrach B, Robenek H. Polyclonal antibodies against formaldehyde-modified apolipoprotein A-I. An approach to circumventing fixation induced loss of antigenicity in immunocytochemistry. Arteriosclerosis 1990, 10. 564-576.

6 Miller GJ High density lipoproteins and atherosclerosis Annu Rev Med 1980, 31: 97-108

7 Mora R, Lupu F, Simionescu N Cytochemical localization of β-lipoproteins and their components in successive stages of hyperlipidemic atherogenesis of rabbit aorta Atherosclerosis 1989, 79. 183-195

8 Niendorf A, Rath M, Wolf K, Peters S, Arps H, Beisiegel U, Dietel M Morphological detection and quantification of lipoprotein (a) deposition in atheromatous lesions of human aorta and coronary arteries. Virchows Arch A Pathol Anat Histopathol 1990; 417 105-111

9 Rosenfeld ME, Palinski W, Yla-Herttuala S, Butler S, Witztum JL. Distribution of oxidation specific lipid-protein adducts and apolipoprotein B in atherosclerotic lesions of varying severity from WHHL rabbits Arteriosclerosis 1990, 10. 336-349

10 Roth J, Bendayan M, Orci L. The protein-A-gold (pAg) technique A qualitative and quantitative approach for antigen localization on thin sections. In· Bullock GR, Petrusz P (eds) Techniques in immunocytochemistry Academic Press Inc· London 1982; 107-133

11 Steinberg D Antioxidants and atherosclerosis A current assessment Circulation 1991, 84 1420-1425.

12 Van der Westhuyzen DR, Gevers W, Coetzee GA Cathepsin-D-dependent initiation of the hydrolysis by lysosomal enzymes of apoprotein B from low density lipoproteins Eur J Biochem 1980; 112 153-160

13 Van Lenten BJ, Fogelmann AM Processing of lipoproteins in human monocyte-macrophages J Lipid Res 1990; 31 1455-1466.

14 Volker W, Frick B, Robenek H A simple device for low temperature polymerization of Lowicryl K4M resin J Microsc 1985, 138 91-93

15 Wolfbauer G, Glick JM, Minor LK, Rothblatt GH Development of the smooth muscle foam cell Uptake of macrophage lipid inclusions Proc Natl Acad Sci USA 1986; 83 7760-7764

The effect of cytostatic agents on plaque cells of human atherosclerotic lesions: Dose reduction by a combined drug regime?

U. Seitzer, R. Voisard, D. Axel, D. Roth, H. Osterhues, M. Kochs, E. Betz, V. Hombach

U. Seitzer, R. Voisard, H. Osterhues, M. Kochs, V. Hombach
Medizinische Klinik IV, Universität Ulm

D. Axel, D. Roth, E. Betz
Physiologisches Institut I, Universität Tübingen

Abstract

Restenosis remains an unsolved problem in the therapeutic use of angioplasty catheters. The migration and proliferation of smooth muscle cells from the media into the subendothelial space are key events in the development of atherogenesis and restenosis after angioplasty. The local application of cytostatic agents might inhibit this reactive cell proliferation. Primary stenosing and restenosing plaque material of peripheral arteries was removed by a peripheral Simpson Atherectomy Catheter (Extraction by Prof. Höfling and Dr. Bauriedel, Department of Internal Medicine I, Munich and Dr. Osterhues, Department of Internal Medicin IV, Ulm). Plaque cells were isolated by collagenase/elastase and identified as smooth muscle cells by positive reaction with monoclonal antibodies against smooth muscle α-actin. Cell number was examined in a cell counter (Casy I, Schärfe System). A combined regime of Etoposide (10^{-7} mol/l to 10^{-12} mol/l) and Cytarabine (10^{-7} to 10^{-12} mol/l) was added to the cultures one day after seeding. At each medium exchange added substances were also renewed. Cell number was examined after 5 days. Although the combination of Etoposide Cytarabine caused a clear, dose-dependent inhibition of smooth muscle cell proliferation, the combined therapy was not superior to the mono-therapy with Etoposide.

Der Effekt von Zytostatika auf Plaquezellen aus atherosklerotischem Plaquematerial des Menschen in vitro: Dosisreduktion durch Kombinationstherapie?

U. Seitzer, R. Voisard, D. Axel, D. Roth, H. Osterhues, M. Kochs, E. Betz, V. Hombach

U. Seitzer, R. Voisard, H. Osterhues, M. Kochs, V. Hombach
Medizinische Klinik IV, Universität Ulm

D. Axel, D. Roth, E. Betz
Physiologisches Institut I, Universität Tübingen

Einleitung

Interventionelle Techniken werden in immer größerem Umfang zur symptomatischen Behandlung von Folgeerscheinungen der Atherosklerose eingesetzt. Die sehr hohen primären Erfolgsquoten werden jedoch durch das Auftreten von Restenosierungsereignissen zu etwa 30 % beeinträchtigt. Auf zellulärer Ebene scheint beim Restenosierungsprozeß nach Angioplastie der Migration und Proliferation von glatten Muskezellen (SMC) aus der Media in den subendothelialen Raum eine besondere Bedeutung zuzukommen [3, 4, 5, 8]. SMC, die aus restenosierendem Plaquematerial des Menschen isoliert wurden, zeigten extrem gesteigerte Wachstumsraten im Vergleich mit SMC aus primärstenosierendem Plaquematerial [3, 4].
Eine Hemmung der reaktiven Zellproliferation durch antiproliferative Substanzen könnte somit unter Umständen die Langzeitergebnisse nach Angioplastie verbessern. Zytostatika zeigen eine effektive Hemmung der Proliferationsaktivität glatter Muskelzellen aus atherosklerotischem Plaquematerial des Menschen in vitro [10]. In der folgenden Untersuchung wurde geprüft, ob sich in vitro durch eine zytostatische Kombinationstherapie eine Dosisreduktion bei gleichem Hemmeffekt erreichen läßt.

Material und Methoden

Isolierung, Identifizierung und Kultivierung der Zellen [3, 4].
Primär- und restenosierendes Plaquematerial wurde mit einem Simpson-Atherektomiekatheter aus peripheren Arterien entnommen. Für die Entnahme danken wir Herrn Prof. Höfling und Herrn Dr. Bauriedel, Medizinische Klinik I, Universität München, und Herrn Dr. Osterhues, Medizinische Klinik IV, Universi-

tät Ulm. Die Aufarbeitung erfolgte nach der Explantattechnik und mittels enzymatischer Disaggregation. Die isolierten Zellen wurden in einem Mediumgemisch aus Waymouth's MB 752/1 und Ham F-12 unter Zusatz von 15 % fetalem Kälberserum (fcs) kultiviert. Zur Identifikation der Plaquezellen wurden monoklonale Antikörper gegen glattmuskuläres Alpha-Aktin (Progen Biotechnik, Heidelberg) verwendet.

Zytostatika
Etoposid: Nach Herstellung einer 10^{-2}molaren Stammlösung wurde die Substanz in PBS^- bis zu einer Konzentration von 10^{-10} mol/l (entsprechend einer Schalenkonzentration von 10^{-12} mol/l) verdünnt.
Cytarabin: Nach Herstellung einer 10^{-3}molaren Stammlösung wurde die Substanz in PBS^- bis zu einer Konzentration von 10^{-10} mol/l verdünnt (entsprechend einer Schalenkonzentration von 10^{-12} mol/l).

Proliferationsanalyse
Zur Bestimmung der Wachstumsparameter wurden die Zellen in einer Dichte von 2 000 - 3 000 Zellen/cm^2 in 6-Lochschalen ausgesät. Die Bestimmung der Zellzahl und der Zellgrößenverteilung erfolgte mit einem Zellzählgerät (Casy I, Schärfe System, Reutlingen) in regelmäßigen Abständen. Für den Substanztest wurde den Kulturen einen Tag nach Zellaussaat Vepesid und Cytarabin in einer Konzentration von 10^{-7} mol/l bis 10^{-12} mol/l beigegeben. Um Lösungsmitteleffekte zu berücksichtigen, wurden Kontrollschalen mit und ohne Lösungsmittel angelegt. Bei jedem Mediumwechsel wurden die Substanzen ebenfalls erneuert. Nach fünf Tagen wurde die Zellzahl mit dem Zellzählgerät (s. o.) ermittelt.

Ergebnisse

Zellisolierung
Die Isolierung von Zellen aus atherosklerotischem Plaquematerial konnte sowohl mittels der Explantattechnik (Abb. 1 c) als auch durch enzymatische Disaggregation (Abb. 1 b) durchgeführt werden. Für die Proliferationsuntersuchungen wurden lediglich enzymatisch disaggregierte Zellen verwendet.

Zellidentifizierung
Über 80 % der isolierten Plaquezellen konnten durch positive Reaktion mit monoklonalen Antikörpern gegen glattmuskuläres Alpha-Aktin als glatte Muskelzellen identifiziert werden (Abb. 1 a).

Zellgrößenverteilung
Bei allen isolierten Plaquezellen konnte eine klare Häufung der Zelldurchmesser bei 18,0 ± 4 µm ($\bar{x} \pm$ SD) festgestellt werden. Die zu dieser Population gehören-

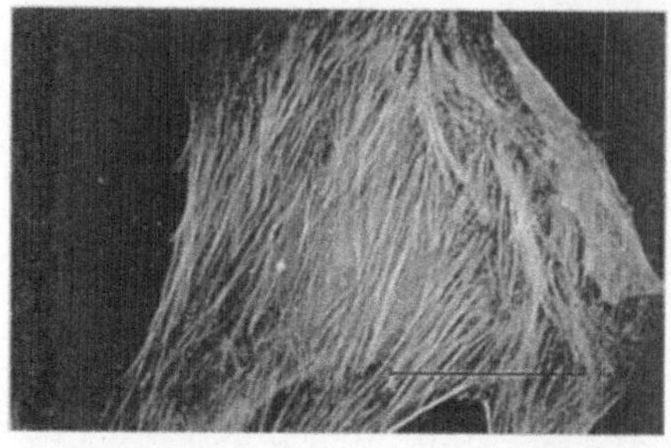

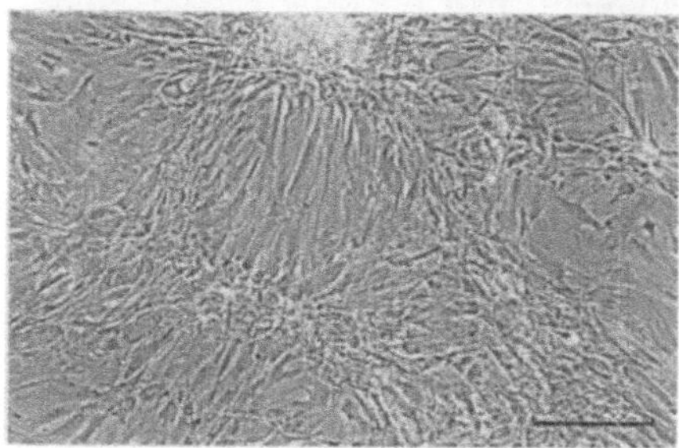

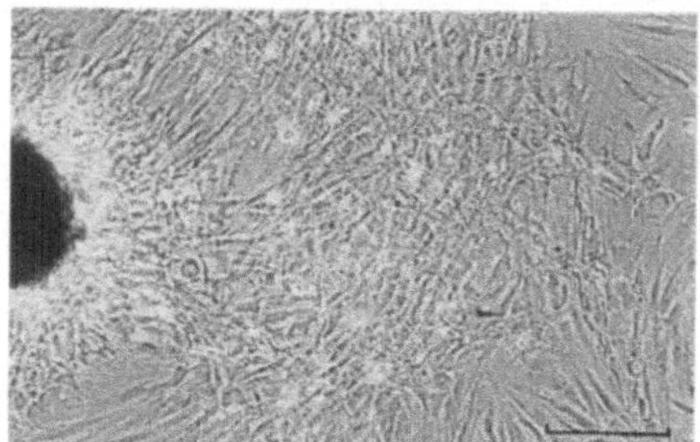

Abb. 1:

a) Identifikation einer Plaquezelle als glatte Muskelzelle durch positive Reaktion mit monoklonalen Antikörpern gegen glattmuskuläres Alpha-Aktin. Balken = 50 µm.

b) Glatte Muskelzellen in Kultur, die das typische 'Hill and Valley'-Muster ausbilden. Balken = 250 µm.

c) Explantattechnik: Glatte Muskelzellen sind aus einem Plaquestück ausgewachsen; Situation nach vier Wochen Kultivierung. Balken = 250 µm.

den Zellen wurden als Subpopulation 1 (SP-1) bezeichnet. Die restlichen Zellen hatten einen größeren Zelldurchmesser und wurden als Subpopulation 2 (SP-2) zusammengefaßt.

Proliferationsverhalten unter Einwirkung von Etoposid + Cytarabin

Bei einer Konzentration von 10^{-8} mol/l wurde das Zellwachstum um etwa 25 % inhibiert (Abb. 2 c). Im Vergleich zur Kontrollschale (Abb. 2 a) zeigten sich bei einer Konzentration von 10^{-7} mol/l (Abb 2 b) keine mikroskopisch sichtbaren zytotoxischen Effekte.

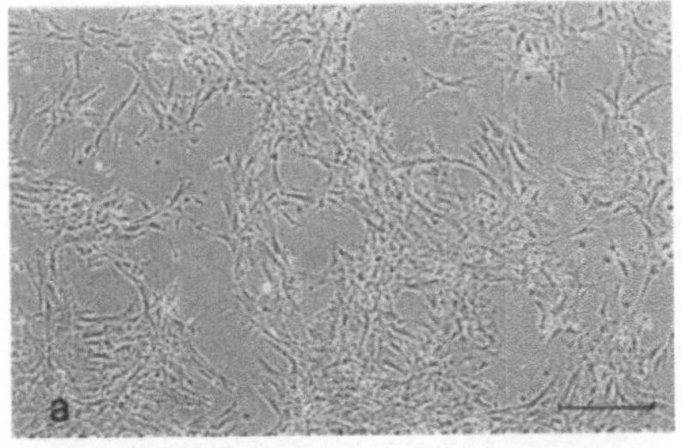

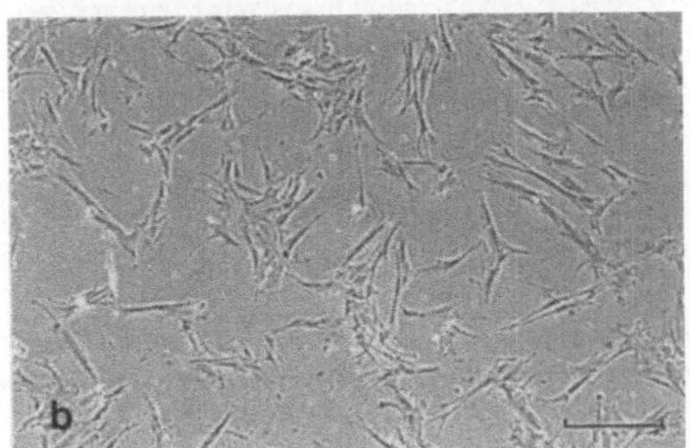

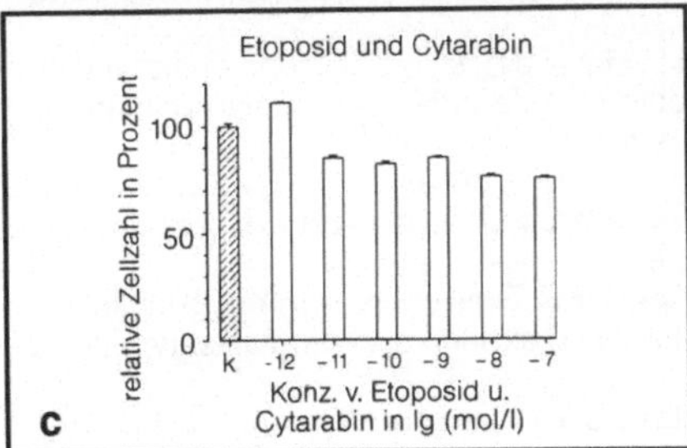

Abb. 2:

a) Substanztest: Kontrollschale nach 5tägiger Kultivierung. Balken = 500 μm.

b) Substanztest: Der Effekt von Etoposid + Cytarabin auf kultivierte glatte Muskelzellen aus atherosklerotischem Plaquematerial des Menschen (10^{-7} mol/l). Balken = 500 μm.

c) Der Effekt von Etoposid + Cytarabin (10^{-12} mol/l bis 10^{-7} mol/l) auf kultivierte Plaquezellen des Menschen.

Diskussion

Experimentelle Studien mit zytostatischen Substanzen nach Angioplastie wurden bereits mit unterschiedlichen Ergebnissen durchgeführt [2, 6, 7]. Barath [2] berichtete von einer Reduktion der Restenosierungsraten durch die Applikation von Vincristin und Actinomycin in einem Kaninchenmodell, während Murphy [7] und Muller [6] beim Schwein durch die systemische Gabe von Methotrexat und Azathioprin sowie durch die lokale Applikation von Methotrexat keine Reduktion der Restenoseraten beobachteten. In Zellkulturexperimenten mit glatten Muskelzellen aus atherosklerotischem Plaquematerial des Menschen zeigte sich hingegen eine drastische Inhibition der Zellproliferation durch Zytostatika [10]. Es wäre denkbar, daß bei der systemischen Gabe der Zytostatika im gereizten

Gefäßsegment nur zu geringe Wirkstoffspiegel erreicht werden. Durch die Aufbringung der antiproliferativen Substanzen auf einen Stent könnten lokal ausreichend hohe Wirkspiegel erzielt werden. Hierbei wäre eine möglichst geringe Dosierung, die gerade noch einen ausreichenden antiproliferativen Effekt aufweist, anzustreben. Die dargestellten in-vitro-Ergebnisse mit glatten Muskelzellen aus atherosklerotischem Plaquematerial des Menschen deuten nicht darauf hin, daß durch eine zytostatische Kombinationstherapie die Einzeldosis der Substanzen vermindert werden kann. Der Effekt einer Monotherapie scheint durch die Kombination der Substanzen sogar abgeschwächt zu werden.

Monokulturansätze können nur grobe Anhaltspunkte über Wirkungstendenzen von Medikamenten liefern. Für eine komplexere Darstellung der Substanzeffekte eignen sich Transfilter- und Co-Kulturmodelle [1, 9].

Literaturverzeichnis

1 Axel D, Voisard R, Hombach V, Betz E, Roth D Koronare Plaquezellen und Endothelzellen des Menschen unter verschiedenen Kultivierungsbedingungen im Transfilter-Co-Kultur-Modell Z Kardiol 1992, 81 (Suppl 1) 259

2 Barath P, Arakawa K, Cao J, Fishbein M, Fagin J, Lusis A, Forrester J Low dose of antitumor agents prevents smooth muscle cell proliferation after endothelial injury. J Am Coll Cardiol 1989; 13 (abtract). 252

3 Dartsch PC, Voisard R, Bauriedel G, Lauterjung L, Hofling B, Betz E Growth characteristics and cytoskeletal organisation of cultured smooth muscle cells from human primary and restenosing lesions. Arteriosclerosis 1990; 10 62-75

4 Dartsch PC, Voisard R, Betz E In vitro growth characteristics of human atherosclerotic plaque cells: Comparison of cells from primary stenosing and restenosing lesions of peripheral and coronary arteries Res Exp Med 1990, 190 77-87

5 Hanke H, Strohschneider T, Oberhoff M, Betz E, Karsch KR. Time course of smooth muscle cell proliferation in the intima and media of arteries following experimental angioplasty Circ Res 1990, 67 651-659

6 Muller DWM, Topol EJ, Abrams G, Gallagher K, Ellis SG Intramural methotrexate therapy for the prevention of intimal proliferation following porcine carotid balloon angioplasty Circulation 1990, 82, 4 (Suppl III, abstract) 1701

7 Murphy JG, Schwartz RS, Edwards WD, Camrud AR, Ko J, Kennedy KD, Vlietstra RE. Methotrexate and Azathioprine fail to inhibit porcine coronary restenosis. Circulation 1990; 82, 4 (Suppl III, abstract). 1702

8 Ross R. The pathogenesis of atherosclerosis - an update N Engl J Med 1986; 314· 488-500

9 Roth D, Betz E, Hombach V, Axel D, Voisard R. Proliferations- und Migrationsverhalten von koronaren Primärstenosezellen im Transfilter-Kultur-System Z Kardiol 1991, 80 (Suppl 6) P179

10 Voisard R, Dartsch PC, Seitzer U, Grupp C, Roth D, Kochs M, Hombach V Human cell culture as 'Prescreening System' for a pharmacological approach to the prevention of restenosing events after angioplasty? Circulation 1991, 84, 4 (Suppl II, abstract) 281

Reduction of human plaque smooth muscle cell proliferative and migratory activities by calcium antagonists*

G. Bauriedel, J. Heimerl, R. Brandl, B. Höfling

G. Bauriedel, J. Heimerl, B. Höfling
Medizinische Klinik I, Klinikum Großhadern, Ludwig-Maximilians-Universität München

R. Brandl
Chirurgische Klinik, Abteilung für Gefäßchirurgie, Universität Regensburg

Abstract

Subendothelial invasion and subsequent proliferation of smooth muscle cells (SMCs) are considered to be basic determinants of plaque formation. Inhibitory effects on both cellular events may promise prevention of arteriosclerosis. Calcium antagonists from different groups were screened in a cell culture model with human SMCs cultured from coronary and peripheral lesions on their potential anti-arteriosclerotic properties. SMC proliferative activity was characterized by population doubling rate (PDR), SMC migratory activity was examined by a standardized video-analysis system and quantitated by SMC migratory velocity (V). The calcium channel blockers diltiazem and verapamil (10^{-7} M) did not show effects on PDR and V, whereas isradipine, nicardipine and nifedipine (10^{-7} M) exerted a significant reduction of these SMC activity parameters. Our data reveal that especially the so-called vasoselective drugs of the dihydropyridine group induce a *concordant* suppression of cultured plaque SMC proliferative and migratory activities. *In vitro* studies with SMCs harvested from fresh human plaque tissue were used for a pre-clinical drug screening which may allow a more differential pharmacotherapy of arteriosclerosis.

* Supported by the Deutsche Forschungsgemeinschaft DFG Ba 1076/1-1

Verminderung der Proliferations- und Migrationsaktivität humaner Plaque-Myozyten durch Kalziumantagonisten *

G. Bauriedel, J. Heimerl, R. Brandl, B. Höfling

G. Bauriedel, J. Heimerl, B. Höfling
Medizinische Klinik I, Klinikum Großhadern, Ludwig-Maximilians-Universität München

R. Brandl
Chirurgische Klinik, Abteilung für Gefäßchirurgie, Universität Regensburg

Zusammenfassung

Subendotheliale Einwanderung und konsekutive Proliferation glatter Muskelzellen (SMCs) sind wesentliche Determinanten der Plaquebildung. Ein inhibitorischer Effekt auf beide zellulären Ereignisse könnte antiarteriosklerotische Wirksamkeit bedeuten. In einem Zellkulturmodell wurden Kalziumantagonisten unterschiedlicher Gruppen auf ihre Eignung als antiarteriosklerotische Substanz an humanen SMCs aus koronaren und femoralen Läsionen getestet. Die SMC-Proliferationsaktivität wurde durch die Populationsverdoppelungsrate (PDR) charakterisiert, die SMC-Migrationsaktivität wurde mit einem standardisierten Videoanalysesystem gemessen und durch die mittlere Migrationsgeschwindigkeit (V) quantifiziert. Die Kalziumantagonisten Diltiazem und Verapamil blieben bei Konzentrationen von 10^{-7} M ohne Effekt auf PDR und V, während Isradipin, Nicardipin und Nifedipin in äquimolarer Konzentration eine signifikante Abnahme dieser SMC-Aktivitätsparameter bewirkten. Unsere Untersuchungen zeigen, daß insbesondere die als vasoselektiv geltenden Dihydropyridinderivate *konkordant* Proliferations- und Migrationsaktivität kultivierter SMCs vermindern. *In-vitro*-Studien mit glatten Muskelzellen aus humanem Plaquegewebe könnten im Rahmen eines präklinischen Screenings für eine differenziertere Pharmakotherapie der Arteriosklerose bedeutsam sein.

Einleitung

Neuartige interventionelle Verfahren wie Atherektomie, Laser- und Rotationsangioplastie, haben das Spektrum perkutaner Behandlungsmöglichkeiten stenosierender Gefäßerkrankungen wesentlich erweitert [23, 24]. Trotzdem bleibt - unabhängig vom gewählten Verfahren - eine Restenoserate von

* Unterstützt durch Deutsche Forschungsgemeinschaft DFG Ba 1076/1-1

25 - 40 % als wesentliche Limitierung des Therapieerfolges bestehen [10, 12, 23]. Vor diesem Hintergrund gewinnen Behandlungsstrategien an Bedeutung, die von ihrem Wirkmechanismus her auf Schlüsselereignisse der Plaqueformierung und insbesondere der Restenosebildung abzielen. Potentiell antiarteriosklerotische Therapieeffekte sind für verschiedenste Substanzen diskutiert und postuliert worden. Dazu gehört auch die Gruppe der Kalziumantagonisten [8, 10-12, 16, 21, 25, 26].
Signifikante Aussagen hinsichtlich der antiarteriosklerotischen Effekte einzelner Substanzen beim Patienten bzw. bei spezifischen Arterioskleroseformen sind erst durch klinische Studien an größeren Patientenkollektiven zu erwarten. Der organisatorische Aufwand derartiger Studien läßt ein vorgeschaltetes präklinisches Screening potentieller Medikamente als wünschenswert erscheinen. Diese Arbeit hat als Zielsetzung, am *in-vitro*-Modell humaner Gefäßwandmyozyten die Wirkung von Kalziumantagonisten unterschiedlicher Substanzklassen auf die Schlüsselparameter Proliferation und Migration zu untersuchen. Diesen zellulären Aktivitätsparametern kommt *in vivo* entscheidende Bedeutung für die Atherogenese und Restenosierung zu [2, 4, 6, 10, 12, 18].

Patienten und Methodik

Gewinnung von Plaquegewebe und Zellkulturtechnik
Bei 17 symptomatischen Patienten mit neun koronaren und acht femoralen Gefäßstenosen (Stenosegrad > 80 %) wurde das obliterierende Plaquegewebe intraoperativ oder perkutan mit dem koronaren Simpson-Atherektomiekatheter (Atherocath; DVI Inc., Redwood City, CA, USA) entfernt. Das Einverständnis aller Patienten vor dem operativen bzw. perkutanen Eingriff lag vor, ebenso die Zustimmung der Ethikkommission der Fakultät. Plaquezylinder nach Atherektomie wurden innerhalb von 10 Minuten, Thrombenatherektomiematerial spätestens 20 Minuten nach Entfernung in unserem Zellkulturlabor aufgearbeitet. Die Anlage der Plaquezellen wurde mittels Explantattechnik bzw. mittels enzymatischer Disaggregierung vorgenommen. Es wurden Zellkulturen bis zur zweiten Subkultivierung angelegt. Hinsichtlich weiterer methodischer Details siehe [2, 6].

Messung der Proliferations- und Migrationsaktivität kultivierter SMCs
Isolierte glatte Muskelzellen wurden mit einer Zelldichte von 2 000 - 5 000 SMCs/cm^2 in Plastikkulturgefäße (Fa. Costar, Tecnomara, Fernwald) eingesät. Entsprechend der gewählten Kultivierungsdauer erfolgte ein Abtrypsinieren der SMCs und die Bestimmung der jeweiligen Zellzahl mittels Durchflußzytometrie (Casy, Schärfe System, Reutlingen). Aus der logarithmisch aufgetragenen SMC-Wachstumskurve erhält man eine Geradensteigung, die die Populationsverdoppelungsrate (PDR) kultivierter SMCs quantifiziert. Die PDR wurde nach

folgender Formel berechnet: [log Zellzahl (Tag x_2) – log Zellzahl (Tag x_1)] : $\log^2$: $(x_2 - x_1)$ = PDR in [PD/d] [3].
Die Eigenbewegungen der kultivierten Plaque-SMCs wurden mit einem standardisierten semiautomatischen Meßsystem analysiert und quantifiziert. Eine ausführliche Beschreibung der angewandten Methodik findet sich in [2].

Versuchsbedingungen
Nifedipin, Diltiazem und Verapamil wurden von Sigma (Deisenhofen) bezogen, Isradipin von Pharma Schwarz (Monheim) und Nicardipin von Ciba Geigy (Wehr/Baden). Die Lösung der Kalziumantagonisten erfolgte in Zellkulturmedium bei Azetonkonzentrationen < 10^{-9} M. Durch lichtundurchlässiges Verpacken der Substanzgefäße in Aluminiumfolie wurde einem eventuell eintretenden Wirkungsverlust der Kalziumantagonisten infolge von Lichteinwirkung entgegengewirkt. Alle Experimente wurden in Zellkulturmedium bzw. in Zellkulturmedium mit entsprechender Kalziumantagonisten-Endkonzentration bei 24 Stunden Vorinkubation durchgeführt. Der Medienwechsel erfolgte alle 48 Stunden.

Ergebnisse

Ziel dieser Arbeit war es, durch Zellkultivierung die funktionellen Eigenschaften glatter Muskelzellen (SMCs) aus humanem Plaquegewebe zu erhalten und die Proliferations- und Migrationsaktivität dieser Zellen als Parameter für *in-vitro*-Studien mit Kalziumantagonisten zu nutzen. Die antiarteriosklerotische Wirkung von Kalziumantagonisten wurde in zahlreichen tierexperimentellen Untersuchungen und klinischen Studien postuliert, ist jedoch nur zum Teil nachweisbar gewesen [5, 7, 11, 19-22, 25], so daß sich unsere Untersuchungen im wesentlichen auf drei Fragestellungen konzentrierten: (a) Zeigen Kalziumantagonisten eine direkte antiproliferative Wirkung auf humane Gefäßwandmyozyten, (b) ist diese Wirkung für einzelne Substanzgruppen unterschiedlich stark ausgeprägt, und (c) besteht eine zusätzliche antimigratorische Wirkung auf humane Gefäßwandmyozyten?

Anlage homogener SMC-Kulturen aus koronarem und femoralem Plaquegewebe des Menschen
Morphologisch zeigten alle kultivierten Zellen eine vorwiegend langgestreckte, spindelförmige Gestalt (Abb. 1a). Positive Reaktion mit monoklonalen Antikörpern gegen glattmuskuläres α-Aktin identifizierte etwa 80 % der gesamten Zellpopulation als glatte Muskelzellen. Abb. 1b zeigt das repräsentative Beispiel einer SMC mit immunfluoreszenzmikroskopischer Darstellung ihres α-Aktinzytoskeletts.

Wirkung von Kalziumantagonisten auf die Proliferationsaktivität humaner SMCs
Aus der logarithmischen Auftragung der SMC-Zellzahl nach der Kulti-

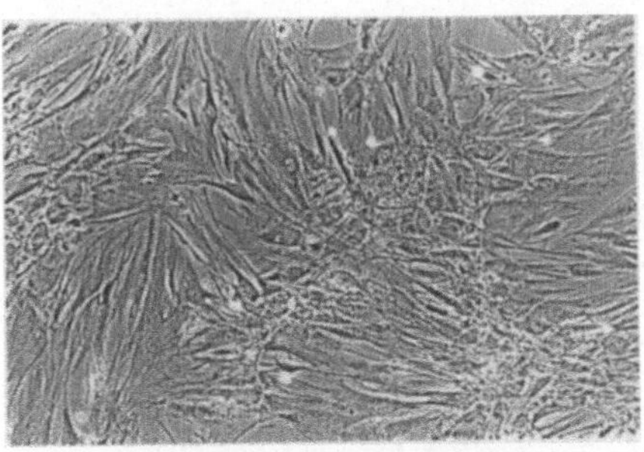

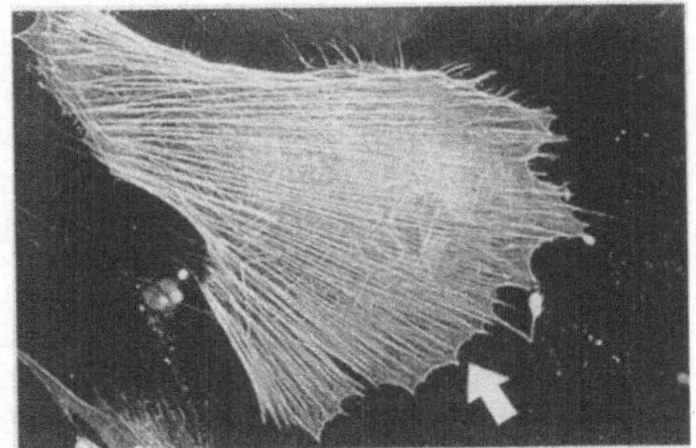

Abb. 1: a: Lichtmikroskopische Darstellung kultivierter SMCs aus einer koronaren Gefäßwandläsion.
b: Immunfluoreszenzmikroskopie des α-Aktinzytoskeletts einer kultivierten SMC. Darstellung langgestreckter Filamente und der „ruffling membrane".

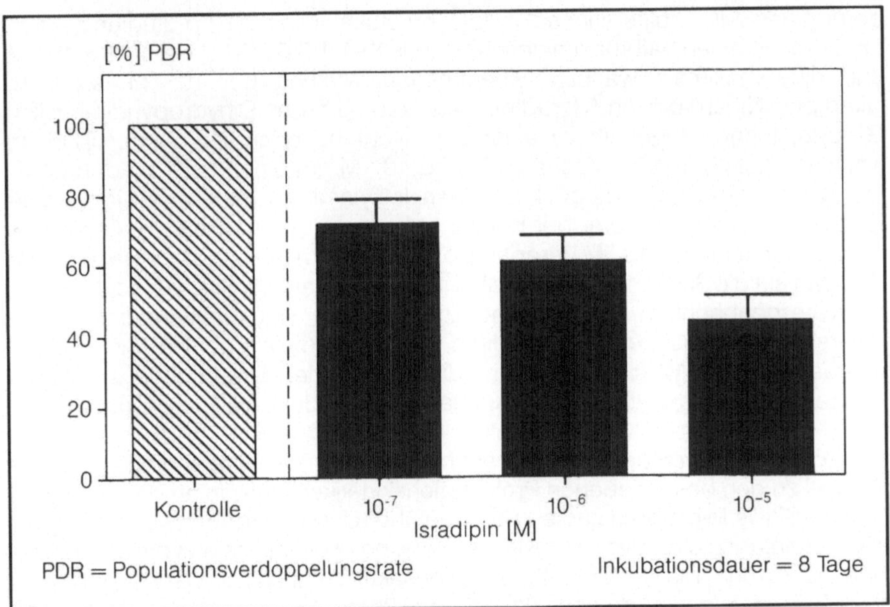

Abb. 2: Proliferation humaner SMCs/Einfluß von Isradipin.

vierungsdauer resultiert eine Geradensteigung, die die Populationsverdoppelungen der Zellen pro Tag (PD/d) beschreibt. Das Experiment der Abb. 2 demonstriert exemplarisch für die Substanz Isradipin, daß die Zugabe dieses Dihydropyridin-Kalziumantagonisten konzentrationsabhängig zu einer Vermin-

Tab. 1: Inhibitorische Wirkung unterschiedlicher Kalziumantagonisten (CA) auf die SMC-Proliferationsaktivität (in PDR = Populationsverdoppelungsrate) und auf die SMC-Migrationsgeschwindigkeit (V). Kontrolle (Aktivität unbehandelter humaner SMCs) = 100 %.
* = $p < 0{,}05$; ns = nicht signifikant; nd = nicht durchgeführt

CA-Gruppe	CA	Konz	PDR	V
Dihydropyridin	Nifedipin	10^{-7} M	80 % *	84 % *
Dihydropyridin	Nicardipin	10^{-7} M	71 % *	73 % *
		10^{-5} M	43 % *	59 % *
Dihydropyridin	Isradipin	10^{-7} M	55 % *	67 % *
Benzothiazepin	Diltiazem	10^{-7} M	89 % ns	nd
Phenylalkylamin	Verapamil	10^{-7} M	97 % ns	93 % ns
		10^{-5} M	85 % *	90 % ns

derung der SMC-Proliferationsaktivität führt. Zusätzliche *in-vitro*-Studien zeigten für Isradipin einen halbmaximalen inhibitorischen Effekt (IC_{50}) bei 1 - 3 x 10^{-8} M und eine maximale wachstumshemmende Wirkung bei 10^{-5} M Isradipin. Nifedipin, Nicardipin und Isradipin, als Vertreter der Dihydropyridin-(DHP)-Gruppe, führten regelhaft zu einer signifikanten Verminderung der PDR im Konzentrationsbereich zwischen 10^{-7} und 10^{-5} M. Im Gegensatz zu den DHP-Derivaten induzierte Verapamil, ein Phenylalkylaminvertreter, eine signifikante Reduzierung der PDR erst bei Konzentrationen $\geq 10^{-5}$ M (Tab. 1). Geringere Konzentrationen von 10^{-7} M Verapamil bzw. Diltiazem blieben ohne wesentliche Wirkung auf die SMC-Proliferationsaktivität. Interessanterweise war der für DHP-Derivate beobachtete inhibitorische Effekt auf die SMC-Proliferationsaktivität reversibel: Auswaschen von Isradipin bzw. Nicardipin (10^{-6} M) und erneute Inkubation der SMCs in Kontrollmedium über vier Tage führte zu einem Wiederansteigen der PDR auf das Ausgangsniveau der jeweiligen Kontrollwerte.

Wirkung von Kalziumantagonisten auf die Migrationsaktivität humaner SMCs
Parallel zu den beschriebenen Proliferationskinetiken wurden an den humanen Plaque-SMCs Migrationsstudien durchgeführt. Unsere Ergebnisse zeigen, daß Kalziumantagonisten der DHP-Klasse, bei einer Konzentration vom 10^{-7} M, neben einer Abnahme der SMC-Proliferationsaktivität zusätzlich eine signifikante Verminderung der Migrationsaktivität bewirken (Tab. 1). Äquimolare Verapamilkonzentrationen führten zu keinem inhibitorischen Effekt (Tab. 1). Zusammenfassend belegen unsere *in-vitro*-Daten, daß klinisch verfügbare Kalziumantagonisten wie Nifedipin, Isradipin oder Nicardipin *konkordant* eine signifikante Reduktion der Proliferation und Migration humaner glatter Muskelzellen als Determinanten zellulärer Aktivität bewirken.

Diskussion

Klinische und tierexperimentelle Studien haben für die Gruppe der Kalziumantagonisten eine antiarteriosklerotische Wirkung postuliert und z. T. auch nachgewiesen [5, 7, 11, 16, 19-22, 25]. Trotzdem bleibt die Bewertung der Effizienz von Kalziumantagonisten für das genannte Indikationsfeld problematisch. Einerseits lagen diesen Untersuchungen unterschiedliche Arterioskleroseformen zugrunde, andererseits haben tierexperimentelle Arbeiten verdeutlicht, daß Kalziumantagonisten prinzipiell auf differente Zelltypen Einfluß nehmen können und dabei in Prozesse eingreifen, die voneinander unabhängig und in unterschiedlichem Ausmaß zur Ausbildung arteriosklerotischer Läsionen beitragen [9, 21]. Kalziumantagonisten bewirken, vorwiegend durch Membranstabilisierung bzw. durch Verminderung der Sauerstoffradikalbildung, einen protektiven Effekt auf Endothelzellen, Thrombozyten und weiße Blutzellen [21]. *In-vitro*-Studien an tierischen und humanen SMCs haben eine direkte Wirkung von Kalziumantagonisten auch auf die glatte Muskelzelle nachgewiesen [14, 12, 22], also auf den Zelltyp, der den hauptsächlichen zellulären Bestandteil der fortgeschrittenen arteriosklerotischen Läsion darstellt [1, 17].

Unsere Befunde zeigen für Kalziumantagonisten eine konzentrationsabhängige und reversible Verminderung der Proliferations- und Migrationsaktivität glatter Muskelzellen an koronaren und peripheren Arterioskleroseläsionen des symptomatischen Patienten. Aus *in-vitro*-Studien mit humanem Atherektomiematerial ist bekannt, daß die Parameter Proliferation und Migration glatter Muskelzellen immer dann erhöhte Meßwerte aufwiesen, wenn die Zellen aus aktivierten Gefäßwandläsionen entnommen wurden [2, 6]. Diese Befunde und die hier vorgestellten Daten legen den Schluß nahe, daß die *konkordante* Antagonisierung beider SMC-Aktivitätsparameter durch Kalziumantagonisten von therapeutischer Bedeutung sein könnte.

Serumspiegel von Patienten mit koronarer Herzerkrankung wurden bei 0,5 - 2 x 10^{-7} M für Nifedipin bzw. bei 2 - 8 x 10^{-7} M für Verapamil gemessen [13]. Unsere *in-vitro*-Daten demonstrieren, daß Nifedipin als Vertreter der DHP-Klasse in einer Konzentration von 10^{-7} M eine signifikante Verminderung von PDR und V bewirkte, Verapamil dagegen in äquimolarer Dosis ohne Effekt auf beide Parameter blieb. Eine beginnende Abnahme der PDR wurde bei Verapamil erst in hohen Konzentrationen $\geq 10^{-5}$ M beobachtet (Tab. 1). Diese experimentellen Befunde legen die Folgerung nahe, daß gerade den als vasoselektiv bezeichneten [15] DHP-Derivaten differentialtherapeutische Bedeutung zukommen könnte, nachdem (a) *in vivo* und *in vitro* vergleichbare therapeutische Dosisbereiche vorliegen und (b) die glatte Muskelzelle mit ihrem reaktiven Potential durch DHP-Kalziumantagonisten inhibitorisch beeinflußbar war. In diesem Zusammenhang sind die Ergebnisse der INTACT-Studie und nachfolgender Arbeiten [11, 25] interessant, die bei einer Dosis von 80 mg Nifedipin/Tag zwar keinen Effekt auf die Restenoseinzidenz des Menschen, jedoch eine signifikante Abnahme angiographisch darstellbarer, nicht hochgradiger Gefäßwandläsionen für das behandelte Patientenkollektiv nachweisen konnten. Möglicherweise sind von einer endoluminalen „site-specific"-Applikation wachstumshemmender Substanzen mittels porösem Ballon oder beschichtetem Stent verbesserte klinische Ergebnisse zu erwarten. Die vorgestellten *in-vitro*-Untersuchungen könnten dazu beitragen, das Spektrum potentiell geeigneter Substanzen aus der Gruppe der Kalziumantagonisten einzugrenzen und die klinische Therapie für mögliche Dosisabhängigkeiten zu sensibilisieren, wie sie für eine gezielte Therapie arteriosklerotischer Läsionen beachtenswert sein könnten.

Literaturverzeichnis

1 Bauriedel G, Schinko I, Windstetter U, Welsch U, Höfling B Ultrastructure of human coronary and peripheral atheromatous plaques removed by percutaneous atherectomy J Am Coll Cardiol 1991, 17 52A

2 Bauriedel G, Windstetter U, DeMaio SJ, Kandolf R, Hofling B Migratory activity of human smooth muscle cells cultivated from coronary and peripheral primary and restenotic lesions removed by percutaneous atherectomy. Circulation 1992; 85: 554-564.

3 Bauriedel G, Ganesh S, Welsch U, Hofling B Wachstumshemmende Wirkung von Colchizin auf kultivierte humane Gefäßwandmyozyten aus Arteriosklerose-Läsionen Z Kardiol 1992, 81 92-98

4 Clowes AW, Schwartz SM Significance of quiescent smooth muscle migration in the injured rat carotid artery. Circ Res 1985, 56· 139-145

5 Corcos T, David PR, Val PG, Renkin J, Dangoisse V, Rapold HG, Bourassa MG Failure of diltiazem to prevent restenosis after percutaneous transluminal coronary angioplasty Am Heart J 1985; 109· 926-931

6 Dartsch PC, Voisard R, Bauriedel G, Hofling B, Betz E Growth characteristics and cytoskeletal organization of cultured smooth muscle cells from human primary stenosing and restenosing lesions. Arteriosclerosis 1989, 10. 62-75.

7 Fleckenstein A, Fleckenstein-Grun G, Frey M, Zorn J. Calcium antagonism and ACE inhibition, two outstandingly effective means of interference with cardiovascular calcium overload, high blood pressure, and arteriosclerosis in spontaneously hypertensive rats Am J Hypertens 1989, 2. 194-204

8 Forrester JS, Fishbein M, Helfant R, Fagin J A paradigm for restenosis based on cell biology Clues for the development of new preventive therapies. J Am Coll Cardiol 1991; 17. 758-769

9 Henry PD. Calcium channel blockers and atherosclerosis. J Cardiovasc Pharmacol 1990, 16 (Supp 1) 12-15

10 Ip JH, Fuster V, Badimon L, Badimon J, Taubman MB, Chesebro JH. Syndromes of accelerated atherosclerosis Role of vascular injury and smooth muscle cell proliferation J Am Coll Cardiol 1990; 15 1667-1687.

11 Lichtlen PR, Hugenholtz PG, Rafflenbeul W, Hecker H, Jost S, Deckers JW Retardation of angiographic progression of coronary artery disease by nifedipine Lancet 1990, 335 1109-1113

12 Liu MW, Roubin GS, King SB Restenosis after coronary angioplasty Potential biologic determinants and role of intimal hyperplasia Circulation 1989, 79 1374-1387

13 Opie LH. Calcium ions, drug action and the heart - with special reference to calcium channel blockers In Denborough MA (ed) The role of calcium in drug action Pergamon Press Oxford 1987, 103-138

14 Orekhov AN, Baldenkov GN, Tertov VV, Ruda MY, Khashimov KA, Kudryashov SA, Ryong LH, Kozlov SG, Lyakishev AA, Tkachuk VA, Smirnov VN Antiatherosclerotic effects of calcium antagonists Herz 1990; 15 139-145

15 Parmley WW. New calcium antagonists: Relevance of vasoselectivity. Am Heart J 1990; 120· 1408-1413.
16 Popma JJ, Califf RM, Topol EJ. Clinical trials of restenosis. Circulation 1991; 84: 1426-1436.
17 Ross R, Wight TN, Strandness E, Thiele B. Cell constitution and characteristics of advanced lesions of the superficial femoral artery. Am J Pathol 1984; 114: 79-93
18 Ross R. The pathogenesis of atherosclerosis - an update. N Engl J Med 1986; 314: 488-500.
19 Rouleau JL, Parmley WW, Stevens J, Wikman-Coffelt J, Sievers R, Mahley RW, Havel RJ, Brecht W. Verapamil suppresses atherosclerosis in cholesterol-fed rabbits. J Am Coll Cardiol 1983; 6: 1453-1460.
20 Sassen MA, Lamers JMJ, Hartog JM, Dekkers DHW, Verdouw PD. Failure of diltiazem to suppress cholesterol-induced atherogenesis of endothelium-denudate arteries in pigs. Atherosclerosis 1990; 81: 217-224.
21 Schmitz G, Hankowitz J, Kovacs EM. Cellular processes in atherogenesis: potential targets of Ca channel blockers. Atherosclerosis 1991; 88: 109-132.
22 Stein O, Halperin G, Stein Y. Long-term effects of Verapamil on aortic smooth muscle cells cultured in the presence of hypercholesterolemic serum. Arteriosclerosis 1987; 7: 585-592.
23 Topol EJ. Promises and pitfalls of new devices for coronary artery disease. Circulation 1991; 83: 689-694.
24 Waller BF. „Crackers, breakers, stretchers, drillers, scrapers, shavers, burners, welders and melters" - the future treatment of atherosclerotic coronary disease? A clinical morphologic assessment. J Am Coll Cardiol 1989, 13: 969-987.
25 Waters D, Lesperance J, Francetich M, Causey D, Theroux P, Chiang YK, Hudon G, Lemarbre L, Reitmann M, Joyal M, Gosselin G, Dyrda I, Macer J, Havel RJ. A controlled clinical trial to assess the effect of a calcium channel blocker on the progression of coronary atherosclerosis Circulation 1990; 82: 1940-1953
26 Weinstein DB, Heider JG. Antiatherogenetic properties of calcium antagonists Am J Med 1989, 86 (Suppl 4a). 27-32.

Growth pattern of human endothelial cells after compression with 3 bar in vitro

R. Voisard, D. Axel, D. Roth, U. Seitzer, M. Kochs, E. Betz, V. Hombach,

R. Voisard, U. Seitzer, M. Kochs, V. Hombach
Medizinische Klinik IV, Universität Ulm

D. Axel D. Roth, E. Betz
Physiologisches Institut I, Universität Tübingen

Abstract

Destruction of endothelial cells (EC) seems to be a key factor in the development of restenosis after angioplasty. In this study cell growth of EC was examined for 11 days after compression with 3 bar/cm^2 in vitro.
EC were isolated by enzymatic disaggregation with Dispase/Collagenase from human arteries and seeded in collagen-coated culture dishes. For cell cultivation a mixture of Dulbecco's modified Eagle's medium and Ham F-12 (1 : 4, v/v) was supplemented with fetal calf serum, EC growth factor and Heparin. Cultured cells were identified as EC by positive reaction with antibodies against factor VIII-related antigen. Proliferating EC were subcultured and seeded at a density of 2 000 - 3 000 cells/cm^2 in 12 well dishes. Confluent cultures were compressed with 3 bar/cm^2 for 1 minute. Cell number was examined after 1, 3, 5 and 11 days. One day after compression cell number was reduced to more than 90 %. During the following 11 days EC indicated no new proliferating activity.
Conclusion: Since human endothelial cells were severly damaged at a pressure of 3 bar/cm^2 in vitro, even low inflation pressures of the balloon would appear to destroy the endothelial layer in vivo.

Wachstumsverhalten von kultivierten Endothelzellen des Menschen nach Druckbelastung mit 3 bar in vitro

R. Voisard, D. Axel, D. Roth, U. Seitzer, M. Kochs, E. Betz, V. Hombach,

R. Voisard, U. Seitzer, M. Kochs, V. Hombach
Medizinische Klinik IV, Universität Ulm

D. Axel D. Roth, E. Betz
Physiologisches Institut I, Universität Tübingen

Einleitung

Frühe Stadien der Atherosklerose und die Entwicklung von Restenosen nach Angioplastie sind durch eine Migration und Proliferation von glatten Muskelzellen (Abb. 1a) aus der Media in den subendothelialen Raum gekennzeichnet [1, 6]. Die Verletzung der Endothelzellschicht scheint hierbei eine wichtige Rolle zu spielen [7, 9]. Bei der Angioplastie werden durch die hohen angewendeten Dilatationsdrucke die Endothelzellen einer hohen Belastung ausgesetzt. In der vorliegenden Untersuchung wurde geprüft, wie kultivierte Endothelzellen des Menschen in vitro auf eine Druckbelastung mit 3 bar reagieren.

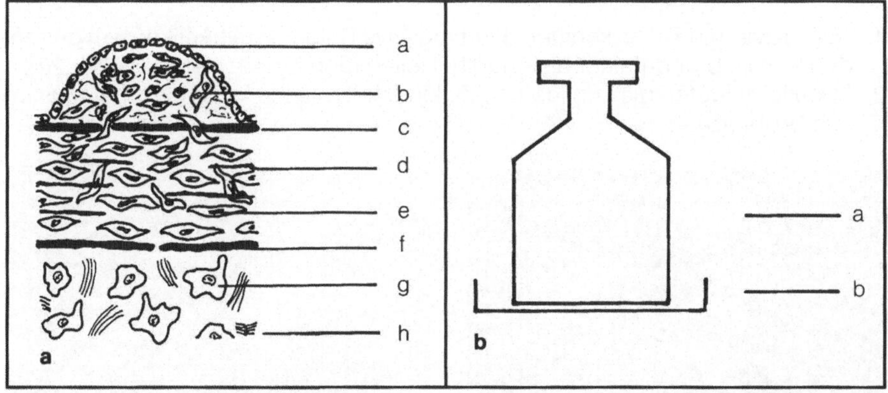

Abb. 1: a) Schematischer Aufbau einer atherosklerotisch veränderten Gefäßwand: a = Endothelzellen, b = glatte Muskelzellen, c = Lamina elastica interna, d = elastische Lamellen, f = Lamina elastica externa, g = Fibroblast /Fibrozyt, h = Kollagenbündel.
b) Schematische Darstellung der Druckapplikation: a = Gewicht, b = Kulturschale mit Endothelzellen.

Material und Methoden

Für die dargestellten Versuche wurden freundlicherweise kryogelagerte Endothelzellen von Frau Axel und Dr. Roth aus dem Physiologischen Institut I, Universität Tübingen, zur Verfügung gestellt. Für die Kultivierung wurde ein Mediumgemisch aus Dulbecco's Modifikation von Eagle's Medium (DMEM) und Ham F-12 Nutrient Mixture (1 : 4, v/v) verwendet. Den Kulturen wurde ein Wachstumssupplement für Endothelzellen (ECGS) zugesetzt, welches im Physiologischen Institut I nach der Methode von Savoly et al. [8] isoliert wurde. Des weiteren wurde Heparin Grad I (Sigma Chemie GmbH) zupipettiert (50 µg/ml). Zur Verbesserung der Zelladhäsion wurden die Kulturschalen mit lathyritischem Rattenkollagen Typ I beschichtet. Die Subkultivierung der Zellen wurde wie bei Jaffe [5] beschrieben, durchgeführt. Zur Identifikation der Endothelzellen durch indirekte Immunfluoreszenz wurden Antikörper gegen den v. Willebrand-Faktor verwendet (Dianova). Zur Durchführung der Druckexperimente wurden Gewichte angefertigt, die nahezu die gesamte Fläche der Mehrfachkulturschalen bedeckten (Abb. 1b). Endothelzellen wurden bis zur Konfluenz gezüchtet und anschließend über einen Zeitraum von einer Minute mit einem Druck von 3 kp/cm^2 (entsprechend 3 bar bei der Angioplastie) belastet. Nach 1, 3, 5 und 11 Tagen wurden die Zellen durch Trypsin von der Unterlage gelöst und in einem Zellzählgerät (Casy I, Schärfe System) gezählt.

Ergebnisse

1. Die kultivierten Zellen konnten durch positive Reaktion mit Antikörpern gegen den v. Willebrand-Faktor als Endothelzellen identifiziert werden (Abb. 2a).
2. In Kultur bildeten die konfluenten Zellen das typische 'cobble stone'-Muster aus (Abb. 2b).

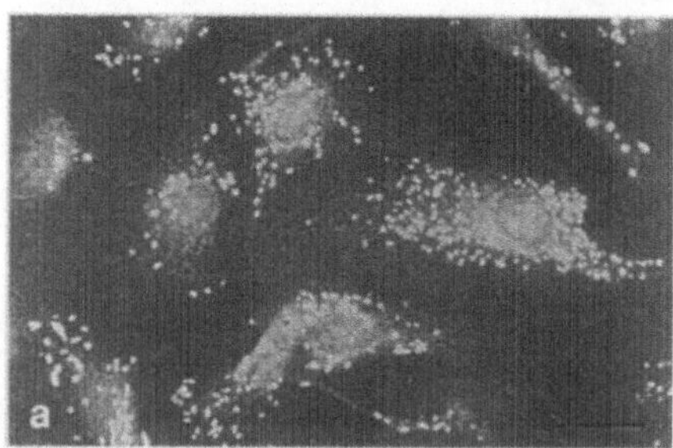

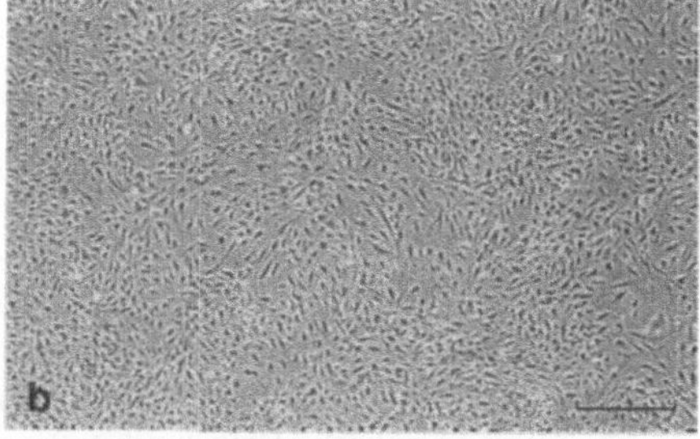

Abb. 2: a) Identifikation einer Endothelzelle durch positive Reaktion mit Antikörpern gegen den v. Willebrand-Faktor. Balken = 40 µm.
b) Kultivierte Endothelzellen bilden bei Erreichen der Konfluenz das typische 'cobble stone'-Muster aus. Balken = 500 µm.

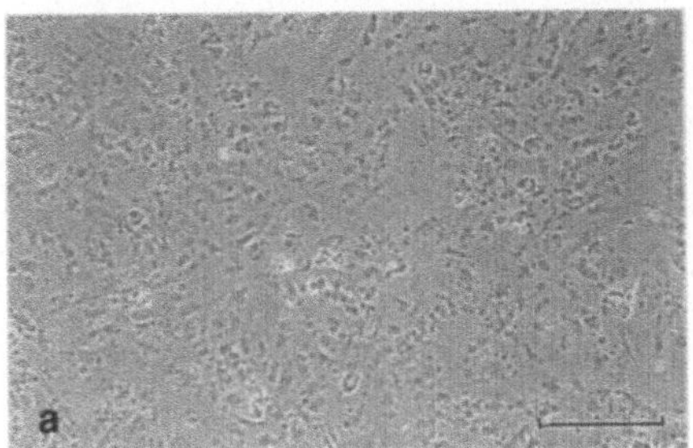

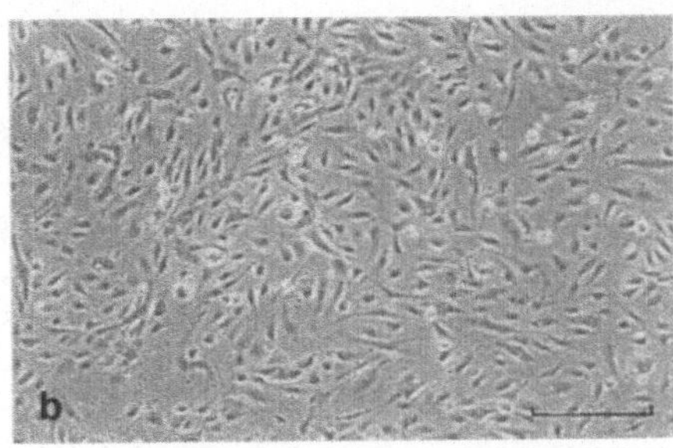

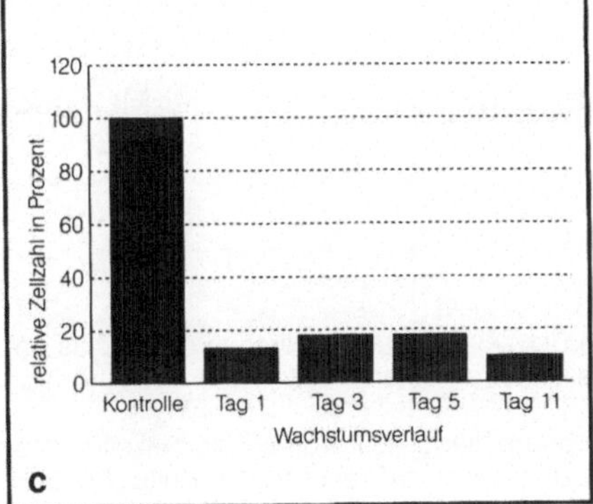

Abb. 3:
a) Kontrollschale mit Endothelzellen ohne Druckbelastung. Balken = 250 µm.
b) Kultivierte Endothelzellen sofort nach Druckbelastung mit 3 kp/cm² (entsprechend 3 bar). Balken = 250 µm.
c) Proliferationsverhalten humaner Endothelzellen nach Druckbelastung mit 3 bar. Die Zellproliferation wird innerhalb von 11 Tagen nicht wieder aufgenommen.

3. Die Druckbelastung der Endothelzellkulturen mit 3 kp/cm² (entsprechend 3 bar) über einen Zeitraum von einer Minute führte im Vergleich mit den Kontrollschalen ohne Druckbelastung (Abb. 3a) zu einer deutlichen Zerstörung der Endothelzellen (Abb. 3b). Innerhalb eines Zeitraumes von 11 Tagen wurde die Zellproliferation nicht wieder aufgenommen (Abb. 3c).

Diskussion

Durch den Blutdruck und den Blutstrom sind Endothelzellen auch unter physiologischen Verhältnissen Druck- und Scherbelastungen ausgesetzt. In vitro konnte gezeigt werden [3], daß beide Reize zu einer Elongation und Orientierung der Endothelzellen in der Arterie führen. Ein hoher Druck, wie er bei der Angioplastie verwendet wird, führt in vitro zu einer drastischen Zerstörung der Endothelzellen. Nach Angioplastie kommt es zu einer gesteigerten Proliferation glatter Muskelzellen, die zu fast 30 % zu einer Restenosierung im behandelten Gebiet führen. Im Tierexperiment und in Zellkultur mit humanen glatten Muskelzellen konnte durch Druckbelastung eine Stimulation der

Zellproliferation erreicht werden [4, 10]. Ungeklärt bleibt hierbei, ob die Stimulation der glatten Muskelzellen nach Angioplastie allein durch den mechanischen Reiz des Druckes ausgelöst wird, oder ob durch die Zerstörung der Endothelzellen die glatten Muskelzellen mitogenen Stoffen ausgesetzt werden, die wiederum die Zellproliferation steigern. Für diese zweite Möglichkeit sprechen neue Befunde aus einem Co-Kulturmodell mit humanen Zellen, in dem gezeigt werden konnte, daß allein durch eine mechanische Verletzung der Endothelzellschicht die Proliferation und Migration von glatten Muskelzellen gesteigert wurde [2].

Danksagung

Wir danken Frau Regine Baur für die Herstellung des ECGF nach der Methode von Savoly [8].

Literaturverzeichnis

1 Austin GE, Ratliff NB, Hollmann J, Tabei S, Phillips DS Intimal proliferation of SMC as an explanation for recurrent coronary artery stenosis after percutaneous transluminal coronary angioplasty. J Am Coll Cardiol 1985, 6· 369-375

2 Axel D, Voisard R, Hombach V, Betz E, Roth D Koronare Plaquezellen und Endothelzellen des Menschen unter verschiedenen Kultivierungsbedingungen im Transfilter-Co-Kultur-Modell Z Kardiol 1992; 81 Suppl 1 259

3 Dartsch PC, Betz E Response of endothelial cells to mechanical stimulation Basic Res Cardiol 1989, 84 268-281

4 Hanke H, Strohschneider T, Oberhoff M, Betz E, Karsch KR Time course of smooth muscle proliferation in the intima and media of arteries following experimental angioplasty Circ Res 1990, 67 651-659

5 Jaffe EA, Nachman RL, Becker CG, Minick CR Culture of human endothelial cells derived from umbilical veins Identification by morphologic and immunologic criteria J Clin Invest 1973, 52 2745-2756

6 Ross R, Glomset JA The pathogenesis of atherosclerosis N Engl J Med 1973, 295 369-377, 420-425

7 Ross R, Vogel A The platelet-derived growth factor Cell 1978, 14 203-214

8 Savoly SB, Halle W, Heder G, Loose R Zur Wirkung eines proliferationsfordernden Rinderhirnpräparates auf Endothelzellkulturen aus Kälberaorten Biomed Biochim Acta 1987, 46 285-291

9 Schwartz S, Gajdusek C, Selden S Vascular wall growth control The role of the endothelium Arteriosclerosis 1981, 1 107-161

10 Voisard R, Dartsch PC, Seitzer U, Grupp C, Hannekum A, Kochs M, Hombach V In vitro Ballonisierung von koronarem Plaquematerial des Menschen Einfluß der Dilatationsdauer auf die Proliferation der glatten Muskelzellen VASA 1991 (Suppl 33) 138-139

Differences in growth behaviour of human vascular smooth muscle cells in culture

D. Roth, D. Axel, U. Seitzer, E. Betz, G. Fenchel, V. Hombach, R. Voisard

D. Roth, D. Axel, E. Betz
Physiologisches Institut I, Universität Tübingen

U. Seitzer, V. Hombach, R. Voisard
Medizinische Klinik IV, Universität Ulm

G. Fenchel
Abteilung für Herz- und Thoraxchirurgie, Universität Tübingen

Abstract

In order to compare in vitro growth behaviour of human smooth muscle cells (SMC), obtained from different vessels, cells were isolated from small pieces of femoral-, internal mammary-, renal-, thoracal-, stenosed coronary arteries and saphenous veins.

Results: Isolated cells were identified as SMC by positive staining with antibodies against the marker protein alpha-SM-Actin. In general, isolation and cultivation of SMC from arteries and veins was successful. However, cell yields from small pieces of stenosed coronary artery walls and in particular of internal mammary arteries was strikingly poor. Cultivated SMC from internal mammary arteries showed significantly low growth rates. In primary culture and subculture cell populations of this artery consisted of large and flat cells. Cells stopped proliferating at passage 2 to 3.

Conclusion: Observed growth characteristics of cultured SMC from internal mammary artery might possibly represent an in vitro correlate for the good long-term patency results of internal mammary artery bypass grafts.

Unterschiede im Wachstumsverhalten von kultivierten glatten Muskelzellen des Menschen aus verschiedenen Gefäßabschnitten

D. Roth, D. Axel, U. Seitzer, E. Betz, G. Fenchel, V. Hombach, R. Voisard

D. Roth, D. Axel, E. Betz
Physiologisches Institut I, Universität Tübingen

U. Seitzer, V. Hombach, R. Voisard
Medizinische Klinik IV, Universität Ulm

G. Fenchel
Abteilung für Herz- und Thoraxchirurgie, Universität Tübingen

Einleitung

Kultivierte Gefäßmuskelzellen (SMC) des Menschen werden zunehmend in der experimentellen Arterioskleroseforschung verwendet [1, 2, 4, 6]. Um das Wachstumsverhalten der Zellen aus unterschiedlichen Gefäßen miteinander zu vergleichen, wurden glatte Muskelzellen aus kleinen Stücken der Aa. carotis, Aa. femoralis, Aa. renalis, Ao. thoracalis, Aa. mammaria interna und der V. saph. magna sowie aus stenosierten Abschnitten von Koronararterien (Thrombendartherektomie durch Prof. Dr. Hannekum, Abt. für Chirurgie, Universität Ulm) isoliert und kultiviert.

Material und Methoden

Nach Entfernung des perivaskulären Gewebes wurden die Gefäßstücke longitudinal aufgeschnitten und das Endothel mit einem sterilen Skalpell entfernt. Die verbleibende Media wurde in 1 x 1 mm große Stücke geschnitten und von der darunterliegenden Adventitia vorsichtig abgezupft. Die Mediastücke sowie die Stücke aus den Koronarstenosen wurden als Explantatkulturen in Kulturflaschen angelegt und im Brutschrank bei 37°C mit 5 % CO_2-Zufuhr und 95 % Luftfeuchtigkeit inkubiert. Das Kulturmedium (WM/F12, 20 % fetales Kälberserum (fcs), 1 % Penicillin, Streptomycin) wurde jeden 2. Tag ausgetauscht. Die Kulturen wurden täglich lichtmikroskopisch kontrolliert. Nach 14 bis 28 Tagen wurden die Zellen, nachdem sie mit Trypsin isoliert worden waren, passagiert. Zur Bestimmung der Wachstumsrate wurden die Zellen in 6-Loch-Kulturschalen mit einer Dichte von 2 000 bis 5 000 Zellen pro cm^2 Wachstumsfläche ausgesät und bis zu 10 Tage lang kultiviert. Das Kulturmedium wurde erstmals 24 Stunden nach Aussaat und dann jeden 2. Tag in Kultur gewechselt. Zur Bestimmung der Zellzahl und der Zellgrößenverteilung wurden die Zellen durch Trypsinbehandlung vom Boden der Kulturschale abgelöst und mit dem Zellanalysator Casy I (Schärfe System, Reutlingen) untersucht.

Ergebnisse

Aus dem Zellausgangsmaterial ließen sich stets glatte Muskelzellen gut und in ausreichender Zahl isolieren. Die ersten Zellen wanderten nach vier bis sechs Tagen aus den Explantaten aus. Die Zellen ließen sich bis in hohe Passagen (P 20 und mehr) routinemäßig kultivieren und zeigten in Massenkulturen das postkonfluente „hill and valley"-Wachstumsmuster. Die abtrypsinierten Zellen hatten im Mittel einen Durchmesser von 16 ± 3 µm. Die Proliferationsraten lagen zwischen 0,3 und 0,4 Populationsverdoppelungen pro Tag. Durch den

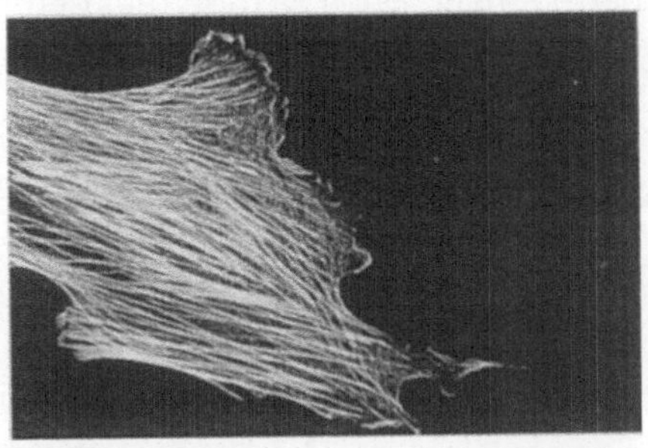

Abb. 1:

a) Nachweis des Differenzierungsmarkers α-glattmuskuläres Aktin in kultivierten glatten Muskelzellen aus der A. mammaria. Die Zellen befinden sich in der ersten Passage; indirekte Immunfluoreszenz.

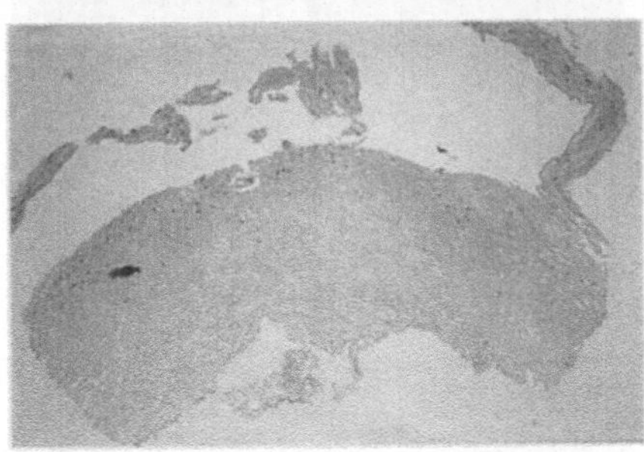

b) Durch Thrombendartherektomie gewonnenes zellarmes, koronares Plaquematerial; Hämatoxylin-Eosin (HE)-Färbung, Paraffinschnitt.

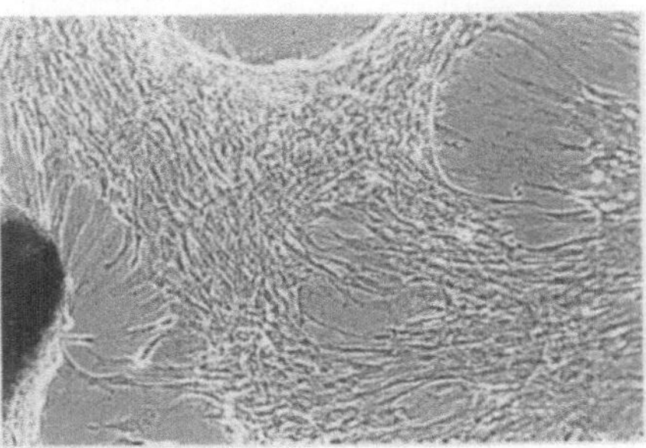

c) A. mammaria-Explantat mit ausgewanderten glatten Muskelzellen nach 16 Tagen in Kultur; Phasenkontrast.

immunfluoreszenzmikroskopischen Nachweis des Differenzierungsmarkers alpha-glattmuskuläres Aktin konnten die gewonnenen Zellen als glatte Muskelzellen identifiziert werden (Abb. 1 a).
Die SMC, die aus der Aorta thoracalis, A. carotis, A. femoralis, A. renalis und der V. saph. magna stammten, wiesen keine Unterschiede im Wachstumsverhalten auf.
Die Zellausbeute aus Koronarstenosen war stets sehr gering. Die aus dem zellarmen Ausgangsmaterial (Abb. 1 b) isolierten SMC wuchsen sehr viel langsamer als die anderen Zellen (0,18 Populationsverdoppelungen pro Tag). Auch stellten die Zellen nach drei bis fünf Passagen das Wachstum ein und wurden seneszent.
Muskelzellen aus der A. mammaria konnten ebenfalls nur schwer zur Proliferation gebracht werden. Die ersten Zellen wanderten erst nach 10 bis 12 Tagen aus den

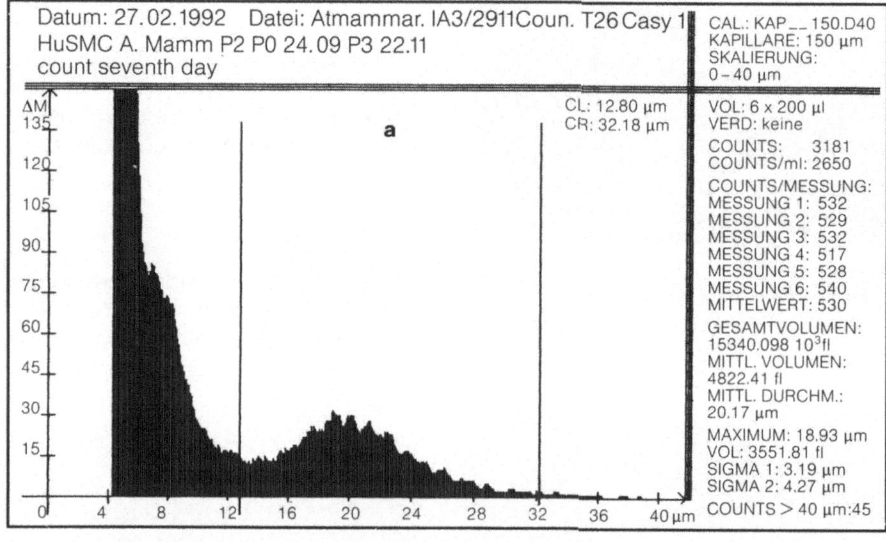

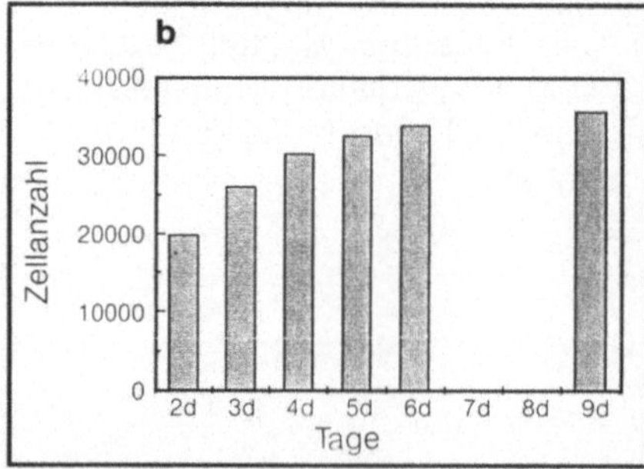

Abb. 2:

a) Zellgrößenverteilung von glatten Muskelzellen aus der A. mammaria in der 2. Passage.
b) Wachstumskurve von glatten Muskelzellen aus der A. mammaria in der 2. Passage. (Am Tag 7 und 8 wurden die Zellzahlen nicht bestimmt).

Explantaten aus (Abb. 1 c). Die auffallend größeren Zellen proliferierten mit im Mittel 0,13 Populationsverdoppelungen pro Tag noch langsamer als die Zellen aus Koronarstenosen (Abb. 2 a und b) und stellten das Wachstum schon nach zwei bis drei Passagen ganz ein.
Regelmäßige Kontrollen der Primär- und Subkulturen mit dem Farbstoff DAPI (4',6-Diamidino-2-phenylindol x 2HCl), der DNA komplexiert, ergaben keine Hinweise auf mögliche Kontaminationen der Kulturen mit Mykoplasmen [5].

Schlußfolgerungen

Unter den beschriebenen Kultivierungsbedingungen war das Wachstumsverhalten der glatten Muskelzellen aus verschiedenen Gefäßabschnitten unterschiedlich. SMC aus koronaren Primärstenosen und der A. mammaria zeigten im Vergleich zu kultivierten SMC aus der A. carotis, der A. femoralis, der A. renalis, der Ao. thoracalis und der V. saph. magna ein deutlich abweichendes Wachstumsverhalten mit niedrigeren Proliferationsraten. Für koronare SMC aus Arterienstenosen wurde dies auch schon von Dartsch et al. gefunden und beschrieben [3]. Die auffallend niedrige Proliferationsrate und das schlechte Wachstum der glatten Muskelzellen aus der normalen A. mammaria interna erscheinen jedoch klinisch bedeutsamer zu sein. Sie stellen möglicherweise ein in-vitro-Korrelat für die geringe Stenosierungsrate von A. mammaria interna-Bypass-Transplantaten dar.

Danksagungen

Wir danken Frau Regine Baur, Physiologisches Institut I, für die technische Unterstützung sowie Herrn Kratzer, Institut für Wissenschaftliche Mikroskopie, für die sorgfältige Anfertigung der Photoabzüge. Die Arbeit wird durch die Deutsche Forschungsgemeinschaft (Projekt Be 324/16-2) gefördert.

Literaturverzeichnis

1 Axel D, Roth D Transfilterkulturen als Modell für Untersuchungen von Proliferation und Migration glatter Muskelzellen des Kaninchens und des Menschen VASA 1991; 33 (Suppl) 144-146
2 Betz E, Roth D, Wolburg-Buchholz K. Die Erzeugung von fibromuskulären Proliferaten und Atheromen in vitro als therapeutisches Modell. VASA 1990; S 30: 51-55.
3 Dartsch PC, Voisard R, Betz E. In vitro growth characteristics of human atherosclerotic plaque cells: comparison of cells from primary stenosing and restenosing lesions of peripheral and coronary arteries. Res Exp Med 1990; 190: 77-87.
4 Roth D, Dartsch PC, Betz E. Austestung proliferationsbeeinflussender Substanzen an kultivierten Gefäßwandzellen des Menschen. VASA 1988; S 23: 27-30.
5 Russel WC, Newman C, Williams DH. A simple cytochemical technique for demonstration of DNA in cells infected with mycoplasmas and viruses. Nature 1975; 253. 461-462.
6 Voisard R, Dartsch PC, Seitzer U, Grupp C, Roth D, Kochs M, Hombach V. Human cell culture as „Prescreening system“ for a pharmacological approach to the prevention of restenosing events after angioplasty? Circulation 1991; 84 II: 71.

Fusion of smooth muscle cells with mouse macrophages

M. Rommeswinkel, B. Harrach, N.J. Severs, H. Robeneck

M. Rommeswinkel, B. Harrach, H. Robeneck
Institut für Arterioskleroseforschung, Westfälische Wilhelms-Universität Münster

N.J. Severs
National Heart and Lung Institute, London

Abstract

The presence of lipid-laden foam cells is a characteristic feature of atherosclerotic lesions. Recent studies have demonstrated that foam cells are derived from macrophages as well as from smooth muscle cells (SMC).
The receptor-mediated uptake of acetyl-LDL (acLDL) via the scavenger-receptor pathway leads to massive deposition of cholesteryl esters within macrophages and converts them to foam cells in vitro. In contrast to this, SMC do not take up acLDL in vitro. Therefore it is assumed that scavenger receptors are not expressed in SMC in vitro under standard conditions.
Previous results of Blau et al. [2, 3] showed that fusion of mouse smooth muscle cells with human amniocytes results in stable, multinucleated heterocaryons in which four previously silent genes were activated, leading to the expression of distinct human muscle proteins. Using cell fusion of SMC with macrophages or with cytoplasts of macrophages we set out to investigate whether scavenger receptors can be transferred to or induced in SMC.
We describe here fusion experiments between smooth muscle cells and macrophages with the polyethylene-glycol (PEG) method. Cell fusion is demonstrated by fluorescence microscopy using different fluorochromes.
Furthermore, the production of cytoplasts from macrophages with cytochalasin B according to the method of Gopalakrishnan and Thompson [6] is presented. Enucleated cells could be visualized in fluorescence microscopy by staining with Hoechst 33258 and Rhodamine 3B.

Fusion von glatten Muskelzellen mit Mäusemakrophagen

M. Rommeswinkel, B. Harrach, N.J. Severs, H. Robeneck

M. Rommeswinkel, B. Harrach, H. Robeneck
Institut für Arterioskleroseforschung, Westfälische Wilhelms-Universität Münster

N.J. Severs
National Heart and Lung Institute, London

Einleitung

Die arteriosklerotisch veränderte Gefäßwand ist durch eine Anreicherung von Zellen, die eine erhöhte Lipidakkumulation aufweisen, sogenannte Schaumzellen, gekennzeichnet. Dabei handelt es sich um glatte Muskelzellen (SMC) und Makrophagen [9, 12]. Diese in vivo zu beobachtende morphologische Veränderung der Zellen läßt sich in vitro mit Makrophagen, die mit chemisch modifizierten Low Density Lipoproteinen (LDL), wie acetyliertes (acLDL) oder oxidiertes LDL (oxLDL), inkubiert wurden., reproduzieren. Bindung und Aufnahme von oxLDL oder acLDL werden durch rezeptorgekoppelte Endozytose mit Hilfe der Scavenger-Rezeptoren vermittelt. Bisherige biochemische und zytochemische Untersuchungen weisen darauf hin, daß SMC unter Standardbedingungen Scavenger-Rezeptoren in vitro nicht exprimieren.
Durch die Fusion zweier unterschiedlich differenzierter Zelltypen läßt sich der Einfluß der einen Zelle auf die andere studieren [1]. Wird eine Zelle, die eine bestimmte Funktion oder ein bestimmtes Protein exprimiert, mit einer anderen Zelle, der dieses Protein fehlt, fusioniert, so kann die Expression dieses Proteins in der resultierenden Hybridzelle: a) komplett unterdrückt, b) weiterhin exprimiert und c) weiterhin exprimiert und gleichzeitig im Zellkern der zuvor nicht aktiven Zelle induziert werden [7].
Den ersten Beweis, daß primär „stille" Gene in Heterokaryonten aktiviert werden können, lieferten Experimente von Blau et al. [2, 3]. Nach der Fusion mit Mausmuskelzellen konnte die Induktion der Muskelgenexpression im Zellkern von humanen Amniozyten nachgewiesen werden. Die Autoren schlossen aus ihren Ergebnissen, daß die Aktivierung primär „stiller" Gene durch diffundierfähige, transaktive Moleküle durch das Zytoplasma zum Zellkern erfolgte, da die beiden Zellkerne auch nach der Zellfusion weiterhin deutlich voneinander getrennt blieben. Ein Vorteil dieses Systems liegt in der Tatsache, daß die Genexpression direkt nach der Zellfusion untersucht werden kann. Normalerweise erfordert die biochemische Selektion und Identifizierung von Zellhybriden viele Zellteilungen. Heterokaryonten können dagegen zu jeder Zeit

nach der Fusion identifiziert werden. Spezieskennzeichnende Unterschiede der Kernfluoreszenz werden nach Anfärbung mit Hoechst 33258 sichtbar. Dieser Farbstoff zeigt eine stärkere Fluoreszenz mit Desoxyribonukleinsäure (DNA) mit hohem AT-Gehalt [10, 13]. Satelliten-DNA in der Zentromerenregion von Maus-Chromosomen ist reich an poly(dAT). Maus-Interphasekerne, die mit diesem Fluoreszenzfarbstoff markiert wurden, erscheinen punktiert. Dagegen sind Ratten- und Schweinezellkerne, deren DNA keine AT-reichen Regionen enthält, durch eine relativ geringe, uniforme Fluoreszenz gekennzeichnet.
Die Fusion von SMC mit Makrophagen, die hier erstmals vorgestellt werden soll, ermöglicht es uns, den Einfluß dieser beiden unterschiedlich differenzierten Zellen aufeinander zu studieren und so weitere Einblicke in den Mechanismus der Schaumzellbildung aus SMC in vivo zu erhalten.
Ein Transfer und eine Induktion der Scavenger-Rezeptoren könnte auch durch die Fusion von SMC mit Makrophagenzytoplasten (kernfreien Zellen) erzielt werden. Ähnliche Experimente wurden bereits in der Literatur beschrieben [5, 7, 8]. Die Produktion von Makrophagenzytoplasten soll hier ebenfalls vorgestellt werden.

Material und Methoden

Zellkultur

Arterielle glatte Muskelzellen wurden nach Chambley-Campbell et al. [4] aus der Aorta von Schweinen gewonnen Desweiteren wurden die Ratten-Muskelzellinie A7r5 und die Maus-Makrophagenzellinie J774 in den Versuchen verwendet. Alle Zellen wurden in DMEM (Dulbeccos modifiziertes Eagle Medium) mit 10 % foetalem Kälberserum (FCS), 100 IU/ml Penicillin, 100 mg/ml Streptomycin, 1 % nichtessentieller Aminosäure (Gibco) und 1 mM Na-Pyruvat (Gibco) kultiviert.

Zellfusion

Die Fusion der Zellen erfolgte in mit je drei runden Deckgläschen ausgelegten 6-well-Multiwell-Platten (Falcon 3046) 20 000 SMC wurden pro well ausgesät und z. T. vor Zugabe der Makrophagen (24 Stunden nach Aussaat) mit 50 µg/ml Concanavalin A-FITC markiert (30 Minuten, 37°C, 5 % CO_2). Die Zellen wurden dreimal je 10 Minuten mit Medium gewaschen Anschließend wurden 200 000 Makrophagen hinzugefügt. Nach frühestens einer Stunde wurden die Zellen je einmal mit Medium und Phosphatpuffer (PBS) gewaschen und 90 Sekunden in 1,5 ml Polyethylenglykol 1500 (PEG 1500, 50 % w/v in 75 mM Hepes, Boehringer) inkubiert. Anschließend erfolgte die Zugabe von 10 ml FCS-freiem Kulturmedium für weitere zwei Minuten. Die Zellen wurden dann zweimal mit FCS-freiem Medium für je fünf Minuten gewaschen Anschließend wurde das Medium gegen FCS-haltiges Medium ausgetauscht Die Fusionsprodukte wurden entweder direkt am Fluoreszenzmikroskop ausgewertet oder zu unterschiedlichen Zeitpunkten nach der Fusion in 4 %igem Paraformaldehyd in PBS, pH 7,4, fixiert. Zur

Analyse der Kernzusammensetzung der fusionierten Zellen wurden diese dreimal mit PBS gewaschen und 30 Minuten mit 0,12 µg/ml Hoechst 33258 in PBS bei Raumtemperatur inkubiert.

Produktion von Makrophagenzytoplasten

Zytoplasten von J774-Makrophagen wurden nach GOPALAKRISHNAN und THOMPSON [6] mit Hilfe von Cytochalasin B hergestellt. 2 - 3 x 10^6 Zellen wurden auf Plastikdeckgläsern (ø 5 cm) ausgesät und 30 Minuten mit 20 µg/ml Cytochalasin B inkubiert (37°C, 5 % Co_2, Stammlösung Cytochalasin B: 3 mg/ml in Dimethylsulfoxid (DMSO)). Anschließend wurden die Deckgläser (mit den Zellen nach „unten") in 250 ml Nalgene Rundbodenzentrifugenflaschen, von denen der Schraubverschlußdeckel entfernt worden war, mit 20 ml Medium + 20 µg/ml Cytochalasin B überführt. Nach Zentrifugation bei 11 500 rpm in einer Beckmann Zentrifuge (Rotor JA14) für 45 Minuten bei 37°C wurden die Deckgläser mit den Zytoplasten in Kulturschalen (ø 6 cm) mit Cytochalasin B-freiem Medium weitere 60 Minuten bei 37°C und 5 % CO_2 inkubiert. Anschließend wurden die Zellen mit 4 % Paraformaldehyd in PBS fixiert und zur Auswertung mit 0,12 µg/ml Hoechst 33258 und 40 µg/ml Rhodamin 3B in PBS markiert.

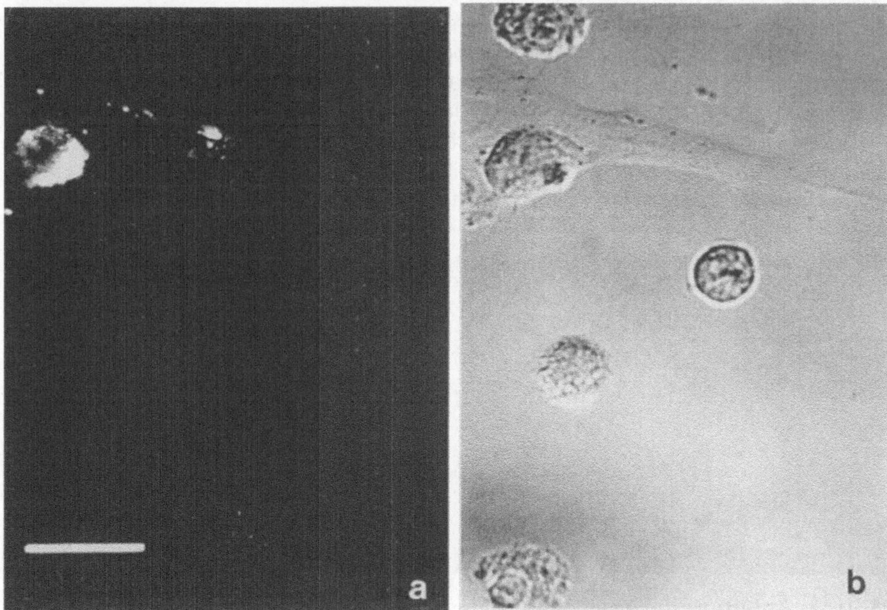

Abb. 1: SMC und Makrophagen 20 Min. nach Induktion des Fusionsvorganges. Nur die SMC wurden mit Concanavalin A-FITC markiert.
a) Fluoreszenzmikroskopische Aufnahme; b) korrespondierendes Hellfeldbild. Balken: = 25 µm.

Ergebnisse

Fusionen von SMC mit Makrophagen konnten auf zwei Arten nachgewiesen werden. Abb. 1 zeigt einen Fusionsansatz, in dem nur die SMC mit Concanavalin A-FITC markiert wurden. Nur ein Makrophage mit direktem Zellkontakt zur SMC weist eine deutliche Fluoreszenz auf, dagegen sind alle anderen Makrophagen weiterhin unmarkiert. Nach Anfärbung der Zellkerne konnten innerhalb einer Zelle zwei, in ihrem Fluoreszenzverhalten unterschiedliche Zellkerne nachgewiesen werden (Abb. 2 a). Eine Fusion zwischen Maus-Makrophagenzellkernen und SMC-Zellkernen wurde ebenfalls beobachtet (Abb. 2 b). Hybride wurden bis zu sieben Tagen in Kultur gehalten.
Die beschriebene Methode zur Produktion von Zytoplasten lieferte einen hohen Anteil kernfreier Zellen (> 95 %). Der Durchmesser dieser Zellen beträgt ca. 3 - 6 µm. Das Zytoplasma dieser Zellen ist mit Rhodamin 3B anfärbbar, DNA kann dagegen mit dem Hoechst-Farbstoff nicht mehr nachgewiesen werden (Abb. 3 a-c).

Diskussion und Ausblick

Die Ergebnisse zeigen, daß eine Fusion von SMC mit Makrophagen prinzipiell möglich ist. In einigen Fällen wurde auch eine Kernfusion beobachtet. Dies macht eine eindeutige histochemische Identifizierung und Charakterisierung der Hybride unmöglich. Kernfusionen treten vor allem dann auf, wenn der Mitoseprozeß eingeleitet wird, d. h., daß die fusionierten Zellen weiterhin in der Lage sind zu proliferieren. Dabei kann es zum Verlust von Chromosomen

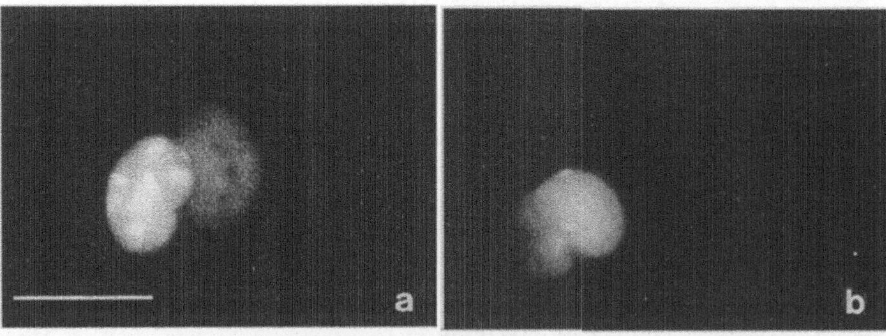

Abb. 2: Anfärbung der Zellkerne fusionierter Zellen mit Hoechst 33258 a) Ratten-SMC-J774-Makrophagenheterokaryonten. Es sind zwei deutlich voneinander zu unterscheidende Zellkerne innerhalb einer Zelle zu erkennen. b) Schweine-SMC-J774-Makrophagenhybride einen Tag nach der Fusion. Fusion der Zellkerne. Balken: = 20 µm.

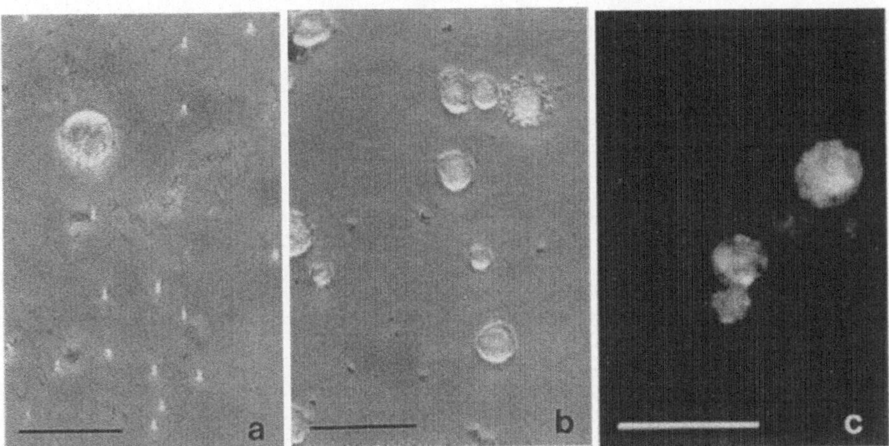

Abb. 3: J774-Makrophagenzytoplasten: a) bei geringer Vergrößerung im Vergleich mit einer kernhaltigen Zelle, b) bei stärkerer Vergrößerung, c) nach Anfärbung mit Hoechst 33258 und Rhodamin 3B. Balken =: a) 50 µm, b) Balken: 20 µm, c) Balken 10 µm.

kommen, was eine Charakterisierung der Zellen zusätzlich erschwert. Dieses Problem soll in Zukunft auf verschiedene Arten umgangen werden. Erstens läßt sich die DNA-Synthese und damit die Mitose durch Zytosine-Arabinoside hemmen. Als Folge davon werden alle zytoplasmatischen und nukleären Bestandteile in den Fusionsprodukten erhalten bleiben, was eine Analyse der Genexpression über lange Zeiträume erlaubt. Zweitens ist, um dieses Ziel zu erreichen, möglicherweise auch die Wahl des Zelltyps entscheidend. Maus-Peritonealmakrophagen, die nicht proliferieren, sind eventuell als Fusionspartner den aneuploiden, transformierten und mitotisch aktiven J774-Makrophagen vorzuziehen. Als dritte Alternative bietet sich die Fusion von SMC mit Makrophagenzytoplasten an, deren Produktion hier demonstriert werden konnte. Die Eigenschaften dieser Zytoplasten, insbesondere die Expression und Lebensdauer der Scavenger-Rezeptoren, sollen in weiteren Experimenten untersucht werden. Der Nachweis dieser Rezeptoren wird in allen Fällen mit Hilfe von Dil-markiertem acLDL [11] ebenfalls fluoreszenzmikroskopisch erfolgen.

Danksagungen

Wir danken Frau R. Fischer und Frau M. Opalka für ihre technische Unterstützung. Das Projekt wird durch die Deutsche Forschungsgemeinschaft (SFB 223/ SFB 310) und die NATO gefördert.

Literaturverzeichnis

1 Blau HM How fixed is the differentiated state? Lessons from heterokaryons TIG 1989, 5 268-272

2 Blau HM, Chiu CP, Webster C Cytoplasmic activation of human genes in stable heterocaryons. Cell 1983; 32: 1171-1180

3 Blau HM, Pavlath GK, Hardemann EC, Chiu CP, Silberstein L, Webster SG, Miller SC, Webster C Plasticity of the differentiated state Science 1985, 239: 758-766.

4 Chambley-Campbell JH, Campbell GR, Ross R Phenotype-dependent response of cultured aortic smooth muscle cells to serum mitogens. J Cell Biol 1981; 89 379-383

5 Clark MA, Shay JW Long-lived cytoplasmic factors that suppress adrenal steroidogenesis. Proc Natl Acad Sci USA 1982, 79. 1144-1148

6 Gopalakrishnan TV, Thompson EB A method for enucleating cultured mammalian cells. Exp Cell Res 1975; 96 435-439

7 Gopalakrishnan TV, Anderson WF. Epigenetic activation of phenylalanine hydroxylase in mouse erythroleukemia cells by the cytoplast of rat hepatoma cells Proc Natl Acad Sci USA 1979; 76: 3932-3936

8 Gopalakrishnan TV, Thompson EB, Anderson WF. Extinction of hemoglobin inducibility in Friend erythroleukemia cells by fusion with cytoplasm of enucleated mouse neuroblastoma or fibroblast cells. Proc Natl Acad Sci USA 1977; 74. 1642-1646.

9 Gown AM, Tsukada T, Ross R. Human atherosclerosis II Immunocytochemical analysis of the cellular composition of human atherosclerotic lesions Am J Pathol 1986, 125. 191-207

10 Moser FG, Dorman BP, Ruddle FH. Mouse-human heterokaryon analysis with a 33258 Hoechst-Giemsa technique J Cell Biol 1975; 66 676-680

11 Pitas RE, Innerarity TL, Weinstein JN, Mahley RW Acetoacetylated lipoproteins used to distinguish fibroblasts from macrophages in vitro by fluorescence microscopy Arteriosclerosis 1981, 1: 177-185

12 Tsukada T, Rosenfeld M, Ross R, Gown AM Immunocytochemical analysis of cellular components in atherosclerotic lesions Use of monoclonal antibodies with the Watanabe and fat-fed rabbit. Arteriosclerosis 1986; 6 601-613

13 Weisblum B, Haenssler E Fluorometric properties of the bibenzimidazole derivative Hoechst 33258, a fluorescent probe specific for AT concentration in chromosomal DNA Chromosoma 1974; 46 255-260

Immunohistochemical detection of proliferation of smooth muscle cells after experimental angioplasty: comparison of BrdU incorporation and PCNA expression

R. F. Lang, W. A. Schöbel, H. Hanke, S. Hassenstein, K. R. Karsch
Medizinische Klinik, Abt. III, Universität Tübingen

Abstract

To evaluate the consistance of proliferating cell nuclear antigen (PCNA) expression with the mitosis rate determined by bromodeoxyuridine (BrdU) labelling, 10 rabbit carotid arteries were studied following angioplasty. There was no significant difference between BrdU-labelling in comparison to PCNA.
Since by immunostaining of PCNA no in vivo incubation of tissue is necessary, this method is advantageous in comparison to labelling with nucleotide analogues.
Additionally anti-PCNA antibodies might offer a future treatment option to reduce DNA synthesis in the early stage of the proliferative response to vascular injury.

Immunhistochemischer Nachweis der Proliferationsrate der glatten Gefäßmuskulatur nach experimenteller Angioplastie: Vergleich von BrdU und PCNA

R. F. Lang, W. A. Schöbel, H. Hanke, S. Hassenstein, K. R. Karsch
Medizinische Klinik, Abt. III, Universität Tübingen

Einleitung

Restenosierung durch Proliferation glatter Muskelzellen limitiert in bis zu 30 % der Fälle den klinischen Nutzen der Ballonangioplastie [7]. Die auslösenden Faktoren und die Regelmechanismen dieser Wachstumsvorgänge sind Gegenstand zahlreicher experimenteller Studien. Somit werden exakte Analysen der Kinetik der Zellproliferation zunehmend wichtiger.
Die bislang verbreitetsten Methoden zur Bestimmung und Identifikation proliferierender Zellen sind die Erfassung der Einbauraten von Nukleotidanaloga wie tritiummarkiertem Thymidin oder 5-Brom-2'-Desoxyuridin (BrdU) in die glatten Muskelzellen [3, 8]. Eine mögliche alternative Methodik könnte der Nachweis von mitose- oder proliferationsassoziierten Kernproteinen mit monoklonalen Antikörpern darstellen.
Proliferating Cell Nuclear Antigen (PCNA) oder Zyklin wurde zugleich als Proliferationsmarker in Tumorzellen [1] und als Antigen eines Autoantikörpers in Seren von Lupus erythematodes-Patienten entdeckt [9]. Später konnte es als ein 36 kD-Hilfsprotein der Desoxyribonukleinsäure(DNS)-Polymerase-δ identifiziert werden, das überwiegend in der späten G1- und in der S-Phase des Zellzyklus exprimiert wird [2, 6].
Ziel dieser Arbeit war die Erfassung der Proliferationskinetik mit der in unserem Labor etablierten Methode des BrdU-Einbaus im Vergleich zu dem Nachweis von PCNA durch monoklonale Antikörper.

Methoden

Bei zehn mit 0,5 % cholesterinhaltiger Standarddiät gefütterten Neuseeland-Kaninchen (3,2 - 4 kg) wurde eine Ballonangioplastie der linken Arteria carotis durchgeführt. Nach 7 bzw. 14 Tagen wurde die A. carotis in terminaler Anästhesie mit 2 % Paraformaldehyd perfusionsfixiert und explantiert. Die nichtoperierte gegenseitige A. carotis diente als Kontrollgefäß.
BrdU (100 mg/kg KG) und Desoxycytidin (d-cyt; 75 mg/kg KG; Sigma, Deisenhofen, D) wurden 18 Stunden präfinal in einer Nackentasche implantiert.

Zusätzlich wurden 12 und 18 Stunden ante mortem BrdU und d-cyt in einer Dosierung von 30 bzw. 25 mg/kg KG intramuskulär appliziert [4].
Der immunhistologische Nachweis der Proliferationsmarker erfolgte nach der ABC-Methode [5] mit monoklonalen Antikörpern gegen PCNA (Clone PC-10, Dianova, Hamburg, D) bzw. gegen BrdU (Bio Cell Consulting, Grellingen, CH). Nach Koppelung des biotinylierten Sekundärantikörpers und des peroxidasemarkierten Avidins (Vector Lab., Burlingame, USA) wurde der Enzymkomplex mit Diaminobenzidin (Histoprime, Wiesbaden, D) sichtbar gemacht. Nach Gegenfärbung mit Hämatoxylin wurden die Präparate in Eukitt eingedeckt und lichtmikroskopisch ausgewertet. Es wurden jeweils Positiv- und Negativkontrollen durchgeführt.

Ergebnisse

Bei allen Tieren wurde durch die Ballonangioplastie eine Proliferation glatter Muskelzellen induziert. Die mittlere intimale Zellzahl stieg auf 410 ± 18 am 7. postoperativen Tag, bzw. auf 440 ± 26 am 14. postoperativen Tag an. Die Zellzahlen der kontralateralen Karotiden blieben unverändert.
Die proliferierenden Zellen konnten durch spezifische nukleäre Anfärbung mit beiden Methoden identifiziert werden, die Anteile an der Gesamtzellzahl sind in der Abbildung 1 dargestellt.
Am 7. postoperativen Tag waren 11, 6 % ± 1,3 der Intimazellen BrdU-markiert,

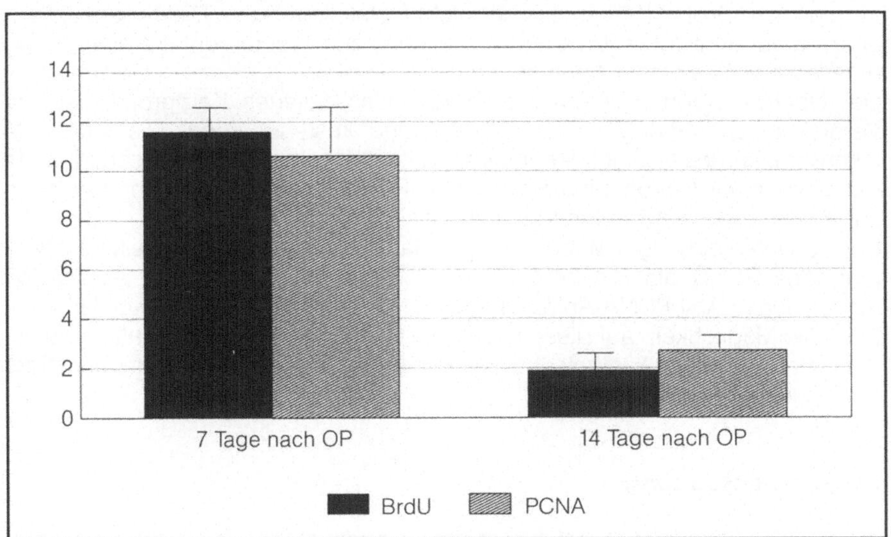

Abb. 1: Proliferationsrate nach Ballonangioplastie.

in 10,6 % ± 2,2 konnte PCNA nachgewiesen werden. In den Kontrollen lagen die Raten positiver Zellen für BrdU und PCNA unter 0,2 %.
Am 14. postoperativen Tag waren die Proliferationsraten deutlich vermindert. In 1,9 % ± 0,4 der Intimazellen war BrdU inkorporiert, in 2,7 % ± 0,3 wurde PCNA exprimiert. Die Proliferationsrate des kontralateralen Gefäßes lag unter 0,2 %.
Die Unterschiede zwischen der BrdU- und PCNA-Gruppe sind statistisch nicht signifikant.

Diskussion

Die genaue Erfassung der Zellteilungskinetik bei neoplastischen und proliferativen Erkrankungen gewinnt zunehmend an Bedeutung. Wir untersuchten die Proliferation der intimalen Gefäßmuskelzellen nach experimenteller Angioplastie und verglichen die Einbaurate des Nukleotidanalogons BrdU mit der Nachweisrate von PCNA.
Im Beobachtungszeitraum kam es zu einer Zunahme der intimalen Gesamtzellzahl von 60 auf 400 Zellen. In Übereinstimmung mit früheren Arbeiten konnte ein frühes Proliferationsmaximum innerhalb der ersten zwei postoperativen Wochen nachgewiesen werden [4]. Die Erfassung der Proliferationsraten ergab keinen signifikanten Unterschied zwischen den beiden verwendeten Methoden.
Die in der Literatur beschriebene, etwas höhere Nachweisrate von PCNA im Vergleich zu BrdU [10] konnten wir nicht feststellen. Diese Diskrepanz ist am ehesten auf unterschiedliche Antikörperklone zurückzuführen, die eine gering differierende Spezifität zeigen können.
Der Nachweis von PCNA als proliferationsassoziiertes Kernprotein ist im Vergleich zum Einbau von BrdU zeit- und kostensparend. Die intravitale Inkorporation des Nukleotidanalogons, das in höheren Dosen toxische Effekte haben kann, wird entbehrlich. Somit ist der PCNA-Nachweis insbesondere auch zur Analyse formalinfixierten Materials geeignet.
In-vitro-Untersuchungen haben gezeigt, daß aufgrund der funktionellen Bedeutung des PCNA als Hilfsprotein der DNS-Polymerase-δ durch Applikation monoklonaler Anti-PCNA-Antikörper die DNS-Synthese reduziert werden kann [11]. Die Möglichkeit, auf diese Weise die Proliferationsrate der glatten Gefäßmuskelzellen nach Angioplastie zu vermindern, ist Gegenstand derzeitiger Untersuchungen.

Zusammenfassung

Zur Erfassung von proliferierenden glatten Muskelzellen wurde der immunhistochemische Nachweis von PCNA mit dem BrdU-Einbau an zehn Kaninchenkarotiden nach experimenteller Angioplastie verglichen Es ergaben sich keine signifikanten Unterschiede zwischen beiden Methoden. Der immunhistochemische PCNA-Nachweis macht somit die aufwendige Inkubation mit Nukleotidanaloga entbehrlich. Monoklonale Anti-PCNA-Antikörper könnten eine therapeutische Möglichkeit zur Reduktion der Proliferationsrate nach Angioplastie darstellen.

Literaturverzeichnis

1 Bravo R, Celis JE. A search for differential polypeptide synthesis throughout the cell cycle of HeLa cells. J Cell Biol 1980; 84 795

2 Bravo R, Frank R, Blundell PA, MacDonald-Bravo H Cyclin/PCNA is the auxiliary protein of DNA polymerase delta. Nature 1987; 326: 515.

3 Dean PN, Dolbeare F, Gratzner H, Rice GC, Gray JW Cell cycle analysis using a monoclonal antibody to BrdU. Cell Tissue Kinet 1984; 17· 427.

4 Hanke H, Strohschneider T, Oberhoff M, Betz E, Karsch KR Time course of smooth muscle cell proliferation in the intima and media of arteries following experimental angioplasty Circ Res 1990, 67: 652

5 Hsu SM, Raine L, Fanger H The use of avidin-biotin-peroxidase complex (ABC) in immunoperoxidase techniques: a comparison between ABC and unlabelled antibody (PAP) procedures J Histochem Cytochem 1981; 29: 577.

6 Kurki P, Vanderlaan M, Dolbeare F, Gray J, Tan EM. Expression of Proliferating Cell Nuclear Antigen (PCNA)/Cyclin during cell cycle Exp Cell Res 1986, 166. 209.

7 Liu MW, Roubin GS, King SB. Restenosis after coronary angioplasty· Potential biologic determinants and role of intimal hyperplasia Circulation 1989; 79· 1374.

8 Miller OJ. Autoradiography in human genetics Adv Hum Genet 1970; 2 35

9 Miyachi K, Fritzler ML, Tan EM. Autoantibodies to a nuclear antigen in proliferating cells J Immunol 1978; 121: 2228.

10 Waseem NH, Lane DP Monoclonal antibody analysis of the proliferating cell nuclear antigen (PCNA) - Structural conservation and the detection of a nucleolar form J Cell Sci 1990; 96 121.

11 Zuber M, Tan EM, Ryoji M. Involvement of proliferating cell nuclear antigen (Cyclin) in DNA replication in living cells. Mol Cell Biol 1989, 9: 57.

Expression of mRNAs for collagens of aortic smooth muscle cells in monolayer culture and in collagen lattice culture

B. Redecker, M. Thie, J. Rauterberg, H. Robeneck
Institut für Arterioskleroseforschung, Westfälische Wilhelms-Universität Münster

Abstract

Overexpression of collagens by smooth muscle cells (SMCs) is an important feature of atherogenesis. We examined the steady state collagen mRNA-levels and collagen synthesis of arterial SMCs, when grown under the control of different extracellular surroundings. The specific mRNAs were determined by using a nonradioactive labelling and detection system. Incubation with ^{14}C-proline was used for measurement of collagen synthesis. The mRNA-levels for pro alpha 1(I)- and pro alpha 1(III) collagen decrease by increased concentration of fetal calf serum in monolayer- and lattice-cultured SMCs. Compared to monolayer cultures, the steady state level of collagen-specific mRNAs of lattice-cultured SMCs is high, although the production of collagen is low. In contrast to SMCs fetal fibroblasts cultivated within collagen lattice reduce their mRNA-level for pro alpha 1(I) collagen and their collagen production. Our results suggest that a posttranscriptional regulation of collagen synthesis occurs in lattice-cultured SMCs. Therefore SMCs follow a different regulatory pathway for the down-regulation of collagen synthesis compared to fibroblasts.

Expression von mRNA für Kollagene in glatten Muskelzellen aus der Aorta unter verschiedenen Kulturbedingungen

B. Redecker, M. Thie, J. Rauterberg, H. Robeneck
Institut für Arterioskleroseforschung, Westfälische Wilhelms-Universität
Münster

Zusammenfassung

Glatte Muskelzellen sind durch die Synthese und Sekretion von extrazellulärer Matrix wesentlich an der Entstehung von arteriosklerotischen Plaques beteiligt. Wir haben den Einfluß von extrazellulärem Kollagen auf die biosynthetischen Eigenschaften isolierter glatter Muskelzellen untersucht. Die Quantifizierung der spezifischen messenger-Ribonukleinsäuren (mRNAs) erfolgte mittels eines nichtradioaktiven Nachweissystems. Zur Bestimmung der Kollagensynthese wurden die Zellen mit C^{14}-Prolin inkubiert. In Monolayer- und Kollagengelkulturen führt eine Erhöhung der Serumkonzentration von 0,5 % auf 10 % zu einer geringeren Konzentration der mRNAs für die pro-alpha 1(I)- und pro-alpha 1 (III)-Kollagenketten. In Kollagengelkulturen ist der mRNA-Gehalt für die Kollagenketten höher als in den Monolayer-Kulturen, obgleich der prozentuale Anteil des Kollagens am Gesamtprotein in den Kollagengelkulturen niedriger ist. Im Gegensatz zu glatten Muskelzellen korreliert bei fetalen Fibroblasten im Kollagengel die verminderte de novo-Synthese von Kollagen mit einer Reduktion des mRNA-Gehaltes für Kollagen. Diese Ergebnisse lassen auf unterschiedliche Regulationsmechanismen der Kollagensynthese bei glatten Muskelzellen und Fibroblasten schließen.

Einleitung

Im Verlauf der Pathogenese der Arteriosklerose verändern die glatten Muskelzellen aus der Gefäßwand ihren Phänotypus vom kontraktilen zum synthetisch aktiven Typus mit fibroblastenähnlicher Ultrastuktur und wandern aus der Media der Arterienwand in die Intima, wo sie proliferieren und überschüssige Mengen extrazellulärer Proteine, insbesondere Kollagene, synthetisieren [1, 11]. Die Mechanismen, die zu der erhöhten Synthese und Sekretion der Matrixproteine führen, sind bislang noch nicht bekannt.

In der vorliegenden Arbeit haben wir den Einfluß von extrazellulärem Kollagen auf den mRNA-Gehalt spezifischer Kollagenketten und die Kollagensynthese der glatten Muskelzellen untersucht. Dazu wurden die Zellen als Monolayer und in einer dreidimensionalen Matrix aus Typ I-Kollagen kultiviert. Die Kultivierung der

Zellen in einem dreidimensionalen System kommt dabei den in-vivo-Bedingungen bedeutend näher als eine Monolayer-Kultur [2].

Material und Methoden

Zellkultur
Vaskuläre glatte Muskelzellen wurden aus der Tunica media thorakaler Aorten von Schweinen enzymatisch mit Kollagenase und Elastase isoliert [3]. Fetale humane Hautfibroblasten wurden von N.I.A. Aging Cell Repository, Institute for Medical Research, Camden, New Jersey, USA, bezogen. Für die Experimente wurden glatte Muskelzellen aus der 3. bis 6. Passage und Fibroblasten aus der 8. bis 12. Passage verwendet.

Herstellung der Kultursysteme
Für die Versuche wurden die Zellen entweder als Monolayer oder in dreidimensionalen Kollagengelen kultiviert. Die Zellen wurden für Monolayer-Kulturen in einer Dichte von 4×10^4 Zellen/cm^2 ausgesät. Für Kollagengelkulturen wurden die Zellen in ein Typ I-Kollagengel eingelagert [13]. Zur Isolierung der Gesamt-RNA aus gelkultivierten Zellen wurden Kulturen mit sechsfachem Volumen ($1{,}5 \times 10^6$ Zellen in 9 mg Typ I-Kollagen) angelegt.

RNA-Isolierung und Hybridisierung
Die Gesamt-RNA wurde aus den Zellen nach der Methode von Han et al. [5] isoliert. Mit Formaldehyd denaturierte RNA [6] wurde mittels eines Slot-Blot-Apparates (Schleicher & Schüll, Dassel, D) auf Nylonmembranen aufgetragen. Die Membranen wurden mit Digoxigenin(DIG)-UTP-markierten Nukleinsäuren hybridisiert. Als Hybridisierungsproben wurden folgende Nukleinsäuren eingesetzt: a) ein 1,3 kb cDNA-Fragment im pGem3-Plasmid, kodierend für die menschliche pro-alpha 1(I)-Kollagenkette [4], b) ein 1 kb cDNA-Fragment im pGEM4-Plasmid, kodierend für die menschliche pro-alpha 1(III)-Kollagenkette [9] und c) ein 3,6 kb HindIII-Fragment aus dem menschlichen β-Aktinpseudogen HβAc-42 [10].
Die Markierung der Hybridisierungsproben mit DIG-UTP wurde mit dem DIG-DNA-Labeling-Kit bzw. DIG-RNA-Labeling-Kit von Boehringer Mannheim vorgenommen. Die Hybridisierung wurde nach dem Protokoll von Boehringer Mannheim durchgeführt. Die hybridisierten DIG-markierten Nukleinsäuren wurden mit Hilfe des DIG-Luminescent-Detection-Kits von Boehringer Mannheim nachgewiesen und die Lumineszenz durch Exposition auf Röntgenfilme dokumentiert. Die Intensität der Filmschwärzung wurde densitometrisch bestimmt.

Bestimmung der Protein- und Kollagensynthese
Die Gesamtprotein- und Kollagensynthese wurden nach Thie et al. [13] bestimmt. Anhand der markierten Prolin- und Hydroxyprolinmenge wurde die Gesamt-

proteinsynthese ermittelt. Die Kollagensynthese wurde aus dem Verhältnis von Hydroxyprolin zu Prolin nach der Formel von KRIEG et al. [7] berechnet.

Ergebnisse

Bei glatten Muskelzellen führt eine Kultivierung der Zellen in Medium mit 10 % fetalem Kälberserum gegenüber Medium mit 0,5 % Kälberserum zu einer Abnahme der mRNA-Konzentration der pro-alpha 1(I)- und pro-alpha 1(III)-Kollagenketten. Dies ist sowohl in den Monolayer-Kulturen als auch in den Kollagengelkulturen zu beobachten. Eine Gegenüberstellung der beiden Kultursysteme ergibt, daß der mRNA-Gehalt für die Kollagenketten in den Gelkulturen höher ist als in den Monolayer-Kulturen (Abb. 1), obwohl der prozentuale Anteil des Kollagens am Gesamtprotein abnimmt (Abb. 2). Der

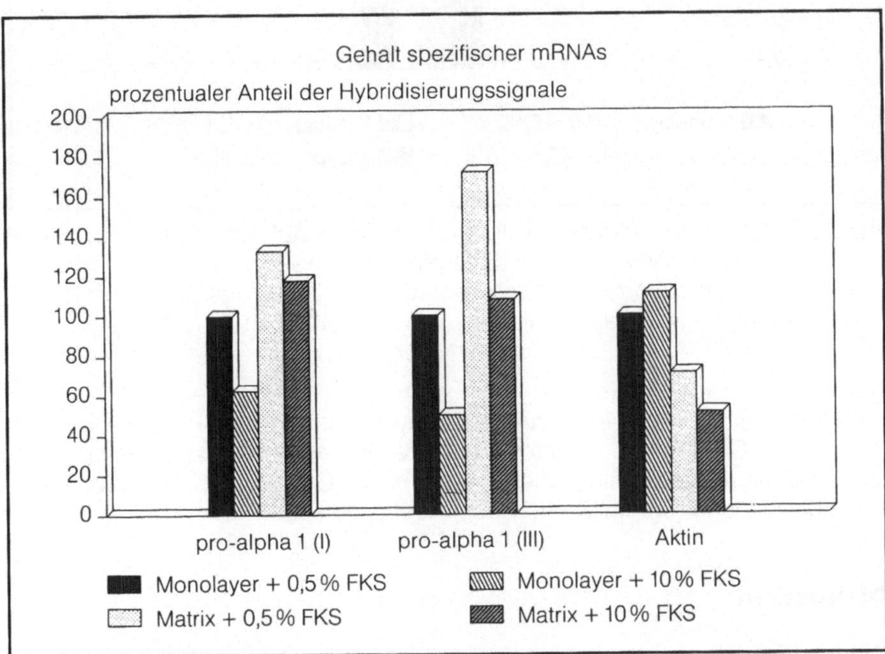

Abb. 1: Einfluß unterschiedlicher Kulturbedingungen auf die mRNA-Menge von pro-alpha 1(I), pro-alpha 1(III)-Kollagen und Aktin in vaskulären glatten Muskelzellen. Die Gesamt-RNA wurde mit digoxigeninmarkierten Sonden hybridisiert. Die Intensität der Hybridisierungssignale wurde densitometrisch bestimmt. Als Bezugsgröße wurden die Werte für Monolayer-Kulturen mit 0,5 % Kälberserum (FKS) verwendet.

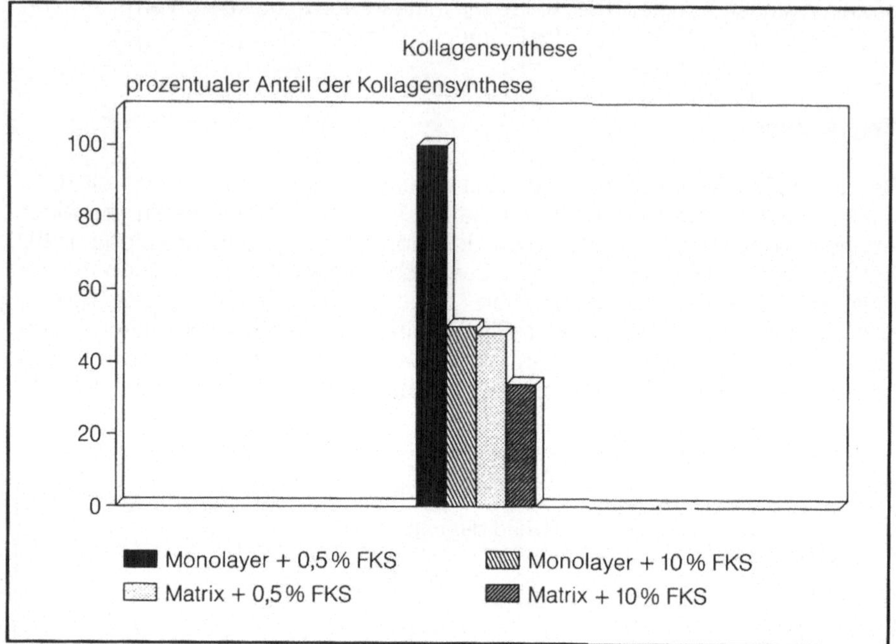

Abb. 2: Effekt verschiedener Kulturbedingungen auf die Kollagensynthese glatter Muskelzellen. Die Kollagensynthese wurde aus dem Verhältnis von Hydroxyprolin zu Prolin berechnet. Als Bezugsgröße wurden die Werte für Monolayer-Kulturen mit 0,5 % Kälberserum (FKS) verwendet.

mRNA-Gehalt für Aktin ist in den Monolayer-Kulturen höher als in den Gelkulturen. Im Gegensatz zu glatten Muskelzellen besitzen kollagengelkultivierte fetale Hautfibroblasten einen niedrigeren mRNA-Gehalt für die pro-alpha 1(I)-Kette als in Monolayer kultivierte Hautfibroblasten (Abb. 3).

Diskussion

Bei der Entstehung arteriosklerotischer Plaques sind glatte Muskelzellen mit einer erhöhten Kollagenproduktion maßgeblich beteiligt [1]. In dieser Arbeit wurde der Einfluß von extrazellulärem Typ I-Kollagen auf die Expression der mRNA für Kollagene untersucht. Die Ergebnisse der Hybridisierungsstudien zeigen, daß in glatten Muskelzellen, die in einer dreidimensionalen Matrix aus Typ I-Kollagen kultiviert wurden, der mRNA-Gehalt für Kollagene höher ist als in Zellen, die als Monolayer kultiviert wurden. Auf Proteinebene findet man jedoch

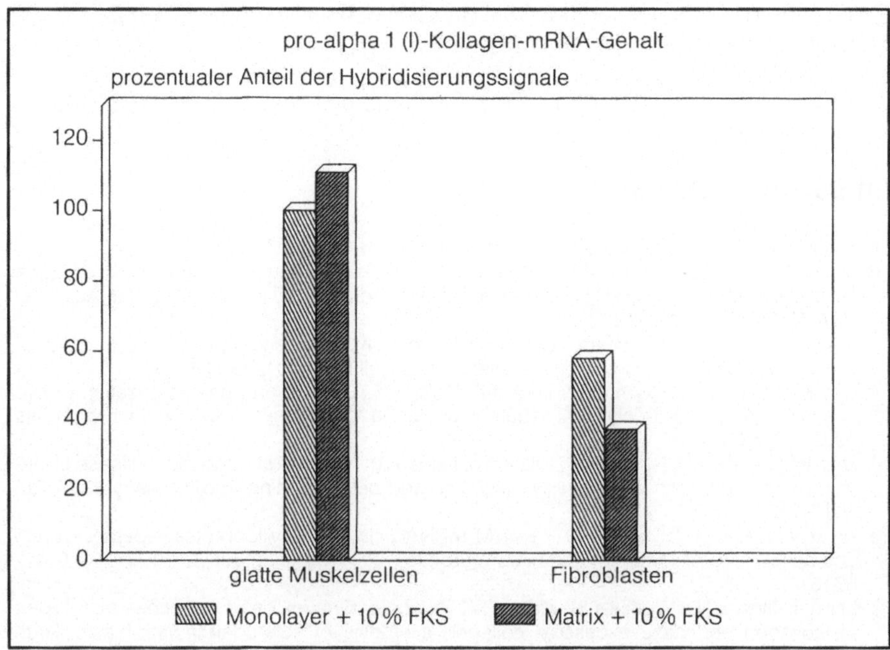

Abb. 3: mRNA-Gehalt der pro-alpha 1(I)-Kollagenkette glatter Muskelzellen und fetaler Hautfibroblasten in Monolayer- und Kollagenkulturen. Dargestellt ist der relative mRNA-Gehalt. Der Gehalt von glatten Muskelzellen in Monolayer-Kultur mit 10 % Kälberserum (FKS) wurde gleich 100 % gesetzt.

eine Abnahme der Kollagensynthese bei Kultivierung der Zellen in Kollagengelen im Vergleich zu Monolayer-Kulturen. Dieser Befund läßt vermuten, daß bei glatten Muskelzellen die Kollagensynthese auf der Translationsebene reguliert wird.
Bei humanen Fibroblasten korreliert die verminderte de novo-Synthese von Kollagen mit einer Reduktion der pro-alpha 1(I)- und pro-alpha 1(III)-Kollagen-mRNA [8]. Hieraus schließen MAUCH et al. [8] eine pretranslationale Regulation der Kollagensynthese für Fibroblasten in dreidimensionalen Kollagengelen. Glatte Muskelzellen und Fibroblasten reagieren auf extrazelluläres Kollagen mit einer Verminderung der Kollagensynthese. Die beiden Zelltypen unterscheiden sich jedoch deutlich in ihren Regulationsmechanismen.
Die Hemmung der Kollagensynthese bei Kultivierung der Zellen in Kollagengelen könnte spezifisch durch direkten Kontakt mit den extrazellulären Kollagenfibrillen [8] oder mehr unspezifisch durch die mechanische physikalische Einengung [13] hervorgerufen werden. Eine weitere Möglichkeit ist, daß

Propeptide der Prokollagenmoleküle durch Wechselwirkung mit den Zellen die Kollagensynthese beeinflussen [12].

(Unterstützt durch die Deutsche Forschungsgemeinschaft [SFB 223/310]).

Literaturverzeichnis

1 BARNES MJ. Collagens in atherosclerosis Coll Relat Res 1985, 5 65-97
2 BELL E, IVARSSON E, MERRILL C Production of a tissue-like structure by contraction of collagen lattices by human fibroblasts of different proliferative potential in vitro. Proc Natl Acad Sci USA 1979; 76· 1274-1278
3 CHAMLEY-CAMPBELL JH, CAMPBELL GR, ROSS R Phenotype-dependent response of cultured aortic smooth muscle cells to serum mitogens J Cell Biol 1981, 89: 379-383
4 CHU M, MYERS JC, BERNARD MP, DING J-F, RAMIREZ F Cloning and characterization of five overlapping cDNAs specific for the human pro alpha 1(I) collagen chain. Nucleic Acids Res 1982, 10. 5925-5934.
5 HAN JH, STRATOWA C, RUTTER WJ Isolation of full-length putative rat lysophospholipase cDNA using improved methods for mRNA isolation and cDNA cloning Biochemistry 1987, 26· 1617-1625.
6 HOFMANN S, RUSSEL D, GOLDSTEIN J, BROWN M mRNA for low density lipoprotein receptor in brain and spinal cord of immature and mature rabbits Proc Natl Acad Sci USA 1987, 84: 6312-6316
7 KRIEG T, HORLEIN D, WIESTNER M, MULLER PK Aminoterminal extension peptides from type I procollagen normalize excessive collagen synthesis of scleroderma fibroblasts Arch Dermatol Res 1978, 263· 171-180.
8 MAUCH C, HATAMACHI A, SCHERFFETTER K, KRIEG T. Regulation of collagen synthesis in fibroblasts within a three-dimensional collagen gel. Exp Cell Res 1988; 178: 493-503
9 MISKULIN M, DALGLEISH R, KLUVE-BECKERMAN B, RENNARD S, TOLSTOSHEV P, BRANTLY M, CRYSTAL R Human type III collagen gene expression is coordinately modulated with the type I collagen genes during fibroblast growth Biochemistry 1986; 25· 1408-1413.
10 MOOS R, GALLWITZ D Structure of two human β-actin-related processed genes one of which is located next to a simple repetitive sequence EMBO J 1983, 5 757-761
11 ROSS R The pathogenesis of atherosclerosis - an update N Engl J Med 1986; 314 488-499
12 SCHLUMBERGER W, THIE M, VOLMER H, RAUTERBERG J, ROBENEK H Binding and uptake of Col 1(I), a peptide capable of inhibiting collagen synthesis in fibroblasts Eur J Cell Biol 1988, 46 244-252
13 THIE M, SCHLUMBERGER W, RAUTERBERG J, ROBENEK H Mechanical confinement inhibits collagen synthesis in gel-cultured fibroblasts Eur J Cell Biol 1989, 48· 294-302.

Effect of different growth factors on the migration and proliferation of human smooth muscle cells

C. Hopstock, G. Bauriedel, P. Wülfroth

C. Hopstock, P. Wülfroth
Merz + Co. GmbH & Co., Abt. Pharmakologie, Frankfurt/Main

G. Bauriedel
Medizinische Klinik I, Klinikum Großhadern, Ludwig-Maximilians-Universität München

Abstract

The proliferation and migration of smooth muscle cells (SMC) from the arterial media into the subendothelial space are key events in atherogenesis. A dysfunction of the endothelium causes platelet adherence and an immigration of monocytes/macrophages into the arterial wall. These cells are able to synthesize and secrete growth factors, which are thought to be mitogenic and/or chemoattractive for SMC.
In this study the effects of the growth factors (i) platelet derived growth factor (PDGF), (ii) basic fibroblast growth factor (bFGF), (iii) tumor necrosis factor-alpha (TNFα) and (iiii) epidermal growth factor (EGF) on the proliferation and migration of human SMC were investigated.
The chemotaxis assays were performed in modified Boyden chambers. In our experiments, PDGF increased proliferation and migration of SMC. bFGF and TNFα also had an increasing effect on proliferation, but decreased migration. EGF on the other hand was chemoattractant for SMC but had no influence on proliferation.

Migration und Proliferation von humanen glatten Muskelzellen unter dem Einfluß verschiedener Wachstumsfaktoren

C. Hopstock, G. Bauriedel, P. Wülfroth

C. Hopstock, P. Wülfroth
Merz + Co. GmbH & Co., Abt. Pharmakologie, Frankfurt/Main

G. Bauriedel
Medizinische Klinik I, Klinikum Großhadern, Ludwig-Maximilians-Universität München

Einleitung

Schon 1973 sprachen Ross und Glomset der Proliferation der glatten Muskelzelle bei der Entwicklung der Atherosklerose eine wichtige Rolle zu [4]. Später wurde die „response-to-injury"-Hypothese aufgestellt und entwickelt, die besagt, daß eine Atherogenese durch eine Endothelverletzung initiiert werden kann. Eine solche Verletzung oder auch Fehlfunktion des Gefäßendothels hat die Anheftung von Thrombozyten an dieser Stelle und die Einwanderung von Monozyten in die Gefäßwand zur Folge. Monozyten/Makrophagen und Thromobzyten können eine Vielzahl unterschiedlicher Wachstumsfaktoren synthetisieren und sekretieren. Man nimmt an, daß diese Faktoren mitogen und chemotaktisch auf glatte Muskelzellen (SMC) wirken. So migrieren SMC aus der Media in den subendothelialen Raum und bewirken dort durch Proliferation und Produktion von extrazellulärer Matrix eine Intimaverdickung. Damit tragen SMC zum multifaktoriellen Geschehen der Atherogenese bei [5,6].
Um die Wirkung unterschiedlicher Wachstumsfaktoren, die von Monozyten/ Makrophagen, Thrombozyten und auch den SMC selbst synthetisiert werden können, im einzelnen zu verdeutlichen, wurden in dieser Studie die Effekte folgender Wachstumsfaktoren auf die Migration und die Proliferation von SMC untersucht: (i) Platelet Derived Growth Factor - PDGF, (ii) Basic Fibroblast Growth Factor - bFGF, (iii) Epidermal Growth Factor - EGF und (iiii) Tumor Necrosis Factor-alpha -TNFα.

Material und Methoden

Zellen
Die hier verwendeten humanen SMC wurden enzymatisch aus den Koronargefäßen eines 24jährigen Herztransplantatpatienten gewonnen und kultiviert. Isoliert wurden die Zellen in der Universitätsklinik Großhadern von Dr.

G. Bauriedel und Mitarbeitern. Die Kultivierung erfolgte in HamWay Medium (Ham's F-12 + Waymouth's MB 721/1, im Verhältnis 1 : 1), komplettiert mit 2 % L-Glutamin, 2 % Penicillin (50 000 IU/ml)/Streptomycin (5 000 µg/ml) und 15 % fetalem Kälberserum (FCS).

SMC-Charakterisierung
Zur Identifizierung der SMC wurde die Technik der indirekten Immunfluoreszenz, mit anti-α-Aktin als primärem- und Anti-Maus-Immunglobulin G (IgG)-Fluoreszeinisothiozyanat (FITC) als sekundärem Antikörper, angewendet.

Zellmigration
Die Chemotaxis-Assays wurden in einem Zweikammersystem, der 48-Well Boyden Chamber, durchgeführt: Untere Kammer: Zellkulturmedium (0 % FCS) mit dem zu testenden Wachstumsfaktor in unterschiedlichen Konzentrationen. Zur Abtrennung der unteren von der oberen Kammer wurde eine Polykarbonatmembran (Porengröße 8 µm) verwendet. Obere Kammer: 50 µl Zellsuspension mit definierter Zellanzahl (Medium: 0 % FCS, kein Wachstumsfaktor). Nach fünfstündiger Inkubation im Brutschrank wurden die nichtmigrierten Zellen abgestreift, die migrierten mit Hämatoxilin-Eosin angefärbt und unter dem Mikroskop ausgezählt. Es wurden mindestens drei Wells/Testsubstanzkonzentration und dabei drei Sichtfelder/Well ausgezählt. In den Blockdiagrammen sind Mittelwert und Standardabweichung angegeben. Die Versuchsdaten wurden mittels Varianzanalyse und SCHEFFE-Test zum multiplen Vergleich unabhängiger Stichproben bei einem versuchsbezogenen Risiko erster Art $\alpha = 0{,}05$ geprüft [8].

Zellproliferation
Die Aussaat der SMC erfolgte in einer Dichte von 50 000 Zellen/Well (ø 3,5 cm). Nach vier Stunden wurde das Adhäsionsmedium (HamWay-Medium, 15 % FCS) abgenommen, mit FCS-freiem Medium gewaschen und Medium (1 % FCS) mit den verschiedenen Wachstumsfaktoren in unterschiedlichen Konzentrationen zugegeben. Die Auswertung wurde mit Hilfe des Coulter Counters (Zellzahlbestimmung) vorgenommen. Es wurden Doppelbestimmungen von zwei Wells/Wachstumsfaktor/Konzentration/Zeitpunkt durchgeführt.

Ergebnisse und Diskussion

Die Wirkung von PDGF
PDGF wirkt in Konzentrationen zwischen 1 und 20 ng/ml auf die untersuchten humanen SMC eindeutig chemotaktisch. Diese Aktivitätssteigerung der Zellen zeigt ein biphasisches Verhalten mit einem maximalen Anstieg der Zellmigration bei einer PDGF-Konzentration von 1 ng/ml und einem Absinken der migrationssteigernden Wirkung bei höheren PDGF-Konzentrationen (Abb. 1A). Auch

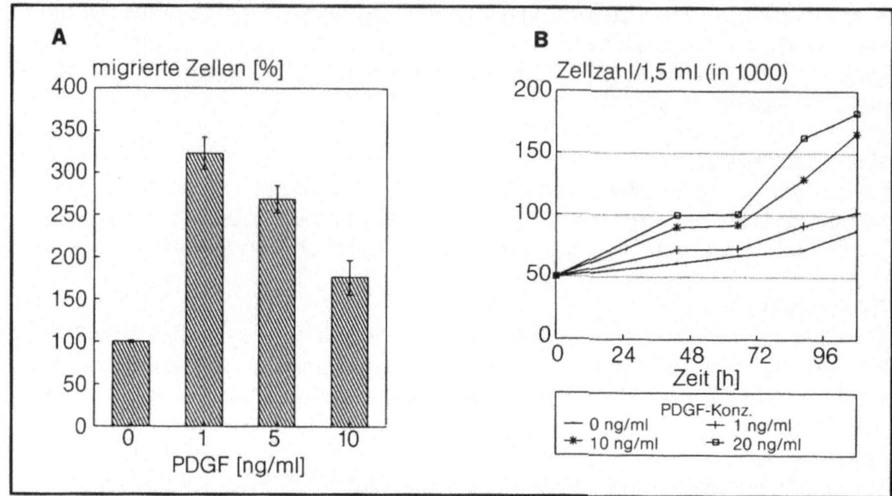

Abb. 1: Migration (A) und Poliferation (B) humaner Zellen unter dem Einfluß von PDGF. Bei der Migration wurden 30 076 Zellen/Well eingesetzt; 100 % entsprechen 65 Zellen.

die Proliferation der humanen SMC wird durch PDGF konzentrationsabhängig gefördert. Die Kontrollzellen zeigen sich dagegen äußerst inaktiv. Sie benötigen für einen Teilungszyklus mehr als 108 Stunden (Abb 1B). Der Wachstumsfaktor PDGF spielt ohne Zweifel eine wichtige Rolle bei der Progression der Atherosklerose, da er direkt mitogen und chemotaktisch auf SMC wirkt, von SMC auch selbst sezerniert werden kann und somit autokrin oder parakrin zu einer Proliferationssteigerung führt [3, 9].

Die Wirkung von bFGF

PDGF-messenger-Ribonukleinsäure(mRNA)-Transkripte wurden in menschlichen atherogenen Plaques nachgewiesen, aber auch in gesunden Arterien, in denen der Zell-Turnover niedrig ist. Aus diesem Grund kann man die PDGF-Genexpression nicht allein für proliferative Ereignisse in der Atherosklerose verantwortlich machen [1]. Die verschiedenen Zelltypen, die mit atherosklerotischen Läsionen assoziiert sind, synthetisieren jedoch außer PDGF auch noch andere Wachstumsfaktoren. Beispielsweise wird der Wachstumsfaktor bFGF von Monozyten/Makrophagen, Endothelzellen, SMC [2] und Thrombozyten [7] synthetisiert. Die Präsenz von bFGF an atherosklerotischen Läsionen ist der Grund für eine Untersuchung der Reaktion der SMC auf diesen Wachstumsfaktor. Der Wachstumsfaktor bFGF bewirkt eine starke Migrationshemmung der humanen SMC. Diese Hemmung war schon bei einem Einsatz niedriger bFGF-Konzentrationen so stark, daß eine quantitative Aus-

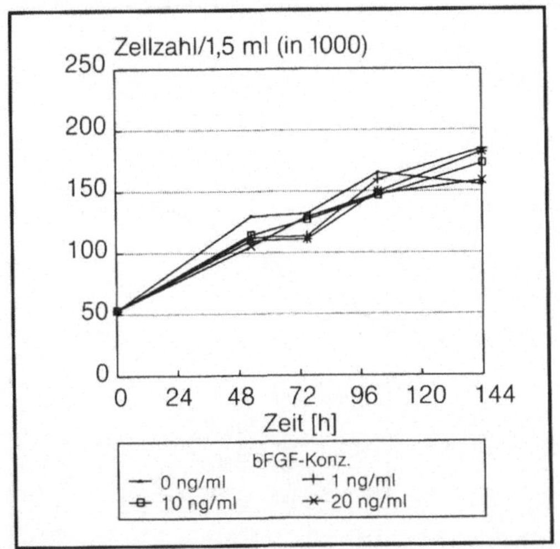

Abb. 2: Proliferation humaner Zellen unter dem Einfluß von bFGF.

wertung nicht möglich war. Wie Abb. 2 zeigt, hat bFGF auf die Proliferation der gleichen SMC keinen Einfluß. Somit läßt sich ein zytotoxischer Effekt ausschließen.

Die Wirkung von EGF

Infolge einer Endothelverletzung kommt es zu einer Anheftung von Thrombozyten, die verschiedene Wachstumsfaktoren abgeben. Zu diesen Wachstumsfaktoren gehört neben PDGF und bFGF auch EGF [2]. Versuche von Tomita et al. [11] zeigten, daß Rattenaorta-SMC spezifische Rezeptoren für EGF besitzen. Aufgrund dieser Hinweise wurde auch EGF als möglicher Faktor in der Atherogenese untersucht. Die Reaktion der humanen SMC auf EGF zeigt ein biphasisches Verhalten: niedrige EGF-Konzentrationen (1 und 10 ng/ml) wirken chemotaktisch auf die humanen SMC. Höhere Konzentrationen (20 ng/ml) haben keinen stimulierenden Effekt auf die Migration der Zellen (Abb. 3A). Ebenso wie bFGF hat EGF auf die Proliferation der humanen SMC keinen Einfluß (Abb. 3B). Es ist bekannt, daß EGF-Rezeptoren von SMC exprimiert werden. Die vorliegenden Ergebnisse deuten darauf hin, daß die Bindung von EGF an den EGF-Rezeptor von SMC zwar zu einer erhöhten Migration führt, aber nicht unbedingt die Proliferation steigert.

Die Wirkung von TNFα

Monozyten/Makrophagen wandern bei Endothelverletzungen in die Intima ein und können durch eine unregulierte Aufnahme von modifiziertem LDL (Low Density Lipoprotein) zu Schaumzellen werden [10]. Hierdurch aktiviert synthetisieren und sekretieren die Makrophagen eine Reihe von Zytokinen, zu

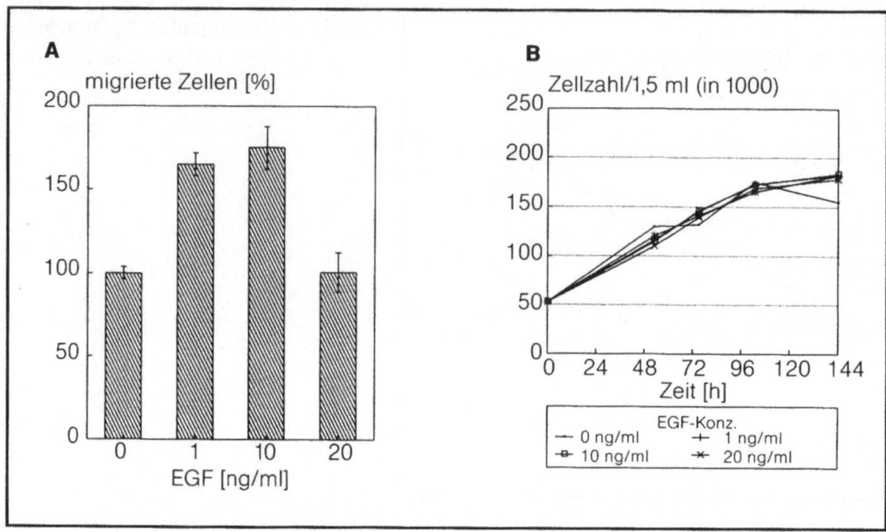

Abb. 3: Migration (A) und Proliferation (B) humaner Zellen unter dem Einfluß von EGF. Bei der Migration wurden 35 112 Zellen/Well eingesetzt; 100 % entsprechen 272 Zellen.

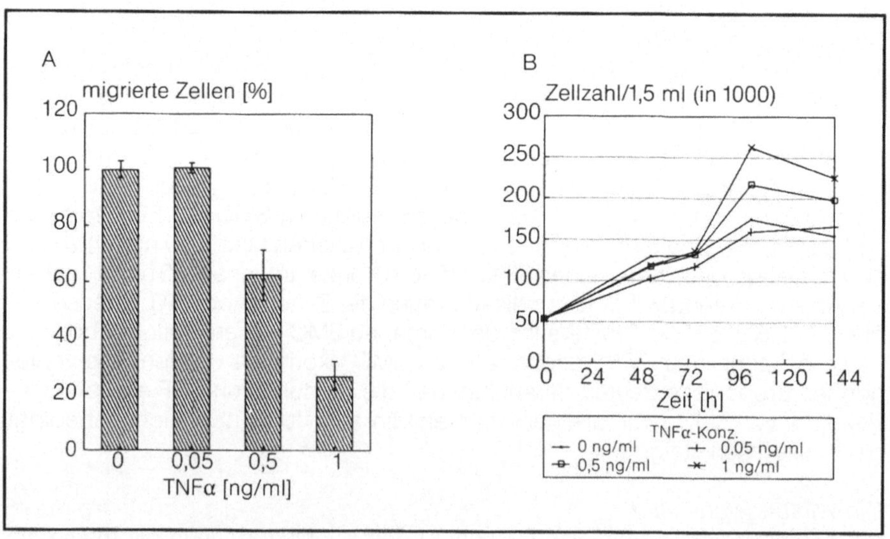

Abb. 4: Migration (A) und Proliferation (B) humaner Zellen unter dem Einfluß von TNFα. Bei der Migration wurden 26 717 Zellen/Well eingesetzt; 100 % entsprechen 210 Zellen

denen auf TNFα gehört. Neben anderen Faktoren könnte also auch TNFα an atherosklerotischen Läsionen vorhanden sein und auf SMC einwirken. Abb. 4A zeigt eine konzentrationsabhängige Hemmung der Migration humaner SMC durch TNFα. Eine niedrige Konzentration von 0,05 ng/ml TNFα beeinflußt die Migration nicht. Bei der 10fachen Konzentration von 0,5 ng/ml TNFα zeigt sich eine Hemmung um 35 %. 1 ng/ml TNFα hemmt die Migration um 75 %. Im Gegensatz dazu wird die Proliferation der humanen SMC konzentrationsabhängig angeregt (Abb. 4B). Bei Einsatz der höchsten TNFα-Konzentration (1 ng/ml) wird die Proliferation der Zellen um 50 % gesteigert.

Zusammenfassung

Mit der hier verwendeten Methode, der Migration von SMC in einer modifizierten Boyden Chamber, ist eine quantifizierbare Aussage über chemotaktische Reaktionen dieser Zellen möglich. Die Ergebnisse zeigen, daß jeder der eingesetzten Wachstumsfaktoren einen - meist unterschiedlichen - Einfluß auf Migration und Proliferation der humanen SMC ausübt. Somit ist eine Beteiligung dieser Faktoren am atherosklerotischen Prozeß denkbar.

Literaturverzeichnis

1 Barrett TB, Benditt EP Platelet-derived growth factor gene expression in human atherosclerotic plaques and normal arterial wall. Proc Natl Acad Sci USA 1988; 85· 6020-6024

2 Klagsbrun M, Edelman ER Biological and biochemical properties of fibroblast growth factor Arteriosclerosis 1989; 9 269-278

3 Majesky MW, Bowen-Pope DF, Wilcox JN, Schwartz SM, Reidy MA Platelet derived growth factor (PDGF) and PDGF receptor gene during repair of arterial injury. J Cell Biol 1989, 111 2149-2158.

4 Ross R, Glomset JA. Atherosclerosis and the arterial smooth muscle cell Science 1973, 180 1332-1339.

5 Ross R, Glomset JA. The pathogenesis of atherosclerosis. N Engl J Med 1976; 295: 369-377.

6 Ross R. The pathogenesis of atherosclerosis - an update N Engl J Med 1986; 314. 488-500

7 Ross R. Platelet derived growth factor. Annu Rev Med 1987; 38· 71-79

8 SAS/STAT. User's Guide 2 SAS Institute Inc 1990, Version 6, 4 Auflage: 944-949

9 Sjölund M, Hedin U, Sejersen T, Heldin C-H, Thyberg J. Arterial smooth muscle cells express platelet derived growth factor A chain mRNA, secrete a PDGF-like mitogen and bind exogenous PDGF in a phenotype- and growth state-dependent manner. J Cell Biol 1988, 106· 403-413

10 Steinberg D. Antioxidants and atherosclerosis. Circulation 1991; 83 (3). 1420-1425

11 Tomita M, Hirata Y, Uchihashi M, Fujita T. Characterization of epidermal growth factor receptors in cultured vascular smooth muscle cells of rat aorta. Endocrinol Jpn 1986; 33. 177-184.

Bovine pericytes and smooth muscle cells in culture - a comparative study

B. Hahn, M. Knorr, K. Wunderlich, P.C. Dartsch

B. Hahn, M. Knorr, K. Wunderlich
Universitäts-Augenklinik, Universität Tübingen

P.C. Dartsch
Physiologisches Institut I, Universität Tübingen

Abstract

Diabetes mellitus is one of the most important risk factors for atherosclerosis. This vascular disease is characterized by an increased proliferative and migratory activity of medial smooth muscle cells. In contrast, selective loss of retinal pericytes is known to be one of the earliest histopathological alterations during diabetic retinopathy. Since pericytes are present in all capillaries and, in addition, exhibit several similarities with smooth muscle cells (e. g. expression of cytoskeletal proteins) it has been suggested, that pericytes serve as precursors of smooth muscle cells. Therefore, we have examined the growth characteristics of cultured pericytes and smooth muscle cells and their response to different concentrations of fetal calf serum, endothelial cell growth factor (ECGF), heparin and α-D-glucose.

In comparison to smooth muscle cells, pericytes showed significantly lower basic growth rates. The proliferative activity could be stimulated to a higher extent in pericytes than in smooth muscle cells by increasing concentrations of fetal calf serum and ECGF. Moreover, heparin caused an inhibition of proliferative activity of both cell types. This inhibitory effect could be reversed by ECGF. At all concentrations tested, α-D-glucose had no influence on the proliferation of pericytes and smooth muscle cells as well. The altered growth rates were not accompanied by alterations in cell size, cell volume and in the organization of cytoskeletal and surface proteins as checked with antibodies against smooth muscle α-actin, fibronectin and vimentin

In spite of some differences in mitotic activity and in response to agents, cultured pericytes and smooth muscle cells also show several similarities, which support the idea, that both cell types are closely related with each other

Bovine Perizyten und glatte Muskelzellen in Kultur - eine vergleichende Untersuchung

B. Hahn, M. Knorr, K. Wunderlich, P. C. Dartsch

B. Hahn, M. Knorr, K. Wunderlich
Universitäts-Augenklinik, Universität Tübingen

P. C. Dartsch
Physiologisches Institut I, Universität Tübingen

Zusammenfassung

Diabetes mellitus stellt einen der wichtigsten Risikofaktoren für die Atherosklerose dar. Dabei kommt es unter anderem zu einer verstärkten Proliferation und Migration glatter Muskelzellen aus der Intima in den subendothelialen Raum. Eine der frühesten pathologischen Veränderungen im Rahmen der diabetischen Retinopathie ist der selektive Verlust retinaler Perizyten, über deren Funktion bisher nur wenig bekannt ist. Unter anderem wurde von verschiedenen Autoren die Hypothese aufgestellt, daß es sich bei Perizyten um Vorläufer von glatten Muskelzellen handeln könnte Deshalb wurden in dieser Arbeit die Wachstumsbedingungen und die Reaktion beider Zelltypen auf Wirkstoffe wie fetales Kälberserum, Heparin, ECGF und α-D-Glukose vergleichend untersucht. Es zeigte sich, daß Perizyten im Vergleich zu glatten Muskelzellen eine signifikant verminderte basale Wachstumsrate haben; sie waren jedoch durch fetales Kälberserum und durch ECGF in Abhängigkeit von ihrem in-vitro-Alter erheblich stärker stimulierbar. Zudem ist die Heparinwirkung bei Perizyten vermindert, konnte aber, wie bei glatten Muskelzellen, durch zusätzliche Gabe von ECGF revertiert werden. Dagegen hat α-D-Glukose in steigenden Konzentrationen keinen Einfluß auf das Wachstum von Perizyten und glatten Muskelzellen. Weiterhin konnte in beiden Zelltypen glattmuskuläres α-Aktin und Myosin nachgewiesen werden.
Somit lassen sich - trotz einiger Unterschiede im Wachstumsverhalten und Reaktionsmuster auf Wirkstoffe - Gemeinsamkeiten im Verhalten von Perizyten und glatten Muskelzellen nachweisen. Diese Befunde sprechen für eine mögliche Verwandtschaft von Perizyten und glatten Muskelzellen.

Einleitung

Diabetes mellitus stellt einen der bedeutendsten Risikofaktoren für die Atherosklerose dar [9]. Dabei ist die verstärkte Proliferation und Migration glatter Muskelzellen (SMC) aus der Intima in den subendothelialen Raum eines der

wichtigsten zellulären Ereignisse [7]. Dagegen kommt es bei Diabetes mellitus zu einem Verlust retinaler Perizyten als einem der frühesten Anzeichen der diabetischen Retinopathie [6].
Perizyten kommen in allen Geweben vor und liegen dort in der Außenwand von Kapillaren. Im Vergleich mit anderen Organen bilden sie in der Netzhaut eine besonders dichte Schicht. Immmunhistochemische Untersuchungen zeigen, daß retinale Perizyten sowohl muskuläres als auch nichtmuskuläres Aktin, Myosin und Vimentin besitzen. Der Nachweis dieser Zytoskelettproteine führte zu der Vermutung, daß Perizyten kontraktile Elemente der Gefäßwand darstellen und an der Regulation des Blutflusses beteiligt sein könnten. In vitro konnte die Kontraktilität von bovinen retinalen Perizyten bereits nachgewiesen werden [4]. Der Verlust der Kontraktilität durch Degeneration der Perizyten könnte ein Grund für die Bildung von Mikroaneurysmen im Rahmen der diabetischen Retinopathie sein. Die Fähigkeit sowohl von Perizyten als auch von SMC, das Wachstum von Endothelzellen zu hemmen [5], und der Besitz von α-Aktin und glattmuskulärem Myosin führte weiterhin zu der Vermutung, daß Perizyten die Vorläuferzellen von SMC sein könnten [4, 8, 10].
In der vorliegenden Arbeit wurde deshalb eine vergleichende Untersuchung sowohl der Wachstumsbedingungen als auch der Reaktion auf Wirkstoffe zwischen kultivierten Perizyten aus der Retina des Rindes und SMC aus der Rinderaorta vorgenommen.

Material und Methoden

Isolierung und Kultivierung von Perizyten und SMC
Aus schlachtfrischen Rinderaugen wurden die Netzhäute präpariert, mit gekreuzten Skalpellen zerkleinert und mit 4 mg/ml Kollagenase A (Boehringer Mannheim) in Phosphatpuffer, pH 7,4, für 60 Min. bei 37°C im Schüttelwasserbad enzymatisch verdaut. Größere Gewebestücke wurden durch Filtration über Gaze entfernt und die Zellsuspension in Flaschen ausgesät. Die Präparation der Rinderaorta erfolgte wie von Dartsch beschrieben [1], und der enzymatische Verdau wurde mit 1,8 mg/ml Kollagenase CLS III (Seromed/Biochrom), 0,2 mg/ml Elastase (Boehringer Mannheim) und 1 mg/ml Trypsininhibitor aus Sojabohne (Serva) in HEPES gepuffertem Medium für 180 Min. bei 37°C im Schüttelwasserbad durchgeführt.
Beide Zelltypen wurden in Dulbeccos modifiziertem Eagle Medium (DMEM) (Gibco BRL) mit 10 % fetalem Kälberserum (Gibco BRL) und den üblichen Antibiotika- und Antimykotikazusätzen im Brutschrank bei 5 % CO_2 und 95 % Luft bei 37°C kultiviert.

Indirekte Immunfluoreszenzmikroskopie
Zellen der ersten bis dritten Passage wurden auf runden Glasdeckgläsern in 12-Loch-Kulturschalen über mehrere Tage kultiviert, danach mit Methanol fixiert

(6 Min. bei –20°C) und mit den entsprechenden spezifischen Erstantikörpern gegen glattmuskuläres α-Aktin (Progen Biotechnik), Vimentin (Camon) und Fibronektin (Calbiochem) für 45 Min. bei 37°C inkubiert. Nach mehrmaligem Waschen mit Phosphatpuffer wurden die Zellen mit Fluoresceinisothiocyanat(FITC)- bzw. Rhodamin(TRITC)-konjugierten Zweitantikörpern für 60 Min. bei 37°C inkubiert, mit Phosphatpuffer gewaschen und in Mowiol 4-88 (Hoechst) eingebettet. Die mikroskopische Betrachtung mit einem Nikon Optiphot-Mikroskop bei Auflichtfluoreszenz erfolgte unter Verwendung der entsprechenden Filterblöcke und Objektive wie beschrieben [2].

Proliferationstest

Perizyten bzw. SMC wurden in 6-Loch-Kulturschalen in einer Dichte von 2 000 Zellen/cm^2 ausgesät. Nach 24 h wurde die Zahl der adhärenten Zellen bestimmt, ein Medienwechsel vorgenommen und die zu testenden Substanzen in den entsprechenden Konzentrationen zugegeben. Getestet wurde der Einfluß von fetalem Kälberserum (Gibco BRL) 1-50 %, Heparin Grad I (Sigma Chemie) 0-200 µg/ml, ECGF aus Rinderhirn [3] 0-50 µg/ml, α-D-Glukose 1-5 mg/ml. Nach drei Tagen wurde nochmals ein Medienwechsel mit Zugabe frischer Testsubstanzen vorgenommen. Am 7. Tag nach der Aussaat wurden die Zellen durch Trypsin/Ethylendiamintetraessigsäure(EDTA)-Behandlung (10 Min. bei 37°C) abgelöst und vereinzelt. Mit einem Zellcounter CASY 1 (Schärfe System) wurden sowohl Zellzahlen als auch Zellgröße und -volumen bestimmt und die Populationsverdopplung pro Tag (PD/Tag) berechnet. Getestet wurden die Perizyten in den Passagen eins bis fünf und die SMC in den Passagen sechs bis neun.

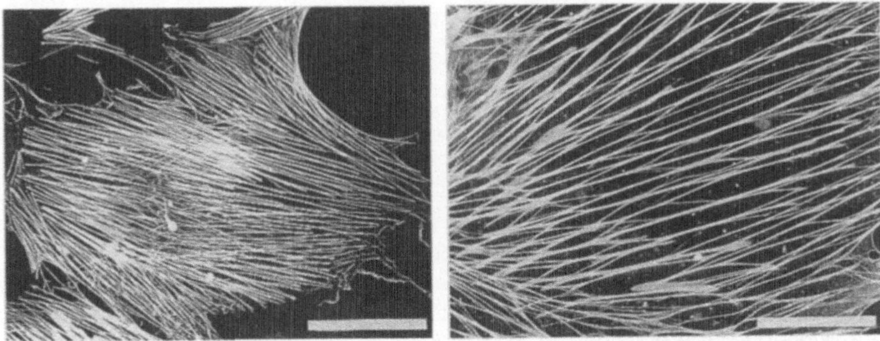

Abb. 1: Verteilung von glattmuskulärem α-Aktin in kultivierten Perizyten aus der Retina des Rindes nach Anfärbung mit spezifischen Antikörpern. Beachte das intrazelluläre dreidimensionale Netzwerk der Filamente. Balken - 30 µm (linkes Bild) bzw. 12,5 µm (rechtes Bild).

Ergebnisse

1. Sowohl Perizyten als auch SMC zeigten eine positive Reaktion mit Antikörpern gegen glattmuskuläres α-Aktin (Abb. 1).
2. Fetales Kälberserum führte bei beiden Zelltypen zu einer dosisabhängigen Proliferationssteigerung bis zu einem Optimum bei 20 bis 25 %. Bei weiterer Erhöhung des Serumgehaltes im Kulturmedium nahm die Proliferation nicht signifikant zu (Abb. 2). Während SMC durch Serum nur um den Faktor 2,3x stimulierbar waren, war die Zunahme bei Perizyten abhängig vom in-vitro-Alter der Zellen und reichte vom Faktor 5,2x (Perizyten > P4) bis zum Faktor 9x (Perizyten der ersten Passage). Auffallenderweise lag jedoch die basale Wachstumsrate bei SMC um den Faktor 5,8x höher als die der Perizyten (Abb. 2).
3. Heparin Grad I bewirkte bei SMC eine starke Hemmung der Proliferation, wobei die 50 %ige Hemmung bei 25 μg/ml lag. Perizyten der ersten Passage wurden durch Heparin nicht gehemmt, Perizyten mit einem höheren in-vitro-Alter dagegen wurden deutlich stärker inhibiert (50 %ige Hemmung bei 50 μg/ml); (Abb. 2).
4. Während ECGF aus Rinderhirn sowohl bei SMC als auch bei Perizyten mit einem höheren in-vitro-Alter die Wachstumsrate nur unerheblich veränderte, wurden die Perizyten der ersten Passage deutlich stimuliert (Abb. 3). In allen Fällen jedoch revertierte die Zugabe von ECGF die Heparininhibierung (nicht abgebildet).
5. Steigende Konzentrationen an α-D-Glukose von 1 bis 5 mg/ml beeinflußten das Wachstum von Perizyten und SMC nicht (Abb. 3)
6. Die getesteten Wirkstoffe hatten keinen Einfluß auf die Zellgrößenverteilung und das Zellvolumen von Perizyten und SMC. Gleichfalls konnte keine Auswirkung auf die Organisation von Zytoskelettproteinen (α-Aktin, Fibronektin und Vimentin) festgestellt werden.

Diskussion

Trotz zum Teil erheblicher Unterschiede im Verhalten unter Kulturbedingungen (zum Beispiel in bezug auf die basale Proliferation) zeigen SMC und Perizyten auch Gemeinsamkeiten in der Reaktion auf die hier getesteten Wirkstoffe. Die Expression von glattmuskulärem α-Aktin und Myosin bei beiden Zelltypen ist eine markante Übereinstimmung, die die kontraktile Funktion der Zellen in vivo zu unterstreichen scheint. Die Ergebnisse sprechen für eine mögliche Verwandtschaft von Perizyten und SMC, da bei beiden Zelltypen die Tendenz der Reaktion auf Wirkstoffe übereinstimmt. Die Unbeeinflußbarkeit von Perizyten und SMC durch steigende α-D-Glukosekonzentrationen in vitro zeigt, daß ein erhöhter Glukosespiegel, wie bei Diabetes mellitus, in vivo nicht allein für den Verlust retinaler Perizyten bzw. die verstärkte Proliferation der SMC verantwortlich gemacht werden kann.

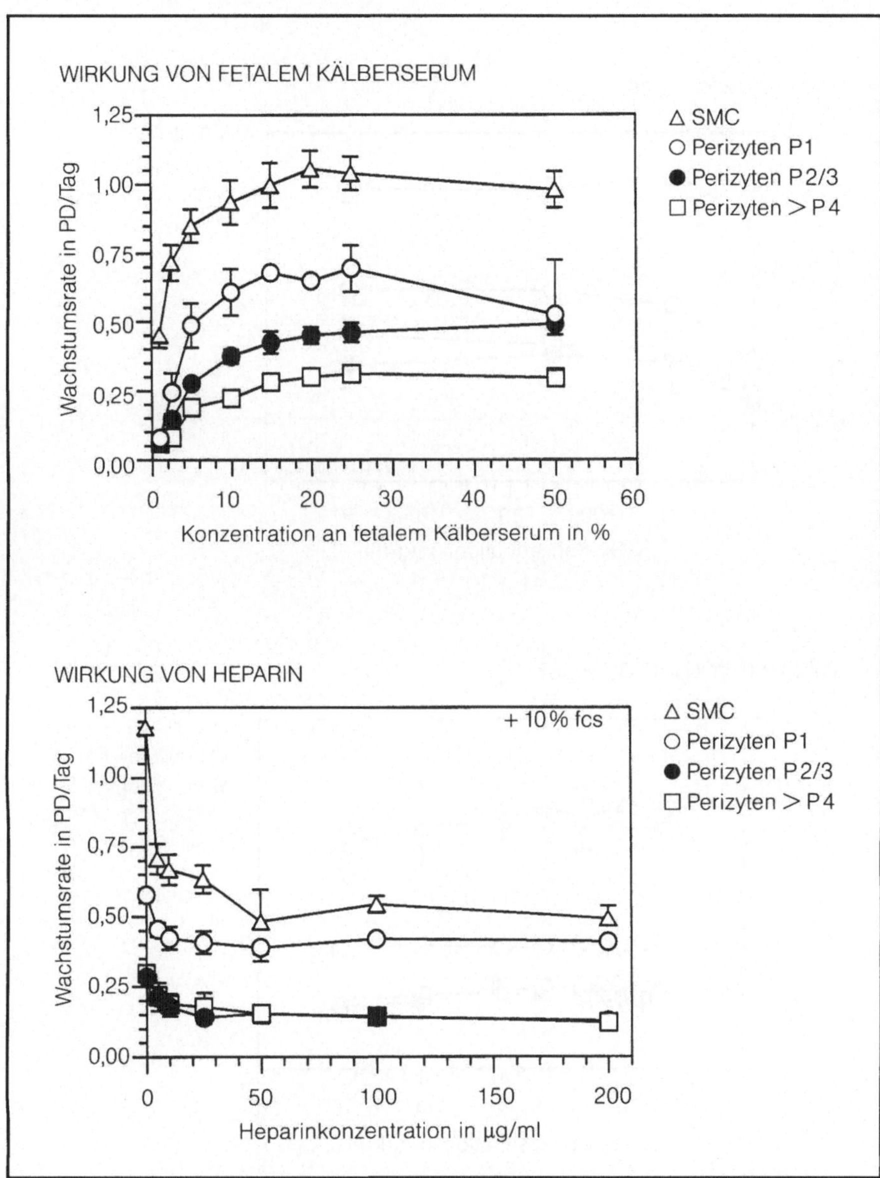

Abb. 2: Wirkung von fetalem Kälberserum und Heparin auf die Proliferation von Perizyten und glatten Muskelzellen in Kultur. Die Untersuchung der Heparinwirkung wurde mit 10 % fetalem Kälberserum im Kulturmedium durchgeführt.

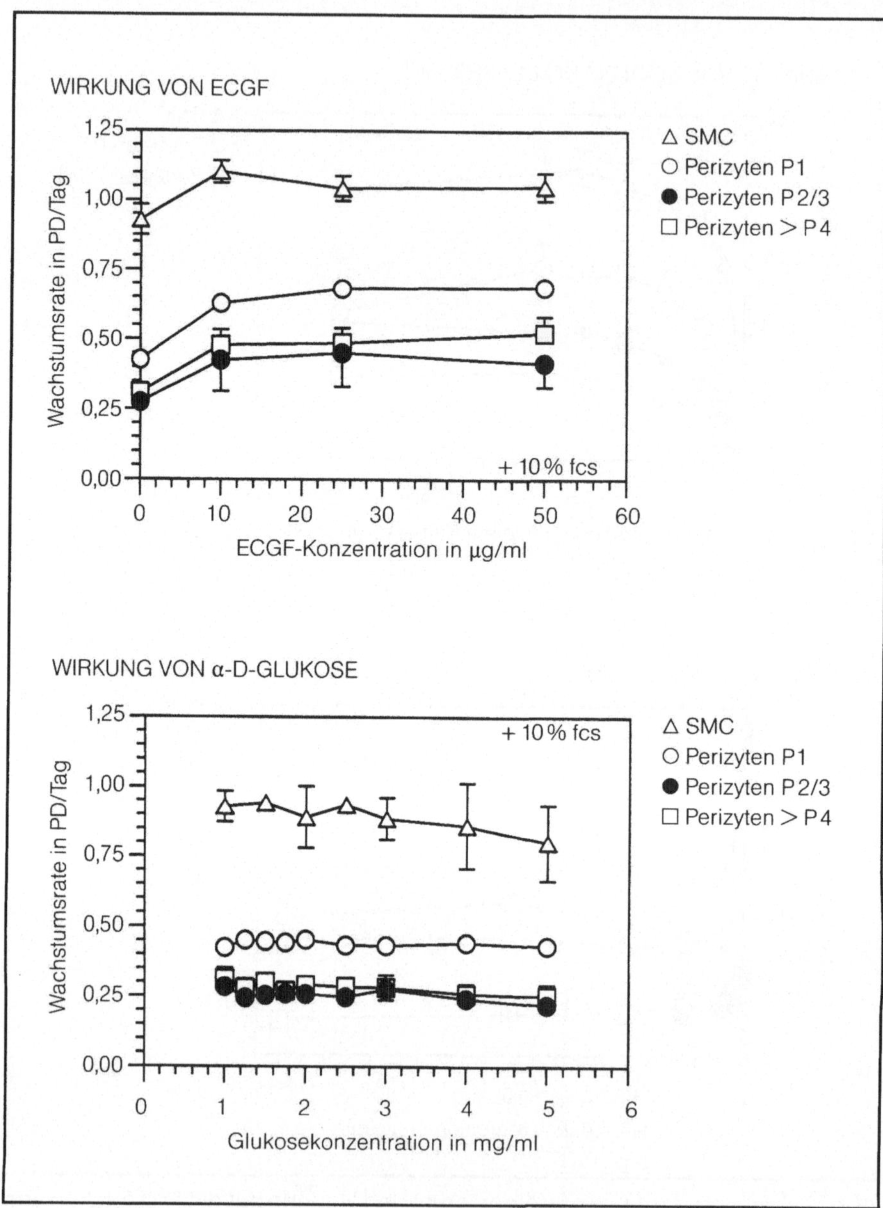

Abb. 3: Wirkung von ECGF und α-D-Glukose auf die Proliferation von Perizyten und glatten Muskelzellen in Kultur. In beiden Fällen enthielt das Medium 10 % fetales Kälberserum

Literaturverzeichnis

1 DARTSCH PC Kultivierung von Gefäßwandzellen Mikrokosmos 1987; 76. 198-206

2 DARTSCH PC. Epifluorescence microscopy in atherosclerosis research Eur Micr Anal 1992; 17· 11-13.

3 DARTSCH PC, WEISS HD, BETZ E. Human vascular smooth muscle cells in culture. growth characteristics and protein pattern by use of serum-free media supplements. Eur J Cell Biol 1990; 51: 285-294.

4 KELLEY C, D'AMORE PA, HECHTMANN H, SHEPRO D. Microvascular pericyte contractility in vitro. J Cell Biol 1987; 104: 483-490.

5 ORLIDGE A, D'AMORE PA. Inhibition of capillary endothelial cell growth by pericytes and smooth muscle cells J Cell Biol 1987; 105: 1455-1462.

6 ROBINSON WG, MCCALEB ML, FELD LG, MICHAELIS OE, LAVER N, MERCANDETTI M. Degenerated intramural pericytes in the retinal capillaries of diabetic rats. Curr Eye Res 1991, 10. 339-350

7 ROSS R. The pathogenesis of atherosclerosis - an update. N Engl J Med 1986, 314 488-500.

8 ROUGET C Memoire sur les developpements, la structure et les proprietes physiologiques des capillaires sanguins et lymphatiques Arch Physiol Norm Pathol 1873; 5 603-633

9 SCHUBERT GE, BETHKE BA Lehrbuch der Pathologie. De Gruyter Berlin, New York 1981

10 SKALLI O, PELTE MF, PECLET MC, GABBIANI G, GUGLIOTTA P, BUSSOLATI G, RAVAZZOLA M, ORCI L. α-smooth muscle actin, a differentiation marker of smooth muscle cells, is present in microfilamentous bundles of pericytes. J Histochem Cytochem 1989, 37 315-321

Analysis of lateral mobility of molecules in the membrane of coronary plaque cells by measuring fluorescence recovery after photobleaching

T. Mattfeldt, R. Voisard, A. Lambacher, U. Seitzer, O. Haferkamp, V. Hombach
Abteilung für Pathologie und Abteilung für Innere Medizin IV, Universität Ulm

Abstract

Molecular transport mechanisms in membranes of smooth muscle cells (SMC) are of interest for a better understanding of atherogenesis. Atherosclerotic plaque material from the coronary arteries of 5 patients was extracted by thromboendarterectomy. After enzymatic disaggregation of plaque cells, isolated SMC were identified with monoclonal antibodies against muscle cell α-actin. Confluent cultures of SMC were stained with the low molecular lipid analogon Nile Red, a lipophil fluorescent dye which is largely specific for the hydrophobic inner domains of biomembranes. After irradiation of the labeled living cells in an inverted microscope with a laser beam, bleaching due to irreversible loss of fluorescent molecules is observed in the exposed region. Immediately thereafter the fluorescence recovers due to lateral movement of dye molecules from the neigbouring membrane regions. This effect is called fluorescence recovery after photobleaching (FRAP). Due to a modification of the usual FRAP technique, in which we made use of total internal reflection of the laser beam, we were able to measure largely specifically the FRAP kinetics of the outer cell membrane. The results showed complete fluorescence recovery already shortly after bleaching. This observation implies that 100 % of the lipid molecules belong to the mobile fraction, thus they are not firmly anchored in the membrane structure to a measurable extent. Moreover, the kinetics of FRAP could be closely approximated by the equation of a pure diffusion process in two dimensions This fact indicates that the lateral mobility of the lipid molecule is due to passive diffusion only, without participation of active transport processes Finally, the data allow a quantification of the speed of diffusion by determination of the quantity $T_{1/2}$, that is the time within which half of the fluorescence intensity has recovered. The method offers perspectives for the investigation of lateral mobility of all kinds of molecules and could provide new insights into the action of drugs on the cell membrane

Analyse der lateralen Mobilität von Molekülen in der Membran koronarer Plaquezellen durch Messung der Fluoreszenzkinetik nach Bleichung mit Laserlicht

T. Mattfeldt, R. Voisard, A. Lambacher, U. Seitzer, O. Haferkamp, V. Hombach
Abteilung für Pathologie und Abteilung für Innere Medizin IV, Universität Ulm

Zusammenfassung

Die Kenntnis molekularer Transportmechnismen der Membranen glatter Muskelzellen (SMC) ist für ein besseres Verständnis der Atherogenese von Interesse. Atherosklerotisches Plaquematerial wurde mittels Thrombendarteriektomie aus Koronararterien von fünf Patienten gewonnen. Nach enzymatischer Lösung der Plaquezellen aus dem Gewebsverband wurden isolierte SMC mittels monoklonaler Antikörper gegen glattmuskuläres α-Aktin identifiziert. Konfluente Deckglaskulturen der SMC wurden mit dem kleinmolekularen Lipidanalogon Nilrot gefärbt, einem Fluoreszenzfarbstoff, der sich weitgehend spezifisch in den hydrophoben Innenbereichen von Biomembranen verteilt. Nach Bestrahlung der markierten lebenden Zellen in einem inversen Mikroskop mit einem Laserstrahl beobachtet man in dem exponierten Bereich eine Ausbleichung, die durch einen irreversiblen Verlust der fluoreszierenden Moleküle bedingt ist. Sofort danach erholt sich die Fluoreszenz infolge lateralen Einstroms der Farbstoffmoleküle aus den benachbarten Membranregionen wieder. Dieser Effekt wird als Fluoreszenzerholung nach Bleichung bezeichnet (Fluorescence Recovery After Photobleaching, FRAP). Durch eine Modifikation der üblichen FRAP-Technik, bei der wir eine Totalreflektion des Laserstrahls an der Kulturoberfläche erzielten, konnte die FRAP-Kinetik in der äußeren Zellmembran weitgehend spezifisch bestimmt werden. Die Ergebnisse zeigten eine komplette Erholung der Fluoreszenz nach Ausbleichung. Daraus folgt, daß 100 % des Lipids mobil sind und somit keine feste Verankerung in der Membran besitzen. Ferner konnten die Meßpunkte der FRAP-Kinetik sehr eng durch die Gleichung eines zweidimensionalen Diffusionsprozesses approximiert werden. Dies spricht dafür, daß die laterale Mobilität des kleinmolekularen Lipidanalogons ausschließlich durch passive Diffusion ohne Beteiligung aktiver Transportprozesse erfolgt. Aus den Daten ergibt sich die Halbwertszeit $T_{1/2}$ der Fluoreszenzerholung als Maß für die Diffusionsgeschwindigkeit des Moleküls in der Membran. Die Methode eröffnet damit Perspektiven zur Untersuchung der lateralen Mobilität verschiedenster Moleküle und könnte zur Analyse des Wirkungsmechnismus von Medikamenten auf die Zellmembran beitragen.

Einleitung

Nach der Hypothese des „Fluid mosaic model" besteht das Grundgerüst der Zellmembran aus einer Phospholipiddoppelschicht, in der Lipide und Proteine teils fest verankert, teils frei beweglich sind [7]. Neben einer transmembranösen Mobilität senkrecht zur Membranoberfläche hat sich gezeigt, daß sich intramembranöse Lipide und Proteine auch parallel zur Membranoberfläche bewegen können. Dieses Phänomen wird als laterale Mobilität bezeichnet, im speziellen Fall kann es sich hierbei um eine laterale Diffusion handeln. Daten aus der Literatur sprechen dafür, daß die laterale Diffusion eine bedeutsame Rolle bei der Modulation wichtiger zellbiologischer Vorgänge spielt. Hierbei sind u. a. rezeptorvermittelte Membraninteraktionen, die Immunogenität, die Membranpermeabilität, die Temperaturanpassung und die Aktivität membranständiger Enzymkomplexe der Zelle zu erwähnen [4]. Das Studium der lateralen Membrandiffusion ist demzufolge für die Pathophysiologie der Zelle bei den verschiedensten Erkrankungen von großem Interesse. Dies trifft auch für die Atherosklerose zu. Im vorliegenden Beitrag wird eine Methode dargestellt, die es gestattet, die laterale Mobilität von Lipidmolekülen weitgehend selektiv in der äußeren Membran intakter, lebender Zellen mittels einfacher, kommerziell erhältlicher Hilfsmittel (Argonlaser, inverses Mikroskop und Personalcomputer) zu messen.

Material und Methoden

Physikalische Grundlagen

Werden mit Fluoreszenzfarbstoff inkubierte Zellen in einem bestimmten Areal mit Laserlicht gebleicht, beobachtet man anschließend eine Erholung der Fluoreszenz, die auf einem Transport benachbarter fluoreszierender Moleküle in den ausgebleichten Bezirk beruht. Dieses Phänomen wird als Fluorescence Recovery After Photobleaching, abgekürzt FRAP, bezeichnet [3]. Durch die Bleichung gehen die fluoreszierenden Moleküle irreversibel verloren. Daraus resultiert ein Konzentrationsgradient zu den benachbarten Bereichen, der durch Einstrom fluoreszierender Moleküle aus den ungebleichten Bezirken wieder aufgehoben werden kann. Die mathematische Analyse der hierbei beobachteten Kinetik liefert wertvolle Rückschlüsse auf die laterale Mobilität des untersuchten Moleküls. Üblicherweise wird bei einem FRAP-Experiment die ganze Zelle vertikal mit Laserlicht durchstrahlt. Man beobachtet in der dann gemessenen Kinetik einen Summeneffekt aller im Strahlbereich vorhandenen Membranen, also neben der Zellmembran auch die Kernmembranen, mitochondrialen Membranen usw Mit unserer Apparatur ist es dagegen möglich, weitgehend selektiv die laterale Mobilität von Lipidmolekülen in der äußeren Zellmembran zu messen. Dies wird ermöglicht durch den unseres Wissens nach erstmaligen Einsatz der totalen internen Reflektionsfluoreszenzmikroskopie

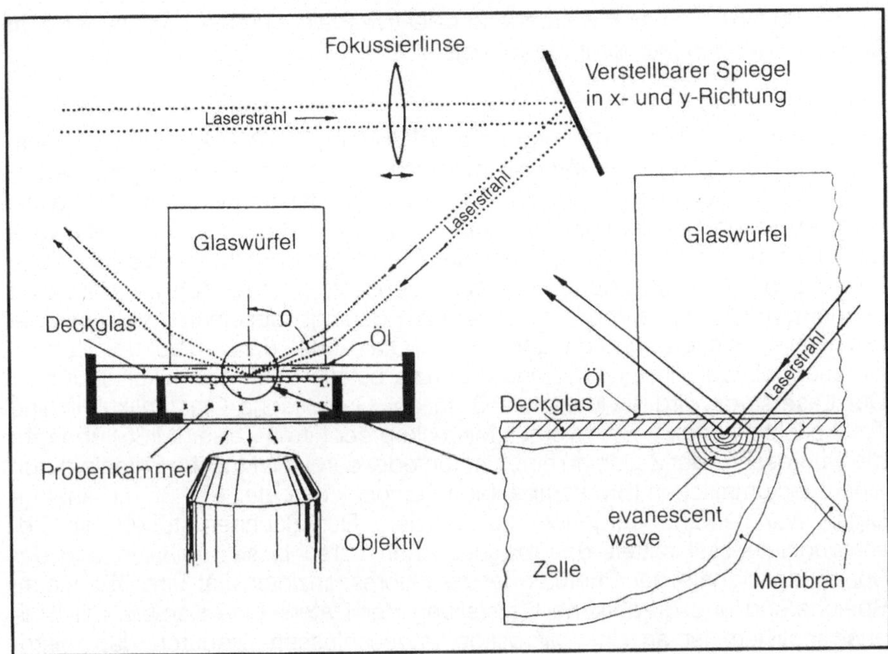

Abb. 1: Schematische Darstellung des Versuchsaufbaus Der Laserstrahl (oben links) gelangt über einen verstellbaren Umlenkspiegel in einen Glaswürfel. Der Strahl wird so justiert, daß Totalreflektion erfolgt, d. h. der Strahl dringt nicht direkt in die Zellkultur ein, sondern verläßt das System unter Energieabgabe wieder (Mitte links). Unter dem Glaswürfel befinden sich die Zellen in der Probenkammer (unter dem Deckglas, gleichsam über Kopf hängend). Dieser Bereich ist rechts vergrößert wiedergegeben. Die Energieabgabe des totalreflektierten Strahls erzeugt eine elektromagnetische Welle, die sich in der Zellkultur ausbreitet und exponentiell abfällt (evanescent wave). Dies führt zu einer weitgehend selektiven Ausbleichung der fluoreszierenden Moleküle der äußeren Membran.

(Total Internal Reflection Fluorescence Microscopy, TIRF) im Rahmen von FRAP-Experimenten an lebenden Zellen (Abb. 1). In einer TIRF-Apparatur durchdringt der Laserstrahl die Zelle nicht, sondern wird an der Grenzfläche Glas/Zelle totalreflektiert [1, 2, 8]. Am Auftreffpunkt des Laserstrahls wird Energie an die Zelle abgegeben, die sich in Form einer elektromagnetischen Welle ausbreitet, deren Intensität exponentiell abfällt (evanescent wave). Ihre Energie reicht aus, um fluoreszierende Moleküle auszubleichen. Da die Eindringtiefe der evanescent wave in der Größenordnung der Wellenlänge der Laserlichtquelle liegt (etwa 500 nm), wird eine weitgehend selektive Bleichung der unmittelbar dem Glas anliegenden Membran gewährleistet.

Versuchsaufbau
Als Lichtquelle dient ein 7mW Argon-Laser, Modell LGK 7800 der Firma Siemens, mit einer Wellenlänge λ = 488 nm. Im Strahlengang ist ein rechnergesteuerter, magnetisch bedienbarer Verschluß angebracht, der es gestattet, die Laserleistung zwischen voller Intensität und 1/100 Intensität umzuschalten. Die volle Laserleistung dient dem Ausbleichen des Fluoreszenzfarbstoffes, die schwache Leistung der Messung der Fluoreszenzintensität, ohne jedoch den Farbstoff nennenswert auszubleichen. Der Laserstrahl gelangt über einen Umlenkspiegel in eine Fokussierlinse und danach in einen Glaswürfel, der sich auf der Probenkammer befindet, die eine mit Fluoreszenzfarbstoff inkubierte Zellkultur enthält. Der Laserstrahl wird so justiert, daß an der Grenzfläche Glas/Zellkultur eine Totalreflektion erfolgt. Ein inverses Mikroskop der Firma Zeiss (IM 35) übergibt die Fluoreszenz der Zellen an eine Photodiode, deren elektrische Signale durch einen herkömmlichen IBM-kompatiblen Personalcomputer AT-286 mit Analog-Digital-Wandlerkarte aufgenommen werden. Der Rechner steuert die Belichtungsintensität mittels des magnetischen Verschlusses, mißt anhand der Spannungssignale der Photodiode die Fluoreszenzintensität und übernimmt Speicherung und graphische Darstellung der Daten. Eine Kamera mit Bildanalysesystem ist an das Mikroskop angeschlossen, wodurch das mikroskopische Bild der Zellen gespeichert werden kann und für ergänzende stereologische Untersuchungen zur Verfügung steht.

Auswertung der Daten
Bei irreversibler Ausbleichung der bestrahlten Moleküle und Rückstrom des Farbstoffes ausschließlich durch Diffusion und Gauß-Verteilung der Energie im Querschnitt des Laserstrahls ist die Fluoreszenz zum Zeitpunkt t nach der Bleichung = $F_{K(t)}$, durch folgende Gleichung gegeben [3]:

$$F_{K(t)} = F_K \, \nu \, K^{-\nu} \, \Gamma(\nu) \, \chi^2 (2K|2\nu)$$

wobei $\nu = (1 + 2t/\tau_D)^{-1}$ ist. Hierbei repräsentiert F_K den Ausgangswert der Fluoreszenzintensität vor der Bleichung. Die Konstanten K und τ_D werden mittels nichtlinearer Regression durch Kurvenanpassung an die gemessenen Werte bestimmt. Als Maß für die Diffusionsgeschwindigkeit des Farbstoffes in der Membran dient die „Halbwertszeit" $T_{1/2}$. Dies ist die Zeit t, die aus der angepaßten Kurve an der Stelle abgelesen wird, an der sich die Fluoreszenz zur Hälfte wieder erholt hat (Abb. 2).

Zellkulturen und Meßprotokoll
Zur Untersuchung diente Plaquematerial von fünf Patienten, das im Rahmen koronarer Thrombendarteriektomien in der Abteilung für Herzchirurgie der

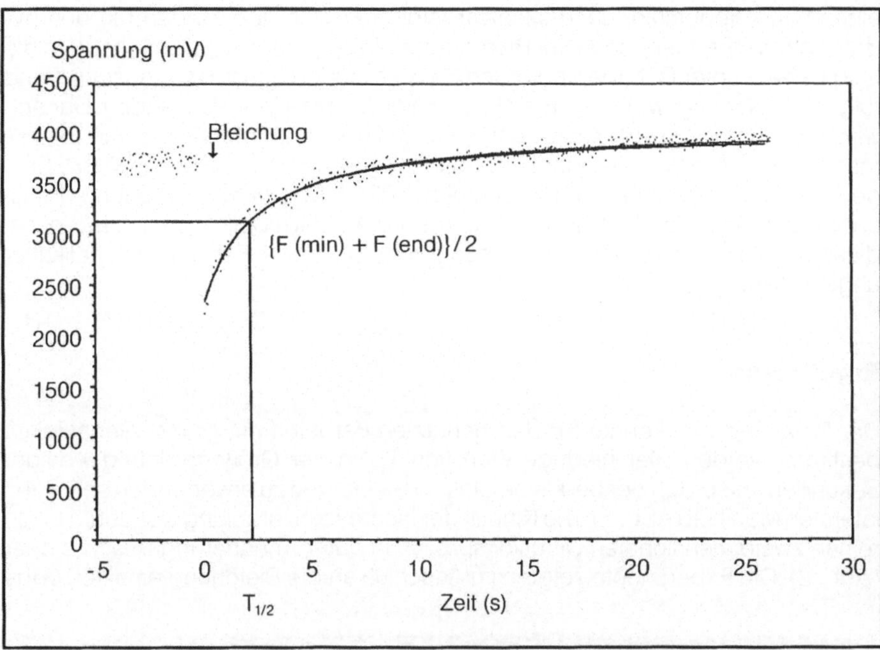

Abb. 2: Charakteristischer Verlauf eines Bleichungsexperimentes mit Nilrot. Links vom Nullpunkt Messung der Ausgangsspannung unter Steady-state-Bedingungen; bei t = 0 erfolgt der Bleichimpuls. Die Punkte repräsentieren Meßwerte der Spannung als Funktion der Zeit. Der Minimalwert F(min) wird sofort nach Bleichung erreicht. Die durchgezogene Kurve entspricht der Gleichung im Abschnitt „Auswertung der Daten“, wobei die Parameter durch nichtlineare Regression ermittel wurden. Daraus ergibt sich der Wert F(end) als asymptotischer Endwert, dem sich die Kurve nähert. Die gute Approximation der Kurve an die empirischen Werte ist offensichtlich. Die Halbwertszeit $T_{1/2}$ wird an der Stelle abgelesen, an der die Kurve den Wert {F(min) + F(end)}/2 erreicht hat.

Universität Ulm (Prof. Dr. A. Hannekum) entnommen wurde. Zur Isolation glatter Muskelzellen wurde das Material mit einer Mischung aus Kollagenase und Elastase behandelt. Die Zellidentifikation wurde mit monoklonalen Antikörpern gegen glattmuskuläres α-Aktin durchgeführt [5]. Ergänzend wurden gleichartige Meßreihen an HeLa-Zellen durchgeführt. Zur Messung wurden Deckglaskulturen adhärent wachsender glatter Muskelzellen des o. g. koronaren Plaquematerials benutzt (Abb. 3). Diese wurden mit dem kleinmolekularen Lipidanalogon Nilrot (9-Diäthylamino-5H-benzo[α]phenoxazin-5-on) inkubiert, einem stark lipophilen Fluoreszenzfarbstoff, der sich überwiegend in den hydrophoben Innenbereichen der Biomembranen anreichert [6]. Zunächst wird die Fluoreszenz unter Ruhebedingungen 3,75 Sekunden gemessen. Anschließend folgt die Bleichung, wobei wir Bleichzeiten von 0,2 bis 1 Sek. verwenden. Danach wird die Fluoreszenzerholung über weitere 26,25 Sek. gemessen. Ein Experiment dauert etwa 30 Sekunden. Die Spannung wird in Intervallen von 0,075 Sek. gemessen, damit stehen pro Experiment 400 Meßwerte zur Verfügung. Es ist ohne nachweisbare Änderung der Fluoreszenzkinetik möglich, zwei- bis dreimal dieselbe Stelle auszubleichen, danach wird ein neuer Bereich der Zellkultur angesteuert.

Ergebnisse

Der Parameter $T_{1/2}$ konnte für den benutzten Farbstoff mit großer Genauigkeit bestimmt werden. Der niedrige Wert von $T_{1/2}$ in der Größenordnung weniger Sekunden entsprach der bei kleinmolekularen Lipiden zu erwartenden schnellen lateralen Mobilität (Abb. 2). Die Kinetik der Fluoreszenzerholung war durch einen reinen zweidimensionalen Diffusionsprozeß in guter Annäherung beschreibbar (Abb. 2). Die Experimente zeigten im Anschluß an die Bleichung eine 100 %ige

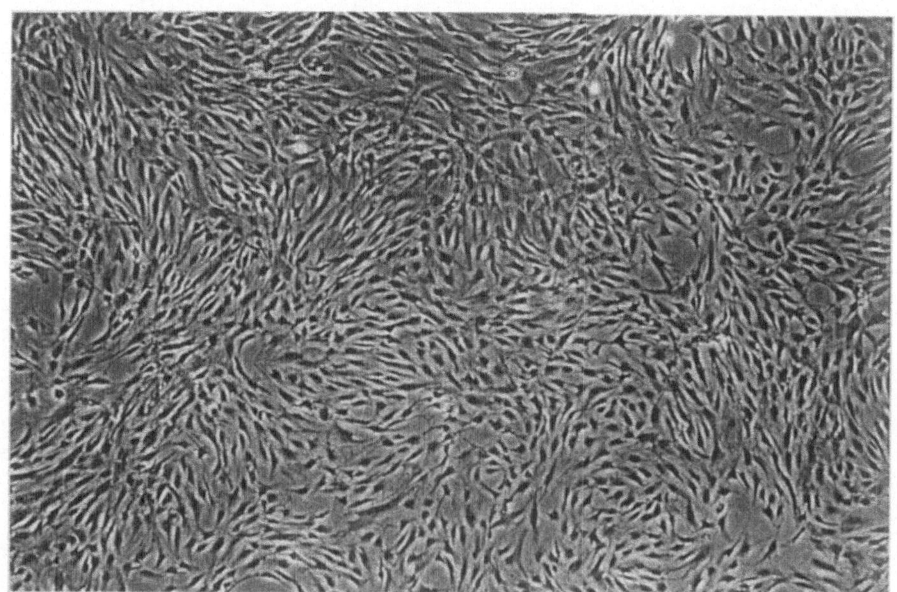

Abb. 3: Konfluente Deckglaskultur isolierter glatter Muskelzellen aus atherosklerotischem Plaquematerial.

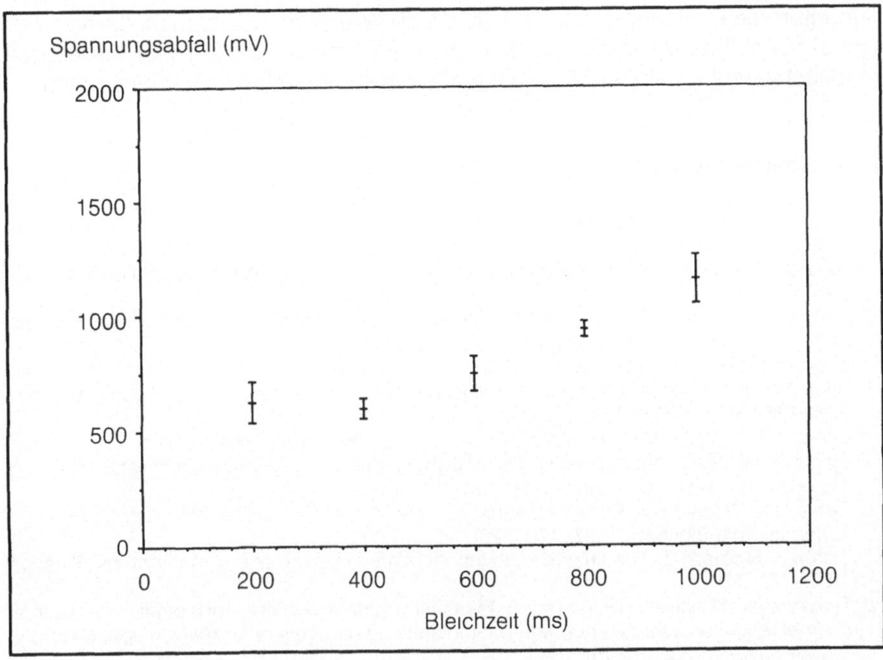

Abb. 4: Die Zunahme der Bleichzeit führt zu stärkerer Abnahme der Fluoreszenzintensität, d. h. der Spannungssprung vom Ausgangswert zu F(min) wird größer. Jeder Punkt entspricht dem Mittelwert einer Meßreihe, darüber und darunter ist jeweils der Standardfehler des Mittelwertes abgetragen.

Fluoreszenzerholung (Abb. 2). Dies spricht für eine vollständige laterale Mobilität der Lipidmoleküle. Eine nennenswerte „immobile Fraktion" fest verankerter Moleküle ließ sich nicht nachweisen. Zunehmende Bleichzeiten führten zu einer verstärkten Abnahme der Fluoreszenzintensität nach dem Bleichvorgang (Abb. 4).

Diskussion

Der Versuchsaufbau ermöglicht die Messung der lateralen Mobilität kleinmolekularer Lipide in den äußeren Membranen lebender Zellen. Als Ergebnis erhält man die Halbwertszeit als Maß für die Diffusionsgeschwindigkeit sowie die relativen Anteile der mobilen und immobilen Fraktion der Moleküle in der Membran. Ferner kann die Art des Prozesses ermittelt werden, man kann also für das untersuchte Molekül feststellen, ob passive Diffusion, aktiver Transport oder beides erfolgt. Mittels der Kennzeichnung von Membranbestandteilen (z. B.

Tunnelproteine, Rezeptoren etc.) durch direkte Fluoreszenzmarkierung oder indirekt über fluoreszenzmarkierte Antikörper dürfte es möglich sein, die laterale Mobilität verschiedenster Moleküle innerhalb der Membran zu untersuchen.

Literaturverzeichnis

1 Axelrod D Cell-substrate contacts illuminated by total internal reflection fluorescence J Cell Biol 1981; 89 141-145

2 Axelrod D. Total internal reflection fluorescence microscopy Methods Cell Biol 1989; 30 245-270

3 Axelrod D, Koppel DE, Schlessinger I, Elson E, Webb WW Mobility measurement by analysis of fluorescence photobleaching recovery kinetics Biophys J 1976, 16. 1055-1069

4 Boullier JA, Melnykovych G, Barisas BG A photobleaching recovery study of glucocorticoid effects on lateral mobilities of a lipid analog in S3G HeLa cell membranes Biochim Biophys Acta 1982, 692. 278-286

5 Dartsch PC, Voisard R, Bauriedel G, Hofling B, Betz E. Growth characteristics and cytoskeletal organization of cultured smooth muscle cells from human primary stenosing and restenosing lesions Arteriosclerosis 1990, 10· 62-75.

6 Sackett DL, Wolff J. Nile Red as a polarity-sensitive fluorescent probe of hydrophobic protein surfaces Anal Biochem 1987, 176: 228-234

7 Singer S, Nicolson S The fluid mosaic model of the structure of cell membranes Science 1972, 175 720-731

8 Thompson NL, Burghardt TP, Axelrod D Measuring surface dynamics of biomolecules by total internal reflection fluorescence with photobleaching recovery or correlation spectroscopy Biophys J 1981, 33: 435-454

Release of interleukin-6 (IL-6) from human vascular smooth muscle cells

M. Hautmann, E. von Hodenberg, J. Thiery, C. Hebbecker, E. Pestel, W. Kübler

M. Hautmann, E. von Hodenberg, C. Hebbecker, E. Pestel, W. Kübler
Medizinische Universitätsklinik Heidelberg, Abt. III

J. Thiery
Universitätsklinik München-Großhadern, Abt. Klinische Chemie

Abstract

Immunological processes mediated by cytokines are assumed to play an important role in atherogenesis. Besides monocytes, endothelial cells and T-cells, also vascular smooth muscle cells (SMC) are able to synthezise and release various cytokines and growth factors. IL-6, an important T-cell differentiation factor, is quantitatively one of the main secretory products of SMC and can be secreted in large amounts in response to IL-1 and other growth factors.

An increased IL-6 secretion has been observed mostly on growth stimulated smooth muscle cells. Therefore in the present study it was investigated whether growth inhibitory and differentiation factors such as heparin, interferon-gamma, Vitamin D3, influence IL-1 induced IL-6 secretion by smooth muscle cells. Basal IL-6 secretion of smooth muscle cells was stimulated 15-25 fold by IL-1. Interferon-gamma augmented IL-1 induced IL-6 release a further 3.5 fold, whereas heparin had no influence. Both substances inhibited smooth muscle cell proliferation in a concentration dependent manner. Vitamin D3 reduced IL-1 stimulated IL-6 release up to 37 % without affecting smooth muscle cell proliferation.

In conclusion the results suggest that smooth muscle cell proliferation and IL-6 secretion are regulated independently.

Interleukin 6-Freisetzung durch humane glatte Gefäßmuskelzellen

M. Hautmann, E. von Hodenberg, J. Thiery, C. Hebbecker, E. Pestel, W. Kübler

M. Hautmann, E. von Hodenberg, C. Hebbecker, E. Pestel, W. Kübler
Medizinische Universitätsklinik Heidelberg, Abt. III

J. Thiery
Universitätsklinik München-Großhadern, Abt. Klinische Chemie

Zusammenfassung

Immunologischen, zytokinvermittelten Prozessen wird eine wichtige Rolle bei der Atherogenese zugeordnet. Neben Makrophagen, Endothelzellen und T-Lymphozyten sind auch glatte Gefäßmuskelzellen in der Lage, zahlreiche Zytokine und Wachstumsfaktoren zu synthetisieren und freizusetzen. Interleukin 6 (IL-6), ein bedeutsamer Differenzierungsfaktor für T-Lymphozyten, gehört zu den quantitativ am häufigsten von glatten Gefäßmuskelzellen sezernierten Interleukinen und wird insbesondere nach Stimulation mit IL-1 und anderen Wachstumsfaktoren freigesetzt.
Da eine gesteigerte IL-6-Sekretion bislang hauptsächlich bei wachstumsstimulierten glatten Muskelzellen beschrieben wurde, war es Ziel der vorliegenden Arbeit, die Frage zu klären, ob proliferationshemmende Substanzen und Differenzierungsfaktoren wie Heparin, Interferon-gamma (INF-gamma), 1,25-Dihydroxyvitamin D 3 (Vitamin D 3) die IL-1-induzierte IL-6-Freisetzung durch glatte Muskelzellen beeinflussen. IL-1 steigerte die basale IL-6-Sekretion der glatten Muskelzellen auf das 15- bis 25fache. INF-gamma erhöhte die IL-1-induzierte IL-6-Freisetzung noch einmal um das 1,5 bis 3,5fache, während Heparin keinen Effekt zeigte. Beide Substanzen hemmten die Proliferation der glatten Muskelzellen konzentrationsabhängig. Vitamin D 3 reduzierte die IL-1-induzierte IL-6-Freisetzung bis zu 37 %, ohne die Proliferation der glatten Muskelzellen zu beeinflussen.
Die Ergebnisse zeigen, daß das Proliferationsverhalten glatter Muskelzellen und deren IL-6-Sekretion unabhängig voneinander reguliert werden.

Einleitung

Chronische Entzündungsreaktionen, bei denen zytokinvermittelte, immunologische Reaktionen ablaufen, spielen eine bedeutsame Rolle bei der Atherogenese An diesen Reaktionen sind nicht nur immunkompetente Zellen

des Immunsystems selbst (Monozyten, Makrophagen, T-Lymphozyten), sondern auch die gewebeständigen Zellen der Arterienwand (Endothelzellen, glatte Muskelzellen) beteiligt [5, 11]. Glatte Gefäßmuskelzellen sind in der Lage, verschiedene zelluläre Mediatoren, wie Interleukin 1 (IL-1), Interleukin 6 (IL-6), Interleukin 8 (IL-8), Tumornekrosefaktor alpha (TNF-alpha) und „monocyte chemotactic protein" (MCP), freizusetzen [10, 11, 12, 19]. IL-6 wird bei ruhenden und aktivierten glatten Muskelzellen in besonders großen Mengen freigesetzt [12]. Es ist ein wichtiger Aktivierungs- und Differenzierungsfaktor u. a. für T-Lymphozyten [13], die neben glatten Gefäßmuskelzellen und Makrophagen ein wesentlicher zellulärer Bestandteil der arteriosklerotischen Läsion sind [4]. Die IL-6-Sekretion glatter Muskelzellen kann durch Wachstumsfaktoren, wie „platelet derived growth factor" (PDGF), und besonders durch IL-1, ein wichtiges Sekretionsprodukt aktivierter humaner Monozyten, gesteigert werden [12]. Diese aktivierte IL-6-Freisetzung wurde bislang nur bei wachstumsstimulierten Muskelzellen beobachtet [12].
Ziel der vorliegenden Arbeit war es zu klären ob Mediatoren, die das Proliferations- und Differenzierungsverhalten glatter Muskelzellen ändern (Heparin, Interferon-gamma (INF-gamma), Vitamin D3), die IL-6-Sekretion glatter Muskelzellen beeinflussen.

Methoden

Glatte Gefäßmuskelzellen wurden aus der Aortenmedia gesunder Herzspender nach der „explant"-Methode [17] isoliert und unter Standardbedingungen (DMEM Dulbecco Medium, Boehringer Mannheim, mit 10 % gepooltem Humanserum gesunder Spender bei 37°C und 5 % CO_2) kultiviert. Die Charakterisierung der glatten Muskelzellen erfolgte nach dem typischen Wachstumsmuster in Form von „hills and valleys" und dem Nachweis von Alpha-Aktin mittels Immunfluoreszenz. Für die Versuche wurden die Passagen 3 bis 5 verwendet. Hierzu wurden die Zellen in einer Dichte von 5-6x10^4/Schale („24 well plate" Falcon) ausgesät und 48 Stunden unter serumfreien Bedingungen gehalten (DMEM und 2 % „platelet deficient serum" vom Kalb). Anschließend wurde das Medium gewechselt und IL-1 entweder allein oder in Kombination mit den zu untersuchenden Substanzen in unterschiedlicher Konzentration in einem DMEM/F 12-Gemisch 2:1 mit 0,1 % BSA (bovines Serumalbumin) zugegeben. Nach bestimmten Zeitpunkten wurde IL-6 mit Hilfe eines Immuno-Assays (Medgenix IL 6 EASIA) im zellfreien Überstand gemessen und die Zellzahl bestimmt (Zell-Counter Firma Schärfe, Tübingen). Zur Untersuchung des Einflusses der verschiedenen Mediatoren auf das Wachstumsverhalten der glatten Muskelzellen wurden diese für 48 Stunden in serumfreiem Medium gehalten und dann entweder mit 10 % Humanserum oder PDGF AB (10 ng/ml) bei gleichzeitiger Zugabe der zu testenden Substanzen stimuliert. Die Zellzahl wurde nach zwei bis vier Tagen bestimmt.

Ergebnisse

Kultivierte glatte Gefäßmuskelzellen sezernierten im nichtstimulierten Zustand unter serumfreien Bedingungen 0,54 ± 0,28 pg/ml IL-6 in 24 Stunden. Die Inkubation der glatten Gefäßmuskelzellen mit IL-1 (10 und 100 pg/ml) führte zu einer 15- bis 25fachen Steigerung der IL-6-Basalsekretion. Dabei lag der maximale Anstieg der IL-6-Freisetzung nach IL-1-Zugabe zwischen der 1. und 6. Stunde, nach der 12. Stunde erreichte die IL-6-Freisetzung nahezu ein Plateau (Abb. 1).

Die IL-1-induzierte IL-6-Freisetzung von glatten Muskelzellen konnte durch die Inkubation mit Interferon-gamma (100 und 1 000 U/ml) nochmals um das 1,5 - bis 3,5fache gesteigert werden. Dagegen wurde die Proliferation der glatten Gefäßmuskelzellen durch Inkubation mit INF-gamma um 26 ± 4 % nach 96 Stunden gehemmt.

Unfraktioniertes Heparin (10 - 200 ng/ml) hemmte die mit PDGF AB (10 ng/ml) induzierte Proliferation glatter Gefäßmuskelzellen bis maximal 30 % nach 48 Stunden, hatte jedoch keinen Effekt auf die basale und durch IL-1 stimulierte IL-6-Freisetzung durch glatte Muskelzellen.

Während die Inkubation mit Vitamin D 3 in Konzentrationen von 10^{-12} - 10^{-8} M die mit PDGF AB (10 ng/ml) induzierte Proliferation glatter Muskelzellen nicht

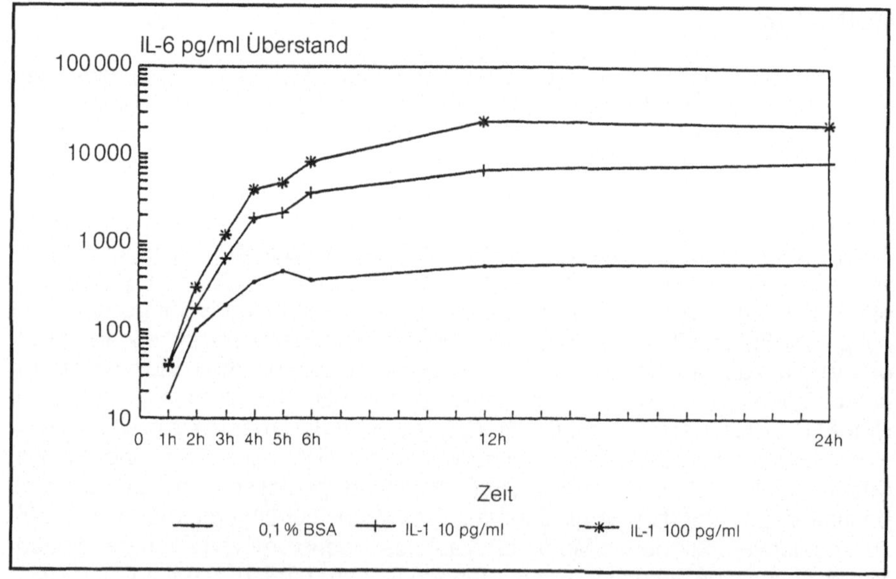

Abb. 1: Zeitabhängigkeit der IL-6-Freisetzung aus humanen Gefäßmuskelzellen (5. Passage) nach IL-1-Stimulation (10 und 100 pg/ml). IL-6 (pg/ml) serumfreier Überstand/5-6x10^4 Zellen

beeinflußte, kam es jedoch zu einer konzentrationsabhängigen Hemmung der IL-1-induzierten IL-6-Freisetzung bis zu 37 %.
Keiner der getesteten Mediatoren beeinflußte die basale, nichtstimulierte IL-6-Freisetzung glatter Muskelzellen.
IL-6 selbst zeigte weder einen Einfluß auf das Proliferationsverhalten bei stimulierten (PDGF AB 10 ng/ml) glatten Muskelzellen noch auf das Wachstum von ruhenden Zellen.

Diskussion

In den letzten Jahren wurde bei der Atherogenese zunehmend die Bedeutung biologisch aktiver Mediatoren, wie Zytokine und Wachstumsfaktoren, die von den Gefäßwandzellen freigesetzt werden, diskutiert. Die Abb. 2 zeigt schematisch die Rolle der Mediatoren, die aus glatten Muskelzellen freigesetzt werden [2, 9, 10, 13, 19].

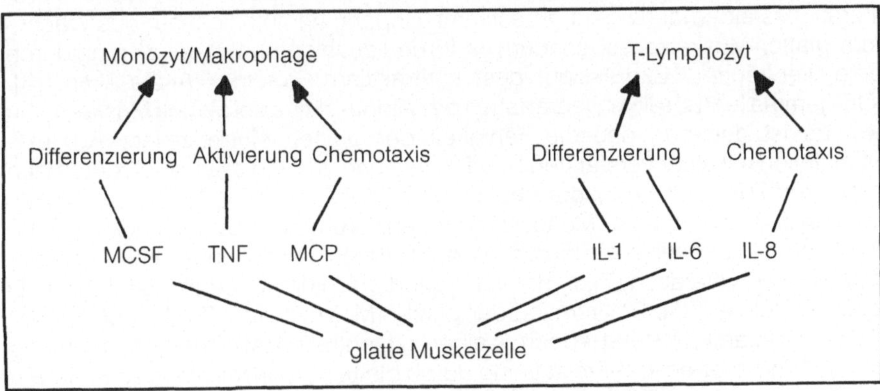

Abb. 2: Mediatoren der glatten Muskelzelle und ihre Rolle.

Außer seiner differenzierenden Wirkung auf T-Lymphozyten ist die Rolle von IL-6 bei der Atherogenese noch wenig erforscht [13]. Bei humanen Mesangialzellen, die bezüglich ihres biologischen Verhaltens Ähnlichkeit mit glatten Muskelzellen aufweisen [21], kann IL-6 als autokriner Wachstumsfaktor dienen [18]. Nabate [15] fand nach Gabe von IL-6 eine dosisabhängige Proliferationssteigerung von glatten Gefäßmuskelzellen der Ratte, die mit einer Induktion der Protoonkogene c-myc und c-fos einherging. In den vorliegenden Untersuchungen zeigte demgegenüber IL-6 keine Wirkung auf die Proliferation glatter Muskelzellen. Dieser Befund stimmt mit den Ergebnissen von Loppnow überein [12]. Die Diskrepanz zu den Befunden von Nabate [15] könnte am ehesten speziesbedingt sein.

Glatte Gefäßmuskelzellen produzieren IL-6 bereits im ruhenden Zustand. Im aktivierten Zustand ist die Freisetzung erheblich gesteigert. Wie von LOPPNOW gezeigt, dürfte das aus aktivierten Monozyten freigesetzte IL-1 der Hauptstimulus für die IL-6-Sekretion aus glatten Gefäßmuskelzellen sein. Die vorliegenden Ergebnisse stimmen mit diesen Beobachtungen überein. Durch IL-1 konnte die basale IL-6-Sekretion aus glatten Muskelzellen auf das 15- bis 25fache gesteigert werden.
Eine verstärkte IL-6-Freisetzung wurde bisher hauptsächlich aus wachstumsstimulierten glatten Muskelzellen beobachtet [12, 16]. Die vorliegende Arbeit zeigt jedoch, daß die IL-6-Freisetzung aus glatten Muskelzellen nicht allein von deren Proliferationsverhalten abhängig ist. Heparin und INF-gamma, die bekanntlich beide die Proliferation glatter Muskelzellen hemmen [3, 20], haben eine sehr unterschiedliche Wirkung auf die IL-1-induzierte IL-6-Sekretion von glatten Muskelzellen: INF-gamma führt zu einer zusätzlichen Steigerung der IL-1-induzierten IL-6-Freisetzung aus glatten Muskelzellen um das 1,5- bis 3,5-fache, während Heparin keinen Effekt zeigt. Nach diesen Ergebnissen wird die Stimulation der IL-6-Sekretion durch IL-1 nicht allein von dessen proliferationssteigernder Wirkung bestimmt. Heparin hemmt nicht nur das Wachstum glatter Muskelzellen, sondern es fördert auch deren Differenzierung durch eine verstärkte Expression des kontraktilen Proteins Alpha-Aktin [3]. INF-gamma führt zu einer Degradation des Alpha-Aktins bei glatten Muskelzellen [6]. Es ist denkbar, daß die Fähigkeit der glatten Muskelzellen, auf IL-1-Stimulation mit einer verstärkten IL-6-Freisetzung zu reagieren, auch durch den zellulären Differenzierungsgrad bestimmt wird.
Vitamin D 3 spielt bei der Monozytendifferenzierung eine bedeutende Rolle [1, 8]. Auch bei Epithelzellen fördert es die Differenzierung und hemmt darüber hinaus die Proliferation [7]. In der vorliegenden Untersuchung zeigte Vitamin D keinen Effekt auf die Proliferation der glatten Muskelzellen. Die Inkubation der Zellen mit Vitamin D 3 führt jedoch zu einer konzentrationsabhängigen Hemmung der IL-1-induzierten IL-6-Freisetzung durch glatte Muskelzellen bis zu 37 %. Ein ähnlich hemmender Effekt auf die IL-6-Freisetzung konnte bei LPS-stimulierten humanen mononukleären Zellen und IL-1-aktivierten Thymozyten beobachtet werden [14].
Die Ergebnisse weisen darauf hin, daß die IL-6-Sekretion aus glatten Muskelzellen nicht nur vom Proliferationsverhalten, sondern von wesentlichen anderen Regulationsmechanismen, die noch nicht näher identifiziert sind, bestimmt wird.

Literaturverzeichnis

1 CHOUDHURI U, ADAMS JA, BYROM N, MCCARTHY DM, BARETT J 1,25-Dihydroxyvitamin D3 induces normal mononuclear blood cells to differentiate in the direction of monocyte-macrophage Haematology, 23· 9-19

2 CLINTON SK, UNDERWOOD R, HAYES L, SHERMAN ML, KUFE DW, LIBBY P Macrophage colony-

stimulating factor gene expression in vascular cells and in experimental and human atherosclerosis Am J Pathol 1992; 140. 301-316

3 DESMOULIERE A, RUBBIA-BRANDT L, GABBIANI G. Modulation of actin isoform expression in cultured arterial smooth muscle cells by heparin and culture conditions Arterioscler Thromb 1991; 11: 244-253

4 EMESON EE, ROBERTSON AL JR T-lymphocytes in aortic and coronary intimas Am J Pathol 1989; 130. 369-376

5 HANSSON GK, JONASSON L, SEIFERT PS, STEMME S. Immune mechanisms in atherosclerosis. Arteriosclerosis 1989, 9: 567-578.

6 HANSSON GK, HELLSTRAND M, RYMO L, RUBBIA L, GABBIANI G. Interferon-gamma inhibits both proliferation and expression of differentiation-specific alpha-smooth muscle actin in arterial smooth muscle cells. J Exp Med 1989; 170: 1595

7 HOSOMI J, HOSOI J, ABE E, SUDA T, KUROKI T. Regulation of terminal differentiation of cultured mouse epidermal cells by 1 alpha,25-dihydroxyvitamin D3. Endocrinology 1983, 113: 1950-1957.

8 KREUTZ M, ANDREESEN R. Induction of human monocyte into macrophage maturation by 1,25-dihydroxyvitamin D3. Blood 1990; 76 2457-2461.

9 LARSEN CG, ANDERSON AO, APPELLA E, OPPENHEIM JJ, MATSUSHIMA K. The neutrophil-activating protein (NAP-1) is also chemotactic for T lymphocytes. Science 1989; 243 1464-1466.

10 LIBBY P, ORDOVAS JM, BIRINYI LK, AUGER KR, DINARELLO CA Inducible interleukin-1 gene expression in human vascular smooth muscle cells. J Clin Invest 1986, 78: 1432-1438

11 LIBBY P, HANSSON GK Involvement of the immune system in human atherogenesis: Current knowledge and unanswered questions Lab Invest 1991, 64 5-11

12 LOPPNOW H, LIBBY P. Proliferating or interleukin-1 stimulated human vascular smooth muscle cells secrete copious interleukin 6 J Clin Invest 1990, 85: 731-738

13 LUGER TA, SCHWARZ T, KRUTMAN J, KIRNBAUER R, NEUNER P, KOCK A, URBANSKI A, BORTH W, SCHAUER E. Interleukin-6 is produced by epidermal cells and plays an important role in the activation of human T-lymphocytes and natural killer cells. Ann NY Acad Sci 1989; 557: 405-414

14 MULLER K, DIAMANT M, BENDTZEN K. Inhibition of production and function of interleukin-6 by 1,25-dihydroxyvitamin D3. Immunol Lett 1991, 28: 115-120.

15 NABATA T, MORIMOTO S, KOH E, SHIRAISHI T, OGIHARA T Interleukin-6 stimulates c-myc expression and proliferation of cultured vascular smooth muscle cells. Biochim Int 20. 445-454.

16 RAINES EW, DOWER SK, ROSS R Interleukin-1 mitogenic activity for fibroblasts and smooth muscle cells is due to PDGF-AA. Science 1989; 243: 393-395

17 ROSS R. The smooth muscle cell II. Growth of smooth muscle in culture and formation of elastic fibers. J Cell Biol 1971, 50. 172-186.

18 RUEF CH, BUDDE K, LACY J, NORTHEMAN W, BAUMANN M, STERZEL RB, COLEMAN DL Interleukin 6 is an autocrine growth factor for mesangial cells. Kidney Int 1990, 38: 249-257.

19 WANG JM, SICA A, PERI G, WALTER S, PADURA IM, LIBBY P, CESKA M, LINDLEY I, COLOTTA F, MANTOVANI A. Expression of monocyte chemotactic protein and interleukin-8 by cytokine-activated human smooth muscle cells Arterioscler Thromb 1991, 11. 1166-1174

20 WARNER SJC, FRIEDMAN GB, LIBBY P Immune interferon inhibits proliferation and induces 2'-5'-oligoadenylate synthetase gene expression in human vascular smooth muscle cells J Clin Invest 1989; 83: 1174-1182.

21 ZOJA C, WANG JM, BETTONI S, SIRONI M, RENZI D, CHIAFFARINO F, ABBOUD HE, DAMME VAN B, MANTOVANI A, REMUZZI G, RAMBALDI A. Interleukin-1ß and tumor necrosis factor-alpha induce gene expression and production of leukocyte chemotactic factors, colony-stimulating factors, and interleukin-6 in human mesangial cells. Am J Pathol 1991; 138. 991-1003.

Growth stimulation of human vascular smooth muscle cells by epinephrine in the transfilter coculture system: inhibition by the $alpha_1$-antagonist Urapidil?

D. Axel, E. Betz, D. Roth
Physiologisches Institut I, Universität Tübingen

We studied the effect of Urapidil® (Fa. Byk Gulden, Konstanz) on the proliferation of vascular smooth muscle cells in transfilter cocultures stimulated with the catecholamine epinephrine. Endothelial cells (EC) were seeded on one side of a microporous membrane filter with a pore size of 5 µm. After reaching EC-confluence, vascular smooth muscle cells (SMC) were seeded on the other side of the filter and both cell types were cocultivated for 14 days. The filter should imitate the porous internal elastic lamina. For testing the effect of Urapidil, cells were preincubated 10 min with the drug. Then epinephrine was added to the culture medium. Every third day culture medium with the drugs was exchanged. After 14 days incubation time, controls and drug treated cultures were fixed with paraformaldehyde, embedded in araldite and prepared for histological examination.

Results: A confluent endothelial cell layer inhibited proliferation and migration of smooth muscle cells through the pores to the other side of the filter. Compared with untreated control cultures epinephrine stimulated migration and proliferation of smooth muscle cells in a dose dependent manner (up to 190 % with 10^{-5} mol/l epinephrine). Preincubation of cultures with equimolar doses of Urapidil inhibited growth stimulation. With 10^{-5} mol/l Urapidil the epinephrine effect was completely suppressed.

Conclusion: Urapidil antagonizes catecholamine induced growth stimulation of vascular SMC. The transfilter coculture system may be an approach to the in vivo situation and a suitable model for prescreening drugs, especially to prevent intimal SMC proliferation.

Wachstumsstimulation von Gefäßmuskelzellen des Menschen durch Adrenalin im Transfilter-Co-Kultursystem: Hemmung durch den Alpha$_1$-Antagonisten Urapidil?

D. Axel, E. Betz, D. Roth
Physiologisches Institut I, Universität Tübingen

Einleitung

Im Transfilter-Co-Kultursystem können Interaktionen zwischen verschiedenen Zellarten untersucht werden. Gefäßmuskelzellen und Endothelzellen des Menschen werden dabei auf den beiden Seiten eines 10 µm dicken Polykarbonatfilters kultiviert. Dieser soll die porösen Eigenschaften der Lamina elastica interna der Gefäßwand imitieren und im in-vitro-Modell den morphologischen Aufbau einer Gefäßwand nachahmen [1, 2, 3, 5].
Aus früheren Untersuchungen ist bekannt, daß Adrenalin konzentrationsabhängig das Wachstum von Gefäßmuskelzellen in Massenkultur stimuliert [4]. In der vorliegenden Studie wurde der Einfluß des Alpha$_1$-Antagonisten Urapidil auf zuvor mit Adrenalin wachstumsstimulierte Gefäßmuskelzellen des Menschen in Co-Kultur mit Endothelzellen untersucht.

Material und Methoden

Die Isolierung der *Muskelzellen* erfolgte nach ihrem Auswachsen aus Mediaexplantaten (Abb. 1a) der Vena saphena magna des Menschen (Entnahme im Rahmen von Bypass-Operationen durch Prof. Dr. Fenchel, Abt. Herz-Thorax-Chirurgie der Universität Tübingen). Die Identität der Zellen als glatte Muskelzellen wurde durch den immunfluoreszenzmikroskopischen Nachweis des Alpha-glattmuskulären Aktins überprüft (Abb. 1b).

Endothelzellen wurden durch enzymatische Disaggregation aus Nierenarterientransplantaten des Menschen mit einer Kollagenase/Dispase-Enzymmischung gewonnen (Entnahme durch Priv. Doz. Dr. Köveker, Experimentelle Chirurgie der Universität Tübingen). Durch den immunfluoreszenzmikroskopischen Nachweis des v. Willebrand-Faktors (Abb. 1d) und des typischen Kopfsteinpflastermusters (Abb. 1c) konnten die Endothelzellen identifizert werden. Die Zellen wurden routinemäßig subkultiviert und in den ersten drei Passagen für die Versuche verwendet.

Transfilter-Co-Kultur: Zunächst wurden Endothelzellen in einer Dichte von 25 000

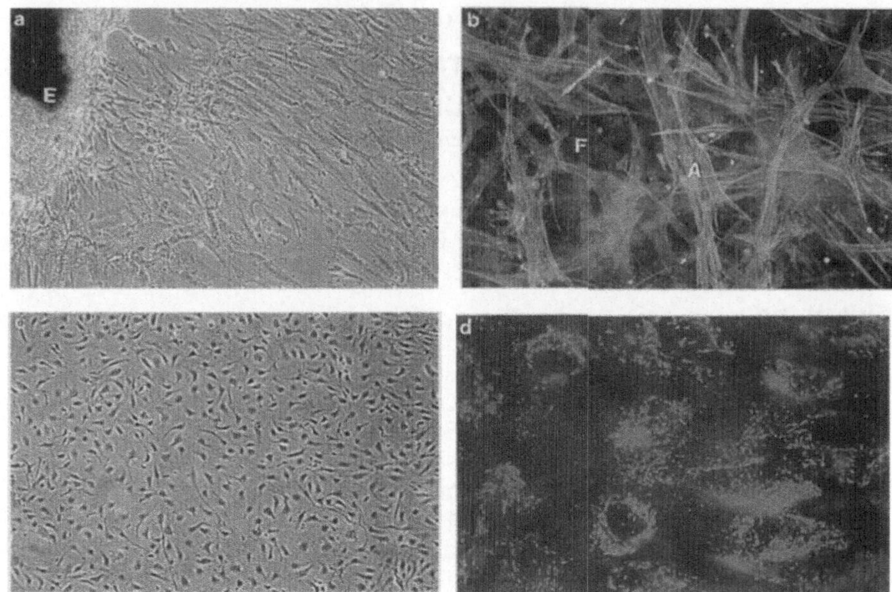

Abb. 1: a) Glatte Muskelzellen (SMC) wachsen aus adhärierenden Mediaexplantaten der Vena saphena magna (E) aus.
b) Positive Reaktion der glatten Muskelzellen auf Antikörper gegen Alpha-glattmuskuläres Aktin (A) als Auflichtfluoreszenz auf den Filter (F). Die glatten Muskelzellen bilden ein dichtes Netzwerk übereinanderliegender Zellen.
c) Durch enzymatische Disaggregation isolierte Endothelzellen in Massenkultur. Sie bilden das typische Kopfsteinpflastermuster.
d) Immunfluoreszenzmikroskopische Darstellung des für die Endothelzellen charakteristischen v. Willebrand-Faktors (vWF) als Auflichtfluoreszenz auf dem Filter (F).

Zellen/cm^2 Wachstumsfläche auf der Filteroberseite von mit Kollagen beschichteten Polykarbonatfiltern (Porendurchmesser 5 µm) ausgesät (Abb. 2). Nach vollständiger Anhaftung der Endothelzellen wurden die Filter um 180° gewendet. Nach Erreichen der Konfluenz (der Nachweis erfolgte durch Vitalfärbung mit Fluoreszeindiazetat und durch Färbung der Zellgrenzen mit Silbernitrat, (Abb. 3)) wurden glatte Muskelzellen auf der Filteroberseite in einer Dichte von 25 000 Zellen/cm^2 Wachstumsfläche ausgesät und 14 Tage lang mit den Endothelzellen co-kultiviert [2]. Nach jedem Medienwechsel (jeden 3. Tag) wurden die Zellen mit dem Alpha$_1$-Antagonisten Urapidil (Byk Gulden) in den Konzentrationen 10^{-5} mol/l, 10^{-6} mol/l, 10^{-7} mol/l, 10^{-8} mol/l 10 Minuten vorinkubiert. Anschließend wurde Adrenalin in einer Konzentration von 10^{-5} mol/l zugegeben.

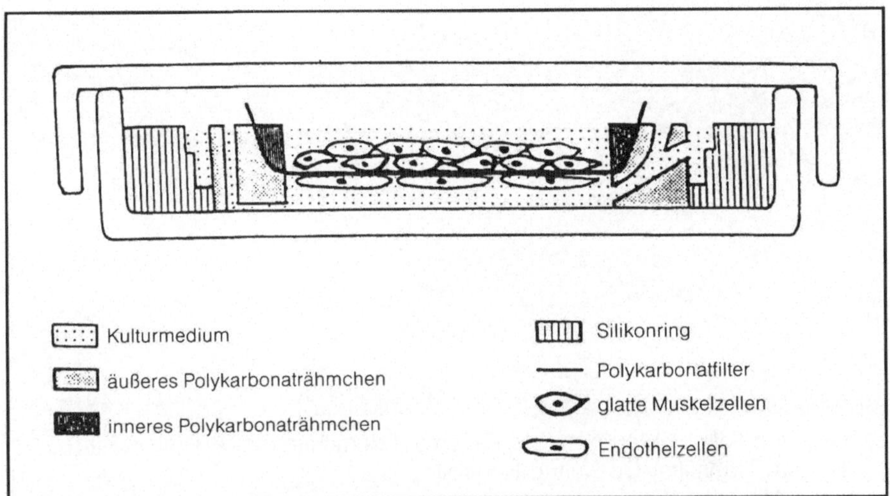

Abb. 2: Schematische Darstellung einer Tansfilter-Co-Kultur mit Endothelzellen und glatten Muskelzellen auf den beiden Seiten eines Polykarbonatfilters.

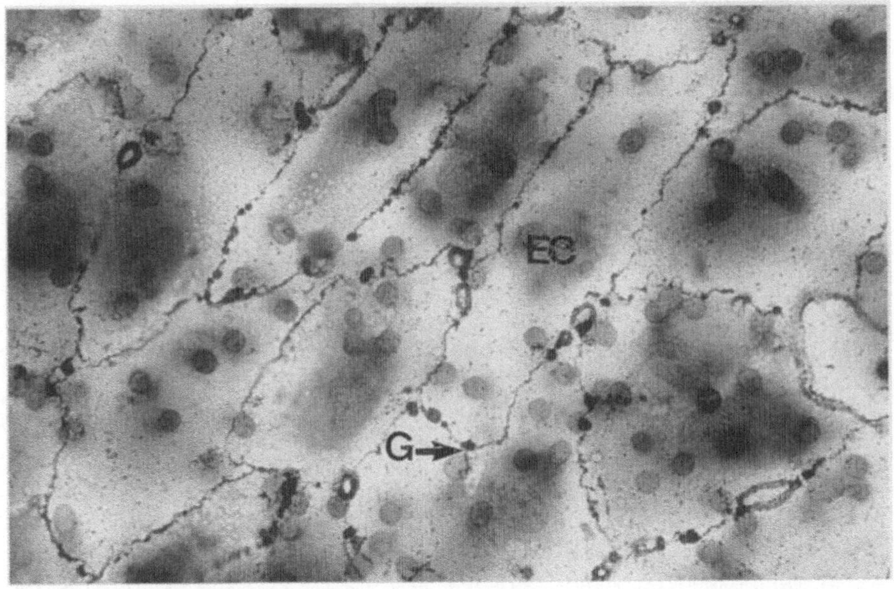

Abb. 3: Silberfärbung der Zellgrenzen (G) konfluenter Endothelzellen (EC) vor Aussaat der glatten Muskelzellen.

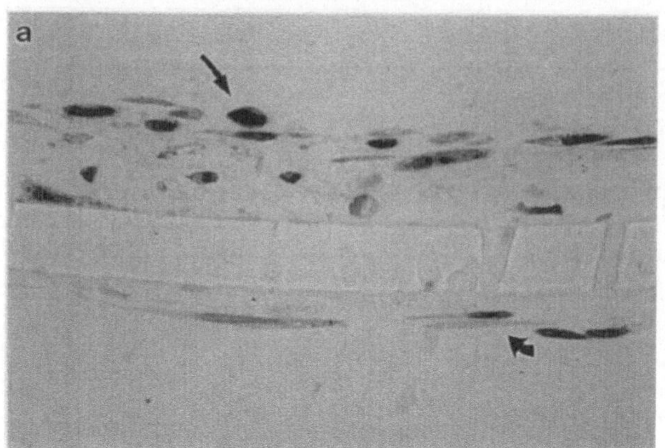

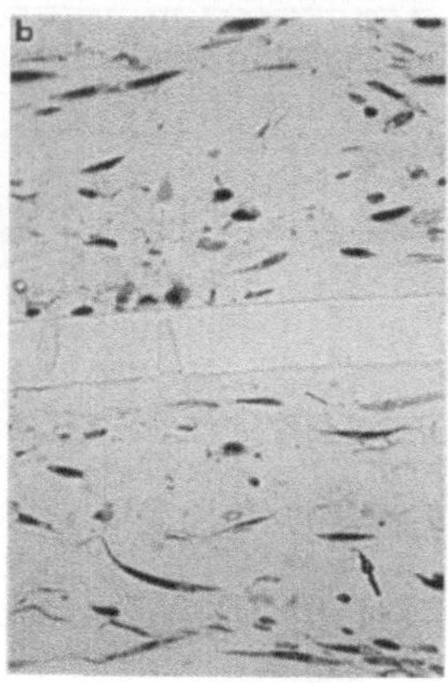

Abb. 4: Mit Toluidinblau gefärbte Zellen auf dem Filter am Aralditschnitt·
a) Transfilter-Co-Kultur, Kontrolle:
Auf der Filteroberseite haben sich vier Zellagen aus glatten Muskelzellen (→) gebildet. Endothelzellen und nur vereinzelt glatte Muskelzellen (➘) sind auf der Filterunterseite zu sehen.
b) Transfilter-Co-Kultur, Zugabe von 10^{-5} mol/l Adrenalin:
Auf beiden Filterseiten sind wesentlich mehr glatte Muskelzellen (→) zu erkennen als bei der Kontrolle (siehe a).

Nach 14 Tagen Co-Kultivierung wurden die Kulturen mit Paraformaldehyd fixiert, in Araldit eingebettet und nach Anfertigen von Semidünnschnitten (4 μm) histologisch aufgearbeitet und ausgewertet.

Ergebnisse

Nach 14 Tagen Co-Kultivierung ist auf der Filterseite, auf der die Gefäßmuskelzellen ausgesät wurden (Filterseite), ein vielschichtiges Muskelzellproliferat entstanden. Auf der gegenüberliegenden Filterseite (Filterunterseite) ist ein Monolayer aus Endothelzellen zu sehen. Je nach Kultivierungsbedingungen sind subendothelial unterschiedlich dicke Proliferate aus Gefäßmuskelzellen, die durch die Filterporen migriert sein müssen, zu erkennen.
Die Immunfluoreszenz am Aralditschnitt zeigte, daß die glatten Muskelzellen des Proliferates auf der Filteroberseite den Differenzierungsmarker Alpha-glattmuskuläres Aktin nach 14 Tagen Kultivierungsdauer exprimierten. Auf der Filterunterseite waren ebenfalls subendothelial Gefäßmuskelzellen zu finden, die Alpha-glattmuskuläres Aktin zeigten. Der für die Endothelzellen typische v. Willebrand-Faktor konnte nach 14 Tagen Kultivierung ebenfalls am Aralditschnitt nachgewiesen werden. Je nach Kultivierungsbedingungen (mit und

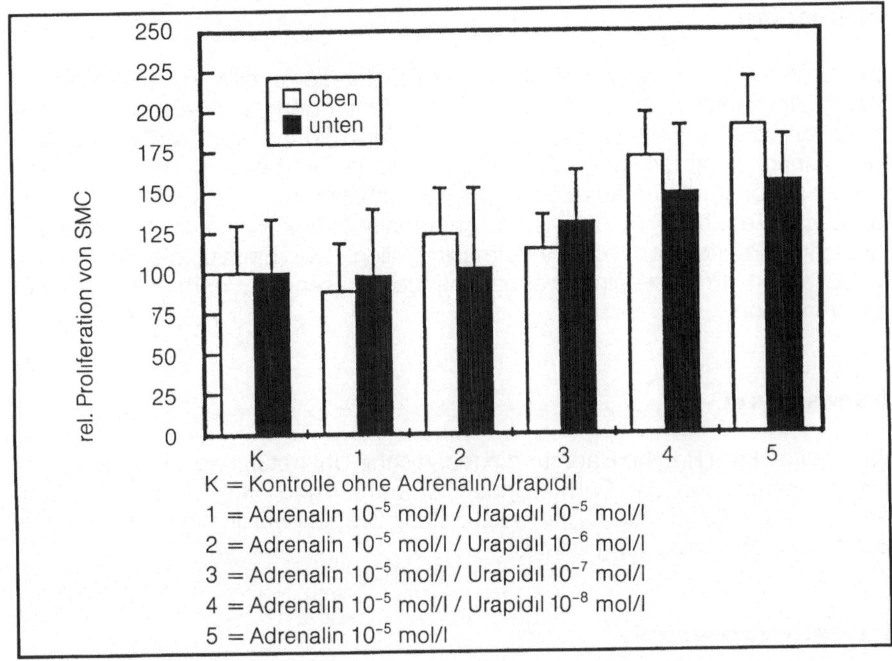

Abb. 5: Grafische Darstellung der Zellzahlen unter den verschiedenen Kultivierungsbedingungen.

ohne Adrenalin- bzw. Urapidilzugabe) waren die Muskelzellproliferate bei den verschiedenen Kulturen unterschiedlich stark ausgeprägt (Abb. 5).

Bei den Kontrollkulturen wurden auf der Filteroberseite im Mittel vier Zellagen, auf der Filterunterseite zwei bis drei Zellagen glatter Muskelzellen gefunden (Abb. 4a).

Adrenalin bewirkte in der Konzentration von 10^{-5} mol/l auf der Filteroberseite eine deutliche Wachstumsstimulation glatter Muskelzellen von bis zu 190 % relativ zu den Kontrollen. Es wurden in der Regel fünf bis sieben Zellagen gefunden (Abb. 4b). Auf der Filterunterseite bestand das Muskelzellproliferat aus im Mittel vier bis sechs Zellagen. Es wurde eine Wachstumsstimulation von bis zu 160 % relativ zu den Kontrollen ermittelt. Durch Vorinkubation der Zellen mit Urapidil wurde der proliferationssteigernde Effekt des Adrenalins dosisabhängig gehemmt: Bei einer Konzentration von 10^{-5} mol/l Urapidil wurden auf beiden Filterseiten in der Regel dieselben Zellzahlen gefunden wie bei den Kontrollen. Das Muskelzellproliferat bestand auf der Filteroberseite aus vier bis fünf Zellagen, auf der Filterunterseite aus im Mittel zwei bis drei Zellagen.

Diskussion

Im Transfilter-Co-Kultursystem lassen sich Proliferation und Migration von Gefäßwandzellen untersuchen, wie sie bei der Atherogenese oder nach Ballondilatation von Arterien auftreten. Durch die Verwendung von Gefäßwandzellen des Menschen ist die Übertragbarkeit auf die in-vivo-Situation des Menschen besser als bei Kulturen aus Zellen von Versuchstieren.

Im in-vitro-Test hemmte der $Alpha_1$-Antagonist Urapidil eine durch Adrenalin induzierte Proliferation von Gefäßmuskelzellen. Der Einsatz dieses in-vitro-Modells zum Prescreening wachstumsbeeinflussender Pharmaka erscheint somit möglich.

Danksagung

Wir danken Frau Regine Baur für die technische Unterstützung, Herrn K. Ulmer für die Herstellung der Polykarbonatfilterrahmen und Herrn Kratzer für das Anfertigen der Bildabzüge. Die Testsubstanz Urapidil wurde uns von der Firma Byk Gulden zur Verfügung gestellt.

Literaturverzeichnis

1 Axel D, Roth D Transfilterkultursystem als Modell für Untersuchungen von Proliferation und Migration glatter Muskelzellen des Kaninchens und des Menschen VASA 1991, 33 (Suppl). 144-146

2 Axel D, Betz E, Roth D Einfluß von Endothelzellen auf das Wachstum von glatten Muskelzellen im Transfilter-Co-Kultursystem mit Gefäßwandzellen des Menschen Z Kardiol 1991, 80 (Suppl 6): 4.

3 Betz E, Fallier-Becker P, Wolburg-Buchholz K, Fotev Z Proliferation of inner and outer SMC in the tunica media of arteries J Cell Physiol 1991, 147· 385-395.

4 Roth D, Dartsch PC, Betz E Austestungen proliferationsbeeinflussender Substanzen an kultivierten Gefäßwandzellen des Menschen. VASA 1988, 23 (Suppl) 27-30

5 Roth D, Betz E, Hombach V, Voisard R Wachstumsverhalten von koronaren Primärstenosezellen im Transfilterkultursystem Z Kardiol 1991, 80 (Suppl 6) 43

Modified lipoproteins influence the biosynthetic activity of vascular smooth muscle cells

B. Harrach, M. Thie, H. Robeneck
Institut für Arterioskleroseforschung, Universität Münster

Abstract

Ultrastructural investigations have shown that in the atherosclerotic plaque, smooth muscle cells (SMC) like macrophages can transform to lipid-enriched foam cells. To date, it is not clear by which mechanisms the lipid-loading of SMC occurs and how lipoproteins, particularly atherogenic lipoproteins, influence the metabolism of SMC. In this study we have analyzed the effects of LDL and acetyl-LDL, atherogenic lipoproteins that lead to foam cell formation in macrophages in vitro, on cholesterol storage, proliferation, DNA-synthesis and protein synthesis of monolayer-cultured SMC. In some sets of experiments cells were additionally co-cultured with phorbol esters in order to stimulate scavenger receptor expression or with PDGF to raise the LDL-uptake. Lipid accumulation in SMC was judged by fluorescence microscopy after Nile Red staining. The results demonstrate that lipid-loading of SMC may occur upon acetyl-LDL incubation as well as upon LDL-incubation, particularly under the influence of PDGF. Phorbol esters, alone or in combination with LDL do not influence proliferation of SMC. Acetyl-LDL-incubation in combination with phorbol esters results in a slight reduction of cell proliferation. As expected, incubation of cell monolayers with PDGF alone stimulates cell proliferation. Acetyl-LDL in contrast to LDL has an inhibitory effect on the stimulation of cell proliferation by PDGF. Our data suggest that there is a specific effect of modified LDL on the growth factor induced regulation of SMC proliferation. To correlate cell proliferation with DNA content nucleic acids were stained with propidium iodide and fluorescence intensity was measured with a flow cytometer. The data gained suggest that under the influence of acetyl-LDL the percentage of cells in the S phase of the cell cycle increases. A further increase of cells in the S phase is observed when acetyl-LDL is used in combination with phorbol esters or PDGF. LDL shows no effects, neither alone nor in combination with phorbol esters or growth factors. The influence of lipoproteins on protein synthesis was investigated by incorporation of ^{14}C-proline. There is evidence for a stimulation of total protein synthesis and an inhibition of collagen synthesis by acetyl-LDL in monolayer-cultured SMC.

Modifizierte Lipoproteine beeinflussen die biosynthetische Aktivität glatter Muskelzellen

B. Harrach, M. Thie, H. Robeneck
Institut für Arterioskleroseforschung, Universität Münster

Einleitung

Die Atherogenese ist verknüpft mit Veränderungen der Eigenschaften der glatten Muskelzellen (SMC) in der Gefäßwand, wie z. B. gesteigerter Proliferationsaktivität, Lipidakkumulation (Schaumzellbildung) [2] und erhöhter Synthese von Matrixproteinen, v. a. Kollagenen [1]. Die biosynthetische Aktivität glatter Muskelzellen kann von verschiedenen Faktoren beeinflußt werden. Zu diesen Faktoren zählen u. a. die aus dem Plasma in die Gefäßwand gelangenden, z. T. modifizierten Lipoproteine, verschiedene Wachstumsfaktoren und die die Gefäßwand aufbauenden Matrixproteine selbst.
In der vorliegenden Arbeit sollte der Einfluß modifizierter Lipoproteine alleine und in Kombination mit Wachstumsfaktoren und Matrixkomponenten auf die Proliferations- und Syntheseleistung glatter Muskelzellen untersucht werden. Für die Untersuchungen wurden chemisch modifizierte (acetylierte) Low density lipoproteins (acLDL) eingesetzt. Diese Lipoproteine, die unreguliert über Scavenger-Rezeptoren aufgenommen werden, führen zur schaumzelligen Veränderung von Makrophagen [6] Es wird angenommen, daß auch SMC nach Stimulierung der Proteinkinase C Scavenger-Rezeptoren exprimieren können [9]. Über Scavenger-Rezeptoren sollen modifizierte LDL den Phospholipase C-vermittelten Phosphoinositol-turnover stimulieren [10] und damit einen wesentlichen Einfluß auf den Zellstoffwechsel ausüben. SMC wurden ferner mit Phorbolestern inkubiert, die die Expression von Scavenger-Rezeptoren bei glatten Muskelzellen erhöhen sollen [9] oder mit Platelet-Derived Growth Factor-AB (PDGF-AB), um die rezeptorvermittelte Endozytose von LDL zu steigern [3]. Um Hinweise auf eine Beeinflussung der Effekte modifizierter LDL auf den Zellstoffwechsel durch Matrixkomponenten zu erhalten, wurden SMC auch in einer Matrix aus Typ I -Kollagenfibrillen kultiviert.

Material und Methoden

Zellkultur
SMC wurden aus der Media der thorakalen Schweineaorta enzymatisch isoliert [4] und in Medium 199 mit 10 % fetalem Kälberserum (FCS) unter Standardbedingungen bis zur 3. Passage kultiviert.

Versuchsprotokoll
Zellmonolayer (90 000 SMC/35 mm-Kulturschale) und Zellkollagengele (2,5 x 10^5 SMC/1,1 mg Typ I-Kollagen und 35 mm-Kulturschale [8]) wurden 24 Stunden in Medium 199 mit 10 % FCS und 48 Stunden in Medium 199 mit 1 % FCS vorinkubiert und anschließend für weitere 48 Stunden in Medium mit 1 % FCS mit und ohne Zusatz von Lipoproteinen und/oder Faktoren inkubiert. Für die einzelnen Ansätze wurden frisch isoliertes LDL (100 µg/ml), acLDL (100 µg/ml), Phorbol-12,13-didecanoat (PDD, 50 ng/ml) und PDGF-AB (10 ng/ml) eingesetzt.

Nachweis von Lipidtropfen
Die selektive Anfärbung von Lipidtropfen erfolgte mit Nilrot, einem im sichtbaren Bereich stark fluoreszierenden Phenoxazinderivat [7]. Dazu wurden die Zellen fixiert und mit 1 µg Nilrot/ml Phosphatpuffer (PBS) fünf Minuten inkubiert. Zellmonolayer wurden an einem Leitz-Orthoplan-Fluoreszenzmikroskop bei 450 - 490 nm (Anregungsfilter) und 530 nm (Sperrfilter) mikroskopiert. Zellkollagengele wurden an einem konfokalen Laser-Scanning-Mikroskop (Biorad MRC 500, BHS-Filterblock) ausgewertet.

Bestimmung der Zellproliferation
Die Proliferationsrate der Zellen wurde durch Bestimmung der Zellzahlen mit Hilfe eines Zellzählgerätes (Casy 1, Schärfe Systems, Reutlingen) am Versuchsende ermittelt. Dazu wurden die Kollagengele in Kollagenase (500 U Worthington CLS Kollagenase/ml PBS) 20 Minuten bei 37°C inkubiert, die freigesetzten Zellen zentrifugiert und mit Kulturmedium gewaschen. Die Zellmonolayer wurden mit Trypsin abgelöst.

Zellzyklusanalysen
Die Zellzyklusphasen der Zellen wurden durch Messung des Desoxyribonukleinsäure(DNA)-Gehaltes der Zellen mit Hilfe eines Cycle-TEST-Kits an einem FACScan Durchflußzytometer (Becton Dickinson, Belgien) bestimmt. Die prozentuale Verteilung der Zellen in den einzelnen Zellzyklusphasen wurde unter Anwendung der Cell-Fit-Software (RFit) berechnet.

Messung der Proteinsynthese
Während der letzten 24 Stunden der Inkubationszeit wurden dem Inkubationsmedium 0,37 MBq/ml ^{14}C-Prolin und 50 µg/ml Ascorbinsäure zugefügt. Die Proteinsynthese wurde aus der Menge des markierten Prolin und Hydroxyprolin in der nichtdialysierbaren Fraktion nach saurer Hydrolyse und anschließender Ionenaustauschchromatographie berechnet [11].

Ergebnisse und Diskussion

Die Inkubation von SMC in Monolayer-Kultur mit LDL oder acLDL unter Niedrigserumbedingungen führte zur intrazellulären Akkumulation von Lipiden und zur

Bildung von Lipidtropfen (Abb. 1). Co-Inkubation der Zellen mit Lipoproteinen und Phorbolestern (nicht dargestellt) oder PDGF (rechte Spalte) resultiert in einer erhöhten Aufnahme und Akkumulation sowohl von LDL als auch von acLDL. Die Ergebnisse liefern indirekte Hinweise dafür, daß SMC in Monolayer-Kultur Scavenger-Rezeptoren exprimieren und lassen vermuten, daß nicht nur Phorbolester [9], sondern auch PDGF-AB die Expression der Scavenger-Rezeptoren steigert.

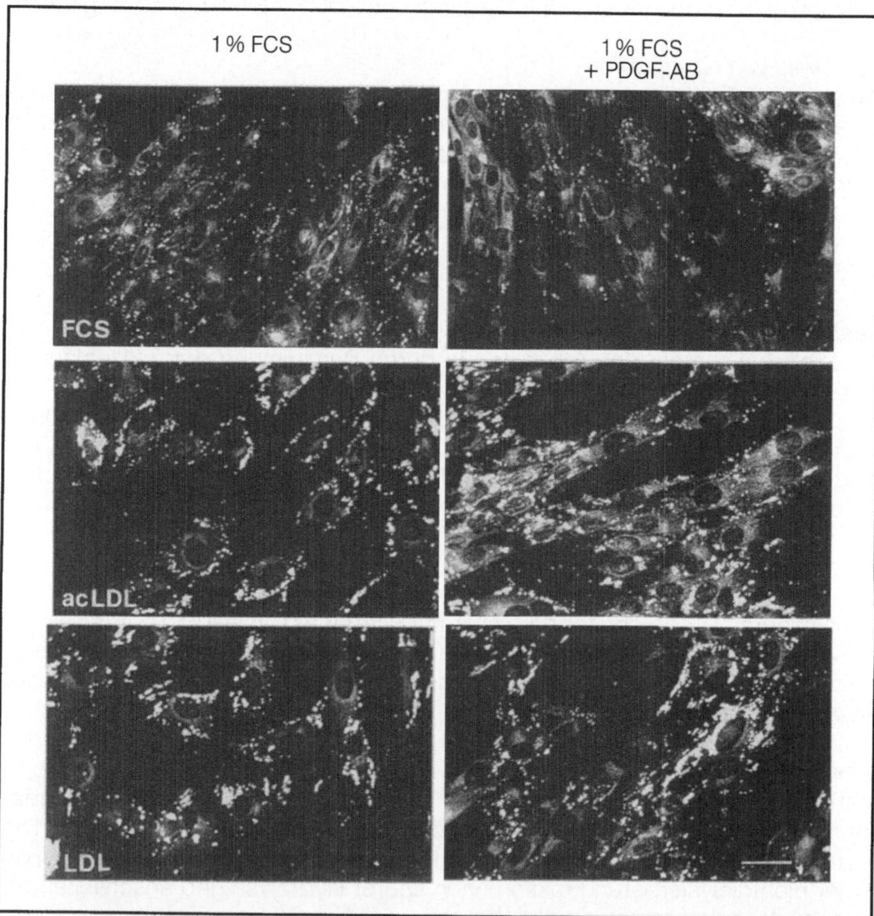

Abb. 1: Lipidakkumulation in Monolayer-kultivierten SMC.
SMC wurden mit FCS (linke Spalte) oder FCS + PDGF-AB (rechte Spalte) und ohne Zusatz von Lipoproteinen (obere Reihe), mit acLDL (mittlere Reihe) oder mit LDL (untere Reihe) inkubiert. Lipidtropfen wurden Nilrot gefärbt. Balken: 20 μm.

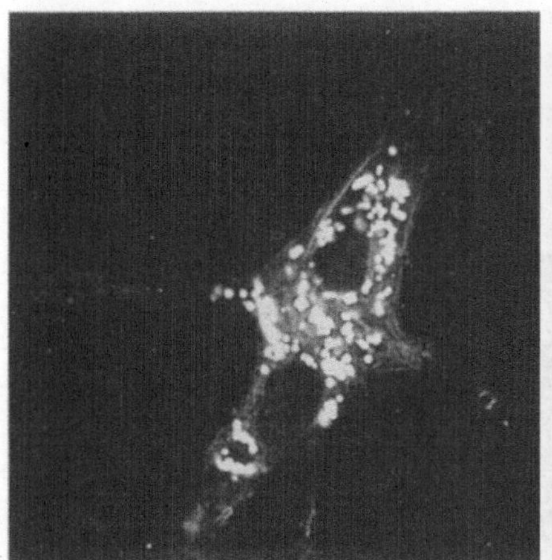
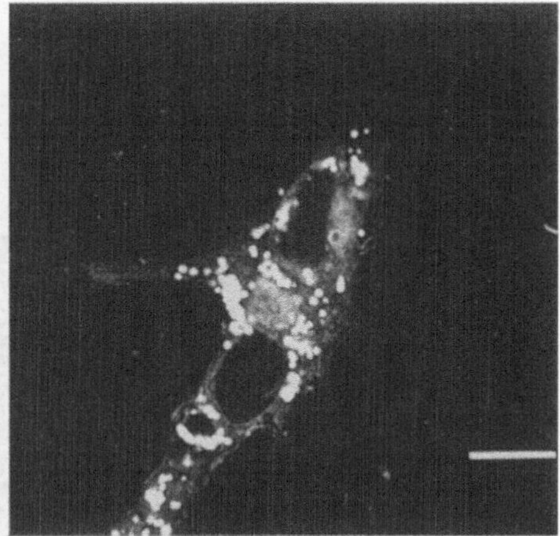

Abb. 2: Lipidakkumulation in Kollagengel-kultivierten SMC.
SMC wurden mit FCS und LDL inkubiert und Lipidtropfen mit Nilrot gefärbt. Die Zellen wurden mittels konfokaler Laser-Scanning-Mikroskopie ausgewertet. Die Abbildung zeigt eine Zelle in zwei unterschiedlichen Fokusebenen. Balken: 10 µm.

SMC, die in eine dreidimensionale Matrix von Typ I-Kollagenfibrillen reintegriert sind, akkumulieren ebenfalls Lipide in Form intrazellulärer Lipidtropfen. In Abb. 2 ist exemplarisch eine SMC im Kollagengel dargestellt, die mit LDL inkubiert wurde. Die extrazelluläre Matrix scheint damit keinen Einfluß auf die Schaumzellbildung zu haben. Wie auch schon für Monolayer-kultivierte SMC beschrieben, konnten lichtmikroskopisch keine Unterschiede in der Lipidakkumulation nach LDL- und acLDL-Inkubation festgestellt werden.

Zellzahlanalysen zeigen, daß acLDL und LDL in den eingesetzten Konzentrationen alleine und in Kombination mit Phorbolestern kaum Einfluß auf die Proliferation von SMC in Monolayer-Kultur haben (Abb. 3). Inkubation mit PDGF allein führt erwartungsgemäß zu einer Stimulation der Proliferation der Zellen. Durch die gleichzeitige Inkubation mit PDGF und acLDL wird der proliferationsstimulierende Effekt des PDGF aufgehoben. Die Zellzahlen liegen im Bereich der entsprechenden Ansätze ohne Wachstumsfaktor. LDL zeigen keinen Einfluß auf die PDGF-vermittelte Proliferationsstimulierung. Die Daten lassen vermuten, daß speziell modifizierte LDL die Proliferationsregulation von Wachstumsfaktoren beeinflussen können. CHATTERJEE et al. [5] stellten in Untersuchungen an glatten Muskelzellen in Monolayer-Kultur eine Proliferationsstimulierung durch modifizierte LDL (oxLDL) im Konzentrationsbereich von 0,1 - 10 µg/ml fest. Konzentrationen über 25 µg/ml wirkten proliferationsinhibierend. Die Autoren erklären die Zellabnahme durch die Zytotoxizität der modifizierten LDL-Moleküle. Die in dieser Arbeit beobachtete Reduktion der

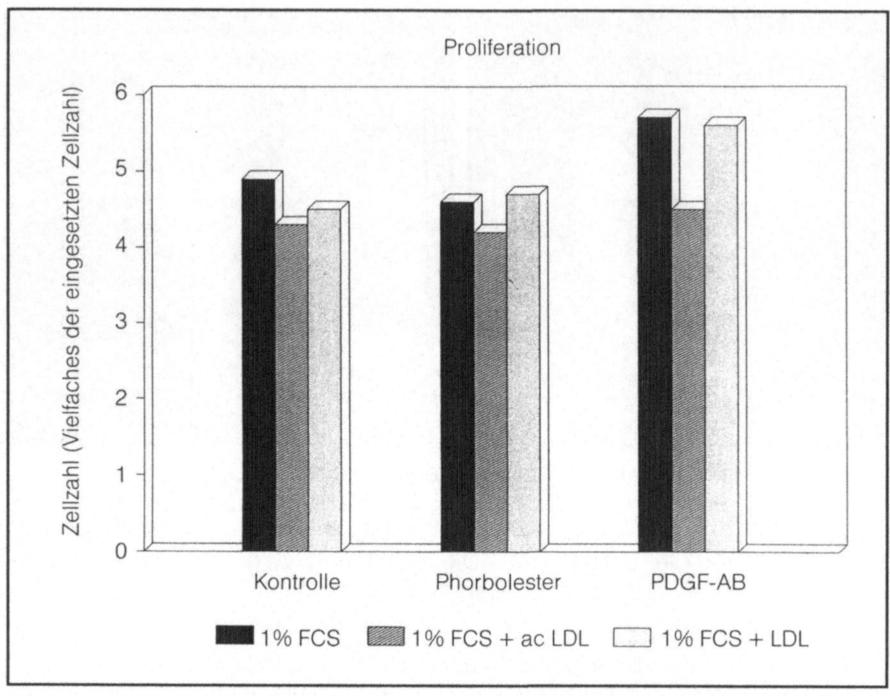

Abb. 3: Einfluß von Phorbolestern, PDGF-AB und Lipoproteinen auf die Proliferation glatter Muskelzellen in Monolayer-Kultur.

Zellproliferation läßt sich aber nicht auf zytotoxische Effekte von acLDL zurückführen, da acLDL eine starke Erhöhung der DNA- und auch der Proteinsynthese der SMC bewirkte (siehe unten). SMC im Kollagengel weisen eine im Vergleich zur Monolayer-Kultur stark reduzierte Proliferationsaktivität auf (nicht dargestellt). Im Kollagengel haben LDL und auch acLDL keinen Einfluß auf die Proliferation der SMC.

Die durchflußzytometrische Bestimmung des DNA-Gehaltes der Zellen der unterschiedlichen Versuchsansätze zeigt die besondere Bedeutung von acLDL für den Zellzyklusstatus der SMC (Abb. 4). AcLDL allein, im Gegensatz zu LDL allein, führt zur leichten Erhöhung des Anteils der Zellen in der S-Phase des Zellzyklus. AcLDL in Kombination mit Phorbolestern oder PDGF führt zur weiteren Erhöhung des Anteils der S-Phasezellen. Die stärksten Effekte sind bei Kombination von PDGF und acLDL zu beobachten. LDL zeigt auch in Kombination mit Phorbolestern und PDGF keinen Einfluß auf die Aktivierung des Zellzyklus.

Der Einfluß von Lipoproteinen auf die Proteinsynthese wurde über den Einbau

	Zellzyklusanalysen		
	GO/G1 %	S %	G2/M %
10 % FCS	51	32	17
1 % FCS (96 h)	90	3	7
1 % FCS + acLDL	88 →	6	6
1 % FCS + LDL	87	3	10
Phorbolester (PDD)	87	8	5
PDD + acLDL	85 →	12	3
PDD + LDL	90	5	5
PDGF	87	3	10
PDGF + acLDL	76 →	17	7
PDGF + LDL	86	6	8

Abb. 4: Zellzyklusverteilung glatter Muskelzellen in Monolayer-Kultur nach Inkubation mit Phorbolestern, PDGF-AB und Lipoproteinen.

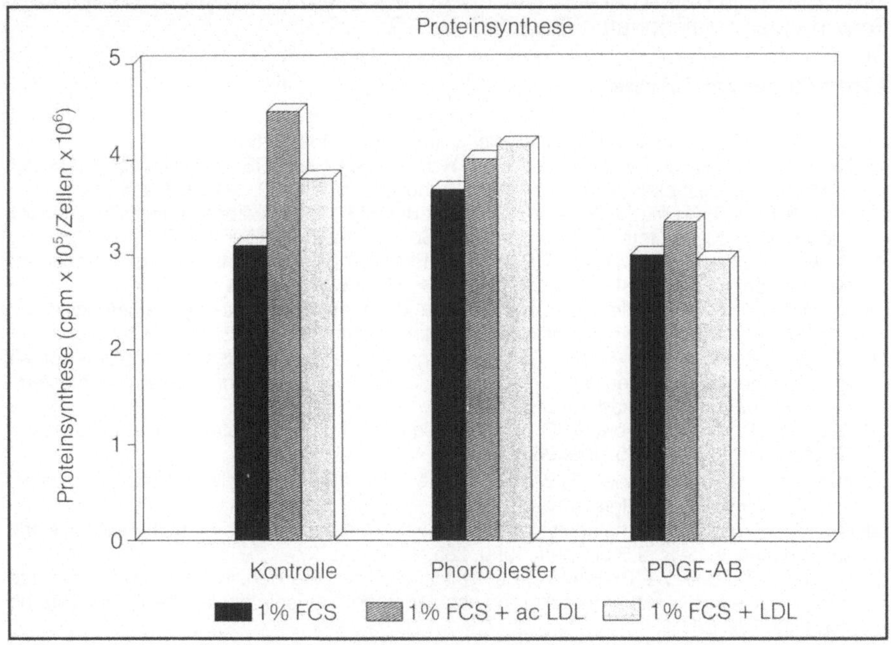

Abb. 5: Gesamtproteinsynthese glatter Muskelzellen in Monolayer-Kultur nach Inkubation mit Phorbolestern, PDGF-AB und Lipoproteinen.

von ^{14}C-Prolin bestimmt. Wie in Abb. 5 dargestellt, bewirkt acLDL eine Steigerung der Proteinsynthese der SMC in Monolayer-Kulturen. Eine spezifische Erhöhung der Kollagensynthese durch acLDL ist nicht zu verzeichnen (nicht dargestellt).

Schlußfolgerung

Sowohl die Proliferationsrate als auch die biosynthetische Aktivität von glatten Muskelzellen in Monolayer-Kultur kann durch acLDL beeinflußt werden. Im Kollagengel zeigt acLDL keinen Effekt auf die Proliferationsrate und die Proteinsynthese der SMC. Es ist daher anzunehmen, daß die extrazelluläre Matrix an der Regulation von Zellteilung und Proteinsynthese glatter Muskelzellen beteiligt ist. Die Aufnahme modifizierter LDL durch SMC hingegen unterliegt offensichtlich keiner wesentlichen Beeinflussung durch die extrazelluläre Matrix (zumindest Typ I-Kollagen), da sowohl Monolayer-kultivierte als auch Kollagengel-kultivierte SMC bei LDL- und acLDL-Inkubation intrazellulär Lipid akkumulieren.

Danksagungen

Wir danken Frau C. Fabritius, R. Fischer, L. Greune, M. Opalka und S. Otter für ihre technische Unterstützung. Das Projekt wurde gefördert durch die Deutsche Forschungsgemeinschaft (SFB 223/SFB 310).

Literaturverzeichnis

1 Barnes MJ. Collagens in atherosclerosis. Coll Rel Res 1985; 5: 65-97

2 Campbell GR, Campbell JH, Manderson JA, Horrigan S, Rennick RE Arterial smooth muscle: a multifunctional mesenchymal cell. Arch Pathol Lab Med 1988, 112: 977-986.

3 Chait A, Ross R, Albers JJ, Bierman EL. Platelet-derived growth factor stimulates low density lipoprotein receptor activity Proc Natl Acad Sci USA 1980; 77 5962-5966

4 Chamley-Campbell JH, Campbell GR, Ross R Phenotype-dependent response of cultured aortic smooth muscle cells to serum mitogens J Cell Biol 1981, 89: 379-383

5 Chatterjee S. Role of oxidized human plasma low density lipoproteins in atherosclerosis: effects on smooth muscle cell proliferation Mol Cell Biochem 1992; 111: 143-147

6 Goldstein JL, Ho YK, Basu SK, Brown MS. Binding site on macrophages that mediates uptake and degradation of acetylated low density lipoprotein, producing massive cholesterol deposition. Proc Natl Acad Sci USA 1979; 76. 333-337

7 Greenspan P, Mayer EP, Fowler SD Nile red a selective fluorescent stain for intracellular lipid droplets. J Cell Biol 1985; 100. 965-973

8 Nusgens B, Merrill C, Lapiere C, Bell E Collagen biosynthesis by cells in a tissue equivalent matrix in vitro Coll Rel Res 1984, 4 351-364

9 Pitas RE. Expression of the acetyl low density lipoprotein receptor by rabbit fibroblasts and smooth muscle cells. J Biol Chem 1990; 265 12722-12727

10 Resink TJ, Tkachuk VA, Bernhard J, Buhler FR. Oxidized low density lipoproteins stimulate phosphoinositide turnover in cultured vascular smooth muscle cells Arterioscler Thromb 1992; 12 278-285.

11 Thie M, Schlumberger W, Semich R, Rauterberg J, Robenek H Aortic smooth muscle cells in collagen lattice culture effects on ultrastructure, proliferation and collagen synthesis Eur J Cell Biol 1991; 55: 295-304

Arteriosclerosis in rabbits after balloon dilatation of the aorta*

A. Pagenstecher, P. Dickmann, J. Pill, F. Hartig, J. Metz

A. Pagenstecher, P. Dickmann, J. Metz
Institut für Anatomie und Zellbiologie III, Universität Heidelberg

J. Pill, F. Hartig
Präklinische Forschung und Entwicklung, Boehringer Mannheim GmbH

Abstract

We investigated the effects of balloon dilatation of the aorta of rabbits who had been fed a cholesterol enchriched diet or had been maintained on a standard chow. The luminal diameter, which was calculated as mean diameter of a circle bordered by the elastic interna, and the luminal stenosis were assessed in 16 segments of the aorta with an automatical computerized method. In both animal groups, in which the aorta was dilated four times with a balloon filled with constant volume from the aortic arch to the branching of the iliac vessels, atherosclerosis increased drastically in the abdominal aortic segments. Atherosclerosis was more pronounced in the cholesterol fed animals; the intimal proliferations of these animals contained a high number of foam cells. We conclude from our results: a) balloon dilatation can effect a proliferation of the intima. The development of the intimal hyperplasia obviously depends on the degree of the aortic injury, by which not only the endothelium but also the media could be affected. b) Addition of cholesterol to the diet exacerbates the effects of the balloon dilatation.

* supported by the SFB 320

Arteriosklerose in Kaninchen nach Ballonierung der Aorta

A. Pagenstecher, P. Dickmann, J. Pill, F. Hartig, J. Metz

A. Pagenstecher, P. Dickmann, J. Metz
Institut für Anatomie und Zellbiologie III, Universität Heidelberg

J. Pill, F. Hartig
Präklinische Forschung und Entwicklung, Boehringer Mannheim GmbH

Einleitung

Beginn und Progression einer Arteriosklerose können u. a. durch mechanische, wie Verletzungen des Endothels, und chemische Faktoren, z. B. Hypercholesterinämie, beeinflußt werden. Eine Deendothelialisierung der Aorta durch Ballondilatation löst bei Kaninchen und Ratten eine Reihe zellulärer Reaktionen aus [1, 3], in deren Folge sich innerhalb von Tagen eine hyperplastische Neointima entwickelt [4]. Wird Kaninchen nach der Ballondilatation mit Cholesterin angereichertes Futter verabreicht, so kommt es zu stärkeren Veränderungen verschiedener Enzyme als nach alleiniger Cholesterinfütterung [8].
Ziel dieser Untersuchung war es, die histologischen Veränderungen und die Verteilung und Größe der atherosklerotischen Plaques im Verlauf der Kaninchenaorta nach Ballonierung mit bzw. ohne nachfolgende Cholesterinfütterung zu analysieren.

Material und Methoden

22 Weiße Neuseeland (WNZ)-Kaninchen wurden drei verschiedenen Gruppen zugeordnet:
1 (n =10): 42 Tage Standardfutter (SF)
2 (n = 6): 42 Tage SF nach Ballonierung der Aorta (B-SF)
3 (n = 6): 42 Tage 0,5 % cholesterinangereichertes semisynthetisches Futter (Sniff) nach Ballonierung der Aorta (B-CHF)
Für die Ballonierung der Aorta wurde ein Ballonkatheter (Baxter 4F) über einen Zugang durch die Aa. femoralis und iliaca in die Aorta bis zum Aortenbogen vorgeschoben. Der Ballon wurde dort, je nach Gefäßwiderstand, mit 0,4 - 0,6 ml Luft gefüllt und der Katheter bis zur Abzweigung der Aa. iliacae zurückgezogen. Die Ballondilatation wurde in einer Sitzung bei jedem Tier viermal durchgeführt. Danach wurden die Tiere entsprechend ihrer Gruppenzugehörigkeit gehalten. Während der Fütterungsperiode wurde die Cholesterinkonzentration im Serum regelmäßig mit einer enzymatischen Methode photometrisch bestimmt [7]

Während des Versuchs starben in der Gruppe B-CHF zwei, in der Gruppe B-SF ein Tier. Ein Tier der Gruppe SF entwickelte eine Arteriitis; es wurde in die Auswertung nicht einbezogen. Nach Ende der Fütterungsperiode wurden die Tiere durch eine Überdosis Pentobarbital (Narcorene®) getötet. Die Aorten wurden entnommen und thorakal in zehn, abdominal in sechs Segmente unterteilt. Die Segmente wurden nach Entwässerung orientiert in Technovit 7100 (Kulzer) eingebettet, es wurden 7 µm dicke Schnitte angefertigt, die mit Hämatoxylin-Eosin (HE) gefärbt wurden. Die Schnitte wurden histologisch begutachtet und mit einem computerunterstützten Bildanalysesystem morphometrisch ausgewertet. Der Durchmesser des Lumens wurde als mittlerer Durchmesser eines Kreises berechnet, der von der Tunica elastica interna begrenzt wird [6].

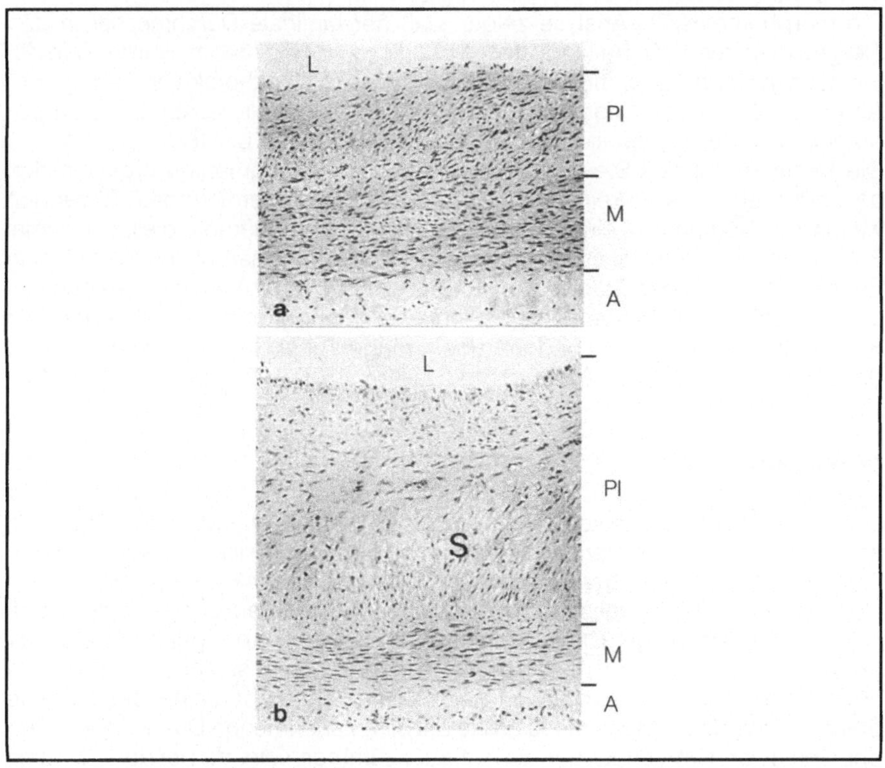

Abb. 1: Intimahyperplasie in der abdominalen Aorta: a) 42 Tage Standardfutter nach Ballondilatation; b) 42 Tage Cholesterinzufütterung nach Ballondilatation. Die Plaque ist in b weniger homogen und enthält Ansammlungen von Schaumzellen (S). A Adventitia, L Lumen, M Media, Pl Plaque (HE, 125 X).

Ergebnisse

Die Cholesterinkonzentration im Serum der Tiere der Gruppen SF und B-SF blieb über den Versuchszeitraum im Normbereich (40 - 60 mg/dl), während sie in der Gruppe B-CHF steil anstieg; in einzelnen Fällen wurden Werte um 2 000 mg/dl gemessen.
Bei der histologischen Begutachtung der Aortenquerschnitte der Kontrolltiere (SF) wurden keine Intimaveränderungen gesehen. In den Aortenquerschnitten der Gruppe B-SF beobachteten wir vor allem abdominal zellreiche Intimahyperplasien, wobei keine Schaumzellen auffielen. Die Gruppe B-CHF wies nach abdominal zunehmend massive Plaques mit Schaumzellen auf. Die Intimahyperplasien in der Gruppe B-CHF erschienen im Vergleich zu denen in Gruppe B-SF strukturell inhomogen (Abb. 1).
Die morphometrische Analyse zeigte, daß der luminale Durchmesser in den Tiergruppen durch die Ballondilatation praktisch nicht verändert wurde (Abb. 2). Einer langsamen Abnahme des Innendurchmessers im thorakalen Bereich der Aorta (ca. 20 % von Segment 1 bis 10) steht eine steilere Abnahme im abdominalen Anteil gegenüber (ca. 40 % von Segment 11 bis 16).
Die Bestimmung des Stenosegrades in den Aortensegmenten ergab in den ballondilatierten Tieren keinen einheitlichen Verlauf. In der Gruppe B-SF fanden wir bis zum Segment 12 eine gering ausgeprägte Stenosierung, die bis maximal 3 % reichte. Nach distal stieg der Stenosegrad sprunghaft bis auf ca. 15 % in Segment 16 an. In der Gruppe B-CHF war der Grad der Atherosklerose deutlich stärker ausgeprägt. Wir fanden eine ähnliche, geringgradige Stenosierung (um 3 %) in den Segmenten 1 - 5, dann eine geringe Zunahme bis Segment 11 und danach ein sprunghaftes Ansteigen bis auf ca. 45 % in Segment 16 (Abb. 3).

Diskussion

Unsere Untersuchungen zeigen in den beiden ballondilatierten Tiergruppen ein anderes Verteilungsmuster der Intimaproliferationen, als wir es in vergleichbaren Experimenten mit alleiniger Cholesterinzufütterung über 42 Tage fanden. Einem relativ gleichmäßigen Stenosegrad von bis zu 5 % im Verlauf der gesamten Aorta in Tieren nach alleiniger Cholesterinfütterung [5] stehen der geringe Befall der Aorta thoracica und der massive Anstieg der Lumenstenose in der Aorta abdominalis nach Ballondilatation gegenüber. Diese abdominal ansteigende Stenosierung des Aortenlumens dürfte auf eine zunehmende Druckschädigung der Gefäßwand im Verlauf der Aorta zurückzuführen sein, da bei der Dilatation das Ballonfüllungsvolumen gleichgehalten wurde, während der Gefäßdurchmesser von thorakal nach abdominal abnahm. Der sprunghafte Anstieg der Lumenstenose in den Segmenten 12 bzw. 13 - dies entspricht den proximalen abdominalen Segmenten 2 und 3 - bei den ballonierten Tieren könnte ebenfalls als Indiz für diese Annahme gesehen werden, da ab Segment 11 der Gefäßinnen-

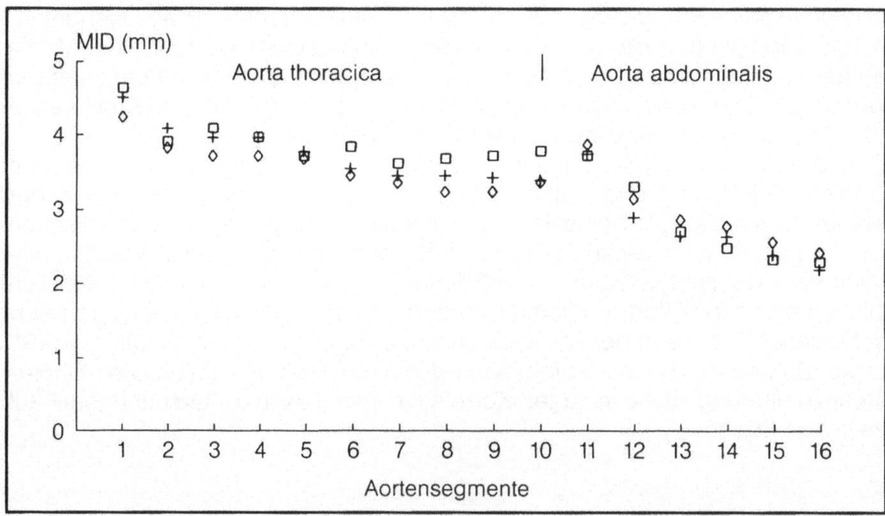

Abb. 2: Mittlerer Lumendurchmesser (MID) von Segmenten der Kaninchenaorta nach 42 Tagen Standardfutter (◇SF), nach Ballonierung und 42 Tagen Standardfutter (+ B-SF) und nach Ballonierung und 42 Tagen Cholesterinfutter (□ B-CHF).

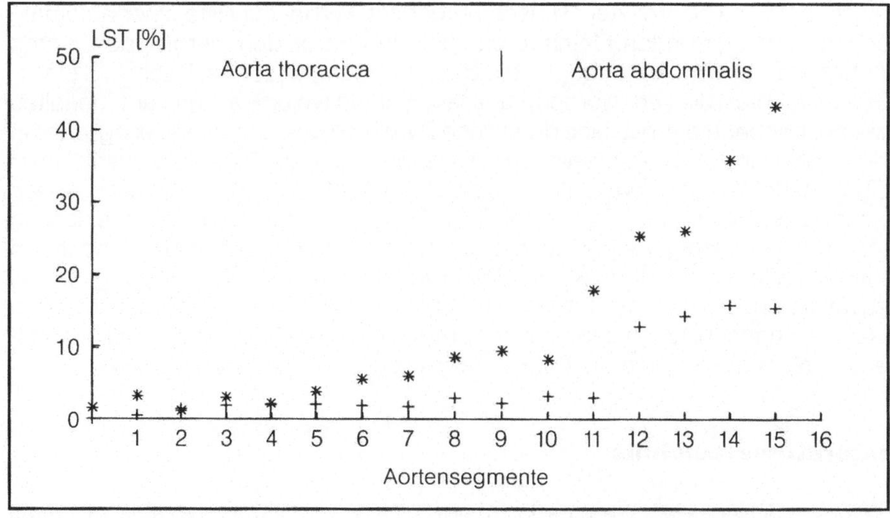

Abb. 3: Stenosegrad (LST) in Kaninchenaorten nach Ballonierung der Aorta und 42 Tagen Standardfutter (+ B-SF) und nach Ballonierung und 42 Tagen Cholerinfütterung (✳ B-CHF).

durchmesser nach distal deutlich steiler abfällt. Neben einer Deendothelialisierung könnte in der abdominalen Aorta auch eine Schädigung der Media aufgetreten sein, wie sie nach starker Dilatation der Aortenwand beschrieben wurde [2]. Eine Mediaschädigung würde somit zu einer stärkeren Proliferation von Plaquezellen in den abdominalen Segmenten beitragen.
Der Befund des stärkeren Atherosklerosegrades nach Kombination von Cholesterinfütterung und Ballondilatation läßt auf synergistische Effekte der beiden Noxen bezüglich einer Intimaproliferation schließen. Aus biochemischen Untersuchungen ist bekannt, daß nach Ballondilatation vermehrt Wachstumsfaktoren exprimiert werden [1]. Wird nach einer Ballondilatation zusätzlich Cholesterin zugefüttert, so kommt es zu höhergradigen Veränderungen verschiedener Enzyme in der Aorta als nach alleiniger Cholesterinzufütterung [8]. Unser Befund des höheren Stenosegrades nach Ballondilatation und Cholesterinzufütterung steht in guter Korrelation mit diesen Untersuchungen auf zellulärer Ebene.

Zusammenfassung

An weißen Neuseeland-Kaninchen wurden die Effekte einer Ballonierung der Aorta mit und ohne anschließende Cholesterinfütterung untersucht. In Querschnitten von 16 Aortensegmenten wurden der Stenosegrad und der Durchmesser des Lumens, der als mittlerer Durchmesser eines durch die Tunica elastica interna begrenzten Kreises berechnet wurde, mit Hilfe einer automatischen computerisierten Methode ermittelt. In den beiden Tiergruppen, deren Aorten viermal vom Aortenbogen bis zu den Abgängen der Aa. iliacae mit einem Ballonkatheter dilatiert wurden, dessen Füllungsvolumen konstant gehalten wurde, beobachteten wir eine drastische Zunahme des Arteriosklerosegrades in den abdominalen Aortenregionen. Diese war bei den Tieren mit zusätzlicher Cholesterinfütterung wesentlich stärker ausgeprägt. Bei letzterer waren Schaumzellen an der Proliferatbildung beteiligt. Unsere Ergebnisse lassen folgende Schlußfolgerungen zu: a) Nach Ballondilatation der Aortenwand treten Intimaproliferate auf, die in Abhängigkeit von der Stärke der Schädigung - wobei zusätzlich zu einer Verletzung des Endothels eine der Media zu berücksichtigen wäre - unterschiedlich stark ausgeprägt sind. b) Durch zusätzliche Cholesterinfütterung werden die Effekte der Ballonierung drastisch verstärkt.

Literaturverzeichnis

1 Cercek B, Fishbein MC, Forrester JS, Helfant RH, Fagin JA Induction of insulin-like growth factor I messenger RNA in rat aorta after balloon denudation. Circ Res 1990; 66· 1755-1760
2 Fischell TA, Grant G, Johnson DE. Determinants of smooth muscle injury during balloon angioplasty. Circulation 1990; 82 2170-2184

3 van der Heiden R, Hatton MW, Moore S. Extraction and analysis of glycosaminoglycans from intima-media of single rabbit aortae, effect of balloon catheter de-endothelialization on the content and profile of glycosaminoglycans Atherosclerosis 1988; 73 203-213

4 Jorgensen L, Grothe AG, Groves HM, Kinlough-Rathbone RL, Richardson M Distribution of cellular responses in rabbit aortae following one and two injuries with a balloon catheter J Exp Pathol 1988; 69· 351-365.

5 Pagenstecher A, Skatulla L, Tran N, Gorniak R, Pill J, Metz J. Der Einfluß einer unterschiedlichen Cholesterinfütterung auf die Progression der Atherosklerose in der Kaninchenaorta In: Heinle H, Schulte H, Schaefer HE (Hrsg). Arteriosklerotische Gefäßerkrankungen. Vieweg Braunschweig 1992; 320-326.

6 Pavlov P. Entwurf und Realisierung eines computerunterstützten Arbeitsplatzes zur Quantifizierung mikroskopischer Bilder der Arteriosklerose Dissertation Universität Heidelberg 1992

7 Siedel J, Schlumberger H, Klose S, Ziegenhorn J, Wahlfeld AW Improved reagent for the enzymatic determination of serum cholesterol. Eur J Clin Chem Clin Biochem 1981; 19· 838-839.

8 Zemplenyi T, Cawford DW, Tidwell D. The effect of combined deendothelialization and hypercholesterolemia on some arterial lysosomal and glycolytic enzymes and lactate in rabbits. Exp Mol Pathol 1988; 48. 252-261

Pharmacological inhibition of atherosclerosis in diet-induced and genetically hypercholesterolemic rabbits

J. Pill, S. Wolff, L. Dörge, K. Stegmeier, F. Hartig, J. Metz

J. Pill, S. Wolff, L. Dörge, K. Stegmeier, F. Hartig
Präklinische Forschung und Entwicklung, Boehringer Mannheim GmbH

J. Metz
Institut für Anatomie und Zellbiologie, Universität Heidelberg

Abstract

Daltroban reduced the progression of atherosclerotic lesions in diet-induced as well as genetically hypercholesterolemic rabbits, indicating the independency of the anti-atherosclerotic action of Daltroban from the nature of hypercholesterolemia.
A clear platelet aggregation-inhibiting effect of Daltroban was found under both experimental conditions. This and the lowering of cholesterylester accumulation on cellular level [11] may contribute to the anti-atherosclerotic effect of Daltroban.

Pharmakologische Beeinflussung der Atherosklerose bei fütterungsinduzierten und genetisch hypercholesterinämischen Kaninchen

J. Pill, S. Wolff, L. Dörge, K. Stegmeier, F. Hartig, J. Metz

J. Pill, S. Wolff, L. Dörge, K. Stegmeier, F. Hartig
Präklinische Forschung und Entwicklung, Boehringer Mannheim GmbH

J. Metz
Institut für Anatomie und Zellbiologie, Universität Heidelberg

Zusammenfassung

Daltroban verminderte die Atherosklerose bei Kaninchen mit sowohl einer futterinduzierten als auch einer genetischen Hypercholesterinämie. Dies zeigt, daß die antiatherosklerotische Wirkung von Daltroban unabhängig von der Art der Hypercholesterinämie ist.
Unter beiden Versuchsbedingungen ist die Plättchenaggregation unter Daltroban deutlich gehemmt. Dies und die Reduktion der Cholesterylesterakkumulation auf zellulärer Ebene [11] könnten zum antiatherosklerotischen Effekt von Daltroban beitragen.

Einleitung

Hyper- und Dyslipidämien sind als Risikofaktoren für obstruktive Gefäßveränderungen bekannt [2]. Plättchenaggregation und ihre Folgereaktionen, wie z. B. die Freisetzung von vasoaktiven und proliferationsfördernden Substanzen, tragen ebenfalls zu diesen Prozessen bei [12, 16]. Daltroban, ein TXA_2-Rezeptorantagonist, hemmt die Plättchenaggregation [14] und reduziert zusätzlich die Cholesterinakkumulation auf zellulärer Ebene [11]. Als Modell für Hyper- und Dyslipidämien stehen Kaninchen zur Verfügung, die mit speziellen Futtermischungen gefüttert [1, 4] oder genetisch hypercholesterinämisch (WHHL) sind [15]. Durch cholesterinreiches Futter (CH-F) wird bei Kaninchen eine Hyper-ß-VLDL-Ämie induziert, während bei WHHL-Kaninchen eine drastische Erhöhung der Low density lipoproteins (LDL) vorliegt [15]. Beide Arten der Hypercholesterinämie führen zu atherosklerotischen Gefäßveränderungen [1, 15]. Wir untersuchten in diesen Tiermodellen, ob Daltroban eine Wirkung auf das Ausmaß der Atherosklerose und das Aggregationsverhalten von Plättchen besitzt.

Material und Methoden

Männliche weiße Neuseeland(WNZ)-Kaninchen erhielten über 96 Tage ein mit 0,5 % Cholesterin angereichertes Futter (CH-F). Zur Untersuchung einer Substanzwirkung auf die Progression der Atherosklerose wurde ab dem 42. Tag bis zum Versuchsende Daltroban in einer Dosierung von 10 mg/kg KG/Tag über das Trinkwasser verabreicht.
Genetisch hypercholesterinämische Kaninchen (WHHL, Froxfield Farm, Froxfield, UK) [7] in einem Alter von sieben bis neun Wochen erhielten in der sich anschließenden Behandlungsphase von 125 Tagen 10 mg/kg KG/Tag Daltroban über das Trinkwasser.
Die Bestimmung des Cholesteringehaltes im Serum und in der Aorta erfolgte photometrisch [13] (Testkit, Boehringer Mannheim). Die Plättchenaggregation wurde unter Verwendung von U 46619, einem TXA_2-Mimetikum, in plättchenreichem Plasma untersucht [3].
Zur Messung des Cholesterins in der Aorta wurden Ringe mit Chloroform/Methanol extrahiert [6]. Die Höhe der Ringe wurde an Videoaufzeichnungen ermittelt und der Cholesteringehalt auf einen Millimeter Ringhöhe bezogen. Die morphometrische Quantifizierung atherosklerotischer Gefäßveränderungen erfolgte mit Hilfe eines computerisierten Bildverarbeitungsverfahrens an Transversalschnitten [10]

Ergebnisse

Das Serumcholesterin war in WNZ-Kaninchen durch Verabreichung des 0,5 % Cholesterin enthaltenden Futters drastisch erhöht; nach 42 Tagen wurden Werte im Mittel von 1 500 mg/100 ml erreicht. Die zusätzliche Verabreichung von Daltroban ab dem 42. Versuchstag führte zu keiner Beeinflussung des Ausmaßes der fütterungsbedingten Hypercholesterinämie.
Die erhöhte Aggregationsbereitschaft der Plättchen bei mit CH-F behandelten Kaninchen gegenüber Tieren, die Standardfutter erhielten, zeigte eine Zunahme der Sensibilität gegenüber dem TXA_2-Mimetikum U 46619. Bei zusätzlicher Daltrobanbehandlung ab dem 42. Versuchstag konnte mit dieser U 46619-Konzentration keine Aggregation induziert werden. Dies belegt eine antiaggregatorische Wirkung von Daltroban unter den Versuchsbedingungen (Tab. 1). Die CH-F-induzierte Atherosklerose war deutlich progredient zwischen dem 42. und 96 Versuchstag. Die zusätzliche Gabe von Daltroban reduzierte das Ausmaß der Progression, was sowohl an der Plaqueausdehnung als auch -vorwölbung gezeigt werden konnte (Abb. 1).
Während des Versuchszeitraumes lag das Cholesterin im Serum bei WHHL-Kaninchen, unabhängig von der Daltrobanbehandlung, in einem Bereich von 500 - 800 mg/100 ml. Bei den Kontrolltieren war mit 3 x 10^{-6}M U 46619 eine maximale Aggregation der Plättchen zu finden, während mit der gleichen

Tab. 1: U 46619-induzierte Plättchenaggregation bei männlichen WNZ-Kaninchen, gefüttert mit Standardfutter oder einem mit 0,5 % Cholesterin angereichterten Futter (CH-F) ohne und mit Daltroban.

	Aggregation [%]		
	Standardfutter	CH-F	CH-F + Daltroban
U 46619 [3 x 10^{-6}M]	32 ± 10,9 (n = 10)	51 ± 7,8 (n = 10)	0 (n = 8)

$\bar{x}$ ± SEM; CH-F. 50 Tage; Daltroban 42 - 50 Tage, 10 mg/kg KG/Tag via Trinkwasser

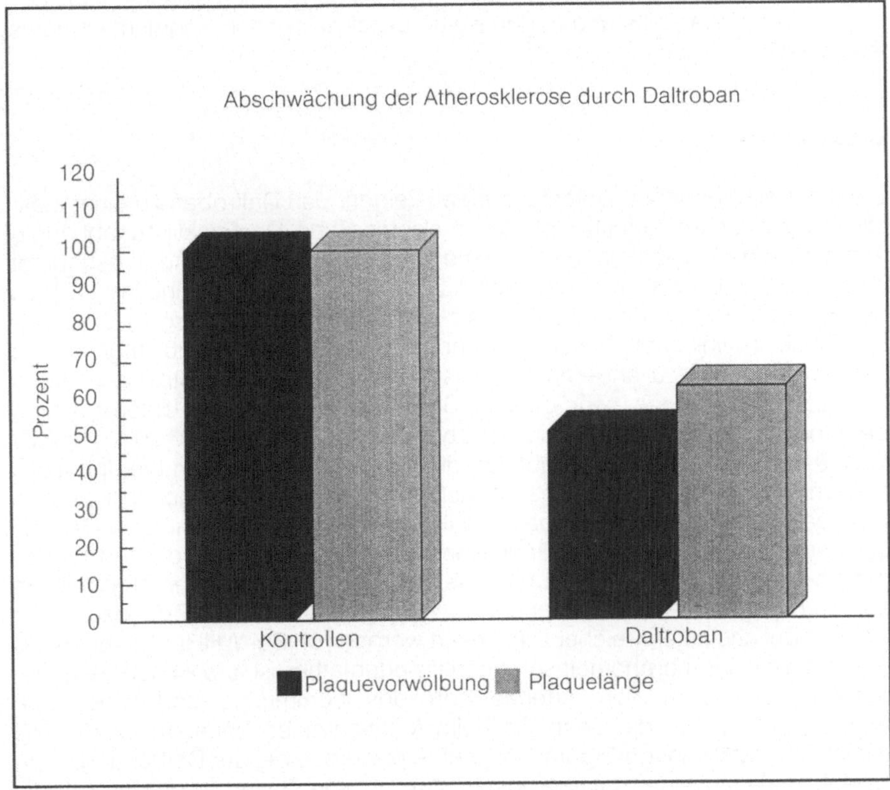

Abb. 1: Plaquevorwölbung und -länge in der Aorta von männlichen WNZ-Kaninchen, gefüttert mit einem mit 0,5 % Cholesterin angereicherten Futter über 96 Tage ohne (n=7) und mit Daltroban (n=8). Die Applikation von 10 mg/kg KG/Tag Daltroban erfolgte vom 42. - 96. Versuchstag mit dem Trinkwasser.

Konzentration bei Daltrobanbehandlung keine Aggregation induziert werden konnte. Dieser Effekt war sowohl am 42. als auch am 112. Versuchstag zu beobachten und zeigte bei genetisch cholesterinämischen Kaninchen eine antiaggregatorische Wirkung von Daltroban.
Die Atherosklerose in der Aorta war nur sehr geringgradig ausgeprägt und unterlag sowohl bezüglich der Plaquefläche als auch des Cholesteringehaltes einer beträchtlichen interindividuellen Variabilität (Abb. 2). Eine Verifizierung eines Substanzeffektes ist daher bei der verwendeten Tierzahl nicht möglich.
In den Arteriae carotides communes waren deutliche atherosklerotische Veränderungen mit einer wesentlich stärkeren Ausprägung rechts als links zu finden (Abb. 3). Die mit Daltroban behandelten Tiere wiesen in den beiden ersten Segmenten rechts eine signifikant geringgradigere Atherosklerose auf. Der gleiche Trend war links und in den weiter distal gelegenen Segmenten rechts festzustellen.

Diskussion

Die hier beschriebenen Untersuchungen zeigen, daß Daltroban zu einer statistisch signifikanten Reduktion der Atherosklerose führt. Der Effekt ist unabhängig von der Art der Hyperlipidämie, da eine Wirkung sowohl bei fütterungsbedingt erhöhtem ß-VLDL als auch erhöhtem LDL, wie bei WHHL-Kaninchen [15], zu beobachten ist. Die verwendete Dosis von 10 mg Daltroban/kg KG/Tag entspricht der in klinischen Studien verwendeten Höchstdosis von 800 mg/Tag und liegt im Vergleich zu anderen präklinisch auf antiatherosklerotische Wirkung geprüften Substanzen sehr günstig. Bei Untersuchungen zur Unterdrückung der Atherogenese wurden Kalziumantagonisten in Dosen von 10 - 30 mg/kg KG/Tag [9, 17] an Kaninchen verabfolgt, die beträchtlich über den therapeutisch verwendeten Höchstdosen beim Menschen liegen. Die geringgradigere Atherosklerose in der Aorta bei WHHL-Kaninchen im Vergleich zu der bei cholesterinbehandelten Tieren kann sowohl durch die unterschiedlichen Formen der Dyslipidämie als auch durch das Fehlen der gegenüber Thromboxan erhöhten Sensibilität der Plättchen bei WHHL-Kaninchen im Gegensatz zum Anstieg bei cholesterinreicher Diät erklärt werden [8]. Bei WHHL-Kaninchen ist das Ausmaß der morphometrisch quantifizierten atherosklerotischen Veränderungen deutlich in den Arteriae carotides communes und weist eine Seitenspezifität auf, die ebenfalls beim Menschen beschrieben ist [5]. Die statistisch signifikant geringgradigere Atherosklerose bei der Daltrobangruppe belegt eindeutig eine antiatherogene Wirkung von Daltroban, die durch die verminderte Progression unter Daltrobanbehandlung in der Aorta bei mit CH-F gefütterten Kaninchen unterstützt wird. Zur antiatherosklerotischen Wirkung von Daltroban kann sowohl die Hemmung der Plättchenaggregation [12, 16] als auch die Reduktion der Cholesterinesterakkumulation auf zellulärer Ebene [11] beitragen.

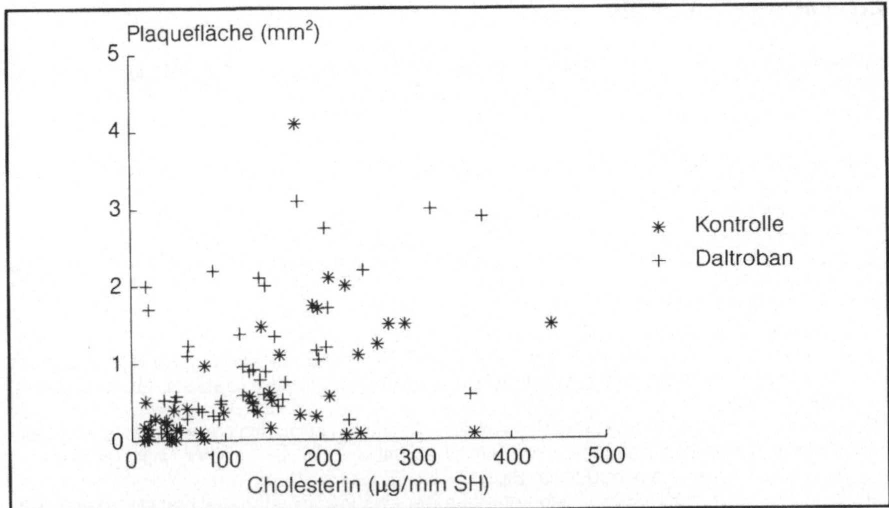

Abb. 2: Plaquefläche in Transversalschnitten und Cholesteringehalt in Aortensegmenten mit einer Höhe von 1 mm (SH) von männlichen WHHL-Kaninchen. Die Applikation von 10 mg/kg KG/Tag Daltroban erfolgte über 125 Tage mit dem Trinkwasser.

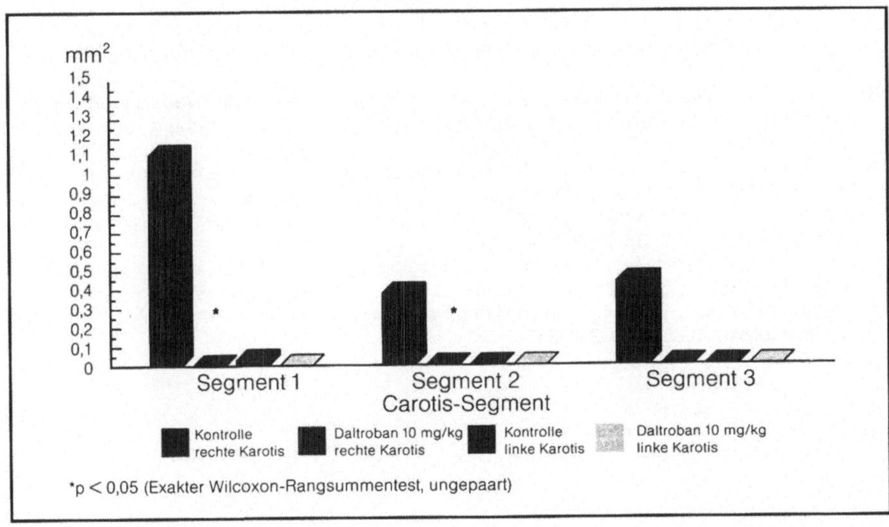

Abb. 3: Plaquevorwölbung in den Arteriae carotides communes von männlichen WHHL-Kaninchen. Die Applikation von Daltroban erfolgte über 125 Tage mit dem Trinkwasser (Kontrolle: n = 10, Daltroban: n = 9).

Literaturverzeichnis

1 ANITSCHKOW N, CHALATOW S. Über experimentelle Cholesteatose und ihre Bedeutung für die Entstehung einiger pathologischer Prozesse Zentralbl Allg Pathol 1913, 24 1-9

2 ASSMANN G. Lipid metabolism and artherosclerosis. Schattauer Stuttgart/New York 1982, 3-13

3 BORN GVR Aggregation of blood platelets by adenosine diphosphate and its reversal. Nature 1962, 194. 927-929

4 CARROL KK, HAMILTON RMG Effects of dietary protein and carbohydrate on plasma cholesterol levels in relation to atherosclerosis J Food Sci 1975; 40· 18-23

5 COLIN J, SCHWARTZ J, MITCHELL JRA Observations on localization of arterial plaques Circ Res 1962, XI. 63-73

6 FOLCH J, LEES M, SLOANE-STANLEY GH. A simple method for the isolation and purification of total lipids from animal tissues J Biol Chem 1957, 226. 497-509.

7 GALLAGHER PJ, NANJEE MN, RICHARDS T, ROCHE WR, MILLER NE Biochemical and pathological features of a modified strain of Watanabe heritable hyperlipidaemic rabbits Atherosclerosis 1988; 71: 173-183

8 GROSS PL, RAND ML, BARROW DV, PACKHAM MA Functions of platelets from rabbits with diet-induced hypercholesterolemia or from Watanabe (WHHL) rabbits with genetically-determined hypercholesterolemia Blood 1990; 76 (Suppl 4)· 457a

9 HENRY PD, BENTLEY KI Suppression of atherogenesis in cholesterol-fed rabbit treated with nifedipine. J Clin Invest 1981; 68· 1366-1369.

10 METZ J, HEFELE K, KOHLER C, PAVLOV P, PILL J Experimentelle Atherosklerose. Computerisierte morphometrische Erfassung von Gefäßwandveränderungen. In: ASSMANN G, BETZ E, HEINLE H, SCHULTE H (Hrsg) Koronare Herzkrankheit. Vieweg Braunschweig 1991, 93-97

11 PILL J, METZ J, STEGMEIER K, HARTIG F Effects of daltroban, a thromboxane (TX) A_2 receptor antagonist, on lipid metabolism and atherosclerosis Agents Actions Suppl 1992, 37 107-113.

12 ROSS R, GLOMSET J, KARIYA B, HARKER L A platelet-dependent serum factor that stimulates the proliferation of arterial smooth muscle cells in vitro Proc Natl Acad Sci USA 1974, 71 1207-1214

13 SIEDEL J, SCHLUMBERGER H, KLOSE S, ZIEGENHORN J, WAHLEFELD AW Improved reagent for the enzymatic determination of serum cholesterol Eur J Clin Chem Clin Biochem 1981, 19 838-839

14 STEGMEIER K, PILL J, PATSCHEKE H BM 13 505, a selective and potent TXA_2 receptor antagonist Naunyn Schmiedebergs Arch Pharmacol 1986, 332 (Suppl) R 36

15 WATANABE Y Serial inbreeding of rabbits with hereditary hyperlipidemia (WHHL-rabbit) Atherosclerosis 1980, 36 261-268

16 WEKSLER BB, NACHMANN RL Platelets and atherosclerosis Am J Med 1981, 71 331-333

17 WILLIS AL, NAGEL B, CHURCHILL V, WHYTE MA, SMITH DL, MAHMUD I, PUPPIONE DL Antiatherosclerotic effects of nicardipine and nifedipine in cholesterol-fed rabbits Arteriosclerosis 1985, 5· 3, 250-255

Suppression of coronary arteriosclerosis and myocardial sclerosis by gallopamil in Skelton-hypertensive rats

P.E. Schwabedal, I. Krocke, H.D. Lehmann, G. Schuster

P.E. Schwabedal, I. Krocke
Anatomisches Institut, Rheinische Friedrich-Wilhelms-Universität Bonn

H.D. Lehmann
Knoll AG, Ludwigshafen

G. Schuster
Minden Pharma GmbH, Minden

Abstract

Following Skelton's procedure with unilateral adrenonephrectomy, contralateral adrenal enucleation and application of 1 % NaCl with the drinking fluid, normal rats develop hypertension and generalized severe arteriosclerosis within 7 weeks. In the present study the effect of the calcium antagonist gallopamil on the development of blood pressure, myocardial arteriosclerosis and alteration of the myocardial tissue was investigated in adult normal male Long Evans rats previously subjected to the Skelton procedure.

In 10 Skelton-rats without application of gallopamil, and in 10 Skelton-rats with application of gallopamil (0.1428 g gallopamil per kg food for 7 weeks, started 1 week after the operation), as well as in 10 untreated normotensive control rats, mean systolic blood pressure was measured by tail plethysmography over a period of 7 weeks. After that time sclerosis of the heart arteries was quantified in all rats by counting the number of blood vessels with fibroid deposition in the vascular wall (as a marker of hypertension induced arteriosclerosis) in 10 corresponding histological sections of each heart and by counting the number of myocardial tissue areas replaced by connective tissue. In the Skelton-rats mean systolic blood pressure increased from 113 ± 11 (SD) to 230 ± 25 mmHg and a mean number of 14.4 ± 14.4 (SD) arteriosclerotic blood vessels as well as a mean number of 5.6 ± 7.3 (SD) connective tissue areas were found in 10 histological sections per heart. In the gallopamil medicated Skelton-rats a comparable increase of blood pressure from 105 ± 17 to 208 ± 24 mmHg was observed, but in contrast to the non-gallopamil treated hypertensive rats, only a mean number of 1.2 ± 1.9 arteriosclerotic blood vessels and a mean number of 0.7 ± 1.5 connective tissue areas were detected in 10 corresponding histological sections per organ. The untreated control rats remained normotensive, and no pathological findings could be observed.

The findings presented show that in Skelton-hypertensive rats the calcium antagonist gallopamil with the dosage used almost completely suppresses hypertension induced arteriosclerosis of the myocardial blood vessels without a marked reduction of the high blood pressure.

Hemmung der bluthochdruckbedingten Koronar- und Myokardsklerose Skelton-hypertoner Ratten durch Gallopamil

P.E. Schwabedal, I. Krocke, H.D. Lehmann, G. Schuster

P.E. Schwabedal, I. Krocke
Anatomisches Institut, Rheinische Friedrich-Wilhelms-Universität Bonn

H.D. Lehmann
Knoll AG, Ludwigshafen

G. Schuster
Minden Pharma GmbH, Minden

Mit dankenswerter Unterstützung durch die Minden Pharma GmbH, Minden, Deutschland, die Janssen Research Foundation, Beerse, Belgien, und die Knoll AG, Ludwigshafen, Deutschland.

Einleitung

Ergebnisse pharmakologischer Studien zur Arteriosklerosesuppression, die im Tiermodell an genetisch inzüchtigen oder zur Hypertonie prädisponierten Ratten gewonnen wurden, sind auf die Verhältnisse beim Menschen nur höchst eingeschränkt übertragbar. Die nachfolgende Untersuchung befaßte sich daher ausschließlich mit genetisch blutdruckgesunden Tieren. So entwickeln Ratten infolge totaler Resektion einer Niere und Nebenniere, subtotaler Resektion der kontralateralen Nebenniere in Form der Enukleation und Gabe von 1 % NaCl in der Trinkflüssigkeit innerhalb von sieben Wochen eine Hypertonie mit generalisierter Arteriosklerose [3, 4]. Bei derart behandelten Tieren lassen sich die Gefäßsklerosen durch prophylaktische Gabe des blutdruckneutralen Kalziumantagonisten Flunarizin massiv reduzieren [1] sowie die Überlebenszeit verdoppeln, ohne zugleich die Hypertonie zu verhindern [2]. Da auch Antihypertensiva die bluthochdruckbedingte Arteriosklerose mindern können, lag es nahe zu prüfen, welchen Einfluß das sowohl kalziumantagonistisch als auch antihypertensiv wirksame Gallopamil auf Überlebenszeit, Blutdruck, Herzgewicht, Koronararterien und Myokard von Ratten ausübt, die zuvor nach Skelton behandelt waren.

Material und Methoden

Bei 19 Skelton-behandelten Ratten ohne Gallopamilgabe (Versuchsgruppe II) und bei 19 Skelton-behandelten Tieren mit Gallopamilgabe (0,1428 g pro kg

Tab. 1.: Versuchsgruppen und Behandlung

Versuchs-gruppe	Behand-lung	Nahrung als. Pellets/Mehl		Gallopamil-applikation	Tierzahl pro Gruppe
I (Kontrolle)	keine	+	–	keine	19
II	Skelton	–	+	keine	19
III	Skelton	–	+	ca. 8 mg/kg Ratte und Tag*	19

* 0,1428 g Gallopamil/kg Rattenmehl

Rattenfutter in der Nahrung, Applikationsbeginn eine Woche nach der Skelton-Operation; Versuchsgruppe III) sowie bei 19 unbehandelten normotonen Ratten (Kontrolltiere; Versuchsgruppe I) wurde der systolische Blutdruck über eine Woche vor und sieben Wochen nach dem Operationstermin schwanzplethysmographisch gemessen (Tab. 1). Darauf folgte Perfusionsfixierung in Äthernarkose, Wiegen der Herzen mit Größenbestimmung nach Score-Werten sowie paraffinhistologische Aufarbeitung der Herzen für die lichtmikroskopische Untersuchung. Anschließend wurden an jedem Herzen in 10 korrespondierenden, 10 mm dicken, nach Goldner gefärbten histologischen Querschnitten unter dem Sulcus coronarius die Anzahl der Anschnitte von Koronararterien mit Fibrinoideinlagerung in der Gefäßwand - als Marker der hypertoniebedingten Arteriosklerose nach Zollinger [5] - sowie die Anzahl der Anschnitte von Myokardarealen mit Bindegewebseinlagerung in Form von Mikroinfarkten oder disseminierter Myokardsklerose gezählt. Darüber hinaus erfolgte die Dickenmessung der Ventrikelwände mit geeichten Methoden sowie die Bestimmung des Quotienten aus Lumendiameter und Dicke der Tunica intima et media an der größten rechtsventrikulären Arterie mit Hilfe eines computergestützten Bildanalysesystems in je drei korrespondierenden, Hämatoxylin-Eosin (HE)-gefärbten histologischen Schnitten pro Herz. Alle Daten wurden im Blindversuch erhoben und die Blutdruckwerte nach unifaktorieller Varianzanalyse mit dem Scheffe-Test sowie die Koronarsklerose zunächst nach Kruskal-Wallis und schließlich mit dem Mann-Whitney-Wilcoxon-Test auf Signifikanz geprüft.

Befunde

Die Skelton-behandelten Ratten ohne und mit Gallopamilgabe in den Versuchsgruppen II und III entwickelten eine nahezu gleichermaßen massive arterielle Hypertonie, wobei der mittlere systolische Blutdruck von 113 ± 11 mmHg vor Versuchsbeginn auf 230 ± 25 mmHg am Versuchsende bzw. von 105 ± 17 auf 208 ± 24 mmHg anstieg, während die Kontrolltiere in der Versuchsgruppe I über den gesamten Versuchszeitraum mit Werten um 116 ± 7 bzw. 107 ± 11 mmHg

Tab. 2: Übersicht der Untersuchungsergebnisse von je zehn überlebenden Ratten in den Versuchsgruppen I (Kontrolltiere: VG.I) - III (VG.III) sowie Ergebnisse der Mortalitätsuntersuchung mit je 19 Tieren pro Versuchsgruppe.

Untersuchungsergebnisse während des Versuchsablaufes Ordungszahl und Parameter	Einheit	VG I	VG II	VG III
1. Mittlerer systolischer Blutdruck vor Versuchsbeginn	mmHg	116	113	105
2 Mittlerer systolischer Blutdruck am Versuchsende	mmHg	107	230	208
3 Mittleres Körpergewicht vor Versuchsbeginn	g/Ratte	189	168	170
4 Mittleres Körpergewicht am Versuchsende	g/Ratte	365	300	302
5. Mortalität über 7 Wochen nach der Skelton-Operation	%	0	42	26
Untersuchungsergebnisse nach der Versuchsbeendigung Ordungszahl und Parameter	**Einheit**	**VG I**	**VG II**	**VG III**
6. Herzgewicht	mg/Herz	1260	1928	1868
7. Herzgröße	Scorewerte	1,0	2,7	2,4
8. Rechte Ventrikelwanddicke	µm	444	427	407
9. Dicke des Septum interventriculare cordis	µm	1233	1689	1677
10. Linke Ventrikelwanddicke	µm	1695	2236	2296
11. Größte rechtsventrikuläre Arterie				
a Lumendiameter	µm	133	193	178
b Intima-Mediadicke	µm	21	42	40
c Externadicke	µm	14	36	35
d Gesamtwanddicke	µm	35	78	75
e Quotient Lumendiameter zu Intima-Mediadicke	µm/µm	6,37	5,02	4,67
12 Arterienanschnitte mit Fibrinoideinlagerung in der rechten Ventrikelwand in 10 histologischen Schnitten pro Herz	Anzahl	0	14,4	1,2
13 Bindegewebsareale in der rechten Ventrikelwand in 10 histologischen Schnitten pro Herz	Anzahl	0	5,6	0,7
14 Ausdehnung der Bindegewebsareale in Prozent der rechten Ventrikelwanddicke	%	0	14,2	3,5

im normotonen Niveau verblieben (Tab. 2). Nach Varianzanalyse wiesen die mittleren systolischen Blutdruckwerte bei den Versuchsgruppen I (Kontrolltiere) - III eine Woche vor dem Operationstermin keine Unterschiede ($p = 0,1659$) auf, jedoch sieben Wochen danach zeigten die mittleren Blutdrucksteigerungen gegenüber den präoperativen Werten deutliche Unterschiede ($p = 0,0001$). Dabei gab es Unterschiede ($p < 0,05$) bei den Versuchstieren gegenüber den Kontrolltieren im paarweisen Vergleich mit dem Scheffe-Test, untereinander aber keine ($p > 0,05$). Die Mortalität lag mit 42 % in der Skelton-, jedoch nicht gallopamilbehandelten Versuchsgruppe II deutlich höher als in der Skelton-gallopamilbehandelten Versuchgruppe III mit lediglich 26 % (Tab 2) In der Kontrollgruppe verstarb keines der Tiere. Bei den Skelton-behandelten Ratten in den Versuchsgruppen II und III ohne und mit Gallopamilgabe waren Herzgewicht (Tab. 2), Herzgröße, Dicke der linken Ventrikelwand und des Septum interventriculare sowie Lumendiameter, Intima-Mediadicke, Externadicke und Gesamtwanddicke der größten rechtsventrikulären Arterie gegenüber den Kontrolltieren in der Versuchsgruppe I massiv erhöht, dagegen der Quotient aus Lumendiameter und Intima-Mediadicke deutlich vermindert, untereinander jedoch nur wenig verschieden. Im Gegensatz dazu wiesen die Skelton-behandelten Tiere in der Versuchsgruppe II ohne Gallopamilgabe im Mittel 14,4 Arterienanschnitte mit Fibrinoideinlagerung in der Gefäßwand und 5,6 Anschnitte von Bindegewebsarealen in der rechten Ventrikelwand auf, einer massiven Koronar- und Myokardsklerose entsprechend (Tab. 2; Abb. 1; Abb. 2). Die Skelton-behandelten Ratten in der Versuchsgruppe III mit Gallopamilgabe zeigten im Vergleich dazu im Mittel nur 1,2 Arterienanschnitte mit Fibri-

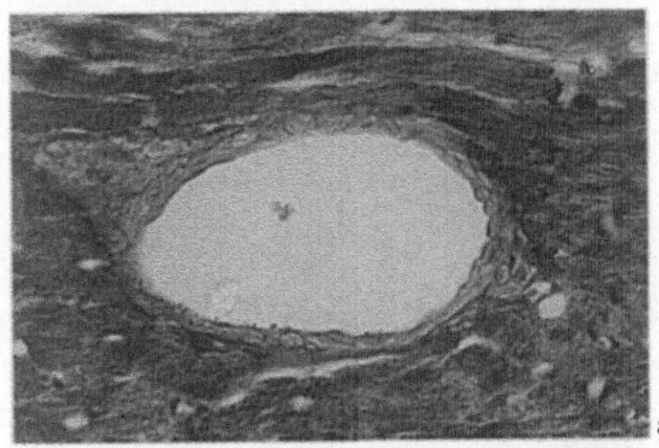

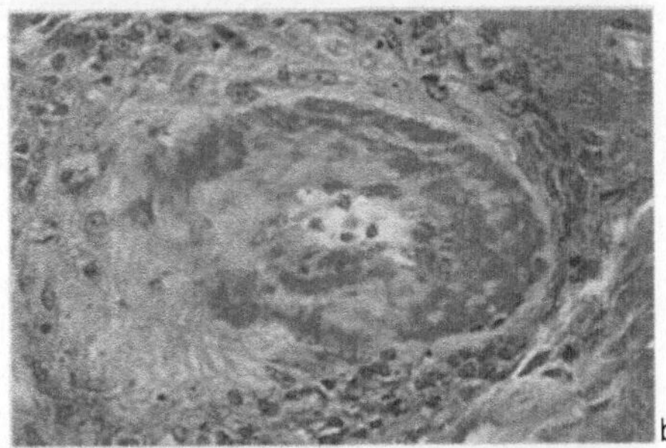

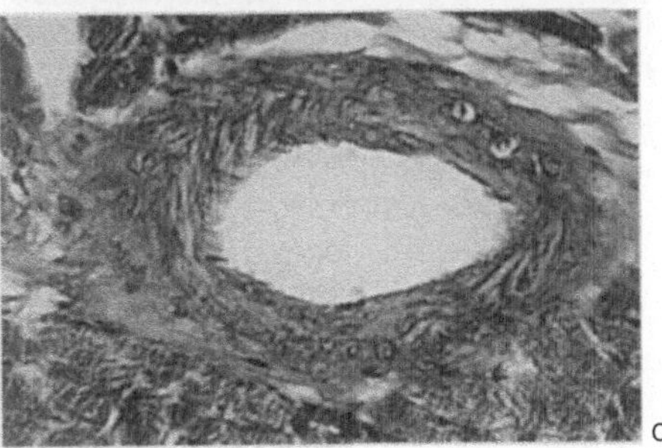

Abb. 1: a - c:
Charakteristische Querschnitte bei starker Vergrößerung: a: durch eine Arterie in der rechten Ventrikelwand des Herzens einer Ratte der Versuchsgruppe I (Kontrolle), b: durch eine sklerotisch veränderte Arterie einer lediglich Skelton-behandelten Ratte der Versuchsgruppe II sowie c: einer Skelton-gallopamilbehandelten Ratte der Versuchsgruppe III. Zu beachten sind die erhebliche Dickenzunahme der Tunica media und externa bei den Ratten der Versuchsgruppen II und III (unter b und c) sowie die nahezu vollständige Obstruktion der Arterie des Skelton-behandelten Tieres in der Versuchsgruppe II ohne Gallopamilapplikation (unter b).

noideinlagerung sowie lediglich 0,7 Bindegewebsarealanschnitte im Myokard, was einer Verminderung der Koronar- und Myokardsklerose durch die Gallopamilgabe von ca. 90 % gleichkommt (Ta. 2; Abb. 1; Abb. 2). Die Kontrolltiere in der Versuchsgruppe I besaßen weder Koronar- noch Myokardsklerosen (Tab. 2; Abb. 1; Abb. 2). Der Kruskal-Wallis-Test zeigte bei der mittleren Anzahl von Anschnitten der Koronararterien mit Fibrinoideinlagerung in der Gefäßwand in zehn histologischen Schnitten pro Herz bei den Versuchsgruppen I (Kontrolltiere) - III am Versuchsende klare Unterschiede (p = 0,0001). In Ergänzung dazu ließen sich auch beim paarweisen Vergleich mit dem Mann-Whitney-Wilcoxon-Test nicht nur in der Versuchsgruppe I (Kontrolltiere) gegenüber den Skelton-behandelten Versuchsgruppen II (p = 0,0002) und III

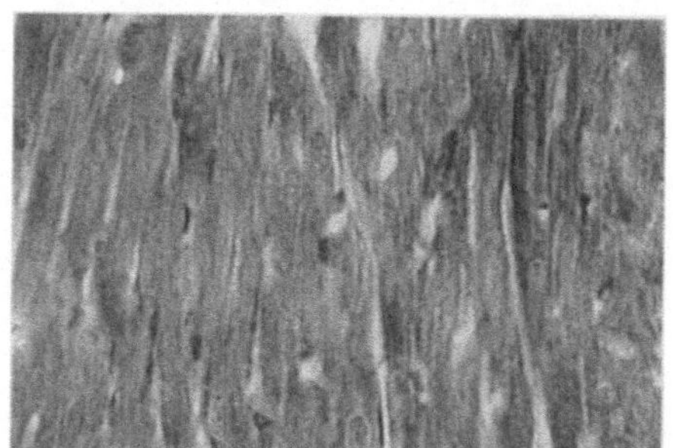

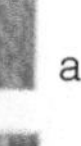

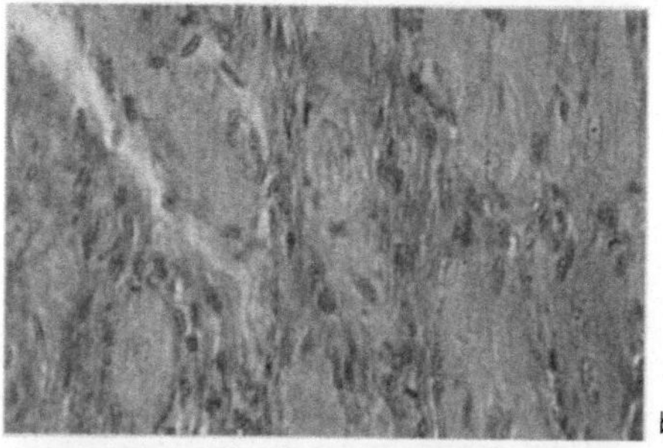

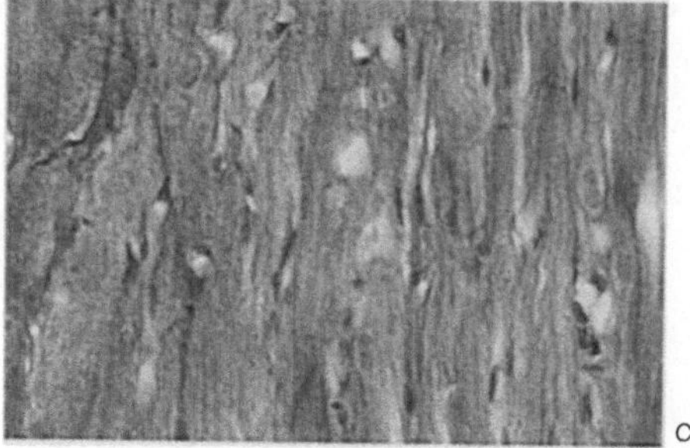

Abb. 2: a - c:
Charakteristischer Querschnitt durch die Wand des rechten Ventrikels des Herzens in starker Vergrößerung a: einer Ratte der Versuchgruppe I (Kontrolle), b: einer lediglich Skelton-behandelten Ratte der Versuchsgruppe II sowie c: einer Skelton-Gallopamil-behandelten Ratte der Versuchsgruppe III. Zu beachten ist die disseminierte Bindegewebseinlagerung im Myokard der Ventrikelwand bei dem Tier der Versuchsgruppe II ohne Gallopamilapplikation (unter b).

(p = 0,0306), sondern auch zwischen den Skelton-behandelten Versuchsgruppen II und III ohne und mit Gallopamilgabe (p = 0,0038) Unterschiede nachweisen.

Zusammenfassung und Schlußfolgerung

Die vorgelegten Befunde zeigen, daß die prophylaktische Gabe von Gallopamil in der angegebenen Dosierung bei Ratten die Entstehung der Koronar- und Myokardsklerose infolge der Skelton-Hypertonie weitestgehend hemmt, ohne zugleich den Bluthochdruck zu verhindern. Dies steht im Einklang mit Ergebnissen von Untersuchungen mit dem Kalziumantagonisten Flunarizin [1]. Diese tierexperimentellen Befunde lassen allerdings keine Aussage darüber zu, ob eine vergleichbare Wirkung auch beim Menschen erzielt werden kann. Da Gallopamil vielfach bei koronarer Herzkrankheit in der Langzeittherapie eingesetzt wird, wäre es sinnvoll zu prüfen, ob der nachgewiesene günstige Einfluß von Gallopamil auf Koronararterien und Myokard nicht nur tierexperimentell, sondern auch klinisch zu beobachten ist.

Literaturverzeichnis

1 Schwabedal PE, Schmitz-Brugging G, Oestreich W, Szathmary SC. Suppression of cerebral, myocardial and renal arteriosclerosis by the calcium-antagonist flunarizine in hypertensive rats (Skelton-model) without reduction of the high blood pressure J Hypertens 1989, 182 (Suppl 7 (6)): 280-281.

2 Schwabedal PE, Verheyen A, Borgers M, Pulina M, Krocke I, Oestreich W Verdoppelung der Überlebenszeit hypertoner Ratten durch prophylaktische Gabe des Kalziumantagonisten Flunarizin ohne Senkung des hohen Blutdruckes. In: Heinle H, Schulte H, Schaefer HE (Hrsg). Arteriosklerotische Gefäßerkrankungen, Prävention, Pathogenese und Therapieansätze. Vieweg: Braunschweig 1992; 355-363.

3 Schwabedal PE, Wittkowski W. Die Skelton-Hypertonie, ein pathogenetisch interessantes Bluthochdruck-Modell zum Studium von Atheropathien. In. Betz E (Hrsg.). Frühveränderungen bei der Atherogenese. Zuckschwerdt: München - Bern - Wien - San Francisco 1987; 118-124.

4 Skelton FR. Adrenal regeneration and adrenal-regeneration hypertension. Physiol Rev 1959; 39: 162-182.

5 Zollinger HU. Zur Pathogenese und pathologischen Anatomie der Hypertonie. Schweiz Med Wochenschr 1950; 80: 533-537.

The ACE inhibitor Enalapril and the angiotensin II receptor antagonist Losartan inhibit neointimal thickening in balloon-injured rat carotid arteries

W. Völker, V. Faber, M. Mandrysch, M. Grzeschik, H. Eckardt, A. Schmidt, E. Buddecke

Institut für Arterioskleroseforschung, Westfälische Wilhelms-Universität Münster

Abstract

The formation of neointimal lesions and reocclusion of arteries are serious complications, that occur after percutaneous transluminal angioplasty. Proliferation of vascular smooth muscle cells (SMC) and enhancement of connective tissue synthesis are the major events in neointima formation. Angiotensin II not only regulates blood pressure but moreover induces SMC proliferation, and in cell cultures angiotensin II promotes hypertrophy and protein synthesis. In a balloon injury model it was tested whether or not antihypertensive agents which affect angiotensin II inhibit neointimal growth in carotid arteries. The angiotensin converting enzyme inhibitor Enalapril and the non peptide angiotensin II receptor antagonist Losartan were given orally to rats via drinking water at doses of about 15 mg/kg body weight/day. Losartan was also given at a low dose of 1.6 mg/kg/d. The animals received the drugs for one week before and for two weeks after experimental injury. Each group was represented by 9 to 12 animals. Cross sections from the middle third of the carotids were analysed with the aid of a videomorphometry system. The results show that at doses of 15 mg/kg/d Enalapril reduces neointimal growth for about 14.5 % ($p < 0.025$) and Losartan for about 31 % ($p < 0.001$). Even 1.6 mg Losartan/kg/d effectively reduced the sizes of neointimal lesions (32 %, $p < 0\ 001$). In conclusion, Losartan is obviously a very potent agent of a new class of angiotensin II receptor antagonists with both antihypertensive and antiarteriosclerotic qualities.

Der ACE Inhibitor Enalapril und der Angiotensin II Rezeptorantagonist Losartan hemmen das neointimale Wachstum in ballonkathetergeschädigten Karotiden von Ratten

W. Völker, V. Faber, M. Mandrysch, M. Grzeschik, H. Eckardt, A. Schmidt, E. Buddecke

Institut für Arterioskleroseforschung, Westfälische Wilhelms-Universität Münster

Einleitung

Die Bildung neointimaler Läsionen ist sehr wahrscheinlich der Mechanismus, der bei Restenosierungen nach koronarangiographischen Eingriffen auftritt [1]. Wesentliche Faktoren des damit verbundenen neointimalen Wachstums sind die Proliferation glatter Gefäßmuskelzellen (SMC) und die vermehrte Synthese von Bindegewebe. Die Proliferation von SMCs wird durch Angiotensin II, dessen Funktion als blutdruckregulierende Substanz bereits gut bekannt ist, angeregt [5]. In Zellkulturen wurde nachgewiesen, daß Angiotensin II zur Hypertrophierung und zu verstärkter Proteinsynthese von SMCs führt [2, 6]. Angiotensin II entsteht aus Angiotensin I mit Hilfe des Angiotensinkonversionsenzyms ACE. Über Rezeptoren in der Gefäßwand reguliert Angiotensin II offensichtlich nicht nur den Blutdruck, sondern direkt oder indirekt, z. B. über das intrazelluläre Kalzium, Zellvermehrung und Bindegewebesynthese [3, 7, 12]. Aus diesem Grunde sind Hemmer von Angiotensin II möglicherweise von zusätzlichem therapeutischem Nutzen bei der Unterdrückung von Restenosen. Im vorliegenden Fall wurden in ballonisierten Ratten die Wirkungen von zwei Substanzen geprüft und verglichen, die auf verschiedene Weise Angiotensin II-Aktivitäten hemmen. Der ACE-Inhibitor Enalapril hemmt das Angiotensin-Konversionsenzym. Der nichtpeptidische Angiotensin II-Rezeptorantagonist Losartan, der auch unter den Bezeichnungen DuP753, EXP115 und MK954 bekannt ist, bindet an Angiotensin II- Rezeptoren und verhindert die Bindung von Angiotensin II [11].

Material und Methoden

Männliche Wistar-Ratten erhielten in der Woche vor dem experimentellen Eingriff und bis zwei Wochen danach je 15 mg Testsubstanz/kg Körpergewicht (KG) und Tag über das Trinkwasser (MSD Sharp & Dohme). Enalapril erhielten neun Versuchstiere, und 11 Tiere dienten als Kontrolle. Für Losartan standen 12 Versuchstiere zur Verfügung, und 12 Kontrolltiere erhielten normales Trinkwasser. Eine weitere Versuchsgruppe mit 11 Tieren erhielt als Niedrigdosis 1,6 mg Losartan/kg KG/Tag. Der experimentelle Eingriff wurde jeweils unter Narkose in der linken Arteria carotis communis mit Hilfe eines Fogarty 2F-Ballonkatheters durchgeführt [4]. Nach zwei Wochen wurden die Tiere getötet und die Gefäße entnommen. Von den Gefäßen wurden mit einem Cryostat-Mikrotom genaue Querschnitte hergestellt und diese histologisch gefärbt. Vom ca. 3 mm langen mittleren Segment jeder Karotide wurden an je 10 bis 12 Schnitten pro Gefäß morphometrische Analysen durchgeführt. Gemessen wurden jeweils die Neointimagröße, der Gefäßumfang entlang der Elastica externa und die Querschnittfläche des freien Lumens. In der Enalaprilgruppe wurden nach steriler Entnahme außerdem Teile der Gefäße unter Organkulturbedingungen mit ^{35}S-Sulfat inkubiert. Anhand der Isotopeneinbauraten konnte das Verhältnis der Syntheseaktivitäten für sulfatierte Glykosaminoglykane bzw. Proteoglykane in den ballonisierten Karotiden der Versuchs- und der Kontrolltiere bestimmt werden.

Ergebnisse

Die kontinuierliche Zufuhr von je 15 mg/kg KG/Tag Enalapril und Losartan über das Trinkwasser führte in den Versuchsgruppen zu kleineren Neointimaproliferaten als in den Kontrollgruppen (s. Abb. 1). Die Neointimafläche ist bei den Enalapril-Tieren um 14,5 % ($p < 0{,}025$) und bei den Losartan-Tieren sogar um 30,9 % ($p < 0{,}001$) kleiner als bei den unbehandelten Tieren. Querschnittflächen und äußere Umfänge der Tunica media sind in den ballonisierten Karotiden der Versuchs- und Kontrollgruppen nicht signifikant verschieden. Die durch die Substanzen hervorgerufene Zunahme der Lumenweite um 9,4 % bzw.

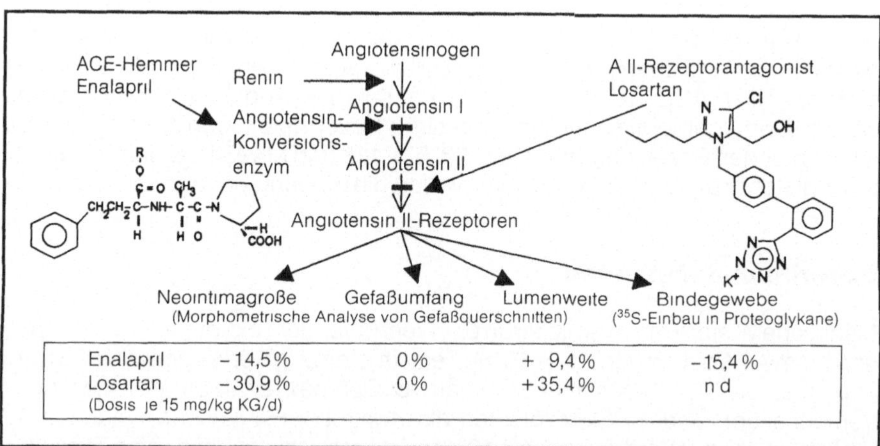

Abb. 1: Hemmung des ballonkatheterinduzierten neointimalen Wachstums durch Enalapril und Losartan.

35,4 % muß daher vornehmlich auf ein geringeres neointimales Wachstum zurückgeführt werden. Die in der Enalaprilgruppe zusätzlich gemessene Verringerung der Proteoglykansynthese um 15,4 % zeigt, daß nicht nur Migration und Proliferation, sondern auch die Bindegewebesynthese aktivierter Gefäßwandzellen durch Hemmung des Angiotensin-Konversionsenzyms verringert wird. Selbst ein Zehntel der o. g. Dosierung von etwa 1,6 mg Losartan/kg KG/Tag hemmt signifikant (p < 0,001) das neointimale Wachstum in ballonkatheterisierten Karotiden von Ratten. Zusammengefaßt kann gesagt werden, daß der Angiotensin II-Rezeptorantagonist Losartan bei gleicher Dosierung das neointimale Wachstum erheblich wirksamer unterdrückt als der ACE-Hemmer Enalapril.

Diskussion

Die vorliegenden Ergebnisse zeigen, daß antihypertensiv wirkende Medikamente, die in verschiedener Form die Wirkung von Angiotensin II unterdrücken, antiarteriosklerotische Eigenschaften besitzen könnten. Besonders hervorzuheben sind die orale Verfügbarkeit und die wachstumshemmende Wirkung von Losartan bei relativ niedriger Dosierung von weniger als 2 mg/kg KG/Tag. In der Literatur sind im gleichen Tiermodell bei oraler Applikation von Losartan signifikante Hemmungen in der Größenordnung von 40 % des Neointimawachstums nur für höhere Konzentrationen (2 x 10 mg/kg KG/Tag) beschrieben worden. Das gilt ebenso für Experimente, in denen Losartan (10 bzw. 15 mg/kg KG/Tag) mit Hilfe implantierter miniosmotischer Pumpen direkt infundiert worden ist [8 - 10]. Über welche Mechanismen Enalapril und Losartan die Aktivitäten glatter Gefäßmuskelzellen inhibieren, ob diese Medikamente auch beim Menschen vergleichbare antiarteriosklerotische Wirkungen entfalten und ob sie geeignet sind, Restenosierungen zu verhindern, muß noch geklärt werden.

Literaturverzeichnis

1 Austin GE, Ratliff NB, Hollman J, Tabei S, Philips DF. Intimal proliferation of smooth muscle cells as an explanation for recurrent coronary artery stenosis after percutaneous transluminal coronary angioplasty. JACC 1985; 7· 369-375.

2 Berk BC, Vekshtein V, Gordon HM, Tsuda T. Angiotensin II - stimulated protein synthesis in cultured smooth muscle cells Hypertension 1989; 13: 305-314.

3 Burnier M, Centeno G, Grouzmann E, Walker P, Waeber B, Brunner HR In vitro effects of DuP753, a nonpeptide angiotensin II receptor antagonist, on human platelets and rat vascular smooth muscle cells. Am J Hypertens 1991; 4: 438-443.

4 Clowes AW, Reidy MA, Clowes MM. Mechanisms of stenosis after arterial injury. Lab Invest 1983; 49: 208-215.

5 Daemen MJAP, Lombardi DM, Bosman FT, Schwartz SM. Angiotensin II induces smooth muscle cell proliferation in the normal and injured rat arterial wall. Circ Res 1991, 68. 450-456.

6 GEISTERFER AAT, PEACH MJ, OWENS GK Angiotensin II induces hypertrophy, not hyperplasia, of cultured rat aortic smooth muscle cells Circ Res 1988, 62 749-756

7 HERBLIN WF, CHIU AT, McCALL DE, ARDECKY RJ, CARINI DJ, DUNCIA JV, PEASE LJ, WONG PC, WEXLER RR, JOHNSON AL, TIMMERMANS PBMWM Angiotensin II receptor heterogeneity Am J Hypertens 1991; 4: 299S-302S

8 KAUFFMAN RF, BEAN JS, ZIMMERMAN KM, BROWN RF, STEINBERG MI Losartan, a nonpeptide angiotensin II (Ang II) receptor antagonist, inhibits neointimal formation following balloon injury to rat carotid arteries Life Sci 1991; 49 PL-223-PL-228

9 OSTERRIEDER W, MULLER RKM, POWELL JS, CLOZEL J-P, HEFTI F, BAUMGARTNER HR Role of angiotensin II in injury-induced neointima formation in rats Hypertension 1991, 18 (Suppl II) II-60-II-64

10 PRESCOTT MF, WEBB RL, REIDY MA Angiotensin-converting enzyme inhibitor versus angiotensin II, AT_1 receptor antagonist Effects on smooth muscle cell migration and proliferation after balloon catheter injury Am J Pathol 1991, 139 1291-1296

11 TIMMERMANS PBMWM, WONG PC, CHIU AT, HERBLIN WF Nonpeptide angiotensin II receptor antagonists. TIPS 1991, 12: 55-62

12 VISWANATHAN M, TSUTSUMI K, CORREA FMA, SAAVEDRA JM Changes in expression of angiotensin receptor subtypes in the rat aorta during development Biochem Biophys Res Commun 1991, 179 1361-1367

New aspects in the analysis of atherosclerotic vessel wall lesions *

P. Pavlov, J. Metz, J. Pill, H. Dickhaus

P. Pavlov, J. Metz
Institut für Anatomie und Zellbiologie, Universität Heidelberg

J. Pill
Präklinische Forschung und Entwicklung, Boehringer Mannheim GmbH

H. Dickhaus
Institut für medizinische Informatik, Universität Heidelberg

Abstract

In the last years our group has studied the morphometry of the arterial wall after experimental atherosclerosis by automatic computer-assisted analysis. Improvements and modification of the histological procedure and the image processing system, as well as the combination of morphometric with biochemical measurements open new perspectives in the analysis of arterial wall changes, e.g. of aorta, carotids and coronary arteries. The following methods are presented: a) Manual, half-automatic, interactive and full-automatic measurement of morphometric parameters such as luminal stenosis, plaque covered surface, plaque thickness etc. on cross sections of segmented arteries. b) Three-dimensional reconstruction of the plaques. c) Automatic registration of cell density of media and plaques. d) Measurement of cholesterol content per volume unit of media or plaque.
The advantages of our methods compared with others, e.g. staining of aorta with lipophilic agents and surface evaluation, or measurement of cholesterol content per weight unit blood vessel are discussed.

* Supported by the SFB 320

Neue Aspekte in der Erfassung arteriosklerotischer Gefäßwandveränderungen*

P. Pavlov, J. Metz, J. Pill, H. Dickhaus

P. Pavlov, J. Metz
Institut für Anatomie und Zellbiologie, Universität Heidelberg

J. Pill
Präklinische Forschung und Entwicklung, Boehringer Mannheim GmbH

H. Dickhaus
Institut für medizinische Informatik, Universität Heidelberg

Einleitung

1987 erschien eine Publikation von Polimeni und Mitarbeitern [7], in der sich die Autoren mit der manuellen computerunterstützten Messung von Aortenquerschnitten befaßten. Die bis dahin angewandten Methoden zur Bestimmung der Ausprägung atherosklerotischer Veränderungen in der Aorta waren an Longitudinalschnitten durchgeführt worden [2, 5, 9]. Unser Interesse bestand darin, die morphometrischen Messungen von Gefäßwandparametern zu automatisieren und sie mit biochemischen Methoden zu kombinieren.

Material und Methoden

Vorbereitung des histologischen Materials:
Bei der Präparation der Aorta wurde diese thorakal in zehn und abdominal in sieben gleich lange Segmente unterteilt. Die Segmente wurden in 4 % gepuffertem Formalin für drei bis vier Stunden fixiert und nach Entwässerung in Glykolmethacrylat (Kulzer 7100) eingebettet. 7 μm Schnitte wurden angefertigt und mit Hämatoxylin-Eosin (HE) angefärbt.

Höhenmessung der Aortensegmente:
Um die biochemischen Daten auf die Volumina der Segmente beziehen zu können, wurde die Höhe der Aortensegmente gemessen. Zu diesem Zweck wurden die einzelnen Segmente mit einer Videokamera (Sony DXC-102P) bei ca. 25facher Vergrößerung aufgenommen und auf einem Fernsehmonitor, auf dem eine Meßskala angebracht war, die mittels eines Kalibrierringes geeicht wurde, abgebildet. Aus vier bis fünf Messungen wurde die mittlere Höhe des einzelnen Segmentes bestimmt.

* Mit Unterstützung durch den SFB 320

Die morphometrischen Messungen wurden mit mikroskopischen Bildern von Gefäßquerschnitten durchgeführt, die über eine Videokamera (Sony DXC-750P) aufgenommen wurden, deren Auflösungsvermögen bei 700 mal 500 Punkte (Pixel-picture element) in Farbe lag. Für alle Auswertungen wurden AT-386 kompatible Rechner mit eingebauter Bildverarbeitungsplatine (MVP-AT; Firma MATROX, Canada) benutzt. Das mikroskopische Bild wurde in einem Farbkanal (rot bzw. grün) digitalisiert und mit einer räumlichen Auflösung von 512 x 512 Bildelementen und einer Tiefe von 256 Graustufen gespeichert [1, 6].

Ergebnisse

Die pro Gefäßquerschnitt gemessenen bzw. berechneten Parameter sind in Abb. 1 aufgeführt.
Um diese Parameter messen zu können, ist es notwendig, die Grenzen zwischen den verschiedenen Gewebeanteilen, der Adventitia, Media, Intima und Plaque, zu bestimmen; dafür wurden drei Methoden entwickelt.

1. Manuelle Bestimmung: Während unmittelbarer Betrachtung des aufgenommenen Bildes auf dem Monitor wurden die Grenzen zwischen den Geweben mit Hilfe einer Computer-Maus festgelegt.

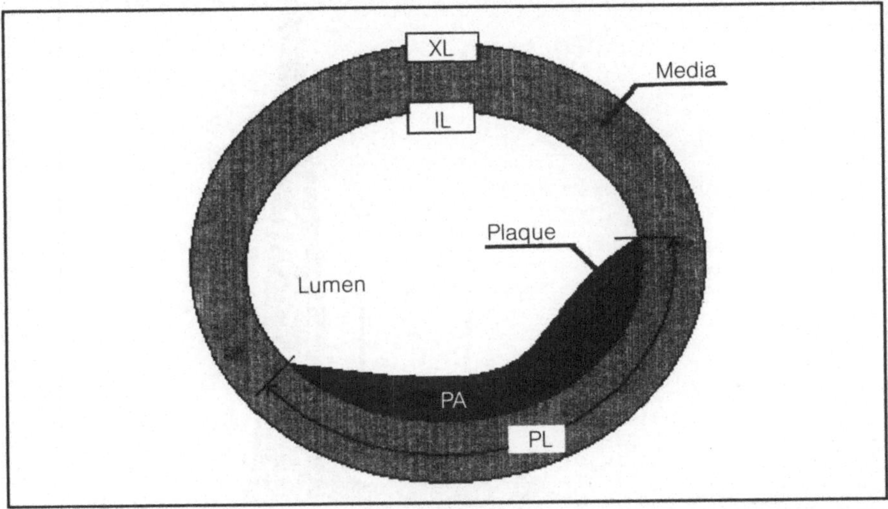

Abb. 1: Gemessene Parameter: XL Äußerer Umfang der Media; IL Länge der Intima; PL Plaquelänge; PA Plaquefläche. Auf der Basis dieser Messungen wurden zusätzlich berechnet: Fläche des Gefäßlumens; relative Plaquelänge; Lumenstenose; Mediadicke; Index für durchschnittliche Plaquedicke; Mediafläche.

2. Die Gewebegrenzen wurden über Histogramme bestimmt, wobei diese durch repräsentative Meßreihen festgelegt worden waren. Jeder Gewebeanteil wurde einem Helligkeitsbereich (Bereich der optischen Dichte) zugewiesen. Für Grenzen zwischen diesen Bereichen wurden die Minima angenommen (Abb. 2). Aufgrund der Färbung erschien die Media dunkelrot und das Lumen hell. Die Plaque war je nach Zusammensetzung mehr oder weniger unterschiedlich angefärbt. Dieses Verfahren funktioniert zuverlässig nur bei gut gefärbten Schnitten mit ausreichendem Kontrast und relativ konstanter Plaquezusammensetzung. Ungleichmäßige Beleuchtung oder Färbung führen dazu, daß sich die Bereiche der optischen Dichte verbreitern und die Dichtebereiche dabei stärker überlappen.
3. Die Gewebegrenzen wurden ebenfalls automatisch mit Hilfe von Gradientenoperatoren von Helligkeitsunterschieden, die an den Grenzen zwischen den jeweiligen Gewebestrukturen vorkommen, festgelegt. Diese Helligkeitsunterschiede sind von ungleichmäßiger Beleuchtung oder Färbung weit-

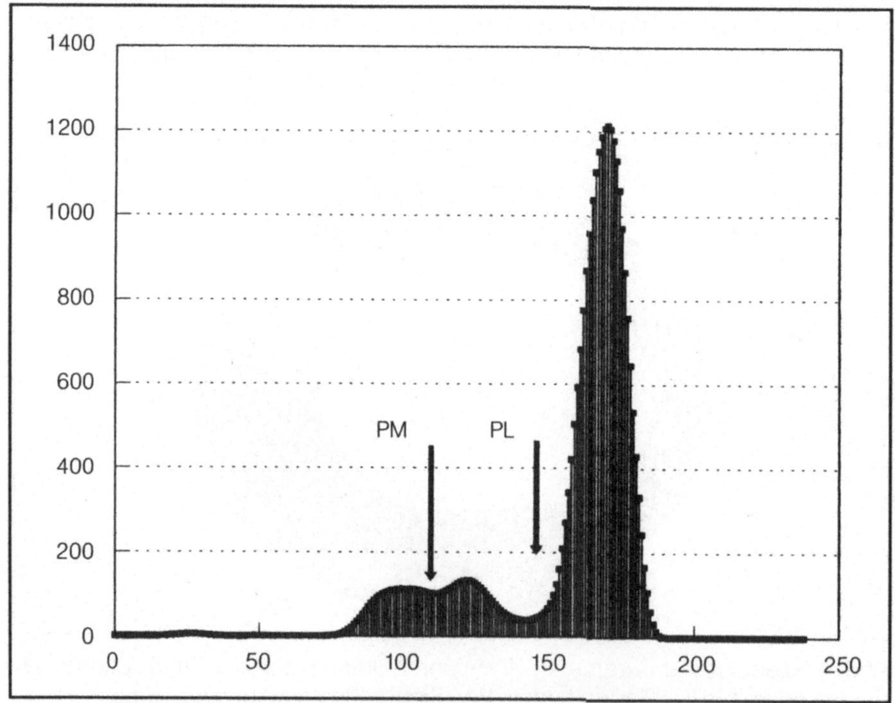

Abb. 2: Histogramm eines Aortenquerschnitts (Abszisse = Helligkeitswerte; Ordinate = Anzahl von Bildelementen). PL = Minimum zwischen Plaque und Lumen; PM = Minimum zwischen Plaque und Media.

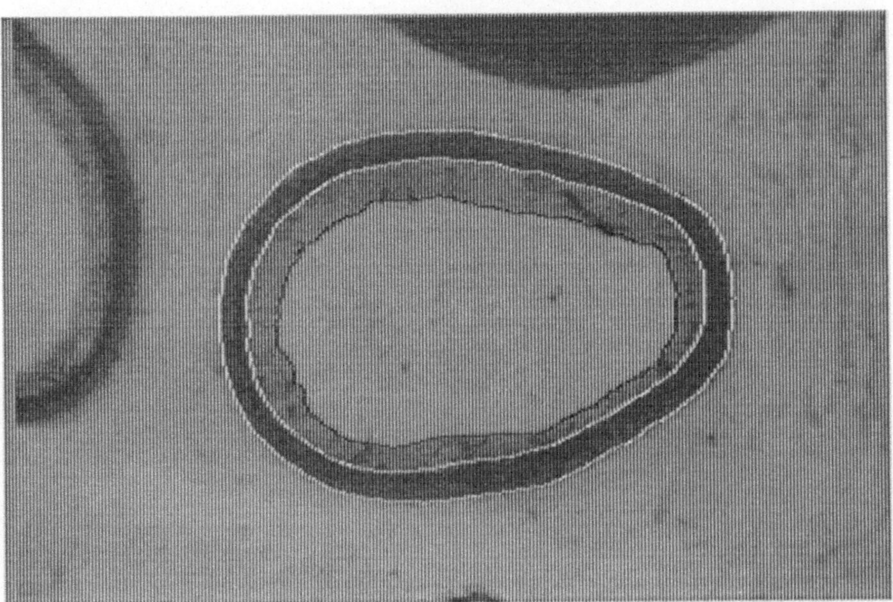

Abb. 3: Aortenquerschnitt, der mit Hilfe von Gradientenoperatoren automatisch segmentiert wurde. Die Mediagrenzen sind mit weißen, die Plaque-Lumengrenze mit einer schwarzen Linie markiert.

gehend unabhängig. Die Bestimmung wurde in zwei Schritten durchgeführt. Im ersten Schritt wurden die Größe und die Lage des Blutgefäßes auf dem digitalisierten Bild erfaßt. Um Zeit zu sparen, wurde das Verfahren mit Hilfe eines Bildes von geringer räumlicher Auflösung durchgeführt. Als Ergebnis dieses Schrittes wurde ein Ring berechnet, der das Blutgefäß komplett begrenzt. Weiterhin wurde angenommen, daß dieser Ring parallel zur äußeren Grenze des Gefäßes verläuft. Im zweiten Schritt, der mit dem Bild in Orginalgröße durchgeführt wurde, wurden die Hellıgkeitsunterschiede als erste Ableitung der Helligkeitsfunktion berechnet. Die Berechnung erfolgte grundsätzlich perpendikulär zur Wand des Blutgefäßes (Abb. 3).

Mit einem manuellen Korrekturprogramm, das dem Beobachter immer zur Verfügung stand, konnten fehlerhaft ermittelte Grenzen verbessert werden. Die Ergebnisse der gemessenen und berechneten Parameter wurden in tabellarischer und in graphischer Form ausgedruckt.

3D-Rekonstruktion:

Die ermittelten Grenzlinien zwischen den Gewebeanteilen können für eine dreidimensionale Rekonstruktion der Gefäßwand herangezogen werden. Die 3D-Rekonstruktion erfolgte auf einem s peziellen Rechner (Firma Silikonix) [6].

Bestimmung der Zelldichte:
Für die Bestimmung der Zelldichte wurde ein interaktives Programm erstellt. Allerdings genügen für diese Auswertung die Möglichkeiten eines AT-compatiblen Computers nicht. Die Bildverarbeitung erfolgte in diesem Falle über eine Zusatzkarte mit einem INTEL 80960 RISC-Processor und einer 16MB-Speichererweiterung. In digitalisierten mikroskopischen Bildern wurden die vom Computer bestimmten Zellkerne auf dem Monitorbild mit weißen Punkten markiert [4]. Ein manuelles Korrekturprogramm wurde installiert. Die Zelldichte wurde pro Flächeneinheit berechnet.

Cholesterin in Gefäßwandsegmenten:
Von Segmenten, deren Höhe bestimmt worden war, wurde Cholesterin extrahiert [3] und anschließend enzymatisch gemessen [8]. Die Parameter des Gefäßwandquerschnittes (Mediafläche, Plaquefläche etc.) wurden durch Messungen direkt benachbarter Segmente erhalten und repräsentativ übertragen. Der Cholesteringehalt wurde pro Flächen- bzw. Volumeneinheit berechnet.

Diskussion

Die morphologische Auswertung arteriosklerotischer Wandveränderungen in Arterien ist über die Flächenmessung sudanophiler Areale im wesentlichen auf die Aorta und auf „lipidbezogene" Experimente beschränkt. Die Notwendigkeit, größere Gefäßabschnitte heranziehen zu müssen, hat den Nachteil, daß nur mit Einschränkung weitergehende Analysen der Gefäßwand durchgeführt werden können. Als Alternative bietet sich die Analyse auf der Basis repräsentativer Segmente und Subsegmente aufgrund wenig aufwendiger Einbettmethoden und moderner Bildverarbeitung an. Folgende Vorteile werden damit erreicht: a.) Die morphologische Auswertung kann ohne Einschränkungen durch die Lokalisation oder Größe des Gefäßes exakter und flexibler durchgeführt werden. b.) Zusätzliche morphologische Techniken, wie dreidimensionale Rekonstruktion, Elektronenmikroskopie, In-situ-Hybridisierung, Immunhistochemie oder Autographie, können mit einem regionenspezifischen Bezug angewandt werden. c.) Biochemische Parameter, wie Cholesterin-, Desoxyribonukleinsäure(DNA)-Gehalt, können repräsentativ auf morphologische Strukturen bezogen werden und lassen sich z. B. pro Volumeneinheit Plaque etc. darstellen. d.) Funktionelle Parameter, z. B. Einbau von Low density lipoproteins (LDL) in vivo, können ebenfalls mit herangezogen werden. e.) Regional begrenzte experimentelle Eingriffe, z. B. Deendothelialisierung durch Ballondilatation oder Stent-Implantation, lassen sich damit auswerten. f.) Aufgrund der Mehrfachanalytik pro Gefäßeinheit läßt sich die Anzahl der Versuchstiere erheblich reduzieren.

Zusammenfassung

In den letzten Jahren hat sich unsere Arbeitsgruppe mit Problemen der automatischen computerisierten morphometrischen Erfassung der Gefäßwand u.a. bei der experimentellen Atherosklerose befaßt. Verbesserungen und Modifikationen der histologischen Aufarbeitung unseres computerisierten Bildverarbeitungssystems sowie die Kombination von morphometrischen mit biochemischen Analysen eröffnen neue Perspektiven in der Analyse von Gefäßwandveränderungen verschiedener Arterien, wie Aorta, Karotiden und Koronararterien. Im einzelnen werden folgende Verfahren vorgestellt und diskutiert: a) Manuelle, halbautomatische, interdigitative und automatische Messung von morphometrischen Parametern, wie Lumeneinengung, durch Plaque bedeckte Wandfläche, Plaquedicke etc. an Gefäßquerschnitten. b) Dreidimensionale Rekonstruktion von Plaques. c) Automatische Erfassung der Zelldichte von Media und Plaques. d) Messung des Cholesteringehaltes pro Volumeneinheit Media bzw. Plaque. Unsere Methode weist erhebliche Vorteile gegenüber anderen Verfahren auf, wie Anfärbung der Aorta mit lipophilen Farbstoffen und Oberflächenauswertung oder Messung des Cholesteringehaltes pro Gewichtseinheit Gefäßwand.

Unser besonderer Dank für die technische Assistenz gilt: R. Hertel, I. Stenull, Fr. Wachtel, Ch. Willich und S. Wolf.

Literaturverzeichnis

1 Dickmann P, Pavlov P, Pill J, Metz J. Veränderungen der Zelldichte von Plaques in Abhängigkeit vom Cholesterin-Fütterungsschema bei experimenteller Arteriosklerose. In: Heinle H, Schulte H, Schaefer HE, (Hrsg.). Diätetik und Arteriosklerose. Vieweg 1993; 549-554.
2 Eide T, Svendsen E. Quantitative assessment of atherosclerosis in human aorta. Artery 1980; 9: 368-374.
3 Folch J, Lees M, Sloane-Stanley G A simple method for the isolation and purification of total lipids from animal tissue. J Biol Chem 1957; 226: 497-509
4 Metz J, Wolf O, Schmelz A, Pill J, Stegmeier K, Hartig F. Atherosclerosis in the aorta of hypercholesterolemic rabbits and the influence of daltroban. Exp Pathol 1991, 41· 57-78.
5 Mitchell R, Cranston W. A simple method for the quantitative assessment of aortic disease J Ath Res 1965; 5: 135-144.
6 Pavlov P. Entwurf und Realisierung eines computerunterstützten Arbeitsplatzes zur Quantifizierung mikroskopischer Bilder der Arteriosklerose. Dissertation Universität Heidelberg 1992.
7 Polimeni P, Cunningham P, Otten M, McCrea D. Morphometric quantification of atherosclerotic plaques by computer-assisted image-analysis of histographs. Comput Biomed Res 1987; 20: 113-124.
8 Siedel J, Schlumberger H, Klose S, Ziegenhorn J, Wahlefeld A. Improved reagent for the enzymatic determination of serum cholesterol. J Clin Chem Clin Biochem 1981; 19: 838-839.
9 Visscher G, Robinson R, Argentileri G. Quantitative morphological evaluation of experimentaly induced atheroma. Artery 1983; 12: 95-103.

Changes in the cellular density of plaques in relation to cholesterol diet in experimental atherosclerosis*

P. Dickmann, P. Pavlov, J. Pill, J. Metz

P. Dickmann, P. Pavlov, J. Metz
Institut für Anatomie und Zellbiologie III, Universität Heidelberg

J. Pill
Präklinische Forschung und Entwicklung, Boehringer Mannheim GmbH

Abstract

The area densities of cells of the media and two plaque-cell layers (superficial = 1. - 5. cell layers and deep = 6. - 30. cell layers) were analysed in five segments of the aorta thoracica of White New Zealand (WNZ) rabbits fed a cholesterol enriched diet (CH-D) for different time periods.
Media: The area density of cells in the media was similar in all segments of all animals.
Plaque: The cellularity in the two plaque-cell-layers exhibited a higher variability and was different among the groups depending on the cholesterol diet. The rabbits with the longest period of cholesterol application (92d) showed the smallest cellular area-density in the deeper cellular layer of the distal segments of the thoracic aorta Larger accumulations of foam cells and more extracellular matrix were seen in this group. No correlation was found between the cellularity in both cellular layers and total plaque area. In the groups with shorter cholesterol application (42d) or interruption, that is CH-D for 42d and 50d standard chow, similar cellular densities of the plaques were seen.
Our investigations show that the cellular density of deep but not superficial plaque layers are depending on the time of cholesterol application.

* Supported by the SFB 320

Veränderungen der Zelldichte von Plaques in Abhängigkeit vom Cholesterinfütterungsschema bei experimenteller Atherosklerose*

P. Dickmann, P. Pavlov, J. Pill, J. Metz

P. Dickmann, P. Pavlov, J. Metz
Institut für Anatomie und Zellbiologie III, Universität Heidelberg

J. Pill
Präklinische Forschung und Entwicklung, Boehringer Mannheim GmbH

Einleitung

Nach Verabreichung eines mit Cholesterin angereicherten Futters an Weiße Neuseeland(WNZ)-Kaninchen werden zeitabhängig und regional variierend atherosklerotische Wandveränderungen in den Arterien beobachtet. Die Intimahyperplasien, die orientierend morphologisch z. B. in „Fatty Streak", Atherom, komplexe Plaque unterteilt werden, weisen typische Strukturmerkmale auf [5, 6, 7]. Unser Ziel war es, den Einfluß einer unterschiedlichen Cholesterinzufütterung auf die Zelldichte von morphometrisch definierten Plaques der Aorta hypercholesterinämischer Kaninchen zu untersuchen [4].

Material und Methoden

Tiere:
31 männlichen WNZ-Kaninchen wurde ein mit 0,5 % Cholesterin angereichertes semisynthetisches Futter (CHF; Sniff 2000) verabreicht:

Gruppe A (n = 9)	für 42 Tage CHF
Gruppe B (n = 9)	für 42 Tage CHF + 50 Tage Standardfutter (SF)
Gruppe C (n = 13)	für 92 Tage CHF

Nach Ablauf der Fütterungsperiode wurden die Kaninchen durch i.v.-Injektion einer Überdosis von Pentobarbitalnatrium (Narcorene®) getötet.

Morphometrie:
Die Aorta thoracica der Kaninchen wurde in zehn repräsentative Segmente unterteilt, welche nach Entwässerung orientiert in Technovit 7100 (Kulzer)

* Mit Unterstützung durch den SFB 320

eingebettet wurden. 8 µm dicke Aortenquerschnitte wurden angefertigt und durch eine 5minütige Hämatoxylin-Zellkernfärbung nach Gill angefärbt.
Die Fläche und die Zelldichte (Anzahl der Kerne pro Flächeneinheit = N/mm2) von Plaque und Media wurden morphometrisch mit Hilfe eines computerisierten Bildanalysesystems erfaßt [4].
Zellkernmessungen wurden nur bei Kaninchen durchgeführt, die auch in der distalen Aorta thoracica Plaques aufwiesen. In Gruppe A, in der insgesamt die geringsten atherosklerotischen Veränderungen beobachtet wurden, waren es sechs Tiere, die diese Voraussetzung erfüllten. Aus den Gruppen B und C wurden, um gleiche Gruppengrößen zu erhalten, durch zufällige Zuordnung jeweils sechs Tiere ausgewählt.

Messung der Zelldichte:
Bei einer Plaque wurden jeweils in einer oberflächlichen, ca. fünf luminale Zellagen dicken Schicht (Plaquezellschicht I, PZS I) sowie in einer tiefer gelegenen Schicht (6. bis 30. Zellage (PZS II)) zwei bis fünf Messungen bei 20facher Vergrößerung durchgeführt [1, 2, 5, 7]. Pro Aorta wurden die Segmente 1, 3, 5, 7 und 9 gemessen. Tiefere Zellschichten in dickeren Plaques von mehr als 30 Zellagen wurden nicht berücksichtigt. Die Zelldichte der Media wurde jeweils unterhalb der gemessenen Plaqueabschnitte bestimmt.

Ergebnisse

Plaquefläche in der Aorta thoracica (Abb. 1): Vor allem in den Aortensegmenten 1, 3 und 7 war die Plaquefläche in der Gruppe C deutlich größer als in den beiden anderen Gruppen. Mit Ausnahme des 1. Segmentes waren die Plaqueflächen in den Gruppen A und B etwa gleich groß.

Media: Die Media besaß bei allen Tieren in allen Segmenten der Aorta thoracica eine relativ konstante Zelldichte mit einer Schwankungsbreite der Mittelwerte im Bereich von ca. 1 950 bis 2 250 Zellkerne/mm^2 (Abb. 2).

Plaque: Die Gruppe A wies in PZS I Werte um 2 000 N/mm^2 auf, wobei insgesamt ein geringer Abfall (von 2 050 auf 1 850 N/mm^2) von Segment 1 nach Segment 9 zu beobachten war (Abb. 3). In den beiden anderen Gruppen wurden mit über 2 600 N/mm^2 in Segment 1 deutlich höhere Werte gemessen. Während bei Gruppe B ebenfalls nur eine geringe Abnahme der Zelldichte von PZS I bis zum Segment 9 gefunden wurde, fiel die Zelldichte in der Gruppe C kontinuierlich nach distal auf einen Mittelwert von ca. 1 800 N/mm^2 im Segment 9 ab (Abb. 3).
Die Zelldichte von PZS II betrug in der Gruppe A von Segment 1 nach Segment 9 im Mittel zwischen 1 900 und 2 050 N/mm^2 und war damit in etwa ähnlich der Zelldichte von PZS I. Im Unterschied dazu wiesen die beiden anderen Tiergruppen in PZS II eine insgesamt deutlich geringere Zelldichte auf als in PZS I

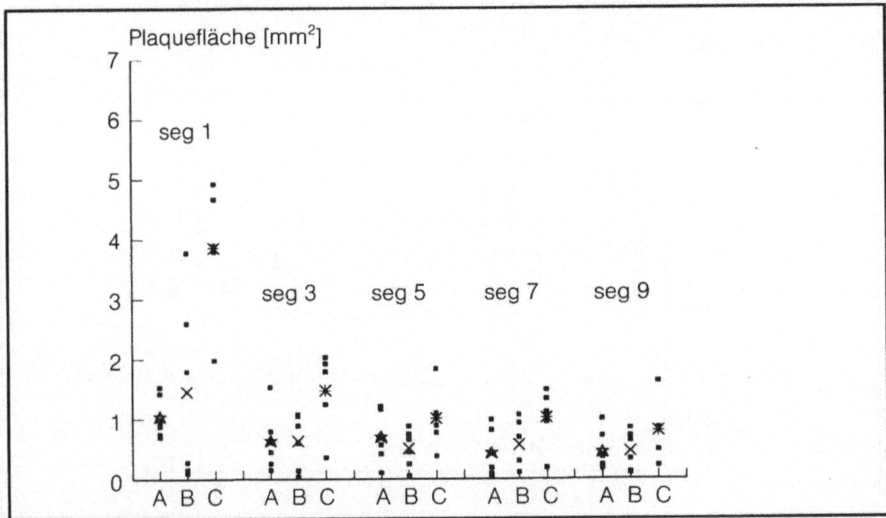

Abb. 1: Plaquefläche im Verlauf der Aorta thoracica.

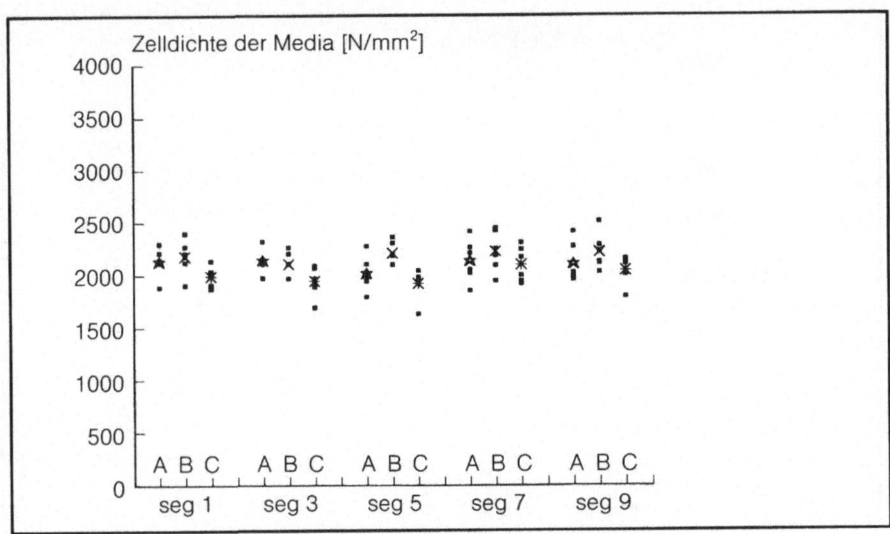

Abb. 2: Zelldichte (Kerne pro Flächeneinheit) der Media.

In den Abb 1 - 2 bedeuten A, B und C:
Gruppe A (n = 6) Kaninchen mit 42 Tagen CHF
Gruppe B (n = 6) Kaninchen mit 42 Tagen CHF + 50 Tagen SF
Gruppe C (n = 6) Kaninchen mit 92 Tagen CHF

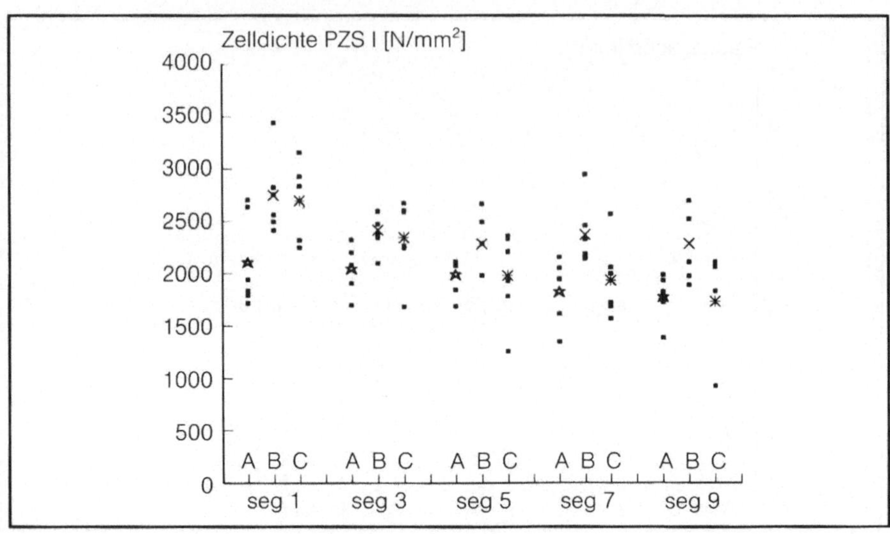

Abb. 3: Zelldichte in Plaquezellschicht I (PZS I).

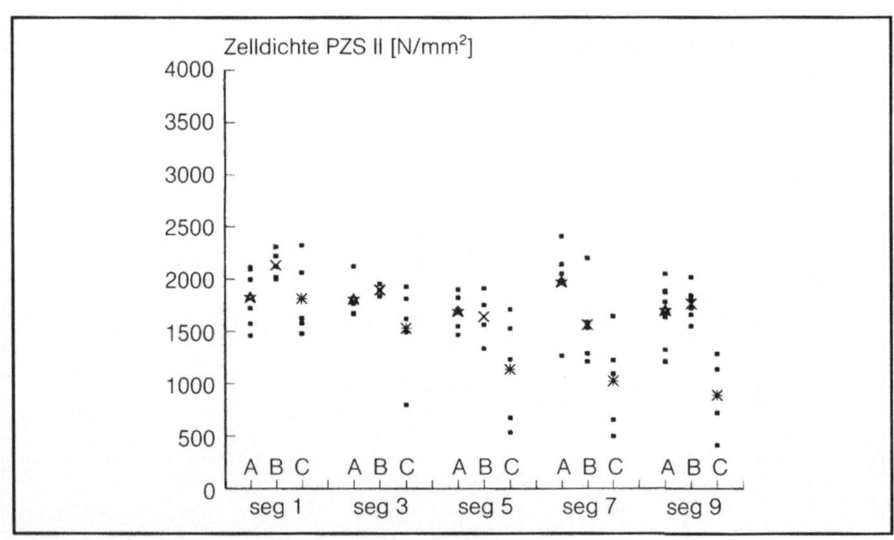

Abb. 4: Zelldichte in Plaquezellschicht II (PZS II)

In den Abb 3 - 4 bedeuten A, B und C
Gruppe A (n = 6) Kaninchen mit 42 Tagen CHF
Gruppe B (n = 6) Kaninchen mit 42 Tagen CHF + 50 Tagen SF
Gruppe C (n = 6) Kaninchen mit 92 Tagen CHF

(Abb. 4). In Gruppe C fiel zudem die Zelldichte in PZS II deutlich um ca. 50 % auf einen Mittelwert von 950 N/mm^2 ab (Abb. 4).
Eine Korrelation zwischen der Zelldichte von PSZ I und PZS II mit der Plaquefläche bestand nicht.

Diskussion

Der konstante Wert für die Zelldichte der Media in allen drei Tiergruppen läßt schließen, daß die Fixation und die Einbettung der Segmente bei allen Kaninchen reproduzierbar waren. Wir sahen darin eine Voraussetzung, die Zelldichte der Plaques vergleichen zu können.
Die geringere Zelldichte in den luminalen Zellschichten (PZS I) der proximalen Segmente 1 und 3 der Tiere, die nur 42 Tage mit Cholesterin gefüttert wurden, im Vergleich zu den beiden anderen Gruppen, die insgesamt 92 Tage im Experiment waren, ist möglicherweise durch ein von der Cholesterinzufütterung abhängiges Proliferations- und Umwandlungsverhalten von Makrophagen und fibromuskulären Zellen in Schaumzellen zu erklären [2, 3, 5, 7, 8]. In den tieferen Zellschichten (PZS II) der Tiere, denen am längsten Cholesterin zugefüttert wurde (Gruppe C), war die geringste Zelldichte zu beobachten. Bei der histologischen Begutachtung dieser Gruppe fielen ausgeprägtere Ansammlungen von Schaumzellen und eine Zunahme der extrazellulären Matrix im Vergleich zu den anderen Gruppen auf [1, 5].

Zusammenfassung

Die Zelldichte der Media und die Zelldichte zweier Plaqueschichten - oberflächlich = 1. - 5. Zellage sowie tief = 6. - 30. Zellage - wurden in fünf Segmenten der Aorta thoracica von WNZ-Kaninchen nach unterschiedlicher Cholesterinzufütterung (CH-F) gemessen.

Media: Die Media besaß unabhängig von der Cholesterinzufütterung bei allen Tieren in allen Segmenten eine nahezu gleiche Zelldichte.

Plaque: Die Zelldichte in den Plaqueschichten wies eine deutlich größere Varianz auf und zeigte in Abhängigkeit vom Cholesterinfütterungsschema Unterschiede zwischen den drei Gruppen. Bei den Tieren mit der längsten Cholesterinzufütterung (92 Tage) wurden in distalen Segmenten der Aorta thoracica deutlich geringere Zelldichten in der tieferen Zellschicht gemessen. Diese waren im wesentlichen auf vermehrte Ansammlungen von Schaumzellen und auf eine Zunahme der extrazellulären Matrix zurückzuführen. Die Zelldichte beider Plaqueschichten war innerhalb der Tiergruppen unabhängig von der Plaquefläche. In den Gruppen mit der kürzeren Cholesterinapplikation (42 Tage)

oder mit Unterbrechung, d. h. Ch-F für 42 Tage und 50 Tage Standardfutter, wurden ähnliche Zelldichten in den Plaques gefunden.
Unsere Untersuchungen zeigen, daß die Zelldichte in tieferen Zellagen von der Cholesterinzufütterung abhängig ist.

Unser besonderer Dank für die technische Assistenz gilt: R. Hertel, I. Stenull, Fr. Wachtel, Ch. Willich und S. Wolf.

Literaturverzeichnis

1 ANDREEVA ER, OREKHOV AN, SMIRNOV VN. Quantitative estimation of lipid-laden cells in atherosclerotic lesions of the human aorta. Acta Anat Basel; 141 (4): 316-323.
2 CAPRON L Leukocytes and arteriosclerosis. Arch Mal Coeur Vaiss 1991; 84 (12): 1845-1850.
3 NAGORNEV VA, BABUSHKIMA TG. Quantitative historadioautographic analysis of the cellular proliferation of the aortic wall in rabbits with experimental atherosclerosis. Bull Eksp Biol Med 1987; 103 (1): 104-106
4 PAVLOV P. Entwurf und Realisierung eines computerunterstützten Arbeitsplatzes zur Quantifizierung mikroskopischer Bilder der Arteriosklerose. Dissertation Universität Heidelberg 1992.
5 ROSENFELD ME, ROSS R. Macrophage and smooth muscle cell proliferation in atherosclerotic lesions of WHHL and comparably hypercholesterolemic fat-fed rabbits. Arteriosclerosis 1990; 10 (5): 680-687.
6 ROSS R The pathogenesis of atherosclerosis - an update. N Engl J Med 1986; 314· 488-499
7 TSUKADA T, ROSENFELD M, ROSS R, GOWN AM. Immunocytochemical analysis of cellular components in atherosclerotic lesions Use of monoclonal antibodies with the Watanabe and fat-fed rabbit. Arteriosclerosis 1986; 6 (6)· 601-613
8 WISSLER RW Update on the pathogenesis of atherosclerosis. Am J Med 1991; 91 (1B) 3S-9S.

New aspects about the role of cytosolic free sodium in the pathogenesis of essential hypertension

M. Tepel, S. Bauer, S. Husseini, K.H. Rahn, W. Zidek
Medizinische Poliklinik, Westfälische Wilhelms-Universität Münster

Abstract

Regulation of intracellular sodium concentration ($[Na^+]_i$) plays a major role in the pathogenesis of essential hypertension. Since the introduction of the novel sodium-sensitive fluorescence dye, measurements of $[Na^+]_i$ and sodium transport systems in intact cells are possible. In the present study $[Na^+]_i$ was investigated in intact blood platelets from 20 essential hypertensive patients (HT) and 21 age-matched normotensive control subjects (NT). Resting $[Na^+]_i$ was significantly reduced in platelets from HT compared to NT (27.9 ± 2.0 mM vs 35.8 ± 2.2 mM, mean ± SEM, $p < 0.01$). Addition of 0.15 U/ml thrombin to stimulate Na-H-exchange increased $[Na^+]_i$ in HT by 24.4 ± 3.0 mM and in NT by 21.5 ± 4.1 mM showing no significant differences between the two groups. Inhibition of Na-K-ATPase by 1 mM ouabain significantly increased $[Na^+]_i$ in platelets from HT to 57.9 ± 7.0 mM ($p < 0.001$ compared to resting value) and in platelets from NT to 55.1 ± 5.3 mM ($p < 0.001$). After stimulation of Na-K-ATPase by 2 U/ml insulin, $[Na^+]_i$ was 28.5 ± 2.9 mM in HT and 27.9 ± 2.9 mM in NT. However, no differences between HT and NT could be observed after inhibition or stimulation of Na-K-ATPase. It is concluded that reduced $[Na^+]_i$ is associated with essential hypertension unless other differences of sodium transport systems are observed.

Neue Untersuchungen über die Bedeutung von Natrium bei der essentiellen Hypertonie

M. Tepel, S. Bauer, S. Husseini, K.H. Rahn, W. Zidek
Medizinische Poliklinik, Westfälische Wilhelms-Universität Münster

Zusammenfassung

Die Regulation der intrazellulären Natriumkonzentration ($[Na^+]_i$) wird als einer der grundlegenden Mechanismen in der Pathogenese der essentiellen Hypertonie diskutiert. Mit Hilfe der neuartigen Fluoreszenzspektrophotometrie ist es möglich, Veränderungen von $[Na^+]_i$ auch in lebenden, intakten Zellen zu bestimmen. $[Na^+]_i$ wurde in intakten Blutplättchen von 20 Patienten mit essentieller Hypertonie (HT) und 21 altersentsprechenden normotensiven Kontrollpersonen (NT) gemessen. Die basale $[NA^+]_i$ war bei HT im Vergleich mit NT signifikant niedriger (27,9 ± 2,0 mM vs 35,8 ± 2,2 mM, Mittelwert (MW) ± Standardabweichung (SEM), $p < 0,01$). Die Zugabe von 0,15 U/ml Thrombin zur Stimulation des Na-H-Austausches führte zur Erhöhung von $[Na^+]_i$ bei HT um 24,4 ± 3,0 mM und bei NT um 21,5 ± 4,1 mM ohne einen signifikanten Unterschied zwischen den beiden Gruppen. Nach Hemmung der Na-K-Adenosintriphosphatase durch 1 mM G-Strophantin kam es gegenüber dem Basalwert zu einem signifikanten Anstieg von $[Na^+]_i$ bei HT auf 57,9 ± 7,0 mM ($p < 0,001$) und bei NT auf 55,1 ± 5,3 mM ($p < 0,001$), ohne daß statistisch signifikante Unterschiede zwischen den beiden Gruppen bestanden. Nach Stimulation der Na-K-ATPase durch 2 U/ml Insulin betrug $[Na^+]_i$ bei HT 28,5 ± 2,9 mM und bei NT 27,9 ± 2,9 mM. Diese neuen Untersuchungsergebnisse zeigen, daß bei essentieller Hypertonie eine erniedrigte intrazelluläre Natriumkonzentration besteht, ohne daß statistisch signifikante Unterschiede in den bekannten Natriumtransportsystemen nachweisbar waren.

Einleitung

Pathogenetische Zusammenhänge zwischen Kochsalz und arterieller Hypertonie wurden beim Menschen und bei Tiermodellen der primären Hypertonie in verschiedenen Versuchsansätzen gewonnen. Die intrazelluläre Natriumkonzentration ($[Na^+]_i$) wurde dabei nicht nur als Marker der essentiellen Hypertonie, sondern auch als entscheidender ursächlicher Faktor in der Entwicklung der essentiellen Hypertonie betrachtet Nach einer Hypothese von Blaustein [2] führt die intrazelluläre Erhöhung von Natrium zu einem gesteigerten

Natrium-Kalziumaustausch, damit zu einer Erhöhung der intrazellulären Kalziumkonzentration und damit zu einer verstärkten Kontraktion der glatten Gefäßmuskulatur der Widerstandsgefäße. Der Hypothese liegt zugrunde, daß bei Hypertonie eine erhöhte $[Na^+]_i$ in den Zellen vorliegt. Allein die vorliegenden Untersuchungen hinsichtlich von $[Na^+]_i$ ergeben ein widersprüchliches Bild: Sowohl erhöhte [5, 6] als auch erniedrigte [3, 7] $[Na^+]_i$ wurden in Zellen von Hypertonikern gefunden. Möglicherweise sind unterschiedliche Meßmethoden, wie Flammenphotometrie, Atomabsorptions-Spektrophotometrie oder ionenselektive Elektroden, und die Benutzung von zerstörten Zellen für die unterschiedlichen Ergebnisse verantwortlich. Durch die Benutzung eines neuartigen natriumsensitiven Fluoreszenzfarbstoffes ist es jetzt erstmalig möglich, $[Na^+]_i$ auch in intakten, lebenden Zellen zu messen [4]. In der vorliegenden Untersuchung wurde daher $[Na^+]_i$ in intakten Blutplättchen von Patienten mit essentieller Hypertonie und von normotensiven Kontrollpersonen bestimmt, um weiteren Aufschluß über die Bedeutung von Natrium bei der essentiellen Hypertonie zu erhalten.

Methoden

Untersucht wurden 20 Patienten mit essentieller Hypertonie (mittleres Alter: 53,9 ± 2,8 Jahre, MW ± SEM; arterieller Blutdruck systolisch/diastolisch: 180,1 ± 5,1/ 103 ± 2,1 mmHg) und 21 altersentsprechende, normotensive Kontrollpersonen (mittleres Alter: 49,7 ± 3,3 Jahre; arterieller Blutdruck systolisch/diastolisch· 124,8 ± 2,0 / 79,5 ± 1,2 mmHg). Die Anzahl der Blutplättchen (253 ± 14 x 10^9/l vs 281 ± 21 x 10^9 /l) und Serumnatriumkonzentration (141,8 ± 3,4 mM vs 141,4 ± 2,9 mM) waren zwischen den beiden Gruppen nicht signifikant unterschiedlich. Die Bestimmung von $[Na^+]_i$ in intakten Blutplättchen wurde entsprechend der Methode von Harootunian et al. [4] durchgeführt. Aus 20 ml heparinisiertem Blut wurden die Blutplättchen durch differentielle Zentrifugation gewonnen, in einer physiologischen Pufferlösung mit 136 mM NaCl, 5,40 mM KCl, 0,44 mM KH_2PO_4, 0,34 mM Na_2HPO_4, 1 mM $CaCl_2$, 5,60 mM D-Glukose und 10 mM HEPES gewaschen und mit 3 µM Natriumfluoreszenzfarbstoff sodium-binding-benzofuran-isophthalate (Calbiochem, Frankfurt) und 0,1 % w/v Pluronic (Molecular Probes, Eugene, USA) für 60 Minuten bei 37°C inkubiert Während dieser Zeit wird der Farbstoff von den Zellen aufgenommen. Nach erneuter Zentrifugation zur Abtrennung überschüssigen Farbstoffes wurde die Fluoreszenz der Blutplättchen (1 x 10^8 /ml) in einem Fluoreszenzspektrophotometer F-2000 (Hitachi Ltd, Tokyo, Japan) bei Exzitationswellenlängen von 340 nm und 385 nm und einer Emissionswellenlänge von 500 nm bestimmt. Die Eichung der $[Na^+]_i$-Messung erfolgte durch Suspension der Blutplättchen in Lösungen mit bekannten, steigenden Natriumkonzentrationen unter Zugabe der Ionophore Monensin und Nigericin zum Ausgleich der extra- und intrazellulären Natriumkonzentration. Um die Zellen zu stimulieren, wurden 0,15 U/ml Thrombin oder

1 mM G-Strophantin zugesetzt. Die statistische Auswertung der Daten erfolgte mit dem Wilcoxon-Test für ungepaarte Stichproben. Dabei wurde $p < 0{,}05$ im zweiseitigen Test als signifikant erachtet.

Resultate

Abbildung 1 zeigt $[Na^+]_i$ in intakten Blutplättchen von Patienten mit essentieller Hypertonie (HT) im Vergleich zu altersgleichen normotensiven Kontrollpersonen (NT). Die basale $[Na^+]_i$ war bei HT im Vergleich zu NT signifikant niedriger (27,9 ± 2,0 mM vs 35,8 ± 2,2 mM, $p < 0{,}01$). $[Na^+]_i$ zeigte keine signifikante Korrelation mit dem Alter der Probanden ($r = -0{,}176$, $p = 0{,}45$ bei HT und $r = -0{,}334$, $p = 0{,}14$ bei NT).

Weiterhin wurde der Einfluß verschiedener Natriumtransportsysteme auf $[Na^+]_i$ untersucht. Durch Stimulation des Na-H-Austausches durch 0,15 U/ml Thrombin kam es zu einer Erhöhung von $[Na^+]_i$ bei HT um 24,4 ± 3,0 mM und bei NT um 21,5 ± 4,1 mM (kein signifikanter Unterschied zwischen den beiden Gruppen). Die Hemmung der Na-K-ATPase durch 1 mM G-Strophantin führte zu einer Erhö-

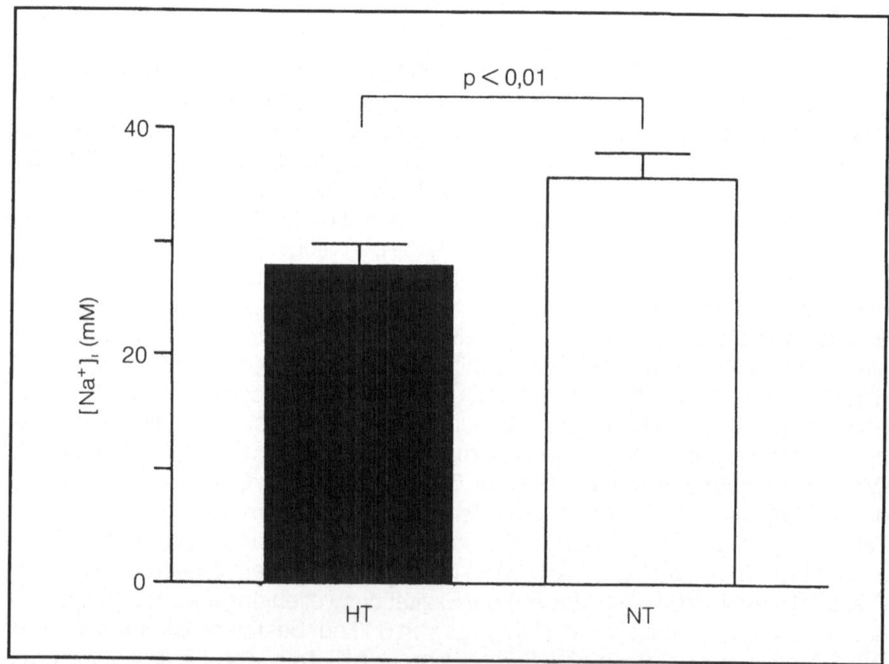

Abb. 1: Zytoplasmatische freie Natriumkonzentration ($[Na^+]_i$) in Blutplättchen von 20 Patienten mit essentieller Hypertonie (HT) und 21 normotensiven Kontrollpersonen (NT). Angegeben sind MW ± SEM

hung von $[Na^+]_i$ bei HT auf 57,9 ± 7,0 mM ($p < 0{,}001$ im Vergleich zum Basalwert) und bei NT auf 55,1 ± 5,3 mM ($p < 0{,}001$), ohne daß signifikante Unterschiede zwischen den beiden Gruppen gesehen wurden.

Diskussion

Die neuen Untersuchungen mit Hilfe eines natriumsensitiven Fluoreszenzfarbstoffes an intakten Blutzellen zeigen, daß bei essentieller Hypertonie eine Minderung von $[Na^+]_i$ vorliegt. Erniedrigte $[Na^+]_i$ in hämolysierten Erythrozyten von Hypertonikern sind schon früher berichtet worden [3, 7]. Auch in Tiermodellen zur primären Hypertonie, wie bei spontan hypertensiven Ratten des Mailand Stammes, wurde eine Erniedrigung von $[Na^+]_i$ gemessen [1]. Weiterhin ergaben sich keine signifikanten Unterschiede hinsichtlich der gemessenen Natriumtransportsysteme zwischen Patienten mit essentieller Hypertonie und normotensiven Kontrollpersonen. Zwar beruhen Messungen an leicht zugänglichen Blutplättchen auf der Überlegung, daß bei essentieller Hypertonie ein systemischer Defekt der Transportsysteme prinzipiell an allen Zellen nachweisbar sein müßte, dennoch sind Analogieschlüsse von Blutzellen auf die intrazelluläre Natriumkonzentration glatter Gefäßmuskelzellen sicherlich problematisch. Die Verknüpfung von Natrium und Kalzium als Ursache des erhöhten Tonus der Widerstandsgefäße stellte bislang ja eine mögliche Erklärung für die Entwicklung der essentiellen Hypertonie dar [2]. Mit Hilfe der neuartigen Fluoreszenzmethode sollten daher die pathogenetischen Zusammenhänge zwischen Natrium und essentieller Hypertonie an intakten Zellen erneut überprüft werden.

Literaturverzeichnis

1 Bianchi G, Ferrari P, Trizio D, Ferrari M, Torielli L, Barber G, Polli E. Red blood cell abnormalities and spontaneous hypertension in the rat. A genetically determined link Hypertension 1985; 7: 319-325.

2 Blaustein MP. Sodium ions, calcium ions, blood pressure regulation and hypertension. a reassessment and a hypothesis. Am J Physiol 1977; 232: C165-C173.

3 Engelhardt I, Scholze J. Erythrocyte sodium content and transport in borderline and mild hypertension. Klin Wochenschr 1988; 66: 447-450.

4 Harootunian AT, Kao JPY, Eckert BK, Tsien RY. Fluorescence ratio imaging of cytosolic free Na in individual fibroblasts and lymphocytes. J Biol Chem 1989, 264: 19458-19467.

5 Hilton PJ. Cellular sodium transport in essential hypertension. N Engl J Med 1986; 314· 222-229.

6 Losse H, Wehmeyer H, Wessels F. Der Wasser- und Elektrolytgehalt von Erythrozyten bei arterieller Hypertonie. Klin Wochenschr 1960; 38: 393-395.

7 Simon G, Engel CR. Reduced sodium concentration and increased sodium-potassium pump activity of erythrocytes in human hypertension. Hypertension 1987; 9: II3-III18.

Circadian blood pressure rhythmicity in the elderly patient

C. Spieker, M. Barenbrock, E. Zierden, K.H. Rahn, W. Zidek
Medizinische Poliklinik, Westfälische Wilhelms-Universität Münster,
Geriatrische Klinik des Marien-Krankenhauses Herne, Universität Bochum

Abstract

In this study, the extent of alteration of the physiological circadian blood pressure rhythm in the elderly hypertensive patient was determined. Therefore, continuous ambulatory blood pressure recordings (24 hours) were performed in 121 essential hypertensives aged between 20 - 90 years. The blood pressure recordings were performed (Spacelabs SL 90207) between 8 a.m. - 10 p.m. 8-minutes-intervals and from 10 p.m. - 8 a.m. 30-minutes-intervals. To characterize the circadian blood pressure rhythm the differences between the mean arterial blood pressure of the day (8 a.m. - 10 p.m.) and the night (10 p.m. - 8 a.m.) (day-night-difference) was used.

The results show, that the circadian blood pressure rhythmicity is decreased in elderly hypertensive patients ($p < 0,01$). Furthermore it was shown, that in patients with heart insufficiency (NYHA 2; NYHA 3), the circadian blood pressure rhythmicity is also significantly decreased. The result of the study further shows that age influences significantly the altitude of the difference between the day and night blood pressure and, secondly, that patients with heart insufficiency showed a decreased amplitude of the day and night blood pressure. This might be explained by an increased sympathetic tonus in patients with heart insufficiency.

Die zirkadiane Blutdruckrhythmik im Alter

C. Spieker, M. Barenbrock, E. Zierden, K.H. Rahn, W. Zidek
Medizinische Poliklinik der Westfälischen Wilhelms-Universität Münster,
Geriatrische Klinik des Marien-Krankenhauses Herne, Universität Bochum,

Zusammenfassung

In der vorliegenden Studie wurde geprüft, ob und in welchem Umfang das physiologische zirkadiane Blutdruckprofil bei Hypertonie im Alter vorhanden ist bzw. ob mögliche Veränderungen zu registrieren sind. Die Registrierungen des 24-Stunden-Blutdruckes wurden an essentiellen Hypertonikern im Alter von 20 bis 90 Jahren mit Hilfe des Spacelabs SL 90207 vorgenommen. Das Meßintervall der Blutdruckregistrierungen betrug von 8.00 - 22.00 Uhr 8 Minuten und von 22.00 - 8.00 Uhr 30 Minuten. Ein Teil der Patienten war unter einer antihypertensiven Therapie, bei einigen Patienten wurde ebenfalls eine Herzinsuffizienz diagnostiziert (NYHA 2; NYHA 3), aus dem Kollektiv herzinsuffizienter Patienten waren einige Patienten unter einer Dauertherapie mit Digitalis. Zur Charakterisierung der zirkadianen Periodik wurden die Differenzen der Mittelwerte der Tagperiode (8.00 - 22.00 Uhr) und der Nachtperiode (22.00 - 8.00 Uhr) herangezogen (Tag-Nacht-Differenz).
Die Ergebnisse der Untersuchung führten zu folgender Schlußfolgerung: Erstens, die zirkadiane Periodik nimmt mit steigendem Alter ab. Zweitens, es zeigt sich, daß bei Patienten, bei denen zusätzlich eine Herzinsuffizienz bestand, die zirkadiane Periodik signifikant herabgesetzt ist. Die Studie ergibt zum einen, daß das Alter die Höhe der Tag-Nacht-Differenz des Blutdruckes entscheidend beeinflußt und zweitens, daß das zusätzliche Auftreten einer Herzinsuffizienz die Tag-Nacht-Differenz des Blutdruckes deutlich vermindert. Letzteres könnte u. a. durch den gesteigerten Sympathikotonus im Rahmen einer Herzinsuffizienz zu erklären sein.

Einleitung

Bekanntlich nimmt die Häufigkeit der arteriellen Hypertonie mit steigendem Alter zu. Nach Ergebnissen der Framingham-Studie besteht bei über 40 % der Patienten über 65 Jahre eine arterielle Hypertonie, 66 % dieser Probandengruppe weisen dabei eine isolierte systolische Hypertonie mit normalen diastolischen Blutdruckwerten auf [1]. Die isolierte systolische und die systolisch-diastolische Hypertonie im höheren Lebensalter gehen mit einem erhöhten Risiko von Herzinsuffizienz, koronarer Herzerkrankung und zerebrovaskulärer Insuffizienz einher [1]. Obwohl über die Notwendigkeit der antihypertensiven Therapie einer manifesten systolisch-diastolischen Hypertonie beim älteren Patienten keine Zweifel bestehen, ist das Ausmaß der Blutdrucksenkung und besonders die Bedeutung der antihypertensiven Therapie bei isolierter systolischer Hypertonie trotz des bekannten erhöhten kardiovaskulären Risikos noch nicht hinreichend geklärt [2, 3]. Aufgrund zu starker Blutdrucksenkungen bei antihypertensiver Therapie älterer Menschen kann auch eine größere Gefährdung durch überhöhte Blutdrucksenkungen in diesem Patientenkollektiv zu einer erhöhten kardiovaskulären und zerebrovaskulären Morbidität und Mortalität führen [4]. Es ist von besonderer Relevanz, daß eine rationelle antihypertensive Therapie dieses älteren Patientenkollektives ein genaues Verständnis der Faktoren voraussetzt, in denen sich die arterielle Hypertonie älterer Menschen von dem Bluthochdruck eines jüngeren Patientenkollektives unterscheidet. Es war daher das Ziel der vorliegenden Arbeit zu untersuchen, inwieweit sich der Einfluß des Lebensalters auf die zirkadiane Blutdruckrhythmik im älteren Patientenkollektiv (Hypertoniker) im Vergleich zu einem Patientenkollektiv jüngerer Patienten (Hypertoniker) unterscheidet.

Patientenmethoden

Es wurden 121 Patienten mit essentieller Hypertonie untersucht. Es erfolgten kontinuierliche ambulante 24stündige Blutdruckregistrierungen (Spacelabs SL 90207) in folgendem Patientenkollektiv: Altersgruppe von 20 - 25 Jahre: n = 23, 13 Männer, 10 Frauen; von 26 - 29 Jahre: n = 31, 17 Männer, 14 Frauen; von 40 - 64 Jahre: n = 37, 20 Männer, 17 Frauen; von 65 - 79 Jahre: n = 27, 18 Männer, 9 Frauen; von 80 - 90 Jahre: n = 27, 13 Männer, 14 Frauen. Eine sekundäre arterielle Hypertonie wurde bei allen Patienten ausgeschlossen (Serumkreatinin, Urinstatus, 24-Stunden-Sammelurin auf Katecholamine, Nierensonographie; in einigen Fällen, in denen Unklarheit über eine mögliche Nieren-Arterien-Stenose bestand, wurde eine intravenöse Subtraktionsangiographie der Nierengefäße durchgeführt).
Von den insgesamt 121 Probanden, die an der Untersuchung teilnahmen, waren 65 Patienten antihypertensiv behandelt (Diuretika, Kalziumantagonisten), der Blutdruck war jedoch nicht ausreichend eingestellt. 19 Patienten im Alter zwischen 57 und 84 Jahren hatten eine Herzinsuffizienz (11 Patienten im Stadium II der New York Heart Association Classification, 8 Patienten im Stadium III). 9 der 19 Patienten waren mit Digitalis therapiert. Weitere Begleiterkrankungen, die die Ergebnisse der Blutdruckregistrierungen ggf. beeinträchtigt hätten, waren nicht bekannt. Die Patienten führten jeweils ein persönliches Tätigkeitsprotokoll über 24 Stunden, damit die Tageszeiten, bzw. die tägliche Aktivität, den Meßintervallen (24-Stunden-Blutdruckregistrierung) zugeordnet werden konnten. Das

Blutdruckmeßintervall lag für den Zeitraum zwischen 8.00 und 22.00 Uhr bei 8 Minuten, für den Zeitraum zwischen 22.00 und 8.00 Uhr bei 30 Minuten. Zur Charakterisierung der zirkadianen Variation von Blutdruck- und Herzfrequenz wurden die Differenzen der Mittelwerte der Tagesperiode (8.00 - 22.00 Uhr) und der Nachtperiode (22.00 - 8.00 Uhr) herangezogen. An statistischen Methoden kam die Varianzanalyse zur Anwendung, mit der die Ergebnisse der Tag- und Nachtdifferenzen (Mittelwerte ± SD) des systolischen und diastolischen Blutdruckes auf Unterschiedlichkeit getestet wurden.

Ergebnisse

In Tab. 1 sind die Mittelwerte und Standardabweichungen des systolischen und diastolischen Blutdruckes in der 24-Stunden-Blutdruckmessung und die Mittelwerte und Standardabweichungen der Tag-Nacht-Differenzen des systolischen und diastolischen Blutdruckes für die Altersklassen dargestellt. Es besteht keine signifikante Differenz zwischen systolischem und diastolischem Blutdruck innerhalb der einzelnen Altersgruppen. In der Altersgruppe der Patienten über 80 Jahre war eine isolierte systolische Hypertonie besonders

Tab. 1: Mittelwerte und Standardabweichungen (± SD) des systolischen und diastolischen Blutdruckes sowie die Tag-Nacht-Differenz systolischer und diastolischer Blutdruckwerte innerhalb der einzelnen Untersuchungskollektive.

Altersklasse	Blutdruck (mmHg) systolisch / diastolisch	Tag-Nacht-Differenz systolisch (mmHg)	Tag-Nacht-Differenz diastolisch (mmHg)
20 - 25 Jahre (n = 23)	161,9 ± 10,3 / 99,5 ± 8,5	17,8 ± 6,7 ˣ	14,0 ± 10,6 ˣ
26 - 39 Jahre (n = 31)	153,4 ± 12,9 / 95,8 ± 11,3	18,4 ± 6,9 ˣ	14,1 ± 12, 3 ˣ
40 - 64 Jahre (n = 37)	168,0 ± 14,3 / 93,4 ± 9,0	14,2 ± 4,8 ˣ	10,3 ± 10,0 ˣ
65 - 79 Jahre (n = 27)	169,3 ± 18,3 / 96,1 ± 15,8	10,9 ± 3,2 °	8,0 ± 4,3 °
80 - 90 Jahre (n = 27)	170,0 ± 16,8 / 92,9 ± 16,9	8,6 ± 2,4 °	6,1 ± 2,4 °

ˣ = p < 0,05
° = p < 0,01

auffällig. Die Tag-Nacht-Differenz des systolischen und diastolischen Blutdruckes zeigte mit zunehmendem Lebensalter eine signifikante Abnahme (Tab. 1). Die zirkadiane Variation des systolischen und diastolischen Blutdruckes war für die Altersgruppe von 65 - 79 Jahre und für die Altersgruppe über 79 Jahre im Vergleich zur Altersgruppe zwischen 20 und 25 Jahre signifikant vermindert ($p < 0{,}01$)°. In der Altergruppe (Tab. 1) zwischen 40 und 64 Jahre war die zirkadiane Variation des systolischen und diastolischen Blutdruckes gegenüber der Altersgruppe der 20- bis 25jährigen Patienten ebenfalls signifikant vermindert ($p < 0{,}05$)^x. Die Abnahme des nächtlichen Blutdruckabfalls mit zunehmendem Lebensalter konnte auch für die Patienten beobachtet werden, die antihypertensiv vorbehandelt waren. Differenzen bezüglich der bestehenden antihypertensiven Therapie konnten nicht dokumentiert werden.

Bei Patienten mit Herzinsuffizienz konnte, unabhängig vom Alter, im Vergleich zu den hypertensiven Patienten ohne Herzinsuffizienz eine noch weiter verminderte Tag-Nacht-Differenz des systolischen und diastolischen Blutdruckes dokumentiert werden (Abb. 1).

Bei den hypertensiven Patienten, ohne Herzinsuffizienz und im Alter von über 64 Jahren lagen die Tag-Nacht-Differenzen des systolischen Blutdruckes bei 11,5 ± 4,3 mmHg und die Tag-Nacht-Differenz des diastolischen Blutdruckes bei 8,5 ± 3,7 mmHg. Dagegen waren die Tag-Nacht-Differenzen des systolischen

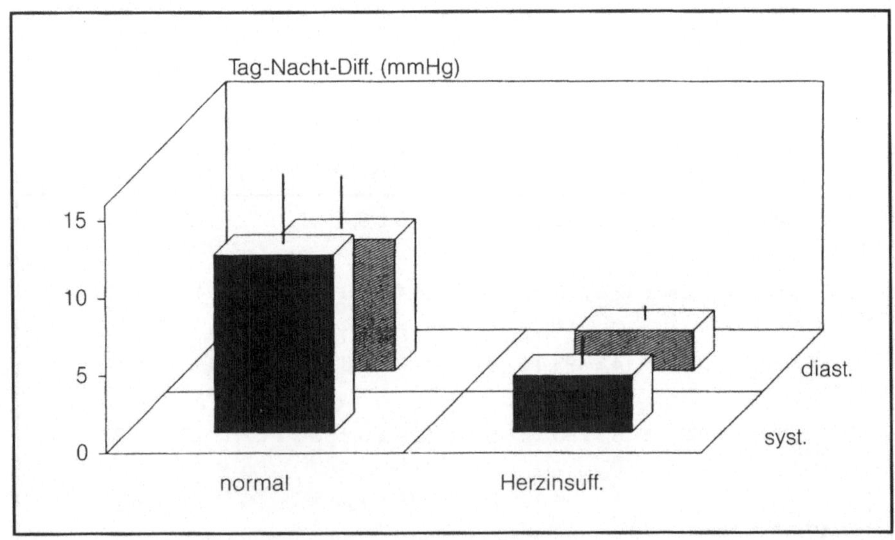

Abb. 1: Mittelwerte (± SD) der systolischen (syst.) und diastolischen (diast.) Tag-Nacht-Differenzen (mmHg) eines Kollektives herzinsuffizienter Patienten und eines Patientenkollektives ohne Herzinsuffizienz (normal).

Blutdruckes in der herzinsuffizienten Patientengruppe mit systolisch 3,7 ± 1,9 mmHg und mit diastolisch 2,6 ± 1,1 mmHg signifikant vermindert ($p < 0,05$).

Diskussion

Die Ergebnisse zeigen, daß die zirkadiane Variation des Blutdruckes mit zunehmendem Alter abnimmt und somit der nächtliche Blutdruckabfall im höheren Lebensalter vermindert ist. Bei hypertensiven Patienten mit Herzinsuffizienz ist der Tag-Nacht-Rhythmus des Blutdruckes im Vergleich zu den Patienten ohne Herzinsuffizienz unabhängig vom Alter nahezu aufgehoben. Der nächtliche Blutdruckabfall wurde auch durch eine antihypertensive Behandlung nicht verstärkt. Eine durch den zirkadianen biphasischen Blutdruckverlauf bedingte nächtliche Hypotension war daher bei älteren Patienten nicht häufiger als bei jüngeren Patienten mit essentieller Hypertonie. Die verminderte zirkadiane Variation des Blutdruckes im höheren Lebensalter kann durch altersabhängige pathophysiologische Veränderungen erklärt werden [5, 6]. Als Ursache kommen altersabhängige Veränderungen des sympathischen Nervensystems in Frage, da die zirkadiane Variation des Blutdruckes wesentlich durch Modulation des sympathischen Tonus vermittelt wird [7].

Die Sympathikusaktivität ist bei älteren Patienten erhöht. Die adrenerge Empfindlichkeit der glatten Gefäßmuskulatur nimmt im höheren Lebensalter ab und führt zu einer Verminderung der Relaxation der Gefäßmuskulatur. Auch eine im höheren Lebensalter gestörte Barorezeptorfunktion kann zu einer Störung der Blutdruckvariation beitragen. Neben funktionellen Faktoren können morphologische Veränderungen der kleinen Gefäße und die verminderte arterielle Compliance zu einer Störung der Blutdruckvariation beitragen. Änderungen der Herzleistung können ebenfalls die Tag-Nacht-Variation des Blutdruckes beeinflussen. Das Herzminutenvolumen nimmt im höheren Lebensalter ab, die kardiale Empfindlichkeit auf eine adrenerge Stimulation ist dabei ebenfalls vermindert.

Bei Patienten mit Herzinsuffizienz besteht kompensatorisch eine erhöhte Aktivität des sympathischen Nervensystems. Die Erhöhung der sympathischen Aktivität könnte die zirkadiane Modulation des sympathischen Tonus überlagern und hierdurch die zirkadiane Blutdruckvariation entscheidend verändern.

Die in dieser Studie erhobenen Untersuchungsergebnisse belegen eine Abhängigkeit der zirkadianen Blutdruckvariation vom Lebensalter. Im höheren Lebensalter und bei Patienten mit Herzinsuffizienz ist die Tag-Nacht-Differenz des systolischen und diastolischen Blutdruckes deutlich vermindert, und eine nächtliche Hypotension durch die bekannte zirkadiane Blutdruckvariation konnte in der vorliegenden Studie bei Patienten mit höherem Lebensalter im Vergleich zum jüngeren Patientenkollektiv nicht häufiger dokumentiert werden. Dieses sollte sicherlich Konsequenzen für die Behandlung des Bluthochdruckes bei älteren Patienten haben. Berücksichtigt werden sollten besonders die methodischen Probleme bei der Sicherung der Hypertonie im höheren Lebensalter, um die arterielle Hypertonie nicht zu überschätzen und eine Überbehandlung zu vermeiden.

Literaturverzeichnis

1 Applegate WB. Hypertension in elderly patients. Ann Intern Med 1989; 110: 901-915.
2 Chobanian AV. Pathophysiologic considerations in the treatment of the elderly hypertensive patient. Am J Cardiol 1983, 52: 49D-53D.
3 Coope J, Warrender TS. Randomised trial of treatment of hypertension in the elderly in primary care Br Med J 1984; 293. 1145-1151
4 Gifford RW Jr. Geriatric Hypertension: chairmen's comments on the NIH working group report. Geriatrics 1987, 42: 45-50.
5 Simon AC, Safar MA, Levenson JA, Kheder AM, Levy BI. Systolic hypertension· hemodynamic mechanism and choice of antihypertensive treatment. Am J Cardiol 1979; 44. 505-511
6 Sowers JR. Hypertension in the elderly. Am J Med 1987; 82 (Suppl 1B). 193-202
7 Spieker C, Wienecke M, Grotemeyer KH, Suss M, Barenbrock M, Zierden E, Rahn KH, Zidek W. Circadian blood pressure rhythm in elderly hypertensive patients J Int Med Res 1991; 19· 342-347.

Vasopressor action of extracts from human parathyroid glands

H. Schlüter, C. Quante, C. Spieker, B. Buchholz, W. Zidek

H. Schlüter, C. Quante, C. Spieker, W. Zidek
Medizinische Poliklinik, Westfälische Wilhelms-Universität Münster

B. Buchholz
Chirurgische Klinik, Westfälische Wilhelms-Universität Münster

Abstract

Recently, a parathyroid hypertensive factor was postulated to play a role in the pathogenesis of hypertension in genetically hypertensive rats. Therefore it was examined, whether in human parathyroid adenomas a vasopressor substance can be detected and if so, whether this factor is identical with the human plasma-derived hypertensive factor demonstrated by our group. To this purpose, homogenates of parathyroid adenomas from 22 patients with primary or tertiary hyperparathyroidism were fractionated with chromatographic techniques. The vasopressor action of the fractions was tested in an isolated perfused rat kidney (constant flow system, measurement of perfusion pressure). One of the fractions obtained from size exclusion chromatography developed an increase of perfusion pressure of 17 mmHg ± 1.9 mmHg. This fraction contained substances in a mass range between 0.6 and 2.5 kDa, based on column calibration and mass spectrometry. According to the elution time in size exclusion chromatography, it is unlikely that the vasopressor factor from human parathyroid glands is identical with the hypertensive factor derived from human plasma. Experiments with alpha-adreno- and angiotensin II-receptor inhibitors excluded the identity of the parathyroid gland-derived vasopressor factor with the catecholamines and angiotensin II. The results demonstrate the existence of a yet unknown vasopressor agent in parathyroid adenomas from patients with primary or tertiary hyperparathyroidism.

Vasopressorische Wirkung von Extrakten aus humaner Nebenschilddrüse

H. Schlüter, C. Quante, C. Spieker, B. Buchholz, W. Zidek

H. Schlüter, C. Quante, C. Spieker, W. Zidek
Medizinische Poliklinik, Westfälische Wilhelms-Universität Münster

B. Buchholz
Chirurgische Klinik, Westfälische Wilhelms-Universität Münster

Einführung

In der Pathogenese der essentiellen Hypertonie werden bisher unidentifizierte, zirkulierende, vasopressorisch wirkende Faktoren diskutiert. Benishin [2] beschrieb kürzlich einen solchen Vasopressor. Es wird vermutet, daß dieser Faktor in der Nebenschilddrüse gebildet wird [6]. Bisher gab es jedoch keine Informationen, ob ein solcher Faktor auch in menschlichem Nebenschilddrüsengewebe gebildet wird. Aus diesem Grund wurde in dieser Studie Nebenschilddrüsengewebe auf die Existenz eines Vasopressors hin untersucht.

Material

Nebenschilddrüsengewebe
22 Patienten wurden aufgrund eines primären bzw. tertiären Hyperparathyroidismus einer Parathyroidektomie unterzogen. Von 22 Nebenschilddrüsen wurden Proben von 0,8 ± 0,1 g untersucht, nachdem die Diagnose histologisch bestätigt worden war. Von den 22 Patienten hatten acht einen primären und 14 einen tertiären Hyperparathyroidismus. Die klinischen Daten sind in Tabelle 1 festgehalten.

Chemikalien
Für die Chromatographie wurden nur Lösungsmittel (Wasser, Acetonitril, Trifluoressigsäure, Essigsäure) mit Hochleistungsflüssigkeitschromatographie (HPLC)-Qualität eingesetzt (J.T. Baker, Deventer). Die Puffersubstanzen wurden von Merck (Darmstadt) gekauft. Die Inhibitoren Saralasin (Angiotensin II-Rezeptorantagonist) und Phentolamin (Alpha-Adrenorezeptorantagonist) wurden bei Sigma (Deisenhofen) bestellt.

Chromatographiegeräte
C_{18}-Reversed-Phase - Festphasenextraktionsgel, Glassäulen und Fritten stammten von J.T Baker (Deventer). Das Gel für die Gelfiltration (Sephacryl 100 High

Tab. 1: Klinische Daten der Patienten mit Hyperparathyroidismus (HPT), deren Nebenschilddrüsen untersucht wurden (Mittelwerte ± Standardabweichungen).

	primäre HPT	tertiäre HPT
n	8	14
männl weibl.	3 · 5	8 6
Alter (Jahre)	52,3 ± 7,5	48,1 ± 13,5
Blutdruck (mmHg)	153 ± 11/89 ± 8	172 ± 15/96 ± 10
Hypertoniker	4	10
Dauer der Hämodialyse		9,5 ± 4,1
Serum-Ca^{2+} (mM) (2, 2 - 2, 7)	4,93 ± 0,96	3,05 ± 0,19
Serumphosphat (mg/dl) (2,5 - 4,5)	2,21 ± 0,18	3,95 ± 1,59
Alkalische Phosphatase (U/l) (80 - 180)	198 ± 41	311 ± 146
Serum-PTH (11 - 54 pg/ml)	171 ± 43	243 ± 112

Resolution), die Glassäule (1,6 cm I.D. x 100 cm), die peristaltische Pumpe und der Fraktionssammler wurden von Pharmacia Biosystems (Freiburg) bezogen.

Methoden

Nachweis vasopressorischer Aktivität

Die zur Trockene eingeengten Fraktionen wurden jeweils in physiologischem Puffer gelöst, pH-Wert und Osmolarität kontrolliert und gegebenenfalls korrigiert. Anschließend wurden die gelösten Substanzen in das System der isolierten perfundierten Rattenniere injiziert.

Das Perfusionssystem wurde nach einer Methode von Hofbauer et al. [4] aufgebaut und modifiziert [1]. Für den Nierenperfusions-Assay wurde normotonen Wistar-Kyoto-Ratten (Zucht der Universität Münster) unter Narkose (wäßrige Urethanlösung, 1,4 g/kg Körpergewicht) die linke Niere entfernt. In die Nierenarterie wurde ein Plastikkatheder eingeführt, fixiert und mit einer Perfusionslösung durch einen Schlauch verbunden. Mit einer peristaltischen Pumpe wurde die Perfusionslösung mit einer Flußgeschwindigkeit von 15 ml/min durch das System gepumpt. Es stellte sich ein Perfusionsdruck im Bereich von 50 bis 70 mmHg ein. Zwischen Niere und Pumpe wurde über ein T-Stück ein Manometer (Statham Traducer P 23Gb) angeschlossen. Während der Messung wurde der Druck über einen Einkanalschreiber registriert.

Die Perfusionslösung hatte folgende Zusammensetzung: 115 mM NaCl; 4,6 mM KCl; 1,2 mM $MgSO_4$; 22 mM $NaHCO_3$; 1,2 mM NaH_2PO_4; 49 mM Glukose, 1 mM $CaCl_2$. In diese Lösung wurde während der Perfusion der Niere Carbogen (95 %

Sauerstoff und 5 % Kohlendioxid) geleitet. Durch die Begasung der Lösung wurde ein pH-Wert von 7,4 erreicht. Proben, deren Vasoaktivität überprüft werden sollte, wurden durch ein Septum injiziert (100 µl/Injektion). Die Reaktivität der Niere wurde mit dem Vasopressor Angiotensin II (Injektion von jeweils 1 ng) vor und nach dem Test überprüft. Am Ende des Tests lag die Reaktivität der Niere bei 122 ± 19 % (n = 5) der initialen Reaktivität (9,5 ± 1,2 mmHg, n = 5).

Gewinnung des Homogenats

1,5 g Nebenschilddrüsengewebe wurde zerkleinert und mit 20 ml Eiswasser unter Eiskühlung homogenisiert. Das Homogenat wurde zentrifugiert. Zum Überstand wurde Perchlorsäure bis zu einer Endkonzentration von 0,6 M hinzugetropft. Nach Zentrifugation wurde der Überstand mit Kaliumhydroxid neutralisiert und die Lösung erneut zentrifugiert.

Fraktionierung

Der klare Überstand wurde, nach Ansäuerung mit Trifluoressigsäure (Endkonzentration von 0,1 %), über eine C_{18}-Reversed-Phase-Festphasen-

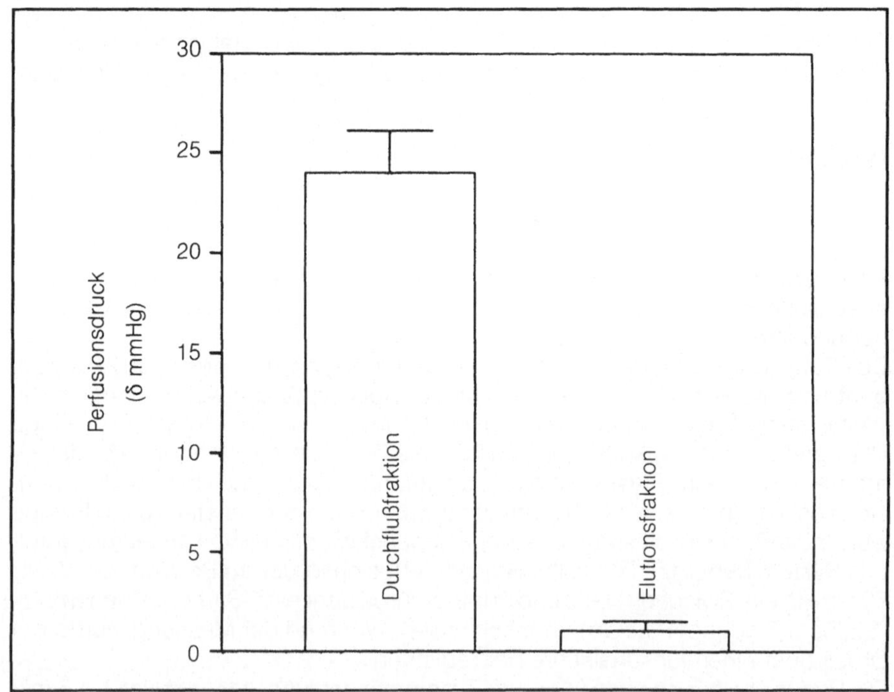

Abb. 1: Vasoaktivität der Fraktionen der Reversed-Phase-Festphasenextraktion. Absolute Menge/Injektion: 0,5 g-Gewebeäquivalent.

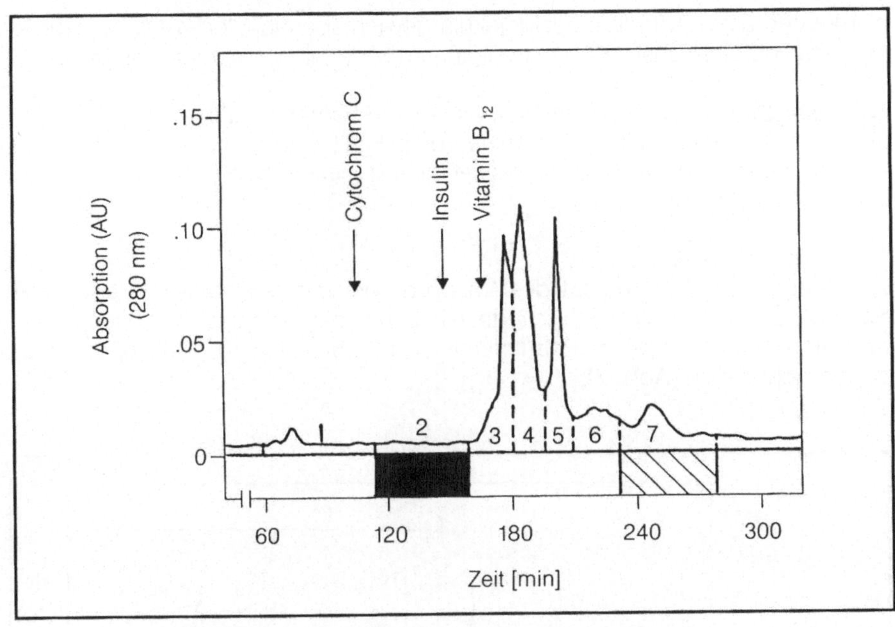

Abb. 2: Chromatogramm der Gelfiltration
Säule: Sephacryl S 100 HR (1,6 cm I.D. x 90 cm); Probe: gefriergetrocknete wäßrige Fraktion der SPE-Fraktionierung, gelöst in 1 M Essigsäure; Eluent: 1 M Essigsäure, 1 ml/min.
Abszisse: UV-Absorption; Ordinate: Elutionszeit (min).
Schwarz markierter Bereich: Fraktion aus Nebenschilddrüsengewebe mit vasopressorischer Wirkung: 17 ± 1,9 mmHg (Absolute Menge/ Injektion: 0,5 g-Gewebeäquivalent); schraffierter Bereich: Elutionsbereich der Fraktion mit vasopressorischer Wirkung aus humanem Plasma.
Pfeile: Retentionszeiten der Substanzen Cytochrom C (Molekulargewicht (Mg): 12 270 Da), Insulin (Mg: 4 887 Da) und Vitamin B_{12} (Mg: 1 355 Da).

extraktionssäule (SPE-Säule) gesaugt und anschließend gefriergetrocknet. Die an die SPE-Säule gebundenen Substanzen wurden mit 60 % Acetonitrillösung eluiert. Die Acetonitrillösung wurde bis zur Trockene abgedampft. Die Vasoaktivität der wäßrigen Fraktion und der Acetonitrilfraktion ist in Abb. 1 dargestellt.

Gelfiltration der wäßrigen vasoaktiven Fraktion

Die vasoaktive Fraktion der SPE-Trennung wurde mit einer Gelfiltrationssäule fraktioniert (Abb. 2). Detaillierte Informationen sind in der Legende zum

Chromatogramm zu finden. Der Molekulargewichtsbereich der Fraktionen wurde mit Hilfe von Eichsubstanzen mit bekannten Molekulargewichten bestimmt.

UV-Laser-Desorptions/Ionisations-Massenspektrometrie (LDI-MS)
Die getrocknete vasoaktive Fraktion wurde in 5 µl Desorptionsmatrix gelöst und entsprechend dem von HILLENKAMP et al. [3] geschilderten Verfahren massenspektrometrisch untersucht.

Inhibitionsversuche
Zum Ausschluß der Identität des Vasopressors mit Angiotensin II oder den Katecholaminen wurde die isolierte Niere mit physiologischer Lösung perfundiert, der die Inhibitoren Phentolamin und Saralasin in 10^{-6} M-Konzentration zugemischt waren (Abb. 3).

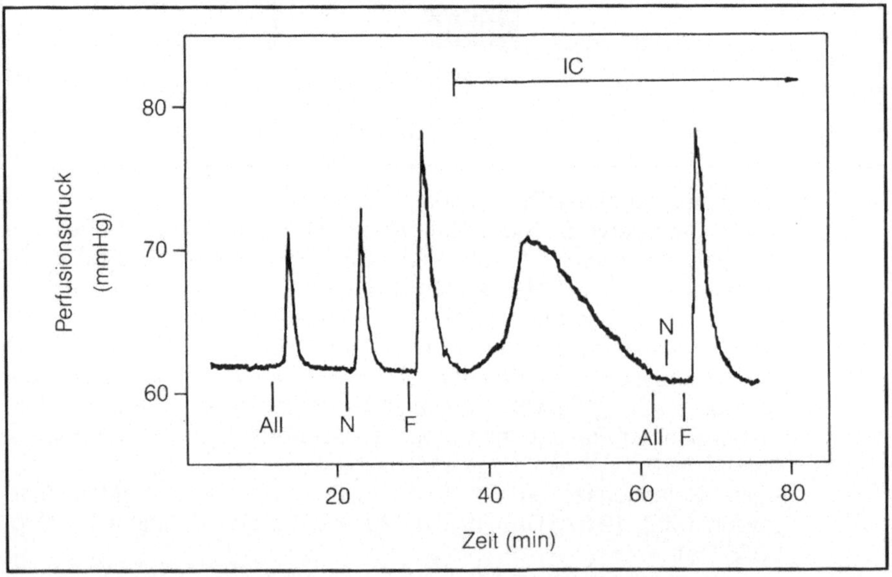

Abb. 3: Inhibitionsversuch
Wirkung der vasoaktiven Fraktion der Gelfiltration (Abb. 2, Fraktion 2) vor und nach Inkubation der isolierten, perfundierten Rattenniere mit Phentolamin (Alpha-Adrenorezeptorantagonist, 10^{-6} M) und Saralasin (Angiotensin II-Rezeptorantagonist, 10^{-6} M). Ordinate: Zeit, Abszisse: Perfusionsdruck.
IC: Inhibitionscocktail aus Phentolamin und Saralasin; A II Angiotensin II; N: Noardrenalin; F: vasoaktive Fraktion der Gelfiltration (Abb. 2, Fraktion 2; absolute Menge/Injektion. 0,5 g-Gewebeäquivalent).

Ergebnisse

Abb. 1 gibt den Ablauf der Fraktionierung des Gewebes wieder. Vasopressorische Aktivität (24 ± 2,1 mmHg) konnte nur in der wäßrigen Fraktion der SPE-Fraktionierung registriert werden (Abb. 1). Die Auftrennung dieser vasoaktiven Fraktion ist in dem Chromatogramm (Abb. 2) zu sehen. Die aktive Fraktion bewirkte eine Perfusionsdruckänderung von 17 ± 1,9 mmHg. Der Elutionsbereich der vasoaktiven Fraktion ist nicht mit dem von Bachmann et al. beschriebenen Faktor aus humanem Plasma identisch [1, 7]. Mit Hilfe von Standardsubstanzen mit bekannten Molekulargewichten konnte das Molekulargewicht der vasoaktiven Substanz auf 1 - 10 kDa geschätzt werden. Ein LDI-Massenspektrum zeigte, daß sich in der vasoaktiven Fraktion mehrere Substanzen mit Molekulargewichten in einem Bereich von 0,6 - 2,5 kDa befanden. Die vasopressorische Aktivität konnte von den Inhibitoren Saralasin und Phentolamin nicht eingeschränkt werden (Abb. 3).

Diskussion

Nachdem gezeigt wurde, daß in spontan hypertonen Ratten Nebenschilddrüsen zur Aufrechterhaltung der Hypertonie notwendig waren [6], ergab sich die Vermutung, daß ein von der Nebenschilddrüse gebildeter Faktor eine wichtige Rolle bei der Entstehung der primären Hypertonie spielen könnte. Lewanczuk et al. [5] stellten fest, daß dieser Faktor eine vasopressorische Wirkung besitzt. Aus diesem Grunde wurde für die Suche nach einem hypertensiven Faktor in Extrakten aus humanen Nebenschilddrüsen ein Verfahren zum Nachweis vasopressorischer Aktivität (isolierte, perfundierte Rattenniere) eingesetzt. Mit Hilfe dieses Nachweisverfahrens gelang es, eine Fraktion mit vasopressorischer Wirkung zu finden.

Nach weiterer Aufreinigung konnte das Molekulargewicht der vasopressorischen Substanz auf eine Größenordnung zwischen 600 und 2 500 Da eingegrenzt werden. Aus dem chromatographischen Verhalten ergibt sich, daß 1. die Substanz einen hydrophilen Charakter besitzt und 2. die Substanz mit dem von Benishin et al. beschriebenen Faktor nicht identisch ist [2], da keine Retention an der Reversed-Phase-Säule beobachtet werden konnte und 3., daß die Substanz nicht mit dem von Bachmann et al. beschriebenen Faktor [1] übereinstimmt, da beide Faktoren unterschiedliche Retentionszeiten auf der Gelfiltrationssäule aufweisen. Die Inhibitionsversuche schließen eine Identität der vasopressorischen Substanz aus der Nebenschilddrüse mit Angiotensin II und den Katecholaminen aus. Die vorgestellten Ergebnisse weisen darauf hin, daß in der humanen Nebenschilddrüse eine vasopressorisch wirksame, bisher unbekannte Substanz gebildet wird. Zukünftige Untersuchungen müssen die Bedeutung dieser Substanz für die Entstehung der Hypertonie genauer untersuchen.

Literaturverzeichnis

1 Bachmann J, Schluter H, Storkebaum W, Witzel H, Wessel F, Zidek W. Effect of plasma from patients with essential hypertension on vascular resistance in the isolated perfused rat kidney. Clin Sci 1991; 80: 17-23.

2 Benishin CD, Lewanczuk RZ, Pang PKT. Purification of parathyroid hypertensive factor from plasma of spontaneously hypertensive rats. Proc Natl Acad Sci USA 1991; 88· 6372-6376.

3 Hillenkamp F, Karas M. Mass spectrometry of peptides and proteins by matrix assisted ultraviolet laser desorption/ionization. Methods Enzymol 1990, 193: 263-279

4 Hofbauer KG, Zschiedrich H, Rauh W, Gross F. Conversion of angiotensin I into angiotensin II in the isolated perfused rat kidney. Clin Sci 1973; 44· 447-456.

5 Lewanczuk RZ, Pang PKT. Vascular and calcemic effects of plasma of spontaneously hypertensive rats Am J Hypertens 1990, 3. 189-194

6 Pang PKT, Lewanczuk RZ, Benishin CG Parathyroid hypertensive factor. J Hypertens 1990; 8 (Suppl 7): 155-159

7 Schlüter H. Versuche zur Isolierung und Identifizierung eines vasokonstriktiven Faktors aus dem Blut von Hypertonikern. Dissertation· Institut für Biochemie, Universität Münster 1991

Study of the Ca^{2+} ATPase activity and intracellular electrolyte concentration in red blood cells and platelets of essential and secondary hypertensives

C. Spieker, H. Schlüter, M. Tepel, K.H. Rahn, W. Zidek
Medizinische Poliklinik, Westfälische Wilhelms-Universität Münster

Abstract

Changes in transmembrane Ca^{2+} transport causing an increase in cytoplasmic free Ca^{2+} concentration may play a role in the pathogenesis of hypertension. Since cellular Ca^{2+} ATPase activity is crucial in the regulation of cytoplasmic free Ca^{2+}, in the present study, changes in cellular Ca^{2+} ATPase activity in normotensives (NT, n=12), essential (EH, n=15) and renal hypertensives (RH, n=10, serum creatinine 6.7 ± 2.3 mg/dl) were studied. Measurements were performed in hemolysates, which were either untreated, or incubated with trifluperazine to inhibit calmodulin (maximal Ca^{2+} ATPase activity). Furthermore in the hemolysate free Ca^{2+} concentration was measured with a Ca^{2+} selective electrode. In platelets of normotensives and essential hypertensives cytosolic free Ca^{2+} concentration was measured using fura 2.
Tab. 1 shows mean values and standard deviations of Ca^{2+} ATPase activity in mmol phosphate/min and 10^6 cells, and of free intracellular Ca^{2+} concentration (Ca^{2+}, in µmol/l *$p< 0.01$, +$p<0.05$) and the cytosolic free Ca^{2+} in platelets (Ca^{2+} nmol/l, •$p<0.02$).

Tab. 1:

Ca^{2+} ATPase act.	untreated	basal act.	max act.	free Ca^{2+} (red cells)	free Ca^{2+} (platelets)
NT	15,1 ± 2,1	7,1 ± 3,6	16,0 ± 2,3	2,4 ± 0,6	72,2 ± 41,1
EH	15,3 ± 4,7	9,0 ± 5,3	35,4 ± 14,4*	6,3 ± 4,5*	100,2 ± 56,3•
RH	13,8 ± 7,1	6,1 ± 5,2	15,2 ± 8,2	3,6 ± 0,9+	

The results thus show an increased maximal Ca^{2+} ATPase activity in essential hypertensives. This points to an increase in total number of Ca^{2+} ATPase molecules. The increased capacity for Ca^{2+} extrusion may be a compensatory reaction to an increased cytoplasmic free Ca^{2+} concentration in essential hypertensives. Conversely, in renal hypertensives no change in Ca^{2+} ATPase was observed. The measurements of maximum Ca^{2+} ATPase activity could therefore be useful for biochemical characterization of essential hypertensives.

Untersuchungen zur Kalzium-ATPase-Aktivität und intrazellulären Elektrolytkonzentration in Blutzellen essentieller und sekundärer Hypertoniker

C. Spieker, H. Schlüter, M. Tepel, K.H. Rahn, W. Zidek
Medizinische Poliklinik, Westfälische Wilhelms-Universität Münster

Zusammenfassung

Veränderungen des Kalziumstoffwechsels der Zellmembranen scheinen über eine Erhöhung des intrazellulären freien Kalziums eine wichtige Rolle in der Pathogenese der Hypertonie zu spielen. In diesem Zusammenhang kommt der Bestimmung der zellulären Kalzium-Adenosintriphospatase(ATPase)-Aktivität als wesentlichem Regulator des zytoplasmatischen freien Kalziums eine besondere Rolle zu.

In der vorliegenden Untersuchung wurden Veränderungen der Kalzium-ATPase-Aktivität von normotonen Probanden (NT, n=12), Probanden mit essentieller Hypertonie (EH, n=15, unbehandelt) und Probanden mit renoparenchymatöser Hypertonie (RH, n=10, Serumkreatinin 6,7 ± 2,3 mg/dl) untersucht. Die Messungen der Kalzium-ATPase-Aktivität wurden in Hämolysaten durchgeführt, die entweder unbehandelt oder mit Trifluperazin, einem Kalmodulininhibitor, inkubiert wurden (max. Kalzium-ATPase-Aktivität). Darüber hinaus wurde in diesen Hämolysaten die freie intrazelluläre Kalziumkonzentration mit kalziumselektiven Elektroden bestimmt. Bei Probanden mit essentieller Hypertonie und normotonen Probanden wurde ebenfalls die intrazelluläre freie Kalziumkonzentration in Thrombozyten mit der Fura-2-Methode bestimmt. Die Ergebnisse der Untersuchungen sind in Tab. 1 dargestellt.

Tab. 1: Mittelwerte und Standardabweichungen der Kalzium-ATPase-Aktivität in mmol Phosphat/min und 10^6 Zellen und der intrazellulären Kalziumkonzentration in Erythrozyten (Ca^{2+}, in μmol/l *p<0,01, +p<0,05) und die intrazelluläre freie Kalziumkonzentration in Thrombozyten (Ca^{2+}μmol/l, •p<0,02).

Ca^{2+} ATPase-Aktivität	unbehandelt	basale Aktivität	max. Aktivität	intrazelluläre freie Kalziumkonzentration (Erythrozyten)	intrazelluläre freie Kalziumkonzentration (Thrombozyten)
NT	15,1 ± 2,1	7,1 ± 3,6	16,0 ± 2,3	2,4 ± 0,6	72,2 ± 41,1
EH	15,3 ± 4,7	9,0 ± 5,3	35,4 ± 14,4*	6,3 ± 4,5*	100,2 ± 56,3•
RH	13,8 ± 7,1	6,1 ± 5,2	15,2 ± 8,2	3,6 ± 0,9+	

Die Ergebnisse zeigen, daß die max. Kalzium-ATPase-Aktivität bei Probanden mit essentieller Hypertonie im Vergleich zu Probanden mit renoparenchymatöser Hypertonie und der normotonen Kontrollgruppe signifikant erhöht ist. Dieses mag auf eine erhöhte Kapazität für den Kalziumauswärtstransport hindeuten und könnte als ein kompensatorischer Mechanismus zur Regulation der erhöhten intrazellulären Kalziumkonzentration bei essentiellen Hypertonikern erklärt werden. Im Gegensatz dazu wurde bei Probanden mit renoparenchymatöser Hypertonie keine signifikante Änderung der Kalzium-ATPase-Aktivität gemessen. Die Untersuchungen der max. Kalzium-ATPase-Aktivität können möglicherweise zur biochemischen Charakterisierung essentieller Hypertoniker herangezogen werden.

Einleitung

Veränderungen des Kalziumstoffwechsels der Zellmembranen scheinen über eine Erhöhung des intrazellulären freien Kalziums eine wichtige Rolle in der Pathogenese der Hypertonie zu spielen. Insbesondere seit bekannt ist, daß über eine Erhöhung des zytosolischen freien Kalziums die Vasokonstriktion wesentlich vermittelt wird, sind transmembranöse Kalziumtransportprozesse besonders im Zusammenhang mit der Pathogenese der essentiellen Hypertonie untersucht worden. VINCENZI et al. fanden bei Patienten mit essentieller Hypertonie eine verringerte Aktivität der Kalzium-ATPase in Erythrozyten [5]. Da die Kalzium-ATPase die Kalziumausschleusung wesentlich reguliert, könnte eine herabgesetzte Aktivität dieses Enzyms bei essentieller Hypertonie zur Akkumulation des intrazellulären Kalziums aus der Zelle beitragen [1].
Andererseits wurden jedoch auch Studien durchgeführt, in denen keine Veränderungen der Kalzium-ATPase-Aktivität hypertoner und normotoner Probanden dokumentiert werden konnten.
In dieser Untersuchung wurde die Kalzium-ATPase-Aktivität in Erythrozyten von Probanden mit essentieller Hypertonie im Vergleich zu normotonen Kontrollprobanden untersucht. Darüber hinaus wurden ebenfalls Patienten mit renoparenchymatöser Hypertonie untersucht, um einen möglichen Einfluß des Bluthochdruckes auf die Kalzium-ATPase-Aktivität dokumentieren zu können.
Es zeigte sich, daß die max. Kalzium-ATPase-Aktivität bei Probanden mit essentieller Hypertonie erhöht war, was möglicherweise als kompensatorischer Mechanismus zur Kalziumausschleusung bei erhöhter intrazellulärer Kalziumkonzentration erklärt werden könnte.

Kollektiv und Methoden

In der vorliegenden Untersuchung wurden Veränderungen der Kalzium-ATPase-Aktivität von normotonen Probanden (NT, n=12), Probanden mit essentieller Hypertonie (EH, n=15), unbehandelt, (RR 171,0 ± 10,5/99,3 ± 5,8 mmHg) und Probanden mit renoparenchymatöser Hypertonie, (RH=10, Serumkreatinin 6,7 ± 2,3 mg/dl, RR 167,9 ± 7,1/102,4 ± 11,8 mmHg, drei chronische Glomerulonephritis, zwei Analgetikanephropathie, fünf Zystennieren) untersucht. Die Messungen der Kalzium-ATPase-Aktivität wurden nach der Methode von Vincenzi et al. durchgeführt [5]. Die Messungen erfolgten an Hämolysaten, die entweder unbehandelt oder mit Trifluperazin, einem Kalmodulininhibitor, inkubiert wurden (max. ATPase-Aktivität). Darüber hinaus wurde in diesen Hämolysaten die freie intrazelluläre Kalziumkonzentration mit kalziumselektiven Elektroden bestimmt. Bei Probanden mit essentieller Hypertonie und normotonen Probanden wurde ebenfalls die intrazelluläre freie Kalziumkonzentration in Thrombozyten mit der Fura-2-Methode bestimmt.

Ergebnisse

Die Ergebnisse der Untersuchungen zur Kalzium-ATPase-Aktivität in Erythrozyten normotoner Probanden, Probanden mit renoparenchymatöser und essentieller Hypertonie sind in Abb. 1 dargestellt.

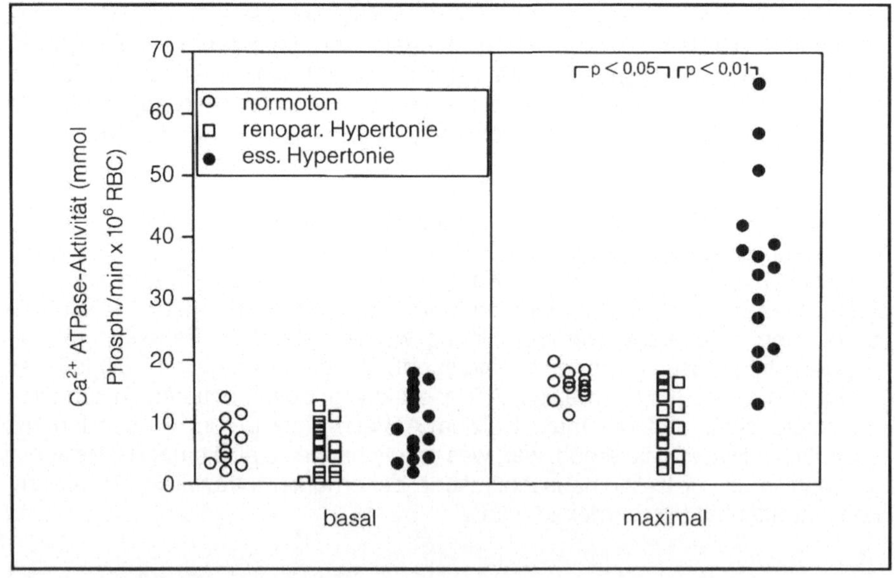

Abb. 1: Mittelwerte und Standardabweichungen (± SD) der basalen und maximalen Kalzium-ATPase-Aktivität in pmol Phosphat/min x 10^6 Erythrozyten bei Probanden mit essentieller Hypertonie, renoparenchymatöser Hypertonie und im normotonen Vergleichskollektiv.

Die basale Kalzium-ATPase-Aktivität im normotonen Kollektiv betrug 7,1 ± 3,6 pmol Phosphat/min. x 10^6 Zellen, bei Patienten mit renoparchenymatöser Hypertonie 6,1 ± 5,2 pmol Phosphat/min x 10^6 Zellen und bei Patienten mit essentieller Hypertonie 9,1 ± 5,3 pmol Phosphat/min x 10^6 Zellen.
Obwohl die basale Kalzium-ATPase-Aktivität bei Probanden mit renoparenchymatöser Hypertonie etwas niedriger und bei Patienten mit essentieller Hypertonie im Vergleich zu der Kontrollgruppe höher war, waren diese Differenzen jedoch statistisch nicht signifikant (n.s.). Demgegenüber war die max. Kalzium-ATPase-Aktivität bei Probanden mit essentieller Hypertonie mit 35,4 ± 14,4 pmol Phosphat/min x 10^6 Zellen signifikant erhöht gegenüber Probanden mit renoparenchymatöser Hypertonie (15,2 ± 8,2 pmol Phosphat/min. x 10^6Zellen) und gegenüber dem normotonen Kontrollkollektiv mit 16,0 ± 2,3 pmol Phosphat/min x 10^6 Zellen ($p<0,01$). Zwischen dem normotonen Kontrollkollektiv und Probanden mit renoparenchymatöser Hypertonie ergab sich kein signifikant statistischer Unterschied (n.s.). Es bestand keine signifikante Korrelation zwischen der Kalzium-ATPase-Aktivität und dem Blutdruck in den einzelnen Untersuchungsgruppen. Die intrazelluläre Kalziumaktivität in Erythrozyten von Probanden mit renoparenchymatöser Hypertonie betrug 3,6 ± 0,9 und war damit im Vergleich zur normotonen Kontrollgruppe mit 2,4 ± 0,6 ($p<0,05$) signifikant höher. Die intrazelluläre freie Kalziumkonzentration bei Patienten mit essentieller Hypertonie betrug 6,3 ± 4,5 und war damit gegenüber Probanden mit renoparenchymatöser Hypertonie und gegenüber der normotonen Kontrollgruppe signifikant erhöht ($p<0,01$). Die mit der Fura-2-Methode gemessenen intrazellulären freien Kalziumkonzentrationen in Thrombozyten waren bei Probanden mit essentieller Hypertonie mit 100,2 ± 56,3 gegenüber der normotonen Kontrollgruppe mit 72,2 ± 41,1 signifikant erhöht ($p<0,02$).

Diskussion

Diese Ergebnisse zeigen, daß die max. Kalzium-ATPase-Aktivität bei Probanden mit essentieller Hypertonie im Vergleich zu Probanden mit renoparenchymatöser Hypertonie und der normotonen Kontrollgruppe signifikant erhöht ist.
Dieses mag auf eine erhöhte Kapazität für den Kalziumauswärtstransport hindeuten und könnte als ein kompensatorischer Mechanismus zur Regulation der erhöhten intrazellulären Kalziumkonzentration bei essentiellen Hypertonikern erklärt werden. Bei Patienten mit renoparenchymatöser Hypertonie wurde keine signifikante Änderung der Kalzium-ATPase-Aktivität gemessen, so daß möglicherweise ein Defekt der Kalzium-ATPase-Aktivität auf die essentielle Hypertonie beschränkt ist. Die Untersuchungen der max. Kalzium-ATPase-Aktivität könnten möglicherweise zur biochemischen Charakterisierung essentieller Hypertoniker herangezogen werden.
Bisher existieren in der Literatur einige diskrepante Befunde zur Kalzium-ATPase-Aktivität bei essentieller Hypertonie und am Tiermodell [2]. VINCENZI et al.

zeigten eine herabgesetzte Kalzium-ATPase-Aktivität bei Probanden mit essentieller Hypertonie [5]. POSTNOV publizierte ebenfalls eine niedrige Kalzium-ATPase-Aktivität in roten Blutzellen von Patienten mit essentieller Hypertonie [4]. Andererseits konnten DE LA SIERRA et al. zeigen, daß eine erhöhte max. Kalzium-ATPase-Aktivität in etwa einem Drittel seines Untersuchungskollektivs von Probanden mit essentieller Hypertonie nachweisbar war, daß aber eine herabgesetzte Affinität der Kalzium-ATPase gegenüber Kalziumionen vorlag [3].
Die Ergebnisse unserer Studie waren unterschiedlich zu den Befunden von VINCENZI et al., obwohl die gleiche Methode der Kalzium-ATPase-Messung benutzt wurde. Dieses mag einerseits durch die deutlich längere Lagerung der Erythrozyten, die zur Untersuchung von VINCENZI et al. benutzt wurden, erklärt werden können. Unserer Erfahrung nach zeigt sich bei einer längeren Lagerung der Erythrozyten, daß eine kontinuierliche Abnahme der Kalzium-ATPase-Aktivität zu erwarten ist und damit die diskrepanten Befunde erklärbar sind.
Die in unserer Studie nachgewiesene erhöhte maximale Kalzium-ATPase-Aktivität könnte als ein kompensatorischer Mechanismus zu einem gesteigerten passiven intrazellulären Ca^{2+}-Influx aufgefaßt werden, wie dieser bei Probanden mit essentieller Hypertonie bereits beschrieben wurde.

Literaturverzeichnis

1 ADEOYA AS, NORMAN RI, BING RF. Erythrocyte membrane calcium adenosine 5'-triphosphatase activity in the spontaneously hypertensive rat. Clin Sci 1989; 77: 395-400.
2 DAGHER G, AMAR M, KHEFIF A Red blood cells Ca^{2+} pump is not altered in essential hypertension of humans and Kyoto rats. Biochim Biophys Acta 1987; 903: 218-228.
3 DE LA SIERRA A, HANNAERT P, OLLIVIER J-P, SENN N, GARAY R. Kinetic study of the Ca^{2+} pump in erythrocytes from essential hypertensive patients. J Hypertens 1990; 8: 285-293.
4 POSTNOV YW, ORLOV SN. Maginale physiological reviews 1985; 65: 904-944.
5 VINCENZI FF, MORRIS CD, KINSEL LB, KENNY M, MCCARRON DA. Decreased calcium pump adenosine triphosphatase in red blood cells of hypertensive subjects. Hypertension 1986; 8: 1058-1066.

Stichwortverzeichnis